C. Keller (Hrsg.)

Fachpflege
Außerklinische Intensivpflege

Christine Keller (Hrsg.)

Fachpflege Außerklinische Intensivpflege

3. Auflage

Mit Beiträgen von: Paul Diesener, Gertraud Escher, Janina Falkenthal, Silvia Ferreira, Martin Groß, Birgit Hennig, Mirko Hiller, Michael Kasparek, Christine Keller, Dietmar Kirchberg, Sven Kübler, René Limberger, Axel Müll, Thorsten Münch, Friedemann Ohnmacht, Ursula Pabsch, Agnetha Radatz, Constanze Reutlinger, Thorsten Siefarth, Ralf Tersteegen, Joachim Willms

Autoren der Vorauflage: Tobias Brentle, Ina Siemer, Christian Snurawa, Carolin Tillmann, Manfred Vavrinek

ELSEVIER

Elsevier GmbH, Bernhard-Wicki-Str. 5, 80636 München, Deutschland
Wir freuen uns über Ihr Feedback und Ihre Anregungen an kundendienst@elsevier.com

ISBN 978-3-437-25203-7 eISBN 978-3-437-05789-2

Aus Gründen der Barrierefreiheit sind die Bilder in elektronischen Ausgaben dieses Buches mit Alt-Text-Beschreibungen (Alternativ-Text) versehen, die von Elsevier bereitgestellt werden. Mehr Informationen erhalten Sie unter https://www.elsevier.com/about/accessibility.

Bücher und Zeitschriften, die von Elsevier veröffentlicht werden, entsprechen den geltenden Produktsicherheitsanforderungen. Für etwaige Bedenken oder Fragen zur Produktsicherheit wenden Sie sich bitte an unseren autorisierten Vertreter, Elsevier B.V., productsafety@elsevier.com.

Elsevier nimmt eine neutrale Position in Bezug auf territoriale Meinungsverschiedenheiten oder Zuständigkeitsansprüche in seinen veröffentlichten Inhalten ein, einschließlich Landkarten und institutionellen Zugehörigkeiten.

3. Auflage 2026

Wichtiger Hinweis: Die medizinischen Wissenschaften unterliegen einem sehr schnellen Wissenszuwachs. Der stetige Wandel von Methoden, Wirkstoffen und Erkenntnissen ist allen an diesem Werk Beteiligten bewusst. Sowohl der Verlag als auch die Autorinnen und Autoren und alle, die an der Entstehung dieses Werkes beteiligt waren, haben große Sorgfalt darauf verwandt, dass die Angaben zu Methoden, Anweisungen, Produkten, Anwendungen oder Konzepten dem aktuellen Wissensstand zum Zeitpunkt der Fertigstellung des Werkes entsprechen.
Der Verlag kann jedoch keine Gewähr für Angaben zu Dosierung und Applikationsformen übernehmen. Es sollte stets eine unabhängige und sorgfältige Überprüfung von Diagnosen und Arzneimitteldosierungen sowie möglicher Kontraindikationen erfolgen. Jede Dosierung oder Applikation liegt in der Verantwortung der Anwenderin oder des Anwenders. Die Elsevier GmbH, die Autorinnen und Autoren und alle, die an der Entstehung des Werkes mitgewirkt haben, können keinerlei Haftung in Bezug auf jegliche Verletzung und/oder Schäden an Personen oder Eigentum, im Rahmen von Produkthaftung, Fahrlässigkeit oder anderweitig übernehmen.

Für die Vollständigkeit und Auswahl der aufgeführten Medikamente übernimmt der Verlag keine Gewähr.
Geschützte Warennamen (Warenzeichen) werden in der Regel besonders kenntlich gemacht (®). Aus dem Fehlen eines solchen Hinweises kann jedoch nicht automatisch geschlossen werden, dass es sich um einen freien Warennamen handelt.

Bibliografische Information der Deutschen Nationalbibliothek
Die Deutsche Nationalbibliothek verzeichnet diese Publikation in der Deutschen Nationalbibliografie; detaillierte bibliografische Daten sind im Internet über https://www.dnb.de abrufbar.

26 27 28 29 30 5 4 3 2 1

In ihren Veröffentlichungen verfolgt die Elsevier GmbH das Ziel, genderneutrale Formulierungen für Personengruppen zu verwenden. Um jedoch den Textfluss nicht zu stören sowie die gestalterische Freiheit nicht einzuschränken, wurden bisweilen Kompromisse eingegangen. Selbstverständlich sind **immer alle Geschlechter** gemeint.

Planung: Julia Lux; Projektmanagement: Ulrike Schmidt
Redaktion: Brigitte Schlagintweit, Aichach
Bildrechteklärung: Katja Sieger-Schauer, München
Herstellung: Hildegard Graf, Germering
Satz: Thomson Digital, Noida/Indien
Druck und Bindung: Drukarnia Dimograf Sp. z o. o., Bielsko-Biała/Polen
Umschlaggestaltung: SpieszDesign, Neu-Ulm
Titelfotografie: © Henriette Cartolano, Berlin

Aktuelle Informationen finden Sie im Internet unter **www.elsevier.de**

Vorwort der 3. Auflage

Sehr geehrte Leserin, sehr geehrter Leser, liebe Pflegefachfrauen und -männer, mit großer Freude stelle ich Ihnen die 3. Auflage von *„Fachpflege Außerklinische Intensivpflege“* vor. Seit dem Erscheinen der 2. Auflage im Jahr 2021 hat sich die außerklinische Intensivpflege in vielerlei Hinsicht weiterentwickelt. Medizinische, pflegerische und technische Fortschritte ermöglichen heute eine noch individuellere und qualitativ hochwertige Versorgung. Zugleich stehen wir vor Herausforderungen, die Betroffene, Angehörige und Einrichtungen gleichermaßen fordern.

Besonders die rechtlichen Neuregelungen – das Intensivpflege- und Rehabilitationsstärkungsgesetz (IPReG), die Außerklinische Intensivpflege-Richtlinie (AKI-RL) und die Rahmenempfehlungen nach § 132i Abs. 1 SGB V – haben in den letzten Jahren die außerklinische Intensivpflege neu geordnet. Sie definieren Ziele, Voraussetzungen und Strukturen der Versorgung und führen damit zu weitreichenden Veränderungen in der Praxis. Es gilt, den berechtigten Anspruch auf Selbstbestimmung und Teilhabe von Menschen mit komplexem Unterstützungsbedarf weiterhin in den Mittelpunkt zu stellen und die praktische Umsetzung mit Augenmaß zu gestalten. Hinzu kommt, dass der Fachkräftemangel und die Folgen des Pflegenotstands längst auch in der außerklinischen Intensivpflege spürbar sind.

Als positive Entwicklung gilt es zu berichten: Die Arbeitsgemeinschaft der Fachgesellschaften (ArGe) hat 2023 ein Curriculum für Weiterbildungen in der außerklinischen Intensivpflege vorgelegt bzw. arbeitet an diesen. Zudem sollen Zertifizierungen nach diesen Curricula künftig für mehr Vergleichbarkeit und Qualität bei den Weiterbildungsanbietern sorgen. Damit wurde ein wichtiger Meilenstein gesetzt – für die Professionalisierung unseres Fachgebiets ebenso wie für die Qualität der Versorgung und die Anerkennung der Pflegefachpersonen.

Auch in dieser Auflage wurde das Buch inhaltlich erneut erweitert, aktualisiert und den neuesten pflegerischen, medizinischen und rechtlichen Vorgaben angepasst. Besonders hervorzuheben ist die Erweiterung des Kapitels „Palliative Care“, das noch stärker die Bedeutung einer ganzheitlichen, würdevollen Begleitung in komplexen Lebenssituationen betont. Auch das Kapitel „Psychosoziale Besonderheiten“ hat Ergänzungen bekommen, denn die Interaktionen sind in diesem Versorgungskontext besonders anspruchsvoll. Ganz neu hinzugekommen ist das Kapitel „Ethik“, das die fachliche Auseinandersetzung mit Wertefragen, Entscheidungsfindung und professioneller Haltung im Kontext der außerklinischen Intensivpflege bereichert. Weitere Kapitel wurden vertieft und mit aktuellen rechtlichen Vorgaben, Leitlinien, praxisnahen Beispielen und übersichtlichen Abbildungen ergänzt.

Dieses Buch ist eine Herzensangelegenheit! Es ist nicht nur ein Nachschlagewerk, sondern auch ein Begleiter für Teilnehmende in Weiterbildungen der außerklinischen Intensivpflege. Es richtet sich gleichermaßen an Pflegefachpersonen, die am Beginn ihres beruflichen Weges in der außerklinischen Intensivpflege stehen, wie an erfahrene Kolleginnen und Kollegen, die ihr Wissen vertiefen und reflektieren möchten. Das gemeinsame Ziel aller Autoren ist es, Pflegefachpersonen zu stärken und zu unterstützen – damit sie Menschen in komplexen Versorgungssituationen professionell, empathisch und mit hoher Fachkompetenz begleiten können.

Mein besonderer Dank gilt allen Autorinnen und Autoren, die mit großem Engagement und hoher fachlicher Expertise an dieser Auflage mitgewirkt haben. Ohne ihren Einsatz und ihre Leidenschaft für die außerklinische Intensivpflege wäre dieses Werk in seiner Breite und Tiefe nicht möglich. Wir freuen uns sehr über den erfolgreichen Weg des Buchs seit 2017, das quasi das „Standardwerk“ für die außerklinische Intensivpflege geworden ist.

Im Namen aller Autorinnen und Autoren wünsche ich Ihnen, liebe Leserinnen und Leser, Freude, Inspiration und Erkenntnisgewinn – beim Lesen ebenso wie bei Ihrer täglichen Arbeit in der außerklinischen Intensivpflege.

München, Dezember 2025
Christine Keller

Fehler gefunden?

An unsere Inhalte haben wir sehr hohe Ansprüche. Trotz aller Sorgfalt kann es jedoch passieren, dass sich ein Fehler einschleicht oder fachlich-inhaltliche Aktualisierungen notwendig geworden sind.

Sobald ein relevanter Fehler entdeckt wird, stellen wir eine Korrektur zur Verfügung. Mit diesem QR-Code gelingt der schnelle Zugriff.

https://else4.de/9783437252037

Wir sind dankbar für jeden Hinweis, der uns hilft, dieses Werk zu verbessern. Bitte richten Sie Ihre Anregungen, Lob und Kritik an folgende E-Mail-Adresse: kundendienst@elsevier.com

Herausgeberin und Autoren

Christine Keller, M.A. (Herausgeberin)
M. A. Systemische Beratung, Krankenschwester, Lehrerin für Pflegeberufe; Qualitätsberaterin für Einrichtungen im Gesundheitswesen, Pain Nurse, Ethikberaterin im Gesundheitswesen; Heilpraktikerin (Psychotherapie), Systemische Beraterin; Selbstständige Dozentin und Trainerin, Herausgeberin, Redakteurin und Fachbuchautorin

Dr. med. Paul Diesener
Facharzt für Anästhesie, Zusatzbezeichnung Notfallmedizin; ehemaliger leitender Arzt Frührehabilitation und Leitung Dysphagie- und Trachealkanülensprechstunde im Hegau Jugendwerk, Gailingen; Konsiliararzt Dysphagie und Trachealkanülen, Rehaklinik Zihlschlacht AG/Thurgau (Schweiz) und freiberuflich; Vorstandsmitglied Dysphagie-Netzwerk-Südwest e. V.

Gertraud Escher, BScN, cand. M.A.
Krankenschwester, Pflegewissenschaftlerin, BScN, Dozentin; Beratungen für ambulante Pflegedienste; Gesundheits- und Berufspädagogik MSc; Skills Trainerin, Basismodul; Wissenschaftliche Referentin Hochschule München, University of Applied Science

Janina Falkenthal
Diätassistentin mit Zusatzqualifikation Enterale Ernährungstherapie/VDD, Nephrologische Ernährungstherapie/VDD, Gastroenterologische Erkrankung/VDD; Geschäftsführerin von konZEBT Care GmbH (Zentrum für Beatmung, Ernährung und Therapie) in Kooperation mit der Akademie HerzKreislauf GmbH Berlin

Silvia Ferreira
Kinderkrankenschwester, Pflegeexpertin für außerklinische Beatmung in der Pädiatrie, Atmungstherapeutin (DGpW), Dozentin im Gesundheitswesen

Dr. med. Martin Groß
Facharzt für Neurologie, Intensivmedizin, Palliativmedizin, Notfallmedizin, Schlafmedizin; Ärztlicher Direktor der MEDIAN Klinik Bad Tennstedt und Präsident der Deutschen Interdisziplinären Gesellschaft für Außerklinische Beatmung und Intensivversorgung (DIGAB) e. V.

Birgit Hennig, Dipl.-Päd. (Uni)
Neuro-Rehabilitationspädagogin mit den Schwerpunkten Unterstützte Kommunikation und Angehörigenbegleitung in der Klinik für Neurologische Intensivmedizin und Frührehabilitation, Evangelisches Krankenhaus Oldenburg

Mirko Hiller, M.Sc. Neurorehabilitation
Logopäde mit Schwerpunkt Neurorehabilitation, geriatrische Rehabilitation, Dysphagie und Trachealkanülenmanagement bei Dysphagie; Geschäftsführer und fachlicher Leiter Das Dysphagiezentrum (www.das-dysphagiezentrum.de; Vorstandsmitglied Dysphagienetzwerk Deutschland e. V. www.dnwd-ev.de; Zertifizierter FEES-Ausbilder der DGN, DSG und DGG; FEES Instructor European Society for Swallowing Disorders (ESSD); TKM-Ausbilder des DNWD (ZEREX -TK -DYS); TKM-Ausbilder der DGD; Dozent im Fachbereich Dysphagie

Michael Kasparek
Gesundheits- und Krankenpfleger, Fachweiterbildung Pflege von querschnittgelähmten Menschen, staatlich geprüfter Fachwirt für Organisation und Führung mit Schwerpunkt Sozialwesen; Atmungstherapeut (DGP)

Dietmar Kirchberg, LL.M.
Master of Laws, Wirtschaftsrecht; Dipl.-Pflegewirt (FH), Systemischer Coach (SG), Medizinprodukteberater § 83 MPDG; Verfahrenspfleger Werdenfelser Weg; Krankenpfleger mit Weiterbildung Anästhesie und Intensivmedizin (DKG)

Sven Kübler
Groß- und Außenhandelskaufmann, Krankenpfleger mit Fachweiterbildung außerklinische Intensiv- und Pädiatriepflege (IPW); Geschäftsführer Himi Care GmbH; Vorstand CNI e. V., Vorstand Luftikus e. V.; Dozent im Gesundheitswesen

René Limberger, M.A., M.Sc.
Krankenpfleger, systemischer Berater und Familientherapeut, Psychologe (BDP); Studium der Psychologie, Erziehungswissenschaft, Pflege- und Gesundheitswissenschaften; Dozent, Referent, Supervisor in der Aus- und Weiterbildung von Pflegekräften; Lehrbeauftragter an verschiedenen Hochschulen; Geschäftsführer des Instituts für System-Pflege-Management (ISPM) und der Deutschen Gesellschaft für pflegerische Weiterbildung bR (DGpW)

Dr. med. Axel Müll
Facharzt für Anästhesie, Intensivmedizin und Notfallmedizin; Oberarzt am Klinikum Traunstein, Kliniken Südostbayern AG: leitender Notarzt; leitender Hubschrauberarzt Christoph 14 Traunstein

Thorsten Münch
Notfallsanitäter, Praxisanleiter Rettungsdienst, Einsatzleiter Rettungsdienst, Ausbilder Erste Hilfe/Sanitätsdienst; Fachdozent für Notfallschulungen; Heilpraktiker

Friedemann Ohnmacht
Krankenpfleger, Pflegeexperte außerklinische Intensiv- und Beatmungspflege; Leiter der medigroba-Akademie, Dozent im Gesundheitswesen

Ursula Pabsch, Dipl.-Päd.
Systemische Familientherapeutin, Supervisorin, Coach (DGSF); Inhaberin des Intensivpflegeportals LEBE (www.leben-mit-Intensivpflege.de); Klinische Sozialarbeiterin

Agnetha Radatz, M. A.
Bildungswissenschaftlerin M. A., Pflegepädagogin B. A. Gesundheits- und Krankenpflegerin, Pain Nurse, Wundexpertin ICW, Fachtherapeutin Wunde ICW, Pflegefachberaterin für Trachealkanülenmanagement; Fachautorin, Fachdozentin an der Pflege-Leicht Akademie

Dr. med. Constanze Reutlinger
Oberärztin Klinik für Neuropädiatrie, DRK Kinderklinik Siegen; Fachärztin für Kinder- und Jugendmedizin, Schwerpunkt Neuropädiatrie

Thorsten Siefarth, RA
Rechtsanwalt; Dozent und Autor; spezialisiert auf Pflegerecht, München

Ralf Tersteegen
Staatlich anerkannter Physiotherapeut, Osteopath (DOK), Ausbildung in Grundlagen der TCM und chinesischer Fußreflexzonentherapie, Bobath-Therapeut (IBITA), McKenzie-Therapeut, Staatlich anerkannter Heilpraktiker, Ausbildung in klinisch interventioneller Hypnose-Therapie in der Pädiatrie; Dozent und Referent in der außerklinischen Intensivpflege (IpW und DGpW) für die Fachbereiche Physiotherapie und Neurologie

Joachim Willms, M.A., M.Sc.
Fachkrankenpfleger für Intensivpflege und Anästhesie, Fachgesundheits- und Krankenpfleger für Hygiene und Infektionsprävention; Fachkunde II/DGSV; Studium Management von Einrichtungen des Gesundheits- und Sozialwesens (Social BBA); Master Bildungswissenschaften, Master Wirtschaftsinformatik; Pflegepädagoge mit dem Schwerpunkt außerklinische Intensivpflege und Infektionsprävention Berlin

Autoren der Vorauflage

Tobias Brentle
Gesundheits- und Krankenpfleger; Pflegerische Leitung des SAPV-Teams für Kinder und Jugendliche an der LMU München; Pflegefachkraft für Palliativ Care für Kinder und Jugendliche; Außerklinische Intensivpflege

Ina Siemer, Dipl.-Kffr. (FH), BA (hons) European Business
Online-Marketing-Managerin

Christian Snurawa
Gesundheits- und Krankenpfleger mit Weiterbildungen, Hygienebeauftragter, Dozent in der außerklinischen Intensivpflege; Medizinprodukteberater, Pflegeberater; Inhaber Snurawa Healthcare Services

Dr. phil. Carolin Tillmann, Dipl.-Päd.
Heilpädagogin; wissenschaftliche Mitarbeiterin im Bereich Sozial- und Rehabilitationspädagogik am Institut für Erziehungswissenschaft der Philipps-Universität Marburg, Arbeitsschwerpunkte: gesundheitsbezogene Soziale Arbeit und soziales Sterben

Manfred Vavrinek
Krankenpfleger; Geschäftsführer Institut für pflegerische Weiterbildung IpW GmbH, Bergen im Chiemgau

Titelfoto

Mein Name ist Amelie Luna Cartolano. Ich bin 19 Jahre alt und bin gerade dabei, mein Abitur am Gymnasium zu machen. Ich lebe seit 2010 mit den Folgen einer viral verursachten akuten schlaffen Myelitis. Ich werde seitdem invasiv beatmet, sitze im Rollstuhl und bin auf einen Cough-Assist und zudem 24/7 auf außerklinische Intensivpflege angewiesen. Ich lebe mit meiner Familie in Berlin.

Abkürzungen

A., Aa.	Arterie, Arterien, lat. Arteria, Arteriae
A/C	engl. Assist-control Ventilation, assistierte kontrollierte Beatmung
AAPV	Allgemeine ambulante palliative Versorgung
Abs.	Absatz
AD/OD	Außendurchmesser an Trachealkanülen
ADHS	Aufmerksamkeits- und Hyperaktivitätssyndrom
AED	Automatisierter externer Defibrillator
AEP	Ambulant erworbene Pneumonie
AF/f	Atemfrequenz, auch: Beatmungsfrequenz
AIDS	engl. Acquired Immune Deficiency Syndrome, erworbenes Immunschwächesyndrom
AKI	Außerklinische Intensivpflege
AKI-RL	Richtlinie über die Verordnung von außerklinischer Intensivpflege
ALS	Amyotrophe Lateralsklerose, engl. Motor Neuron Disease
AMG	Gesetz über den Verkehr mit Arzneimitteln, Arzneimittelgesetz
AMV	Atemminutenvolumen
APCV	engl. Assisted Pressure Controlled Ventilation, assistierte druckkontrollierte Beatmung
ARDS	engl. Acute Respiratory Distress Syndrome, akutes Lungenversagen
ASB	engl. Assisted Spontaneous Breathing, assistierte Spontanatmung, inspiratorische Druckunterstützung/druckunterstützte Spontanatmung
ASE	Atemstimulierende Einreibung
AVAPS	engl. Average Volume Assured Pressure Support, Druckunterstützung mit gesichertem Durchschnittsatemvolumen
AWMF	Arbeitsgemeinschaft der Wissenschaftlichen Medizinischen Fachgesellschaften
AZV	Atemzugvolumen
BAL	Bronchialalveoläre Lavage
BdP	Bundesverband der Pneumologen, Schlaf- und Beatmungsmediziner
BE	engl. Base excess, Basenüberschuss
BfArM	Bundesinstitut für Arzneimittel und Medizinprodukte
BGA	Blutgasanalyse
BGB	Bürgerlichen Gesetzbuch
BGR	Berufsgenossenschaftliche Regeln
BGV	Berufsgenossenschaftliche Vorschriften
BGW	Berufsgenossenschaft für Gesundheitsdienst und Wohlfahrtspflege
BIA	Bioelektrische Impedanzanalyse
BioStoffV	Biostoffverordnung
BIPAP	engl. Biphasic Positive Airway Pressure, druckkontrollierte Beatmung mit zeitgesteuertem Wechsel zwischen zwei Druckniveaus, Spontanatmung jederzeit möglich
BMG	Bundesministerium für Gesundheit
BMI	Body-Mass-Index
BMR	engl. Basal Metabolic Rate, Grundumsatz
BPD	Bronchopulmonale Dysplasie
bpm	engl. beats per minute, Atemzüge pro Minute
BtMG	Gesetz über den Verkehr mit Betäubungsmitteln, Betäubungsmittelgesetz
BVerwG	Bundesverwaltungsgericht
cal	Kalorie
CAP	engl. Community-Acquired Pneumonia, ambulant erworbene Pneumonie
CDD	Chemisch definierte Diäten
CF	Zystische Fibrose, Mukoviszidose
Ch	Charrière, Maß für den Außendurchmesser von Kathetern
CIM	Critical-Illness-Myopathie
CIP	Critical-Illness-Polyneuropathie
CMV	engl. Continuous Mandatory Ventilation, kontrollierte Beatmung
CNI	Competenznetzwerk Außerklinische Intensivversorgung e. V.
CO_2	Kohlendioxid
COLD	engl. Chronic Obstructive Lung Disease, chronisch-obstruktive Lungenerkrankung
COPD	engl. Chronic Obstructive Pulmonary Disease, chronisch-obstruktive Lungenerkrankung
CPAP	engl. Continuous Positive Airways Pressure, Spontanatmung mit kontinuierlichem positivem Atemwegsdruck
CPPV	engl. Continuous Positive Pressure Ventilation, kontrollierte Beatmung
CRP	Cardiopulmonale Reanimation, Herz-Lungen-Wiederbelebung
CT	Computertomografie

DA	Dosieraerosol
DAAB	Deutscher Allergie- und Asthmabund e. V.
DGE	Deutsche Gesellschaft für Ernährung e. V.
DGEM	Deutsche Gesellschaft für Ernährungsmedizin e. V.
DGHM	Deutsche Gesellschaft für Hygiene und Mikrobiologie e. V.
DGKH	Deutsche Gesellschaft für Krankenhaushygiene e. V.
DGM	Deutsche Gesellschaft für Muskelkranke e. V.
DGP	Deutsche Gesellschaft für Palliativmedizin e. V.
DGP	Deutsche Gesellschaft für Pneumologie und Beatmungsmedizin e. V.
DGpW	Deutsche Gesellschaft für pflegerische Weiterbildung bR
DGSM	Deutsche Gesellschaft für Schlafforschung und Schlafmedizin e. V.
DIGAB	Deutsche Interdisziplinäre Gesellschaft für Außerklinische Beatmung e. V.
DKG	Deutsche Krankenhausgesellschaft e. V.
DNQP	Deutsches Netzwerk für Qualitätsentwicklung in der Pflege
DoMAP-Modell	engl. Determinants of Malnutrition in Aged Persons, Determinanten der Mangelernährung bei älteren Menschen
DPS	Diaphragmastimulation
EACH	engl. European Association for Children in Hospital, Europäische Vereinigung für Kinder im Krankenhaus
EAPC	engl. European Association for Palliative Care, Europäische Vereinigung für Palliativmedizin
E. coli	Escherichia coli
ebd.	ebenda
EBM	Evidenzbasierte Medizin
EBN	engl. Evidenzbased Nursing, evidenzbasierte Pflege
EEG	Elektroenzephalografie
EPAP	engl. Exspiratory Positive Airway Pressure, positiver exspiratorischer Atemwegsdruck
ESPEN	engl. European Society for Clinical Nutrition and Metabolism, europäische Gesellschaft für enterale und parenterale Ernährung
ERC	engl. European Resuscitation Council, Europäischer Rat für Wiederbelebung
ERV	Exspiratorisches Reservevolumen
$etCO_2$	Endtidales CO_2, endexspiratorischer CO_2-Partialdruck, pCO_2 am Ende der Ausatmung
EzPAP	engl. Easy Positive Airway Pressure, leichter positiver Atemwegsdruck
F. O. T. T.®	Facio-Orale Trakt Therapie
FCKW	Fluorchlorkohlenwasserstoffe
FDT	Funktionelle Dysphagietherapie
FEES	Fiberoptische endoskopische Evaluation des Schluckaktes
FELANPE	engl. Latin American Federation of Nutritional Therapy, Clinical Nutrition and Metabolism, Lateinamerikanische Föderation für Ernährungstherapie, klinische Ernährung und Stoffwechsel
FEV1	Exspiratorische Einsekundenkapazität, forciertes exspiratorisches Volumen in einer Sekunde
FFP	engl. Filtering Face Pieces, spez. Atemschutzmaske mit hoher Filterwirkung
FiO_2	Inspiratorische Sauerstoffkonzentration
FKJ	Feinnadelkatheterjejunostomie
FRC	Funktionelle Residualkapazität
FVC	Forcierte Vitalkapazität
G-BA	Gemeinsamer Bundesausschuss
GdB	Grad der Behinderung
GG	Grundgesetz
ggf.	gegebenenfalls
GKS	Glasgow-Koma-Skala
GKV	Gesetzliche Krankenversicherung
GKV-IPReG	Intensivpflege- und Rehabilitationsstärkungsgesetz
GLIM	engl. Global Leadership Initiative on Malnutrition, Globale Führungsinitiative gegen Mangelernährung
GOLD	engl. Global Initiative for Chronic Obstructive Lung Disease, Globale Initiative für chronisch obstruktive Lungenerkrankungen
GRE	Glykopeptidresistente Enterokokken
GU	Grundumsatz, Ruheenergiebedarf
H+	Wasserstoffionen
H_2CO_3	Kohlensäure
H_2O	Wasser
HAI	engl. Healthcare-associated Infection, therapieassoziierte Infektion
HAP	engl. Hospital-acquired Pneumonia, im Krankenhaus erworbene Pneumonie
Hb	roter Blutfarbstoff, Hämoglobin
HCAP	engl. Healthcare-associated Pneumonia, Pneumonie bei Patienten mit regelmäßigem Kontakt zum Gesundheitswesen
HCO_3	Bikarbonat
HFCWO	engl. High Frequency Chest Wall Oszillation, Hochfrequenz-Brustwandoszillationstherapie

HFOT	engl. High-Flow-Oxygene-Therapy, nasale High-Flow-Therapie, NHF
HKP	Häusliche Krankenpflege
HME	engl. Heat and Moisture Exchanger, Wärme- und Feuchtigkeitsaustauscher
HMSN	Hereditäre motorische und sensible Neuropathie
HMV	Herzminutenvolumen: siehe auch HZV
HNO	Hals-Nasen-Ohren-Heilkunde
HPG	Hospiz- und Palliativgesetz; Gesetz zur Verbesserung der Hospiz- und Palliativversorgung in Deutschland
HPA	Hypothalamus-Hypophysen-Nebennieren
HPV	Hypoxische pulmonale Vasokonstriktion
HZV	Herzzeitvolumen, Blutvolumen, das pro Minute vom Herzen ausgeworfen wird
I:E-Verhältnis	Inspirations-Exspirations-Verhältnis, Atemzeitverhältnis
IBT	Intrathekale Baclofen-Pumpe
IC	Inspiratorische Kapazität
ICF	engl. International Classification of Functioning, Disability and Health, Internationale Klassifikation der Funktionsfähigkeit, Behinderung und Gesundheit
ICN	engl. International Council of Nurses, Internationaler Rat der Krankenschwestern und Krankenpfleger
ICP	Infantile Zerebralparese
ICR	Interkostalraum, Zwischenrippenraum
ID	Innendurchmesser
i. d. R.	in der Regel
IfSG	Infektionsschutzgesetz
IPAP	engl. Inspiratory Positive Airway Pressure, positiver inspiratorischer Atemwegsdruck
IPPV	engl. Intermittent Positive Pressure Ventilation, kontrollierte Beatmung
IPReG	Intensivpflege- und Rehabilitationsstärkungsgesetz
IRV	Inspiratorisches Reservevolumen
ISB	Intermittierende Selbstbeatmung
i. S. d.	im Sinne des
i. V. m.	in Verbindung mit
J	Joule
kcal	Kilokalorie
KHK	Koronare Herzkrankheit
kg KG	Kilogramm Körpergewicht
KNAIB	Kompetenz Netzwerk Außerklinische Intensivpflege Bayern, Fachgesellschaft für Außerklinische Intensivpflege e. V.
KRINKO	Kommission für Krankenhaushygiene und Infektionsprävention
LBFGB	Lebensmittel-, Bedarfsgegenstände- und Futtermittelgesetzbuch
LIAM	engl. Lung Insufflation Assist Maneuver, in Beatmungsgerät integriertes Hyperinsufflationsmanöver
Lig., Ligg.	lat. Ligamentum, Ligamenta
LIS	Locked-in-Syndrom
LOX	Liquid Qxygen, Flüssigsauerstoff
LTOT	engl. Long Term Oxygene Therapy, Langzeit-Sauerstofftherapie
M., Mm.	lat. Musculus, Musculi
MAM	Münchner Arbeitskreis Medizinproduktеschulung
MAO	Monoaminooxidase-Hemmer
MCS	engl. Minimally Conscious State, minimaler Bewusstseinszustand, minimal-responsives Syndrom
MD	Medizinischer Dienst
MDR	engl. Medical Device Regulation, europäische Regelung für den Umgang mit Medizinprodukten
cmH_2O	Zentimeter Wassersäule
MNA	engl. Mini Nutritional Assessment, Anamnesebogen Ernährungszustand
mMRC	engl.. Modified Medical Research Council Dyspnea Scale, modifizierte Dyspnoe-Skala des Medical Research Council
MNS	Mund-Nasen-Schutz
MP	Medizinprodukt, jetzt: Produkt
MPBetreibV	Medizinprodukte-Betreiberverordnung
MPDG	Medizinprodukte-Durchführungsgesetz
MPAIMV	Medizinprodukte-Anwendermelde- und Informationsverordnung
MPV	engl. Mouthpiece Ventilation, Beatmung über Mundstück
MRE	Multiresistente Erreger
MRGN	Multiresistente gramnegative Stäbchen/Erreger
MRSA	Methicillin- oder multiresistente Staphylococcus aureus
MRT	Kernspintomografie
MS	Multiple Sklerose, engl. Ecephalomyelitis Disseminata
MSA	Multisystematrophie
MTK	Messtechnische Kontrolle
MUPS	engl. Multi Unit Pellet System, spezielle Mikropellettechnik für Medikamente
N., Nn.	lat. Nervus, Nervi
NaCl	Natriumchlorid, Kochsalzlösung
nCPAP	engl. nasal Continuous Airway Pressure, nächtliche Überdruckbeatmung über eine Maske
NDD	Nährstoffdefinierte Diäten, früher: hochmolekular

NHAP	engl. Nursing-home-acquired Pneumonia, in Pflegeeinrichtungen erworbene Pneumonie
NHF	Nasale High-Flow-Therapie
NI	Nosokomiale Infektion
NIV	engl. Noninvasive Ventilation, nichtinvasive Beatmung
NNH	Nasennebenhöhlen
NRS	Numerische Ratingskala
O_2	Sauerstoff
OH–	Hydroxydion, ein Wasserstoffatom gebunden an ein Sauerstoffatom
OHS	Obesitas-Hypoventilations-Syndrom
ONS	Orale Nahrungssupplemente
ORT	Orofaciale Regulationstherapie
OSAS	Obstruktives Schlafapnoesyndrom
p	Partialdruck, Teildruck
Pa	Pascal
PAL-Werte	engl. Physical Activity Level, Aktivitätsfaktor, Leistungsfaktor
paO_2	Arterieller Sauerstoffpartialdruck
PCA	Patientenkontrollierte Analgesie
PC-CMV	engl. Pressure-controlled – Continuous Mandatory Ventilation, druckkontrollierte Beatmung
pCO_2	Kohlendioxidpartialdruck
PCV	engl. Pressure-controlled Ventilation, druckkontrollierte Beatmung
PDT	Punktionstracheotomie, perkutante Dilatationstracheotomie
PEEP	engl. Positive Endexspiratory Pressure, positiver endexspiratorischer Atemwegsdruck
PEF	engl. Peak Exspiratory Flow, maximaler exspiratorischer Fluss
PEG	Perkutane endoskopische Gastrostomie
PEG/J	Jet-PEG
PEJ	Perkutane endoskopische Jejunostomie
PEMU	Pflegerische Erfassung von Mangelernährung und deren Ursachen
PEP-Atmung	engl. Positive Exspiratory Pressure, positiver Ausatemdruck
$PetCO_2$	Endtidaler CO_2-Partialdruck
pH-Wert	potentia hydrogenii, Maß für die Wasserstoffionenkonzentration
PNS	Peripheres Nervensystem
PNS	Phrenicus-Nerven-Stimulation
pO_2	Sauerstoffpartialdruck
PSA	Persönliche Schutzausrüstung
PSV	engl. Pressure Support Ventilation, Inspiratorische Druckunterstützung/druckunterstützte Spontanatmung
Q	Perfusion
REM	engl. Rapid Eye Movement, Schlafphase
RKI	Robert Koch-Institut
RV	Residualvolumen
SAB	Subarachnoidalblutung
SaO_2	Arterielle Sauerstoffsättigung
SAPPV	Spezialisierte ambulante pädiatrische palliative Versorgung
SAPV	Spezialisierte ambulante Palliativversorgung
SAS	Schlafapnoesyndrom
SBC	Standardbikarbonat, auch $StHCO_3$
SBT	engl. Spontaneous Breathing Trial, Spontanatemversuch
SDM	engl. Shared Decision Making, gemeinsame Entscheidungsfindung
SGB IX	Sozialgesetzbuch – Neuntes Buch – Rehabilitation und Teilhabe behinderter Menschen
SGB V	Sozialgesetzbuch – Fünftes Buch – Gesetzliche Krankenversicherung
SGB VII	Sozialgesetzbuch – Siebtes Buch – Gesetzliche Unfallversicherung
SGB XI	Sozialgesetzbuch – Elftes Buch – Soziale Pflegeversicherung
SGB XII	Sozialgesetzbuch – Zwölftes Buch – Sozialhilfe
SHT	Schädel-Hirn-Trauma
SIMV	engl. Synchronized Intermittent Mandatory Ventilation, Mischform zwischen kontrollierter Beatmung und Spontanatmung
SIRS	engl. Systemic Inflammatory Response Syndrome, Sepsis ohne Infektion
SI-System	frz. Système international d'unités, internationales Einheitensystem
SMA	Spinale Muskelatrophie
SMI	engl. Sustained Maximal Inspiration, anhaltend maximale Einatmung
SpO_2	Partielle Sauerstoffsättigung
SRW	Syndrom der reaktionslosen Wachheit, „Wachkoma"
ST, S/T	Spontanbeatmung mit Sicherheitsfrequenz
StGB	Strafgesetzbuch
$StHCO_3$	Standardbikarbonat, auch SBC
STIKO	Ständige Impfkommission
STK	Sicherheitstechnische Kontrolle
T	Atemzyklus, Ventilationszyklus
T/tinsp	Inspirationszeit
TENS	Transkutane elektrische Nervenstimulation
TgV	Target Volume, Zielvolumen pro Atemhub
TK	Trachealkanüle

TLC Totale Lungenkapazität
TPE Totale parenterale Ernährung
TR Technische Regeln
TTS Transdermale therapeutische Systeme oder engl. Tight To Shaft = eng anliegend
UARS engl. Upper Airway Resistance Syndrome, obstruktives Schnarchen
UAW unerwünschte Arzneimittelwirkungen
UK Unterstützte Kommunikation
UN-BRK Behindertenrechtskonvention der Vereinten Nationen
V Ventilation
V., Vv. lat. Vena, Venae
V. a. Verdacht auf
VAH Verbund für angewandte Hygiene e. V.
VALI engl. Ventilator Associated Lung Injure, beatmungsassoziierte Lungenschädigung
VAP engl. Ventilator-associated Pneumonia, beatmungs- oder ventilator-assoziierte Pneumonie
VAS Visuelle Analog-Skala
VC Vitalkapazität
VC-CMV engl. Volume-controlled – Continuous Mandatory Ventilation, volumenkontrollierte Beatmung
VCV engl. Volume-controlled Ventilation, volumenkontrollierte Beatmung
VIDD engl. Ventilator-induced Diaphragmatic Dysfunction, beatmungsinduzierte diaphragmale Dysfunktion
VNS Vegetatives Nervensystem
VRE Vancomycin-resistente Enterokokken
VRP engl. Vario Resistance Pressure, variierender Widerstandsdruck
Vt Tidalvolumen, Atemzugvolumen, Atemhubvolumen
WBVG Wohn- und Betreuungsvertragsgesetz
WHO World Health Organisation, Weltgesundheitsorganisation
Z. n. Zustand nach
ZNS Zentrales Nervensystem

Abbildungsnachweis

Der Verweis auf die jeweilige Abbildungsquelle befindet sich bei allen Abbildungen im Werk am Ende des Legendentextes in eckigen Klammern. Alle nicht besonders gekennzeichneten Grafiken und Abbildungen © Elsevier GmbH, München.

A400	Reihe Pflege konkret, Elsevier GmbH, Urban & Fischer Verlag, München
F210-010	Teasdale G, Jennett B. Assessment of coma and impaired consciousness. A practical scale. Lancet. 1974; 2(7872): 81–84. doi:10.1016/s0140-6736(74)91639-0
F730-003	Giacino JT et al. The JFK Coma Recovery Scale-Revised: measurement characteristics and diagnostic utility. Arch Phys Med Rehabil. 2004;85(12):2020–2029. doi:10.1016/j.apmr.2004.02.033
F759-007	Mahler DA, Wells CK. Evaluation of clinical methods for rating dyspnea. Chest. 1988; 93(3): 580–586. doi:10.1378/chest.93.3.580
F1140-001	Volkert D et al. Development of a Model on Determinants of Malnutrition in Aged Persons: A MaNuEL Project. Gerontol Geriatr Med. 2019;5:2333721419858438. Published 2019 Jun 21. doi:10.1177/2333721419858438
G979	Groß M (ed.). Neurologische Beatmungsmedizin. Springer, Berlin, Heidelberg, 2020
H531-001	Spathis A, Booth S, Moffat C et al. The Breathing, Thinking, Functioning clinical model: a proposal to facilitate evidence-based breathlessness management in chronic respiratory disease. NPJ Prim Care Respir Med. 2017;27(1):27. Published 2017 Apr 21. doi:10.1038/s41533-017-0024-z
J751-147	iStock.com/inhauscreative
J787	Colourbox.com
J787-241	Colourbox.com/Kyrylo Ryzhov
K115	Andreas Walle, Hamburg
K183	Eckhard Weimer, Würselen
L126	Dr. med. Katja Dalkowski, Buckenhof
L138	Martha Kosthorst, Borken
L141	Stefan Elsberger, Planegg
L143	Heike Hübner, Berlin
L190	Gerda Raichle
L234	Helmut Holtermann, Dannenberg
L255	Irina Kart, Berlin
L264	Claudia Flüss, München
L275	Martin Hoffmann, Neu-Ulm
M845	Christine Keller, Glonn
O688	Agnetha Radatz, Eberswalde
O1045	Hans Schwegler, Nottwil (CH)
P243	Manfred Vavrinek, Bergen
P244	Silvia Ferreira, Birkenfeld
P245	Dietmar Kirchberg, Windach
P554	Jörg Schmal, Waldburg
R252	Sobotta: Atlas Histologie: Hrsg. Welsch. 7. A., 2005, Urban & Fischer
T851	Prof. Dr. Guntram Ickenstein, Aue
T1113	Dipl.-Päd. Birgit Hennig, Beratungsstelle für Unterstützte Kommunikation des Ambulatoriums für ReHabilitation, Carl von Ossietzky Universität Oldenburg
U106	R. Cegla GmbH & Co. KG, Montabaur
U222	Fresenius Kabi Deutschland GmbH, Bad Homburg
U243	B. Braun Avitum AG, Melsungen
U244	Medtronic GmbH, Meerbusch
U405	Flexicare (Group) Limited, UK
V067	PARI GmbH, Starnberg
V071	BÖRGEL GmbH, Limburg a. d. Lahn
V075	Hill Rom GmbH, Witten
V081	ResMed GmbH & Co KG, Mönchengladbach
V081-002	ResMed GmbH & Co KG, Martinsried
V082	BREAS Medical GmbH

V083	Löwenstein Medical Technology GmbH + Co. KG, Hamburg
V088	Fisher & Paykel Healthcare GmbH & Co. KG, Schorndorf
V105	Atmos Medizintechnik GmbH & Co.KG, Lenzkirch
V148	Philips Medizin Systeme, Hamburg
V377	Air Liquide Deutschland GmbH
V394	Andreas Fahl Medizintechnik-Vertrieb GmbH, Köln
V420	Teleflex Medical GmbH, Fellbach
V474	HaB GmbH, Winsen an der Luhe
V479	Flores medical GmbH, Probstzella
V491	Philips GmbH Respironics GmbH, Hamburg
V514	Nutricia GmbH, Erlangen
V519	Schülke & Mayr GmbH, Norderstedt
V536	WGP Produktdesign, Ellerau
V605	Beurer GmbH, Ulm
V606	Clement Clarke International, Harlow (UK)
V724	WILAmed GmbH, Kammerstein
V725	DeVilbiss Healthcare GmbH, Mannheim
V726	BMV Bender Medical Vertrieb GmbH, Neunkirchen-Seelscheid
V727	Humanelektronik GmbH, Worms
V901	Coloplast GmbH/ Atos Medical, Hamburg
V918	Fritz Stephan GmbH, Gackenbach
V973	Intersurgical Beatmungsprodukte GmbH, Sankt Augustin
W798	World Health Organization (WHO), Genf
W867-007	Bundesärztekammer (BÄK), Kassenärztliche Bundesvereinigung (KBV), Arbeitsgemeinschaft der Wissenschaftlichen Medizinischen Fachgesellschaften (AWMF). Nationale VersorgungsLeitlinie COPD – Teilpublikation der Langfassung, 2. Auflage. Version 1. 2021 [cited: 2025-09-22]. DOI: 10.6101/AZQ/000477. www.leitlinien.de/copd
W932	Berufsfeuerwehr Mülheim an der Ruhr
W1076	Aktionskomitee KIND IM KRANKENHAUS AKIK-Bundesverband e.V., Frankfurt a. Main
X217	BVMed – Bundesverband Medizintechnologie e.V., Berlin

Inhaltsverzeichnis

KAPITEL

1

Thorsten Siefarth, Sven Kübler (1.7)

Rahmenbedingungen

Bei der **außerklinischen Intensivpflege** geht es vor allem darum, das Überleben des Menschen zu sichern und seine Lebensqualität zu erhalten bzw. möglichst weitgehend zu verbessern. So kann insbesondere die Beatmung noch eine lange Lebensdauer ermöglichen. Diese Zielsetzung schließt ein, dass es bei der außerklinischen Intensivpflege auch darum gehen kann, den Menschen zu rehabilitieren. Die Erfolgsaussichten hängen dabei nicht zuletzt von der Art des Krankheitsbilds ab. Ein wesentlicher Ansporn bei der Planung des Pflegeprozesses ist es jedenfalls, die Autonomie und Selbstbestimmtheit des Menschen zu erhalten oder wiederzuerlangen (➤ 12.1.3).

Ist eine Heilung indes nicht zu erwarten, so kann die außerklinische Intensivpflege gleichwohl einen wertvollen Beitrag leisten. Ihre primäre Aufgabe besteht dann darin, den Menschen für die restliche Zeit seines Lebens möglichst weitgehend vor Komplikationen zu schützen. Insbesondere vermag die außerklinische Intensivpflege den Menschen im Sterbeprozess palliativ zu begleiten, also Symptome zu lindern und nachteilige Folgen zu reduzieren (➤ Kap. 20).

1.1 Außerklinische Intensivpflege

DEFINITION

Intensivpflege: Alle medizinisch-pflegerischen Maßnahmen, die bei lebensbedrohlichen Krankheiten notwendig sind, insbesondere Überwachung, Behandlung und Pflege – meist durch den Einsatz von technischen Hilfsmitteln unterstützt.

Außerklinische Intensivpflege: Notwendigkeit einer permanenten pflegerischen Interventionsbereitschaft zur Sicherung der Vitalparameter und/oder notwendige und aufwendige medizinisch-pflegerische Maßnahmen außerhalb der Klinik.

Die Intensivpflege findet zunächst im **klinischen Umfeld** statt. Allerdings kann sie – zum Fortführen der Behandlung – auch **außerklinisch** erbracht werden. Das geschieht entweder zu Hause oder in Wohngemeinschaften, aber auch in stationären Pflegeeinrichtungen oder in Hospizen. Dass die Intensivpflege zunehmend im außerklinischen Bereich stattfindet, hat mehrere Gründe. Vorrangig liegt dies sicherlich an der zurückgehenden Verweildauer in den Kliniken. Das ist zum einen der Abrechnung nach Fallpauschalen geschuldet, denn je kürzer die Versorgung, umso lukrativer ist dies für das Krankenhaus. Zum anderen gilt der im Sozialversicherungsrecht verankerte Grundsatz „ambulant vor stationär".

Verschärfend kommt hinzu, dass Menschen älter und damit multimorbider werden. Sie sind, ohne dass zuvor ein Krankenhausaufenthalt vorangegangen sein muss, von vornherein mit einem komplexen Pflegebedarf zu versorgen. Außerdem sind nicht nur ältere, sondern auch junge Menschen und Kinder intensivpflegerisch zu versorgen. Bei diesen Menschen ermöglicht es der medizinisch-technische Fortschritt, dass sie heutzutage – bei entsprechend intensiver Versorgung – noch viele Jahre oder Jahrzehnte weiterleben können.

Menschen in der außerklinischen Intensivpflege sind häufig solche, die eine dauerhafte oder intermittierende Beatmung und/oder ein Tracheostoma benötigen und/oder einen hohen Pflege- und Überwachungsbedarf haben. Typische Krankheitsbilder sind:

- Chronische Atemwegserkrankungen (➤ 9.3.3)
- Querschnittssyndrome (➤ 17.13.2)
- Zustand nach Apoplexie (➤ 17.12), Schädel-Hirn-Trauma (➤ 17.13.1) und anderen Gehirnerkrankungen
- Zustand nach hypoxischem Hirnschaden mit Syndrom der reaktionslosen Wachheit *(Wachkoma)* oder mit minimalem Bewusstseinszustand (➤ 17.6.8)
- Neuromuskuläre Erkrankungen, z. B. Muskeldystrophien, amyotrophe Lateralsklerose (➤ 17.7)
- Kinder mit komplexen genetisch bedingten Fehlbildungssyndromen (➤ 17.10).

Der Begriff der **„außerklinischen Intensivpflege"** ist nirgends besonders definiert oder gar rechtlich geschützt. Gebräuchlich sind auch Begriffe wie ambulante Intensivpflege, Rund-um-die-Uhr-Versorgung, 24-Stunden-Pflege oder Heimbeatmung. Diese Begrifflichkeiten implizieren teilweise Schwerpunkte, die hier jedoch vermieden werden sollen. So geht es in diesem Buch z. B. zwar auch, aber eben nicht ausschließlich um die „Beatmungspflege". Die Tätigkeitsfelder der außerklinischen Intensivpflege gehen darüber deutlich hinaus.

1.2 Entwicklung

Konkrete Zahlen über intensivpflegerisch versorgte Menschen gibt es kaum, allenfalls lokal erhobene Daten. Dennoch lässt sich die **Entwicklung der außerklinischen Intensivpflege** in den letzten Jahren als rasant bezeichnen. Ursachen hierfür sind der Fortschritt in der Medizin sowie der demografische Wandel. Die besseren medizinisch-technischen Möglichkeiten tragen außerdem dazu bei, dass sich die Versorgung der Menschen verbessert hat. Auch die Angebote der Pflegeunternehmen sind zunehmend professioneller.

Ein Problem besteht jedoch darin, wie im gesamten Pflegebereich, dass ein akuter Mangel an Pflegefachpersonen die intensivpflegerische Versorgung vor große Herausforderungen stellt. Hinzu kommt, dass bis heute einheitliche Vorgaben für die außerklinische Intensivpflege weitgehend fehlen. Das gilt für bauliche sowie für technische Mindestvoraussetzungen, ebenso wie für Anforderungen an das Qualitätsmanagement, einschließlich Anforderungen an die Qualifikation der Pflegefachpersonen. Und nicht zuletzt fehlen einheitliche und verbindliche Prüfungsmaßstäbe. Bislang wurden Konzepte, Beschreibungen und Empfehlungen, die Projektgruppen erarbeitet haben, nur vereinzelt vorgelegt. Hier besteht noch viel Nachholbedarf, vor allem, um den sehr verletzlichen und schutzbedürftigen Menschen die Leistung zu bieten, die sie – lebensnotwendig – benötigen. Aber auch, um den hoch engagierten und gut arbeitenden Pflegeunternehmen Sicherheit zu geben.

1.3 Versorgungsformen

Außerklinische Intensivpflege findet in unterschiedlichen **Versorgungsformen** statt.

1.3.1 Stationäre Versorgung

Die außerklinische Intensivpflege kann zunächst in **stationären Pflegeunternehmen** stattfinden. Hier gibt es keine rechtlichen Besonderheiten gegenüber der „normalen" pflegerischen Versorgung. Die ärztliche Versorgung stellen die Hausärzte der Betroffenen sicher, mitunter auch der Heimarzt bzw. die Heimärztin. Eine Besonderheit ist die im Jahr 2012 eingeführte **ambulante spezialfachärztliche Versorgung** nach § 116b SGB V, die für verschiedene Versorgungsformen, auch für die außerklinische Intensivpflege, möglich ist. Bislang war es schwierig, für komplexe Krankheitsverläufe einen Facharzt bzw. -ärztin zu finden. Krankenhäuser hatten keine Erlaubnis, ambulante Leistungen durchzuführen. Nunmehr dürfen sowohl hochspezialisierte Fachärzte als auch Krankenhäuser die ambulante Versorgung bei bestimmten schweren oder seltenen Erkrankungen anbieten. Auch die Vergütung wurde geändert: Erbringen niedergelassene Ärzte diese Leistungen, so unterliegen sie nicht mehr dem sogenannten „Praxisbudget". Näheres regelt die *Richtlinie über die ambulante spezialfachärztliche Versorgung (ASV-RL)* des *Gemeinsamen Bundesausschusses (G-BA).*

Eine Pflegeeinrichtung muss sich an die in dem jeweiligen Bundesland geltenden **verwaltungsrechtlichen Vorschriften** halten („Landesheimgesetze"). Das hat zur Folge, dass der strukturelle Aufwand gegenüber der ambulanten Versorgung deutlich größer ist. Denn die Pflegedienste unterliegen nur teilweise den Landesheimgesetzen mit ihren strengen Anforderungen.

Ein Vorteil der stationären Versorgung gegenüber der ambulanten ist es, dass meistens Therapeuten vor Ort sind und die Einrichtung behindertengerecht ausgestattet ist. Außerdem ist der Pool an Pflegenden größer. Diese Vorteile werden jedoch damit erkauft, dass die Menschen nicht in ihrer gewohnten Umgebung versorgt werden, sie also deutliche Einbußen in puncto Privatsphäre hinnehmen müssen. Außerdem ist die Gefahr nosokomialer Infektionen bei dieser Art der Versorgung gegenüber allen anderen Formen am höchsten.

1.3.2 Spezialisierte Wohngruppen

Schon sehr viel mehr Privatsphäre und Wohnkomfort genießen Menschen in **spezialisierten Wohngruppen.** Dort versorgen sie Mitarbeiter der ambulanten Pflegedienste sowie die jeweiligen Hausärzte. Die Menschen haben i. d. R. eigene Räume, darüber hinaus gibt es meist eine Küche und eventuell weitere

Gemeinschaftsräume, eventuell auch einen Hauswirtschaftsraum.

Gegenüber der häuslichen Einzelversorgung haben Wohngruppen den Vorteil, dass Leistungen gepoolt werden können. So können Pflegefachpersonen und technische Ressourcen für mehrere Menschen eingesetzt werden. Dadurch sinken die Kosten, was die Menschen bzw. die Kassen und Sozialhilfeträger entlastet. In der Praxis bleiben bei den Menschen allerdings die Kosten für die Miete hängen. Diese müssten sie im Rahmen der häuslichen Pflege ebenfalls erbringen.

Nicht immer einfach zu beurteilen ist in solchen Konstellationen, ob die konkrete Wohnform unter das jeweilige **Landesheimgesetz** fällt. Manche Bundesländer beziehen Pflege-Wohngruppen, je nach ihrer Ausgestaltung, in den Anwendungsbereich ein. Andere nicht oder nur in bestimmten Ausformungen. Sämtliche Landesheimgesetze entscheiden dies vor allem danach, ob der Menschen die Versorgung selbstbestimmt gestalten kann, z. B. durch folgende Fragestellungen:

- Ist der Pflegedienst frei wählbar?
- Ist der ambulante Pflegedienst als Gast in der Wohngruppe tätig? (Er darf also dort bspw. keine Büroräume unterhalten.)
- Sind Miet- und Pflegevertrag unabhängig voneinander?
- Können Betroffenen bzw. deren Angehörige ein Entscheidungsgremium bilden?

Als maximale Größe einer Wohngruppe sehen die meisten Landesregelungen 12 Klienten vor. Unterfallen die Wohngruppen der jeweiligen landesrechtlichen Regelung, dann müssen die Pflegedienste strenge Vorgaben einhalten, z. B. auch den Mindestpersonalschlüssel. Selbst wenn sie den strengen Kontrollvorgaben nicht oder nur teilweise unterfallen, müssen sie sich mitunter gleichwohl bestimmte Kontrollen gefallen lassen. Dabei wird vor allem geprüft, ob die Ergebnisqualität gewährleistet und ob die Selbstbestimmung sichergestellt ist. Es ist aber durchaus möglich, dass Wohngemeinschaften überhaupt nicht mit Kontrollen rechnen müssen. In diesen Fällen besteht meist lediglich die Pflicht, die Wohngemeinschaft der zuständigen Behörde zu melden. Ein Rest an Kontrolle kann aber auch dann noch bestehen, z. B. durch das Gesundheitsamt.

1.3.3 Häusliche Einzelversorgung

Die **häusliche Einzelversorgung** dürfte den Wünschen der Menschen wohl am nächsten kommen – ein nicht zu unterschätzender Faktor für deren gesundheitliche Stabilisierung. Doch nicht nur das häusliche Umfeld als solches ist förderlich, auch eine Versorgung durch Angehörige ist meist leichter zu bewerkstelligen. Dies kann jedoch auch den Nachteil haben, dass die Angehörigen sich bei der pflegerischen Unterstützung zu sehr verausgaben. Außerdem führt die Nähe von Betroffenen, Angehörigen und professionellen Pflegefachpersonen zu einer Beziehungsdynamik, die alle Beteiligten vor erhöhte Herausforderungen stellt (➤ 2.3). Hinzu kommt, dass die ständige Anwesenheit von Pflegenden die Privatsphäre in der Familie beeinträchtigen kann (➤ 2.2). Und: bei einer Rund-um-die-Uhr-Versorgung ist meist nur eine einzige Pflegefachperson vor Ort. Auf ein Team kann nicht zurückgegriffen werden.

Die häusliche Versorgung wird je nach Krankheitsbild nur zeitweise oder auch rund um die Uhr erbracht. Angehörige können Tätigkeiten teilweise selbst übernehmen (Konzept der Rückzugspflege, ➤ 12.1.3). Die ärztliche Versorgung ist durch den jeweiligen Hausarzt bzw. durch Fachärzte sichergestellt. Ein Vorteil bei dieser Versorgungsform mag darin bestehen, dass die häusliche Versorgung von keinem der Landesheimgesetze erfasst und damit verwaltungsrechtlich nicht reglementiert ist.

1.4 Leistungserbringer

Im Rahmen der außerklinischen Intensivpflege arbeiten etliche **Leistungserbringer** Hand in Hand, in sehr unterschiedlichen Konstellationen und mit einer sehr unterschiedlichen Verteilung der jeweiligen Aufgaben.

1.4.1 Pflegeeinrichtungen

Zunächst können Menschen in **stationären Pflegeeinrichtungen** intensivpflegerisch versorgt werden. Die Pflegeeinrichtung schließt dazu mit den Betroffenen einen **Wohn- und Betreuungsvertrag** *(„Heim-*

vertrag“) ab. Für diesen gilt das **Wohn- und Betreuungsvertragsgesetz** *(WBVG).* In dem Vertrag sind die besonderen Leistungen der intensivpflegerischen Versorgung berücksichtigt.

Die pflegerischen Leistungen rechnet die Pflegeeinrichtung entweder direkt mit dem Betroffenen – als sog. Direktzahler – ab. Oder, weitaus häufiger, erfolgt die Abrechnung über die Pflegekasse. In diesem Fall muss die Einrichtung einen Versorgungsvertrag mit den Kassen abgeschlossen haben (➤ 1.6).

1.4.2 Ambulante Pflegedienste

Auch **ambulante Pflegedienste** schließen mit ihren Klienten und Klientinnen Verträge ab. Zwei Arten kommen infrage. Zum einen ein **Pflegevertrag,** mit dem die Erbringung pflegerischer Maßnahmen vereinbart wird. Hier sind die Vorgaben aus § 120 SGB XI zu beachten (➤ 3.1.1). Zum anderen kann ein Pflegedienst auch Leistungen der medizinischen Behandlungspflege erbringen. Das ist insbesondere bei der außerklinischen Intensivpflege der Fall. Dazu wird ein **weiterer Vertrag** abgeschlossen. Beide Verträge können auch in einem einzigen Vertrag zusammengefasst werden.

Wie in der stationären Pflege so kann auch im ambulanten Bereich direkt mit den Betroffenen abgerechnet werden. Meistens erhält der Pflegedienst sein Entgelt jedoch über die Kranken- und Pflegekasse der Betroffenen. Dafür muss der Pflegedienst mit diesen zuvor einen **Versorgungsvertrag** abgeschlossen haben (➤ 1.6).

1.4.3 Freiberufliche Pflegefachpersonen

Neben Pflegeunternehmen können auch **freiberufliche Pflegefachpersonen** Leistungen der außerklinischen Intensivpflege erbringen. Werden sie dazu von einem Pflegeunternehmen über einen **Honorarvertrag** verpflichtet, so treten sie letztlich für dieses Pflegeunternehmen auf, quasi als Subunternehmer. Es ergeben sich keine Besonderheiten: Vertragspartner bleiben Pflegeunternehmen und Klient/-innen. Pflegeunternehmen und freiberufliche Pflegefachpersonen müssen allerdings darauf achten, dass tatsächlich **Selbstständigkeit** vorliegt. Handelt es sich bei der Honorarkraft gem. § 7 SGB IV in Wirklichkeit um einen abhängigen Beschäftigten (Scheinselbstständigkeit), hat das erhebliche Konsequenzen. So sind etwa Sozialversicherungsabgaben und Lohnsteuer in erheblichem Umfang (nachträglich) abzuführen. Auch Strafbarkeit kann drohen.

VORSICHT

Freie Mitarbeiter

Nicht immer und nicht in allen Bundesländern ist es erlaubt, dass freie Mitarbeiter für Pflegeunternehmen tätig werden dürfen. Die Einzelheiten dazu finden sich in den Rahmen- und Versorgungsverträgen (➤ 1.6.1). Selbst wenn dies möglich ist, sollte man vorab über die Deutsche Rentenversicherung Bund ein Clearingverfahren durchführen (§ 7a SGB IV). Mehr Infos dazu unter www.clearingstelle.de.

WICHTIG

Leistungserbringung durch eine Einzelperson

Wird eine Pflegefachperson im Rahmen der häuslichen Pflege tatsächlich als Einzelperson tätig, und nicht als „Subunternehmerin“ eines Pflegeunternehmens, so ist dies nur unter den Voraussetzungen von § 77 SGB XI möglich. Hier werden aber nur Leistungen der sozialen Pflegeversicherung erfasst. Außerklinische Intensivpflege spielt sich jedoch auch im Bereich der gesetzlichen Krankenversicherung wider, also der außerklinischen Intensivpflege nach § 37c SGB V (➤ 1.6.1). Hier ist die Leistungserbringung durch einzelne Pflegefachpersonen nicht vorgesehen.

1.4.4 Hilfskräfte im Rahmen des Arbeitgebermodells

Im Rahmen des **Arbeitgebermodells** kümmern sich die Betroffenen bzw. deren Angehörige selbst um ihre Helfer. Sie arbeiten diese ein und erbringen selbst die notwendige Verwaltungsarbeit. Das Arbeitgebermodell schafft also selbst keinen neuen Leistungsträger, sondern regelt nur die Art, wie Leistungserbringer rechtlich eingebunden werden. Die Betroffenen werden also zum **Arbeitgeber ihrer Unterstützungskräfte** – mit allen Rechten und vor allem Pflichten, die einen Arbeitgeber treffen.

Die **Finanzierung** erfolgt häufig durch die Kranken- und Pflegekassen sowie durch die Träger der

Sozialhilfe. Dies kann zum einen über die Abrechnung der monatlichen Kosten oder aber auch im Rahmen des **persönlichen Budgets** geschehen.

DEFINITION

Persönliches Budget: Anstelle von Sach- oder Dienstleistungen erhält der Klient bzw. die Klientin einen auf seinen individuellen Bedarf hin berechneten Geldbetrag, mit dem er seine Hilfe selbst organisieren kann. Dies soll ihn in die Lage versetzen, selbstbestimmt über die notwendigen Hilfen zu entscheiden.

Seit 2008 gibt es einen Rechtsanspruch auf das persönliche Budget, wenn die in § 29 SGB IX geregelten Voraussetzungen vorliegen. Das persönliche Budget wird auf Grundlage einer Zielvereinbarung zwischen dem Leistungsberechtigten und dem oder den Leistungsträger(n) erbracht. Dies können sein: Krankenkasse, Pflegekasse, Sozialhilfeträger, Rentenversicherung und Integrationsamt.

1.4.5 Krankenkassen und Berufsgenossenschaften

Die Träger der gesetzlichen Sozialversicherung, also z. B. **Krankenkassen und Berufsgenossenschaften,** erbringen die Versorgung der Menschen vor allem dadurch, indem sie externe Dienstleister, z. B. ambulante Pflegedienste, einschalten. Es kommt jedoch auch vor, dass eine Krankenkasse selbst, d. h. durch eigene Kräfte, als Leistungserbringer tätig wird. In diesem Fall ist die Krankenkasse gleichzeitig Leistungs- und Kostenträger. Da das jedoch der absolute Ausnahmefall ist, wird dies darum an dieser Stelle nicht weiter vertieft.

1.4.6 Home-Care-Unternehmen

Bei **Home-Care-Unternehmen** handelt es sich *nicht* um Anbieter medizinisch-pflegerischer Leistungen. Vielmehr sind Home-Care-Unternehmen letztlich Vertriebsorganisationen, die nach ärztlicher Verordnung unter anderem Hilfsmittel und Medizinprodukte für den häuslichen Bereich zur Verfügung stellen, z. B. Zubehör für künstliche Ernährung oder Atemtherapie, Inkontinenzmaterial, Material zur Wundbehandlung sowie Hilfsmittel zur Rehabilitation. Dabei erbringen Home-Care-Unternehmen ausschließlich produktspezifische Dienstleistungen, insbesondere Beratung und Anleitung.

Die Home-Care-Unternehmen arbeiten eng mit Ärzten, Angehörigen, ambulanten Pflegediensten und stationären Pflegeeinrichtungen zusammen. Insbesondere Krankenhäuser schalten vor einer Entlassung ihrer Patienten und Patientinnen zur weiteren Organisation der häuslichen Versorgung gerne Home-Care-Unternehmen ein. Diese Dienstleister bedienen sich speziell geschulter Mitarbeitender, die nicht selten aus dem Pflegebereich kommen, für das Home-Care-Unternehmen aber keine Pflegeleistung erbringen. Home-Care-Unternehmen schließen mit den Kassen eigene Versorgungsverträge ab (§§ 126 f. SGB V).

1.4.7 Ärzte und Therapeuten

Bei der außerklinischen Intensivpflege wirken auch **Ärzte** bzw. Ärztinnen **und Therapeuten** und Therapeutinnen mit, wie z. B. Physiotherapeuten oder Logopäden. Diese stehen i. d. R. außerhalb der Pflegeunternehmen und schließen jeder für sich einen eigenen Vertrag mit den Betroffenen ab. Im Verhältnis zum Pflegeunternehmen ist vor allem die Frage der Haftungsverteilung interessant (➤ 3.2), zudem, unter welchen rechtlichen Bedingungen eine Delegation ärztlicher Maßnahmen an das Pflegepersonal stattfindet (➤ 3.5).

1.4.8 Angehörige

Im Rahmen der außerklinischen Intensivpflege übernehmen **Angehörige** vor allem die hauswirtschaftliche Versorgung, aber auch pflegerische oder therapeutische Maßnahmen.

Dass Pflegetätigkeiten an weniger qualifizierte Personen delegiert werden dürfen, hat der Gesetzgeber explizit in § 5 Abs. 3 Nr. 1 lit. i **Pflegeberufegesetz** *(PflBG)* vorgesehen. Auch § 3 und § 19 SGB XI sehen vor, dass Pflegeleistungen durch Angehörige und andere nicht erwerbsmäßig Pflegende durchgeführt werden können. Für deren Haftung gilt grundsätzlich: Angehörige, Freunde und Nachbarn sowie auch der Klient bzw. die Klientin selbst handeln eigenverantwortlich. Professionelle Pflegefachpersonen haften grundsätzlich nicht für deren Tun.

VORSICHT

Delegation an private Pflegepersonen durch Pflegefachpersonen

Es droht Haftung, wenn Angehörige, Freunde oder Nachbarn im Verantwortungsbereich von Pflegefachpersonen eingesetzt, womöglich sogar geschult werden. Das gilt selbst dann, wenn eine Pflegefachperson lediglich beratend zur Seite steht. In diesen Fällen sind die Voraussetzungen des § 831 Abs. 1 BGB (➤ 3.3.2) zu prüfen. Allerdings kann sich die Pflege auch von der Haftung befreien. Dazu ist Folgendes wichtig: Die Pflegefachperson muss sich davon überzeugen, dass die handelnde Person die Aufgaben auch tatsächlich meistern kann – Stichwort „Auswahl". Steht dies grundsätzlich fest, muss sie auch dazu beraten, schulen und Hilfestellungen geben – „Leitung". Schließlich bedarf es der Kontrolle und evtl. Nachschulungen – „Überwachung". Wenn Auswahl, Leitung und Überwachung fehlerfrei durchgeführt wurden, haftet die professionelle Pflegefachperson nicht, selbst dann, wenn der Angehörige einen Fehler macht!

WICHTIG

Dokumentation

Wie im gesamten Haftungsrecht, so gilt auch hier, dass die Dokumentation haftungsrechtlich entlastet. Deswegen sollten Pflegefachpersonen die Auswahl, Leitung und Überwachung von Angehörigen, Freunden und Nachbarn dokumentieren. Insbesondere sollte dokumentiert werden, dass die Durchführung gelehrt und kontrolliert und dass auf Gefahren und richtiges Verhalten im Notfall hingewiesen wurde.

1.5 Leistungsansprüche der Klienten

Die intensivpflegerische Versorgung im **klinischen Bereich** geschieht aus einer Hand. Das gilt auch für die Finanzierung. Sie erfolgt im Wesentlichen über das fünfte Sozialgesetzbuch *(SGB V)*. Im hier relevanten **außerklinischen Bereich** gibt es hingegen verschiedenste Leistungen von verschiedensten Kostenträgern unter Einschaltung verschiedenster Prüf- und Entscheidungsgremien.

So findet sich bei der außerklinischen Intensivpflege die Trennung von **Grundpflege** und **Behandlungspflege.** Hinzu kommt die **hauswirtschaftliche Versorgung.** Darüber hinaus bedarf der Klient oder die Klientin z. B. besonderer **Heil- und Hilfsmittel.** Oder es ist eine **Wohnumfeldanpassung** notwendig, um die intensivpflegerische Versorgung zu ermöglichen. Für diese Leistungen sind sowohl die **soziale Pflegeversicherung** nach dem SGB XI eintrittspflichtig, als auch die **gesetzliche Krankenversicherung** nach dem SGB V. Ist die Pflegesituation Folge eines Unfalls, kann auch **die gesetzliche Unfallversicherung** für bestimmte Leistungen zuständig sein (SGB VII). Reichen sämtliche Leistungen der Sozialversicherungsträger und auch eigene Mittel nicht aus, so hat der Klient womöglich nach SBG XII einen Anspruch auf **Sozialhilfe.**

1.5.1 Sozialgesetzbuch V – Gesetzliche Krankenversicherung

Ziel des **SGB V – Gesetzliche Krankenversicherung** war bei dessen Schaffung vor allem, Krankheitskosten und Verdienstausfall auszugleichen. Im Laufe der Zeit sind jedoch noch weitere Leistungen hinzugekommen, z. B. solche zur medizinischen Rehabilitation.

Die Leistungen der Krankenversicherung sind grundsätzlich als Vollversorgung ausgestaltet.

Sie sind begrenzt durch:

- Das **Wirtschaftlichkeitsgebot** (§ 12 Abs. 1 SGB V): Die Leistungen müssen ausreichend, zweckmäßig und wirtschaftlich sein; sie dürfen das Maß des Notwendigen nicht überschreiten.
- Die **Festbetragsregelung** (§ 12 Abs. 2 SGB V): Wenn für eine Leistung ein Festbetrag festgesetzt ist, erfüllt die Krankenkasse ihre Leistungspflicht, indem sie allein diesen Betrag übernimmt.

WICHTIG

Formelle Anforderungen erfüllen

Für die außerklinische Intensivpflege sind vor allem die im Folgenden dargestellten Leistungsansprüche relevant. Gleich, um welche konkrete Leistung es sich in der Praxis handelt: Das Pflegeunternehmen sollte immer darauf achten, dass die ärztlichen Verordnungen die notwendigen Voraussetzungen erfüllen. Insbesondere müssen die formellen Anforderungen stimmen. Wichtig sind darüber hinaus inhaltliche Aspekte, wie ein hinreichend präziser

1

Befundbericht. Dies ist nicht nur für die Entscheidung der Kasse wegweisend, sondern auch für eine evtl. sich anschließende Auseinandersetzung im Widerspruchs- oder Gerichtsverfahren. Pflegeunternehmen können sich viel Zeit ersparen, wenn sie den verordnenden Arzt möglichst rasch auf Unstimmigkeiten hinweisen und um Abhilfe bitten, noch bevor sie die Verordnung bei der Kasse einreichen.

Übernimmt die Krankenkasse eine ärztlich verordnete Leistung nicht, ist immer an die Möglichkeit zur Kostenerstattung nach § 12 Abs. 3 SGB V zu denken. Zwei Fälle sind dort vorgesehen:

- Eine Krankenkasse konnte eine unaufschiebbare Leistung nicht rechtzeitig erbringen.
- Sie hat eine Leistung zu Unrecht abgelehnt.

Hat sich der Versicherte die Leistung in einem der beiden Fälle selbst verschafft, sind die entstandenen Kosten, soweit die Leistung notwendig war, von der Krankenkasse zu erstatten. Der Sachleistungsanspruch hat sich in einen Kostenerstattungsanspruch umgewandelt.

Nun zu den **wichtigsten Leistungen der Krankenkassen** im Rahmen der außerklinischen Intensivpflege.

Arznei- und Verbandmittel (§ 31 SGB V, Arzneimittel-Richtlinie)

Die Kosten für **Arzneimittel** sind von den Kassen zu übernehmen. Allerdings gibt es Ausnahmen: Arzneimittel, die weniger als 5 Euro kosten, Bagatell-Arzneimittel oder Lifestyle-Medikamente, unwirtschaftliche Arzneimittel mit geringem oder umstrittenem therapeutischen Nutzen und grundsätzlich nicht verschreibungspflichtige Arzneimittel.

Für **Arznei- und Verbandmittel** fallen Zuzahlungen an, Befreiungen sind aber möglich. Die Zuzahlungen betragen grundsätzlich 10 % der Kosten, mindestens jedoch 5, höchstens 10 Euro. Keinesfalls darf die Zuzahlung die Kosten des Mittels übersteigen. Es gibt aber auch etliche zuzahlungsfreie Arzneimittel. Schließlich können für Arzneimittel Festbeträge gelten. Die Krankenkassen zahlen in diesem Fall maximal den Festbetrag. Alle Medikamente, die vom Hersteller zu einem Preis angeboten werden, der mindestens 30 % unter dem Festbetrag liegt, können von der Zuzahlung befreit werden. Für Medikamente aus Rabattverträgen können die Kassen ihre Versicherten vollständig oder mindestens zur Hälfte von der Zuzahlung befreien.

Heilmittel (§ 32 SGB V, Heilmittel-Richtlinie)

DEFINITION

Heilmittel: Ärztlich verordnete medizinische Dienstleistungen, die nur Angehörige entsprechender Gesundheitsfachberufe erbringen dürfen.

Heilmittel sind keine sachlichen Mittel, sondern Maßnahmen der physikalischen Therapie, der Stimm-, Sprech- und Sprachtherapie und der Ergotherapie. Hier beträgt die Zuzahlung 10 % der Kosten sowie 10 Euro je Verordnung.

Hilfsmittel (§ 33 SGB V, Hilfsmittel-Richtlinie)

DEFINITION

Hilfsmittel: Gegenstände, die erforderlich sind, um den Erfolg der Krankenbehandlung zu sichern, einer drohenden Behinderung vorzubeugen oder eine Behinderung auszugleichen.

Hilfsmittel sind z. B. Absauggeräte, Einlagen, Hör- und Sehhilfen, Prothesen, Gehhilfen und Lagerungshilfen. Kassen müssen diese insbesondere dann zur Verfügung stellen, wenn sie im **Hilfsmittelverzeichnis der gesetzlichen Krankenversicherung** gelistet sind. Der Anspruch umfasst auch die notwendige Änderung, Instandsetzung und Ersatzbeschaffung von Hilfsmitteln, die Ausbildung in ihrem Gebrauch, die notwendige Wartung und die technische Kontrolle.

Ausgeschlossen sind grundsätzlich allgemeine Gebrauchsgegenstände des täglichen Lebens, z. B. Heizdecken oder Haushaltsgeräte, außerdem Mittel, für die keine Leistungspflicht der Krankenkasse besteht. Das sind z. B. Hilfsmittel, die lediglich einen geringen oder umstrittenen therapeutischen Nutzen besitzen, z. B. Wärmflaschen, oder, wenn der Abgabepreis zu gering ist, z. B. Gummihandschuhe. Auch Brillen und Kontaktlinsen sind Hilfsmittel. Für sie besteht aber nur in Ausnahmefällen eine Erstattungspflicht der Kassen.

Zu Hilfsmitteln haben die Kassen Verträge mit diversen Herstellern abgeschlossen. Nimmt der Versicherte Hilfsmittel eines dieser Hersteller in Anspruch, übernimmt die Kasse den vollen Preis. Der Versicherte kann aber auch andere Hersteller wählen, dann ist allerdings der Aufpreis selbst zu bezahlen. Die Zuzahlung beträgt 10 %, mindestens 5 und höchstens 10 Euro, allerdings jeweils nicht mehr als die Kosten des Mittels. Die Zuzahlung bei zum Verbrauch bestimmten Hilfsmitteln beträgt 10 % des insgesamt von der Krankenkasse zu übernehmenden Betrag, jedoch höchstens 10 Euro für den gesamten Monatsbedarf.

Häusliche Krankenpflege (§ 37 SGB V, HKP-Richtlinie)

Die zentrale Vorschrift für Leistungen im Rahmen der außerklinischen Intensivpflege war lange Zeit **§ 37 SGB V.** Mittlerweile wurde die außerklinische Intensivpflege aus dieser Vorschrift jedoch herausgelöst und in § 37c SGB V eigens geregelt (s. u.). Gleichwohl hat § 37 SGB V auch weiterhin eine wichtige Bedeutung für ambulante Pflegedienste und wird deswegen hier näher erläutert. Unter anderem beispielsweise dann, wenn die außerklinische Intensivpflege nicht 24 Stunden, sondern nur für eine bestimmte Anzahl an Stunden erbracht wird. Außerhalb dieses Zeitraums sind dann HKP-Leistungen in Form der Behandlungssicherungspflege möglich (§ 3 Abs. 3 AKI-RL).

Nach § 37 SGB V haben Versicherte gegenüber ihrer Krankenkasse einen Anspruch auf Versorgung mit **häuslicher Krankenpflege** *(HKP)*, die die Kasse durch geeignete Pflegefachpersonen sicherstellen muss. Kann die Krankenkasse keine Kraft für die häusliche Krankenpflege stellen oder besteht ein Grund, davon abzusehen, sind den Versicherten die Kosten für eine selbstbeschaffte Kraft in angemessener Höhe zu erstatten (§ 37 Abs. 4 SGB V). Die Zuzahlung beträgt in jedem Fall 10 % der Kosten, begrenzt auf die ersten 28 Kalendertage der Leistungsinanspruchnahme je Kalenderjahr sowie 10 Euro je Verordnung (§ 37 Abs. 5 SGB V).

Die drei wichtigsten Alternativen der häuslichen Krankenpflege sind (➤ Tab. 1.1):

- **Krankenhausvermeidungspflege** (§ 37 Abs. 1 SGB V). Die häusliche Krankenpflege soll einen Krankenhausaufenthalt vermeiden oder verkürzen oder die Versorgung ist im Krankenhaus erst gar nicht durchführbar.
- **Unterstützungspflege** (§ 37 Abs. 1a SGB V). Wenn ein Versicherter an einer schweren Krankheit leidet oder wenn sich diese verschlimmert, kann es sein, dass die Krankenhausvermeidungspflege unter Umständen nicht greift. Beispielsweise dann, wenn der Patient austherapiert ist und nach Hause entlassen wird. Gleichwohl hat er womöglich einen massiven Hilfebedarf bei der Grundpflege und der hauswirtschaftlichen Versorgung (insbesondere bei einer „blutigen Entlassung"). Ähnlich sieht es aus, wenn der Mensch zu Hause ist und sich dort die Krankheit massiv verschlechtert.
- **Behandlungssicherungspflege** (§ 37 Abs. 2 SGB V). Sie steht in keinem Zusammenhang mit der Krankenhaus-Versorgung. Vielmehr geht es um die *ambulante* medizinische Versorgung. An sich müsste diese Pflege ein Arzt, eine Ärztin übernehmen, sie wird jedoch an ein Pflegeunternehmen delegiert. Dadurch wird die Behandlung des Patienten sichergestellt.

Alle Arten häuslicher Krankenpflege sind vom Arzt bzw. der Ärztin zu verordnen.

WICHTIG

Kein Anspruch auf häusliche Krankenpflege

Wenn eine im Haushalt lebende Person den Kranken in dem erforderlichen Umfang pflegen und versorgen kann, ist die Übernahme häuslicher Krankenpflege ausgeschlossen. Ebenso wenn der Mensch einfache Maßnahmen der Behandlungspflege selbst übernehmen kann, z. B. Medikamenteneinnahme, ggf. auch eine subkutane Insulininjektion.

In den vergangenen Jahren gab es etliche Gerichtsprozesse darüber, an welchen Orten die häusliche Krankenpflege stattfinden muss, damit die Kasse zur Erstattung der Kosten verpflichtet ist. Dieser Streit ist mittlerweile weitgehend geklärt, da der Gesetzgeber reagiert und § 37 SGB V diesbezüglich sehr weitgehend gefasst hat.

Tab. 1.1 Arten der häuslichen Krankenpflege (§ 37 SGB V)

	Krankenhausvermeidungspflege (§ 37 Abs. 1 SGB V)	Unterstützungspflege (§ 37 Abs. 1a SGB V)	Behandlungssicherungspflege (§ 37 Abs. 2 SGB V)
Ziel	Vermeiden oder Verkürzen einer Krankenhausbehandlung oder wenn nicht durchführbar	Unterstützung im Krankheitsfall, wenn (noch) keine Pflegebedürftigkeit mit Pflegegrad 2–5 vorliegt	Sichern des Ziels ärztlicher Behandlung
Beispiele	Vermeiden einer belastenden Krankenhauseinweisung. Klient/-in will unbedingt aus dem Krankenhaus nach Hause. Es fehlt ein Platz, z. B. in einer Reha-Klinik.	Patient/-in wird aus dem Krankenhaus entlassen, kommt zu Hause aber (noch) nicht allein zurecht.	Bei einem zu Hause lebenden Menschen müssen Verbände gewechselt und Injektionen verabreicht werden, wozu er selbst nicht in der Lage ist.
Ort der Leistungserbringung	Zu Hause, in betreuten Wohnformen oder „sonst an einem geeigneten Ort", z. B. Senioren-WG		
			Bei besonders hohem Bedarf an medizinischer Behandlungspflege auch in stationärer Pflegeeinrichtung
Leistungsumfang	Grundpflege, Behandlungspflege, hauswirtschaftliche Versorgung	Grundpflege, hauswirtschaftliche Versorgung	Grundsätzlich nur Behandlungspflege, eine Kasse kann aber Grundpflege und hauswirtschaftliche Versorgung als freiwillige Leistung übernehmen (wobei kein Pflegegrad 2 bis 5 vorliegen darf)
	Auch Leistungen der ambulanten Palliativversorgung		
Zeitbegrenzung	4 Wochen; darüber hinaus nur mit besonderer Begründung (die der MD feststellen muss)		Keine

WICHTIG

Häusliche Krankenpflege ist an verschiedenen Orten möglich

Die häusliche Krankenpflege kann mittlerweile im Haushalt, bei der Familie oder sonst an einem geeigneten Ort, insbesondere in betreuten Wohnformen, Schulen und Kindergärten, bei besonders hohem Pflegebedarf auch in Werkstätten für behinderte Menschen erbracht werden. Nach § 37 Abs. 2 S. 3 SGB V kann die Behandlungssicherungspflege sogar ausnahmsweise auch für Versicherte in stationären Pflegeeinrichtungen erfolgen. Voraussetzung: Die Menschen haben auf Dauer, voraussichtlich für mindestens 6 Monate, einen besonders hohen Bedarf an medizinischer Behandlungspflege.

Wichtig ist zudem, dass im Rahmen der Behandlungssicherungspflege die Krankenkassen nur die medizinische Behandlungspflege übernehmen, nicht jedoch die Grundpflege sowie die hauswirtschaftliche Versorgung. Diese ist über die Pflegeversicherung zu finanzieren.

Pflegeunternehmen sollten darauf achten, dass sie Maßnahmen, die im **Leistungsverzeichnis in der Anlage zur HKP-Richtlinie** aufgeführt sind, auf jeden Fall abrechnen können. Wie z. B.:

- Nr. 6: Absaugen der oberen Luftwege oder Bronchiallavage
- Nr. 8: Anpassen und Überprüfen der Einstellungen des Beatmungsgeräts an Vitalparameter; Überprüfen der Funktionen des Beatmungsgeräts, ggf. Austausch bestimmter Teile des Geräts
- Nr. 16: Wechseln und erneutes Anhängen der ärztlich verordneten Infusion, Durchspülen des Zugangs nach erfolgter Infusionsgabe, Verschluss des Zugangs.
- Nr. 28: Stomabehandlung
- Nr. 29: Wechseln und Pflege der Trachealkanüle

Allerdings ist die Liste in der Anlage zur HKP-Richtlinie nicht abschließend. In medizinisch begründeten Ausnahmefällen sind auch weitere Maßnahmen verordnungs- und genehmigungsfähig. Nämlich dann, wenn sie Bestandteil des ärztlichen Behandlungsplans sind, im Einzelfall erforderlich und wirtschaftlich sind und von geeigneten Pflegefachpersonen erbracht werden.

Seit dem 21. Juli 2022 dürfen qualifizierte Pflegefachpersonen bei einigen Maßnahmen der Behandlungspflege eigenständig entscheiden (sog. Häusliche Krankenpflege Blankoverordnung), wie lange und wie oft diese angewendet werden sollen. Allerdings nur, wenn dazu keine Vorgaben auf der ärztlichen Verordnung gemacht wurden. Solche Maßnahmen sind z. B. Anleitung bei der Pflege in der Häuslichkeit, Absaugen der oberen Luftwege, Versorgung einer akuten Wunde, Anlegen oder Abnehmen eines Kompressionsverbandes, Stomabehandlung usw.

WICHTIG

Voraussetzungen für den Anspruch auf häusliche Krankenpflege nach § 37 SGB V

- Anspruchsteller ist krankenversichert
- Krankheit, die der ärztlichen Behandlung bedarf
- Behandlung ist Teil eines Behandlungsplans
- Behandlung ist medizinisch notwendig
- Ärztliche Verordnung
- Wirtschaftlich vertretbar
- Pflege und Versorgung kann nicht durch Kranken selbst oder durch eine im Haushalt lebende Person sichergestellt werden
- Geeigneter Ort
- Geeignete Pflegepersonen.

Für die Zeit bis zur Entscheidung über die Genehmigung der ärztlichen Verordnung trägt die Kasse auf jeden Fall die Kosten! Also auch bei einer Ablehnung. Voraussetzung: Die Verordnung ist spätestens am vierten Arbeitstag, der auf die Ausstellung der Verordnung folgt, bei der Kasse eingegangen (§ 6 Abs. 5 HKP-RL).

Außerklinische Intensivpflege (§ 37c SGB V, AKI-Richtlinie)

Ursprünglich wurde die außerklinische Intensivpflege von der häuslichen Krankenpflege erfasst (in Form der Behandlungssicherungspflege nach § 37 Abs. 2 SGB V, s. o.). Erst mit dem **Intensivpflege- und Rehabilitationsstärkungsgesetz** *(GKV-IPReG)* ist es 2020 gelungen, den Anspruch auf außerklinische Intensivpflege in einem neu geschaffenen § 37c SGB V zu regeln. Ergänzend dazu hat der Gemeinsame Bundesausschuss (G-BA) die **Richtlinie über die Verordnung von außerklinischer Intensivpflege (AKI-RL)** verabschiedet. Diese ist seit dem 15. September 2023 in Kraft.

Die außerklinische Intensivpflege wird von spezialisierten Pflegefachpersonen gemeinsam mit Fachärzten und -ärztinnen sowie zum Teil auch Therapeuten und Therapeutinnen erbracht.

WICHTIG

Voraussetzungen für den Anspruch auf außerklinische Intensivpflege nach dem GKV-IPReG

Die grundlegenden Voraussetzungen für einen Anspruch des Versicherten auf außerklinische Intensivpflege ergeben sich aus § 37c Abs. 1 SGB V:

- Es muss ein besonders hoher Bedarf an medizinischer Behandlungspflege bestehen.
- Die medizinische Behandlungspflege muss nach Art und Umfang erforderlich sein.
- Sie muss an einem geeigneten Ort erfolgen.
- Die Verordnung muss ein Arzt oder eine Ärztin ausstellen, der für die Versorgung dieser Versicherten besonders qualifiziert ist.

Ein besonders hoher Bedarf besteht,

- wenn täglich mit hoher Wahrscheinlichkeit unvorhersehbar lebensbedrohliche Situationen eintreten, deren genaue Zeitpunkte und das genaue Ausmaß nicht im Voraus bestimmt werden können,
- aufgrund dieser Lage im Bedarfsfall sofort ärztlich oder pflegerisch interveniert werden muss
- und es deswegen erforderlich ist, dass eine geeignete Pflegefachperson zur individuellen Kontrolle und Einsatzbereitschaft ständig vor Ort verfügbar ist oder ein vergleichbar intensiver Einsatz einer Pflegefachperson erfolgen kann.

Als **Orte,** an denen außerklinische Intensivpflege erbracht werden kann, kommen nach § 37c Abs. 2 SGB V infrage:

- Vollstationäre Pflegeeinrichtungen
- Einrichtungen, in den die Teilhabe am Arbeitsleben, an Bildung oder die soziale Teilhabe, die

schulische Ausbildung oder die Erziehung von Menschen mit Behinderungen im Vordergrund stehen
- Intensivpflege-Wohngemeinschaften, in denen zumindest zwei Versicherte von ihrer Kasse Leistungen der außerklinischen Intensivpflege in Anspruch nehmen
- Haushalt oder Familie der Versicherten oder sonst an einem geeigneten Ort, insbesondere in betreuten Wohnformen, Schulen, Kindergärten und in Werkstätten für behinderte Menschen.

Den Wünschen der Versicherten muss entsprochen werden. Allerdings darf die Kasse prüfen, ob und wie die medizinische und pflegerische Versorgung sichergestellt ist. Wenn Nachbesserungsmaßnahmen notwendig sind, dann schließt die Kasse dazu mit dem Versicherten eine Zielvereinbarung ab.

Die **ärztliche Verordnung** ist in § 6 AKI-RL näher geregelt. Es gibt für sie ein spezielles Formular. Die Verordnung erfolgt zunächst meist in der Klinik im Rahmen des Entlassmanagements (§ 10 AKI-RL, ➤ Kap. 6). In diesem Fall gilt die Verordnung für eine Woche. Außerhalb einer Klinik soll eine Erstverordnung für maximal 5 Wochen ausgestellt werden. Die Folgeverordnung kann auch für eine längere Dauer, längstens jedoch für 6 Monate, ausgestellt werden. Bei beatmeten oder trachealkanülierten Menschen ist dies für bis zu 12 Monate möglich (§ 7 AKI-RL). Folgeverordnungen kann nur ein entsprechend qualifizierter Arzt oder Ärztin erstellen (§§ 8, 9 AKI-RL). Vor der Verordnung hat der Arzt bzw. Ärztin das Therapieziel mit dem Versicherten zu erörtern und individuell festzustellen, bei Bedarf unter Einbeziehung palliativmedizinischer Fachkompetenz. Es muss ein Behandlungsplan erstellt werden.

Bei Versicherten, die beatmet werden oder tracheotomiert sind, ist mit jeder Verordnung das Potenzial zur Reduzierung der Beatmungszeit bis hin zur vollständigen Beatmungsentwöhnung und Dekanülierung sowie die zu deren Umsetzung notwendigen Maßnahmen zu erheben, zu dokumentieren und auf deren Umsetzung hinzuwirken (**Potenzialerhebung,** s. § 5 AKI-RL). Aktuell gilt eine dauerhafte Ausnahmeregelung von der verpflichtenden Potenzialerhebung: Bei Versicherten, die bis einschließlich 30. Juni 2025 Leistungen der außerklinischen Intensivpflege erhalten haben, ist eine Potenzialerhebung nicht zwingend notwendig. Sie erfolgt für diesen Kreis nur noch bei Anzeichen für ein Entwöhnungs- bzw. Dekanülierungspotenzial oder auf Wunsch der Betroffenen. Folgeverordnungen von außerklinischer Intensivpflege sind für diesen Versichertenkreis künftig bis zu 12 Monate möglich. Wer seit dem 1. Juli 2025 neu AKI-Leistungen bekommt, muss weiterhin vor jeder Verordnung eine Potenzialerhebung durchlaufen.

Der **Anspruch auf außerklinische Intensivpflege** umfasst die medizinische Behandlungspflege, die zur Sicherung des Ziels der ärztlichen Behandlung erforderlich ist. In der Regel ist die außerklinische bzw. ambulante Intensivpflege sehr komplex und individuell sehr unterschiedlich. Außerdem gehört zum Anspruch der Versicherten eine Beratung durch die Krankenkasse, insbesondere zur Auswahl des geeigneten Leistungsorts.

Die außerklinische Intensivpflege muss von der Krankenkasse genehmigt werden (§ 11 AKI-RL). Dazu schaltet sie den MD ein. Wichtig: Für die Zeit bis zur Entscheidung trägt die Kasse auf jeden Fall die Kosten! Also auch bei einer Ablehnung. Voraussetzung: Die Verordnung ist spätestens am 4. Arbeitstag, der auf die Ausstellung der Verordnung folgt, bei der Kasse eingegangen.

In der Regel brauchen die Menschen neben der Intensivpflege weitere pflegerische Unterstützung. Diese wird zum Teil von der Pflegekasse nach den im SGB XI geregelten Voraussetzungen übernommen (➤ 1.5.2).

Erfolgt die außerklinische Intensivpflege in einer vollstationären Pflegeeinrichtung, dann gelten besondere Regelungen (§ 37c Abs. 3 SGB V). Was die Art der Leistungsgewährung angeht: Grundsätzlich ist die Kasse in der Pflicht, selbst qualifizierte Pflegefachpersonen zu stellen. Kann sie das nicht, so sind dem Versicherten die Kosten für eine selbstbeschaffte Pflegefachperson in angemessener Höhe zu erstatten. Außerdem kann der Versicherte Leistungen im Rahmen eines persönlichen Budgets erhalten (§ 37c Abs. 4 SGB V).

Erwachsene, die in Heimen wohnen, zahlen für die außerklinische Intensivpflege 10 Euro pro Tag, für längstens 28 Tage pro Jahr. Zu Hause oder im betreuten Wohnen fallen 10 Prozent der Kosten pro Tag an, längstens für 28 Tage pro Jahr. Da hier hohe Kosten auflaufen können, sollte unbedingt eine Zuzahlungsbefreiung geprüft werden (§ 62 SGB V). Hinzu kommen 10 Euro pro Verordnung (§ 61 SGB V). Kinder und Jugendliche sind zuzahlungsfrei.

Spezialisierte ambulante Palliativversorgung (§ 37b SGB V, SAPV-Richtlinie)

Schwerstkranke und sterbende Menschen haben einen Anspruch auf Übernahme der Kosten für eine **palliative** *(leidensmindernde)* **medizinische und pflegerische Behandlung** – auch in der häuslichen oder familiären Umgebung. Diesen Leistungsanspruch regelt § 37b SGB V. Leistungen der Palliativpflege und der außerklinischen Intensivpflege schließen sich nicht unbedingt aus. Zum Beispiel dann, wenn eine palliativmedizinische Therapie eine außerklinische Beatmung oder das Absaugen bei einem Tracheostoma erfordert und motorische oder kognitive Einschränkungen bestehen.

Die SAPV umfasst ärztliche und pflegerische Leistungen einschließlich ihrer Koordination insbesondere zur Schmerztherapie und Symptomkontrolle und zielt darauf ab, die Betreuung der Betroffenen in der vertrauten Umgebung des häuslichen oder familiären Bereichs zu ermöglichen. Die Leistung kann von dem Hausarzt oder der Hausärztin(Vertragsarzt/-ärztin), aber auch von einem Krankenhausarzt/-ärztin verordnet werden. Zu weiteren Ansprüchen im Rahmen der Palliativversorgung ➤ 20.2.

1.5.2 Sozialgesetzbuch XI – Soziale Pflegeversicherung

Mit dem **Pflege-Versicherungsgesetz** wurde 1994 das **elfte Sozialgesetzbuch** geschaffen und in den Kanon der Sozialgesetzbücher aufgenommen. Die **soziale Pflegeversicherung** hat vor allem das Ziel, die Lebenssituation der Pflegebedürftigen zu verbessern. Dazu bietet das Gesetz jedoch nur eine Teilversorgung: Die Leistungen der Pflegeversicherung sind gedeckelt, anders als bei der Krankenversicherung (➤ 1.5.1).

Aus der Sicht des Klienten oder der Klientin ist es mithin grundsätzlich besser, wenn eine Eintrittspflicht der Krankenkasse besteht, z. B. im Rahmen der häuslichen Krankenpflege. Ist hingegen die Pflegekasse zur Leistung verpflichtet, dann ist deren Leistungspflicht von vornherein betragsmäßig begrenzt.

Voraussetzungen für einen Leistungsanspruch

Für einen **Leistungsanspruch** aus der sozialen Pflegeversicherung gibt es formelle Voraussetzungen, vor allem Versicherungspflicht, Vorversicherungszeit und Antragstellung. Schwieriger in der Praxis ist es aber, die materiellen Hürden zu überwinden. Diese finden sich in den §§ 14, 15 SGB XI.

Dreh- und Angelpunkt sind dort der **Pflegebedürftigkeitsbegriff** und die **Pflegegrade.** Konkretisierungen dazu finden sich in den **Pflegebedürftigkeits-Richtlinien.** In diesen ist vor allem das Verfahren zur Feststellung der Pflegebedürftigkeit (§§ 18–18c SGB XI) im Detail erläutert. Die Richtlinien konkretisieren aber auch die Merkmale, die zur Feststellung der Pflegebedürftigkeit geprüft werden müssen.

DEFINITION

Pflegebedürftig ist, wer eine gesundheitlich bedingte Beeinträchtigung der Selbstständigkeit oder seiner Fähigkeiten aufweist und deshalb der Hilfe durch andere bedarf. Dazu muss der Versicherte körperliche, kognitive oder psychische Beeinträchtigungen oder gesundheitliche Belastungen haben. Außerdem ist es notwendig, dass er diese nicht selbstständig ausgleichen oder bewältigen kann.

Liegt Pflegebedürftigkeit vor, so ist darüber hinaus die Zuordnung zu einem **Pflegegrad** notwendig. Je nach Einschätzung der Selbstständigkeit werden die Pflegegrade 1 (geringe Beeinträchtigung der Selbstständigkeit und Fähigkeiten) bis Pflegegrad 5 (schwerste Beeinträchtigung der Selbstständigkeit und Fähigkeiten, mit besonderen Anforderungen an die pflegerische Versorgung) anerkannt.

Die Pflegebedürftigkeit und der jeweilige Pflegegrad werden durch ein Begutachtungsverfahren festgestellt. Dieses wird i. d. R. vom *Medizinischen Dienst (MD)* im Auftrag der Pflegekasse durchgeführt. Dabei wird beobachtet, wie aktiv oder selbstständig der Versicherte ist und wo er Unterstützung benötigt. Die Prüfung erfolgt in **8 Modulen:**

- Modul 1: Mobilität, z. B. Treppensteigen
- Modul 2: Kognitive und kommunikative Fähigkeiten, z. B. Beteiligung am Gespräch oder Steuerung von mehrschrittigen Alltagshandlungen

- Modul 3: Verhaltensweisen und psychische Problemlagen, z. B. nächtliche Unruhe, verbale Aggression oder Wahnvorstellungen
- Modul 4: Selbstversorgung, z. B. Körperpflege oder Ernährung
- Modul 5: Bewältigung von und Umgang mit krankheits- oder therapiebedingten Anforderungen, z. B. Therapieeinhaltung in häuslicher Umgebung, Arztbesuche, Medikation
- Modul 6: Gestaltung des Alltagslebens und sozialer Kontakte, z. B. sich beschäftigen, ruhen und schlafen, Tagesablauf gestalten
- Modul 7: Außerhäusliche Aktivitäten, z. B. Fortbewegen außerhalb der Wohnung
- Modul 8: Haushaltsführung, z. B. Einkauf, Behördengänge.

Die Ergebnisse in den Modulen werden gewichtet und über eine komplizierte Formel verrechnet. Am Ende steht dann der jeweilige Pflegegrad. Die Module 7 und 8 werden für die Bewertung jedoch nicht hinzugezogen.

Ausgewählte Leistungen

Die Leistungen der sozialen Pflegeversicherung unterteilen sich in drei Arten:

- Dienstleistungen. Dies sind vor allem informative und beratende Leistungen der Pflegekassen.
- Sachleistungen. Zuteilung von Diensten an den Versicherten, insbesondere von ambulanten Pflegediensten oder stationären Pflegeeinrichtungen.
- Geldleistungen. Auszahlungen von Geldbeträgen (z. B. Pflegegeld).

Bei häuslicher Pflege ist eine Kombination von Pflegesachleistungen und Geldleistungen möglich.

Im Pflegeversicherungsrecht hat der Versicherte vor allem Anspruch auf Sachleistungen (Geldleistungen sind selten). Diese werden aber immer nur bis zu einem gesetzlich bestimmten Betrag übernommen. Diese Beträge sind nach dem jeweiligen Pflegegrad gestaffelt. Auf bestimmte Leistungen (z. B. Pflegegeld oder Verhinderungspflege) besteht bei Pflegegrad 1 erst gar kein Anspruch. An erster Stelle stehen die **Pflegesachleistungen** (§ 36 SGB XI). In diesem Fall übernimmt die Kasse die Versorgung durch einen ambulanten Pflegedienst. Dadurch soll die stationäre Pflege verhindert werden. Wer die Pflege selbst sicherstellen will, der kann ein **Pflegegeld** (§ 37 SGB XI) erhalten. Dieses kann er nach eigenen Wünschen verwenden, er ist nicht rechenschaftspflichtig. Es ist möglich, Pflegesachleistungen und Pflegegeld zu kombinieren (§ 38 SGB XI). Dazu wird das Pflegegeld um den Prozentsatz vermindert, in dem der Pflegebedürftige Sachleistungen in Anspruch nimmt. An die Entscheidung, in welchem Verhältnis der Pflegebedürftige Geld- und Sachleistung in Anspruch nehmen will, ist er für die Dauer von 6 Monaten gebunden.

WICHTIG

Abgrenzung zwischen Pflege- und Krankenversicherung

In der außerklinischen Intensivpflege hat der Versicherte nicht nur gegenüber der Pflegeversicherung, sondern auch gegenüber der Krankenversicherung Leistungsansprüche. Die Krankenkasse muss nach § 37 Abs. 2 SGB V zum einen die medizinische Behandlungspflege übernehmen. Allerdings auch Grundpflege und hauswirtschaftliche Versorgung. Die beiden letzteren werden grundsätzlich aber ebenso von der Pflegeversicherung übernommen. Deswegen muss eine Aufteilung zwischen Kranken- und Pflegekasse stattfinden. Dazu gibt es die **Kostenabgrenzungs-Richtlinien**. Diese legen fest, welche Minutenwerte aus der häuslichen Krankenpflege herausgenommen werden:

- Bei Pflegegrad 2: 37 Minuten
- Bei Pflegegrad 3: 76 Minuten
- Bei Pflegegrad 4: 104 Minuten
- Bei Pflegegrad 5: 141 Minuten

Beispiel: Wenn die Krankenkasse grundsätzlich eine 24-Stunden-Versorgung gewährt, dann übernimmt sie bei Pflegegrad 5 lediglich $24 \times 60 - 141 = 1.299$ Min. (21 Std. und 39 Min.). Die Differenz muss über die Pflegekasse abgedeckt werden, also über Pflegesachleistungen oder Pflegegeld (notfalls über die Sozialhilfe).

Zusätzliche Leistungen gibt es für Pflegebedürftige **in ambulant betreuten Wohngruppen** in Form einer Pauschale (§ 38a SGB XI).

Wenn ein Partner oder Angehöriger den Pflegebedürftigen nicht versorgen kann, z. B. wegen Urlaub, kann der Pflegebedürftige für diese Zeit (maximal 8 Wochen im Jahr) eine Vertretung beanspruchen. Diese sogenannte **Verhinderungspflege** (§ 39 SGB XI) wird nicht im Vorhinein beantragt. Vielmehr sind die Belege über angefallene Kosten bei der Kasse einzureichen, die diese dann im Rahmen der gesetzlichen Voraussetzungen erstattet. Für die Verhinderungspflege steht gemeinsam mit der Kurzzeitpflege ein gemeinsames Budget in Höhe von 3 539 Euro zur Verfügung (§ 42a SGB XI). Dieses kann flexibel verwendet werden.

Auch die **Versorgung mit Pflegehilfsmitteln** ist im SGB XI geregelt (§ 40 Abs. 1–3 SGB XI). Pflegehilfsmittel sind Geräte oder Sachmittel, die zur häuslichen Pflege notwendig sind, diese erleichtern und dazu beitragen, dem Pflegebedürftigen eine selbstständige Lebensführung zu ermöglichen. Anders als bei Hilfsmitteln nach dem SGB V dienen die Pflegehilfsmittel nicht medizinischen Zwecken, sondern allein der Unterstützung bei der Pflege. Die Abgrenzung ist jedoch nicht immer einfach.

Es gibt folgende **Pflegehilfsmittel:**

- **Technische Pflegehilfsmittel,** z. B. Pflegebett, Lagerungshilfen oder Notrufsystem. Diese stellt die Kasse i. d. R. nur leihweise zur Verfügung. Wenn sie ausnahmsweise in das Eigentum des Pflegebedürftigen übergehen, wird eine Zuzahlung fällig: 10 %, höchstens jedoch 25 Euro je Pflegehilfsmittel.
- **Verbrauchsprodukte,** z. B. Einmalhandschuhe oder Betteinlagen. Hierfür zahlt die Kasse monatlich bis zu 42 Euro.

Sämtliche Pflegehilfsmittel sind im GKV-Hilfsmittelverzeichnis, Produktgruppen 50–54, aufgelistet. Möchten Versicherte ein Pflegehilfsmittel über das Maß hinaus, so haben sie Mehr- und Folgekosten selbst zu tragen.

Einen Zuschuss für Maßnahmen zur Verbesserung des individuellen Wohnumfelds gewährt § 40 Abs. 4 SGB XI. Diesen bezahlt die Versicherung, wenn eine Maßnahme im Einzelfall die häusliche Pflege ermöglicht, erheblich erleichtert oder eine möglichst selbstständige Lebensführung des Pflegebedürftigen wiederherstellt. Beispiele hierfür sind: Abbau von Türschwellen, Einbau von fest installierten Rampen, Treppenliften, einer bodengleichen Dusche anstelle einer Duschwanne, Absenkung von Küchenoberschränken. Maximal gibt es 4 180 Euro je Maßnahme. Der Gesamtbetrag mehrerer Maßnahmen ist auf 16 720 Euro begrenzt.

Wenn häusliche Pflege nicht in ausreichendem Umfang sichergestellt werden kann oder wenn dies zur Ergänzung oder Stärkung der häuslichen Pflege erforderlich ist, kann die Kasse eine **Tages- oder Nachtpflege** (§ 41 SGB XI) genehmigen. Versicherte können die Tages- und Nachtpflege, Pflegegeld und Pflegesachleistung nach ihrer Wahl miteinander kombinieren.

Scheiden häusliche Pflege und teilstationäre Pflege aus, so besteht nach § 42 SGB XI Anspruch auf eine **kurzfristige vollstationäre Pflege** für maximal bis zu 8 Wochen im Jahr. Schließlich gibt es noch die (dauerhafte) **vollstationäre Versorgung** (§ 43 SGB XI). Sie ist quasi das „letzte Mittel" und kommt z. B. dann in Betracht, wenn eine Pflegeperson fehlt oder wenn die räumlichen Gegebenheiten zu Hause keine ambulante Versorgung erlauben. Es ist möglich, stationäre und ambulante Pflege zu kombinieren, wenn der Pflegebedürftige z. B. am Wochenende zu Hause versorgt wird. Pflege in vollstationären Einrichtungen der Hilfe für behinderte Menschen regelt § 43a SGB XI.

Außerdem gibt es einen **Entlastungsbetrag** in Höhe von bis zu 131 Euro monatlich (§ 45b SGB XI). Dieser Betrag muss zweckgebunden eingesetzt werden: Zur Entlastung von privaten Pflegepersonen sowie zur Förderung der Selbständigkeit und Selbstbestimmtheit des Pflegebedürftigen. Er kann rückwirkend gewährt werden und kommt vor allem für Tages-, Nacht- und Kurzzeitpflege, für ambulante Pflegedienste (bei Pflegegrad 1 auch Sachleistung, ansonsten nur Betreuung und Hauswirtschaft) und landesrechtlich anerkannte Angebote zur Unterstützung im Alltag infrage.

Pflegesachleistungen können bis zu 40 % in Leistungen zur Unterstützung im Alltag umgewandelt werden (§ 45a Abs. 4 SGB XI). Dies ist insbesondere dann sinnvoll, wenn die pflegebedürftige Person nicht den gesamten Umfang der klassischen ambulanten Pflegedienstleistungen benötigt, aber von niedrigschwelligen Unterstützungsangeboten im Alltag profitieren könnte. Von der Pflegekasse werden bis zu 40 % des Höchstbetrags der jeweiligen Pflegesachleistungen für anerkannte Angebote zur Unterstützung im Alltag erstattet.

Pflegebedürftige Menschen mit einer Behinderung können ein **persönliches Budget** erhalten (➤ 1.4.4). Sie bekommen dann einen bestimmten Geldbetrag, mit dem sie ihre Versorgung selbst organisieren und bezahlen können (§ 17 Abs. 2–4 SGB IX).

Leistungen, die **für private Pflegepersonen,** die ihre Angehörigen pflegen, infrage kommen:

- Leistungen zur sozialen Sicherung der Pflegeperson (§ 44 SGB XI), z. B. Zahlungen der Pflegever-

1

sicherung an die Rentenversicherung der Pflegeperson
- Zusätzliche Leistungen nach § 44a SGB XI für solche Personen, die sich um nahe Angehörige im Rahmen der Pflegezeit kümmern *(Pflegezeit)* oder deren Pflege organisieren *(kurzzeitige Arbeitsverhinderung)*
- Übernahme der Kosten für Pflegekurse, die Angehörige und ehrenamtliche Pflegepersonen in Anspruch nehmen können (§ 45 SGB XI).

1.5.3 Sozialgesetzbuch VII – Gesetzliche Unfallversicherung

WICHTIG

Prävention als Aufgabe der gesetzlichen Unfallversicherung

Die vorrangige Aufgabe der Unfallversicherung ist es, mit allen geeigneten Mitteln dafür zu sorgen, dass Arbeitsunfälle und Berufskrankheiten sowie arbeitsbedingte Gesundheitsgefahren verhindert werden.

Kommt es trotz aller Prävention zu einem Schadensfall, sorgt die **gesetzliche Unfallversicherung** dafür, die Gesundheit und die Leistungsfähigkeit der Versicherten mit allen geeigneten Mitteln wiederherzustellen. Außerdem erbringt sie **Entschädigungsleistungen.** Mit anderen Worten: Wenn die intensivpflegerische Versorgung auf einen Unfall oder eine Krankheit zurückgeht, die ihre Ursache im Berufsleben hat, so kommt die gesetzliche Unfallversicherung als Kostenträger in Frage.

Dabei übernimmt sie folgende **Leistungen:**
- Heilbehandlung und Leistungen zur medizinischen Rehabilitation, insbesondere Versorgung mit Arznei-, Verband- und Heilmitteln, Versorgung mit Hilfsmitteln sowie häusliche Krankenpflege
- Leistungen zur Teilhabe am Arbeitsleben
- Leistungen zur Teilhabe am Leben in der Gemeinschaft, insbesondere Hilfen zum Erwerb praktischer Kenntnisse und Fähigkeiten zur Verständigung mit der Umwelt, bei Beschaffung, Erhalt und Ausstattung einer behindertengerechten Wohnung, zum selbstbestimmten Leben in betreuten Wohnmöglichkeiten, zur Teilhabe am kulturellen und gemeinschaftlichen Leben.

Ergänzende Leistungen:
- Leistungen bei Pflegebedürftigkeit; Gewährung von Pflegegeld, auf Antrag Stellung einer Pflegeperson im Rahmen der häuslichen Pflege, Unterhalt und Pflege in einer geeigneten Einrichtung
- Geldleistungen; insb. Verletztengeld während der Arbeitsunfähigkeit, Versichertenrente.

Voraussetzung für den Anspruch auf eine Rente (§ 56 SGB VII) ist, dass die Erwerbsfähigkeit um mindestens 20 % über die 26. Woche nach dem Unfall hinaus gemindert ist. Die Unfallversicherung bezahlt entweder eine Voll- oder eine Teilrente. Für die Vollrente muss eine **Minderung der Erwerbstätigkeit** *(MdE)* von 100 % vorliegen. Die Höhe liegt dann bei ⅔ des Bruttojahresarbeitsverdiensts *(JAV).* Die Teilrente bemisst sich nach dem Grad der MdE. Ist die Erwerbstätigkeit z. B. um 40 % gemindert, so beträgt die Teilrente 40 % der Vollrente, also 40 % von ⅔ des JAV. Bei einem JAV von 36 000 Euro sind das 36 000 × ⅔ × 40/100 = 7 200 Euro jährlich, also 600 Euro monatlich.

1.5.4 Sozialgesetzbuch IX – Rehabilitation und Teilhabe behinderter Menschen

Das **neunte Sozialgesetzbuch** beschäftigt sich ausschließlich mit der **Rehabilitation und Teilhabe von Menschen mit Behinderung.** Das SGB IX ist hinsichtlich der Finanzierung von Leistungen im Rahmen der außerklinischen Intensivpflege nur im Ausnahmefall anwendbar.

Folgende **Leistungen** kommen in Frage:
- Medizinische Rehabilitation (§§ 42 ff. SGB IX)
- Leistungen zur Teilhabe am Arbeitsleben (§§ 49 ff. SGB IX)
- Unterhaltssichernde und andere ergänzende Leistungen (§§ 64 ff. SGB IX)
- Leistungen zur Teilhabe an Bildung (§ 75 SGB IX)
- Soziale Teilhabe (§§ 76 ff. SGB IX).

Für Menschen, die intensivpflegebedürftig sind, dürften vor allem Leistungen aus der ersten und fünften Gruppe einschlägig sein. Im ersten Leistungskomplex (§ 42 SGB IX) sind dies z. B. Krankengymnastik, Bewegungs- und Ergotherapie sowie Logopädie, im dritten Leistungsbereich die Versorgung mit bestimmten Hilfsmitteln (§ 84 SGB IX), Hilfen zur Förderung der Verständigung mit der Umwelt (§ 82 SGB IX) sowie

Hilfen bei der Beschaffung, dem Umbau der Ausstattung und der Erhaltung einer Wohnung (§ 77 SGB IX).

1.5.5 Sozialgesetzbuch XII – Sozialhilfe

Gerade in der außerklinischen Intensivpflege, die meist mit hohen Kosten verbunden ist, reichen Einkommen, Vermögen und Sozialleistungen der Betroffenen nicht aus, um die dringend notwendigen Leistungen zu finanzieren. In dieser Situation kann die **Sozialhilfe** einspringen.

Voraussetzungen und Arten von Leistungsansprüchen

Die beiden zentralen Vorschriften aus dem Sozialhilfegesetz sind die §§ 1, 2 SGB XII. Dort ist geregelt, unter welchen **Voraussetzungen** ein **Anspruch auf Sozialhilfe** besteht:

- Wer nicht in der Lage ist, aus eigenen Kräften seinen Lebensunterhalt zu bestreiten oder in besonderen Lebenslagen sich selbst zu helfen und
- auch von anderer Seite keine ausreichende Hilfe erhält,
- hat ein Recht
- auf persönliche und wirtschaftliche Hilfe,
- die seinem besonderen Bedarf entspricht,
- ihn zur Selbsthilfe befähigt,
- die Teilnahme am Leben in der Gemeinschaft ermöglicht und
- die Führung eines menschenwürdigen Lebens sichert.

Außerdem müssen Leistungsberechtigte nach ihren Kräften mitwirken.

Im Sozialhilferecht gilt der **Bedarfsdeckungsgrundsatz** (§ 18 SGB XII): Die Sozialhilfe muss nach ihrem Inhalt und Umfang so beschaffen sein, dass der sozialhilferechtliche Bedarf vollständig befriedigt werden kann. Das Motto: „Wer etwas braucht, bekommt das, was er braucht."

Heikel ist die Bemessung des Bedarfs. Der Gesetzgeber hat dazu für bestimmte Personenkreise typische Bedarfe ermittelt und für diese die sogenannten Regelsätze errechnet. Abgesehen davon ist die Hilfe aber in Art, Form und Maß nach den Besonderheiten des Einzelfalls auszurichten, es gilt das **Individualisierungsprinzip** (§ 9 SGB XII). Der Unterschied zur Sozialversicherung, und damit auch zur gesetzlichen Kranken- und Pflegeversicherung, besteht vor allem darin, dass der Hilfebedürftige seinen Bedarf zunächst aus eigenen Mitteln sichern muss. Er muss also sein eigenes Einkommen und Vermögen für die pflegerische Versorgung einsetzen.

Die Leistungen nach dem SGB XII werden in generelle Leistungen zur Existenzsicherung und solche für besondere Lebenslagen unterschieden. In dem zweiten Bereich sind in der außerklinischen Intensivpflege besonders die Hilfe zur Gesundheit (§§ 47 ff. SGB XII) und die Hilfe zur Pflege (§§ 61 ff. SGB XII) relevant. Voraussetzungen und Umfang der Leistungen orientieren sich weitgehend an der gesetzlichen Pflegeversicherung.

Berücksichtigung von Einkommen und Vermögen

Ein sehr heikler Punkt bei der Berechnung von Sozialhilfe ist die **Berücksichtigung von Einkommen und Vermögen.**

Zunächst gilt: Die Sozialhilfe ist abhängig von Einkommen (§ 82 SGB XII) und Vermögen (§ 90 SGB XII). Grundsätzlich rechnet der Sozialhilfeträger alle Einkünfte, z. B. Renten, Kranken- oder Kindergeld als Einkommen auf die Sozialhilfe an. Vom Einkommen sind allerdings bestimmte Beträge abzusetzen. Sie dürfen also nicht berücksichtigt werden. Das sind vor allem Steuern und Sozialversicherungsbeiträge und weitere mit Erzielung des Einkommens verbundene Ausgaben. Am Ende dieser Berechnungen steht das „bereinigte Einkommen".

Soweit dieses bereinigte Einkommen die Einkommensgrenze übersteigt, ist der überschießende Betrag grundsätzlich für die Pflegekosten zu verwenden (§ 87 SGB XII). In einigen besonderen Fällen kann auch der Einsatz des Einkommens unterhalb der Einkommensgrenze verlangt werden (§ 88 SGB XII). Das ist vor allem bei der stationären Pflege der Fall. Der Pflegebedürftige muss in diesem Fall sein ganzes Einkommen einsetzen, ihm verbleibt nur noch der Barbetrag. Auch verwertbares Vermögen der Betroffenen ist nach § 90 SGB XII grundsätzlich einzusetzen. Einige Vermögenswerte, das sogenannte **Schonvermögen,** bleiben aber anrechnungsfrei, insbesondere:

- Vermögen aus öffentlichen Mitteln, das zur Sicherung einer Lebensgrundlage oder Gründung eines Hausstands dient
- Staatlich geförderte Altersvorsorge, z. B. Riester-Rentenverträge
- Familien- und Erbstücke, deren Veräußerung eine besondere Härte wäre
- Angemessenes selbst bewohntes Hausgrundstück.

Geringe Barbeträge sind ebenfalls anrechnungsfrei. Außerdem kann der Sozialhilfeträger auf andere Personen zur Finanzierung von Pflegekosten zurückgreifen, insbesondere auf unterhaltspflichtige Kinder (allerdings grundsätzlich erst ab einem Brutto-Jahreseinkommen von 100 000 Euro). Auch Geschenke, die der Bedürftige innerhalb der letzten 10 Jahre an andere gemacht hat und mit denen er sich „arm geschenkt" hat, können zurückgefordert werden.

1.5.6 Eigene Finanzierung

Vertragspartner des Pflegedienstes ist der Klient bzw. die Klientin. Das heißt, ihm/ihr gegenüber hat das Pflegeunternehmen einen Anspruch darauf, dass der Vertrag erfüllt wird, der Klient also die gestellten Rechnungen bezahlt. Der Klient ist also primär derjenige, der die Versorgung finanzieren muss. Dabei kann er womöglich völlig auf **eigene Mittel** zurückgreifen. Das sind vorrangig eigene Einkünfte und eigenes Vermögen, ggf. auch Leistungen der evtl. privaten Rentenversicherung.

Häufig wird er die Leistung aber über die Leistungen der privaten oder gesetzlichen Kranken- und Pflegeversicherung finanzieren. Doch auch in diesem Fall gilt: Der Klient ist der Vertragspartner. Wenn die Leistungen der Versicherungen nicht ausreichen (oder diese nicht bezahlen bzw. erstatten), muss er weiterhin selbst für die Finanzierung einstehen. Ist er dazu nicht in der Lage, so bleibt nur noch der Weg zum Sozialamt.

WICHTIG

Finanzierung gesichert?

Gerade bei der sehr kostenintensiven Rund-um-die-Uhr-Pflege sollten sich Pflegedienste unbedingt vorab Sicherheit über die Finanzierung verschaffen. Zahlt nämlich auch die Sozialhilfe nicht, so bleiben sie auf ihren Kosten, die monatlich im 5-stelligen Bereich liegen können, sitzen.

1.5.7 Rechtsmittel

Nicht immer wollen die Kostenträger die Finanzierung der außerklinischen Intensivpflege übernehmen. Der Klient oder die Klientin muss seine Rechte also im Sozialverwaltungsverfahren, das im SGB I und SGB X geregelt ist, oder im sich anschließenden Sozialgerichtsverfahren, welches im Sozialgerichtsgesetz *(SGG)* geregelt ist, erkämpfen. Sämtliche Gesetze machen es dem Anspruchsteller so einfach wie möglich, **Rechtsmittel** einzulegen. Außerdem hilft der Amtsermittlungsgrundsatz (§ 20 SGB X): Der Leistungsträger muss von sich aus den Sachverhalt ermitteln und aufklären.

Das Sozialverwaltungsverfahren

Wer eine Leistung möchte, muss i. d. R. zunächst einen Antrag stellen. Nach der Prüfung kommt von dem Kostenträger, z. B. der Krankenkasse, ein Bescheid. Gegen diesen kann der Betroffene **Widerspruch** einlegen (§§ 69 ff. VwGO). Die Frist für den Widerspruch beträgt einen Monat ab Bekanntgabe des Bescheids. Die betroffene Person selbst oder ein von ihr Bevollmächtigter kann den Widerspruch schriftlich einlegen (auch per Fax, nicht aber per E-Mail). Oder auch persönlich („zur Niederschrift bei der Behörde"). Auch eine Begründung ist an sich nicht notwendig, aber empfehlenswert.

Wurde ein Widerspruch eingelegt, kann der zuständige Sachbearbeiter diesem stattgeben und einen **Abhilfebescheid** erlassen. Macht er das nicht, so legt er die Akten einer anderen Stelle vor. Im Bereich der Sozialversicherung, also z. B. bei Kranken- oder Pflegeversicherung, ist der Widerspruchsausschuss zuständig, bei der Sozialhilfe die nächsthöhere Behörde. Diese Stelle entscheidet dann über den Antrag und erlässt einen **Widerspruchsbescheid.**

Gerichtsverfahren

Gegen einen Widerspruchsbescheid kann der Betroffene **Klage** bei dem zuständigen Sozialgericht erheben (➤ Abb. 1.1). Auch in diesem Fall muss er eine Frist von 1 Monat einhalten. Welches Gericht örtlich zuständig ist, ergibt sich aus der Rechtsbehelfsbelehrung

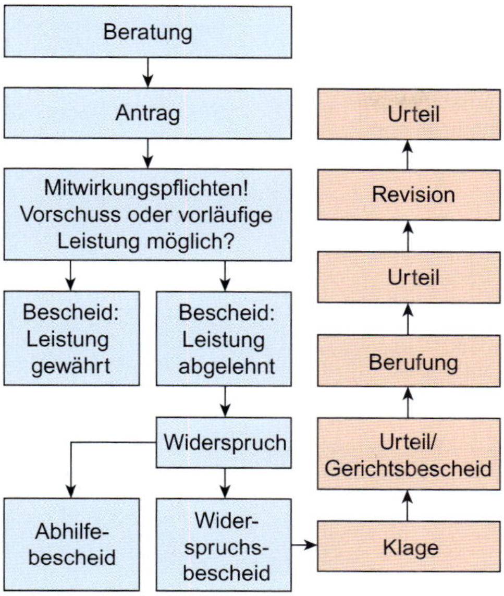

Abb. 1.1 Überblick über das Sozialverwaltungs- und Sozialgerichtsverfahren [L143]

im Widerspruchsbescheid. Der Antragsteller kann die Klage bei der Rechtsantragsstelle des Sozialgerichts schriftlich oder auch mündlich einreichen („zur Niederschrift"). Es geht notfalls sogar über eine Behörde.

In eiligen Fällen ist es möglich, bei Gericht, parallel zum Hauptsacheverfahren, **einstweiligen Rechtsschutz** zu beantragen (§ 86b SGG). Das kann gerade in der außerklinischen Intensivpflege notwendig sein. Wenn es nämlich um dringend notwendige Leistungen geht, die von der Kasse abgelehnt werden. Im einstweiligen Rechtsschutz kann das Gericht innerhalb kürzester Zeit, sogar innerhalb weniger Tage, entscheiden. Die Gerichtsentscheidung gilt zwar nur vorläufig, gerade im Pflegebereich akzeptieren die Kassen die gerichtliche Entscheidung aber nicht selten als endgültig. Voraussetzung für den einstweiligen Rechtsschutz ist immer, dass der Versicherte vor Gericht nachweisen kann, dass die Zeit drängt *(Anordnungsgrund)*. Das ist z. B. dann der Fall, wenn erhebliche gesundheitliche Gefahren drohen. Außerdem muss der Betroffene in der Sache einen hinreichend wahrscheinlichen Anspruch auf die begehrte Leistung haben *(Anordnungsanspruch)*. Die Gerichte prüfen zwar sämtliche Voraussetzungen für den begehrten Anspruch. Sie gehen diesen allerdings nicht bis ins letzte Detail nach. Deswegen findet i. d. R. auch keine Beweisaufnahme statt.

Vor dem Sozialgericht und sogar vor dem Landessozialgericht, also in zweiter Instanz, kann sich der Kläger immer selbst vertreten. Allerdings kann er andere bevollmächtigen, neben einem Rechtsanwalt auch andere Personen, wie z. B. volljährige Familienangehörige.

Ist eine Klage oder ein Antrag auf eine einstweilige Verfügung nicht mutwillig und bieten sie Aussicht auf Erfolg, wird auf einen Antrag hin **Prozesskostenhilfe** gewährt. Damit trägt der Staat die Anwaltskosten. Gerichtskosten für das Sozialgerichtsverfahren fallen für Versicherte oder Leistungsempfänger ohnehin nicht an. Wenn der Kläger mit dem Richterspruch nicht einverstanden ist, dann ist die **Berufung zum Landessozialgericht** innerhalb von einem Monat nach Zustellung des Urteils möglich. Gegen das Berufungsurteil kann **Revision am Bundessozialgericht** eingelegt werden, allerdings grundsätzlich nur dann, wenn das Landessozialgericht die Revision zugelassen hat.

1.6 Refinanzierung

Zum Ende dieses Kapitels soll noch die wichtige Frage beleuchtet werden, wie Pflegeunternehmen ihre Leistungen im Bereich der außerklinischen Intensivpflege refinanzieren.

Zwei Modelle zur Refinanzierung

Grundsätzlich gibt es **zwei Modelle zur Refinanzierung:**

- Die Betroffenen sind **Selbstzahler.** In diesem Fall stellt das Pflegeunternehmen die Rechnung an die Betroffenen, die diese dann ausgleichen.
- Der **Regelfall:** Das Pflegeunternehmen erbringt gegenüber den Betroffenen zwar die Leistung, wird aber nicht von diesen, sondern von einem oder mehreren Sozialleistungsträgern bezahlt.

Das zweite Modell fußt auf dem sozialrechtlichen Dreiecksverhältnis (➤ Abb. 1.2). Aufgrund seiner Mitgliedschaft in der gesetzlichen Kranken- oder

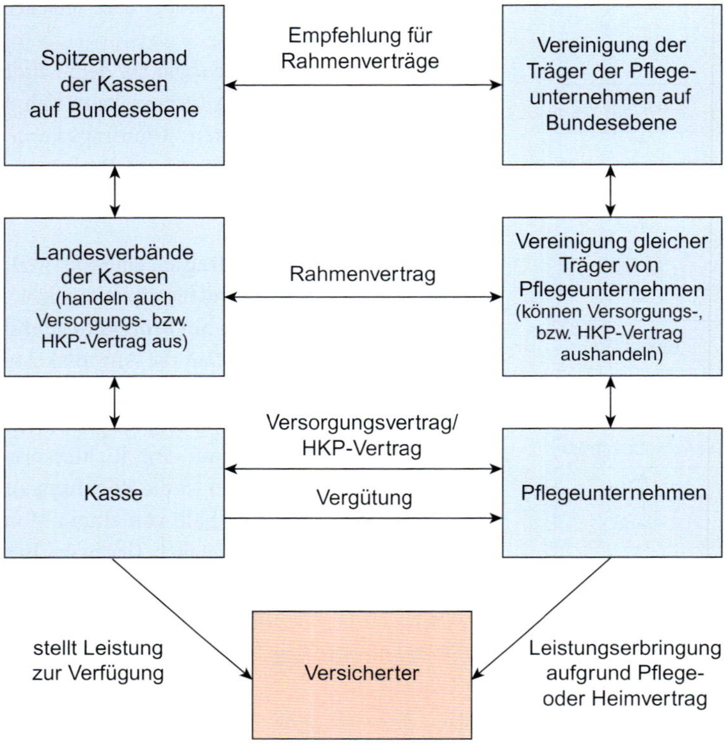

Abb. 1.2 Sozialrechtliches Dreiecksverhältnis und Vertragsstruktur [L143]

Pflegeversicherung haben die Betroffenen gegenüber der Kasse einen Leistungsanspruch auf Verschaffung von Sachleistungen. Um dies zu bewerkstelligen, schließen die Kassen mit den einzelnen Pflegeunternehmen, meist über ihre Landesverbände und über die Vereinigungen gleicher Träger von Pflegeunternehmen, **Verträge** ab. Dadurch sorgen die Kassen einerseits dafür, dass eine Versorgungsstruktur für die Versicherten entsteht. Andererseits verpflichten sich die Kassen in diesen Verträgen, die Bezahlung der von den Pflegeunternehmen geleisteten Dienste zu übernehmen. Aufgrund dieser Verträge dürfen die Pflegeunternehmen dann ihre Leistungen, die sie quasi im Auftrag der Kasse erbringen, mit der Kasse abrechnen.

Die **vertragliche Beziehung zwischen Pflegeunternehmen und Kasse** variiert, je nachdem, ob sich die pflegerische Versorgung im Bereich der gesetzlichen Pflege- oder Krankenversicherung abspielt:

- Im Bereich der sozialen Pflegeversicherung schließen die Pflegeunternehmen sogenannte **Versorgungsverträge** ab (§§ 72 f. SGB XI). Diese werden konkretisiert durch die Aushandlung von Preisen. Die dabei erzielten Pflegesätze werden in **Pflegesatzvereinbarungen** festgehalten (§§ 82 ff. SGB XI). Außerdem gibt es noch **Rahmenverträge** (§ 75 Abs. 1–5 SGB XI). Sie stellen die Grundlage für die abzuschließenden Versorgungsverträge dar. Auf Bundesebene vereinbaren die Leistungsträger- und die Leistungserbringerseite ergänzend Empfehlungen (§ 75 Abs. 6 SGB XI).
- Bei der häuslichen Krankenpflege wird ein **Versorgungsvertrag** nach § 132a Abs. 4 SGB V abgeschlossen, bei der außerklinischen Intensivpflege nach § 132 l Abs. 5 SGB V. (➤ 1.5.1). Diese sind eingebettet in Bundes-Rahmenempfehlungen. Die alten Versorgungsverträge für häusliche Krankenpflege gelten so lange fort, bis sie durch Versorgungsverträge für die außerklinische Intensivpflege abgelöst werden (§ 132 l Abs. 5 S. 8 SGB V).

WICHTIG

Bedingungen für Leistungserbringer in der außerklinischen Intensivpflege

Die Leistungserbringer sind verpflichtet, ein einrichtungsinternes Qualitätsmanagement durchzuführen. Außerdem müssen sie an Qualitäts- und Abrechnungsprüfungen teilnehmen (die Details dazu sind in § 275b SGB V geregelt). Und: Zukünftig wird eine Liste mit Leistungserbringern erstellt, mit denen AKIP-Verträge bestehen. Diese wird im Internet veröffentlicht.

Der **wesentliche Unterschied** zwischen dem Versorgungsvertrag nach SGB XI und nach SGB V (also für häusliche Krankenpflege und außerklinische Intensivpflege) liegt darin, dass die Zulassung eines Pflegeunternehmens zur Abrechnung mit den Pflegekassen aufwendiger ist. Außerdem handeln die Beteiligten erst in einem zweiten Schritt die Preise für die Leistungen aus. Bei den Verträgen zur häuslichen Krankenpflege und außerklinischen Intensivpflege werden sämtliche Einzelheiten, inkl. Preisabsprachen, unmittelbar vertraglich geregelt. Allerdings werden auch hier die in der Rahmenempfehlung festgelegten Vorgaben geprüft.

Bei der Zulassung zur häuslichen Krankenpflege dürfen die Kassen nicht allzu wählerisch sein. Insbesondere dürfen sie nicht prüfen, ob es für das Angebot des jeweiligen Pflegeunternehmens einen Bedarf am Markt gibt. Gleichwohl sind die Kassen gesetzlich dazu verpflichtet, bei der Auswahl der Leistungserbringer der Vielfalt, insbesondere der Bedeutung der freien Wohlfahrtspflege, Rechnung zu tragen. Erfüllt ein Pflegeunternehmen alle Anforderungen, so hat es einen Anspruch auf Abschluss eines entsprechenden Vertrags.

Völlig anders ist das Vorgehen bei **Heil- und Hilfsmittel-Erbringern.** Diese müssen zunächst durch einen eigenen Verwaltungsakt, also keiner vertraglichen, sondern einer **einseitigen hoheitlichen Entscheidung** der Kassen, zugelassen werden (s. §§ 124 Abs. 1, 126 Abs. 1 SGB V).

1.7 Netzwerke und Verbände

Ein interdisziplinärer Austausch zwischen Ärzten, Pflegefachpersonen, Medizinprodukteberatern, Therapeuten, Sozialpädagogen u. a. zur Versorgung von Menschen in der außerklinischen Intensivpflege ist wichtig, um den Betroffenen ein selbstbestimmtes und sicheres Leben außerhalb der Klinik zu ermöglichen.

Die Pflege ist bisher z. B. im *Gemeinsamen Bundesausschuss (G-BA)* nicht vertreten, da es bis dato keine einheitliche „Pflegestimme“ gibt. Die Bestrebungen zur Einführung einer Bundespflegekammer mit regionalen Landeskammern sind momentan sehr unsicher, Landespflegekammern sind in einigen Bundesländern gescheitert. Daher sind Fachgesellschaften, Verbände, Vereine und regionale Netzwerke notwendig, um die Rahmenbedingungen in der Pflege allgemein zu verbessern.

Netzwerke und Verbände sind in der außerklinischen Intensivpflege, im Vergleich zu anderen Spezialisierungsgebieten, noch selten zu finden, allerdings mit einer wachsenden Strukturierung und Professionalität. Das hat auch damit zu tun, dass dieser Versorgungsbereich noch relativ neu (ca. 25 Jahre) und auch in Fachkreisen noch nicht jedem bekannt ist. Das hat sich in den letzten 2 Jahren deutlich verändert: Die öffentliche Wahrnehmung hat sich durch Medienberichte und die Veränderungen in der Gesetzgebung sowie durch verschiedene Entwürfe zur Änderung der Rahmenbedingungen deutlich erhöht. Gerade deshalb ist es wichtig, dass Pflegefachpersonen Fachgesellschaften, Fachverbände, Selbsthilfegruppen und Netzwerke kennen und auch Lobbyarbeit für Menschen mit Tracheostoma und Beatmung machen. Nur so können die speziellen Anforderungen in der außerklinischen Intensivpflege mehr Beachtung finden.

Nachfolgend einige Beispiele für Netzwerke und Verbände ohne Anspruch auf Vollständigkeit.

1.7.1 Fachgesellschaften

Deutsche Interdisziplinäre Gesellschaft für Außerklinische Beatmung und Intensivversorgung e. V. (DIGAB)

Die **DIGAB e. V.** (www.digab.de) wurde 1997 als Arbeitsgemeinschaft für Respiratorentwöhnung und Heimbeatmung gegründet und 2010 in Deutsche interdisziplinäre Gesellschaft für außerklinische Beatmung umbenannt. Im Jahr 2024 kam die Erweiterung auf Menschen mit Intensivversorgung hinzu.

Die DIGAB e. V. ist eine medizinisch-wissenschaftliche Fachgesellschaft, unter deren Dach sich alle Berufsgruppen, die in der außerklinischen Intensivversorgung tätig sind, zusammengeschlossen haben. Interdisziplinarität und Interprofessionalität spielen eine wichtige Rolle.

Ziele sind:

- Die wissenschaftliche Erforschung der chronischen ventilatorischen Insuffizienz und die zukunftsorientierte wissenschaftliche Auseinandersetzung mit dem Thema außerklinische Beatmung.
- Ein patientenzentrierter fachlicher Diskurs und die Ausgestaltung der außerklinischen Versorgungssituation sowohl bei Kindern als auch bei Erwachsenen.
- Die Realisierung von Lebensqualität und medizinische, pflegerische und therapeutische Begleitung der Menschen mit außerklinischer Beatmung und Bedarf an Intensivversorgung sowie ihrer Angehörigen.
- Die übergreifende Mitgestaltung des Bereichs der Qualifizierung sowie die Zertifizierung von Bildungsanbietern, Zentren für außerklinische Beatmung (DIGAB) und Pflegediensten.
- Eine gemeinsame Vertretung der Interessen der Kinder, jungen Menschen und Erwachsenen, die außerklinisch beatmet werden und Bedarf an außerklinischer Intensivversorgung haben, in Gesellschaft und Politik.

Deutsche Gesellschaft für Schlafforschung und Schlafmedizin e. V. (DGSM)

Die **DGSM** (www.dgsm.de) befasst sich mit der Erforschung des Schlafs und seiner Störungen sowie mit der klinischen Diagnostik und Therapie von Schlaf-Wach-Störungen. Den interdisziplinären Charakter der *DGSM* spiegeln die beruflichen Profile der Mitglieder wider, zu denen Ärzte und Ärztinnen der Pneumologie, Inneren Medizin, Neurologie, Psychiatrie, HNO-Heilkunde, Pädiatrie sowie Physiologen/-innen, Psychologen/-innen, Biologen/-innen und weitere Naturwissenschaftler/-innen zählen.

1.7.2 Fachverbände

Bundesverband der Pneumologen, Schlaf- und Beatmungsmediziner (BdP)

Der **BdP** (www.pneumologenverband.de) ist ein Zusammenschluss von Internisten mit Schwerpunkt Pneumologie sowie von pädiatrischen Pneumologen. Seit 1964 vertritt er die Interessen seiner Mitglieder im Bundesgebiet gegenüber den Körperschaften des öffentlichen Rechts, Behörden, Krankenkassen und politischen Parteien sowie gegenüber der ärztlichen Selbstverwaltung und freien ärztlichen Verbänden. Der *BdP* ist regional in zwölf eigenständige Landesverbände gegliedert. Die *Bundesarbeitsgemeinschaft Pädiatrische Pneumologie* hat sich dem *BdP* angeschlossen.

Deutscher Verband für Physiotherapie e. V. (ZVK), AG Atemtherapie

Der **ZVK** (www.physio-deutschland.de) besteht aus dem Bundesverband und 13 Landesverbänden. Die Landesverbände sind eigenständige Organisationen, d. h. selbstständige Vereine, die ihre Arbeit an der Basis leisten und ihre Mitglieder vor Ort betreuen. Er ist eine Interessenvertretung und beteiligt an der Positionierung und Entwicklung des Berufstands. Er tritt auch für die ökonomische und fachliche Sicherung seiner Mitglieder ein.

In der **AG Atemtherapie** (www.ag-atemtherapie.de) innerhalb des Verbands sind Physiotherapeuten mit dem Schwerpunkt Atemtherapie *(Atemphysiotherapie)* organisiert. Deren Ziel ist das bestmögliche Wiederherstellen und Erhalten einer uneingeschränkten Atmung.

Internationale Fördergemeinschaft rehaKIND e. V.

rehaKIND e. V. (www.rehakind.de) wurde im Jahr 2000 gegründet. Als internationaler Verein setzt sich rehaKIND für die speziellen Bedürfnisse von Kindern und Jugendlichen mit Handicap ein. rehaKIND besteht aus:

- Mitgliedern (Hersteller, Fachhändler, Verlage, Kanzleien, Kliniken und Einzelpersonen)
- Beiräten (Wissenschaft, Kostenträger, Fachhandel, Betroffene und Eltern)
- Kooperierenden Verbänden (z. B. Fördergemeinschaft der Querschnittgelähmten in Deutschland e. V., Deutsche Vereinigung für Rehabilitation e. V./DVfR, Das Kindernetzwerk e. V., Qualitätsverbund Hilfsmittel e. V./QVH, Bundesverband Medizintechnologie/BVMed, Bundesverband Kinderhospiz e. V. und Berufsverbänden).

Die Versorgung von Kindern mit Handicap ist in der Rehabilitation ein besonders sensibler Bereich und erfordert daher die interdisziplinäre Zusammenarbeit aller Beteiligten. Inzwischen hat *rehaKIND* über 90 Mitglieder aus dem Kreis der Hilfsmittelhersteller, Verlage, Rechtsanwaltskanzleien, Kliniken, Messegesellschaften sowie aus dem Fachhandel. Ebenfalls dazu gehören über 800 Reha-Fachberater aus Handel und Therapie. Seit 3 Jahren besteht eine Arbeitsgruppe innerhalb der rehaKIND, die sich ausschließlich mit der Beatmung im außerklinischen Bereich beschäftigt.

Welche Positionen vertritt *rehaKIND*?
Kinderrehabilitation ist kein Luxus, sondern eine moralische Selbstverständlichkeit und eine Investition in die Zukunft der Kinder.

Die von *rehaKIND e. V.* vertretenen Positionen wurden im Frühjahr 2008 im *Essener Appell zur Kinderversorgung* zusammengefasst. Dieser Appell wurde von maßgeblichen Fachleuten formuliert und gezeichnet. Auch im Bundesgesundheitsministerium fanden die Positionen großes Interesse – die Individualität der Kinderversorgung soll auch in Zukunft festgeschrieben und gewährleistet werden. Gerade in Zeiten des Umbruchs im Gesundheitswesen braucht es das Engagement und die Hilfe aller, um die Bedürfnisse behinderter Kinder als schwächsten Mitgliedern der Gesellschaft zu wahren

1.7.3 Netzwerke

Fachgesellschaft Competenz Netzwerk außerklinische Intensivversorgung e. V. (CNI)

Wie kann die Versorgung von Menschen in der Intensivpflege optimiert werden? Diese Frage war Ausgangspunkt einiger renommierter Unternehmen, die in der Intensivpflege seit Jahren erfolgreich tätig sind und bereits zusammenarbeiten.

Aus diesem gemeinsamen Interesse und der daraus resultierenden gemeinsamen Intention wurde das **CNI e. V.** (www.cni-net.de) gegründet. Heute ist die CNI e. V. eine Fachgesellschaft, welche u. a. Kurse zur außerklinischen Intensivpflege zertifiziert sowie mit ihren Bildungsinstituten weitere Fachweiterbildungen, z. B. im Bereich Hygiene zertifiziert.

Ziel dieses Zusammenschlusses war und ist immer noch, die Qualität in der Versorgung von Intensivpatienten im außerklinischen Bereich zu verbessern. Zweck und Aufgabe des Vereins ist es, eine höhere Transparenz in das Leistungsangebot von Unternehmen innerhalb der außerklinischen Intensivpflege zu bringen. Die Basis hierfür bilden klar definierte Qualitätsstandards, die von allen Mitgliedern des Vereins anerkannt sind und gleichermaßen im eigenen Unternehmen konsequent eingehalten werden.

Ebenso beraten die Mitglieder sich gegenseitig in operativen Vorgängen und bei Projekten wie den Aufbau neuer Wohnformen. Zum Austausch und Kennenlernen veranstaltet die CNI in Schirmherrschaft den jährlichen *CUWI-Kongress für außerklinische Intensivversorgungen*.

Der Verein überprüft seine Mitglieder regelmäßig auf das Einhalten dieser Kriterien, die zudem als Aufnahmebedingung für neue Mitglieder gelten. Interessierte Unternehmen können beim Verein den Antrag auf Aufnahme stellen. Ebenso können Interessierte Bildungsinstitute einen Antrag auf Zertifizierung ihrer Kurse stellen.

Fachgesellschaft für Außerklinische Intensivpflege e. V. (KNAIB)

KNAIB (www.knaib.de, ehemals: Kompetenznetzwerk Außerklinische Intensivpflege Bayern e. V.) ist ein interdisziplinärer Zusammenschluss von Berufsgruppen und Institutionen aus dem Bereich der außerklinischen Intensivpflege. Ziel des Netzwerks ist es, die Versorgungsqualität in der außerklinischen Intensivpflege zu optimieren und auf das bestmögliche Maß anzuheben. Die Experten treffen sich regelmäßig zum Erfahrungsaustausch in Arbeitsgruppen und entwickeln Qualitätsstandards, die in Kooperation mit Hochschulen evaluiert und weiterentwickelt werden.

Arbeitsgemeinschaft Lebenswelten für Kinder und Jugendliche und junge Erwachsene mit Beatmung

Die fortschreitende Entwicklung in der Intensivmedizin und in der Medizintechnik hat dazu geführt, dass Kinder und Jugendliche auch mit schwersten körperlichen Behinderungen, wie der Abhängigkeit von maschineller Beatmung, eine langfristige Lebensperspektive außerhalb von Intensivstationen im Sinne der Teilhabe am gesellschaftlichen Leben haben können. Die Umsetzung ist aber leider nicht immer gegeben.

Spezialeinrichtungen der Behinderten- und Eingliederungshilfe, ambulante Pflegedienste, Kinderkliniken und andere Organisationen haben sich in der **Arbeitsgemeinschaft Lebenswelten für Kinder und Jugendliche mit Beatmung** (www.lebens-welten.de) zusammengeschlossen, um die Lebensqualität der Betroffenen zu verbessern. Die Arbeitsgemeinschaft will ihnen eine Stimme und damit Gehör für ihre besonderen Belange und Bedürfnisse in der Öffentlichkeit verschaffen. Sie verfolgt das Ziel, qualifizierte Angebote zu entwickeln, bestehende Angebote weiterzuentwickeln und zu vernetzen, damit Kinder und Jugendliche mit Beatmung eine ihren individuellen Erfordernissen entsprechende bestmögliche medizinisch-therapeutisch, pflegerische und pädagogisch-psychosoziale Förderung erhalten.

Intensivpflegeverband Deutschland e. V. (IPV)

Der **IPV e. V.** (www.ipv-deutschland.de) vertritt Unternehmen, die im Bereich der häuslichen Intensivpflege, ambulanten Intensiv- und Akutpflege, Betreuung von Wachkoma-, Intensiv- und Schwerstpflegepatienten in Wohngruppen und in der Einzelversorgung tätig sind. Er will eine starke Interessenvertretung gegenüber der Gesellschaft, Wirtschaft und Politik sein.

Der IPV e. V. hat einen Verhaltenscodex für regelgetreue Unternehmensführung, an den sich die Mitglieder halten müssen. Zur Kontrolle werden die Mitglieder regelmäßig beraten und auditiert. Der IPV e. V. setzt sich auch für überregional zu erarbeitende Qualitätsstandards ein, hierfür sollen Gesundheitsministerium, Leistungserbringer und -träger aktiv beteiligt werden. Der IPV e. V. hat ein Curriculum für die Weiterbildung von Pflegefachpersonen erarbeitet und zertifiziert Bildungsanbieter.

Deutsche Gesellschaft für Fachkrankenpflege und Funktionsdienste e. V. (DGF)

Die **DGF** (www.dgf-online.de) ist eine nationale Interessenvertretung der Fachkrankenpflege.

Die Förderung der pflegerischen Aus-, Fort-, und Weiterbildung ist die Kernkompetenz der DGF. Eine zukunftsfähige und qualitätsorientierte Patientenversorgung stehen im Mittelpunkt aller Aktivitäten.

Die DGF vertritt die Fachkrankenpflege in berufspolitischer und fachlicher Hinsicht in der Gremien-, Beirats- und Ausschussarbeit. Schwerpunkt ist hierbei die Weiterentwicklung eigenständiger pflegerischer Kompetenzen der Fachkrankenpflege im Rahmen integrativer interdisziplinärer Versorgungskonzepte der stationären Therapie und Pflege.

Interessengemeinschaft für Anbieter Außerklinischer Intensivpflege NRW e. V. (IDA NRW)

Die **IDA NWE e. V.** (www.idanrw.de) wurde 2017 gegründet, um die Vielfalt der Herausforderungen gemeinsam besser bewältigen zu können.

Die Idee ist es, einen regelmäßigen Austausch mit einer starken Interessengemeinschaft zu verknüpfen. Gleichzeitig soll eine Plattform für Betroffene, Angehörige, Kliniken, Sozialdienste und Pflegekräfte entstehen, die auf der Suche nach Pflegediensten sind.

Ihre Mitglieder verpflichten sich einem gleichen Kodex. Nach außen nimmt der Verein Stellung zu Themen der außerklinischen Intensivpflege.

Arbeitsgemeinschaft von Fachgesellschaften und Verbände der außerklinischen Intensivpflege e. V. (ArGe)

Im Juni 2019 gründete sich, bis zu diesem Zeitpunkt einmalig, eine **Arbeitsgemeinschaft von Fachgesellschaften und Fachverbände der außerklinischen Intensivpflege e. V. (ArGe)** in Berlin. Hintergrund war der Entwurf eines *Gesetzes zur Stärkung von Rehabilitation und intensivpflegerischer Versorgung in der gesetzlichen Krankenversicherung (GKV-IPReG* ➤ 1.5.1).

Die *ArGe* hat ihren Fortbestand beschlossen und folgende Zukunftsziele formuliert:

1. Die Vertreter der Fachgesellschaften schließen sich zusammen zu der Arbeitsgemeinschaft der Fachgesellschaften *(ArGe)*. Die *ArGe* hat den Zweck, Bildungsangebote, Modulhandbücher und Curricula im Bereich der außerklinischen Intensivversorgung zu entwickeln, zu evaluieren und die Qualitätssicherung und -entwicklung von Fort- und Weiterbildungsangeboten im außerklinischen medizinischen und pflegerischen Intensivversorgungsbereich zu beschließen.
2. Der Zusammenschluss der Fachgesellschaften möchte mit dem Zweck (Punkt 1), eine Verbesserung der Bildungsangebote für Teilnehmende an Qualifikationsmaßnahmen im Bereich der außerklinischen Intensivversorgung, damit einhergehend eine stetige Verbesserung der Versorgungsqualität der Pflegeempfangenden erwirken.
3. Ein weiterer Zweck ist die Förderung der Zusammenarbeit der Fachgesellschaften in der außerklinischen Intensivversorgung.

Teilnehmer der ARGE sind: DIGAB e. V. (Deutsche Gesellschaft für Außerklinische Beatmung und Intensivversorgung), DGF e. V., ARGE Lebenswelten für Kinder und Jugendliche mit Beatmung, KNAIB e. V., IDA NRW e. V.; CNI e. V., IPV e. V. und der DBfK e. V. (Deutscher Berufsverband für Pflegeberufe).

1.8 Portale und Webseiten

Pflegende können auch auf geeigneten **Portalen und Webseiten** nach fachlichen Informationen suchen, z. B.:

- Das **Robert Koch-Institut** (*RKI*, www.rki.de) ist die zentrale Einrichtung der Bundesregierung auf dem Gebiet der Krankheitsüberwachung und -prävention. Verschiedene Kommissionen geben wichtige Empfehlungen. Relevant für die Pflege ist die *Kommission für Krankenhaushygiene und Infektionsprävention (KRINKO)*.
- Der **Bundesverband Medizintechnologie e. V.** (www.bvmed.de) ist ein Zusammenschluss von über 230 Industrie- und Handelsunternehmen der Medizinbranche. Hier sind umfangreiche Informationen rund um medizinische Themen, Medizintechnologie und Hilfsmittel zusammengefasst.
- Das **Deutsche Netzwerk für Qualitätsentwicklung in der Pflege** (*DNQP*, www.dnqp.de) entwickelt Expertenstandards für die Pflege. Die Präambeln und die eigentlichen Expertenstandards gibt es dort kostenlos, die Kommentierungen sind allerdings kostenpflichtig zu bestellen.
- Das Programm **Nationale VersorgungsLeitlinien** (www.leitlinien.de/nvl) ist eine gemeinsame Initiative von *Bundesärztekammer, Kassenärztlicher Bundesvereinigung* und *Arbeitsgemeinschaft der Wissenschaftlichen Medizinischen Fachgesellschaften zur Qualitätsförderung in der Medizin*. Es gibt z. B. Leitlinien zu COPD oder Diabetes.
- Die **Deutsche Gesellschaft für Ernährungsmedizin e. V.** (*DGEM*, www.dgem.de) ist eine multidisziplinäre Vereinigung aller Berufsgruppen, die sich mit Ernährungsmedizin befassen. Sie gibt u. a. Leitlinien heraus, z. B. zur enteralen Ernährung, Adipositas und Diabetes.
- Die **Deutsche Atemwegsliga e. V.** (www.atemwegsliga.de) will Ärzte, Pflegende und Menschen mit chronischen Atemwegserkrankungen über neue wissenschaftliche Erkenntnisse informieren. Hier sind viele wertvolle Informationen zu den chronisch-obstruktiven Lungenerkrankungen zu finden.
- Der **Bundesverband für Schädel-Hirnpatienten in Not e. V.** und die **Deutsche Wachkoma Gesellschaft** (www.schaedelhirnpatienten.de) bieten eine Vielzahl von theoretischen und praktischen Informationen rund um Schädel-Hirn-Trauma und Wachkoma.
- Die **österreichische Wachkoma-Gesellschaft** (www.wachkoma.at).
- Die **Deutsche Gesellschaft für Palliativmedizin e. V.** (*DGP*, www.dgpalliativmedizin.de) ist interdisziplinär organisiert und bietet Informationen rund um palliativmedizinische Themen.
- Die **Deutsche Gesellschaft für Muskelkranke e. V.** (*DGM*, www.dgm.org) ist die größte Selbsthilfeorganisation für Menschen mit neuromuskulären

1

Erkrankungen in Deutschland. Sie bietet viele Informationen und Tipps, hilfreiche Adressen und interessante Links.

- Das **Bundesministerium für Gesundheit** stellt auf der Seite „Service" aktuelle Gesetze und Gesetzesvorhaben online: www.bundesgesundheitsministerium.de/service/gesetze-und-verordnungen.html

LITERATURVERZEICHNIS

Grundlage der Kapitel 1.1–1.6 sind die dort genannten Gesetze und Verordnungen. Das Bundesministerium der Justiz und für Verbraucherschutz und das Bundesamt für Justiz stellen diese kostenlos im Internet bereit. Es kann abgerufen werden unter www.gesetze-im-internet.de Ein weiteres kostenloses juristisches Informationsportal: www.dejure.org.

Grundlage des Kapitels 1.7 sind die Inhalte auf den jeweiligen Webseiten.

WEITERFÜHRENDE LITERATUR

Bohnes H. Recht in der Pflege und in Gesundheitsberufen. 2. A. Regensburg: Walhalla Fachverlag, 2019.

Kostorz P. Recht in der Pflege. Frankfurt am Main: UTB, 2024.

Siefarth T. Aufbauwissen PFLEGE Recht. München: Elsevier, Urban & Fischer, 2020.

KAPITEL

2 Psychosoziale Besonderheiten

Christine Keller (2.1, 2.5), René Limberger (2.2, 2.3, 2.4), Carolin Tillmann (2.5)

Die pflegerische Versorgung in der außerklinischen Intensivpflege findet über viele Stunden am Tag, nicht selten über 24 Stunden statt; die Dienstzeit einer Pflegefachperson beträgt häufig 12 Stunden. Diese lange Pflegezeit, die Versorgung von einem bis maximal drei Personen während des Dienstes und Versorgungszeiträume über viele Monate bis Jahre bedingen eine große Nähe zur Person und seinen Angehörigen. Grenzen zwischen **Familiensystem** und **professionellem System** verwischen leicht. Das Familiensystem besteht aus dem Betroffenen und seinen Angehörigen, ggf. auch Zugehörige wie Freunde und Nachbarn. Das professionelle System umfasst die Einrichtung mit allen Mitarbeitenden – im engeren Sinne das Team, das bei den Betroffenen arbeitet. Sind die Grenzen nicht mehr eindeutig, entstehen oft Probleme, aus denen sich nicht selten manifeste Konfliktsituationen entwickeln.

Zudem befinden sich die Menschen und die Angehörigen in einer Krisensituation, bedingt durch die chronische Krankheit bzw. Behinderung, die nicht selten für den Rest des Lebens besteht und teilweise sogar lebenslimitierend ist. Das Wissen von Pflegefachpersonen um diese besondere Situation und mögliches Bewältigungshandeln ermöglicht ihnen ein besseres Verständnis für den Kranken und seine Angehörigen und eine bessere Begleitung.

2.1 Situation der betroffenen Menschen

Menschen, die in der außerklinischen Intensivpflege versorgt werden, sind häufig sehr lange oder gar lebenslang krank oder behindert. Seit den 1960/70er-Jahren gibt es umfangreiche Untersuchungen über chronische Erkrankungen, wobei der Fokus aber häufig stark auf einzelnen Krankheiten und somatischen Aspekten lag. Meist betrachteten die Wissenschaftler nur die **Außenperspektive,** z. B. von Familienangehörigen oder professionell Pflegenden. Der **Patientenperspektive** *(Binnensicht)* wurde zu wenig Aufmerksamkeit geschenkt. [1]

Die wissenschaftliche Arbeit von *Doris Schaeffer* und *Martin Moers* will das individuelle Bewältigungshandeln in unterschiedlichen Krankheitsphasen in seiner Logik und Sinnhaftigkeit entschlüsseln. Aus diesem Grund haben sie sich intensiv mit chronisch kranken Menschen und ihrer „Sicht" beschäftigt. *„Aus Sicht eines chronisch Kranken ist sein Handeln hochrational, folgt aber anderen Kriterien und Prioritäten als von professioneller Seite unterstellt"* [1]. Schaeffer und Moers nennen ihr Modell: *Überlebensstrategien – ein Phasenmodell zum Charakter des Bewältigungshandelns chronisch Erkrankter* (➤ 2.1.2).

2.1.1 Chronische Krankheit/ Behinderung und ihre Folgen

DEFINITION

Chronische Krankheit: Ergebnis eines länger andauernden Prozesses degenerativer Veränderungen, somatischer oder psychischer Zustände oder hat dauernde somatische oder psychische Schäden oder eine Behinderung zur Folge.

Schwerwiegende chronische Krankheit nach der „Chroniker-Richtlinie" (§ 62 SGB V): [2]

- Regelwidriger körperlicher oder geistiger Zustand, der Behandlungsbedürftigkeit nach SGB V zur Folge hat.
- Dauerbehandlung, d. h., wenigstens ein Jahr lang, mindestens einmal pro Quartal ist eine ärztliche Behandlung notwendig
- Sowie eines der folgenden Merkmale:
  - Pflegebedürftigkeit des Pflegegrades 3, 4 oder 5 nach SBG XI
  - Grad der Behinderung *(GdB)* oder Grad der Schädigungsfolgen *(GdS)* mehr als 60 % nach dem Bundesversorgungsgesetz *(BVG)*
  - Minderung der Erwerbsfähigkeit *(MdE)* über 60 % nach SGB VII
  - Erfordernis einer kontinuierlichen medizinischen Versorgung (ärztlich oder psychotherapeutisch, Arzneimittel, Behandlungspflege, Heil- und Hilfsmittel); ohne diese drohen eine lebensbedrohliche Verschlimmerung, Verminderung der Lebenserwartung oder dauerhafte Beeinträchtigung der Lebensqualität.

Gestalt und Verlauf vieler **chronischer Krankheiten** haben sich durch den medizinischen Fortschritt verändert, Menschen überleben heute länger – auch mit besserer Lebensqualität und größerer Autonomie. Das bedeutet aber auch:

- Menschen müssen lange Zeit mit der Krankheit und ihren Folgen leben
- Krankheit/Behinderung ist ins Leben zu integrieren, ebenso Krankheits- und Therapiefolgen, Funktionseinschränkungen und Pflegebedürftigkeit (➤ Abb. 2.1).

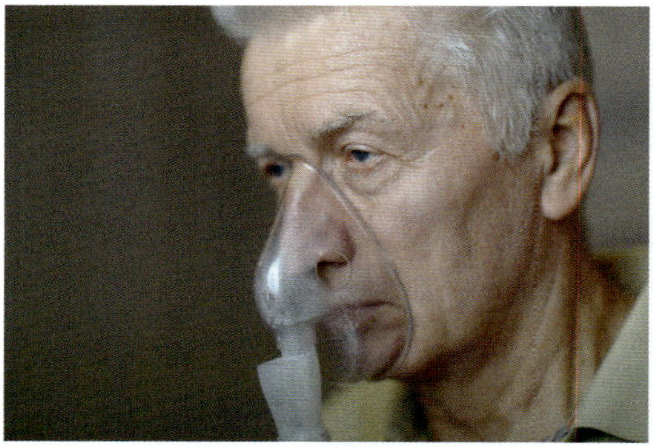

Abb. 2.1 Eine chronische Krankheit muss mit ihren Symptomen, Therapie- und Pflegenotwendigkeiten täglich neu ins Leben des Betroffenen und seiner Familie integriert werden. Dieses Bewältigungshandeln zeigt sich sehr unterschiedlich und kann sich im Verlauf der Erkrankung verändern. [J787]

2.1.2 Bewältigungshandeln chronisch Kranker

WICHTIG

Ein vorgezogenes Fazit

- Chronisch kranke Menschen verhalten sich unterschiedlich und komplex.
- Sie handeln oft diffus, scheinbar unangemessen und keiner rationalen Logik folgend.
- Das Erleben von Gesundheit/Krankheit ist immer subjektiv („sich krank oder gesund fühlen") und kann nicht von medizinischen Befunden abhängig gemacht werden. [1]

Kernaussagen des Modells von Schaeffer und Moers

DEFINITION

Bewältigung: Handlungsanstrengungen, die ein erkranktes Individuum unternimmt, um mit den zahlreichen biografischen, sozialen, alltagsweltlichen und krankheitsbezogenen Problemen umzugehen. Darin ist sowohl aktives Handeln wie auch passives Verharren eingeschlossen [1].

Weitere zentrale **Aussagen des Modells von Schaeffer und Moers** sind: [1]

- **Spannungsverhältnis zwischen Handeln und Erleiden.** Chronische Krankheiten haben eine schwer zu kontrollierende Eigendynamik, die sich zwischen Aktivität und phasenweise auch Ausgeliefertsein und Erleiden ausrichtet.
- **Ambiguität** *(Mehrdeutigkeit).* Chronisch Kranke sind phasenweise autonom und handlungsfähig, phasenweise hingegen nicht. Sie befinden sich ständig in einem Zustand „bedingter" Gesundheit bzw. Krankheit. Das hat Auswirkungen auf die Kranken- und Patientenrolle.
- **Überlebensstrategien.** Das primäre Interesse des Kranken gilt nicht der Krankheit, sondern dem Leben, das durch die Krankheit aus den Fugen geraten ist. Überlebensstrategien können höchst unterschiedliche Ausprägungen annehmen.
- **Ziel des chronisch Kranken.** Er will das durch die Krankheit beschädigte Leben reparieren und wieder unter Kontrolle bringen. Das ist die zentrale Erkenntnis des Modells.
- **Phasenhafter Verlauf.** Die Bewältigungsstrategien verlaufen nicht gleichförmig, da sich die Krankheit im Verlauf verändert und der Betroffene gezwungen ist, seine Strategien anzupassen. Dennoch verändert sich die einmal eingeschlagene Bewältigungsstrategie nicht grundlegend.
- **Umgang mit der Krankheit und der Patientenrolle.** Diese variiert im Verlauf der Erkrankung, kann sich sogar ins Gegenteil kehren.
- **Binnenperspektive.** Die Sicht des chronisch Kranken, sein Erleben und der Umgang mit der Krankheit sowie seine Bewältigungsstrategien stehen im Mittelpunkt des Phasenmodells – in den unterschiedlichen Phasen des Krankheitsverlaufs.

WICHTIG

Das Modell verallgemeinert, hilft aber das Einzelschicksal besser zu verstehen

Die einzelnen Krankheitsphasen haben idealtypischen Charakter, verlaufen aber in der Realität individuell unterschiedlich. Die Phasen stellen sich bei chronisch psychischen Erkrankungen anders dar, als bei chronisch körperlichen Krankheiten und solchen mit kognitiven Einbußen. Einzelne Elemente sind aber bei allen Erkrankungen anzutreffen.

Bewältigungshandeln von chronisch Kranken in Phasen

Das Modell untergliedert den **Verlauf des Bewältigungshandelns** allgemein in folgende **Phasen:** [1]

1. Vorfeld der Erkrankung

Der Betroffene beobachtet erste Krankheitszeichen, die ihn irritieren und beunruhigen. Häufig bagatellisiert und verharmlost er sie oder sucht nach anderen Begründungen. Abwarten oder kognitives Vermeiden sind weitere Strategien.

Bei Menschen, die eine akute Situation (z. B. Unfall, Herzstillstand mit Reanimation) erleben, fehlt diese Phase.

2. Manifestation der Krankheit

Irgendwann kommt es zu einer krisenhaften Zuspitzung der Symptome, die dann zur Diagnose einer Erkrankung führen. Der Betroffene erlebt das als totalen Schock, als biografische Zäsur, sein Leben ist außer Kontrolle und es bestehen existenzielle Ängste.

2

Der Betroffene ist handlungsunfähig, Informationen prallen ab, er schwankt zwischen Hoffnung und Verzweiflung, zwischen Depression und Aggression – er ist ein **passiver Patient.** Das Bewältigungshandeln ist sehr unterschiedlich, genauso wie der zeitliche Verlauf dieser Phase. Sie ist gekennzeichnet durch Ohnmacht, Orientierungs- und Handlungslosigkeit.

- Je jünger die Erkrankten sind, desto schwieriger und störanfälliger sind sie in dieser Phase, denn jungen Menschen stehen noch weniger Ressourcen zu Lösung und Gestaltungsmöglichkeiten von Erkrankungen zur Verfügung, weil sie weniger Erfahrung mit solchen Situationen haben.
- Je labiler psychische und soziale Ressourcen sind, umso schwerwiegender verläuft diese Phase. Manche Patienten kommen lange Zeit nicht aus der schockbedingten Handlungsunfähigkeit heraus.

3. Restabilisierung

Nun beginnt die Langzeitbehandlung, verbunden mit Umstellungs- und Anpassungserfordernissen. Beim Erkrankten keimt Hoffnung auf Normalisierung auf, wenn die Therapie erste Besserungen erzielt. Er zeigt eine hohe Compliance und Therapietreue – ist also ein **vorbildlicher Patient.** Er verkennt aber oft den Charakter der chronischen Krankheit. In dieser Zeit erlangt der Betroffene häufig langsam seine Handlungsfähigkeit zurück, entwickelt Bewältigungsstrategien und ein Verhältnis (welches auch immer) zur Krankheit und auch eine Rolle als Kranker. Er muss Antworten auf die Frage finden: „*Wie weiterleben mit der Krankheit?*“ Patienten entwerfen dabei unterschiedliche **Bewältigungsstrategien.**

AUS DER PRAXIS

Verschiedene Bewältigungsstrategien

In der Folge entwickeln die Menschen unterschiedliche Strategien, um mit der chronischen Erkrankung bzw. Behinderung umzugehen:

- Das Leben wird ganz auf die Krankheit abgestellt und um sie zentriert, die Krankheit entwickelt sich gewissermaßen zum Identitätsersatz.
- Die Krankheit wird dem Leben untergeordnet, das alte Leben wird so weit wie möglich weitergeführt, die Krankheit bekommt nicht mehr Raum als unbedingt notwendig.
- Die Krankheit wird zum Anlass genommen, das Leben neu auszurichten, es findet eine „Kurskorrektur" statt.
- Die Krankheit wird kognitiv abgewehrt, damit soll das Bestehende und die Kontrolle erhalten bleiben.
- Der Mensch ergibt sich schicksalshaft. Er nimmt Krankheit, Krankheitsfolgen und Behandlungen stillschweigend hin. Er führt das Leben getrennt davon, ebenfalls schicksalsergeben.

Nicht immer zeigen sich diese Strategien in Reinform. Alle Bewältigungsstrategien sind Versuche des Betroffenen, das „aus den Fugen geratene Leben" wieder in den Griff zu bekommen. Sie sind immer eine Folge des „Verhaltensrepertoires", das ihm zur Verfügung steht.

4. Leben im Auf und Ab der Krankheit

In den nächsten Monaten und Jahren wechseln sich Phasen von relativer Stabilität, erneuter Instabilität mit Krisen und abermaliger Restabilisierung ab, die ständige Veränderung des Bewältigungshandelns erfordern. Der Betroffene erkennt die Bedeutung von Chronizität: Die Hoffnung auf Heilung ist enttäuscht und er muss sein Leben leben, trotz der Krankheit. Im Krankheitsmanagement zeigt er nun eine großzügigere Compliance, Therapien lässt er auch schon mal aus – er ist nun **ein normaler Patient.** Der Betroffene zeigt ein oberflächliches Anpassen des Bewältigungshandelns an die Krankheitsrealität unter Beibehalten der entwickelten Bewältigungsstrategien. Diese stellen mittlerweile einen „Schutzwall“ gegen das Auf und Ab im Krankheitsverlauf dar.

AUS DER PRAXIS

Überlebensstrategie

Mehr und mehr wird das Bewältigungshandeln zur Überlebensstrategie und dient dazu, das Leben trotz der Krankheit aufrechtzuerhalten. Dem Kranken fällt es deshalb schwer, sein Bewältigungshandeln an den Krankheitsverlauf anzupassen, ganz im Gegenteil, sie verfestigen sich zunehmend und Optionsspielräume verringern sich.

5. Einsetzen der Abwärtsbewegung

Die Krankheitssituation verschlechtert sich und dadurch werden die Bewältigungsanforderungen immer komplexer. Der Patient erlebt Überforderung, Verunsicherung, Verbitterung und Kampf um Lebensperspektiven. Im Krankheitsmanagement zeigt er eine wechselhaft Compliance mit Vernachlässigung von Therapien, weil er erlebt, dass die Krankheit trotz Therapie voranschreitet – er wandelt sich zum

kritischen Patienten. Das Bewältigungshandeln zeigt sich in Rettungsversuchen der nicht mehr funktionierenden Bewältigungsstrategien. Er hält am Bild des handlungsfähigen Patienten fest, indem er noch weitgehend die Rollenerwartungen erfüllt. Trotzdem muss er seine Lebensvorstellungen immer wieder neu definieren bzw. revidieren und auch die Rolle als Patient immer wieder neu bestimmen.

AUS DER PRAXIS

Ringen um die eigene Identität

Das Ringen um die eigene Identität bekommt eine immer größere Bedeutung. Die Aufmerksamkeit auf die Krankheit rückt immer weiter nach unten, das beschädigte Leben hingegen immer weiter nach oben.
Das Ziel ist, an den verbliebenen Lebensvorstellungen und an der eigenen Autonomie festzuhalten – gegen die Krankheit.

Viele Kranke schmieden in dieser Phase häufig Pläne oder treffen fragwürdige und kontraproduktive Entscheidungen. Nach außen wirkt dieses Verhalten befremdlich und unlogisch, für den Betroffenen ist es aber hochrational. Das soziale Umfeld erkennt die oft schleichenden Zustandsverschlechterungen meist nicht. Der Kranke fühlt sich unverstanden und nicht gesehen, gleichzeitig besitzt er aber nicht mehr die Kraft, auf das Umfeld einzuwirken. In dieser Zeit ziehen sich immer mehr Menschen aus dem Umfeld – auch professionelle Akteure – zurück, es kommt zum sog. sozialen Tod. Beim Betroffenen entsteht Verbitterung, er fühlt sich nicht adäquat unterstützt.

6. Beschleunigung der Abwärtsentwicklung und Sterben

Der Patient erkennt, dass das Lebensende naht. Die verbliebenen Bewältigungsstrategien sind nun nicht mehr haltbar. Hilflosigkeit, Resignation, trichterförmige Zuspitzung der Lebensperspektive und auch Todesangst breiten sich aus. Der Kranke ist in dieser Phase fast vollständig von körperlichen Vorgängen gefangen. Das Spannungsverhältnis zwischen Handeln und Erleiden kippt nun endgültig zur Seite des Erleidens – schließlich ist er ein **leidender Patient.** Der Verlust der körperlichen und psychischen Integrität und der autonomen Handlungsfähigkeit ist kaum zu ertragen. Besonders schwerwiegend empfindet er unsichere und labile Versorgungssituationen.

AUS DER PRAXIS

Der Kampf um das verbleibende Leben bleibt

Je näher der Tod rückt, desto mehr scheint das Thema Sterben in den Hintergrund zu geraten, denn der Kranke kämpft immer noch um das wenige verbliebene Leben. Versorgungsvorstellungen, z. B. Sterben zuhause, wirft er oft über Bord und wünscht sich noch einmal intensive medizinische Behandlung.

Schaeffer und Moers ziehen folgendes Fazit: [1]

WICHTIG

Kennzeichen des Bewältigungshandeln

- Die einmal gewählte Grundstruktur des Bewältigungshandelns verändert der chronisch Kranke nicht.
- Das Bewältigungshandeln entwickelt sich im Verlauf der Erkrankung immer mehr zu einer Überlebensstrategie.
- Das Bewältigungshandeln bleibt dem Leben verpflichtet, auch wenn die Krankheit immer weiter voranschreitet. Das erklärt manche Widersprüchlichkeit oder Paradoxien im Handeln des Kranken.
- Im Gegensatz dazu verändert sich der Umgang mit der Krankheit und die Patientenrolle: vom vorbildlichen Patienten zum erleidenden Patienten.
- Paradox erscheint, dass mit steigender Anforderung an die Krankheitsbewältigung die Bereitschaft sinkt, diese Anforderungen zu erfüllen.

2.1.3 Konsequenzen für die Pflege

WICHTIG

Individuelles Bewältigungshandeln

Pflegefachpersonen müssen dem individuellen Bewältigungshandeln von chronisch kranken Menschen mehr Beachtung schenken!

Die Ergebnisse von Schaeffer und Moers haben **Konsequenzen für die Pflege.** Pflegefachpersonen sollten:

- **Größeres Verständnis für die individuelle Patientensituation aufbringen.** Chronisch Kranke stellen sich den Herausforderungen einer chronischen Krankheit auf ihre eigene Weise und mit unterschiedlichen Strategien.
- **Die Versorgungssituation individueller gestalten. Stichwort: Patientenorientierung.** Das ist auch angesichts der heute langen Verlaufsdauer chronischer Krankheiten notwendig. Pfle-

2

gerisches Handeln ist in den unterschiedlichen Phasen immer wieder neu auf die Situation des Betroffenen auszurichten – dabei müssen eigene pflegerische Vorstellungen zurücktreten bzw. pflegerische Ziele immer wieder mit den Zielen des Kranken abgestimmt werden.

- **Geeignete Formen der Unterstützung entwickeln.** Gefordert ist eine Unterstützung, die nicht der Expertenperspektive folgt im Sinne *„Ich weiß als Pflegefachperson, was für Sie richtig ist"*, sondern die dem chronisch Kranken bei der Bewältigung *seiner* Herausforderungen behilflich ist.
- **Den Veränderungen der Patientenrolle im Verlauf der Erkrankung mehr Beachtung schenken.** Chronisch Kranke sind – anders als Akutkranke – immer im doppeltem Einsatz: Sie müssen ihr Leben und die Krankheit meistern.

2.2 Situation der Familien

AUS DER PRAXIS

Die Situation der Familien

Familien mit chronisch Kranken müssen nicht nur die Krankheits- und Behinderungssituation ihres erkrankten Familienmitglieds bewältigen, sondern weitere hohe psychosoziale Belastungsfaktoren verarbeiten, die in einer 1:1-Versorgung vordergründig aus einer fehlenden Privatheit resultieren. Eine betroffene Ehefrau sagt: *„Mich belastet einfach diese Nichtprivatheit, das ist etwas, was man nicht abstellen kann, zu wissen, 24 Stunden Tag und Nacht haben sie jemanden in der Wohnung"* [3].

In der Studie von *René Limberger* [3] wird das Phänomen, dass die Wohnung kaum Ruhe und Rückzugsmöglichkeiten mehr bietet, als **„Leben im öffentlichen Raum"** bezeichnet. Denn nicht nur die Pflegefachpersonen sind bis zu 24 Stunden anwesend, ebenso gehört die regelmäßige Präsenz von Therapeuten, Providern und Technikern zu einem festen Bestandteil des Versorgungssystems.

Aus der **fehlenden Privatheit** resultiert, dass sich Familienmitglieder nicht mehr ausleben können, z. B. keine Konflikte austragen können. Eine Mutter drückte es so aus: Man fühlt sich schon bei dem Alltäglichen *„Wie bitte? Du hast schon den dritten Turnbeutel verloren?"* gehemmt [3]. Sich zu Ungunsten von Authentizität ständig zurücknehmen zu müssen, wird nicht nur für die eigene Persönlichkeit als Problem gesehen, sondern auch für eine gesunde Dynamik in der Familie. In manchen Fällen kann diese Situation sogar zur Trennung der Partner führen. Betroffene geben dabei immer wieder die mangelnde Privatheit als Hauptgrund an. *„Die Phase hatten wir auch, wo es schwierig war, weil man denkt erst mal an das erkrankte Kind und dann haben wir noch ein gesundes Kind und dann kommt der Haushalt und der Beruf und ganz zum Schluss sowas wie Partnerschaft und Beziehung".* [3]

WICHTIG

Die Bedeutung von Privatheit

Privatheit hat wichtige psychische Funktionen. Sie dient dem Identitätserleben, der Selbstachtung oder dem Selbstwert. Darüber hinaus ermöglicht Privatheit eine persönliche Autonomie, emotionale Entspannung oder Schutz des ICHs vor der Kritik anderer. Verwundbarkeit steht u. a. auch durch eine nicht erfolgreiche Privatheitsregulierung. [4]

Dichte im **Privatheitskonzept von I. Altmann** ist ein Zustand gestörter Privatheit oder zu viel sozialer Stimulation durch: [4]

- Die räumliche Dichte, als Maß für den pro Person verfügbaren Raum, der in erster Linie Einschränkung der Bewegungsfreiheit bedeutet.
- Die soziale Dichte stellt die Anzahl der Personen oder die Gruppengröße in den Fokus. Dichte wird in diesem Sinne als Möglichkeit einer sozialen Interaktion gesehen.
- Die interindividuellen Distanzen, die unabhängig von Raum- und Gruppengröße variieren können.

Dichte kann als Stressor gesehen werden, wobei die subjektiven und objektiven Kontrollen bzw. der Kontrollverlust das subjektive Wohlbefinden beeinflussen können. **Beengtheit** kann somit durch den Verlust der Kontrolle zwischenmenschlicher Grenzen entstehen. Damit ist die Unfähigkeit gemeint, persönliche Räume und Grenzen im sozialen Miteinander zu wahren. Diese Grenzen sind sowohl physischer als auch emotionaler Natur und helfen dabei, ein Gefühl von Sicherheit und Identität zu erhalten. Wenn diese Grenzen überschritten oder nicht respektiert werden, kann dies zu einem Gefühl der Entblößung, Überwältigung oder Beengtheit führen.

Subjektive und objektive Kontrolle

Subjektive Kontrolle bezieht sich auf das persönliche Empfinden, also der Fähigkeit, die eigene Umgebung zu beeinflussen und Entscheidungen zu treffen. Wenn

Menschen das Gefühl haben, dass sie die Kontrolle über ihre Situation verlieren — sei es durch äußere Umstände oder durch zwischenmenschliche Beziehungen — kann dies zu Stress und Unwohlsein führen. Nach R. Lazarus und S. Folkman spielt das **individuelle Bewusstsein** über die eigene Kontrolle eine entscheidende Rolle in der Stressbewältigung. Die Wahrnehmung, dass man die Situation nicht beeinflussen kann, verstärkt das Gefühl der Hilflosigkeit. [41]

Objektive Kontrolle hingegen bezieht sich auf die tatsächlichen Möglichkeiten, die jemand hat, um Einfluss auf seine Umgebung zu nehmen. In einer Umgebung, wie etwa in einer 1:1-Versorgung der außerklinischen Intensivpflege, sind die Möglichkeiten zur „Gestaltung von Raum" stark eingeschränkt. *Korpela* et al. zeigen, dass fehlende Kontrollmöglichkeiten über den physischen Raum das psychische Wohlbefinden beeinträchtigen können. Dies betrifft einerseits die Familien im Versorgungskontext, als auch Pflegende, die aufgrund der häuslichen Situation oft nur wenig Möglichkeiten zum Rückzug und zur Entspannung haben. [42]

Wang et al. zeigten 2020, dass der Verlust der Kontrolle über die Umgebung nicht nur kurzfristige Stressreaktionen hervorrufen kann, sondern auch langfristige Auswirkungen auf die psychische Gesundheit hat. Menschen, die regelmäßig in restriktiven Umgebungen leben oder arbeiten, berichten häufig von erhöhten Levels an Angstzuständen und Depressionen.

Fazit

Dichte als Stressor ist ein komplexes Phänomen, das sowohl subjektive als auch objektive Dimensionen umfasst. Der Verlust der Kontrolle über die eigene Umgebung kann zu signifikanten psychischen Belastungen führen, die sich negativ auf das Wohlbefinden auswirken.

Um diesen Stressoren entgegenzuwirken, ist es entscheidend, Strategien zu entwickeln, die den Betroffenen helfen, ein Gefühl der Kontrolle zu bewahren, sei es durch die Schaffung von Rückzugsräumen oder durch Techniken zur Stressbewältigung. Mit anderen Worten: Das Gefühl der Beengtheit entsteht dann, wenn ein gewünschtes Maß an Privatheit nicht erreichbar ist. [4, 5].

Auswirkungen von Krankheit/ Behinderung auf das Familiensystem

Für das **Familiensystem** entsteht eine völlig neue und veränderte Lebenssituation. Die **Krankheit wird zu einem Familienthema,** zu einem signifikanten Bestandteil des familiären Interaktionssystems. Das bedeutet für das gesamte Familiensystem oftmals eine Neuorganisation der Rollenverteilungen

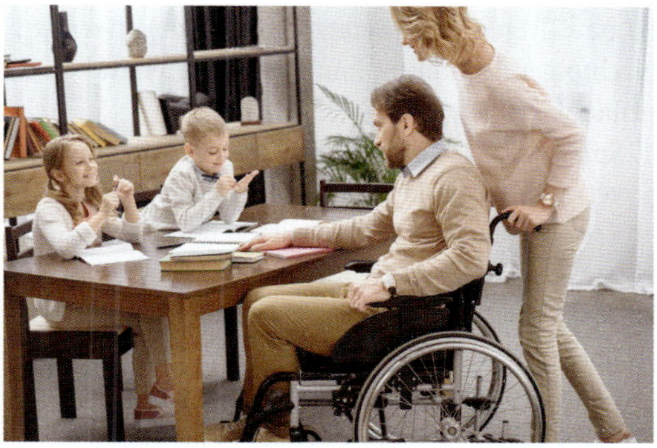

Abb. 2.2 Chronische Krankheit oder Behinderung hat immer Auswirkungen auf die ganze Familie. [J787]

(➤ Abb. 2.2). Aufgaben und Verantwortungsbereiche verändern sich nicht einfach nur, sondern gehen mit außerordentlichen psychosozialen Folgen für die Familienmitglieder einher, die auch psychisch traumatisierend wirken können [6]. Lebensbedrohliche Krankheiten können Ohnmachtsgefühle, existenzielle Ängste und Schockzustände hervorrufen, die für manche Familien nur schwer zu bewältigen sind. **Typische** beobachtbare familiäre **Interaktionen** sind: [7]

- Der Unfall oder die Krankheit bildet sich zum zentralen Aspekt der familiären Alltagskommunikation heraus, die tägliche Kommunikation wird als ein „beim Trauma stehen bleiben" erlebt.
- „Das nicht Sprechen darüber", die Sprachlosigkeit kann als Vermeidungsverhalten betroffener Angehöriger verstanden werden.
- Eine posttraumatische Übererregung, die sich in einem „schnell etwas Anderes tun" zeigt.

Resilienzfördernde Faktoren

DEFINITION

Resilienz: Toleranz eines Systems gegenüber Stressoren oder die Widerstandskraft von Systemen [8]. Resilienz ist die Fähigkeit, herausfordernde Lebenssituationen zu managen und diese als Entwicklungsaufgabe wahrzunehmen [9].

Es ist wichtiger Bestandteil einer familienorientierten Pflege, familiäre Resilienzen zu identifizieren und zu fördern, denn sie tragen zur Erhaltung und Förderung von Kompetenzen bei, um schwierige Situationen zu bewältigen oder Belastungen abzupuffern [8]. Nachfolgend sind fünf familiäre **Resilienzfaktoren** genannt: [10]

1. **Spiritualität.** Gemeinsame Glaubenssysteme vermitteln Familien ein anderes Bewusstsein für Krisen. Der Glaube, die Religion oder auch ein gewisses Maß an Spiritualität, die nicht zwangsläufig durch eine Religionszugehörigkeit geprägt sein muss, führen zu einer optimistischeren Grundhaltung und ermöglichen eine „höhere" Form des Verstehens. Darüber hinaus kann die Mitgliedschaft in einer religiösen Institution betroffene Familien durch das soziale Netzwerk unterstützen.
2. **Familienzusammenhalt.** Ein gut funktionierendes Familiensystem rückt in Krisenzeiten zusammen und die Familienmitglieder unterstützen sich gegenseitig.
3. **Flexibilität.** Flexible Familien können sich reorganisieren und gleichzeitig ein Gefühl der Kontinuität beibehalten. Die Rollen der Familienmitglieder sind stabil, wobei Rollenübernahmen möglich sind. Es stellt sich keine Hilflosigkeit ein, die optimistische Grundhaltung bleibt erhalten und durch die Rollenübernahmen pendelt sich das familiäre System auf ein neues Gleichgewicht ein.
4. **Zeit für Familie.** Gemeinsam verbrachte Zeit, z. B. gemeinsames Essen, ist ein wichtiges Stabilitätsmerkmal für das Familienleben, wobei hierbei die Kontinuität eine entscheidende Rolle spielt – auch bei hoher Zeitbelastung und reduzierter Spontanität. Ein gemeinsamer konstruktiver Umgang bzgl. der Bewältigung sämtlicher Tätigkeiten, die sich aus dem Haushalt ergeben, kann zeitliche Belastungen reduzieren. Familien sollten sich Zeiträume oder Gelegenheiten schaffen, sich auszutauschen, um essenzielle Themen zu erörtern.
5. **Routinen und Rituale.** Gemeinsam wahrgenommene Stärken, die in Familienaktivitäten eingebettet sind, festigen die Familienbeziehungen und puffern Stresssituationen ab. Routinen stehen für die Art und Weise, wie Aufgaben erledigt werden, ohne dass bewusst strategisch nachgedacht werden muss. Ein Ritual ist eine symbolische Kommunikation, die generationsübergreifend familientypisch ist.

Das bedeutet: Widerstandsfähige Familien sind nicht völlig immun gegenüber Stress und herausfordernden Situationen, sie haben aber **Schutz- und Resilienzfaktoren,** die zur Unterstützung und Gesundung der Familie betragen können. [10]

WICHTIG

Pflegende haben eine besondere Verantwortung

Ein kompetenzorientierter Zugang zu Familien durch Pflegefachpersonen kann positive Auswirkungen auf die familiären Beziehungsmuster und die Belastbarkeit von Familien haben. Pflegefachpersonen haben eine besondere Verantwortung, da sie durch die 24-Stunden-Versorgung zu einem wichtigen Kontextfaktor für die betroffenen Familien werden. Die besondere Verantwortung resultiert auch daraus, dass Pflegende im Umgang mit betroffenen Familien immer die Wahlmöglichkeit haben zwischen einem ressourcen- und resilienzorientierten oder einem problemorientierten Fokus.

2.3 Situation der Pflegenden

Pflegefachpersonen in einer 1:1-Versorgung, aber auch in spezialisierten Wohngemeinschaften übernehmen häufig 12-Stunden-Dienste und haben sehr lange Versorgungszeiträume. Sie stehen darum vor der Herausforderung, sich stärker auf den Menschen und seine Angehörigen einzulassen. Oftmals verbringen sie mehr Zeit in Patientenfamilien als in den eigenen Familien.

Chronisch Kranke erlangen durch ihre lange Krankheitsgeschichte und den damit einhergehenden Lernprozessen eine größere Unabhängigkeit vom Urteil der Professionellen. Diesen Lernprozess gilt es zu unterstützen und durch Anleitungs- und Beratungsprozesse sinnvoll und individuell zu begleiten (➤ 2.1.2).

Der **Beziehungsprozess** zwischen Pflegenden und Angehörigen hat zwei zentrale **Herausforderungen** [11]:

- Pflegende empfinden die **Grenzziehung zu den Angehörigen** oftmals als „Gratwanderung". Sie erleben Angehörige zu Beginn der Versorgung oftmals als relativ offen, persönliche Informationen werden ausgetauscht oder Pflegende z. B. zu gemeinsamen Mahlzeiten eingeladen. In der Folge ist diese entstandene Nähe häufig für Probleme

verantwortlich. Darüber hinaus stellen Pflegende immer wieder fest, dass sie als Konkurrenz zu der Eltern- oder Partnerrolle wahrgenommen werden. Es ist davon auszugehen, dass „Grenzüberschreitungen" nicht nur vonseiten der Angehörigen, sondern auch vonseiten der Pflegenden durch Regelüberschreitungen (wie Verlassen der professionellen Rolle), Anrede, persönliche Informationsweitergabe oder Geschenke stattfinden.
- Die Arbeit in der 1:1-Versorgung erfordert eine **Orientierung an den Bedürfnissen der Menschen und seiner Angehörigen.** Pflegefachpersonen erleben ihre Arbeit dann als schwierig, wenn eigene Bedürfnisse und Perspektiven zugunsten der Sichtweise von Angehörigen zurückgestellt werden müssen, z. B. bei Pflegemaßnahmen, Hygiene und Ordnung. Die Diskrepanz zwischen eigenem professionellem Anspruch und Gewohnheiten der Angehörigen und Betroffenen kann in diesen Fällen zu Auseinandersetzungen führen, die ein hohes Kommunikations- und Verhandlungsgeschick der Pflegenden einfordern. Hier steht die fachliche Kompetenz der Pflegenden manchmal dem stringenten Willen des „Hausherrn" gegenüber.

Aus **organisationspsychologischer Perspektive** lässt sich die Situation der Pflegenden im Kontext der außerklinischen Intensivpflege mit zwei Modellen charakterisieren:
- Dem Anforderungs-Kontroll-Modell
- Dem Modell der beruflichen Gratifikationskrisen.

2.3.1 Anforderungs-Kontroll-Modell

Das **Anforderungs-Kontroll-Modell** von *Robert Karasek* unterscheidet zwei Dimensionen, die Arbeitsanforderungen *(Job Demands)* und den Handlungsspielraum *(Job Control)*. Berufstätige sind dann einer erhöhten Stressbelastung ausgesetzt, wenn stets hohe Anforderungen an sie gestellt werden und zeitgleich die Kontrolle und der Entscheidungsspielraum stark reduziert ist [12, 13]. Die Stressbelastung verschärft sich, wenn der soziale Rückhalt am Arbeitsplatz als potenzieller Schutzfaktor fehlt.

Durch die Kombination der beiden Dimensionen entstehen vier Optionen, die für unterschiedliche Beanspruchungsfolgen stehen: Tätigkeiten mit einem großen Handlungsspielraum und hohen Anforderungen stehen für sog. „active jobs", die als positive Herausforderung erlebt werden, wohingegen geringe Handlungsspielräume mit hohen Anforderungen stressinduzierend, als sog. „high strain jobs" (stressreiche Arbeit) erlebt werden (➤ Abb. 2.3 a).

2.3.2 Modell der beruflichen Gratifikationskrisen

Im **Modell der beruflichen Gratifikationskrisen** nach *Johannes Siegrist* werden die vertraglichen Bedingungen der Arbeit bewertet [13]. Ausgehend von der Tatsache, dass Arbeit ein Tauschprozess ist, wird in dem Modell das berufliche Engagement den Belohnungen gegenübergestellt (➤ Abb. 2.3 b).

Bei den Verausgabungen lassen sich zwei Faktoren unterscheiden:
- Die **extrinsische Komponente,** die sich aus den Anforderungen und Verpflichtungen ergibt.
- Die **intrinsische Komponente,** die für die persönliche Verausgabungsneigung steht.

Die **Belohnungen** bestehen nicht nur aus materiellen Aspekten, wie Gehalt, sondern auch aus immateriellen Größen, wie Arbeitsplatzsicherheit, Wertschätzung.

WICHTIG

Berufliche Gratifikationskrise

Ein erlebtes **Ungleichgewicht zwischen Verausgabung und Belohnung** wird als berufliche Gratifikationskrise bezeichnet, die die Wahrscheinlichkeit von Fluktuation und Erkrankung erhöht. Dies entspricht dem Prinzip der verletzten Tauschgerechtigkeit.

Die aktuelle Forschung zeigt, dass eine solche Gratifikationskrise nicht nur das individuelle Wohlbefinden beeinträchtigt, sondern auch erhebliche Auswirkungen auf die Organisation hat. Laut einer Studie von *Demerouti* et al. führt ein Mangel an Belohnung in Relation zur geleisteten Arbeit zu erhöhten Stresslevels und einer höheren Wahrscheinlichkeit von Burnout. Diese Ergebnisse unterstützen die Hypothese, dass ein Ungleichgewicht zwischen Aufwand und Ertrag nicht nur die psychische Gesundheit der Mitarbeitenden gefährdet, sondern auch die Produktivität und Stabilität der gesamten Organisation negativ beeinflusst. [43]

Zudem betont *Siegrist,* dass die Wahrnehmung von Ungerechtigkeit am Arbeitsplatz zu einer Vielzahl von psychischen und physischen Erkrankungen führen kann, was die Notwendigkeit unterstreicht, gerechte und transparen-

2

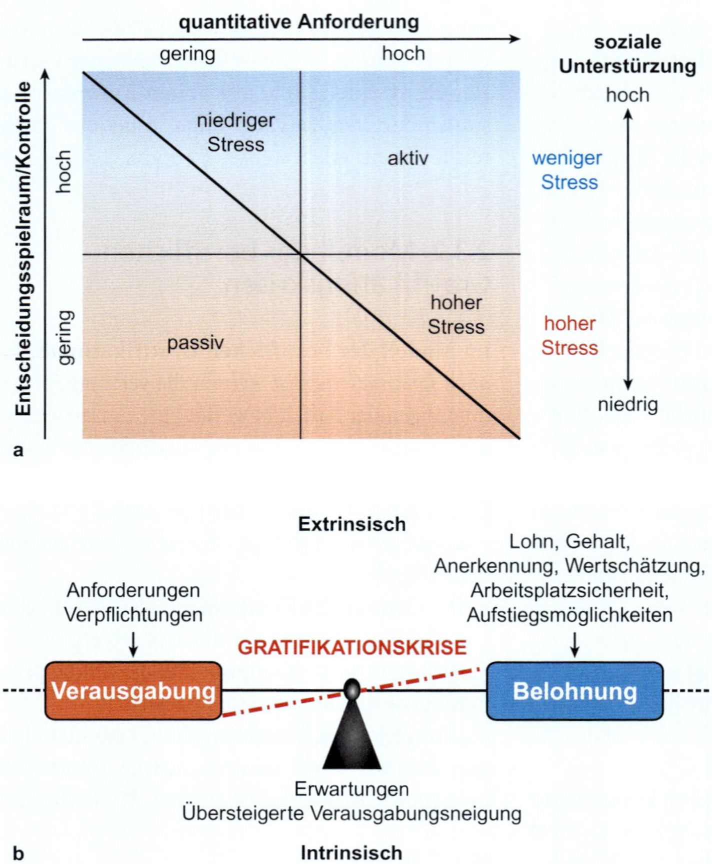

Abb. 2.3 Zwei Modelle aus organisationspsychologischer Perspektive [L126]
a) Anforderungs-Kontroll-Modell nach Karasek. Pflegefachpersonen mit wenig Entscheidungsspielraum bei gleichzeitig hohem Arbeitsanfall und geringer sozialer Unterstützung erleben ihre Arbeit als stressig.
b) Modell der beruflichen Gratifikationskrisen. Die Waage ist nicht im Gleichgewicht, wenn Pflegefachpersonen mit hohen Arbeitsplatzanforderungen nicht in ausreichender Form dafür entschädigt werden, z. B. mit Geld, Wertschätzung, Lob, Entwicklungsmöglichkeiten.

te Belohnungssysteme zu implementieren, um die Gesundheit und Zufriedenheit der Mitarbeitenden zu fördern.

Fehlende wertschätzende Rückmeldungen und Anerkennung für die geleistete pflegerische Tätigkeit werden von Pflegenden immer wieder reklamiert. Ein häufig genanntes Thema ist das fehlende Vertrauen der Angehörigen oder Eltern gegenüber den Pflegefachpersonen. So äußerte sich eine Pflegefachperson in einem Gruppeninterview wie folgt:

„Sie hat die Tendenz, uns als Pflegern ständig unsere pflegerische Kompetenz abzusprechen, obwohl sie selbst kaum Ahnung hat von Pflege. Sie hat auch wenig Ahnung von tracheotomierten Patienten. Morgens kommt dann schon ihr Lebensgefährte, um zu überwachen, dass wir das auch machen mit dem Stehbrett, denn sonst könnte es ja sein, dass wir es nicht machen."

Das Absprechen von Kompetenzen sowie die erlebte Überwachung durch den Lebensgefährten wird von der Pflegefachperson als Kontrollverlust erlebt nach dem Anforderungs-Kontroll-Modell, die fehlende Wertschätzung als berufliche Gratifikationskrise.

WICHTIG

Rolle der professionellen Pflegefachperson

Pflegefachpersonen müssen ein **Paradoxon zwischen Gast und Quasifamilienmitglied aushalten.** Sie müssen klare Grenzen in Bezug auf Raum, Beziehung, Rolle, persönliche Informationsweitergabe und Anrede ziehen. Auch wenn das Einhalten dieser Grenzen (= professionelle Distanz; meint nicht die Aufgabe von Empathie, Respekt und Wertschätzung) oftmals einer Gratwanderung gleichkommt, führen Überschreitungen fast immer zu Konflikten, die einen Wechsel des Versorgungsdienstleisters nach sich ziehen können.

2.3.3 Beziehungsprozess in der außerklinischen Intensivpflege

Die **Beziehung** zwischen Pflegefachpersonen und Familiensystem **in der außerklinischen Intensivpflege** ist oftmals durch problemzentrierte Geschichten gekennzeichnet. Beide Seiten können über Konflikte, Gefühle der Unzufriedenheit oder Enttäuschungen berichten. Es lässt sich kaum ein adäquates Pflegekonzept finden, dass den komplexen Beziehungsaufbau in einer 1:1-Versorgung umfänglich abbilden kann.

Daraus resultieren **Unsicherheiten,** die sich durch nachfolgende **Fragestellungen** charakterisieren lassen können:

- Mit welcher Grundhaltung soll der Pflegedienst eine 24-Stunden-Versorgung zu Hause übernehmen? Mit einer Grundhaltung, die einer klientenzentrierten oder familienzentrierten Perspektive entspricht?
- Wenn familienzentriert gearbeitet wird, an welchen Strukturen lässt sich dann dieser Ansatz festmachen und worin grenzt sich dieser von einer klientenzentrierten Sicht ab?
- Welche Regeln des kommunikativen Umgangs mit den Menschen, wie z. B. die Anrede, sollten für Pflegende verbindlich geregelt sein?

WICHTIG

Fortbildung und Reflexion notwendig

Eine **systemisch-familienzentrierte Perspektive** (➤ 2.4) setzt eine entsprechende Qualifikation der Pflegenden und strukturelle Rahmenbedingungen voraus, die sich in Form von dauerhaften Angeboten zur Psychohygiene, wie Supervisionen und regelmäßigen kollegialen Beratungen, zeigt. Das ermöglicht den Pflegefachpersonen, eigene Copingstrategien zu entwickeln, um mit den komplexen Herausforderungen des Versorgungskontextes umzugehen. Schwierige Zusammenhänge können reflektiert und das Verständnis für den Menschen und die Angehörigen gefördert werden. Ein familienzentrierter Ansatz ist mehr als ein bloßes Lippenbekenntnis im Leitbild. Pflegefachpersonen sind in den Grundsätzen einer familienzentrierten Pflege und in den besonderen Methoden der Gesprächsführung zu schulen.

Die Zielsetzung besteht in einer wertschätzenden, wertneutralen sowie einer ressourcen- und lösungsorientierten Haltung gegenüber den Menschen und seines Familienkontextes.

Nur unter diesen Vorbedingungen lässt sich ein Beziehungsprozess zwischen Pflegenden und chronisch erkrankten Menschen und ihren Familien nachhaltig und human gestalten.

Für Pflegefachpersonen in der außerklinischen Intensivpflege in Deutschland stellen Supervisionsangebote und Maßnahmen zur Psychohygiene jedoch eine völlige Rarität dar, obwohl ihnen oftmals das Maximale an psychosozialer Kompetenz abverlangt wird. Hierzu ist kritisch anzumerken, dass viele Anbieter im Heimbeatmungssektor vordergründig unter der Doktrin der maximalen Gewinnorientierung stehen und deshalb eine wertschätzende Mitarbeiterpflege, die sich u. a. durch Supervisionsangebote kennzeichnen könnte, meistens zweitrangig bleibt.

2.3.4 Konfliktprävention als pflegerische Kompetenz

DEFINITION

Ambiguitätstoleranz: Fähigkeit, andere Meinungen und Sichtweisen anzuerkennen, zu akzeptieren und zu ertragen.

Angehörige fordern als wichtige pflegerische Grundhaltung immer wieder eine hohe **Ambiguitätstoleranz,** die für eine wertschätzende und anerkennende Kommunikation steht und das unabhängig von der eigenen Wertorientierung [14]. Eine solche Grundhaltung setzt mindestens voraus, alltägliche Gewohnheiten und Lebensstile von Familien und Angehörigen nicht zu kommentieren und zu bewerten. Aus einer **professionellen Haltung** heraus sollen Pflegende im Umgang mit den Angehörigen und der Familie in der Lage sein, zuzuhören und Anteil zu nehmen, ohne Ratschläge zu erteilen. In dieser **Sozialkompetenz** erleben die Pflegenden dann *„direkt und sehr konkret die Spiegelung der Gefühle der Familienmitglieder in der neuen und meist ungewohnten Situation“* [14] und sind sich dabei der eigenen Grenzen bewusst.

AUS DER PRAXIS

Eine konkrete Supervisionssitzung

Die **Situation:** Das Pflegeteam beschreibt sich als täglich im Konfliktfeld stehend zwischen Vater und Mutter des versorgten 30-jährigen Sohns. Darüber hinaus gibt es eine hohe Erwartungshaltung gegenüber der Mutter, den Sohn doch endlich einmal loszulassen und sich aus dem Pflegeprozess etwas mehr herauszunehmen. Das Team hat den Eindruck, dass die Mutter den Pflegenden zu wenig Vertrauen entgegenbringt und dabei deren Handlungsspiel-

raum unnötig einschränkt. Dabei haben die Pflegenden einen wohlwollenden Blick für die Mutter: denn, „wenn sie sich etwas mehr Zeit für sich nehmen würde, wäre das für ihre eigene Gesundheit nur zuträglich."
Die **Supervisionsperspektive** zeigt, dass das Team durch Erwartungen und Forderungen, insbesondere der Mutter gegenüber, zu zentriert im Familiensystem steht (➤ Abb. 2.4). Die Pflegenden reflektieren während der Supervision: Es wäre eine wünschenswerte Position, beiden Elternteilen allparteilich und wertneutral zu begegnen. Aus dieser Reflektion heraus, ergibt sich dann die Zielperspektive (➤ Abb. 2.5). Daran anknüpfend wird überlegt, welche Auswirkungen ein distanzierteres Verhältnis auf den Versorgungskontext hätte. Es geht also z. B. um die eigene Erwartungshaltung gegenüber der Mutter und das erlebte Verhalten der Mutter gegenüber dem Sohn und dem Pflegeteam.
In der konkreten Supervisionsarbeit gilt es, einen Blick für die Ressourcen der Familie zu öffnen und diese mit der Expertise der Pflegenden in eine gewinnbringende Zusammenarbeit zu führen. Basis für einen guten Kontrakt mit der Familie ist eine allparteiliche und neutrale Haltung (siehe „systemische Haltung" unten) der Pflegenden, trotz der beschriebenen herausfordernden Verhaltensweisen der Mutter und anderer Familienmitglieder.
Maßnahmenplanung und Auswertung: Das Team diskutiert konkrete Veränderungsschritte und plant anschließend einzelne Veränderungen. Damit das Team insgesamt eine gesunde Distanz zum Familiensystem gewinnen kann, ist es notwendig, dass sich jeder einzelne Mitarbeitende aus den Konfliktsituationen der Eltern heraushält. Hierfür übt das Team passende Gesprächsmethoden, z. B. aktives Zuhören. Ziel ist es, die Mutter in den Pflegeprozess einzubeziehen. Dafür werden Familiengespräche geplant, die die Teamleitung in regelmäßigen Abständen mit den Eltern führen soll. So können gemeinsame Pflegeziele festgelegt und sonstige Themen besprochen werden. Es wird vereinbart, sich einmal im Monat im Team zu treffen,

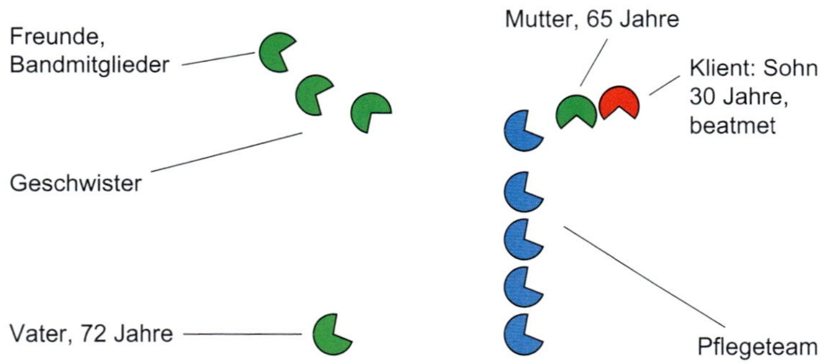

Abb. 2.4 Ausgangssituation einer konkreten Versorgungssituation, dargestellt vom Pflegeteam [L143]

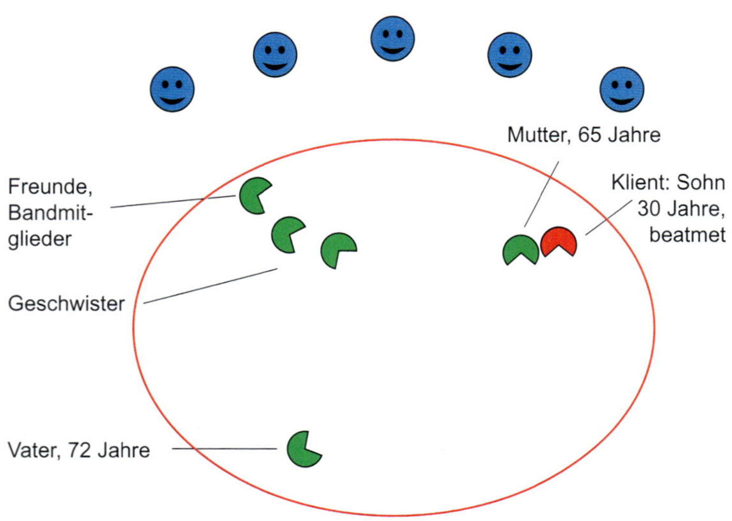

Abb. 2.5 Zielperspektive der Versorgungssituation [L143]

um die Maßnahmen zu evaluieren und Erfahrungen auszutauschen.
Ergebnis: Nach einem ½ Jahr wertet das Team den Veränderungsprozess in einer erneuten Supervisionssitzung aus. Durch die beschriebenen Maßnahmen besteht wieder eine gute Vertrauensbasis, die positive Auswirkungen auf die Beziehungsgestaltung zwischen den Pflegenden und der Familie hat. Die Pflegenden nehmen das Familiensystem, insbesondere die Mutter, ressourcenorientierter wahr. Das regelmäßig durchgeführte Familiengespräch trägt zur Transparenz pflegerischer Behandlungen bei. Durch diese Transparenz kann Sicherheit und eine partnerschaftliche sowie kooperative Beziehung hergestellt werden [15]. Transparenz gehört zur Ethik jeglicher pflegerischen Behandlungsmaßnahmen, ist aber auch *„selbstverständlicher Kern systemischen Handelns, das darauf abzielt, Klienten zu unterstützen und ihre Selbstwirksamkeit zu erweitern."* [15]

Konfliktprävention durch systemische Haltung

Die nachfolgend beschriebenen **systemischen Haltungen** können Konflikten vorbeugen.

Bei einer **neutralen Haltung** geht es darum, Anliegen und Sorgen mit Hellhörigkeit wahrzunehmen und mit **wohlwollendem Interesse** nachzufragen. Eine neutrale Haltung fördert eine eigene produktive innere Distanz und ermöglicht den Blick auf das „Dazwischen" zu richten [17]. Daraus ergibt sich eine gelassene und wohlwollende Neugier gegenüber allen Personen im System, ihren Sichtweisen, Erklärungen und Problemen.

Eng verbunden mit diesem Ansatz ist die **Allparteilichkeit,** die es Pflegefachpersonen ermöglicht, sich empathisch in jedes Familienmitglied hineinzuversetzen und die Ressourcen sowie Potenziale aller Familienmitglieder zu erkennen. Für Pflegefachpersonen bedeutet dies, dass sie sich außerhalb des Familiensystems positionieren (➤ Abb. 2.5). Sie lassen sich nicht in Familiengeschichten oder Konflikte hineinziehen und betrachten sich in erster Linie als Teil ihres professionellen Teams, nicht als Mitglied der Familie. Durch diese **gesunde Distanz** können sie allen Familienmitgliedern wertfrei begegnen und sie gezielt in den Pflegeprozess einbeziehen.

Ein zusätzliches Argument für die Allparteilichkeit ist, dass sie dazu beiträgt, ein ausgewogenes Verständnis für die unterschiedlichen Perspektiven innerhalb der Familie zu entwickeln. Wenn Pflegefachpersonen neutral bleiben, können sie Konflikte besser identifizieren und ansprechen, ohne eine Seite zu bevorzugen. Dies fördert eine konstruktive Kommunikation und hilft dabei, Lösungen zu finden, die für alle Familienmitglieder akzeptabel sind.

Ein **Beispiel** hierfür könnte eine Situation sein, in der Sohn und Tochter unterschiedliche Ansichten über den Pflegebedarf ihrer an ALS erkrankten Mutter haben. Eine allparteiliche Pflegefachperson kann sich beide Perspektiven anhören, die Anliegen beider ernst nehmen und dann gemeinsam mit den Kindern der Betroffenen nach einem Kompromiss suchen, der die Bedürfnisse beider Seiten berücksichtigt.

WICHTIG

Neutralität und Allparteilichkeit stärken das Vertrauen

Neutralität und Allparteilichkeit von Seiten der Pflegenden gegenüber der Familie stärken das Vertrauen zwischen Pflegefachpersonen und Familienmitgliedern. Wenn Betroffene und Angehörige das Gefühl haben, dass ihre Sichtweisen und Gefühle wertgeschätzt werden, sind sie eher bereit, aktiv am Pflegeprozess teilzunehmen. Dies kann zu einer höheren Compliance und besseren Therapieergebnissen führen, da sich die Familienmitglieder in den Entscheidungsprozess eingebunden fühlen und sich somit stärker mit den vereinbarten Maßnahmen identifizieren.

Freundliche, bejahende Umwelten können zur Förderung der Bewältigungsstrategien beitragen. Neben praktischen Erfahrungen profitieren betroffene Familien durch Etablieren eines Kontextes, der *„sozialen Rückhalt und das Gefühl bietet, von anderen in ihrer persönlichen Situation und ihrer besonderen Geschichte mit der Behinderung verstanden zu werden"* [17]. Für das Etablieren dieses Kontextes steht die Pflege in der außerklinischen Intensivversorgung in einer besonderen Verantwortung.

WICHTIG

Was ist wahr?

Wenn Pflegende mit den betroffenen Familien in Kontakt treten, stehen sie immer vor der Entscheidung, auf welche **Wirklichkeitsbeschreibung des Familiensystems** sie sich einlassen. Es geht hierbei nicht um die Frage, welche Beschreibung von Person und Familie richtig oder falsch ist, sondern auf welche Sichtweisen sich der Pflegende einlässt, um eine nützlichkeitsorientierte Beziehung zum Familiensystem aufzubauen.

2

2.3.5 Förderung der Teamresilienz

Teamresilienz bezeichnet die Fähigkeit eines Teams, sich an Herausforderungen und Krisen anzupassen, diese erfolgreich zu bewältigen und gestärkt aus schwierigen Situationen hervorzugehen. In dynamischen und oft stressigen Arbeitsumfeldern, wie der außerklinischen Intensivpflege, ist Teamresilienz besonders wichtig.

Das *Teamresilienzmodell von Sharma und Sharma* (2016) identifiziert mehrere Schlüsselfaktoren, die zur Resilienz von Teams beitragen, und hebt insbesondere die Bedeutung von Stressbewältigung und Vertrauen hervor. [44]

Ein **resilientes Team** zeichnet sich durch die Fähigkeit aus, nicht nur Stressfaktoren zu erkennen, sondern auch, gemeinsame Bewältigungsstrategien zu entwickeln. Dies geschieht durch effektive Kommunikation, gegenseitige Unterstützung und das Teilen von Bewältigungsstrategien.

Das **gegenseitige Vertrauen** spielt eine wichtige Rolle – es bildet die Grundlage für eine offene und ehrliche Kommunikation, die notwendig ist, um Herausforderungen gemeinsam zu bewältigen. Teams, die ein hohes Maß an Vertrauen aufweisen, sind besser in der Lage, mit Stress umzugehen, weil sie sich aufeinander verlassen können und wissen, dass sie in herausfordernden Situationen nicht allein sind.

Darüber hinaus fördert eine **positive Fehlerkultur,** die auf Vertrauen basiert, das Lernen aus Rückschlägen. Teams, die aus Fehlern lernen, entwickeln eine höhere Resilienz, da sie sich nicht von Misserfolgen entmutigen lassen, sondern diese als Chancen zur Verbesserung betrachten.

Die „Genug-Haltung" und Vertrauen als resiliente Teamkultur

Vertrauen bildet das Fundament jeder Zusammenarbeit. [45]

Ein zentraler Aspekt, der mit Vertrauen einhergeht, ist die **Verletzlichkeit,** die *„Ungewissheit, Risikobereitschaft und emotionale Exposition"*. Viele Menschen empfinden Verletzlichkeit als unangenehm, da sie oft gelernt haben, Stärke zu zeigen. Dennoch ist die Bereitschaft, verletzlich zu sein, essenziell für zahlreiche menschliche Emotionen wie Liebe, Zugehörigkeit, Mut und Freude. [46]

In einem Team bedeutet Vertrauen, sich gegenüber den Kollegen auch verletzlich zeigen zu dürfen. Es erfordert den Mut, die eigene Maske abzulegen und authentisch zu sein. Aussagen wie „Ich bin gut genug" (Selbstwert versus Scham), „Ich habe genug" (Grenzen ziehen versus Vergleichen) und „Ich gehe Risiken ein und zeige mich, wie ich bin – und das ist genug" (Engagement versus Rückzug) sind hierbei entscheidend.

Ein Vertrauen, das auf Verletzlichkeit beruht, setzt jedoch ein sicheres Umfeld voraus, in dem es möglich ist,

- Emotionen auszudrücken,
- Fragen zu stellen und
- Unterstützung zu suchen, ohne Angst vor negativen Konsequenzen zu haben.

In diesem Zusammenhang spricht man auch von **psychologischer Sicherheit** oder einem **sicheren Raum.** [46], [47]. Wenn dieser sichere Raum beeinträchtigt wird, ist es wichtig, dies anzusprechen – sei es durch die Führungskraft oder vorzugsweise durch die Teammitglieder selbst. Die Sorge um den eigenen Status oder die Beziehungen zu anderen Teammitgliedern ist oft der Hauptgrund, warum Teams Schwierigkeiten haben, offen zu kommunizieren oder aus Fehlern zu lernen. [48]

WICHTIG

Teamresilienz als Führungsaufgabe

Führungspersonen haben die Aufgabe und die Möglichkeit, ein sicheres Umfeld zu schaffen, in dem Vertrauen und Stressbewältigung gefördert werden. Denn durch unterstützendes Verhalten und einen Führungsstil, der psychologische Sicherheit bietet, werden Teammitglieder ermutigt, offen über ihre Erfahrungen zu sprechen und sich gegenseitig zu unterstützen.

Die Förderung von Teamresilienz ist eine zentrale Verantwortung des Pflegedienstes, da resiliente Teams entscheidend für die Qualität der Patientenversorgung sind. Um dies zu erreichen, ist es unerlässlich, Führungspersonen gezielt zu schulen, damit sie die notwendigen Fähigkeiten zur Unterstützung und Stärkung ihrer Teams entwickeln.

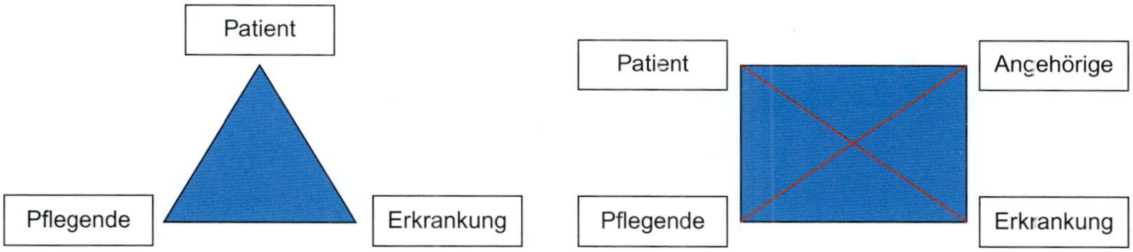

Abb. 2.6 Klassischer und familienzentrierter Ansatz [L143]
Links: Klassisches Betreuungsdreieck. **Rechts:** Betreuungsviereck im familienzentrierten Ansatz.

2.4 Grundlagen der familienzentrierten Pflege

Als **Grundlagen einer familienzentrierten Pflege** in der außerklinischen Intensivpflege können dienen:

- Pflegemodelle aus dem angloamerikanischen Raum, z. B. das *Calgary-Modell* [18]
- Methoden der systemischen Familienmedizin [19]
- Interventionen der systemischen Beratung [16].

WICHTIG

Familie ist bedeutend für kranken Menschen

Das Einbeziehen von Familienangehörigen in den Versorgungsprozess kann einen signifikant positiven Effekt auf die körperliche und seelische Gesundheit sowohl der Betroffenen als auch der Familienangehörigen haben. [20] Im *Ethikkodex der ICN (engl.: International Council of Nurses)* ist verankert, dass Pflegende nicht nur den Betroffenen, sondern die ganze Familie im Blick haben sollen. Angehörigenbetreuung ist nicht nur Mittel zum Zweck für die Genesung des Menschen, sondern die Angehörigen sind selbst auch immer Pflegeempfänger [21]. Ein Familienmitglied ist niemals nur allein krank.

In einem familienzentrierten, systemischen Ansatz wird die traditionelle Sicht auf den Menschen und seiner Erkrankung durch das gezielte Einbeziehen der Angehörigen und Familien erweitert (➤ Abb. 2.6).

Die chronische Erkrankung eines Familienmitglieds betrifft immer die Familie als Ganzes, die Krankheit rückt in den Mittelpunkt des Lebens einer Familie. Familienmitglieder können einen positiven Einfluss auf den Gesundheitszustand des Erkrankten haben [18], sowie als wichtigste Unterstützungspersonen im Versorgungsprozess mitwirken [19]. Der familienzentrierte Ansatz berücksichtigt deshalb das Unterstützungspotenzial betroffener Angehöriger für den Pflege- und Versorgungsprozess, trägt andererseits aber auch besonderen psychosozialen Bedürfnissen der Familie Rechnung.

WICHTIG

Familienzentrierter Pflegeprozess

Die professionellen Dienstleister sowie die Familie oder relevante Angehörige des Erkrankten gestalten zusammen den Pflege- und Versorgungsprozess. Nicht nur der Mensch, sondern das gesamte Familiensystem rückt in das Zentrum des Versorgungsprozesses.

Hierzu werden im *familienzentrierten Pflegemodell von Lorrain M. Wright und Maureen Leahey* [18] Rahmenbedingungen und Interventionsmethoden genutzt, die sich aus den langjährigen Erfahrungen der Familientherapie begründen.

Der Pflegedienst strukturiert den Pflegeprozess durch nachfolgende **systemische Kernkonzepte:**

- Das **Geno- und Ökogramm** (➤ 2.4.1): Es unterstützt den Beziehungsaufbau zum Familiensystem und beginnt bereits mit dem Gespräch in der Klinik. Die verantwortliche Pflegefachperson verschafft sich einen ersten Überblick über die Besonderheiten und Ressourcen des Familiensystems.
- Die grundsätzliche **Haltung der Wertschätzung und Allparteilichkeit** leben alle Pflegenden im Team. Hierfür finden, gerade zu Beginn einer Versorgung, häufige Teambesprechungen statt. Der Teamentwicklungsprozess wird durch Reflexionsarbeiten gezielt geführt. Hierzu empfiehlt sich gerade zu Beginn eine Supervisionssitzung. Nur durch achtsamen Umgang mit den Sprachspielen und Kategorienbildungen der

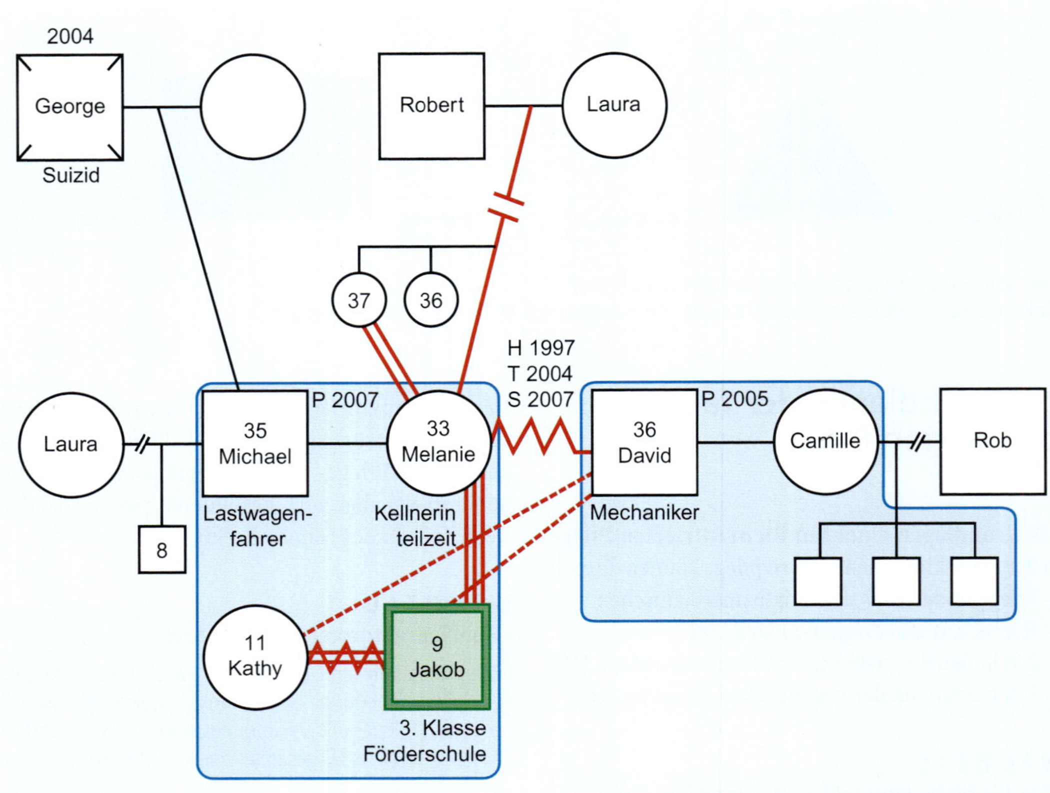

Abb. 2.7 Genogramm von Jakob, einem 9-jährigen Jungen mit spinaler Muskelatrophie. Die Eltern Melanie und David sind geschieden und beschreiben ihre Beziehung als konfliktreich (Zackenlinie). Melanie lebt mit Jakob, seiner Schwester Kathy und dem neuen Lebensgefährten Michael in einer Wohnung (blaue Linie). Der Vater hat ebenfalls eine neue Lebensgefährtin. Die Geschwister beschreiben ihre Beziehung als eng (Doppellinie) und trotzdem streiten sie häufig. Melanie und Jakob sagen beide, dass sie eine sehr enge Beziehung haben. Der Vater David beschreibt die Beziehung zu seinen Kindern als distanziert, er sieht sie nur einmal im Monat (gestrichelte Linie). Die Großeltern mütterlicherseits haben seit vielen Jahren keinen Kontakt mehr mit ihrer Tochter und den Enkelkindern (unterbrochene Linie). Dafür hat Melanie eine enge Beziehung zu ihrer ältesten Schwester, die sie oft auch ganz praktisch unterstützt. [L143]

Teammitglieder lässt sich ein wertfreier und ressourcenorientierter Blick für das Familiensystem leben.

- In **Familiengesprächen** (➤ 2.4.2) finden die Bedürfnisse, Sorgen und Nöte der Familie Gehör, Unsicherheiten können reduziert und Missverständnisse ausgesprochen werden. So lassen sich ganz unterschiedliche Themen zwischen Pflegenden und der Familie strukturieren und kanalisieren. In den Gesprächen kommen die Methoden der lösungs- und ressourcenorientierten Beratung (➤ 2.4.2) zum Einsatz.
- Regelmäßige **Teambesprechungen** finden in Form von Fallbesprechungen statt, als Methode dient hier das Konzept der kollegialen Beratung. Dadurch lernen die Pflegenden sich wertfrei mit unterschiedlichen Lösungsansätzen auseinanderzusetzen, hypothesengeleitet und multiperspektivisch zu denken und so von schnellen Urteilsbildungen Abstand zu gewinnen und Vorverurteilungen zu vermeiden.

2.4.1 Genogramm

Ein **Genogramm** (➤ Abb. 2.7) kann komplexe Familienstrukturen, Beziehungen und Grenzen sichtbar machen (➤ Abb. 2.8). Ausgehend vom Menschen kann es bis zu drei Generationen umfassen. Die gemeinsam im Haushalt lebenden Personen können

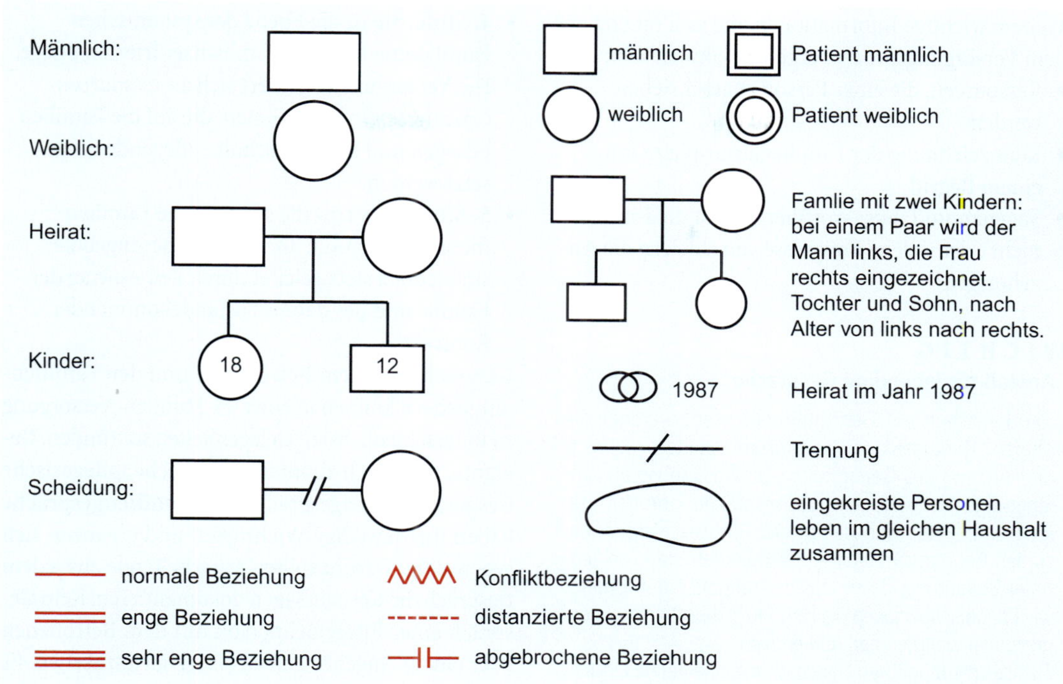

Abb. 2.8 Symbole in der Genogrammarbeit [L143]

zusätzlich betrachtet werden. Das Genogramm gibt eine Grundstruktur für das Erstgespräch vor und ist wichtiges Instrument in der Überleitung. Dabei bekommt der Pflegedienst einen sachlichen Einblick zu folgenden **Fragestellungen:**

- In welchem sozialen und familiären Kontext ist der Mensch eingebettet?
- Welche familiären Ressourcen können für einen zielführenden Pflegeprozess genutzt werden?

Weitere **wichtige Familienfaktoren** werden ergänzend in das Genogramm eingetragen:

- Name, Vorname
- Geburtsjahr bzw. Alter
- Evtl. Todesdaten von Familienmitgliedern.

Des Weiteren kann das Assessment berücksichtigen:

- Angaben zur generationalen Struktur der Familie
- Wesentliche Lebensereignisse der Familie
- Beschreibung der Familienbeziehungen
- Angaben zu Krankheiten, auch genetischen
- Evtl. Angaben zu den Gesundheitsüberzeugungen und dem Krankheitsverhalten der Familie
- Evtl. Angaben zum Umgang mit Stress, sozialen Belastungen, Schmerz und Verlust in der Familie oder Konfliktstrukturen.

Darüber hinaus können auch sogenannte **weiche Informationen** durch z. B. folgende Fragen erhoben werden:

- Wie gelingt es, Privatheit aufrechtzuerhalten und wo können die Pflegenden Unterstützung anbieten?
- Was für Veränderungen hat es im Alltagsleben gegeben?
- Was hilft, mit der Krankheit und ihren Folgen fertig zu werden?
- Was für Veränderungen haben in der Partnerschaft und Familie stattgefunden, um sich auf die Krankheit einzustellen?

Durch das Erstellen eines Genogramms mit dem Menschen und/oder eines oder mehrerer Angehörigen kann auch deutlich werden, welchen Umgang mit Krankheit oder Behinderung die Familie zeigt. Dabei kann es um tradierte Grundüberzeugungen im Zusammenhang mit Krankheit und Gesundheit gehen, die sich über Generationen ausgebildet hat. [19]

Weitere wichtige Informationen, die sich oft erst aus dem Versorgungsprozess ergeben, können sein: [16]

- Ressourcen, die einer Person zugeschrieben werden
- Kennzeichnung der Familienatmosphäre mit einem Begriff
- Sogenannte Tabus: Worüber spricht die Familie nicht oder welche Ereignisse verschleiern die Angehörigen?

WICHTIG

Anstoß für lebendige Gespräche

Bei der Arbeit mit Genogrammen steht weniger die „harte" Diagnostik im Vordergrund, sondern vielmehr die Nutzung des Genogramms als Ausgangspunkt für lebendige Diskussionen und Gespräche innerhalb der jeweiligen Versorgungssituation. Die Geschichten, die zu den Genogrammdaten erzählt werden, sind von zentraler Bedeutung, da sie das Verständnis dafür fördern, wie Pflegefachpersonen die Familien in ihren Versorgungsprozessen wahrnehmen und erleben.

Zusätzlich ermöglichen Genogramme eine tiefere Einsicht in die familiären Dynamiken und Beziehungen, wodurch Pflegende ein umfassenderes Bild von den Herausforderungen und Ressourcen der Familien erhalten. Diese visuelle Darstellung der familiären Strukturen fördert nicht nur die Kommunikation zwischen den Beteiligten, sondern unterstützt auch die Identifikation von Mustern, die das Verhalten und die Bedürfnisse der Familienmitglieder beeinflussen. [16]

2.4.2 Pflegerische Familiengespräche

Familienbezogene Arbeit kann in verschiedenen Stufen stattfinden: [6]

- **1. Stufe.** Die Familie ist kaum einbezogen, die gesamte Behandlung bezieht sich auf den Betroffenen. Biopsychosoziale Wechselwirkungen werden kaum beachtet, Lösungen werden vorgegeben.
- **2. Stufe.** Die Familie wird als Bezugssystem gesehen und zu medizinischen Sachinformationen beraten.
- **3. Stufe.** Die Familie wird ermuntert, Gefühle zum Krankheitsgeschehen zu äußern, familiäre Beziehungsdynamiken und Muster werden berücksichtigt, familiäre Bewältigungsprozesse unterstützt.
- **4. Stufe.** Sie ist die Ebene der systemischen Familienmedizin und familienzentrierten Pflege. Die Versorgung orientiert sich an ressourcenorientierten Interventionen, die auf die Familien bezogen und durch geschulte Pflegende umgesetzt werden.
- **5. Stufe.** Hier tritt die systemische Familientherapie in Aktion: Therapeutische Angebote sind jedoch stets geleitet durch den Auftrag der Familie und des daraus zustandekommenden Kontrakts.

Gespräche mit dem Betroffenen und den Familienmitgliedern können in einer 24-Stunden-Versorgung zu unterschiedlichsten Gelegenheiten stattfinden. Geplante, aber auch spontane Gespräche, pflegerische Gespräche, Einzelgespräche und **Familiengespräche** haben ihre jeweilige Wichtigkeit und ergänzen sich gegenseitig. Darum sollten Mitarbeitende aus jedem Gespräch die Kernaussagen dokumentieren. Kein Gespräch einer Pflegefachperson mit dem Betroffenen oder einem Angehörigen ist als trivial anzusehen. Es muss stets den Charakter von Zweckgerichtetheit und zeitlicher Begrenzung haben. [22]

Gespräche sind **bedeutsame Interventionen** [4] und geben den Pflegenden die Möglichkeit, den familiären Kontext nicht nur zu verstehen, sondern auch die häuslichen Besonderheiten zu berücksichtigen. Sogenannte Mehrpersonengespräche stellen immer eine gute Möglichkeit dar, neben den somatischen und medikamentösen Themengebieten, psychosoziale Anliegen wie Wünsche, Ängste, Stärken oder Ressourcen und Unterstützungsbedarfe zu erörtern. Bei *Limberger* [3] finden sich Erzählungen von Familien, bei denen regelmäßige Familiengespräche durchgeführt werden und die diese als eine **besondere Form der psychosozialen Unterstützung** wahrnehmen: *„Man braucht jemanden, bei dem man das Gefühl hat, dass das was man erzählt auch irgendwie verstanden wird und das tut mir dann gut, auch einfach mal erzählen zu können."*

Diese Pflegenden werden auch als „Mittler" zwischen Team und Familie verstanden, die die Themen der Pflegenden und der Angehörigen bündeln und kanalisieren: *„Die hat so einen Blick auf uns, also auf alles, was damit zusammenhängt, sei es unsere Tochter, ihre älteren Geschwister oder was so im Umfeld noch dazugehört. Und ich glaube, dass ich das für mich gut annehmen kann."*

WICHTIG

Psychosoziale Unterstützung fördert positive Emotionen

Psychosoziale Unterstützung, z. B. durch wertschätzende und anteilnehmende Gespräche, fördert die Erzeugung von positiven Emotionen. Mit diesen kann sich die Wahrnehmung bei den Betroffenen erweitern und Ressourcen können aufgebaut werden, insgesamt verändert sich die Sicht auf die Welt. Flexibilität, Resilienz und Kreativität sind weitere positive Konsequenzen einer erweiterten Wahrnehmung durch positive Gefühle. [23]

Allerdings werden Familiengespräche im klinischen und außerklinischen Sektor kaum als strukturiertes Angebot erlebt. Ein Grund hierfür mag in den hierfür fehlenden Qualifikationen der Pflegefachpersonen liegen. [3]

Grundhaltung in allen Gesprächen, „Beratungshaltung und Empowerment"

Für eine Pflegefachperson die (Beratungs-)Gespräche durchführt, gelten diese **Grundhaltungen:** [16]

- **Allparteilich** (➤ 2.3.4). Ich bin mir meiner eigenen „inneren Landkarte", also meiner Werte, Vorstellungen, Erfahrungen und Ansichten bewusst, toleriere und anerkenne die „inneren Landkarten" der Anderen.
- **Neutral** (➤ 2.3.4). Ich bewerte nicht den Anderen, seine Deutungen von Wirklichkeit, Problemen, Lösungsversuchen.
- **Neugierig.** Ich bin neugierig auf das Familiensystem, z. B. wie verhalten sich die Systemmitglieder, wie wird kommuniziert und Wirklichkeit gedeutet?
- **Wertschätzend.** Ich wertschätze, was das Familiensystem bisher an Lösungsversuchen unternommen hat.
- **Ressourcenorientiert statt defizitorientiert.** Ich sehe die Ressourcen des Familiensystems und nicht die Defizite. Jedes System verfügt über alle Fähigkeiten und Kräfte, die eigenen Probleme zu lösen.
- **Lösungsorientiert statt problemfixiert.** Ich unterstütze bei der Lösungssuche, z. B. durch Fragen nach Ausnahmen vom Problem, erste Schritte in Richtung gemeinsamer Lösungsbearbeitung.
- **Kundenorientiert.** Der Betroffene, die Familie, der Schüler und neue Mitarbeitende sind „Kunden", im Sinne von „kundig sein": Der Kundige weiß am besten, was für ihn bereits hilfreich war.

DEFINITION

Empowerment: Selbstermächtigung in akuten und chronischen Situationen. Konzept, das im Rahmen der Positiven Psychologie beschrieben und diskutiert wird.

Durch das Prinzip der Selbstermächtigung bietet das Konzept des **Empowerments** Pflegefachpersonen das nötige Rüstzeug, um mit Herausforderungen gesünder umgehen zu können. Zudem werden sie auch in die Lage versetzt, Betroffene und Angehörige besser zu unterstützen. Drei wesentliche Phasen lassen sich in das Konzept des Empowerments integrieren:

1. Das Herausarbeiten von Schlüsselkonzepten und Identifikation elementarer Schutzfaktoren
2. Das Herausarbeiten von Kontextfaktoren, sowie die Darstellung interagierender Prozesse
3. Die Maßnahmenplanung zur Förderung der Resilienz, durch gezieltes Empowerment.

Dabei ist die **Kohärenz** als die zentrale Qualität der Resilienz zu verstehen. Daraus folgt, dass in empowernden Interventionen der Fokus auf die Stärkung des **Kohärenzgefühls** (Verstehbarkeit, Sinnhaftigkeit, Handhabbarkeit) zu lenken ist. [24], [25], [26], [27]

Ein Schlüsselkonzept für das Empowerment ist die positive Resonanz, die von *Barbara Fredrickson* als eine wesentliche Grundlage menschlicher Beziehungsfähigkeiten gewertet wird. Die Sichtweisen anderer Personen werden leichter mit einbezogen, wenn Menschen positive Emotionen erleben und diese auch zulassen [23].

Das Herausarbeiten von Kontextfaktoren, sowie das Darstellen interagierender Prozesse, als die zweite erwähnte Phase im Konzept des Empowerments lässt sich auf die bereits erwähnte Notwendigkeit von Supervisionsangeboten für Pflegefachpersonen beziehen. Positive Emotionen fördern in der Interaktion das gegenseitige Interesse und die Fürsorglichkeit. Nach *Fredrickson* zeigt sich dies in Interaktion mit einer gesteigerten Synchronizität. Dabei ist insbesondere eine Gesprächsmethode hervorzuheben, die Methode des achtsamen Zuhörens, die auch von einer interviewten Angehörigen direkt angesprochen wurde (s. unten).

Methode des Zuhörens

Einen hohen Stellenwert in einem (Beratungs-) Gespräch hat die Kunst des **Zuhörens.** *„Mitzuteilen, was es bedeutet, in seiner eigenen, abgeschlossenen Erfahrungswelt zu leben, zumal wenn dies die Welt der Krankheit ist, ist ein großes Bedürfnis in menschlichen Beziehungen“* [18]. Wenn Pflegende sich wertfrei Krankengeschichten anhören, dann entspricht das nicht nur einer Kunst des Zuhörens, sondern ist vor allen Dingen auch eine ethische Praxis.

Eine betroffene Ehefrau resümierte im Anschluss eines Interviews auf die Frage, wie sie die außerklinische Intensivpflege erlebt: *„Das ist doch eine Haltung, die man haben muss. Aber ich erlebe immer wieder eine wertende und bewertende Haltung bei den Pflegenden. Das finde ich so schade. Wie kann man wertschätzend, anerkennend arbeiten und auch kommunizieren, egal welchen Wert ich selber habe? Das ist doch mein Job, das ist mein Anspruch an meinem Job und ich finde, das macht doch mehr Freude, die Leute dort abzuholen, wo sie sind.“* [3]

WICHTIG

Wertvolle therapeutische Maßnahme

Die wichtigste therapeutische Maßnahme besteht darin, Mitgefühl zu zeigen und Anerkennung auszusprechen. Zuhören verpflichtet dabei nicht, *„etwas zu unternehmen, um die angesprochenen Sorgen oder Probleme zu beseitigen.“* [18]

Zwei wichtige **Formen des Zuhörens** können sein:

- **Achtsames Zuhören.** Dieses ist dadurch gekennzeichnet, dass der Zuhörende zugewandt ist (räumliche Gestaltung, Körperhaltung, innere Aufmerksamkeit), Blickkontakt hält, sich stimmig auf das Sprechtempo und die Sprachmelodie bezieht, Schlüsselworte aufgreift und paraphrasiert.
- **Interessiertes Nachfragen.** Dieses ist ein wertfreies neugieriges Nachfragen, um nicht Verstandenes zu klären und das Gespräch in Gang zu halten.

Die Pflegefachperson bleibt frei von eigenen Erklärungen, Bewertungen oder ergänzenden Beobachtungen.

WICHTIG

Freundlichkeit als bedeutender Aspekt der positiven Kommunikation

Im ganz alltäglichen Verhalten der Freundlichkeit liegt eine große Bedeutung. Gemeint sind die kleinen Gesten oder Überraschungen, die sog. *„Random acts of kindness“.* Ein wesentlicher Schlüssel zur positiven Kommunikation ist auch das Zuhören.
Daniala Blickhan beschreibt Aspekte einer positiven Kommunikation:

- Freundlichkeit und positive Resonanz
- Aktives Zuhören
- Aktive konstruktive Kommunikation
- Feedback
- Gelingende Beziehungen.

Damit Beziehungen gelingen braucht es die Fähigkeit, Gefühle, Bedürfnisse und Motive zu verbalisieren. Dem Gesprächspartner wird somit Sicherheit und Verständnis für seine Situation vermittelt. [24]

Das 15-minütige Familiengespräch

Wright und *Leahey* stellen in ihrem *Calgary-Modell* das sogenannte **15-minütige Familiengespräch** als eine sehr strukturierte und pragmatische Form des Familiengesprächs vor. Ziele für ein solches Gespräch könnten sein: wichtige Informationen zu pflegerischen oder medizinischen Themen zu vermittelt oder gezielt Wertschätzung und Anerkennung für wahrgenommene Ressourcen des Familiensystems auszusprechen. Dabei stellen die **systemisch-familienzentrierten Fragen** einen wesentlichen Bestandteil der therapeutischen Gesprächsführung dar. *Wright* und *Leahey* empfehlen mindestens drei solcher Fragen vorzubereiten und sie den Familienmitgliedern zu stellen [18], z. B.:

- Welches ist im Moment die größte Herausforderung für Ihre Familie im Zusammenhang mit der Erkrankung?
- Was hat Ihnen bei der Bewältigung der Erkrankung ihres kranken Familienmitgliedes bislang am besten geholfen?
- Wie kann das Team Ihrer Familie eine gute Stütze sein?

Zur Gesprächsvorbereitung gehört, sich darüber Gedanken zu machen, welche **Wertschätzung und Anerkennung** ausgesprochen werden soll. Wenn Pflegende sich anerkennend über die Ressourcen, Kompetenzen und Stärken von Familienmitgliedern äußern, verändert sich deren Selbstwahrnehmung. Dadurch können die aktuellen Probleme anders wahrgenommen und möglicherweise wirkungsvollere Lösungen gefunden werden. **Beispiele** für ein **positives Feedback** könnten sein:

- Ein emotionales Lob: „Mich hat beeindruckt … !", „Mich bewegt, dass … !"
- Ein leises Lob: „Immerhin! Das sind die winzigen Augenblicke, die unendlich wertvoll sind!"
- Oder ein lautes Lob: „Super!", „Ja genau!", „Ich bin sehr beeindruckt!"

Zur **Gesprächsvorbereitung** gehört auch:

- Sich Hypothesen und Annahmen über das Familiensystem bewusst machen
- Überlegen, welche Fragen im Gespräch hilfreich sein könnten
- Für einen ungestörten Gesprächsverlauf sorgen.

Der **Gesprächsablauf** könnte so aussehen: [22]

- Betroffenen und seine Familie begrüßen, Rahmenbedingungen (z. B. Zeit) und Ziel des Gesprächs (z. B. Bedürfnisse und Befindlichkeiten besprechen) nennen
- Anwesende Personen einladen, ihre Erwartungen für das Gespräch zu äußern, z. B. „Welches ist die wichtigste Frage, die Sie heute im Verlauf unseres Gesprächs beantwortet haben wollen?"
- Gesprächsschwerpunkt(e) gemeinsam mit den Anwesenden formulieren und Bedeutung und Entstehungsgeschichte aus allen Blickwinkeln erfassen
- Gemeinsame Ziele formulieren und mögliche Interventionen benennen, um diese zu erreichen
- Ressourcen der Familie ansprechen und Wertschätzung gegenüber der Familie ausdrücken; mindestens eine Wertschätzung innerhalb der ersten 10 Minuten
- Gespräch kurz zusammenfassen und fragen, ob etwas offen geblieben ist oder sich neu ergeben hat
- Ggf. Folgegespräch vereinbaren
- Alle Beteiligten wertschätzend verabschieden.

WICHTIG

Das Fazit

1. Die Pflegenden in der außerklinischen Intensivversorgung schließen immer die Familie und die vernetzten Systeme der Umwelt mit ein, dies bedeutet ebenso ein interdisziplinäres Zusammenarbeiten mit anderen Gesundheitsprofessionen.
2. Außerklinische Intensivpflege lässt sich auch immer als einen Beitrag zu einem stabilen, gesundheitsförderlichen Familiensystem verstehen.
3. Individuelle Pflege und die Pflege der Familie sind kaum unterscheidbar.

2.4.3 Theoretische Grundlagen und Grundhaltungen in der familienzentrierten Pflege

DEFINITION

Konstruktivismus: Der Mensch kann die „Welt" nicht objektiv beschreiben. Alles, was er sagt, denkt, tut und wie er bewertet, tut er durch seine „Brille" aus Erfahrungen, Werten und Überzeugungen.
Wirklichkeit kann immer nur die Wirklichkeit des jeweiligen Beobachters sein. Es hängt somit alles vom Standpunkt des Beobachters ab und der Art und Weise, wie er Unterscheidungen trifft (z. B. gut und schlecht) oder seinen ganz eigenen Problembereich markiert.

Wenn Pflegende mit Familien in Kontakt treten, stehen sie immer vor der Entscheidung, auf welche Wirklichkeitsbeschreibung des Familiensystems sie sich einlassen. Aus einer systemisch-konstruktivistischen Perspektive heraus geht es hierbei nicht um die Frage, welche Beschreibung von Betroffenem und Familie richtig oder falsch ist, sondern auf welche Sichtweisen man sich einlässt, um eine viable *(gangbar, machbar)* oder nützlichkeitsorientierte Beziehung zum Familiensystem aufzubauen.

WICHTIG

Pflegende „produzieren" Probleme und Konflikte mit

Pflegende haben eine hohe ethische Verantwortung im Umgang mit den Betroffenen und ihren Angehörigen, denn sie sind immer auch Mitproduzenten und Akteure in einem Prozess, der problemorientiert verlaufen kann oder der ein von gegenseitiger Wertschätzung getragenes, ressourcenorientiertes System erschafft.

Daraus resultierend lässt sich die Ethik einer familienzentrierten Haltung formulieren: Pflegende in der außerklinischen Intensivversorgung sind deswegen nicht einfach nur objektive Beobachter eines chronifizierten Krankheitsgeschehens, sondern nach *Theiling* [6] *„mit dabei, den sprachlichen Reigen um Krankheit mitzugestalten, fortzusetzen bzw. ggf. sogar in Gang zu setzen."*

2.5 Chronische Krankheit und soziales Sterben

In früheren Zeiten führte eine schwere Erkrankung meist in nicht allzu langer Zeit zum Tode, während Menschen heutzutage mit schwersten Erkrankungen relativ lange leben können. Schwere Erkrankungen sind nicht mehr ein in kurzer Frist wirksames Todesurteil. Im Hinblick auf das soziale Leben von Menschen der außerklinischen Intensivpflege und deren Familien ergeben sich dadurch neue Herausforderungen (➤ 2.1).

2.5.1 Sterben auf drei Ebenen

Aufgrund des medizinischen Fortschritts ist es einerseits in zunehmendem Maße möglich, den Tod von schwerkranken Menschen hinauszuschieben [28], andererseits ist zu beobachten, dass sich Sterbeverläufe verlängert haben. Das Sterben hat sich seit der 2. Hälfte des 20. Jahrhunderts historisch das erste Mal als eigene Phase vom Tod entkoppelt [29]. Die Beobachtung, dass Menschen mit schweren Erkrankungen länger leben und gleichzeitig länger sterben können, klingt zunächst paradox. Verdeutlichen lässt sich das Phänomen der verlängerten Sterbeverläufe, wenn **Sterben auf drei Ebenen** betrachtet wird: physiologisch, psychisch und sozial [30].

WICHTIG

Sterben auf drei Ebenen betrachten

- **Physiologisches Sterben** bezeichnet den Verlust körperlicher Funktionen und somit das, was im Allgemeinen unter Sterben verstanden wird.
- **Psychisches Sterben** zeichnet sich durch den Verlust von Bewusstsein und verschiedener Teile des Ichs aus, wie etwa auch bei Demenzerkrankungen.
- **Soziales Sterben** umfasst den Verlust von Anerkennung, Rollen und Teilhabechancen.

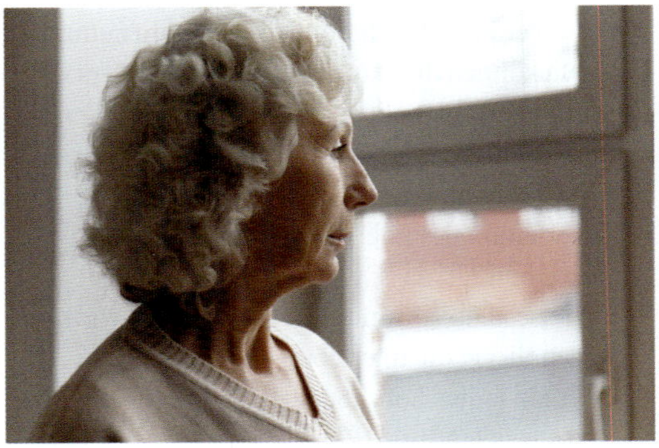

Abb. 2.9 Soziales Sterben wird vom Betroffenen als Verlust von sozialer Teilhabe erlebt, häufig in Verbindung mit dem Wegfall gewohnter Rollen, von Handlungsautonomie und Selbstwirksamkeit. [J787]

Das Betrachten des Sterbens auf drei Ebenen stammt ursprünglich aus philosophischen und soziologischen Überlegungen und bahnt sich langsam den Weg in die Forschung zu psychosozialen Auswirkungen von chronischer Krankheit.

DEFINITION

Soziales Sterben: Prozess, bei dem eine Person aus dem sozialen Leben ausgeschlossen wird oder sich zunehmend isoliert, noch bevor ihr biologischer Tod eintritt. Es bedeutet, dass der Mensch zwar physisch am Leben ist, aber gesellschaftlich, emotional oder zwischenmenschlich nicht mehr als aktiver Teil der Gemeinschaft wahrgenommen oder behandelt wird. Gleichzeitig bemerkt die betroffene Person einen Verlust von Anerkennung, Teilhabe, Selbstwirksamkeit und Handlungsautonomie und kann nicht mehr die Person sein, die sie sein möchte (➤ Abb. 2.9).

Soziales Sterben kann in Bezug auf Krankheit den chronisch kranken Menschen selbst treffen oder aber enge Bezugspersonen aus dem familiären Umfeld. Im Alltag kann soziales Sterben bedeuten, dass ein schwerkranker Mensch seine Berufstätigkeit einschränken oder schließlich aufgeben muss, dass Treffen mit Freunden seltener möglich sind, dass er kaum Besucher empfangen kann und die Anerkennung von außen immer weiter schwindet. Rollen, in die gesunde Menschen selbstverständlich und flexibel schlüpfen, etwa die Rolle als Lebensgefährte, Partner, Freund, Elternteil, Ratgeber oder Unterstützer, können nicht mehr in vollem Umfang ausgefüllt werden. Dies kann zur Isolation beitragen. Schwere Krankheit bedeutet viel Kraft und Zeit für Termine bei Ärzten, Therapeuten und in Krankenhäusern aufzuwenden. Abstriche müssen die Pflegebedürftigen und ihre Angehörigen entsprechend bei den Dingen machen, die ihnen Freude, Erfüllung und Teilhabe ermöglicht haben.

AUS DER PRAXIS

Fallbeispiel für das Erleben von sozialem Sterben

Paula, 30 Jahre, ist vor ca. 3 Jahren an ME/CFS *(Myalgische Enzephalomyelitis/Chronisches Fatigue Syndrom)* erkrankt. Insbesondere im 1. Jahr war Paula selbst sehr schwer krank, konnte kaum aufstehen, lag viel und ertrug keine Menschen um sich. Häufig fühlte sie sich einsam. Dies lag zum einen daran, dass sie tatsächlich oft allein war. Ein weiterer wichtiger Faktor war, dass kaum jemand die Erkrankung kannte. Es kam ihr vor, als sei sie der einzige Mensch auf der Welt mit dieser Erkrankung, weil so wenige Menschen überhaupt etwas damit anfangen konnten. Beides trug zu ihrer Isolation bei. Ihre gesundheitliche Situation hat sich heute etwas stabilisiert, zudem ist sie selbst zur Expertin für ihre Erkrankung geworden und sie weiß besser mit den Symptomen umzugehen. Dennoch hat sie manchmal das Gefühl, als wäre sie in einer „durchsichtigen Box" gefangen. Sie sitzt in dieser Box und sieht bei allen anderen, wie deren Leben weiterläuft. Sie können arbeiten gehen, Sport machen und Hobbys ausleben, während Paula selbst dasitzt und aus ihrer Box nur zuschauen und nicht teilnehmen kann. Besonders schlimm ist, dass der Antrieb und der Wunsch teilzunehmen noch genauso da sind wie zuvor auch. Nur macht der Körper leider nicht mehr mit.

Zu akzeptieren, dass man selbst nicht mehr aktiv sein kann, war sehr schwer. Im Prinzip, so sagt sie, hat sie ihr altes Leben verloren. Von heute auf morgen konnte sie nicht mehr Journalistin, Arbeitskollegin und Sportvereinsmitglied sein. [39]

Soziales Sterben kann zu einem viel früheren Zeitpunkt einsetzen als der Prozess des körperlichen Sterbens. Ob und wie schnell der Prozess einsetzt, ist von Stärke und Fortschreiten der Symptome und auch von vorhandenen **Kompensationsfaktoren** abhängig. Es gibt Menschen, etwa der berühmte Astrophysiker *Stephen Hawking*, der mit schwerster Erkrankung bis zu seinem Tod sozial sehr eingebunden und aktiv war. Umgekehrt gibt es Fälle, in denen die Krankheitsaktivität über Jahre zunimmt und soziale Aktivität immer weniger möglich oder ermöglicht wird; das soziale Sterben tritt dann schleichend ein. [39]

Zudem kann das soziale Sterben nicht ausschließlich den Pflegebedürftigen, sondern auch dessen Familie betreffen, und zwar immer dann, wenn es zum Ausschluss aus der Gemeinschaft kommt. [31]

WICHTIG

Kennzeichen von sozialem Sterben

- Verlust von Beziehungen
- Zunehmende Isolation
- Einladungen und soziale Kontakte verringern sich zunehmend
- Verlust von Anerkennung durch andere
- Wegfall des Ausfüllenkönnens von eigenen Rollen (etwa in Beruf, Freundschaft, Elternschaft oder Vereinen)
- Einbußen von Selbstwirksamkeit und Handlungsautonomie
- Gefühl und Erleben nicht mehr die Person sein zu können, die man gerne wäre
- Setzt oft schleichend ein
- Kann durch (langsam) fortschreitende Erkrankung ausgelöst werden
- Rückzugsverhalten der Mitmenschen oder/und des Betroffenen
- Trifft den Menschen allein oder weitere Angehörige des Familiensystems
- Soziales Sterben kann aufgehalten und rückgängig gemacht werden.

2.5.2 Soziales Sterben von Pflegebedürftigen und Angehörigen umkehren

DEFINITION

Kompensationsfaktoren: Maßnahmen, Bedingungen oder Ressourcen, die dazu beitragen, den Prozess des sozialen Rückzugs oder Ausschlusses zu verlangsamen, zu stoppen oder sogar umzukehren. Sie kompensieren den drohenden Verlust von sozialer Teilhabe und Identität. Sie sind angeboren oder im Rahmen psychosozialer Prozesse erworben und sind aktuell verfügbare Mittel [39]. Sie werden erst nach Auftreten von Störungen, wie in diesem Fall Krankheit, wirksam und in interne und externe Schutzfaktoren unterteilt. [33]

Nicht jede schwerkranke Person oder deren Angehörige werden unumgänglich ein **soziales Sterben** erleiden müssen. Es gibt neben familiären Resilienzfaktoren (➤ 2.2) auch Kompensationsfaktoren die ausschlaggebend dafür sind, ob ein soziales Sterben eintritt.

Für soziales Sterben sind die externen Kompensationsfaktoren von besonderer Bedeutung, die bereits vor dem Auftreten der Erkrankung vorhanden sind, ihre Bedeutung aber erst nach Eintritt der Erkrankung entwickeln.

WICHTIG

Externe Kompensationsfaktoren

- Gesicherte finanzielle Ausgangslage/keine finanziellen Sorgen
- Vorhandensein funktionierender beständiger sozialer Netzwerke
- Gute und beständige soziale Einbindung
- Weiterhin berufliche und private Teilhabe, sinnstiftende Aufgabe und Rollen
- Professionell helfende Beziehungen (➤ 2.5.3).

Kompensationsfaktoren wie eine **gesicherte und gute finanzielle Ausgangslage** können der Familie nicht die Symptome und Sorgen des erkrankten Familienmitgliedes nehmen. In Bezug auf Teilhabe und soziale Einbindung kann ein entsprechendes finanzielles Polster jedoch vieles ermöglichen. So können zusätzliche Hilfen eingekauft werden, sei es etwa die Fahrt mit einem Spezialtaxi ins Theater oder die Anschaffung zusätzlicher Hilfsmittel, die von der Krankenversicherung nicht getragen werden.

Funktionierende, beständige **soziale Netzwerke** dienen ebenfalls der Kompensation von sozialer Ausgrenzung, indem die Menschen in diesen Netzwerken weiterhin Kontakt zum schwerkranken Menschen und seiner Familie halten. Allein das Kontakthalten und die dadurch eintretende soziale Einbindung ist für die ganze Familie ein wichtiger Faktor zur Kompensation eines möglichen sozialen Sterbens.

Berufliche Teilhabe fällt den schwerkranken Menschen mit der Zeit immer schwerer. Ein Arbeitgeber, der die veränderten Bedürfnisse erkennt und mit dem Arbeitnehmer darüber spricht, wie besondere Bedürfnisse berücksichtigt werden können, kann zu einer sehr wichtigen Stütze werden. So gibt es Fallberichte, bei denen schwerkranke Menschen mit Hilfe eines engagierten Arbeitgebers und dem Integrationsamt nach Lösungen suchen, eingetretene Beeinträchtigungen durch Hilfsmittel und den Abbau von Barrieren zu kompensieren. In einer an Leistung orientierten Gesellschaft wird die dadurch ermöglichte berufliche Teilhabe als besonders wertvoll erlebt. Ähnliches gilt für Angehörige, denen die Berufstätigkeit weiterhin möglich ist, wenn sie mit ihrem Arbeitgeber zum Beispiel Arbeitszeitmodelle und -möglichkeiten, wie Homeoffice, erarbeiten, in denen private und berufliche Interessen vereint werden.

2.5.3 Sozialem Sterben durch professionell helfende Beziehungen begegnen

Pflege bestimmt teilweise die gesamte Lebensqualität von abhängigen Pflegebedürftigen und ist somit immer auch **Beziehungsarbeit,** ein Beruf, in dem es neben hervorragenden medizinischen Kenntnissen auf professionelle Kommunikation ankommt [34]. Studienergebnisse zeigen, dass bei personellen und zeitlichen Engpässen in der Pflege die interaktive Arbeit als erstes aufgegeben wird [35]. Diese Engpässe werden in den letzten Jahren häufiger, genau wie das Erleben von sozialem Sterben häufiger wird. *Angelika Zegelin* spricht sich daher für eine „sprechende Pflege" aus und hält das Sprechen bzw. die Interaktion mit Menschen, deren Angehörigen und weiteren Beteiligten für einen der wichtigsten Aspekte professioneller Pflege [35].

DEFINITION

Sprechende Pflege: Pflegerisches Konzept, das den zwischenmenschlichen Dialog, die achtsame Kommunikation und die Beziehungsorientierung in den Mittelpunkt der Pflege stellt. *„Pflege ist nicht nur Handeln, sondern auch „An-Sprache".* [35]

Grundgedanken sind:

- Pflege ist Beziehung. Der Mensch wird nicht nur körperlich versorgt, sondern auch emotional begleitet. Kommunikation ist ein zentrales Instrument, um Nähe, Sicherheit und Vertrauen zu schaffen.
- Sprache wirkt heilend. Worte können beruhigen, ermutigen, Verständnis zeigen oder Würde vermitteln. Pflegende beeinflussen durch ihre Art der Kommunikation das Wohlbefinden der Pflegebedürftigen maßgeblich.
- Pflege als Dialog, nicht als Monolog. Auch Menschen mit eingeschränkter Kommunikationsfähigkeit (z. B. mit Trachealkanüle, im Wachkoma) haben ein Recht auf „angesprochen werden". Körpersprache, Berührungen und nonverbale Signale sind Teil der sprechenden Pflege.
- Alltagsnähe statt Technikdominanz. Rückbesinnung auf das menschliche Miteinander im Pflegealltag statt starkem Fokus auf Medizintechnik.

Nach dem Erfüllen vitaler Bedürfnisse ist die wichtigste Aufgabe in der Langzeitpflege, Menschen zu begleiten [34] und eine **helfende Beziehung** zu gestalten. Für einen bis zum Eintritt einer Erkrankung selbstbestimmt und autonom lebenden Menschen kann die Angewiesenheit auf andere Menschen unerträglich sein. Das Gespräch oder eine andere Form der Kommunikation in der Pflege ist notwendig, um dem Menschen überhaupt helfen zu können. Kommunikation dient der Beziehungsaufnahme, außerdem erkennen die Pflegenden, welche Hilfe und Unterstützung ein Mensch benötigt und empfangen will. Pflegesituationen können mit kommunikativer Interaktion (Gespräch, Blickkontakt, Gestik, Mimik, Umgang mit der Person) aufgewertet werden. Die Körperpflege kann ebenso damit verbunden werden, Mut zu machen, wie der Verbandswechsel mit Auskünften zur Befindlichkeit oder die Medikamentengabe mit der Vermittlung von Informationen. [36]

WICHTIG

Wirkung von Interaktion in der Pflege/ „sprechender Pflege"

„Sprechende Pflege" kann
Trösten – Ablenken – Beraten – Informieren – Beruhigen – Ermutigen – Erinnern – Miteinander in Kontakt bringen. [35], [36]
Sie stärkt die Würde des Menschen, fördert Bindung und Vertrauen, reduziert das Risiko des sozialen Sterbens. Sie hilft auch den Pflegenden, mehr Sinn und Qualität in der Beziehungsgestaltung zu erleben.

Praktische Elemente der sprechenden Pflege:

- Bewusstes Zuhören statt nur „Anweisungen geben"
- Aufmerksamkeiten im Alltag: ein Lächeln, der Name, ein echtes Gespräch
- Einfühlsame Kommunikation auch in intimen Situationen (z. B. bei der Körperpflege)
- Biografiearbeit und Gespräche über Lebensgeschichte und -sinn
- Rituale in Pflegehandlungen integrieren (z. B. Begrüßung, Verabschiedung)

AUS DER PRAXIS

Frau B., 84 Jahre alt, Z. n. Schlaganfall, jetzt mit Trachealkanüle versorgt. Die Angehörigen berichten von einer beginnenden Demenz vor dem Schlaganfall.

Fallbeispiel für eine technisch-routinierte Pflege

Die Pflegefachperson kommt in Frau B.'s Zimmer in der WG, sagt nur kurz „Guten Morgen", zieht die Gardinen auf, bereitet die Utensilien für die morgendliche Grundversorgung vor und beginnt mit der Körperpflege im Bett. Sie erklärt wenig und arbeitet zügig, während Frau B. schweigend daliegt. Die Pflegefachperson geht nach 45 Minuten ohne weiteren Kontakt wieder.
Ergebnis: Frau B. bleibt passiv, vielleicht verwirrt oder innerlich unruhig. Es findet kein echter Kontakt statt.

„Sprechende Pflege" nach A. Zegelin (Ausschnitte)

Die Pflegefachperson klopft an und tritt mit einem freundlichen „Guten Morgen, Frau B, darf ich hereinkommen?" in das Zimmer von Frau B. Sie geht zum Bett, setzt sich kurz auf die Bettkante und schaut Frau B. an: *„Ich bin Frau Schneider. Wir sehen uns heute Morgen wieder – ich freue mich, Ihnen zu helfen. Es ist 8.30 Uhr, heute ist Mittwoch, der …"*
Beim Öffnen der Gardinen erklärt sie: *„Ich lasse jetzt mal den Tag hinein, draußen scheint die Sonne, es scheint ein schöner Tag zu werden."*
„Ich richte zunächst alle Utensilien für die Körperpflege her. Ist es in Ordnung, wenn ich in Ihrem Schrank nach frischer Wäsche schaue?"
Während der Körperpflege erklärt sie jeden Schritt in einfachen Sätzen, begleitet durch sanfte Berührung und Blickkontakt: *„Ich wasche jetzt Ihre Hände – das Wasser ist schön warm, weil ich weiß, dass Sie das mögen."*
Sie fragt: *„Wollen wir danach den roten Pullover anziehen, den Sie so gern mögen?"*
Frau M. zeigt eine Reaktion – vielleicht ein Lächeln oder ein leichtes Nicken.
Zum Abschluss sagt die Pflegefachperson: *„Sie sehen heute richtig gut aus. Ich wünsche Ihnen einen schönen Vormittag. Ich komme später wieder vorbei."*
Ergebnis: Frau B. fühlt sich gesehen, respektiert und verbunden. Trotz eingeschränkter Kommunikation entsteht Beziehung. Das stärkt ihre emotionale Sicherheit und wirkt dem sozialen Sterben entgegen.

Laut *Elisabeth Höwler* [37] lassen sich in der **Beziehungsgestaltung** zwischen Pflegebedürftigen/Angehörigen und Pflegefachpersonen zwei unterschiedliche Schwerpunktsetzungen beobachten. Liegt der Schwerpunkt in der professionellen Beziehung auf sachlich-kognitiven Kompetenzen, entsteht eine starke Ausrichtung am medizinisch-biologischen Paradigma. Pflegeabläufe orientieren sich daran, wie sie am besten zu organisieren sind und werden nur begrenzt wirksam. Das soziale Sterben kann sich durch das Erleben einer derart unpersönlichen und sterilen professionellen Beziehung verstetigen.

Eine meist an **empathisch-emotionaler Kompetenz** ausgerichtete Pflegebeziehung ist hingegen ganzheitlich verankert und zeichnet sich durch eine zugewandte, offene, behutsame und bewusste Haltung aus. Diese Form der Beziehungsgestaltung wird als unterstützende, helfende und heilende Haltung vom Pflegebedürftigen erlebt. Sie berücksichtigt biografische Bedürfnisse (➤ 2.4.1), Gewohnheiten, individuelle Pflegeabläufe (➤ 2.3) [37], die Familienzentrierung (➤ 2.4) und zeichnet sich durch Interaktion aus. Durch die professionelle Beziehungsgestaltung der Pflegenden erlebt der Mensch ein Gesehen-Werden, Anerkennung und Wertschätzung. Dadurch treten die Menschen und deren Angehörigen aus der sozialen Isolation hinaus und dem sozialen Sterben kann auf professioneller Ebene begegnet werden. Umgesetzt wird dies durch eine **personenzentrierte Grundhaltung** nach *Carl Rogers,* die geprägt ist von den Variablen Empathie, Akzeptanz und Echtheit.

DEFINITION

Personenzentrierte Grundhaltung nach Carl Rogers: Zentrales Konzept einer humanistischen Gesprächsführung und Psychotherapie. Sie beschreibt die innere Haltung, die eine professionelle Person (hier: Pflegefachpersonen u. a.) gegenüber den Betroffenen und ihren Angehörigen einnimmt – um eine förderliche Beziehung zu schaffen, die persönliches Wachstum und Selbstverwirklichung ermöglicht.

- **Empathie** ist das nicht wertende, einfühlende Verstehen in das Gegenüber. Es geht darum, die Welt so zu sehen, wie der Betroffene und/oder seine Angehörigen die Welt sehen und das einfühlende Verständnis dem Gegenüber mitzuteilen. Dazu gehören: aktives Zuhören, Versuch, die Gedanken und Gefühle des Menschen zu verstehen, Rückmeldung, um das Verstandene auf Richtigkeit zu überprüfen.
- **Akzeptanz** beinhaltet die Wertschätzung der Äußerungen und Gefühle des pflegebedürftigen Menschen und seiner Angehörigen. Dazu gehören: keine Bewertung oder Verurteilung, Anerkennung des Menschen in seiner Ganzheit, Respekt vor dem subjektiven Erleben.
- **Echtheit** *(Kongruenz)* bezeichnet die aufrichtige und bewusste Personen-Bezogenheit in der professionellen Beziehung. Die Pflegenden sind authentisch, ehrlich und transparent in der Beziehung zum Menschen. Das bedeutet: kein professionelles Rollenspiel, eigene Gefühle dürfen (angemessen) gezeigt werden, innere und äußere Reaktionen stimmen überein. [38]

In Bezug auf soziales Sterben sind die Pflegenden manchmal die einzigen menschlichen Kontakte des erkrankten Menschen und/oder seiner Angehörigen, was ihre Bedeutung im Hinblick auf wertschätzende Beziehungsgestaltung durch eine echte, akzeptierende, empathische Kommunikation unterstreicht.

In einer eigenen Untersuchung beschrieb eine Patientin den Verlust, den sie durch ihre schwere Erkrankung verkraften musste. Sie musste ihre Arbeit krankheitsbedingt aufgeben und verlor ihre Rolle als beruflich erfolgreiche Frau und resümierte, sich „wie ausgelöscht gefühlt" zu haben. Für sie war es, als seien durch die Erkrankung Teile von ihr verstorben, und vieles, was sie bis dahin ausgemacht hatte, brach plötzlich komplett weg. [39]

In der **helfenden professionellen Beziehung** können wir diese Erfahrungen teilweise kompensieren, indem wir uns verdeutlichen, wie wichtig es ist, dem Menschen in seiner größten Pflegebedürftigkeit zu zeigen, dass er allein aufgrund der Tatsache, dass er ein Mensch ist, uns viel bedeutet. Nur so ist zu vermitteln, dass ein kranker Mensch von seinen Mitmenschen und der ganzen Gesellschaft nicht im Stich gelassen wird. [40]

LITERATURVERZEICHNIS

[1] Schaeffer D, Moers M. Überlebensstrategien – ein Phasenmodell zum Charakter des Bewältigungshandeln chronisch Erkrankter. Pflege & Gesellschaft. 2008; 13 (1). Aus: dg-pflegewissenschaft.de/wp-content/uploads/2019/12/Schaeffer-Moers-PuG-1-2008.pdf (letzter Zugriff: 10.5.2025).

[2] Gemeinsamer Bundesausschuss. „Chroniker-Richtlinie", Stand 2018. Aus: www.g-ba.de/downloads/62-492-1530/RL-Chroniker_2017-11-17.pdf (letzter Zugriff: 10.5.2025).

[3] Limberger R. Die Heimbeatmungssituation aus Sicht von Angehörigen und Familien. Kontext, Zeitschrift der DGSF, 2017.

[4] Altman I. The enviroment and social behavior. Monterey: Brooks/Cole 1975.

[5] Kruse L. Privatheit als Problem und Gegenstand der Psychologie. Bern: Huber, 1980

[6] Theilig S. Krankheit als Familienthema. Sprachliche Umwelten chronischer Krankheit. Familiendynamik. Systemische Praxis und Forschung. 2013; 38 (2): S. 120–125.

[7] Kröger F, Altmeyer S. Systemische Familienmedizin – eine kritische Bestandsaufnahme. Familiendynamik. Systemische Praxis und Forschung. 2013; 38 (2): S. 108–118.

[8] Bengel J, Lyssenko L. Resilienz und psychologische Schutzfaktoren im Erwachsenenalter. Stand der Forschung zu psychologischen Schutzfaktoren von Gesundheit im Erwachsenenalter. Forschung und

Praxis der Gesundheitsförderung. Band 43. Köln: BZgA, 2012.
[9] Walsh F. Family resilience: A framework for clinical practice. Family Process. 2003; 42 (1): S. 1–18.
[10] Black K, Lobo M. A Conceptual Review of Family Resilience Factors. In: Journal of Family Nursing. 2008; 14 (1): S. 33–55.
[11] Gödecke C, Kohlen H. Ambulante Intensivpflege und Heimbeatmung. Wie erleben Pflegekräfte die häusliche Heimbeatmung? Pflegewissenschaft. 2013; (66): S. 226–230.
[12] Karasek R A. Job demands, job decision latitude and mental strain: Implications for job redesign. In: Administrative Science Quarterly. 1979 (24): S. 285–306.
[13] Siegrist J. Berufliche Gratifikationskrisen und depressive Störungen. Aktuelle Forschungsevidenz. In: Nervenarzt. 2013; (34): S. 33–37.
[14] Zwicker-Pelzer R, Geyer E, Rose A. Systemische Beratung in Pflege und Pflegeberatung. Anregungen zur Weiterentwicklung neuer beruflicher Kompetenzen. Opladen & Farmington Hills: Barbara Budrich, 2011.
[15] Schlippe v A, Schweitzer J. Lehrbuch der systemischen Therapie und Beratung I. Das Grundlagenwissen. Göttingen: Vandenhoeck & Ruprecht, 2016.
[16] Schwing R. Therapeutische Beziehung und Strukturierung des Erstinterviews. In: Levold T, Wirsching M. (Hrsg.) Systemische Therapie und Beratung – das große Lehrbuch. 5. A. Heidelberg: Carl-Auer, 2023.
[17] Retzlaff R. Familien-Stärken: Behinderung, Resilienz und systemische Therapie. Stuttgart: Klett-Cotta, 2016.
[18] Wright L M, Leahey M. Familienzentrierte Pflege: Assessment und familienbezogene Interventionen. Bern: Huber 2009.
[19] Altmeyer S, Hendrischke A. Einführung in die systemische Familienmedizin. Heidelberg: Carl-Auer, 2012.
[20] Hartmann M, Bäzner E, Wild B, Eisler I, Herzog W. Effects of interventions involving the family in the treatment of adult patients with chronic physical diseases: A meta-analysis. In: Psychotherapy and Psychosomatics. 2010, (79): S. 136–148.
[21] International Council of Nurses. ICN-Ethikkodex für Pflegende, Stand 2021. Aus: www.dbfk.de/media/docs/newsroom/publikationen/ICN_Code-of-Ethics_DE_WEB.pdf (letzter Zugriff: 10.5.2025).
[22] Preusse-Bleuler B, Burri, Stamper-Pauli M. Familienzentrierte Pflege. Handbuch zum Film. Arbeitsinstrumente für familienzentrierte Pflege. Das Calgary Familien Assessment und Interventionsmodell in der Pflegepraxis in Lindenhofspital und Schule. Bern, 2007.
[23] Fredrickson B.L. Updated Thinking on Positivity Ratios. In: American Psychologist, 2013.
[24] Blickhan D. Positive Psychologie – Ein Handbuch für die Praxis. Paderborn: Junfermann Verlag, 2018.
[25] Keupp H. Heraus aus der Ohnmachtsfalle. Psychologische Einmischungen. Tübingen: dgvt 2013.
[26] Rendon J. Upside: The New Science of posttraumatic Growth. New York: Touchstone, 2015.
[27] Fröhlich-Gildhoff K, Rönnau-Böse M. Resilienz, 7. A. München: utb, 2024.
[28] Marckmann G. Lebensverlängerung um jeden Preis? Ethische Entscheidungskonflikte bei der passiven Sterbehilfe. In: Ärzteblatt Baden-Württemberg, 2004. Aus: www.egt.med.uni-muenchen.de/personen/leitung/marckmann/materialien/publikationen/passivesterbehilfe.pdf (letzter Zugriff: 10.5.2025).
[29] Hoffmann M. „Sterben? Am liebsten plötzlich und unerwartet." Die Angst vor dem „sozialen Sterben". Wiesbaden: VS Verlag, 2011.
[30] Feldmann K. Sterben und Tod: soziologische Thesen und Literaturangaben. 2017. Aus: www.feldmann-k.de/texte/thanatosoziologie/articles/sterben-und-tod-soziologische-betrachtungen.html (letzter Zugriff: 10.5.2025).
[31] Feldmann K. Das soziale Sterben. In: Feldmann K. Tod und Gesellschaft. Sozialwissenschaftliche Thanatologie im Überblick. 2. überarbeitete A. Wiesbaden: VS Verlag für Sozialwissenschaften, 2010. S. 126–139.
[32] Petermann F, Schmidt M H. Ressourcen – ein Grundbegriff der Entwicklungspsychologie und Entwicklungspsychopathologie? In: Kindheit und Entwicklung, 2006 (15): S. 118–127.
[33] Petermann F, Damm F. Entwicklungspsychopathologie. In: Schneider S, Margraf J (Hrsg.). Lehrbuch der Verhaltenstherapie, Band 3, 2. A. Heidelberg: Springer, 2018.
[34] Zegelin A. Die Zeit des Schweigens muss vorbei sein. In: Die Schwester/Der Pfleger, 2018, (57): S. 50–52.
[35] Zegelin A. Pflege IST Kommunikation. In: Die Schwester/Der Pfleger, 2013, (52): S. 637–639.
[36] Zegelin A. Die sprechende Pflege. In: Pflege Professionell, 2016, (04): S. 35–38.
[37] Höwler E. Beziehungsgestaltung in der Pflege. Interdependenz zwischen Pflegenden und Personen mit Demenz. In: Pflegezeitschrift, 2018, (71): S. 39–42.
[38] Weinberger S. Die klientenzentrierte Gesprächsführung – Lern- und Praxisanleitung für psychosoziale Berufe, 14. A. Weinheim: Beltz Juvenata, 2013.
[39] Tillmann C. Niemand sollte vor seinem Tod Sterben. Ein Mutmachbuch für Schwerkranke und ihre Angehörigen. Marburg: Büchner, 2019.
[40] Maio G. Den kranken Menschen verstehen. 2. A. Freiburg: Herder, 2025.
[41] Richard S, Folkman S. Stress, Appaisal and Coping. New York: Springer, 1984.
[42] Korpela K et al. Analyzing the mediators between nature-based outdoor recreation and emotional well-being. Journal of Environmental Psychology, 37, 1–7. Aus: http://dx.doi.org/10.1016/j.jenvp.2013.11.003.
[43] Bakker AB, Demerouti E, Sanz-Vergel, AI. Burnout and Work Engagement: The JD-R Approach. Vol. 1:389–411 (Volume publication date March 2014). Aus: https://doi.org/10.1146/annurev-orgpsych-031413-091235. First published as a Review in Advance on January 10, 2014.

[44] Sharma P, Sharma S. Team Resilience: A Framework for Healthcare Teams. 2016. In: International Journal of Healthcare Management, 9(1), 34–43. DOI: 10.1080/20479700.2015.1122349.
[45] Rigotti T, Mohr G. Trust and Team Performance: A Study of the Relationship between Trust and Team Performance in Health Care. 2008. In: Journal of Health Organization and Management, 22(4), 362–375. DOI: 10.1108/14777260810904290.
[46] Brown B. Braving the Wilderness: The Quest for True Belonging and the Courage to Stand Alone. New York: Random House, 2017.
[47] Laloux F. Reinventing Organizations: A Guide to Creating Organizations Inspired by the Next Stage of Human Consciousness. Brussels: Nelson Parker, 2015.
[48] Edmondson A. et al. Psychological Safety and Learning Behavior in Work Teams, 2001. In: Administrative Science Quarterly, 44(2), 350–383. DOI: 10.2307/2666999.

WEITERFÜHRENDE LITERATUR

Blickhan D. Positive Psychologie – Ein Handbuch für die Praxis, 2. A. Paderborn: Junfermann 2018.
Retzlaff R. Familien-Stärken – Behinderung, Resilienz und systemische Therapie. Stuttgart: Klett-Cotta, 2016.
Schaeffer D. (Hrsg.). Bewältigung chronischer Krankheit im Lebenslauf. Bern: Huber, 2009.
Schmid B et al. Einführung in die Kollegiale Beratung, 4. A. Heidelberg: Carl-Auer, 2023.
Schwing R, Fryser A. Systemisches Handwerk, 7. A. Göttingen: Vandenhoeck & Ruprecht 2015.
Tillmann C. Niemand sollte vor seinem Tod Sterben. Ein Mutmachbuch für Schwerkranke und ihre Angehörigen. Marburg: Büchner, 2019.
Wright L, Leahey M. Familienzentrierte Pflege – Lehrbuch für Assessment und familienbezogene Interventionen, 3. A. Bern: Hogrefe 2019.

KONTAKTADRESSEN

Deutsche Gesellschaft für Systemische Therapie, Beratung und Familientherapie, www.dgsf.org
Institut für Systemische Praxis und Mentale Gesundheit, www.ispm-seminare.de
Systemische Gesellschaft, www.systemische-gesellschaft.de

KAPITEL

3 Rechtliche Grundlagen

Thorsten Siefarth

Bereits in ➤ Kap. 1 ist deutlich geworden, dass in der außerklinischen Intensivpflege eine Vielzahl von Akteuren tätig ist, die alle miteinander rechtlich vernetzt sind. Dieses Netzwerk wird von sehr unterschiedlichen **Rechtsgebieten** geprägt. Um dabei nicht den Überblick zu verlieren, werden diese Rechtsgebiete nun einzeln vorgestellt und ihr Bezug zur außerklinischen Intensivpflege erläutert (➤ Abb. 3.1). Die Kenntnis des jeweils einschlägigen Rechtsgebiets ist vor allem deswegen wichtig, um ermitteln zu können,

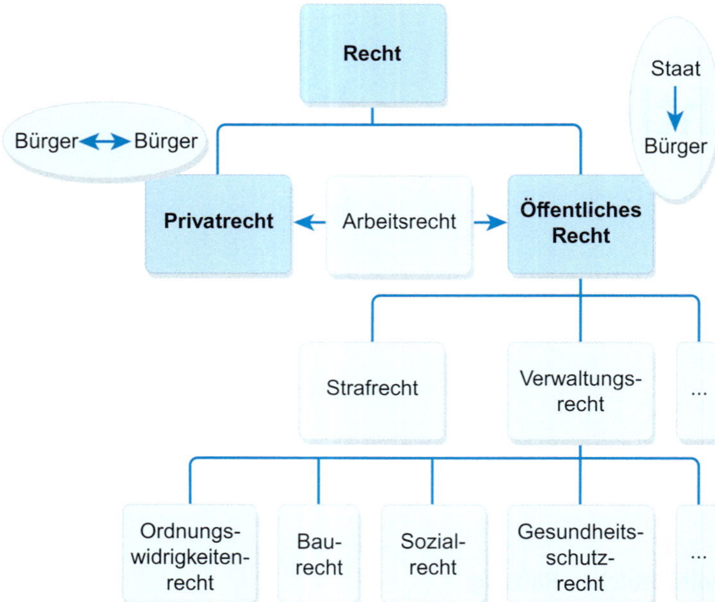

Abb. 3.1 Aufteilung der Rechtsgebiete [L138]

welche Vorschriften überhaupt relevant sind und welche Gerichtsbarkeit notfalls bei deren Durchsetzung helfen kann.

Grundlegend ist die Zweiteilung des deutschen Rechts in das **Privatrecht** und das **Öffentliche Recht.**

DEFINITION

Privatrecht: Regelt die Rechtsbeziehungen zwischen rechtlich – nicht wirtschaftlich – gleich gestellten Privatrechtssubjekten. „Bürger gegen Bürger auf gleicher Ebene".

Öffentliches Recht: Regelt die Rechtsbeziehungen zwischen den Trägern öffentlicher Gewalt untereinander, aber auch ihr Verhältnis zu den einzelnen Privatrechtssubjekten. „Staat gegen Bürger im Über-/Unterordnungsverhältnis".

Bestimmte Rechtsgebiete haben einen Bezug zum privaten und zum öffentlichen Recht, so z. B. das Heimrecht. Dessen zivilrechtlicher Teil beschäftigt sich mit dem Heimvertrag. Dieser ist im bundesweit geltenden **Wohn- und Betreuungsvertragsgesetz** *(WBVG)* geregelt. Geht es hingegen um die Ordnung in einem Heim, so tritt das **Verwaltungsrecht** auf den Plan. Dieser Bereich ist in jedem Bundesland gesondert geregelt. So hat z. B. Schleswig-Holstein ein Selbstbestimmungsstärkungsgesetz oder Baden-Württemberg ein Wohn-, Teilhabe- und Pflegegesetz. Sämtliche Regelungen der Bundesländer sind sehr ähnlich, weil sie sich stark auf das alte, mittlerweile nicht mehr gültige Heimgesetz *(HeimG)* des Bundes beziehen. Im Detail gibt es aber deutliche Unterschiede. Sowohl im Heimzivil- als auch im Heimverwaltungsrecht wird mittlerweile weitgehend auf den Begriff des „Heims" verzichtet. Das liegt daran, dass es neben der stationären Versorgung mittlerweile einige ambulante Wohn- und Betreuungsformen gibt, die zumindest zum Teil ebenfalls von den zuvor genannten Gesetzen erfasst werden (➤ 1.3.2).

3.1 Privatrecht

Die zentrale Rechtsgrundlage für das **Privatrecht** findet sich im **Bürgerlichen Gesetzbuch** *(BGB)*. Das BGB enthält fünf sogenannte Bücher:

- Allgemeiner Teil
- Schuldrecht
- Sachenrecht
- Familienrecht
- Erbrecht.

Für die außerklinische Intensivpflege sind vor allem der Allgemeine Teil und das Schuldrecht wichtig, aber auch die Vorschriften zum Betreuungsrecht, die sich im Familienrecht finden (§§ 1814 ff. BGB). Ganz zentral im Privatrecht sind Ansprüche. Es geht z. B. darum, auf welcher Rechtsgrundlage ein Klient bzw. eine Klientin von einem Pflegeunternehmen etwas verlangen kann. Rechtsgrundlage für Ansprüche sind entweder ein Rechtsgeschäft oder ein Gesetz.

3.1.1 Rechtsgeschäfte, insbesondere der Vertrag

Rechtsgeschäfte können einseitig sein, wie z. B. ein Testament, oder auch mehrseitig, wie z. B. der Vertrag.

Der **Vertrag** wird in der außerklinischen Intensivpflege vor allem zwischen dem betroffenen Menschen und dem Pflegeunternehmen abgeschlossen – das ist entweder der Wohn- und Betreuungsvertrag im stationären Bereich oder der Vertrag über außerklinische Intensivpflege sowie der Pflegevertrag in der ambulanten Pflege. Verträge gibt es auch zwischen dem Pflegeunternehmen und den Kassen (etwa der Versorgungsvertrag), sowie zwischen dem Pflegeunternehmen und den Mitarbeitern (vor allem der Arbeitsvertrag).

Ein Vertrag muss nicht unbedingt vom betroffenen Menschen selbst abgeschlossen werden. Für ihn können auch Bevollmächtigte oder Betreuer handeln.

WICHTIG

Vollmacht erteilen

Eine Vollmacht kann zwar mündlich erteilt werden, es ist aber besser, wenn diese schriftlich vorliegt. Sie sollte in Kopie zur Dokumentation genommen werden. Am besten ist eine Vorsorgevollmacht. Sie kann sowohl privat als auch notariell errichtet werden. Die Vorsorgevollmacht beinhaltet zum einen das Recht des Bevollmächtigten, Rechtsgeschäfte abschließen zu dürfen. Zum anderen kann er dadurch rechtswirksam in medizinisch-pflegerische Maßnahmen einwilligen oder eine Einwilligung entziehen. Eine besonders empfehlenswerte Broschüre mit Mustervordrucken: „Vorsorge für Unfall, Krankheit, Alter" (im Buchhandel erhältlich oder als kostenloser Download unter www.bestellen.bayern.de, gilt für das gesamte Bundesgebiet, enthält auch Muster zur Betreuungsverfügung und Patientenverfügung).

Grundsätzlich gilt im Privatrecht Vertragsfreiheit. Allerdings gibt es zahlreiche Ausnahmen. Gerade der Verbraucherschutz hat in den vergangenen Jahren die Vertragsfreiheit, insbesondere für Unternehmer, deutlich eingeschränkt. Für den Wohn- und Betreuungsvertrag ist gleich ein ganzes Bündel an Beschränkungen im **WBVG** geregelt. Aber auch für den **Pflegevertrag** gibt es **Einschränkungen.** Will ein Pflegeunternehmen mit der Kasse abrechnen, so stellt § 120 SGB XI insbesondere folgende **Anforderungen:**

- Der Pflegedienst hat den betroffenen Menschen vor Vertragsschluss und bei jeder wesentlichen Veränderung in der Regel schriftlich über die voraussichtlichen Kosten zu unterrichten.
- Der Pflegevertrag ist schriftlich abzuschließen.
- In dem Vertrag ist zu dokumentieren, für welche Vergütungsform die Person sich entscheidet, also Leistung nach Komplexen oder nach Zeitkontingenten. Ebenfalls festzuhalten ist Art, Inhalt und Umfang der Leistungen sowie die jeweilige Vergütung.
- Die Person kann den Pflegevertrag jederzeit ohne Einhalten einer Frist kündigen.

Für einen Vertrag zwischen Patient oder Patientin und Pflegedienst über außerklinische Intensivpflege gibt es bislang noch keine gesetzlichen Vorgaben. Grundsätzlich handelt es sich bei diesem Vertrag um einen Dienstleistungsvertrag (s. §§ 611 ff. BGB), der die Vorgaben von § 37c SGB V (Anspruch auf außerklinische Intensivpflege) sowie den Inhalt der Rahmenempfehlungen nach § 132 l SGB V beachten muss.

3.1.2 Geschäftsfähigkeit

Ein Vertrag kommt durch Angebot und Annahme zustande. Dabei müssen beide Willenserklärungen mit Bezug aufeinander abgegeben werden und inhaltlich übereinstimmen. Hier kann es zu vielerlei Komplikationen kommen. An dieser Stelle soll nur die Frage nach der **Geschäftsfähigkeit** erläutert werden, da sie bei intensivpflegebedürftigen Menschen eine besondere Rolle spielt. Für Volljährige gibt es im Zivilrecht nur zwei „Zustände“: **geschäftsfähig** oder **geschäftsunfähig.** Nach § 104 Nr. 2 BGB ist eine Person bei krankhafter Störung der Geistestätigkeit geschäftsunfähig, ansonsten voll geschäftsfähig. Der

Vertrag eines Geschäftsunfähigen ist grundsätzlich nichtig (§ 105 BGB).

Eine **Besonderheit** ergibt sich aus dem **Betreuungsrecht.** Zunächst einmal hat die Anordnung einer Betreuung keinen Einfluss auf den Geschäftsfähigkeitsstatus des Betreuten! Wer geschäftsfähig ist, der bleibt es – selbst im Falle einer Betreuung. Auch an der Geschäftsunfähigkeit ändert sich durch eine Betreuung nichts.

Nach § 1825 BGB kann das Betreuungsgericht aber einen sogenannten **Einwilligungsvorbehalt** anordnen. Das passiert vor allem dann, wenn die Person oder das Vermögen des Betreuten in Gefahr ist. Die Konsequenz dieser Anordnung: Der Betreuer muss bei Willenserklärungen des Betreuten einwilligen. Geht es um den Abschluss von Rechtsgeschäften, so wird der Betreute damit **beschränkt geschäftsfähig.** Kleinere Geschäfte des täglichen Lebens kann der Betreute allerdings auch weiterhin ohne Einverständnis des Betreuers rechtswirksam abschließen. Der Betreute kann auch solche Geschäfte selbst und vollwirksam abschließen, wenn die Willenserklärung ihm lediglich einen rechtlichen Vorteil bringt.

3.2 Haftungsrecht

AUS DER PRAXIS

Fallbeispiel 1: Schlauchwechsel

Pflegefachfrau Anna führt bei einem Klienten den wöchentlichen Schlauchwechsel am Beatmungsgerät durch. Nachdem der Leckagetest beendet ist, verbindet sie den Klienten wieder mit dem Beatmungsgerät. Anna verlässt den Klienten für 20 Minuten. Nachdem sie zurückkehrt, stellt sie fest, dass er keine Herzreaktion mehr zeigt. Sie führt eine kardiopulmonale Reanimation durch. Der Klient überlebt jedoch nicht. Später stellt sich heraus, dass Anna das Beatmungsgerät nicht wieder vom „Standby-" in den „Beatmungsmodus" gestellt hatte. Das Beatmungsgerät war ohne weitere Überwachungsgeräte betrieben worden. Muss Anna nun für diesen Vorfall haften? Diese wendet ein, sie habe zwar einen Fehler gemacht, sei aber dadurch entlastet, dass das Beatmungsgerät ohne weitere Überwachungsgeräte betrieben worden war.
Ergänzend: Verena ist Pflegedienstleiterin und für Anna verantwortlich. Muss evtl. auch Verena haften, obwohl sie gar nicht vor Ort war, selbst also gar nicht gehandelt hat?

Die wichtigsten Rechtsbereiche, in denen sich das **Haftungsrecht** abspielt sind das Zivil-, Straf- und Arbeitsrecht. Im **Zivilrecht** steht der Anspruch des Menschen auf finanziellen Ausgleich, also Schadensersatz oder Schmerzensgeld, im Vordergrund. Im **Strafrecht** geht es um Geld- oder Freiheitsstrafen sowie um Maßregeln, z. B. ein Berufsverbot. Im **Arbeitsrecht** kann der Haftungsfall eine Ermahnung, Abmahnung oder Kündigung, evtl. auch eine Versetzung des Mitarbeiters zur Folge haben.

3.2.1 Sorgfaltsmaßstab

Ein wichtiger Unterschied zwischen Zivil- und Strafrecht ist der **Sorgfaltsmaßstab.** Soll Pflegefachfrau Anna aus dem Praxisbeispiel zivilrechtlich zur Verantwortung gezogen werden, so ist entscheidend, was von einer durchschnittlichen Pflegefachperson erwartet werden kann *(objektiver Maßstab).* Im Strafrecht hingegen kommt es auf die individuellen Umstände an *(subjektiver Maßstab).* Hat Anna z. B. deswegen falsch gehandelt, weil sie kurz vor ihrem Tun eine schockierende Nachricht erhalten hat, so ist das zu berücksichtigen. Zivilrechtlich spielt das kaum eine Rolle. Die zivilrechtliche Haftung greift also „leichter". Denn hier geht es schließlich „nur" um Geld, im Strafrecht kommt immerhin eine Freiheitsstrafe in Betracht.

3.2.2 Verschulden

In beiden Rechtsgebieten kommt es bei der Haftung darauf an, ob Anna ihre Tat **verschuldet** hat. In strafrechtlicher Hinsicht geht es darum, ob Anna ein *persönlicher* Vorwurf gemacht werden kann. Dieser Gedanke ist im Zivilrecht kaum noch vorhanden. Hier wird allein danach gefragt, ob gegen einen *objektiven* Maßstab verstoßen wurde. Auch an dieser Stelle wird erneut deutlich, dass die zivilrechtliche Haftung weniger streng ist.

Außerdem ist Folgendes wichtig: Im Strafrecht geht es vor allem darum, **Vorsatz** gegen **Fahrlässigkeit** abzugrenzen, denn Fahrlässigkeitsdelikte sind nur dann mit Strafe bedroht, wenn das Gesetz dies ausdrücklich anordnet (§ 15 StGB). Im Zivilrecht hingegen ist der Handelnde auch bei Fahrlässigkeit grundsätzlich immer haftbar. Noch dazu haftet er grundsätzlich in vollem Umfang, es gibt also keine Abstufungen wie im Strafrecht.

AUS DER PRAXIS

Fallbeispiel 1: Schlauchwechsel, Zwischenergebnis

Das heißt konkret für Anna: Wird ihr Fehlverhalten als grobe Fahrlässigkeit eingestuft, so reicht das für die zivilrechtliche Haftung völlig aus. Sie muss sogar in vollem Umfang für Schadensersatz oder Schmerzensgeld aufkommen – obwohl ihr Handeln „nur" fahrlässig und nicht vorsätzlich gewesen ist. Aber auch strafrechtlich bedeutet Annas bewusste Fahrlässigkeit, dass sie haften muss. Denn die fahrlässig begangene Körperverletzung ist ausdrücklich unter Strafe gestellt. Allerdings sieht § 229 StGB eine Strafmilderung vor. Strafrechtlich ist ihre Haftung also abgemildert. Nicht so im Zivilrecht.

3.2.3 Pflichtverletzung

Die Frage danach, ob eine **Pflichtverletzung** vorliegt, wird im Zivil- sowie im Strafrecht sehr ähnlich beantwortet. Dabei ist entscheidend, welche Pflichten es überhaupt gibt, woher sie stammen und wo sie nachzulesen sind. Dazu gibt es eine ganze Fülle an Quellen. Eine grundlegende Regelung findet sich in der **„Charta der Rechte hilfe- und pflegebedürftiger Menschen"** aus dem Jahr 2005. Wichtig sind darüber hinaus vor allem (hier geordnet nach ihrer Allgemeingültigkeit und dem Grad ihrer Verbindlichkeit):

- Gesetze und Verordnungen, insbesondere das Medizinprodukterecht-Durchführungsgesetz (MPDG) und die zugehörigen Verordnungen sowie das Infektionsschutzgesetz, Arzneimittelgesetz, Arbeitsschutzgesetz, Arbeitsstättenverordnung, Eichgesetz
- Unfallverhütungsvorschriften der *Berufsgenossenschaften*, z. B. DGUV Vorschrift 1 „Grundsätze der Prävention" oder Merkblatt M 034 „Sauerstoff" (BGI 617)
- Verträge, z. B. der Versorgungsvertrag über die außerklinische Intensivpflege zwischen Pflegeunternehmen und Krankenkasse (➤ 1.4)
- Expertenstandards
- Technische Regeln (z. B. TRBA oder TRBS), Regelwerke von Dritten (z. B. DIN-Normen), Richtlinien (z. B. Empfehlungen des *Robert Koch-Instituts*), Leitlinien, insbesondere der *Arbeitsgemeinschaft der Wissenschaftlichen Medizinischen Fachgesellschaften e. V. (AWMF)* wie z. B. S2-Leitlinie „Nichtinvasive und invasive Beatmung als Therapie der chronischen respiratorischen Insuffizienz" der *Deutschen Gesellschaft für Pneumologie und Beatmungsmedizin*
- Hauseigene Standards
- Dienstanweisungen.

Ergänzend noch ein Wort zu den Technischen Regeln, Regelwerken von Dritten, Richtlinien und Leitlinien: diese sind i. d. R. nicht unmittelbar verbindlich. Nur z. T. werden sie von Gesetzen und Verordnungen in Bezug genommen und gewinnen erst damit einen zwingenden Status. Es empfiehlt sich jedoch, diese Regularien, selbst wenn sie nicht verbindlich sind, zu beachten und umzusetzen. Denn: Im Falle einer haftungsrechtlichen Auseinandersetzung werden diese Regelwerke wie ein **vorweggenommenes Sachverständigengutachten** bewertet. Sie genießen also einen „Vertrauensvorschuss". Es ist zwar möglich, von ihnen abzuweichen, dies muss dann aber gut begründet werden.

3.2.4 Rechtfertigungsgründe

Hat die Pflegefachperson nun eine Pflichtverletzung begangen, so stellt sich anschließend die Frage, ob dieses Verhalten womöglich gerechtfertigt war. Drei wichtige **Rechtfertigungsgründe** in der Pflege sind:

- **Notwehr und Nothilfe.** Wer sich gegen einen Angriff verteidigt, handelt nicht rechtswidrig (Notwehr nach § 32 StGB, ähnlich § 227 BGB). Hilft man einem anderen in einer Notwehrsituation, so spricht man von Nothilfe.
- **Rechtfertigender Notstand.** In einer Gefahrenlage entscheidet man sich, ein Rechtsgut zu verletzen, jedoch um ein anderes Rechtsgut zu schützen (§ 34 StGB, § 228 BGB). Ein Beispiel: Bei einem Wiederbelebungsversuch bricht man dem Menschen mehrere Rippen. Damit begeht man eine Körperverletzung – allerdings um das Leben des Menschen zu retten.
- **Einwilligung.** Das deutsche Rechtssystem geht davon aus, dass eine medizinisch-pflegerische Maßnahme, und sei sie auch noch so harmlos, zu einem Eingriff in die körperliche Integrität führt.

3

Dieser Eingriff ist aber gerechtfertigt, wenn der Mensch oder sein Betreuer bzw. Vorsorgebevollmächtigter darin einwilligt.

Einwilligung der Betroffenen

Da die **Einwilligung der Betroffenen** ganz zentral für die Haftung der Pflege ist, an dieser Stelle einige Erläuterungen dazu.

Wie gesagt: Die Einwilligung rechtfertigt eine medizinisch-pflegerische Maßnahme. Das bedeutet im Umkehrschluss aber auch: Zieht der Betroffene seine Einwilligung zurück, muss die Maßnahme abgebrochen bzw. darf erst gar nicht begonnen werden. Selbst wenn die pflegerische Seite dies für sinnlos oder gar schädlich hält. Tricksen, wie z. B. unbemerkt Medikamente über die PEG verabreichen, ist nicht erlaubt.

Mit anderen Worten: Der Mensch entscheidet über das, was mit ihm passieren soll. Auf *seinen* Willen kommt es an. Das gilt grundsätzlich selbst dann, wenn er bei der Willensbildung eingeschränkt ist.

Einwilligungsfähig vs. geschäftsfähig

Die **Einwilligungsfähigkeit** ist etwas anderes als die **Geschäftsfähigkeit.** Bei der Einwilligungsfähigkeit geht es darum, wirksam **Rechtsgeschäfte** vornehmen zu können. Hier ist jedoch die Fähigkeit gemeint, in eine Maßnahme einwilligen zu können, die für den Betroffenen eine **Rechtsgutverletzung** zur Folge hat, z. B. eine Körperverletzung aufgrund einer sc.-Injektion

Grundsätzlich gilt: **Einwilligungsfähig** ist, wer

- Art, Bedeutung und Tragweite, also auch die Risiken der Maßnahme erfassen und
- seine Entscheidung danach ausrichten kann.

Dies ist **für jede Situation gesondert** zu beurteilen. Ein Beispiel: Ein Mensch kann bezüglich grundpflegerischer Maßnahmen durchaus einwilligungsfähig sein, womöglich aber nicht, wenn eine komplizierte Operation ansteht. Auch insofern unterscheidet sich die Einwilligungs- von der Geschäftsfähigkeit, denn die Geschäftsfähigkeit wird i. d. R. generell und nie auf die jeweilige Situation hin beurteilt.

Voraussetzungen für die Einwilligungsfähigkeit sind:

- Ausreichende Geisteskraft und
- Sittliche Reife.

Generell einwilligungsunfähig sind:

- Bewusstlose
- Säuglinge
- Menschen, die stark unter Schock stehen.

Bei Personen über 18 Jahren dürfen Ärzte bzw. Ärztinnen und Pflegefachpersonen grundsätzlich erst einmal von einer Einwilligungsfähigkeit ausgehen. Aufgrund physischer oder psychischer Störungen kann aber auch ein Volljähriger nicht mehr ausreichende Geisteskräfte besitzen. Dies trifft insbesondere auf Menschen zu, die intensivpflegerisch versorgt werden.

WICHTIG

Wille der Patientin bzw. des Patienten

Gibt es einen Betreuer (➤ 3.6) oder Vorsorgebevollmächtigten, ist der Mensch aber noch einwilligungsfähig, so zählt allein der **Wille des Menschen!**

Betreuer oder Vorsorgebevollmächtigter können in diesem Fall also den Betroffenen nicht „überstimmen". Deren Entscheidung kommt überhaupt erst dann infrage, wenn der Mensch nicht mehr einwilligungsfähig ist. Oder wenn er aus sonstigen Gründen nicht mehr selbst entscheiden kann oder will. In diesem Fall können Betreuer bzw. Vorsorgebevollmächtigter für ihn einspringen. Beide müssen bei besonders gravierenden Maßnahmen aber eine gerichtliche Genehmigung einholen. Etwa bei risikoreichen ärztlichen Untersuchungen oder Eingriffen (§ 1829 BGB). Oder bei Unterbringung und freiheitsentziehenden Maßnahmen (§ 1831 BGB).

Fehlt es an einem Betreuer bzw. Vorsorgebevollmächtigten, so ist das Einsetzen eines Betreuers beim Amtsgericht anzuregen.

WICHTIG

Beurteilen der Einwilligungsfähigkeit

In der Praxis taucht häufig die Frage auf, wer die **Einwilligungsfähigkeit beurteilen** darf. Die Rechtsprechung erkennt an, dass Pflegefachpersonen in aller Regel in der Lage sind, diese Beurteilung vorzunehmen. Wenn allerdings Zweifel bestehen, ist es sinnvoll, sich die Einwilligungsfähigkeit ärztlich bestätigen zu lassen und in der Dokumentation festzuhalten. Es empfiehlt sich außerdem, die Beurteilung in regelmäßigen Abständen, z. B. innerhalb von 3 Monaten, zu wiederholen.

Bei **Minderjährigen** kommt es in puncto Einwilligungsfähigkeit auf die Einsichtsfähigkeit und die Schwere eines Eingriffs an. Das bedeutet: Kinder unter 14 Jahren werden grundsätzlich nicht als einwilligungsfähig angesehen. Sie gewinnen diese Fähigkeit aber in zunehmendem Maße, je mehr sie sich auf die Volljährigkeit zubewegen. Es kommt also auf den Einzelfall an.

Ist das Kind **einwilligungsfähig,** kann es ohne den/die Personensorgeberechtigten eine Einwilligung erteilen. Haben diese bereits eine Einwilligung erteilt, dann hat das Kind ein Vetorecht. Der Arzt bzw. die Ärztin muss – am besten im Team – eine Abwägung treffen. Dabei kommt dem Vetorecht umso mehr Gewicht zu, je älter der Minderjährige ist und je größer sein Reifegrad ist. Gleiches gilt, wenn die Personensorgeberechtigten einwilligen, nicht aber das Kind. Gilt ein Kind hingegen als **nicht einwilligungsfähig,** so entscheiden die Personensorgeberechtigten, also meistens die Eltern oder der allein sorgeberechtigte Elternteil.

Eltern müssen die Entscheidung grundsätzlich gemeinsam treffen. Jedoch kann der eine den anderen zur Entscheidung bevollmächtigen. Außerdem kann der Arzt, vor allem bei kleineren Eingriffen, davon ausgehen, dass der andere Elternteil sich nicht anders äußert. Je schwerer der Eingriff ist, umso mehr ist die Entscheidung auch des anderen Elternteils notwendig. Können sich die Eltern nicht einigen, kann sich der Arzt an das Vormundschaftsgericht wenden. Von dort wird ein sogenannter Ergänzungspfleger bestellt, der dann die notwendigen Entscheidungen trifft. Ist Eile geboten und besteht die Gefahr eines irreversiblen Schadens, kann das Vormundschaftsgericht auch selbst eine Entscheidung treffen. Abgesehen davon können Ärzte und Ärztinnen auch aufgrund einer Notstandssituation zur Entscheidung berechtigt sein.

3.3 Besonderheiten der zivilrechtlichen Haftung

Zuvor wurden die – zahlreichen – Gemeinsamkeiten von zivil- und strafrechtlicher Haftung geklärt. Aber es gibt auch Unterschiede. Eine eigene Regelung zur **zivilrechtlichen Haftung** im Pflegebereich gibt es nicht. Vielmehr gelten die allgemeinen Gesetze.

3.3.1 Haftung der handelnden Pflegefachperson

Die zentrale Anspruchsgrundlage für einen **Schadensersatzanspruch** ist § 823 Abs. 1 BGB.

WICHTIG

Schadensersatz für eigene Fehler

Folgende **Voraussetzungen** müssen für einen **Anspruch auf Schadensersatz** nach § 823 Abs. 1 BGB vorliegen:

- Verletzungshandlung
- Rechtsgutverletzung (Verletzung von Leben, Körper, Gesundheit, Freiheit, Eigentum oder einem sonstigen Recht)
- Rechtswidrigkeit (kein Rechtfertigungsgrund)
- Vertretenmüssen/„Verschulden" (Vorsatz oder Fahrlässigkeit, ➤ Tab. 3.1)
- Schaden (finanzielle Folgen der Rechtsgutverletzung, z. B. Behandlungskosten, Kosten für Ersatzbeschaffung)
- Kausalität (die Pflichtverletzung muss die Rechtsgutverletzung und diese den Schaden verursacht haben).

Eine besondere Form der Haftung ist in § 832 BGB geregelt. Diese Vorschrift besagt, dass jemand (Pflegefachperson), der seine **Aufsichtspflicht** über eine Person (Klient) verletzt, zum Ersatz des Schadens verpflichtet ist, den diese Person (Klient) bei einem anderen anrichtet.

Neben dem Schadensersatzanspruch gibt es auch noch einen **Schmerzensgeldanspruch** (§ 253 BGB). Ist wegen einer Verletzung des Körpers, der Gesundheit, der Freiheit oder der sexuellen Selbstbestimmung Schadensersatz zu leisten, so kann auch Schmerzensgeld verlangt werden. Oder es gibt eine gesonderte gesetzliche Regelung, die einem Geschädigten ein Schmerzensgeld zuspricht.

AUS DER PRAXIS

Fallbeispiel 1: Schlauchwechsel, Zwischenergebnis

Indem Pflegefachfrau Anna das Beatmungsgerät nicht aus dem „Standby-" in den „Beatmungsmodus" geschaltet hat, hat sie dazu beigetragen, dass der Klient verstorben ist. Ein Rechtfertigungsgrund ist nicht ersichtlich. Außerdem hat sie zumindest normal fahrlässig, wenn nicht gar grob fahrlässig gehandelt. Es kann sie nicht entlasten, dass das Beatmungsgerät keine weiteren Kontrollmechanismen hatte. Eher im Gegenteil: In einem solchen Fall hätte sie eine selbst organisierte Kontrolle einplanen müssen. Ihr Verhalten war außerdem ursächlich für die Rechtsgutverletzung, was schließlich auch zu einem Schaden geführt hat.

3.3.2 Haftung von Vorgesetzten

Neben den Pflegenden **haften auch Vorgesetzte** für das Tun ihrer Mitarbeiter. Angefangen bei der Pflegefachperson, die für ein Zweier-Team verantwortlich ist, bis hin zur Pflegedienstleitung oder der Leitung eines Pflegeunternehmens (§ 831 Abs. 1 BGB).

WICHTIG

Schadensersatz für fremde Fehler

Wer einen anderen in seinem Verantwortungsbereich beschäftigt, der muss den **Schaden ersetzen,** den dieser (die Pflegefachfrau, -mann) einem Dritten (dem Klienten) widerrechtlich zufügt. Das Vertretenmüssen („Verschulden") des Vorgesetzten wird zunächst unterstellt.

Die **Haftung von Vorgesetzten** ist also sehr weitgehend. Allerdings eröffnet das Gesetz die Möglichkeit, einen Entlastungsbeweis zu führen: Wenn der Vorgesetzte bei der Auswahl, Leitung und Überwachung alles richtig gemacht hat, kommt er von der Haftung frei *(„ALÜ-Entlastungsbeweis")*.

AUS DER PRAXIS

Fallbeispiel 1: Schlauchwechsel, Zwischenergebnis

Pflegedienstleitung Verena haftet (neben Anna) zunächst einmal als Vorgesetzte gegenüber dem Klienten auf Schadensersatz. Sie ist für den Fehler von Anna verantwortlich. Allerdings könnte sie sich der Haftung entziehen, wenn es ihr gelingt, den Entlastungsbeweis zu führen, z. B. wenn Anna eine erfahrene Pflegefachfrau ist, die bislang beanstandungsfrei gearbeitet hat und bereits viele Jahre im Pflegeunternehmen tätig ist.

Neben der Haftung für Mitarbeiter nach § 831 Abs. 1 BGB können Vorgesetzte allerdings auch noch für **eigene Fehler** haftbar gemacht werden. Damit sind vor allem Organisationsfehler gemeint. Ein wichtiger Anwendungsbereich sind die sogenannten Verkehrssicherungspflichten. Wer z. B. den Pflegebereich nicht frei von Hindernissen hält, der muss bei Sturzschäden dafür haften. Oder: Wer als Vorgesetzter für die Einsatzplanung zuständig ist und es nicht ermöglicht, dass die Pflegefachperson ausreichend Pausen machen kann, haftet bei dadurch ausgelösten Komplikationen zumindest mit.

3.3.3 Haftungsbeschränkungen und -befreiungen

Arbeitnehmer müssen sich zwar immer gewahr sein, dass sie auf Schadensersatz und/oder Schmerzensgeld haften können. Allerdings können sie auch in den Genuss von **Haftungserleichterungen und** sogar **-befreiungen** kommen. So können Pflegende und deren Vorgesetzte (teilweise) von der Haftung befreit sein, wenn der Arbeitgeber den Schadensfall aufgrund eines Organisationsfehlers mitverschuldet hat. Außerdem sehen manche Arbeitsverträge für Fälle leichter Fahrlässigkeit eine Haftungsbefreiung vor. Ganz wichtig ist für Arbeitnehmer der sogenannte **innerbetriebliche Schadensausgleich** (➤ Tab. 3.1).

Tab. 3.1 Innerbetrieblicher Schadensausgleich.

Leichte Fahrlässigkeit	Arbeitnehmer haftet nie
Mittlere Fahrlässigkeit	Schadensaufteilung nach Quoten: Arbeitgeber und Arbeitnehmer haften anteilig; Gesamtumstände von Schadensanlass und Schadensfolgen werden gegeneinander abgewogen
Grobe Fahrlässigkeit	Arbeitnehmer haftet uneingeschränkt; Ausnahme: Verdienst des Arbeitnehmers steht in deutlichem Missverhältnis zum Schadensrisiko und Begleichen des Schadens würde ihn finanziell ruinieren (Grenze: drei Bruttomonatslöhne)
Vorsatz	Arbeitnehmer haftet uneingeschränkt

Eine besondere Haftungserleichterung gibt es bei der **„Geschäftsführung ohne Auftrag"** in einer Notsituation. Ein Beispiel: Anlässlich eines Notfalls eilt ein Notarzt herbei. Die Pflegefachperson vergisst jedoch darauf zu achten, dass die Haustür geschlossen bleibt, damit die Katze des Klienten nicht ausbüxen kann. Für derartige Notlagen sieht § 680 BGB vor, dass man für leichte und auch für mittlere Fahrlässigkeit niemals haften muss, sondern allenfalls für grobe Fahrlässigkeit und Vorsatz. Das bedeutet, dass die Pflegefachperson keinen Schadensersatz für das verschwundene Kätzchen zahlen muss. Denn ihr Tun war allenfalls mittel fahrlässig.

Schließlich gibt es im Arbeitsverhältnis eine weitere Besonderheit: Wenn eine Pflegefachperson für Personenschäden, z. B. bei Kollegen, verantwortlich ist, tritt hierfür die gesetzliche Unfallversicherung ein, außer bei Vorsatz und Wegeunfällen. Außerdem zahlt sie kein Schmerzensgeld.

AUS DER PRAXIS

Fallbeispiel 1: Schlauchwechsel, Ergebnis

Ergebnis für das Praxisbeispiel: Pflegefachfrau Anna ist haftbar. Bei der Vorgesetzten Verena kommt es auf die Umstände an. Auch von den Umständen ist es abhängig, ob der Arbeitgeber mithaften muss, weil er z. B. nicht für ein besseres Beatmungsgerät mit Kontrollmechanismus gesorgt hat. Außerdem kann Anna, je nachdem wie der Grad der Fahrlässigkeit einzustufen ist, haftungsrechtlich entlastet sein. Bei mittlerer Fahrlässigkeit z. B. haftet sie zusammen mit ihrem Arbeitgeber nach Quoten.

3.4 Besonderheiten der strafrechtlichen Haftung

3.4.1 Grundsätze zur Strafbarkeit

Kommt es aufgrund eines Pflegefehlers zu einem Unfall, dann reicht es zunächst meist aus, dies allein über den Ersatz des dabei entstandenen Schadens oder über das Schmerzensgeld zu regeln. Das Strafrecht hält sich erst einmal zurück. Das kann sich allerdings ändern, wenn Interessen Dritter ins Spiel kommen. Werden Rechtsgüter massiv verletzt oder stehen die Interessen der Allgemeinheit auf dem Spiel, so mischt sich das Strafrecht ein. Aber auch erst dann.

Strafrecht ist also immer nur das **letzte Mittel.** Und das mit gutem Grund. Denn dieses Rechtsgebiet hält die massivsten Eingriffe bereit, die einer Rechtsordnung zur Verfügung stehen. Und weil das so ist, beweist sich beim Strafrecht ganz besonders, wie es ein Staat mit den **Grundrechten** seiner Bürger hält. Ob so wichtige Grundsätze wie z. B. die Unschuldsvermutung oder „im Zweifel für den Angeklagten" auch wirklich beachtet und umgesetzt werden. Ganz wichtig ist vor allem der Grundsatz „Keine Strafe ohne (Straf-)Gesetz".

AUS DER PRAXIS

Fallbeispiel 2: Haltbarkeitsdatum abgelaufen

Veronika verwendet eine Trachealkanüle, deren Haltbarkeitsdatum abgelaufen ist. Weiter passiert nichts. Immerhin liegt damit ein Verstoß nach § 12 Abs. 1 Nr. 2 MPDG vor. Diese Vorschrift verbietet es, Medizinprodukte zu betreiben oder anzuwenden, deren Datum, bis zu dem ein gefahrloses Anwenden nachweislich möglich ist, abgelaufen ist. Macht Veronika sich strafbar?

Manche würden die Frage nach der Strafbarkeit bejahen, da Veronika gegen ein Gesetz verstoßen hat. Das ist für eine Strafbarkeit jedoch nicht ausreichend. Denn zur Bestrafung bedarf es eines Strafgesetzes. § 12 Abs. 1 Nr. 2 MPDG droht jedoch gar keine Strafe an. Wäre dies der Fall, dann müsste im Gesetz etwas Ähnliches stehen wie „... wird mit Freiheitsstrafe bis zu ... oder mit Geldstrafe bestraft ...". Das ist aber an dieser Stelle des Medizinproduktegesetzes nicht der Fall. Also: Veronika begeht zwar eine Pflichtverletzung (was z. B. mit einer Abmahnung geahndet werden kann), macht sich aber nicht strafbar.

Die wichtigsten Straftatbestände finden sich im **Strafgesetzbuch** *(StGB).* Neben diesem **Kernstrafrecht** gibt es das sogenannte **Nebenstrafrecht.** Dabei handelt es sich um Gesetze, die zunächst lediglich Pflichten normieren. Von Strafbarkeit ist erst einmal nicht die Rede. Der Gesetzgeber sammelt häufig bestimmte Pflichten in einem oder mehreren Paragrafen am Ende eines Gesetzes und stellt sie unter Strafe, so auch in den §§ 90 ff. MPDG. Doch für Veronika im Praxisbeispiel bleibt es bei der Straflosigkeit: Die Verletzung von § 12 Abs. 1 Nr. 2 MPDG ist weder in § 92 noch § 93 MPDG mit einer Strafe sanktioniert. Allerdings gibt es einen kleinen Wermutstropfen: Veronika hat nach § 94 Abs. 1 Nr. 3 MPDG eine Ord-

3

nungswidrigkeit begangen. Dafür wird aber allenfalls ein (kleines) Bußgeld fällig. Das ist keine Strafe.

Ist nun aber doch einmal eine einschlägige Strafvorschrift gefunden, sind deren Voraussetzungen zu prüfen. Dabei tauchen die bereits unter ➤ 3.2 erläuterten Voraussetzungen wieder auf: Pflichtverletzung, Verschulden sowie Rechtfertigungsgründe. Je nachdem, ob eine Straftat durch vorsätzliches oder fahrlässiges Tun begangen wurde, fällt die Prüfung etwas anders aus.

WICHTIG

Vorsatz-Tat

Diese **Voraussetzungen** müssen für die Strafbarkeit einer **Vorsatz-Tat** erfüllt sein:

- Tatbestand
  - Objektiver Tatbestand: Sind durch die Handlung sämtliche Tatbestandsmerkmale einer strafrechtlichen Norm erfüllt? Hier geht es insbesondere um die Pflicht- und Rechtsgutverletzung.
  - Subjektiver Tatbestand: Kannte der Täter alle Umstände des objektiven Tatbestands?
- Rechtswidrigkeit (Rechtfertigungsgrund)
- Verschulden: Ist die Tat dem Täter persönlich vorzuwerfen?

WICHTIG

Fahrlässigkeits-Tat

Diese **Voraussetzungen** müssen für die Strafbarkeit einer **Fahrlässigkeits-Tat** erfüllt sein:

- Tatbestand
  - Objektiver Tatbestand
  - Subjektiver Tatbestand: Aufgrund der Sorgfaltspflichtverletzung tritt der Erfolg ein, wobei dieser objektiv vorhersehbar war.
- Rechtswidrigkeit
- Verschulden.

Nun soll es um die Straftatbestände selbst gehen. Im Strafgesetzbuch gibt es aktuell über 200 verschiedene Delikte, von denen die folgenden Tatbestände für die außerklinische Intensivpflege besonders relevant sind.

3.4.2 Verletzung von Privatgeheimnissen (§ 203 StGB)

Wer **Geheimnisse von Klienten oder Klientinnen** erfährt und diese unbefugt offenbart, macht sich strafbar. Mit einem Geheimnis sind nicht nur medizinisch-pflegerische Tatsachen gemeint. Das Geheimnis muss der Pflegefachperson auch nicht unbedingt anvertraut worden sein, es reicht aus, dass sie es auf sonstige Art und Weise mitbekommen hat.

Die **Schweigepflicht** gilt gegenüber jedem, also z. B. auch gegenüber Ehepartnern und Angehörigen eines Klienten, Familienangehörigen und Freunden der Pflegefachperson sowie gegenüber den Medien und selbst gegenüber Kollegen, Vorgesetzten oder Ärzten – es sei denn, diese sind selbst mit dem betroffenen Klienten befasst. Nach dem Tod gilt die Schweigepflicht grundsätzlich fort.

Es kann allerdings Befugnisse geben, die die Strafbarkeit ausschließen. So kann der Klient die Pflegefachperson z. B. von der Schweigepflicht entbinden. Eine Notstandsituation oder auch gesetzliche Vorschriften (z. B. §§ 6, 7 Infektionsschutzgesetz) können die Preisgabe von Geheimnissen rechtfertigen. Ebenso die Wahrung eigener Interessen, wenn eine Pflegefachperson z. B. vor Gericht die Pflegedokumentation offenbart, um so dem Vorwurf eines Pflegefehlers entgegentreten zu können.

3.4.3 Totschlag und Mord (§§ 211 ff. StGB)

Viele sind der irrigen Ansicht, das Töten im Affekt sei lediglich **Totschlag.** Erst mit Vorsatz werde es zum **Mord.** Das ist jedoch nicht richtig: Sowohl für Totschlag als auch für Mord bedarf es eines vorsätzlichen Tuns. Der Totschlag wird vielmehr erst dadurch zum Mord, indem ein sogenanntes **Mordmerkmal** hinzutritt. Kurzformel: Mord = Totschlag + Mordmerkmal. Das Gesetz teilt die Merkmale in drei Gruppen ein:

- Besonders verwerflicher Beweggrund, z. B. Habgier
- Besonders verwerfliche Art und Weise, z. B. heimtückisch
- Besonders verwerflicher Zweck, z. B. um eine andere Straftat zu verdecken.

Außerdem ist die **fahrlässige Tötung** strafbar, ebenso wie die **Tötung auf Verlangen.** Damit ist die aktive Sterbehilfe gemeint, die in Deutschland verboten ist, die aber weniger streng bestraft wird als ein „normaler“ Totschlag. Zu den Formen strafbarer und strafloser Sterbehilfe ➤ 20.3.

3.4.4 Straftaten gegen die körperliche Unversehrtheit (§§ 223 ff. StGB)

Wer eine andere Person **körperlich misshandelt** oder **an der Gesundheit schädigt,** wird nach § 223 StGB bestraft. Für die körperliche Misshandlung ist es nicht unbedingt erforderlich, dass Schmerzen erzeugt werden. Ein Beispiel: Eine Pflegefachperson meint, dass die langen Haare einer Klientin unhygienisch seien. Deswegen schneidet sie deren Haare ohne Einwilligung einfach ab. Dies stellt eine körperliche Misshandlung dar, da hierfür Beeinträchtigungen psychischer Natur ausreichen.

Auch Gesundheitsschädigungen können auf psychische Art und Weise erfolgen. Ein Beispiel hierzu: Eine Pflegefachperson stört es, dass die Tochter einer Pflegekundin andauernd zu Besuch kommt. Deswegen sagt sie der Tochter eines Tages wahrheitswidrig, dass ihre Mutter gestorben sei. Die Tochter erleidet daraufhin einen Schock.

Einen eigenen Tatbestand stellt die **Misshandlung von Schutzbefohlenen** nach § 225 StGB dar.

3.4.5 Straftaten gegen die persönliche Freiheit (§§ 232 ff. StGB)

Nach § 239 Abs. 1 StGB macht sich wegen **Freiheitsberaubung** strafbar, wer einen Menschen einsperrt oder auf andere Weise der Freiheit beraubt. Allerdings kann die Freiheitsberaubung gerechtfertigt sein, z. B. durch die (mutmaßliche) Einwilligung des Betroffenen oder eines Vertreters, z. B. des Betreuers oder Bevollmächtigten und ebenso im Falle des rechtfertigenden Notstands. Will z. B. ein verwirrter Mensch sich den lebensnotwendigen Infusionsschlauch herausreißen, so kann die Pflegefachperson ihn zu seinem eigenen Schutz zeitlich begrenzt fixieren.

3.4.6 Urkundenfälschung (§§ 267 ff. StGB)

Es gibt drei Arten, eine **Urkundenfälschung** (§ 267 StGB) zu begehen:

- Wer zum einen mit dem Namenskürzel eines Kollegen die Dokumentation abzeichnet, der stellt eine unechte Urkunde her.
- Die Verfälschung einer echten Urkunde wäre es, wenn die Dokumentation so manipuliert wird, dass dies später nicht mehr erkennbar ist.
- Weiß derjenige, der die Leistungsabrechnung vornimmt, dass die Urkunde vom Mitarbeiter gefälscht wurde, dann gebraucht er eine verfälschte Urkunde.

Die Pflegedokumentation stellt immer eine Urkunde dar. Aber auch sonstige Notizen kommen als Urkunde in Frage, insbesondere, wenn sie später zu Beweiszwecken herangezogen werden.

Ein weiterer Straftatbestand ist die **Unterdrückung von echten Urkunden,** um dadurch einem anderen einen Nachteil zuzufügen (§ 274 Abs. 1 StGB). Ein Beispiel: Ergänzungsblätter zur Dokumentation werden vernichtet.

3.5 Delegation ärztlicher Tätigkeiten

Die **Delegation ärztlicher Tätigkeiten auf Pflegefachpersonen** ist gesetzlich nicht näher geregelt, sie ergibt sich allenfalls aus Richtlinien und vor allem aus der Rechtsprechung. Aus § 28 Abs. 1 SGB V *(Sozialgesetzbuch – Fünftes Buch)* wird bereits ein Grundsatz deutlich: Die Heilkunde obliegt dem Arzt bzw. der Ärztin, ebenso Heilpraktikern bzw. Heilpraktikerinnen und in begrenztem Umfang auch Hebammen. Diese Personen haben ihre Dienste gegenüber dem Menschen im Rahmen des Behandlungsvertrags persönlich zu erbringen (§ 613 BGB). Das fängt bei der Anamnese an, geht über Untersuchung, Diagnosestellung, Aufklärung, Therapieentscheidung bis hin zur invasiven Maßnahme. In diesen Bereichen scheidet eine Delegation grundsätzlich aus. Allerdings: Maßnahmen, die keine besonderen oder jedenfalls beherrschbaren Gefahren mit sich bringen oder Maßnahmen, die nicht besonders schwierig sind, darf der Arzt/die Ärztin an Pflegefachpersonen delegieren, so z. B. das Umsetzen ärztlicher Medikationsentscheidungen, bestimmte Arten von Injektionen, Blutentnahmen oder einen Verbandswechsel.

3

3.5.1 Verteilung der Verantwortung

Wurden ärztliche Tätigkeiten delegiert, dann eröffnet sich sofort die Frage: Wer muss haften, wenn etwas passiert? Das hängt zunächst einmal von den Verantwortungsbereichen ab. Bei unmittelbarer **Delegation** sieht das wie folgt aus:

- **Anordnungsverantwortung.** Für die Auswahl und Leitung ist stets der Arzt oder die Ärztin haftbar.
- **Durchführungsverantwortung.** Für das Durchführen der Maßnahme sind die Pflegefachpersonen verantwortlich.
- **Kontrollverantwortung.** Für die Kontrolle einer Maßnahme trägt wiederum der Arzt die Verantwortung.

Eine Aufteilung der Verantwortung in dieser Reinform findet sich allerdings selten, z. B. in Arztpraxen, wo ein Arzt als Vorgesetzter Tätigkeiten an eine Pflegefachperson delegiert. Im Pflegebereich sieht dies etwas anders aus, denn hier werden die Maßnahmen nicht vom Arzt, sondern über das Pflegeunternehmen an die jeweiligen Pflegefachpersonen delegiert *(mittelbare Delegation).* Hier läuft die Verantwortungskette über verantwortliche Pflegefachpersonen, also insbesondere über die Pflegedienstleitung. Das Aufteilen der Verantwortungsbereiche sieht dementsprechend wie folgt aus (➤ Abb. 3.2):

- **Verordnungsverantwortung.** Der Arzt ist für das korrekte Verordnen der Maßnahme zuständig. Er muss also dafür geradestehen, dass die Maßnahme überhaupt notwendig ist. Und er haftet für die inhaltliche Richtigkeit sowie für das richtige Übermitteln. Wenn er im Einzelfall eine Pflegefachperson anleitet, so ist er dann auch dafür verantwortlich.
- **Anordnungsverantwortung der verantwortlichen Pflegefachpersonen.** Wenn der Arzt – wie im Normalfall – die Pflegenden nicht persönlich auswählt und anleitet, dann machen dies die verantwortlichen Pflegefachpersonen. Diese haften dann dafür, dass die Auswahl und Leitung fehlerfrei abläuft.
- **Durchführungsverantwortung der Pflegefachperson.** Sie ist für das korrekte Durchführen der Maßnahme zuständig. Sie trägt aber auch die **Übernahmeverantwortung:** Stehen einer Übernahme der Aufgabe durchgreifende Gründe entgegen, darf sie die Tätigkeit nicht übernehmen. Sie muss remonstrieren, also Einwand erheben und ggf. die Übernahme verweigern. Übernimmt sie die Tätigkeit trotz entgegenstehender Gründe doch, so kann sie sich dadurch bereits verantwortlich machen *(Übernahmeverschulden).*
- **Kontrollverantwortung der verantwortlichen Pflegefachpersonen.** Sie haben zu überwachen,

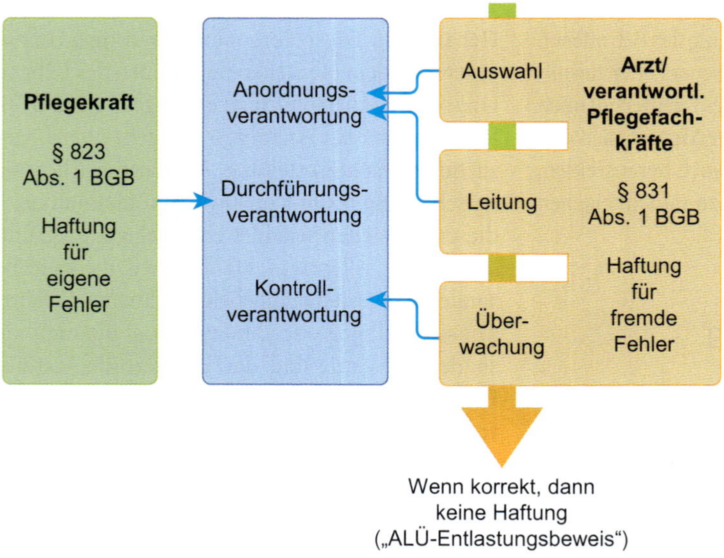

Abb. 3.2 Aufteilung der Verantwortungsbereiche bei der Delegation [L138]

ob die handelnden Pflegenden die Maßnahmen ordentlich durchführen.

- **Kontrollverantwortung des Arztes.** Der Arzt muss vor allem die Wirksamkeit der verordneten Maßnahme prüfen. Im Einzelfall muss er auch für die Kontrolle der Pflegefachperson sorgen, insbesondere, wenn er sie persönlich angeleitet hat.

WICHTIG

Delegation

Auch bei der **mittelbaren Delegation** gilt: Der Arzt oder die Ärztin kann die medizinische Versorgung nicht komplett auf die Pflege verlagern. Lediglich in Modellversuchen ist ein eng begrenztes Übertragen heilkundlicher Aufgaben an den Pflegebereich möglich (§ 63 Abs. 3c SGB V). Es gibt also grundsätzlich keinen „arztfreien Raum". Immerhin: Pflegefachpersonen erhalten mehr Entscheidungsspielräume bei Hilfsmitteln und häuslicher Krankenpflege, die ärztliche Verordnungsbefugnis bleibt aber bestehen. Seit Juli 2021 dürfen Pflegefachpersonen Empfehlungen zur Versorgung mit Hilfsmitteln und Pflegehilfsmitteln aussprechen (§ 40 Abs. 6 SGB XI). Diese Empfehlungen gelten für die Pflegekassen als ausreichender Nachweis der Erforderlichkeit und erleichtern die Genehmigung. Außerdem können Pflegefachpersonen seit September 2022 – unter bestimmten Voraussetzungen – über Häufigkeit und Dauer bestimmter Leistungen der häuslichen Krankenpflege entscheiden (§ 37 Abs. 8–10 SGB V i. V. m. § 5a HKP-Richtlinie). Dabei ersetzen sie jedoch nicht die ärztliche Verordnung; vielmehr können Ärzte diese Entscheidungen an Pflegefachpersonen übertragen.

WICHTIG

Vertrauensgrundsatz

Wichtig bei der Delegation ist der Vertrauensgrundsatz. Das bedeutet für Pflegende: Sie dürfen sich darauf verlassen, dass die Anordnung des Arztes oder der Ärztin korrekt ist. Wenn eine Pflegefachperson anderer Ansicht ist, dann sollte sie den Arzt bzw. die Ärztin damit konfrontieren **(Remonstration).** Bestätigt dieser die Anordnung, dann kann die Pflegefachperson die Maßnahme – ohne haftungsrechtliche Konsequenzen befürchten zu müssen – durchführen. Eventuelle Folgen treffen allein den Arzt oder die Ärztin. Auf jeden Fall empfiehlt es sich, die Remonstration zu dokumentieren. Im Übrigen kann der Arzt oder die Ärztin eine Pflegefachperson niemals zur Durchführung bestimmter Maßnahmen zwingen. Allenfalls Vorgesetzte können dies im Rahmen ihres arbeitsrechtlichen Weisungsrechts tun.

In bestimmten Fällen hat eine Pflegefachperson aber trotz Weisung ein **Weigerungsrecht.** Hier die wichtigsten Fälle:

- Die angeordnete Maßnahme ist nicht genau genug spezifiziert oder aus einem anderen Grund unklar.
- Die Pflegefachperson fühlt sich nicht ausreichend qualifiziert. Einer Schulung darf sie sich dann aber nicht widersetzen.
- Die Aufgabe erscheint der Pflegefachperson zu gefährlich. Zum Beispiel auch, weil im Falle möglicher Komplikationen kein Arzt zur Verfügung steht, der schnell genug herbeigeholt werden kann.
- Das Durchführen der Maßnahme verstößt gegen ein Strafgesetz, insbesondere wenn die Maßnahme offensichtlich kunstfehlerhaft ist oder gegen den Willen des Pflegebedürftigen durchgeführt werden soll.

In einer Notfallsituation muss eine Pflegefachperson jedoch trotz Bedenken handeln! Allerdings ist sie in diesem Fall haftungsrechtlich entlastet. Sie muss nur für Vorsatz und grobe Fahrlässigkeit einstehen (§ 680 BGB).

3.5.2 Voraussetzungen für eine haftungssichere Delegation

Nun zu den **Voraussetzungen,** die aus Sicht der Pflege **für eine haftungssichere Delegation** ärztlicher Tätigkeiten erfüllt sein müssen:

- Es darf nicht erforderlich sein, dass ein Arzt persönlich handeln muss. So muss der Arzt eine PEG oder einen zentralen Venenkatheter persönlich legen. Ansonsten kommt es für die Delegierbarkeit vor allem darauf an, wie gefährlich oder schwierig eine Maßnahme ist und ob die Pflegefachperson dazu qualifiziert ist.
- Der Arzt muss die Maßnahme verordnet haben. Sie muss verständlich und präzise sein. Bei Verordnungen „nach Bedarf" ist Vorsicht geboten. In diesem Fall müssen genaue Vorgaben für den Bedarf festgelegt sein, wie „wenn …, dann …". Die Verordnung sollte möglichst schriftlich erfolgen und in der Pflegedokumentation niedergelegt sein.

- Die ausführende Pflegefachperson muss zum Durchführen der Maßnahme befähigt sein. Notwendig ist zunächst die **formelle Qualifikation,** d. h., die Pflegefachperson wurde für die zu übernehmende Tätigkeit entsprechend ausgebildet und hat darüber einen Nachweis, z. B. ein Zeugnis, Fortbildungszertifikat oder auch einen Spritzenschein. Fast noch wichtiger als die formelle ist die **materielle Qualifikation,** d. h., die Pflegeperson muss tatsächlich in der Lage sein, die ärztliche Maßnahme durchzuführen. Je mehr Praxiserfahrung sie hat, umso besser.
- Die Pflegefachperson muss zum Durchführen der ärztlichen Tätigkeit bereit sein. Ein Verweigerungsrecht hat sie nur im Ausnahmefall (➤ 3.5.1).
- Arbeitsrechtliche Zulässigkeit: Die Vorgesetzten entscheiden im Rahmen ihres Weisungsrechts, meist über Dienstanweisungen, welche Pflegefachpersonen welche ärztlichen Maßnahmen übernehmen und ausführen dürfen. Außerdem kann es Anweisungen im Einzelfall geben. An beides muss sich eine Pflegefachperson halten.
- Der Mensch muss mit der Behandlungsmaßnahme und Durchführung durch die Pflegefachperson einverstanden sein. Will der Mensch zwar die Behandlungsmaßnahme, nicht aber, dass eine Pflegefachperson diese durchführen soll, so ist die Delegation nicht möglich. Der Arzt muss persönlich tätig werden.

WICHTIG

Zusammenfassung Delegation

Mit diesen Grundsätzen ist folgende, in der Praxis immer wieder auftauchende Frage zu beantworten: **An wen darf was delegiert werden?** Die Antwort: Es kommt an auf
- die jeweilige (formelle und materielle) Qualifikation der Pflegefachperson und
- auf die Gefährlichkeit der Maßnahme.

Bei der **Gefährlichkeit** sind zu unterscheiden: Die objektiv zu beachtenden Risiken *(objektive Gefährlichkeit)* und solche Risiken, die mit dem besonderen Zustand des Menschen zusammenhängen *(subjektive Gefährlichkeit).* Je nach Gefährlichkeit ist weiterhin entscheidend, wie gut ein Arzt für die Pflegefachperson erreichbar ist. Hierzu ein Beispiel: Bei intravenösen Injektionen wirkt ein Medikament in kürzester Zeit auf den Körper ein, im Falle von Komplikationen bleibt nur wenig Reaktionszeit. Weil bei der außerklinischen Intensivpflege in der Kürze der Zeit aber meist kein Arzt erreichbar ist, sind intravenöse Injektionen in aller Regel tabu. Nicht so im Krankenhaus, wenn die Medikamente gut bekannt und Ärzte in der Nähe sind.

3.6 Betreuungsrecht

Wer als Volljähriger seine Angelegenheiten nur noch teilweise oder gar nicht mehr (rechtlich) erledigen kann, für den kommt eine **Betreuung** infrage. Der Betreuer bzw. die Betreuerin wird vom Betreuungsgericht eingesetzt, wenn die gesetzlich geregelten Voraussetzungen vorliegen. Eine andere Möglichkeit ist es, *selbst* einen Vertreter oder Vertreterin zu bestimmen. Das geschieht mit einer **Vorsorgevollmacht.**

Die Betreuung hat im Jahr 1992 die Vormundschaft abgelöst. Vormünder gibt es heute nur noch für Minderjährige.

Im Jahr 2023 ist eine große Reform des Betreuungsrechts in Kraft getreten. Der Gesetzgeber hatte sich vorgenommen, die Selbstbestimmung der betreuten Personen zu stärken und die Qualität der Betreuung zu verbessern. Die bisherigen Vorschriften wurden in einem aufwändigen (und vorbildlichen) Gesetzgebungsverfahren kräftig überarbeitet und an anderer Stelle im BGB eingefügt (§§ 1814–1881 BGB).

Der oberste Grundsatz im Betreuungsrecht: Das Selbstbestimmungsrecht der betreuten Person steht an erster Stelle. Staat und Betreuer dürfen mit den Mitteln einer Betreuung nur dann eingreifen, wenn es wirklich erforderlich ist.

Die Betreuung gibt dem **Betreuer** bzw. der Betreuerin die Vertretungsmacht, für den Betreuten nach außen hin tätig zu werden. Der Betreuer wird dem Betreuten also nur zur Seite gestellt, der Betreute behält seine Rechte. Insbesondere berührt die Betreuung nicht den Geschäftsfähigkeitsstatus (➤ 3.1.2).

Voraussetzungen und Auswahl

Eine Betreuung muss gerichtlich angeordnet werden. Dazu müssen fünf **Voraussetzungen** vorliegen.

WICHTIG

Voraussetzungen für eine Betreuung

Eine **Betreuung** ist nach § 1814 Abs. 1–3 BGB nur dann möglich, wenn folgende **Voraussetzungen** vorliegen:
- Betroffener ist volljährig
- Betroffener ist aufgrund von Krankheit oder Behinderung nicht in der Lage seine Angelegenheiten (ganz oder teilweise) zu erledigen
- Betreuung ist erforderlich (kein anderes oder milderes Mittel ausreichend)
- Betroffener legt kein Veto ein.

Bei der **Betreuerauswahl** sind die Wünsche des Betreuten zu berücksichtigen. Die betroffene Person kann bereits im Vorfeld andere Personen als Betreuer vorschlagen oder ablehnen. Am besten im Rahmen einer schriftlichen Betreuungsverfügung. Schlägt der Betroffene niemanden vor, so ist bei der Auswahl des Betreuers auf die verwandtschaftlichen und sonstigen persönlichen Bindungen, insbesondere auf die Bindungen zu Eltern, zu Kindern, zum Ehegatten und zum Lebenspartner, Rücksicht zu nehmen. Auch auf die Gefahr von Interessenkonflikten (§ 1816 Abs. 3 BGB).

Als Betreuer können einzelne Personen bestellt werden, im Ausnahmefall aber auch Betreuungsvereine oder -behörden. Als Einzelbetreuer werden vorrangig Angehörige eingesetzt. Sie sind ehrenamtliche Betreuer und bekommen für ihre Arbeit lediglich ihre Aufwendungen ersetzt (z. B. Telefon- und Fahrtkosten). Darüber hinaus gibt es Berufsbetreuer. Diese müssen sich registrieren lassen und eine Versicherung abschließen. Sie erhalten eine Vergütung.

Betreuer müssen geeignet und zuverlässig sein. Die Anforderungen an Berufsbetreuer sind höher als bei ehrenamtlichen Betreuern. Sie müssen ihre Eignung nachweisen. Es können **mehrere Betreuer** bestellt werden (insbesondere aufgeteilt nach unterschiedlichen Aufgabenbereichen, § 1817 BGB).

WICHTIG

Pflegende als Betreuer

Schon bisher konnten Pflegende in stationären Pflegeeinrichtungen *nicht* die Betreuung von Personen übernehmen, die in der Einrichtung wohnen, in der sie tätig sind. Das gilt nunmehr auch für Pflegende, die in ambulanten Pflegediensten arbeiten. Ausnahme: Man kann nachweisen, dass es *keinen* Interessenskonflikt gibt (§ 1816 Abs. 6 BGB).

Umfang der Betreuung

Ein Betreuer ist vorrangig für **bestimmte Aufgabenbereiche** einzusetzen. Eine „Betreuung für alles" (Vollbetreuung) ist nicht mehr möglich (§ 1815 Abs. 1 BGB).

Eine Betreuung darf nur solange angeordnet werden, wie sie zeitlich benötigt wird. Sie scheidet von vornherein aus, wenn anderweitige Hilfen ausreichend sind. Können z. B. Familienangehörige oder soziale Dienste, wie z. B. Essenslieferung, Putzhilfe, ambulante Pflegeversorgung, in ausreichender Weise aushelfen, so ist ein Betreuer nicht erforderlich. Hat der Betroffene eine Person seines Vertrauens mit einer Vorsorgevollmacht ausgestattet, so bedarf es ebenfalls keiner Betreuung (§ 1814 Abs. 3 BGB).

Rechte und Pflichten des Betreuers

Die Rechte und Pflichten des Betreuers hängen mit den jeweiligen Aufgabenbereichen, für die der Betreuer bestellt wurde, zusammen (§ 1821 Abs. 1 BGB). Immer aber gilt: Der Betreuer muss die **Wünsche der betreuten Person** so weit wie möglich umsetzen. Nur im Ausnahmefall kann er sich darüber hinwegsetzen (§ 1821 Abs. 2–4 BGB). Außerdem muss der Betreuer ausreichend **Kontakt zur betreuten Person** halten und wichtige Dinge mit ihr vorab besprechen (§ 1821 Abs. 5 BGB). Eine gesetzliche Regelung zur Häufigkeit von Besuchen gibt es nicht.

Schließlich: Der Betreuer darf nur dann nach außen tätig werden, wenn es unumgänglich ist. Zuvor muss er versucht haben, die betreute Person zu befähigen, für sich selbst handeln zu können (**Unterstützung vor Vertretung,** § 1821 Abs. 1 BGB). Verletzt der Betreuer seine Pflichten, so kann er sich **schadensersatzpflichtig** machen (§ 1826 BGB).

Gerichtliche Genehmigung von Maßnahmen

Besonders schwerwiegende Entscheidungen bedürfen einer zusätzlichen Genehmigung durch das **Betreuungsgericht,** selbst dann, wenn der Betreuer aufgrund des ihm zugewiesenen Aufgabenkreises befugt ist, die entsprechende Entscheidung zu treffen. Ist der Betreute allerdings einwilligungsfähig, so kann er, un-

3

3

abhängig vom Betreuer, immer selbst entscheiden. In diesem Fall ist eine gerichtliche Genehmigung nicht erforderlich. Für folgende Fälle ist eine **zusätzliche richterliche Genehmigung** notwendig:

- Risikoreiche ärztliche Maßnahmen (§ 1829 BGB), vor allem solche, bei denen zu befürchten ist, dass der Betreute aufgrund der Maßnahme stirbt oder einen dauerhaften, schwerwiegenden Schaden erleidet
- Sterilisation (§ 1830 BGB)
- Unterbringung oder freiheitsentziehende Maßnahmen (§ 1831 BGB)
- Ärztliche Zwangsmaßnahmen (§ 1832 BGB)
- Aufgabe der Mietwohnung (§ 1833 BGB)
- Etliche Vermögensangelegenheiten, die der Betreuer für den Betreuten regelt, sind ebenfalls genehmigungspflichtig (§§ 1848–1854 BGB).

Vorgehen bei problematischen Betreuern

Es kann sehr viele Gründe dafür geben, warum Pflegefachpersonen bzw. Pflegeeinrichtungen mit dem Betreuer oder der Betreuerin unzufrieden sind. Vor allem dann, wenn der Betreuer nicht erreichbar ist, insbesondere dann, wenn wichtige Entscheidungen anstehen. Wer etwas gegen einen Betreuer unternehmen will, der kann das Betreuungsgericht informieren. Und zwar möglichst schriftlich und möglichst detailliert. Das Betreuungsgericht ist für die Aufsicht und Kontrolle von Betreuern zuständig. Es kann insbesondere Anweisungen erteilen oder einen Betreuer auswechseln. Die Mitteilung an das Gericht ist zwar lediglich eine Anregung, aber nur so erhält das Gericht die Möglichkeit, überhaupt zu reagieren. Rechtsmittel gegen die Entscheidung des Gerichts haben Pflegeunternehmen nicht. Allerdings kann man eine erneute Eingabe machen. Das empfiehlt sich vor allem dann, wenn neue Tatsachen oder Erkenntnisse vorliegen.

3.7 Patientenverfügung

Eine **Patientenverfügung** ist eine schriftliche Vorausverfügung einer Person für den Fall, dass sie ihren Willen nicht mehr wirksam erklären kann (§ 1827 Abs. 1 BGB). Darin erklärt sie ihre Einwilligung in unmittelbar bevorstehende Untersuchungen, Heilbehandlungen sowie ärztliche Eingriffe. Oder sie untersagt bestimmte Maßnahmen.

WICHTIG

Voraussetzungen Patientenverfügung

Eine **Patientenverfügung** ist nur dann rechtswirksam, wenn folgende **Voraussetzungen** vorliegen:

- Volljährigkeit
- Einwilligungsfähigkeit
- Schriftlichkeit (also mit eigenhändiger Unterschrift), Ort und Datum sind nicht zwingend erforderlich, aber empfehlenswert

Die Patientenverfügung wird also für *nicht unmittelbar bevorstehende* Fälle getroffen und für den Fall, dass man aktuell nicht rechtswirksam entscheiden kann. Umgekehrt ausgedrückt: Wenn die betroffene Person noch einwilligungsfähig ist und sich aktuell äußert, kommt die Patientenverfügung nicht zum Tragen. Denn sie kann in der aktuellen Situation ihren Willen noch rechtswirksam selbst zum Ausdruck bringen.

WICHTIG

Verbindliche Patientenverfügung

Liegt eine **wirksame Patientenverfügung** vor, ist sie für alle Beteiligten – also für Ärzte, Pflegefachpersonen, Angehörige u. a. – verbindlich!

Sie ist Ausdruck des Selbstbestimmungsrechts des Verfügenden. Wer dies missachtet, der verletzt damit die Persönlichkeitsrechte des Menschen und macht sich haftbar. Wichtig ist § 1827 Abs. 3 BGB: Die Patientenverfügung ist unabhängig von Art und Stadium einer Erkrankung wirksam.

Eine Patientenverfügung ist allerdings nicht mehr verbindlich, wenn sie widerrufen wurde. Der Verfügende muss dazu keine bestimmte Form einhalten (§ 1827 Abs. 1 Satz 3 BGB). Das bedeutet: Er hat die Patientenverfügung zwar schriftlich niederzulegen, kann sie aber mündlich widerrufen.

Liegt nun eine wirksame Patientenverfügung vor, so drängt sich die Frage auf: Wer setzt sie durch? Und wie? Zunächst ist wichtig: Der Betreuer (oder Bevollmächtigte) – und nur er – ist dazu berufen, den Willen des Betroffenen zu ermitteln und ihn durchzusetzen. Ist noch kein Betreuer bestellt und gibt es auch keinen Vorsorgebevollmächtigten, muss das Gericht zunächst einen (evtl. vorläufigen) Betreuer einsetzen. Das können Ärzte oder auch ein Pflegeunternehmen bei Gericht anregen.

Verfahren für das Durchsetzen des Patientenwillens

Das nun vorgestellte **Verfahren für die Durchsetzung des Patientenwillens** gilt sowohl für den Bevollmächtigten als auch für den Betreuer, obwohl im Anschluss immer nur vom Betreuer die Rede ist. Es ist in §§ 1827, 1828 BGB geregelt. Voraussetzung ist immer, dass der Mensch aktuell nicht selbst einwilligen kann.

1. Das Ärzteteam prüft, **welche ärztlichen Maßnahmen** im Hinblick auf den Gesamtzustand und die Prognose des Betreuten **indiziert** sind. Es bespricht sein Behandlungsangebot mit dem Betreuer.
2. Nun muss der Betreuer dazu den **Willen des Betreuten ermitteln.** Dabei soll er Angehörigen oder sonstigen Vertrauenspersonen nach Möglichkeit Gelegenheit zur Äußerung geben. Der Gesetzgeber hat gleich zwei Fälle bedacht:
   a) **Liegt eine Patientenverfügung vor,** prüft der Betreuer, ob die darin enthaltenen Festlegungen auf die aktuelle Lebens- und Behandlungssituation zutreffen. Ist dies der Fall, so hat der Betreuer dem Willen des Betreuten Ausdruck und Geltung zu verschaffen.
   b) **Liegt keine bzw. keine wirksame Patientenverfügung vor** oder treffen die Festlegungen einer Patientenverfügung nicht auf die aktuelle Lebens- und Behandlungssituation zu, hat der Betreuer den Willen des Betroffenen anderweitig festzustellen. So kann es z. B. andere Dokumente geben, aus denen sich der Wille ermitteln lässt. Selbst eine formell unwirksame Patientenverfügung kann noch Aussagekraft haben. Wenn sie etwa aus Versehen nicht unterschrieben wurde, sich aber z. B. eine ausführliche handschriftliche persönliche Stellungnahme dabei befindet. Auch frühere mündliche Äußerungen hat der Betreuer zu beachten. Erst wenn es keine ausdrücklichen schriftlichen oder mündlichen Willensbekundungen gibt, muss der Betreuer den mutmaßlichen Willen ermitteln. Er hat nach konkreten Anhaltspunkten zu forschen, also z. B. nach früheren mündlichen oder schriftlichen Äußerungen, ethischen oder religiösen Überzeugungen und sonstigen persönlichen Wertvorstellungen des Betreuten. Der Betreuer muss wirklich jeden Aspekt heranziehen.
3. Hat der **Betreuer** den Willen des Betreuten ermittelt, muss er sich dazu **mit dem Ärzteteam beraten.** Er wird mit den Ärzten auch besprechen, wie er den Willen ermittelt hat, und den Ärzten dazu eine evtl. Patientenverfügung vorlegen. Es geht also nicht um die Maßnahme als solche, sondern darum, ob diese dem Willen des Menschen entspricht.
4. In manchen Fällen ist eine **gerichtliche Genehmigung** notwendig. Etwa bei einer ärztlichen Zwangsmaßnahme (§ 1832 BGB). Oder wenn die Gefahr besteht, dass der Mensch aufgrund der Maßnahme stirbt oder einen schweren und länger dauernden gesundheitlichen Schaden erleidet. Das ist besonders bei der Beendigung von lebensverlängernden Maßnahmen der Fall. Allerdings muss das Gericht *keine* Genehmigung erteilen, wenn Arzt und Betreuer einvernehmlich handeln (Konsenslösung). Mit anderen Worten: Schätzt der Arzt den Patientenwillen anders ein als der Betreuer und erhebt deswegen ein Veto, erzwingt er damit letztlich dann doch die Einschaltung des Betreuungsgerichts. Obwohl es im Gesetz nicht ausdrücklich vorgesehen ist: Selbst die pflegerische Seite kann sich an das Betreuungsgericht wenden und diesem mitteilen, dass sie die Entscheidung von Betreuer und Arzt für bedenklich hält. Das Gericht wird auch in diesem Fall einem plausibel vorgetragenen Sachverhalt nachgehen und sich ggf. einschalten.
5. Anschließend **entscheidet der Betreuer** über die vom Menschen gewollte Maßnahme. Er erteilt seine Einwilligung, verweigert diese oder entzieht eine zuvor erteilte Einwilligung – entsprechend des von ihm ermittelten Patientenwillens.
6. Schließlich muss die **Maßnahme umgesetzt** werden. Wenn es jedoch um ärztliche Maßnahmen geht, zuvor das Gericht eingeschaltet worden ist und wenn dieses einen positiven Beschluss erlassen hat, dann muss eine Frist von 2 Wochen ein-

gehalten werden. Erst dann darf die Maßnahme umgesetzt werden.

Trotz dieser Verfahrensregelung bleibt meist ein gravierendes Problem: wie ist zweifelsfrei festzustellen, dass die Festlegungen in der Patientenverfügung tatsächlich auf die vorliegende Lebens- und Behandlungssituation zutreffen, z. B. wenn in einer Patientenverfügung steht, dass man nicht „an Schläuche angeschlossen“ werden, „in Würde sterben“ oder „keine Apparatemedizin“ wünscht? Es kommt also sehr auf möglichst konkrete und eindeutige Formulierungen in der Patientenverfügung an. Muster und Formulierungsvorschläge helfen bei der Abfassung. Zu empfehlen ist, eine aufsatzähnliche Beschreibung der persönlichen Wertvorstellungen und der Gedanken, die der Verfügung zugrunde liegen, beizufügen. Trotz allem: Mit der Auslegung von Patientenverfügungen werden immer Unsicherheiten verbunden sein.

Abschließend noch ein **Tipp.** Sehr gute Formulare nebst Erläuterungen finden sich in folgenden, laufend aktualisierten Broschüren:

- „Patientenverfügung“, kostenloser Download beim Bundesjustizministerium unter www.bmj.de
- „Vorsorge für Unfall, Krankheit, Alter“, kostenloser Download beim bayerischen Justizministerium unter www.justiz.bayern.de (gilt für ganz Deutschland).

LITERATURVERZEICHNIS

Grundlage des Kapitels sind die genannten Gesetze und Verordnungen. Sie können über www.gesetze-im-internet.de abgerufen werden (ein „Bürgerzugang“, der durch das Bundesamt für Justiz auf aktuellem Stand gehalten wird).

WEITERFÜHRENDE LITERATUR

Bohnes H. Recht in der Pflege und in Gesundheitsberufen, 3. A. Regensburg: Walhalla, 2023.

Kostorz P. Recht in der Pflege. Frankfurt/Main: UTB, 2024.

Siefarth T. Aufbauwissen PFLEGE Recht, 2. A. München: Elsevier, 2023.

Siefarth T. Zwischen Fürsorge und Selbstbestimmung: Das Betreuungsrecht in der Pflege. Petershausen: Quidditas, 2024.

Weiß Th. Recht in der Pflege, 3. A. München: Beck, 2020.

KAPITEL

4

Dietmar Kirchberg

Medizinprodukterecht

4.1 Medizinprodukterecht-Durchführungsgesetz und Medizinprodukte-Betreiberverordnung

Das **Medizinproduktegesetz** *(MPG)* von 1994 gilt nicht mehr!

Es ist seit dem 26. Mai 2021 durch das **Medizinprodukterecht-Durchführungsgesetz** *(MPDG)* ersetzt. Der Grund hierfür ist, dass die *Europäische Union* das Medizinprodukterecht nach gut einem Vierteljahrhundert auf eine neue Rechtsgrundlage gestellt hat.

Am 5. April 2017 verabschiedete das *Europäische Parlament* die **Verordnung (EU) 2017/745 über Medizinprodukte (Medical Device Regulation, MDR)** sowie die **Verordnung (EU) 2017/746 über In-vitro-Diagnostika (In Vitro Diagnostic Devices Regulation, IVDR).** Sie sind am 27. Mai 2017 in Kraft getreten. In den Nationalstaaten, u. a. der Bundesrepublik Deutschland, kommen sie jedoch erst nach einer Übergangsfrist zur Anwendung. So gilt die MDR in der BRD seit dem 26. Mai 2021 und die IVDR seit dem 26. Mai 2022.

EU-Verordnungen müssen nicht wie Richtlinien durch die Nationalstaaten in nationales Recht umgesetzt werden, sie gelten direkt und unmittelbar seit ihrem Inkrafttreten. Daher verkündete der bundesdeutsche Gesetzgeber am 22. Mai 2020 im Bundesgesetzblatt (BGBl. 2020 Teil I Nr. 23, S. 960 ff.) das **Gesetz zur Anpassung des Medizinprodukterechts an die Verordnung (EU) 2017/745** und die **Verordnung (EU) 2017/746 (Medizinprodukte-EU-Anpassungsgesetz, MPEUAnpG)** vom 28. April 2020.

Als Kernstück enthält das MPEUAnpG in Artikel 1 das Gesetz zur **Durchführung unionsrechtlicher Vorschriften betreffend Medizinprodukte (Medizinprodukterecht-Durchführungsgesetz, MPDG).**

Mithin gilt: Seit dem 26. Mai 2021 ersetzt das **Medizinprodukterecht-Durchführungsgesetz (MPDG)** das Medizinproduktegesetz (MPG) – das MPG gilt nicht mehr. Da die Verordnung (EU) 2017/745 (Medical Devices Regulation, MDR) direkt und unmittelbar gilt, ist neben dem deutschen MPDG immer auch die europäische MDR zu lesen und zu beachten!

4

WICHTIG

§ 1 MPDG, Zweck des Gesetzes

Durchführung und Ergänzung

- der Verordnung (EU) 2017/745 *(Medical Device Regulation, MDR),*
- Änderung der Richtlinie 2001/83/EG, der Verordnung (EG) Nr. 178/2002 und der Verordnung (EG) Nr. 1223/2009,
- Aufhebung der Richtlinien 90/385/EWG und 93/42/EG,
- der Verordnung (EU) 2017/746 *(In Vitro Diagnostic Devices Regulation, IVDR),*
- Aufhebung der Richtlinie 98/79/EG und des Beschlusses 2010/227/EU. [1]

WICHTIG

§ 2 MPDG, Anwendungsbereich des Gesetzes

- Produkte im Anwendungsbereich der Verordnung (EU) 2017/745 (MDR) und der Verordnung 2017/746 (IVDR)
- Anwenden, Betreiben und Instandhalten von Produkten, die nicht als Medizinprodukt in Verkehr gebracht wurden, aber mit der Zweckbestimmung eines Medizinproduktes im Sinne der Anlagen 1 und 2 der Medizinprodukte-Betreiberverordnung angewendet werden.

Die **Medizinprodukte-EU-Anpassungsverordnung – MPEUAnpV** ist seit dem 26. Mai 2021 in Kraft. Die MPEUAnpV war für Betreiber und Benutzer von Medizinprodukten deswegen von besonderer Bedeutung, weil durch Artikel 6 die **Verordnung über das Errichten, Betreiben, Anwenden und Instandhalten von Medizinprodukten und sonstigen Produkten (Medizinprodukte-Betreiberverordnung, MPBetreibV)** weitergeführt wurde und durch Art. 7 weitere Änderungen der §§ 1 und 5 MPBetreibV vorgenommen wurden.

Aktuelle Änderung:

- Im Februar 2025 trat die **Verordnung zur Neufassung der Medizinprodukte-Betreiberverordnung** und **zur Änderung der Medizinprodukte-Abgabeverordnung** in Kraft.
- Die bisherige **Medizinprodukte-Betreiberverordnung (MPBetreibV)** wurde abgelöst.

Hintergrund für die Neufassung der **Medizinprodukte-Betreiberverordnung (MPBetreibV)** ist u. a. die Entbürokratisierung: hier hat neue Regelungen geschaffen, um die Eigentumsverhältnisse bei den Wegen der Versorgung mit Medizinprodukten als Hilfsmittel klarer, nachvollziehbarer und differenzierter darzustellen und zu regeln. Zudem werden die Besonderheiten digitaler Produkte besser berücksichtigt.

Mit der Neufassung werden einige Begriffe geändert bzw. an die Verordnung (EU) 2017/745 **(MDR),** die Verordnung (EU) 2017/746 **(IVDR)** sowie an das **Medizinprodukterecht-Durchführungsgesetz (MPDG)** angepasst. Anstelle des Begriffs „Medizinprodukt" wird im Gesetzestext nun der Begriff „Produkt" verwendet.

Der Begriff „Anwender" wurde in den Begriff „Benutzer" geändert. Hintergrund für diese Änderung ist, dass die beiden europäischen Definitionen des Begriffs „Anwender" in Art. 2 Nr. 37 MDR und Art. 2 Nr. 30 IVDR jeweils den Laien miteinschließen. Hingegen betrifft der Regelungsbereich der MPBetreibV das Betreiben und Benutzen von Produkten durch qualifiziertes Personal. Durch die Neufassung will der Gesetzgeber auf nationaler Ebene Klarheit durch die nun neu eingeführten Begriffe „Benutzer" und „Benutzen" bringen. Die Begriffe „Medizinprodukte-Betreiberverordnung", „Medizinproduktebuch" und „Beauftragter für Medizinproduktesicherheit" hingegen wurden nicht umbenannt.

Das Medizinprodukterecht-Durchführungsgesetz *(MPDG)* wurde bisher sprachlich nicht an die neue MPBetreibV angepasst. Die **MPBetreibV** enthält die zentralen Bestimmungen für Betreiber und Benutzer von Medizinprodukten, sie regelt den Umgang mit Medizinprodukten für die tägliche Praxis.

WICHTIG

Ziele der MPBetreibV gemäß § 88 Abs. 1 Nr. 6 MPDG

Anforderungen und Regelungen festlegen

- für das sichere Betreiben und die sichere Anwendung oder die ordnungsgemäße Instandhaltung von Medizinprodukten,
- für die ordnungsgemäße Installation, das Betreiben und das Anwenden von Software,
- sowie weitere Anforderungen festlegen, soweit dies für das sichere Betreiben und die sichere Anwendung notwendig ist,
- über die Einweisung der Betreiber und Anwender,
- über die sicherheitstechnischen Kontrollen, Funktionsprüfungen, das Bestandsverzeichnis und das Medizinproduktebuch,
- über Meldepflichten und Einzelheiten der Meldepflichten von Vorkommnissen und Risiken,
- an die sichere Aufbereitung von bestimmungsgemäß keimarm oder steril zur Anwendung kommenden Medizinprodukten. [2]

Darüber hinaus enthält die MPBetreibV drei Anlagen und verweist auf zwei weitere Dokumente:

- **Anlage 1** zu § 11 Abs. 1 und 2, § 12 Abs. 1 und § 13 Abs. 1 MPBetreibV: die sog. „Anlage-1-(Medizin)Produkte (➤ 4.1.4)
- **Anlage 2** zu § 13 Abs. 1 und § 15 Abs. 1 MPBetreibV: Produkte die messtechnischen Kontrollen nach § 14 Abs. 1 Satz 1 MPBetreibV unterliegen
- **Anlage 3** zu § 16 Abs. 1 und 2 MPBetreibV: implantierbare Produkte
- Gemeinsame Empfehlungen der *Kommission für Krankenhaushygiene und Infektionsprävention am Robert Koch-Institut* und des *Bundesinstitutes für Arzneimittel und Medizinprodukte* zu den **Anforderungen an die Hygiene bei der Aufbereitung von Medizinprodukten,** § 9 Abs. 2.
- Richtlinie der *Bundesärztekammer* zur Qualitätssicherung laboratoriumsmedizinischer Untersuchungen, § 10 Abs. 1 Satz 2.

4.1.1 Definitionen und Begriffe

Der europäische Gesetzgeber definiert in Art. 2 MDR insgesamt 71 verschiedene Begriffe. Hinzu kommen sieben ergänzende Begriffsbestimmungen in § 7 MPDG sowie fünf Begriffsbestimmungen in § 2 MPBetreibV. Folgend werden die Begriffe **Betreiber** und **Benutzer von Produkten** sowie **Versorgender** und **Gesundheitseinrichtung** vorgestellt.

DEFINITION

Betreiber: *„Jede natürliche oder juristische Person, die für den Betrieb der Gesundheitseinrichtung verantwortlich ist, in der das Produkt durch dessen Beschäftigte betrieben oder benutzt wird.*
Abweichend von Satz 1 ist Betreiber eines Produktes, das im Besitz eines Angehörigen der Heilberufe oder des Heilgewerbes ist und von diesem zur Verwendung in eine Gesundheitseinrichtung mitgebracht wird, der betreffende Angehörige des Heilberufs oder des Heilgewerbes.
Als Betreiber gilt auch, wer außerhalb von Gesundheitseinrichtungen in seinem Betrieb oder seiner Einrichtung oder im öffentlichen Raum Medizinprodukte zur Benutzung bereithält." [2, § 2 Abs. 2].
Der Betreiber ist in vollem Umfang **verantwortlich für:** [2, § 3 Abs. 1]

- Das Umsetzen der rechtlichen Bestimmungen des MPDG, der MPBetreibV, der MPAMIV (➤ 4.2) und der MDR
- Das Schaffen organisatorischer Voraussetzungen, um Medizinprodukte sicher, zweckbestimmt und sachgerecht zu benutzen bzw. benutzen zu lassen (u. a. Einweisungen)
- Das Bereitstellen sicherer Medizinprodukte
- Das Errichten, Bereithalten, die Instandhaltung und Aufbereitung von Medizinprodukten
- Das Durchführen sicherheits- und messtechnischer Kontrollen.

Auf dieser Grundlage kann der Träger/Eigentümer der außerklinischen Intensivpflegeeinrichtung Betreiber der Medizinprodukte in der außerklinischen Intensivpflege sein. *„Für die Auslegung und Ausführung des Medizinproduktegesetzes und seiner Rechtsverordnungen sind die Länder zuständig. Eine rechtsverbindliche Auskunft können Sie daher nur von der jeweils zuständigen Landesbehörde bekommen. Ob ambulante Intensivpflegedienste unter diese Vorschrift fallen, hängt von der Betrachtung der Strukturen des Pflegedienstes im Einzelnen ab."* [3].

Das *Bayerische Staatsministerium für Umwelt und Verbraucherschutz* beispielsweise verneint die Betreibereigenschaft eines ambulanten Pflegedienstes für Heimbeatmungsgeräte. [4]

Pflichten des Betreibers

Durch die Neufassung der jetzt abgelösten MPBetreibV aus dem Jahr 2017 waren Kranken-, Pflege- und Unfallkassen oder private Krankenversicherungsunternehmen grundsätzlich verpflichtet, die Aufgaben eines Betreibers wahrzunehmen, d. h., für ein sicheres und ordnungsgemäßes Benutzen der von ihnen zur Verfügung gestellten und finanzierten Medizinprodukte zu sorgen.

Über die neu geschaffenen Absätze 2–4 des § 3 MPBetreibV zum 20. Februar 2025 stellt der Gesetzgeber die in der Praxis vorkommenden Versorgungswege mit Medizinprodukten als Hilfsmitteln differenzierter dar und ordnet die **Betreiberpflichten den jeweiligen Eigentumsverhältnissen** zu. Hierfür gibt es drei Möglichkeiten:

- § 3 Abs. 2: Wiedereinsatz eines Medizinproduktes als Hilfsmittel
  Die Krankenkasse stellt dem Versicherten das Hilfsmittel leihweise zur Verfügung. Dabei ist

oder wird sie Eigentümer des gekauften Produktes. Sie hat grundsätzlich die Pflichten eines Betreibers für dieses Produkt wahrzunehmen. Die Erfüllung der aus den Pflichten resultierenden Aufgaben kann sie auf einen Leistungserbringer übertragen, eine Übertragung der Verantwortung für die Betreiberpflichterfüllung erfolgt dadurch nicht.

- § 3 Abs. 3: Versorgungspauschale
  Dem Leistungserbringer (z. B. Sanitätshaus, Apotheke) wird eine pauschale Vergütung für die gesamte Vergütung mit dem Hilfsmittel gezahlt. Der Leistungserbringer als Eigentümer des Produktes hat die Pflichten des Betreibers zu erfüllen. Hierunter fällt z. B. auch die Bereitstellung digitaler Gesundheits- und digitaler Pflegeanwendungen.
- § 3 Abs. 4: Kauf eines Medizinproduktes als Hilfsmittel
  Mit dem Kauf des Produktes gehen die Eigentumsverhältnisse auf den Versicherten über. Die Krankenkasse als zur Versorgung Verpflichtete hat die Pflichten des Betreibers wahrzunehmen sowie für deren Erfüllung zu sorgen.

DEFINITION

Versorgender: *„… ist, wer aufgrund einer gesetzlichen oder vertraglichen Verpflichtung gegenüber dem Patienten Produkte bereitzustellen hat."* [2, § 2 Abs. 5].
Versorgender können sein: Krankenkassen, Pflegekassen, Unfallkassen, private Krankenversicherungsunternehmen.

DEFINITION

Benutzer: Wer ein Medizinprodukt im Anwendungsbereich der MPBetreibV am Patienten einsetzt [3, § 2 Abs. 3].
Der Benutzer ist in vollem Umfang verantwortlich für das sichere, zweckbestimmte und sachgerechte Benutzen des Medizinprodukts.

Benutzer in der außerklinischen Intensivpflege sind beispielsweise Pflegefachpersonen, Pflegehelfer/-in, Fachweiterbildungsteilnehmer/-in, Ärzte/Ärztinnen, Therapeuten/Therapeutinnen, die ein Medizinprodukt **eigenverantwortlich** am Menschen benutzen. **Keine Benutzer** in der außerklinischen Intensivpflege sind Personen, die unter unmittelbarer ständiger Aufsicht, z. B. Auszubildende oder neue Mitarbeitende in der Einweisung. Sie benutzen das Medizinprodukt nicht eigenverantwortlich. In diesem Fall ist die anleitende bzw. einweisende Person Benutzer des Medizinprodukts. Nach Auffassung des *Bundesministeriums für Gesundheit* sind Mitarbeiterinnen und Mitarbeiter eines ambulanten Intensivpflegedienstes unstreitig Benutzer. [3]

WICHTIG

Die eigenverantwortliche Anwendung ist der Maßstab

Hat eine neue Pflegefachperson in einer 1:1-Versorgung alleine Dienst, dann ist sie Benutzerin der Produkte am Patienten, denn sie wendet diese eigenverantwortlich an.

DEFINITION

Gesundheitseinrichtung: Bezeichnet nach europäischem Recht eine Organisation, deren Hauptzweck in der Versorgung oder Behandlung von Patientinnen und Patienten oder der Förderung der öffentlichen Gesundheit besteht [5, Art. 2 Nr. 36].
Gesundheitseinrichtung nach deutschem Recht im Sinne der MPBetreibV ist jede Einrichtung, Stelle oder Institution, einschließlich Rehabilitations- und Pflegeeinrichtungen, in der Medizinprodukte durch medizinisches Personal, Personen der Pflegeberufe oder sonstige dazu befugte Personen berufsmäßig betrieben oder benutzt werden. [2, § 3 Abs. 4]

Die Frage, ob ein außerklinischer Intensivpflegedienst eine Gesundheitsrichtung ist, ist genau wie der Begriff des Betreibers landesrechtlich zu bewerten. Auf alle Fälle hat der Träger bzw. Eigentümer eines Pflegedienstes Betreiberpflichten (s. oben) zu erfüllen, die sich aus seiner Organisationsverantwortung und als Vertragspartner des Pflegekunden ergeben.

4.1.2 Einteilung von Medizinprodukten

Medizinprodukt wird nach europäischem Recht in Art. 2 Nr. 1 MDR legal definiert:

DEFINITION

Medizinprodukt (MP): *„bezeichnet ein Instrument, einen Apparat, ein Gerät, eine Software, ein Implantat, ein Reagenz, ein Material oder einen anderen Gegenstand, der dem Hersteller zufolge für Menschen bestimmt ist und allein oder in Kombination einen oder mehrere der folgenden spezifischen medizinischen Zwecke erfüllen soll:*

- *Diagnose, Verhütung, Überwachung, Vorhersage, Prognose, Behandlung oder Linderung von Krankheiten,*
- *Diagnose, Überwachung, Behandlung, Linderung von oder Kompensierung von Verletzungen oder Behinderungen,*
- *Untersuchung, Ersetzung oder Veränderung der Anatomie oder eines physiologischen oder pathologischen Vorgangs oder Zustands,*
- *Gewinnung von Informationen durch die In-vitro-Untersuchung von aus dem menschlichen Körper – auch aus Organ-, Blut- und Gewebespenden – stammenden Proben und dessen bestimmungsgemäße Hauptwirkung im oder am menschlichen Körper weder durch pharmakologische oder immunologische Mittel noch metabolisch erreicht wird, dessen Wirkungsweise aber durch solche Mittel unterstützt werden kann.*

Die folgenden Produkte gelten ebenfalls als Medizinprodukte:

- *Produkte zur Empfängnisverhütung oder -förderung,*
- *Produkte, die speziell für die Reinigung, Desinfektion oder Sterilisation der in Artikel Absatz 4 genannten Produkte und der in Absatz 1 dieses Spiegelstrichs genannten Produkte bestimmt sind."* [5]

Produkte können weiter unterteilt werden in aktive und nichtaktive Produkte und diese wiederum in Produkte mit Messfunktion und ohne (➤ Abb. 4.1, ➤ Tab. 4.1).

DEFINITION

Aktives Produkt (Art. 2 Nr. 4 MDR): Produkt, dessen Betrieb von einer Energiequelle (u. a. Strom, Akku) abhängig ist. Schwerkraft oder menschliche Kraft zählt nicht als Energiequelle in diesem Sinne. Ein Produkt, das zur Übertragung von Energie, Stoffen oder anderen Elementen zwischen einem aktiven Produkt und dem Patienten eingesetzt wird (z. B. Infusionssystem), ohne dass dabei eine wesentliche Veränderung von Energie, Stoffen oder Parametern eintritt, gilt nicht als aktives Produkt. Software gilt als aktives Produkt. [5]

Nichtaktives Produkt: (Medizin-)Produkt, dass keine Energiequelle benötigt; auch Produkte, die durch menschliche Körperkraft und mit Schwerkraft funktionieren, fallen hier darunter.

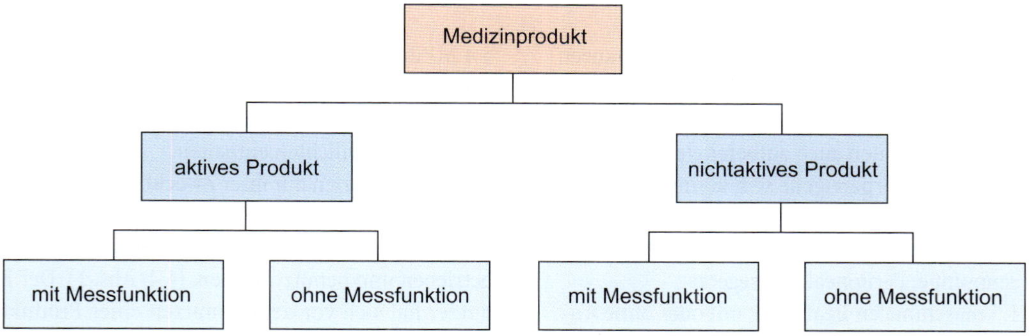

Abb. 4.1 Einteilung der Medizinprodukte in aktive/nichtaktive Produkte und Produkte mit/ohne Messfunktion [L143]

Tab. 4.1 Beispiele Produkte.

Aktive Produkte mit Messfunktion	Aktive Produkte ohne Messfunktion	Nichtaktive Produkte mit Messfunktion	Nichtaktive Produkte ohne Messfunktion
• Absauggerät • Ernährungspumpe • Elektrisches Blutdruck-, Blutzuckermessgerät • Pulsoximeter • Infusionspumpe • Beatmungsgerät • Cough-Assist®	• Elektrisches Pflegebett • Inhalationsgerät • Lifter • Elektrorollstuhl (gemäß Definition und wenn CE-Kennzeichnung)	• Manuelles Blutdruckmessgerät • Cuffdruckmesser	• Stethoskop • Inkontinenzmaterialien • Trachealkanüle • Blasenkatheter • Ernährungssonden und Zubehör • Feuchte Nase, HME-Filter

Die sog. „Anlage-1-(Medizin)Produkte“

„Anlage-1-(Medizin)Produkte“ sind Produkte, für die Betreiber und Benutzer bestimmte Sicherheitsanforderungen zu beachten haben. Sie sind in der **Anlage 1** zu § 11 Abs. 1 und 2, § 12 Abs. 1 und § 13 Abs. 1 MPBetreibV aufgelistet:

- **1. Nichtimplantierbare aktive Produkte zur**
  1.1 Erzeugung und Anwendung elektrischer Energie zur unmittelbaren Beeinflussung der Funktion von Nerven und/oder Muskeln bzw. der Herztätigkeit einschließlich Defibrillatoren; Beispiele: Defibrillator, externer Herzschrittmacher, TENS-Gerät
  1.2 intrakardialen Messung elektrischer Größen oder Messung anderer Größen unter Verwendung elektrisch betriebener Messsonden in Blutgefäßen bzw. an freigelegten Blutgefäßen; Beispiel: intrakardialer und invasiver Blutdruckmesser, Elektrokardiograf (invasiv)
  1.3 Erzeugung und Anwendung jeglicher Energie zur unmittelbaren Koagulation, Gewebezerstörung oder Zertrümmerung von Ablagerungen in Organen; Beispiele: Hochfrequenzchirurgiegerät, Laser zur Steinzertrümmerung
  1.4 unmittelbaren Einbringung von Substanzen und Flüssigkeiten in den Blutkreislauf unter potenziellem Druckaufbau, wobei die Substanzen und Flüssigkeiten auch aufbereitete oder speziell behandelte körpereigene sein können, deren Einbringung mit einer Entnahmefunktion direkt gekoppelt ist; Beispiele: Infusionspumpe, -spritzenpumpe, Peritonealdialysegerät
  1.5 maschinellen Beatmung mit oder ohne Anästhesie, mit Ausnahme von Schlafapnoe-Therapiegeräten; Beispiel: Beatmungsgerät *(Respirator)*
  1.6 Diagnose mit bildgebenden Verfahren nach dem Prinzip der Kernspinresonanz; Beispiel: Kernspintomograf
  1.7 Therapie mit Druckkammern; Beispiel: Druckkammer für hyperbare Therapie
  1.8 Therapie mittels Hypothermie; Beispiel: Hypothermiegerät
- **2. Säuglingsinkubatoren.** Beispiel: Inkubator, stationär oder transportabel
- **3. Externe aktive Komponenten aktiver Implantate.** Beispiele: externe Herzschrittmacher, externe Komponente eines Phrenicusstimulators (➤ 12.8) oder einer implantierten Schmerzpumpe.

WICHTIG

Liste mit Produkten der Anlage 1

Das **Bundesinstitut für Arzneimittel und Medizinprodukte** *(BfArM)* verweist auf seiner Internetseite auf die Homepage der **Zentralstelle der Länder für Gesundheitsschutz bei Arzneimitteln und Medizinprodukten** *(ZLG)*, auf der eine Liste mit Medizinprodukten zur „Anlage 1“ der MPBetreibV hinterlegt ist, die sog. **Spezifikationen Anlage 1 MPBetreibV,** www.zlg.de/index.php?eID=dumpFile&t=f&f=7834&token=abc36b2d8d12ec8127703c5c3e2d67e3d36a5f2c.
Diese Liste dient der Orientierung für die Zuordnung von Medizinprodukten der Anlage 1 zur MPBetreibV. Sie erhebt keinen Anspruch auf Vollständigkeit und ist rechtlich nicht verbindlich. Entscheidend für die Zuordnung zur Anlage 1 ist, ob das Produkt nach seiner vom Hersteller festgelegten Zweckbestimmung unter eine der Gruppen der Anlage 1 zur MPBetreibV fällt. Stand der Spezifikation: 17. März 2022. [6]

4.1.3 Produkte sicher betreiben und benutzen

§ 4 MPBetreibV formuliert hierfür die allgemeinen Anforderungen. Dabei handelt es sich um die zentralen Vorschriften, die die grundlegenden Betreiber- und Benutzerpflichten enthalten.

Produkte dürfen nur ihrer **Zweckbestimmung** entsprechend und nach den Vorschriften dieser Verordnung, den allgemein anerkannten Regeln der Technik betrieben und benutzt werden. (§ 4, Abs. 1). Der Benutzer hat sich vor dem Benutzen eines Produktes von dessen **Funktionsfähigkeit** sowie dessen **ordnungsgemäßem Zustand** zu überzeugen und die **Gebrauchsanweisung** sowie die sonstigen beigefügten sicherheitsbezogenen Informationen und **Instandhaltungshinweise** zu beachten. Dies gilt auch für die Benutzung miteinander verbundener Produkte, für Gegenstände, die mit den Produkten zur Benutzung verbunden sind, sowie für die jeweilige Kombination. Für vernetzte Produkte sind bei der Verbindung mit einem Netzwerk die Anforderungen des Herstellers hinsichtlich der digitalen Infrastruktur in Bezug auf die Informationssicherheit seiner Produkte zu beachten (§ 4, Abs. 6).

Produkte der Anlage 2, z. B. Blutdruckmessgeräte oder elektrische Fieberthermometer, dürfen nur betrieben und benutzt werden, wenn sie die im Leitfaden nach § 15 Abs. 1 Satz 1 angegebenen Fehlergrenzen einhalten [2, § 4 Abs. 8]. Zu diesem Zweck müssen regelmäßig die messtechnischen Kontrollen *(MTK,* ➤ 4.1.5) durchgeführt werden. Die jeweiligen Prüffristen für jedes einzelne Produkt der Anlage 2 sind in der Anlage 2 genannt.

Funktionssicherheit bedeutet, dass alle Funktionen des Produktes fehlerfrei ablaufen müssen. Hierzu zählen insbesondere die Alarmfunktionen. Das genaue Überprüfen der Funktionssicherheit durch den Benutzer beschreibt der Hersteller in der zum Produkt gehörenden Bedienungsanleitung.

Beim **ordnungsgemäßen Zustand** hat der Benutzer folgende Punkte zu überprüfen:

- Auf- und Zusammenbau des Produktes richtig?
- Sichtkontrolle: Produkt äußerlich unversehrt?
- Produkt hygienisch unbedenklich?
- Notwendiges Zubehör vollständig?
- Zubehör nach MPDG/MDR zugelassen?
- Zubehör für genau dieses Produkt zugelassen?
- Frist der messtechnischen Kontrolle *(MTK)* noch gültig (➤ 4.1.5)?
- Frist der sicherheitstechnischen Kontrolle *(STK)* noch gültig?
- Gebrauchsanweisung vorhanden?

Überprüfen vor jeder Benutzung bedeutet:

- Grundsätzlich persönliches Überprüfen vor jeder Benutzung
- Prüfung durch Dritte, d. h., durch besonders geschulte und eingewiesene Mitarbeiter ist zwar im Gesetz nicht beschrieben, im Rahmen der Arbeitsteilung und Arbeitsdichte aber sinnvoll und zulässig. Hier gilt:
  - Organisation dieser Prüfung durch Dritte über das Schaffen notwendiger organisatorischer Strukturen, z. B. in einer Verfahrensanweisung sowie deren Überwachung und Einhaltung
  - Schaffen von Transparenz für den Benutzer durch entsprechende Dokumentation der durchgeführten Überprüfung sowie der Person, die das Produkt überprüft hat
  - Bei Schichtwechsel muss die Pflegefachperson nicht jedes Mal das Gerät komplett ausschalten. Hier reicht das Überprüfen der angeordneten Parameter mit den tatsächlich eingestellten Parametern, deren Dokumentation und die Kontrolle, dass das Produkt tatsächlich in Betrieb ist.

Das Überprüfen der Funktionsfähigkeit und des ordnungsgemäßen Zustands erfolgt **auf Grundlage der Gebrauchsanweisung** sowie sonstiger beigefügter sicherheitsbezogener Informationen und Instandhaltungshinweisen.

Gemäß Anhang I Kapitel III Nr. 23.1 lit. d)–lit. f) MDR wird die **Gebrauchsanweisung vom Hersteller oder Lieferanten zusammen mit dem Produkt** bereitgestellt. Werden mehrere Produkte an einen einzigen Benutzer und/oder Ort geliefert, so kann eine einzige Ausfertigung der Gebrauchsanweisung beigefügt werden, wenn dies mit dem Käufer – **welcher in jedem Fall kostenlos weitere Exemplare anfordern kann** – so vereinbart wurde. Gebrauchsanweisungen können dem Benutzer in anderer Form als Papierform (z. B. elektronisch) vorgelegt werden. [5] Gebrauchsanweisungen und die dem Produkt beigefügten Hinweise sind so aufzubewahren, dass sie dem Benutzer jederzeit zugänglich sind [2, § 4 Abs. 7].

Hinsichtlich der **Qualifikation des Benutzers** muss dieser entweder über eine erforderliche Ausbildung oder über Kenntnis und Erfahrung in der Anwendung des Produktes verfügen.

Daneben nimmt der Gesetzgeber auch den **Betreiber** in die Pflicht, dieser darf nur Personen mit dem Benutzen von Medizinprodukten beauftragen, die entweder über eine erforderliche Ausbildung oder über Kenntnis und Erfahrung in der Benutzung des Medizinprodukts verfügen **und** in das zu benutzende Medizinprodukt (➤ 4.1.4) eingewiesen sind. [2, § 4 Abs. 2, 5]

WICHTIG

Pflegehelfer/-in und andere Benutzer/-innen

- Grundsätzlich gibt es kein Gesetz, das Pflegehelfern oder -helferinnen verbietet, Produkte zu benutzen, oder Betreibern verbietet, diese mit der Benutzung von Produkten zu beauftragen.
- Jede Person, auch eine ungelernte, darf grundsätzlich ein Produkt benutzen, vorausgesetzt, sie ist entsprechend qualifiziert worden und gewährleistet die Sicherheit der Patientinnen und Patienten.
- Für alle Benutzer, unabhängig von ihrer beruflichen Qualifikation, gelten somit die gleichen Benutzerpflichten.

VORSICHT

Benutzungsverbote

Es ist **verboten,** ein Produkt zu benutzen und zu betreiben, wenn

- es Mängel aufweist, durch die Patientinnen oder Patienten, Beschäftigte oder Dritte gefährdet werden können (§ 11 Satz 1 MPDG),
- das Datum der sicherheits- oder messtechnischen Kontrolle abgelaufen ist oder
- das Verfallsdatum abgelaufen ist (§ 12 Satz 1 Nr. 2 MPDG).

Es ist strafbar, diese Anwendungsverbote nicht zu beachten.

Kleine, aber typische **Mängel** sind (➤ Abb. 4.2, ➤ Abb. 4.3, ➤ Abb. 4.4):

- Defekte Netzkabel und/oder -stecker, die an der Bruchstelle mit Pflasterstreifen beklebt sind
- Sichtbare und/oder nicht sichtbare Sturzschäden
- Fehlfunktionen

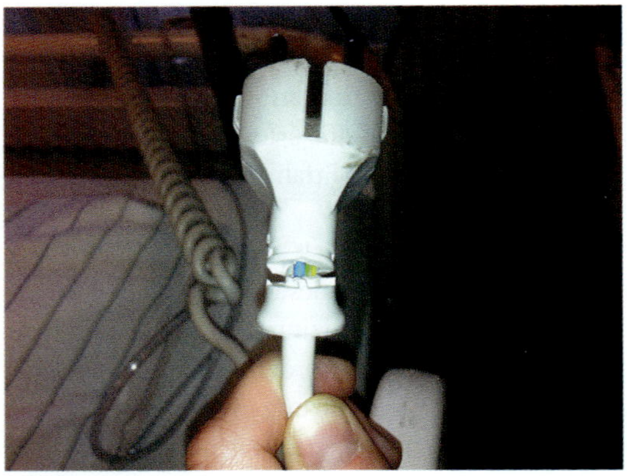

Abb. 4.2 Defekter Netzstecker [P245]

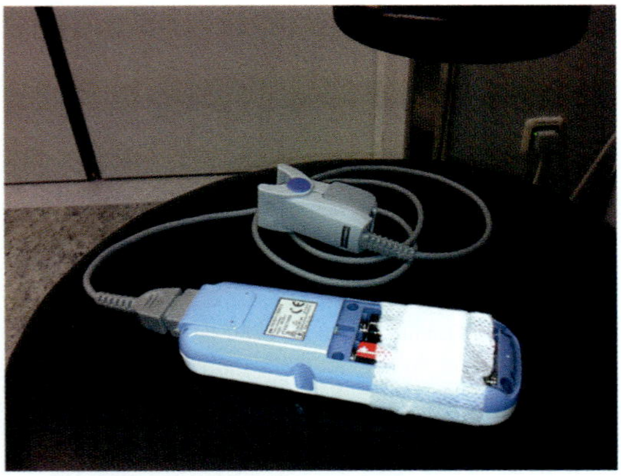

Abb. 4.3 Defektes Pulsoximeter [P245]

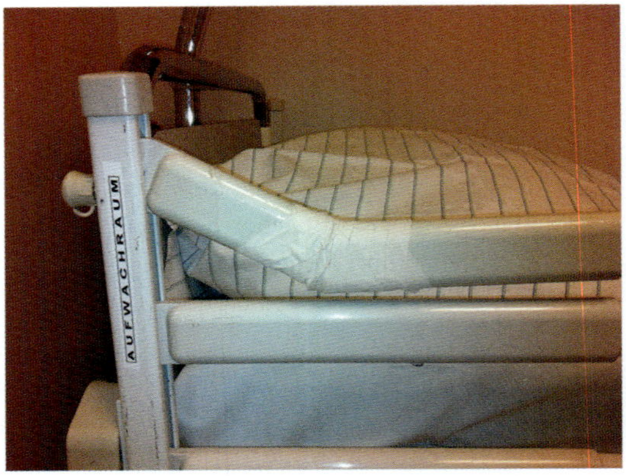

Abb. 4.4 Defektes Bettgitter [P245]

- Defekte Wandanschlüsse
- Nicht funktionierende Alarm- und Sicherheitseinrichtungen
- Unsteril gewordene Sterilprodukte.

Diese Produkte sind unverzüglich einer technischen Überprüfung der Betriebs- und Funktionsfähigkeit zuzuführen. Unsteril gewordene Sterilgüter sind sach- und fachgerecht zu entsorgen.

4.1.4 Einweisungen in Produkte

Eine **Einweisung** in die ordnungsgemäße Handhabung des Produktes ist erforderlich. Sie ist **nicht erforderlich,** wenn das Medizinprodukt

- selbsterklärend ist oder
- eine Einweisung bereits in ein baugleiches Medizinprodukt erfolgt ist.

In der Begründung der Zweiten Verordnung zur Änderung medizinprodukterechtlicher Vorschriften vom 04.08.2016 erklärt der Bundesgesetzgeber den Begriff „selbsterklärend" wie folgt: „*Eine Einweisung ist nur entbehrlich, wenn der vom Betreiber zu bewertende Erfahrungsstand des Anwenders mit dem betreffenden Medizinprodukt eine sichere Anwendung gewährleistet oder die mangelnde Komplexität des Medizinproduktes eine Einweisung entbehrlich macht. ‚Selbsterklärend' ist ein Medizinprodukt, wenn die vollständige sichere Anwendung des Produktes ohne Gebrauchsanweisung gewährleistet ist. Der Begriff ‚baugleich' ist nicht legal definiert. Gemeint ist letztlich ein gleiches/identisches Medizinprodukt, das zwar verschieden bezeichnet ist, aber vom gleichen Hersteller kommt.*" [7, S. 32]

Die Einweisung in die ordnungsgemäße Handhabung aktiver nichtimplantierbarer Produkte ist in geeigneter Form zu dokumentieren. [2, § 4 Abs. 3]

Nichtimplantierbare aktive Produkte der „Anlage 1"

Für **Produkte der „Anlage 1"** gelten spezielle Vorschriften für das Betreiben und Benutzen (➤ Abb. 4.5): [2, § 13 Abs. 1, Abs. 2 Nr. 2 und 3, i. V. mit § 11 Abs. 1 Nr. 1 und 2, Abs. 3]

- Anlegen und Führen eines Medizinproduktebuches durch den Betreiber für jedes einzelne Produkt der „Anlage 1" (➤ 4.1.6).
- Erstmalige Funktionsprüfung des Produktes am Betriebsort durch den Hersteller oder eine dazu befugte Person, die im Einvernehmen mit dem Hersteller handelt (z. B. Medizintechniker eines Providers) und Dokumentation dieser im Medizinproduktebuch.
- Namentliche Dokumentation der „vom Betreiber beauftragten Person" im Medizinproduktebuch (➤ 4.1.6).
- Ersteinweisung der *vom Betreiber beauftragten Person* durch den Hersteller oder die dazu befugte Person, die im Einvernehmen mit dem Hersteller handelt, anhand der Gebrauchsanweisung sowie beigefügter sicherheitsbezogener Informationen und Instandhaltungshinweise. Die Einweisung erfolgt in die sachgerechte Handhabung, Benutzung und den Betrieb des Produktes, miteinander verbundener Produkte sowie der mit den Produkten verbundenen Gegenstände. Sie wird im Medizinproduktebuch dokumentiert.
- Erst- und Folgeeinweisung aller Benutzer in die sachgerechte Handhabung dieses Produktes unter Berücksichtigung der Gebrauchsanweisung **nur** durch die *vom Betreiber beauftragte Person*, den Hersteller oder die dazu befugte Person, die im Einvernehmen mit dem Hersteller handelt. Anschließende Dokumentation im Medizinproduktebuch.

WICHTIG

Richtige Einweisung in Anlage-1-Produkte

Die **vom Betreiber beauftragte Person** (oftmals nicht korrekt als „Geräteverantwortlicher", „Medizinproduktebeauftragter", „Einweiser" u. a. bezeichnet) darf zukünftige Benutzer einweisen, wenn sie vom Hersteller oder einer dazu befugten Person (meist Medizinprodukteberater eines Home-Care-Unternehmens) als zukünftiger Einweiser speziell geschult wurde („Train-the-Trainer").
Einweisungen im sog. „Schneeballsystem" sind **nicht** zulässig. Das bedeutet, eingewiesene Benutzer dürfen keine anderen Benutzer einweisen. Ein Benutzer darf ein „Anlage-1-Produkt" nur benutzen, wenn er zuvor wie beschrieben eingewiesen wurde.
Betreiber und Benutzer, die gegen diese vorgeschriebene Einweisung in „Anlage-1-Produkte" verstoßen, begehen eine Ordnungswidrigkeit nach § 19 Nr. 6 MPBetreibV. Diese kann i. S. v. § 94 Abs. 2 Nr. 10 MPDG mit einer Geldbuße von bis zu 30.000 Euro geahndet werden, sofern vorsätzlich oder fahrlässig gehandelt wurde (§ 94 Abs. 5 MPDG).

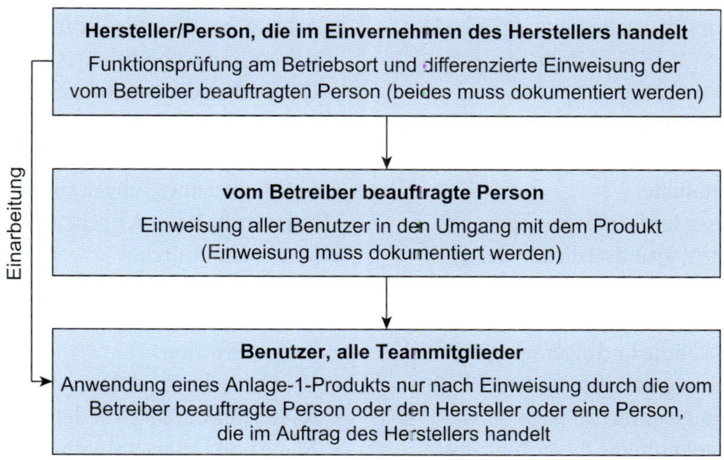

Abb. 4.5 Einweisung in „Anlage-1-Produkte" [L143]

Sonstige Produkte nach MPDG

Für alle nicht in der „Anlage 1" aufgeführten **sonstigen Produkte nach MPDG** gilt: [2, § 4 Abs. 3]

- Einweisung des Benutzers in die ordnungsgemäße Handhabung dieser Produkte ist erforderlich. Sie ist nicht erforderlich, wenn das Produkt selbsterklärend ist oder eine Einweisung bereits in ein baugleiches Medizinprodukt erfolgt ist.
- Die Einweisung in die ordnungsgemäße Handhabung aktiver nichtimplantierbarer Produkte ist in geeigneter Form zu dokumentieren.
- Einweisung im sog. „Schneeballsystem" ist zulässig, d. h. Benutzer dürfen zukünftiger Benutzer einweisen.

Zugleich stellt der Gesetzgeber auf die **volle Verantwortung des Benutzers** ab, die sich aus den folgenden fünf Anforderungen generiert:

1. **Beachten allgemeiner Anforderungen:** Betreiben und Benutzen dieser Produkte nur entsprechend ihrer Zweckbestimmung, nach den Vorschriften der MPBetreibV sowie den allgemein anerkannten Regeln der Technik (➤ 4.1.3)
2. **Qualifikation des Benutzers:** entweder erforderliche Ausbildung oder Kenntnis und Erfahrung in der Benutzung dieser Produkte (➤ 4.1.3)
3. **Überprüfen dieser Produkte:** vor jeder Benutzung: Funktionsfähigkeit und ordnungsgemäßer Zustand auf Grundlage der Gebrauchsanweisung sowie sonstiger beigefügter sicherheitsbezogener Informationen und Instandhaltungshinweise (➤ 4.1.3)
4. **Benutzungsverbot von Produkten:** bei Mängeln, Ablauf des Datums der sicherheits- *(STK)* oder messtechnischen *(MTK)* Kontrolle sowie des Verfallsdatums (➤ 4.1.3)
5. **Pflegerische Sorgfaltspflicht:** besteht gegenüber zivilrechtlichen Haftungsansprüchen beim Benutzen dieser Produkte.

Auf Grundlage dieser fünf Anforderungen gilt:

- Der **Benutzer** steht grundsätzlich in der **„Holschuld"**, sich vor der Benutzung eines Produktes entsprechend sachkundig zu machen. D. h., er muss sich selbstständig und eigenverantwortlich um seine Einweisung und ggf. um eine Wiederholungseinweisung kümmern.
- Kann der Benutzer nur eine dieser fünf Anforderungen nicht erfüllen, ist er verpflichtet, die eigenverantwortliche Benutzung eines Produktes mit einer sachlichen Begründung abzulehnen.

Eine **Wiederholungseinweisung** in bestimmten Zeitabständen, z. B. einmal jährlich, ist gesetzlich nicht gefordert. Das bedeutet, eine einmal stattgefundene und dokumentierte Einweisung ist formaljuristisch zunächst ausreichend. Landesrechtliche Regelungen und Vorschriften zur Durchführung und Häufigkeit von Wiederholungseinweisungen durch die jeweils zuständigen Landesministerien und Aufsichtsbehörden sind grundsätzlich möglich auf Grundlage von § 1 Abs. 3 MPBetreibV. Nach dieser Bestimmung bleiben die Vorschriften des Arbeitsschutzgesetzes sowie die Rechtsvorschriften, die aufgrund des Arbeitsschutzgesetzes erlassen wurden, die Vorschriften des Gesetzes zum Schutz vor nichtionisierender Strahlung bei der Anwendung am Menschen und die auf dessen Grundlage erlassenen Rechtsverordnungen sowie Unfallverhütungsvorschriften unberührt.

Eine stattgefundene und dokumentierte **Einweisung bei einem früheren Arbeitgeber** gilt auch beim neuen Arbeitgeber. Hier empfiehlt sich folgendes Vorgehen:

- Der Träger der außerklinischen Intensivpflegeeinrichtung lässt sich die erfolgreiche Teilnahme des neuen Mitarbeiters an Einweisungen bei dessen früherem Arbeitgeber schriftlich bestätigen.
- Der Dienstvorgesetzte überzeugt sich davon, dass der neue Mitarbeiter tatsächlich die Kompetenz zum sicheren, zweckbestimmten und sachgerechten Benutzen der in der Einrichtung der außerklinischen Intensivpflege eingesetzten Produkte besitzt.
- Der neue Mitarbeiter trägt auch beim neuen Arbeitgeber die volle Verantwortung für ein sicheres, zweckbestimmtes und sachgerechtes Handhaben der von ihm angewendeten Produkte. Sollte er dieser nicht nachkommen können, muss er eine erneute Einweisung einfordern.
- Sämtliche Einweisungen sind zu dokumentieren.

Mindestinhalte einer schriftlichen Einweisungsdokumentation sind:

- Produkte-Gruppe
- Produkte-Typ
- Softwareversion
- Hersteller des Produktes
- Name und Unterschrift des Einweisenden
- Name und Unterschrift des Eingewiesenen
- Ort und Datum der Einweisung.

WICHTIG

Praxishilfe: Leitlinie für Einweisungen in aktive (Medizin)Produkte

Die Leitlinie ist eine gesetzlich nicht vorgeschriebene Praxishilfe des *Münchner Arbeitskreises Medizinprodukteschulung (MAM)*.
Ihr Kernstück ist das **„10-Punkte-Programm"**, das die Mindestinhalte einer Einweisung in (Medizin)Produkte enthält: [8]

1. Bezeichnung des Produkts: Art, Typ, Softwareversion, Hersteller
2. Verwendungszweck des Produkts: nach Herstellerangaben lt. Gebrauchsanweisung
3. Funktionsweise des Produkts: z. B. technischer Aufbau, Grundprinzip der Funktion, Bedienungs- und Anzeigeelemente (Anschlüsse, Anzeigen, Bedientasten und Funktionen)
4. Kombinationsmöglichkeiten mit anderen Produkten: entsprechend den Herstellerangaben
5. Pflege, Reinigung, Desinfektion, Sterilisation: lt. Herstellerangaben und einrichtungsinternem Hygienestandard
6. Zusammenbau des Produkts: lt. Herstellerangaben; das verwendete Zubehör ist auf seine Kompatibilität zu prüfen
7. Funktionsprüfung auf Funktionssicherheit und ordnungsgemäßen Zustand (➤ 4.1.3)
8. Verhalten bei Störungen/Fehlerbehebung: lt. innerbetrieblicher Verfahrensanweisung, Notfallnummer
9. Wartung: bei aktiven Produkten nach Herstellerangaben; Verantwortung beim Betreiber und Anwender
10. Praktische Übungen.

Besondere Pflichten bei bestimmter Software

Um die Besonderheiten **digitaler Produkte** zu berücksichtigen, wurde in die neue **Medizinprodukte-Betreiberverordnung (MPBetreibV)** unter § 17 Besondere Pflichten bei bestimmter Software eingefügt. Hintergrund ist, dass Aktualisierungen einer Software häufig in unregelmäßigen Intervallen erfolgen und dass eine Aktualisierung möglicherweise zu grundlegenden Änderungen der Handhabung der Software bzw. des Produkts führen kann. [2, § 17]:

- Der Betreiber darf Software als Medizinprodukt der Klassen IIb und III nur betreiben und benutzen lassen, wenn zuvor der Hersteller oder eine dazu befugte Person, die im Einvernehmen mit dem Hersteller handelt,
  1. die ordnungsgemäße Installation der Software geprüft hat und
  2. eine *vom Betreiber beauftragte Person* anhand der Gebrauchsanweisung sowie der beigefügten sicherheitsbezogenen Informationen und Instandhaltungshinweise in die sachgerechte Benutzung und den Betrieb der Software sowie in die zulässige Verbindung mit anderen Produkten eingewiesen hat.
- Die Prüfung der ordnungsgemäßen Installation dieser Software kann bei Vorliegen entsprechender technischer Voraussetzungen auch mittels Fernzugriff erfolgen.
- Diese Software darf nur von Personen betrieben oder benutzt werden, die zuvor von einer *vom Betreiber beauftragten Person* eingewiesen worden sind.
- Mithin ist eine Einweisung im sog. „Schneeballsystem" **ausgeschlossen.**
- Der Betreiber hat zudem für diese Software angemessene IT-Sicherheitsüberprüfungen nach den allgemein anerkannten Regeln der Technik durchzuführen oder durchführen zu lassen. Diese sind spätestens alle 2 Jahre mit Ablauf des Monats durchzuführen, in dem die Installation der Software erfolgte oder die letzte IT-Sicherheitsüberprüfung durchgeführt wurde. Ggf. muss der Betreiber frühere Überprüfungen durchführen lassen, u. a. wenn mit frühen Mängeln zu rechnen ist.

4.1.5 Sicherheitstechnische und messtechnische Kontrollen

Die **sicherheitstechnische Kontrolle** *(STK)* gemäß § 12 MPBetreibV **für die in der Anlage 1 aufgeführten Produkte** *„[…] dient der Feststellung und der sicherheitstechnischen Bewertung der Betriebs- und Funktionssicherheit eines Medizinprodukts. […] Ziel ist das rechtzeitige Erkennen von sicherheitstechnischen Mängeln an nichtimplantierbaren aktiven Medizinprodukten […] und zwar bevor Patienten, Anwender oder Dritte gefährdet werden. Sie dient der Feststellung und der Erhaltung des ordnungsgemäßen Zustands der Medizinprodukte […] und dienen damit auch dem sicheren Betrieb zwischen zwei sicherheitstechnischen Kontrollen."* [8]. Sie sind jedoch keine

Garantie dafür, dass Produkte bis zur nächsten sicherheitstechnischen Kontrolle keine Mängel aufweisen werden, die Patientinnen, Patienten, Benutzer und Dritte gefährden.

Die STK ist spätestens alle 2 Jahre mit Ablauf des Monats durchzuführen, in dem die Inbetriebnahme des Produkts erfolgte oder die letzte STK durchgeführt wurde. Ggf. sind frühere STK notwendig, u. a. aufgrund von Nutzungsbedingungen. [2, § 12 Abs. 1].

Nach erfolgreicher STK ist der Techniker verpflichtet, das geprüfte Produkt mit einem Zeichen, der sog. „Prüfplakette", zu versehen. Aus dieser müssen der Monat und das Jahr der nächsten STK und die Person, die die STK durchgeführt hat, eindeutig und rückverfolgbar hervorgehen. Die Überprüfung der STK im Rahmen der Prüfung des ordnungsgemäßen Zustands eines Produktes vor dessen Benutzung ist Aufgabe des Benutzers (➤ 4.1.3). Der Betreiber ist grundsätzlich im Rahmen seiner Organisationsverantwortung dafür zuständig, eine STK durchzuführen oder durchführen zu lassen. [2, § 12]

Bei der **messtechnischen Kontrolle** *(MTK)* **für in der Anlage 2 aufgeführte Produkte** gemäß § 15 kontrolliert ein Techniker, ob das Medizinprodukt mit Messfunktion die zulässigen maximalen Messabweichungen *(Fehlergrenzen)* einhält. Die MTK sind innerhalb der in Anlage 2 festgelegten Fristen durchzuführen, z. B.

- medizinische Elektrothermometer alle 2 Jahre
- nichtinvasive Blutdruckmessgeräte alle 2 Jahre.

Die Frist beginnt mit Ablauf des Jahres, in dem das Produkt in Betrieb genommen oder die letzten MTK durchgeführt wurden.

MTK sind unverzüglich durchzuführen, wenn Anzeichen dafür vorliegen, dass das Produkt die Fehlergrenzen nicht einhält oder die messtechnischen Eigenschaften des Produktes durch einen Eingriff oder auf andere Weise beeinflusst worden sein können (z. B. Produkt ist auf den Boden gefallen). Nach erfolgreicher MTK ist der Techniker verpflichtet, jedes geprüfte Produkt mit einem Zeichen, der sog. „Prüfplakette", zu versehen. Aus dieser müssen der Monat und das Jahr der nächsten MTK und die Person, die die MTK durchgeführt hat, eindeutig und rückverfolgbar hervorgehen.

Das Überprüfen dieser Angaben im Rahmen der Prüfung des ordnungsgemäßen Zustands eines Produktes vor dessen Einsatz ist Aufgabe des Benutzers (➤ 4.1.3). Der Betreiber ist grundsätzlich im Rahmen seiner Organisationsverantwortung dafür zuständig, eine MTK durchzuführen oder durchführen zu lassen. [2, § 15]

Neu nach § 15 Abs. 3 bei nichtinvasiven Blutdruckmessgeräten für die Laienanwendung: Hier kann man auf die Durchführung einer MTK verzichten, wenn der Hersteller gegenüber dem Versorgenden, z. B. der Krankenkasse, oder gegenüber einem Dritten, der das Messgerät zur Verfügung stellt, bescheinigt, dass das Messgerät über seine gesamte Nutzungsdauer die zulässige maximale Messabweichung enthält.

4.1.6 Medizinproduktebuch und Bestandsverzeichnis

Der Betreiber (➤ 4.1.1) ist verpflichtet, für alle Medizinprodukte der Anlagen 1 und 2 (außer für Blutdruckmessgeräte und Fieberthermometer) ein **Medizinproduktebuch** zu führen. In dieses sind für das jeweilige Medizinprodukt folgende Angaben einzutragen: [2, § 13]

1. Erforderliche Angaben zur eindeutigen Identifikation des Produktes
2. Beleg über die erstmalige Funktionsprüfung des Produktes am Betriebsort durch den Hersteller und die Einweisung der „vom Betreiber beauftragten Person"
3. Name der „vom Betreiber beauftragten Person"
4. Ersteinweisung der „vom Betreiber beauftragten Person" sowie deren Zeitpunkt
5. Erst- und Folgeeinweisungen sämtlicher Anwender sowie deren Zeitpunkt
6. Fristen, Datum der Durchführung sowie das Ergebnis von vorgeschriebenen sicherheits- und messtechnischen Kontrollen und Instandhaltungen sowie der Name der Person oder der Einrichtung, die diese Maßnahmen durchgeführt hat
7. Datum, Art und Folgen von Funktionsstörungen und wiederholten gleichartigen Bedienungsfehlern
8. Angaben zu Vorkommnismeldungen an Behörden und Hersteller (➤ 4.2).

Die Form des Medizinproduktebuchs ist jedem Betreiber freigestellt, alle Datenträger sind zulässig.

WICHTIG

Medizinproduktebuch

- Ein Medizinproduktebuch ist eine verpflichtende Dokumentation gesetzlich festgelegter Angaben zu Produkten der Anlagen 1 und 2.
- Mit ihm wird der gesamte Lebenslauf des jeweiligen Produktes nachvollziehbar dokumentiert.
- Der Benutzer darf während der Arbeitszeit Einsicht haben.
- Nach der Außerbetriebnahme des jeweiligen Produktes ist das Medizinproduktebuch 5 Jahre aufzubewahren.
- Aus haftungsrechtlichen Gründen wird eine Aufbewahrungsfrist von 30 Jahren dringend empfohlen.

Der Betreiber (➤ 4.1.1) ist verpflichtet, für alle aktiven nichtimplantierbaren Medizinprodukte der jeweiligen Betriebsstätte ein **Bestandsverzeichnis** zu führen. In dieses sind für jedes Medizinprodukt folgende Angaben einzutragen: [2, § 14]

1. Bezeichnung, Art und Typ, Loscode oder Seriennummer, Anschaffungsjahr des Produktes
2. Name oder Firma und Anschrift des Herstellers oder des Bevollmächtigten oder des Importeurs, sofern der Hersteller keinen Unternehmenssitz in der Europäischen Union und keinen Bevollmächtigten beauftragt hat
3. Der CE-Kennzeichnung hinzugefügte Kennnummer der benannten Stelle, soweit diese nach den Vorschriften des Medizinproduktegesetzes angegeben ist
4. Soweit vorhanden, betriebliche Identifikationsnummer
5. Standort und betriebliche Zuordnung

Die Form des Bestandsverzeichnisses ist jedem Betreiber freigestellt, alle Datenträger sind zulässig.

WICHTIG

Bestandsverzeichnis

- Ein Bestandsverzeichnis verschafft einen Überblick über alle aktiven nichtimplantierbaren Produkte jeder einzelnen Betriebsstätte.
- Es ist nur für aktive nichtimplantierbare Produkte zu führen.
- Nichtaktive Produkte müssen nicht aufgenommen werden.
- Ein Einsichtsrecht für Benutzer ist im Medizinprodukterecht ebenso wenig niedergeschrieben wie eine Aufbewahrungspflicht für das Bestandsverzeichnis.
- Mithin darf jedes aktive nichtimplantierbare Produkte nach seiner Außerbetriebnahme aus dem Bestandsverzeichnis gelöscht und das Bestandsverzeichnis in Gänze nach Auflösen der jeweiligen Betriebsstätte vernichtet werden.

4.1.7 Umgang mit patienteneigenen Produkten

Gemäß § 1 Abs. 2 Nr. 3 MPBetreibV gilt diese Verordnung *nicht* für Produkte, die in ausschließlich eigener Verantwortung für persönliche Zwecke erworben und benutzt werden. Mit dieser Bestimmung sind **patienteneigene Produkte** gemeint, die ausschließlich Patienten oder deren Angehörige, z. B. in der außerklinischen Intensivpflege, bedienen. Diese Medizinprodukte sind zwar Produkte i. S. der MDR fallen jedoch nicht unter die Regelungen der MPBetreibV. [9]

Werden diese Produkte von Mitarbeitenden des außerklinischen Intensivpflegedienstes eigenverantwortlich angewendet, greift die Bestimmung „*in ausschließlich eigener Verantwortung*" nicht mehr. Die anwendenden Mitarbeiter werden zum Benutzer der Produkte gemäß § 2 Abs. 3 MPBetreibV, und der Träger der außerklinischen Intensivpflegeeinrichtung kann im Sinne von § 2 Abs. 2 MPBetreibV zum Betreiber dieser Produkte werden, sofern die jeweils zuständige Landesbehörde dies nicht ausschließt. (➤ 4.1.1)

WICHTIG

Patienteneigene Produkte

Das ist zu beachten: [9]

- Patientinnen und Patienten haben sicherzustellen, dass durch ihre Produkte gemäß § 11 Satz 1 MPDG Mitarbeiter der außerklinischen Intensivpflegeeinrichtung nicht gefährdet werden.
- Der Träger der außerklinischen Intensivpflegeeinrichtung hat sicherzustellen, dass die Patienten die ihnen vertraglich zustehende Pflege erhalten und nicht durch den Einsatz patienteneigener Produkte gefährdet oder geschädigt werden.
- Der Patient ist *nicht* Betreiber seines Medizinprodukts.
- Mitarbeitende der außerklinischen Intensivpflegeeinrichtung, die das patienteneigene Produkte am Patienten eigenverantwortlich anwenden, sind Benutzer dieses Medizinprodukts gemäß § 2 Abs. 3 MPBetreibV und Benutzer gemäß Art. 2 Nr. 37 MDR.

4

- Der Träger der außerklinischen Intensivpflegeeinrichtung kann mithin Betreiber des patienteneigenen Medizinprodukts sein, wenn er über seine Mitarbeiter die tatsächliche Sachherrschaft über das patienteneigene Produkt ausübt, sofern die jeweils zuständige Landesbehörde dies nicht ausschließt. (➤ 4.1.1)
- Dann hätte der Träger der außerklinischen Intensivpflegeeinrichtung als Betreiber des patienteneigenen Produktes alle Betreiberpflichten vollumfänglich zu erfüllen, so, als wenn das Produkt sein eigenes wäre.
- Der Träger der außerklinischen Intensivpflegeeinrichtung als möglicher Betreiber sollte in einer Dienstanweisung festlegen, wie der Umgang mit patienteneigenen Produkten in seiner Einrichtung geregelt ist.
- Patienten oder Angehörige dürfen Mitarbeitende der außerklinischen Intensivpflegeeinrichtung als Benutzer grundsätzlich in die sachgerechte Handhabung ihrer Produkte einweisen, solange es kein Produkt der „Anlage 1" ist.
- Die Einweisung der Mitarbeitenden der außerklinischen Intensivpflegeeinrichtung in die Handhabung des patienteneigenen Produktes kann durch Kollegen, Mitarbeiter des Homecare-Unternehmens oder den Hersteller erfolgen, die die Voraussetzungen als Einweisender erfüllen (➤ 4.1.4).

4

4.2 Medizinprodukte-Anwendermelde- und Informationsverordnung

Da Zwischenfälle beim Umgang mit Produkten zu schwerwiegenden Folgen für Patientinnen und Patienten, Benutzer und Dritte führen können, wurde die *Medizinprodukte-Sicherheitsplanverordnung (MPSV)* als weitere nationale Vorschrift 2002 in das Medizinprodukterecht aufgenommen. Diese sollte sicherstellen, dass schwerwiegende Zwischenfälle beim Benutzen von Produkten erfasst und bewertet werden, so dass hierauf mit entsprechenden Maßnahmen angemessen reagiert werden kann. Diese gilt nicht mehr, sie wurde zum 26. Mai 2021 durch Art. 9 Abs. 1 Nr. 9 MPEUAnpV aufgehoben.

Deren bisheriger Regelungsgehalt findet sich jetzt direkt in der europäischen MDR, im nationalen Durchführungsgesetz MPDG sowie in der neuen **Verordnung über die Meldung von mutmaßlichen schwerwiegenden Vorkommnissen (Medizinprodukte-Anwendermelde- und Informationsverordnung, MPAMIV).** Die MPAMIV wurde als Art. 1 der MPEUAnpV mit Wirkung vom 26. Mai 2021 in Kraft gesetzt.

Was allgemein Zwischenfall genannt wird, wird im Medizinprodukterecht als **Vorkommnis** bezeichnet. Der europäische Gesetzgeber unterscheidet hier zwischen einem **Vorkommnis** und einem **schwerwiegenden Vorkommnis.** Beide Begriffe sind in Art. 2 MDR legal definiert:

DEFINITION

Vorkommnis: *„bezeichnet eine Fehlfunktion oder Verschlechterung der Eigenschaften oder Leistung eines bereits auf dem Markt bereitgestellten Produkts, einschließlich Anwendungsfehlern aufgrund ergonomischer Merkmale, sowie eine Unzulänglichkeit der vom Hersteller bereitgestellten Informationen und eine unerwünschte Nebenwirkung."* [5, Art. 2 Nr. 64]

Schwerwiegendes Vorkommnis: *„bezeichnet ein Vorkommnis, das direkt oder indirekt eine der nachstehenden Folgen hatte, hätte haben können oder haben könnte:*

a) *den Tod eines Patienten, Anwenders oder einer anderen Person,*
b) *die vorübergehende oder dauerhafte schwerwiegende Verschlechterung des Gesundheitszustands eines Patienten, Anwenders oder anderer Personen,*
c) *eine schwerwiegende Gefahr für die öffentliche Gesundheit."* [5, Art. 2 Nr. 65]

Ergänzend zu diesen beiden europäischen Definitionen in Art. 2 MDR definiert der deutsche Gesetzgeber in § 2 MPAMIV:

Mutmaßlich schwerwiegendes Vorkommnis: *„Ein Vorkommnis, bei dem nicht ausgeschlossen ist, dass es auf einer unerwünschten Nebenwirkung eines Produktes, auf einer Fehlfunktion, einer Verschlechterung der Eigenschaften oder der Leistung eines Produktes, einschließlich Anwendungsfehlern aufgrund ergonomischer Merkmale oder einer Unzulänglichkeit der vom Hersteller bereitgestellten Informationen beruht und das direkt oder indirekt eine der nachstehenden Folgen hatte oder hätte haben können:*

1. *den Tod eines Patienten, Anwenders oder einer anderen Person,*
2. *die vorübergehende oder dauerhafte schwerwiegende Verschlechterung des Gesundheitszustands eines Patienten, Anwenders oder anderer Personen oder*
3. *eine schwerwiegende Gefahr für die öffentliche Gesundheit."* [10, § 2]

Nach den letzten beiden Definitionen sind nicht nur Vorkommnisse zu melden, die tatsächlich zu schwerwiegenden Komplikationen für Patientinnen und Patienten, Anwender und Dritte geführt haben, sondern auch solche, die zu einer ernsthaften Schädigung hätten führen können, sog. **Beinahe-Vorkommnisse.**

AUS DER PRAXIS

Meldepflicht – ja oder nein?

Ein Patient mit akutem Myokardinfarkt stirbt nach der Anwendung eines externen Defibrillators.
- **Meldepflichtig:** Der Defibrillator löste wegen eines ursächlich technischen Defekts nicht aus.
- **Nicht meldepflichtig:** Der Defibrillator löste sachgerecht aus, der Patient verstarb am Infarkt.

Meldung von Vorkommnissen

WICHTIG

Wer muss melden?

Wer Produkte beruflich oder gewerblich betreibt oder anwendet, hat dabei aufgetretene mutmaßliche schwerwiegende Vorkommnisse unverzüglich der zuständigen Bundesoberbehörde zu melden. [10, § 3 Satz 1]

Bei der Meldung von Vorkommnissen ist zu beachten:
- Betreiber oder Benutzer (➤ 4.1.1) müssen mutmaßliche schwerwiegende Vorkommnisse melden.
- Um eine Doppelmeldung möglichst zu vermeiden, muss jede außerklinische Intensivpflegeeinrichtung selbst entscheiden, wie sie die Meldung von mutmaßlichen schwerwiegenden Vorkommnissen organisiert.
- Betreiber oder Benutzer haben ein mutmaßlich schwerwiegendes Vorkommnis **unverzüglich** zu melden. Unverzüglich heißt: Sobald der Patient entsprechend dem Vorkommnis versorgt ist, hat die Meldung unmittelbar, schnellstmöglich und ohne jede Verzögerung zu erfolgen. [10, § 3 Satz 1]
- Diese Verpflichtung gilt auch für Ärzte und Zahnärzte, denen in Ausübung ihrer beruflichen Tätigkeit mutmaßliche schwerwiegende Vorkommnisse bekannt werden. [10, § 3 Satz 2]
- Betreiber und Benutzer haben mutmaßliche schwerwiegende Vorkommnisse mit aktiven und nichtaktiven Medizinprodukten verbindlich und zentral an die zuständige Bundesoberbehörde zu melden: **Bundesinstitut für Arzneimittel und Medizinprodukte** *(BfArM)* in Bonn. [10, § 3 Satz 1]
- Unter www.bfarm.de gibt es den Button „Medizinprodukte – Vorkommnis melden“, über den das Online-Meldeformular für Anwender, Betreiber und Händler aufgerufen werden kann: „Formblatt für die Meldung von Vorkommnissen durch Betreiber, Anwender sowie Patienten oder deren Angehörige nach den §§ 3 und 4 der Medizinprodukte-Anwendermelde- und Informationsverordnung (MPAMIV)“.
- **Neu ist,** dass nun auch Patientinnen und Patienten oder deren Angehörige über mutmaßliche schwerwiegende Vorkommnisse mit Produkten, von denen sie betroffen sind, den behandelnden Arzt oder Zahnarzt oder den Händler, der das Produkt bereitgestellt hat, informieren sollen, aber nicht verpflichtend müssen. Sie können mutmaßliche schwerwiegende Vorkommnisse auch der zuständigen Behörde direkt melden. [10, § 4]

Beauftragter für Medizinproduktesicherheit

Gesundheitseinrichtungen mit regelmäßig mehr als 20 Beschäftigten müssen gemäß § 6 MPBetreibV eine sachkundige und zuverlässige Person mit medizinischer, naturwissenschaftlicher, pflegerischer, pharmazeutischer oder technischer Ausbildung als **Beauftragten für Medizinproduktesicherheit** bestimmen. Unterhält ein Betreiber mehrere Gesundheitseinrichtungen, so ist für jede Gesundheitseinrichtung mit mehr als 20 Beschäftigten ein Beauftragter für Medizinproduktesicherheit zu bestimmen.

Diese Person nimmt als zentrale Stelle in der Gesundheitseinrichtung folgende Aufgaben für den Betreiber wahr: [2, § 6]
1. Die Pflichten einer Kontaktperson für Behörden, Hersteller und Vertreiber im Zusammenhang mit Meldungen über Risiken von Medizinprodukten sowie bei der Umsetzung von Sicherheitskorrekturmaßnahmen im Feld oder sonstigen notwendigen korrektiven Maßnahmen zu helfen.
2. Die Koordinierung interner Prozesse der Gesundheitseinrichtung zum Erfüllen der Melde- und

Mitwirkungspflichten der Anwender und Betreiber.
3. Die Koordinierung der Umsetzung der Korrekturmaßnahmen und der Sicherheitskorrekturmaßnahmen im Feld in den Gesundheitseinrichtungen.

Bei oder wegen der Erfüllung dieser Aufgaben darf der Beauftragte für Medizinproduktesicherheit nicht behindert oder benachteiligt werden. Weiterhin hat die Gesundheitseinrichtung sicherzustellen, dass eine **Funktions-E-Mail-Adresse des** Beauftragten für die Medizinproduktesicherheit auf ihrer Internetseite bekannt gemacht ist. [2, § 6, Abs. 3, 4]

Diese Verpflichtung, einen Beauftragten für Medizinproduktesicherheit zu benennen, gilt mithin auch für außerklinische Intensivpflegeeinrichtungen mit regelmäßig **mehr als 20 Beschäftigten.**

Aus der Begründung zum Entwurf der Zweiten Verordnung zur Änderung medizinprodukterechtlicher Vorschriften ergibt sich bezüglich des **Erreichens des Schwellenwertes** von 20 Beschäftigten: *„Maßgeblich zur Erreichung des Schwellenwertes ist die durchschnittliche Beschäftigtenzahl. Teilzeitkräfte sind dabei nicht auf fiktive Vollzeitkräfte umzurechnen. „Regelmäßige" liegt vor, wenn die Grenze während der überwiegenden Zeit überschritten ist. Zu berücksichtigen sind dabei aber auch Leiharbeiter und Aushilfen, die nicht nur eine unerhebliche Zeit in der Einrichtung beschäftigt sind und im Betriebsablauf wie eigene Beschäftigte eingegliedert sind."*

„In § 6 Abs. 1 MPBetreibV wird keine Differenzierung der Tätigkeiten der Beschäftigten vorgenommen. Daraus ist zu folgern, dass nicht nur die Beschäftigten zu berücksichtigen sind, die unmittelbar mit Fragen der Medizinproduktesicherheit beruflich befasst sind, wie beispielsweise Betreiber/Anwender von Medizinprodukten oder Medizintechniker." [11, ➤ Kap. 5]

Wer vorsätzlich oder fahrlässig entgegen § 6 Abs. 1 MPBetreibV nicht sicherstellt, dass ein Beauftragter für Medizinproduktesicherheit bestimmt ist, begeht eine Ordnungswidrigkeit i. S. d. § 94 Abs. 2 Nr. 9 MPDG (§ 19 Nr. 1 MPBetreibV). Wer vorsätzlich oder fahrlässig nicht sicherstellt, dass eine Funktions-E-Mail-Adresse bekannt gemacht ist, begeht eine Ordnungswidrigkeit i. S. d. § 94 Abs. 2 Nr. 9 MPDG (§ 19 Nr. 2 MPBetreibV). Beide **Ordnungswidrigkeiten** können jeweils mit einer Geldbuße von bis zu 30.000 Euro geahndet werden (§ 94 Abs. 4 MPDG).

LITERATURVERZEICHNIS

Grundlage des Kapitels ist das Medizinprodukterecht-Durchführungsgesetz mit seinen Verordnungen und Anlagen. Sie können über *juris GmbH,* das juristische Informationssystem für die BRD abgerufen werden.

[1] Medizinprodukterecht-Durchführungsgesetz (MPDG): www.gesetze-im-internet.de/mpdg/MPDG.pdf (letzter Zugriff: 14.8.2025).
[2] Medizinprodukte-Betreiberverordnung (MPBetreibV): https://www.gesetze-im-internet.de/mpbetreibv_2025/BJNR0260B0025.html (letzter Zugriff: 14.8.2025).
[3] Bundesministerium für Gesundheit: Schreiben vom 11.02.2020 an den Autor als Antwort auf eine Anfrage des Autors vom 29.12.2019.
[4] Bayerisches Staatsministerium für Umwelt und Verbraucherschutz. Referat 33 – Technischer Gefahrenschutz in der Gewerbeaufsicht: E-Mail vom 09.1.2020 an den Autor als Antwort auf eine Anfrage des Autors vom 29.12.2019.
[5] Medical Device Regulation (MDR): eur-lex.europa.eu/legal-content/DE/TXT/PDF/?uri=CELEX:32017R0745 (letzter Zugriff: 14.8.2025).
[6] Zentralstelle der Länder für Gesundheitsschutz bei Arzneimitteln und Medizinprodukten (ZLG): Spezifikation der Anlage 1 der Verordnung über das Errichten, Betreiben und Anwenden von Medizinprodukten *(MPBetreibV).* Stand: 17.3.2022. Aus: www.zlg.de/medizinprodukte/dokumente/agmp-verfahrensanweisungen (letzter Zugriff: 13.7.2025)
[7] Bundesrat. Verordnung des Bundesministeriums für Gesundheit. 2. Verordnung zur Änderung medizinprodukterechtlicher Vorschriften incl. Begründung vom 4. August 2016. Bundesrat-Drucksache 397/16. Aus: www.bundesrat.de/SharedDocs/drucksachen/2016/0301-0400/397-16.pdf?__blob=publicationFile&v=5 (letzter Zugriff 13.7.2025)
[8] Münchner Arbeitskreis Medizinprodukteschulung (MAM). Leitlinie für Einweisungen in aktive Medizinprodukte. In: Die Schwester/Der Pfleger. 2000, (4): S. 172–183.
[9] Weimer T. Patienteneigene Medizinprodukte – ein Haftungsrisiko? In: Medizinprodukterecht. 2008, (4): S. 91–95.
[10] Medizinprodukte-Anwendermelde- und Informationsverordnung (MPAMIV): www.gesetze-im-internet.de/mpamiv/MPAMIV.pdf (letzter Zugriff: 15.8.2025).
[11] Benad N, Graf A, Lau H-J, Pleiss T. (Hrsg.). Praxis Medizinprodukterecht. Band 2. 22. A. Köln: TÜV Media, 2024.

WEITERFÜHRENDE LITERATUR

Abächerli R. Medical Device Regulation (MDR) im Detail. Seminarskript der Fortbildung am 3.2.2020. Unveröffentlicht. München: TÜV Süd Akademie GmbH, 2020.

Backhaus, C, Benad, N, Lau, H-J. MDR & Co. Eine Vorschriftensammlung zum europäischen Medizinprodukterecht, 4. A. Köln: TÜV Media, 2023.

Benad, N, Graf, A, Lau, H-J. MPDG & Co. Eine Vorschriftensammlung zum deutschen Medizinprodukterecht, 3. A. Köln: TÜV Media, 2025.

Benad N, Graf, A., Lau H.-J., Pleiss T. (Hrsg.). Praxis Medizinprodukterecht. Band 1 und 2. 27. A. Köln: TÜV Media, 2025.

Kirchberg D. Medizinprodukte sicher anwenden und betreiben. Das Medizinprodukterecht-Durchführungsgesetz (MPDG). Hannover: Schlütersche, 2022.

Kneuper E., Hiester P. Die Medizinprodukte-Betreiberverordnung 2025 – Wie viel Neues steckt wirklich in der Neufassung? In: Medizinprodukte Journal. 2025, (2): S. 21–28.

Roegels K. Die Haftung beim Einsatz intelligenter Medizinprodukte. Berlin: Duncker & Humblot, 2024.

Weimer T. Wer ist Betreiber und Anwender von patienteneigenen Medizinprodukten? In: Die Schwester/Der Pfleger. 2012, (1): S. 69–99.

Westphal K, Kneuper E. Ein Ritt durch die Medizinprodukte-Betreiberverordnung 2025. In: Medizin Produkte Recht. 2025, (2): S. 41–48.

KAPITEL

5

Christine Keller, Joachim Willms

Hygiene

DEFINITION

Nosokomiale Infektion *(NI)*/**Healthcare-Associated Infection** *(HAI)* : Infektion, die in zeitlichem Zusammenhang mit medizinisch-pflegerischen Maßnahmen erworben wurde. Ob die Maßnahme ambulant oder stationär, in Arztpraxis, Pflegeeinrichtung oder Krankenhaus erfolgte, ist nicht maßgeblich.

Die Zahl nosokomialer Infektionen in Deutschland pro Jahr wird auf 400.000–600.000 geschätzt mit 10.000–20.000 dadurch bedingten Todesfällen. Fast 80 % davon entfallen

auf Lungenentzündungen, Harnwegsinfektionen, Wundinfektionen, Clostridioides-difficile-Infektionen und Sepsis. [1]
Nosokomialer Ausbruch: Auftreten von zwei oder mehr Infektionen, bei denen ein epidemischer Zusammenhang besteht (z. B. in der gleichen WG zur selben Zeit). Im Jahr 2020 wurden 2 249 nosokomiale Ausbrüche mit insgesamt fast 30 000 Fällen über das Meldesystem übermittelt. [1a]

Gründe für die Entstehung nosokomialer Infektionen sind u. a. auch die Zunahme der Anzahl alter, schwerkranker und abwehrgeschwächter Personen sowie invasiver Maßnahmen und Zugänge. Wissenschaftler gehen jedoch davon aus, dass mehr als die Hälfte dieser Infektionen vermeidbar wäre, insbesondere durch konsequentes Einhalten der **Hygienevorschriften** in allen Einrichtungen des Gesundheitswesens. Pflegefachpersonen haben somit eine besondere Verantwortung bei deren Prävention. [1]

WICHTIG

Mangelnde Hygiene ist gefährlich

Mangelnde Hygiene gefährdet nicht nur Pflegekunden, sondern auch Pflegende und andere Mitarbeitende. Eine gute Hygiene ist deshalb auch immer eine Arbeitsschutzmaßnahme.

Und nicht zuletzt: Hygienefehler, die zu nosokomialen Infektionskrankheiten führen, treiben die Kosten im Gesundheitswesen in die Höhe und belasten die Solidargemeinschaft.

5.1 Rechtliche Grundlagen der Hygiene

Der **Gesetzgeber** und weitere Institutionen befassen sich ständig mit der Verbesserung der Hygienesituation in Einrichtungen des Gesundheitswesens.

5.1.1 Gesetze

Gesetze sind Rechtsnormen, die im Gesetzgebungsverfahren erlassen wurden. Sie sind **verbindlich.** Die wichtigsten Gesetze in Bezug auf Hygiene sind u. a.:

- Infektionsschutzgesetz *(IfSG)*
- Gesetzliche Grundlagen für Medizinprodukte (➤ 4.1)
- Arbeitsschutzgesetz *(ArbSchG)*
- Heimgesetze der Länder
- Lebensmittel-, Bedarfsgegenstände- und Futtermittelgesetzbuch *(LBFGB).*

5.1.2 Verordnungen

Verordnungen konkretisieren Gesetze oder bestimmte Fragestellungen. Sie sind wie Gesetze **verbindlich.** Die wichtigsten Verordnungen in diesem Bereich sind u. a.:

- Trinkwasserverordnung *(TrinkwV)*
- Biostoffverordnung *(BioStoffV)*
- Medizinprodukte-Betreiberverordnung (*MPBetreibV* ➤ 4.1).

5.1.3 Unfallverhütungsvorschriften

Die Berufsgenossenschaften sind die Träger der gesetzlichen Unfallversicherung, geregelt im SGB VIII. **Unfallverhütungsvorschriften** der Berufsgenossenschaft wie Berufsgenossenschaftliche Vorschriften *(BGV),* Berufsgenossenschaftliche Regeln *(BGR)* und technische Regeln *(TR)* sind zwar keine Gesetze, müssen aber in der Umsetzung wie Gesetze behandelt werden, d. h., sie sind **verbindlich.** Beispiele für BGV, BGR und TR:

- BGV A4: Arbeitsmedizinische Vorsorge
- BGR 206: Desinfektionsarbeiten im Gesundheitsdienst
- BGR 189: Einsatz von Schutzkleidung
- TRBA 250: Biologische Arbeitsstoffe im Gesundheitswesen und in der Wohlfahrtspflege. U. a. legt die TRBA 250 fest, dass der Arbeitgeber eine Risikobewertung für die Arbeitsbereiche in seiner Einrichtung machen muss. Diese ist dann die Grundlage für das Tragen von Schutzkleidung. [2]

Die Berufsgenossenschaft für das Gesundheitswesen ist die **Berufsgenossenschaft für Gesundheitsdienst und Wohlfahrtspflege** *(BGW).* Sie gibt auch Broschüren z. B. zu gesunder Haut, Stressprävention, rückengerechten Patiententransfers und Schutz vor Stich- und Schnittverletzungen heraus.

WICHTIG

Von Strafe bedroht

Der Staat bestraft nicht nur Arbeitgeber, sondern auch Arbeitnehmer, wenn sie die Gesetze, Vorschriften und Regeln missachten.

5.1.4 Richtlinien

WICHTIG

Robert Koch-Institut

Das **Robert Koch-Institut** *(RKI)* ist ein Bundesinstitut im Geschäftsbereich des *Bundesministeriums für Gesundheit (BMG)*. Es ist die zentrale Einrichtung der Bundesregierung auf dem Gebiet der Krankheitsüberwachung und -prävention. Die Kernaufgaben des *RKI* sind die Erkennung, Verhütung und Bekämpfung von Krankheiten, insbesondere der Infektionskrankheiten. Zu den Aufgaben gehört der generelle gesetzliche Auftrag, wissenschaftliche Erkenntnisse als Basis für gesundheitspolitische Entscheidungen zu erarbeiten. Das *RKI* berät die zuständigen Bundesministerien, insbesondere das *Bundesministerium für Gesundheit,* und wirkt bei der Entwicklung von Normen und Standards mit. Es informiert und berät die Fachöffentlichkeit sowie zunehmend auch die breitere Öffentlichkeit. Im Hinblick auf das Erkennen gesundheitlicher Gefährdungen und Risiken nimmt das *RKI* eine zentrale „Antennenfunktion" im Sinne eines Frühwarnsystems wahr. [3]

Richtlinien sind Handlungsvorschriften von rechtlich legitimierten Institutionen und haben **bindenden Charakter.** Ihre Nichtbeachtung führt im Geltungsbereich zu definierten Sanktionen. Im Bereich der Hygiene sind die Vorgaben des **Robert Koch-Instituts** *(RKI)* und der **Kommissionen** von besonderer Bedeutung, z. B.:

- **Kommission für Krankenhaushygiene und Infektionsprävention** *(KRINKO)*. Sie gibt seit 1998 Empfehlungen zur Hygiene in Einrichtungen des Gesundheitswesens heraus. Die Empfehlungen werden in sog. Evidenzkategorien eingeteilt. *„Sie stellen in der täglichen Praxis der Hygiene eine starke Argumentationshilfe bei der Entscheidung für oder gegen die Einführung bestimmter Präventionsmaßnahmen dar."* [4]
  Das heißt, je höher die Evidenzkategorie, umso dringlicher wird die Umsetzung angeraten. Anderenfalls sollten Einrichtungen gut begründen können, warum sie diese nicht umsetzen. Die *KRINKO* hat eine Vielzahl weiterer Empfehlungen veröffentlicht, für die außerklinische Intensivpflege sind u. a. interessant: [4a]
  - Hygiene bei Punktionen und Injektionen
  - Prävention und Kontrolle katheterassoziierter Harnwegsinfektionen
  - Prävention der nosokomialen beatmungsassoziierten Pneumonie
  - Anforderungen an die Aufbereitung von Medizinprodukten
  - Personelle und organisatorische Voraussetzungen zur Prävention nosokomialer Infektionen.
- **Ständige Impfkommission** *(STIKO)*. Sie gibt seit 1972 jährlich aktualisierte Impfempfehlungen heraus. *Standardimpfungen,* z. B. die Tetanusimpfung, werden für alle Menschen eines bestimmten Alters empfohlen. *Indikationsimpfungen* sind nur bei besonderer Gefährdung durch Vorerkrankungen, berufliche Exposition oder Fernreisen angezeigt, z. B. die Hepatitis-B-Impfung bei Menschen im Gesundheitsdienst oder eine Gelbfieberimpfung bei Reisen in ein gefährdetes Gebiet.

5.1.5 Leitlinien und Normen

Leitlinien und Normen werden von Fachgesellschaften erstellt. Sie sind wissenschaftlich begründet und bieten konkrete Handlungs- und Entscheidungskriterien, sie stellen den *„state of the art"*, den aktuellen Entwicklungsstand zu einem Thema, dar. Leitlinien und Normen haben einen **hohen Empfehlungscharakter,** d. h., nur in begründeten Fällen sollte davon abgewichen werden. Fachgesellschaften, die Leitlinien für die Hygiene herausgeben, sind u. a.:

- *Deutsche Gesellschaft für Hygiene und Mikrobiologie (DGHM) e. V.*
- *Deutsche Gesellschaft für Krankenhaushygiene (DGKH) e. V.*
- *Verbund für angewandte Hygiene (VAH) e. V.*
- *Aktion Saubere Hände.*

5.1.6 Innerbetriebliche Organisation der Hygiene

Die Notwendigkeit für ein Hygienemanagement in Gesundheitseinrichtungen ist durch das **Infektionsschutzgesetz** *(IfSG)* festgelegt. Nach § 23 müssen betriebliche Prozesse zur Infektionshygiene in einem Hygieneplan festgelegt werden.

In den *Qualitätsprüfungs-Richtlinien für die außerklinische Intensivpflege nach § 27 5b SGBV, QPR-AKI in Teil 2)* wird bei den Prüfungen durch den Medizinischen Dienst *(MD)* unter 5. Hygiene die Struktur- und Prozessqualität geprüft.

Das ist sinnvoll, denn Pflegefachpersonen in der außerklinischen Intensivpflege führen regelmäßig Maßnahmen der Schutzstufe 2 der BioStoffV durch, z. B. endotracheales Absaugen oder PEG-Verbandswechsel. Gleichzeitig versorgen sie überdurchschnittlich häufig Menschen mit multiresistenten Erregern. Fehlende bzw. unzureichende Hygiene gefährdet Personal und Pflegekunden – und das nicht nur innerhalb der Einrichtung. Viele Pflegefachpersonen arbeiten bei anderen Arbeitgebern, z. B. in Krankenhäusern. Somit besteht grundsätzlich die Möglichkeit, dass sie als Träger solcher Problemkeime, ohne selbst Krankheitszeichen zu haben, diese von einer Einrichtung zur anderen tragen. [5]

Die **Fachgesellschaft für Außerklinische Intensivpflege und Beatmungspflege e. V.** *(KNAIB)* hat in einer interdisziplinären Arbeitsgruppe eine **Checkliste zum Hygienemanagement** für die drei unterschiedlichen Versorgungsformen in der außerklinischen Intensivpflege, der häuslichen Versorgung, der stationären Versorgung und der Wohngruppe erstellt mit den Schwerpunkten, die als Grundlage für ein Hygienemanagement dienen können: [5]

1. Betreiberverantwortlichkeiten, Personalstrukturen und Qualifikationen
2. Qualitätsmanagementsystem Hygiene
3. Betriebsärztliche/arbeitsmedizinische Versorgung
4. Schulungen und Einweisungen
5. Vorgaben zur allgemeinen Personalhygiene
6. Hygiene bei Besuchern/Angehörigen, Ärzten/Ärztinnen und Therapeuten/Therapeutinnen
7. Reinigung und Desinfektion
8. Umgang mit Medizinprodukten
9. Entsorgung von Abfällen einschl. spitzer Gegenstände
10. Durchführung infektionskritischer Tätigkeiten, sog. Schutzstufe-2-Tätigkeiten, wie z. B. Tracheostomapflege, PEG-Versorgung
11. Umgang von Menschen mit Infektionen
12. Umgang mit Medikamenten
13. Wäschehygiene einschl. Personalwäsche
14. Küchenhygiene
15. Versorgung schwerst pflegebedürftiger Menschen in Wohngruppen.

Aber auch andere Fachgesellschaften haben Hygieneprinzipien formuliert.

Hygieneverantwortliche

Krankenhäuser und stationäre Pflegeeinrichtungen haben eine **Hygienekommission,** die sich aus unterschiedlichen Akteuren zusammensetzt (aus der Medizin, Pflege, Hauswirtschaft, Technik u. a.). Aus der Pflege ist eine **Hygienefachkraft (Link Nurse)** mit spezieller Weiterbildung in der Hygienekommission.

Pflegefachpersonen als Hygienebeauftragte haben sich auch in ambulanten (Intensiv-)Pflegediensten als wichtig und sinnvoll erwiesen, um eine gute Hygiene und ein Hygienemanagement sicherzustellen. Fortbildungen zum **Hygienebeauftragten in der stationären und ambulanten Pflege** sollten nach der Leitlinie der *Deutschen Gesellschaft für Allgemeine und Krankenhaus-Hygiene (DGKH)* erfolgen. [6]

Einrichtungsinterner Hygieneplan

Das Infektionsschutzgesetz fordert von allen Einrichtungen im Gesundheitswesen, dass sie ihr innerbetriebliches Vorgehen zur Infektionsprävention in einem **Hygieneplan** und in **Verfahrensanweisungen** festlegen. Hier sollen alle hygienerelevanten Themen nachvollziehbar geregelt sein. Die Inhalte im Hygieneplan müssen immer den gesetzlichen Vorgaben und Leitlinien von Fachgesellschaften entsprechen. Für Pflegende und andere Mitarbeitende ist der Hygieneplan **verbindlich.** Das Nichteinhalten kann zu arbeitsrechtlichen, strafrechtlichen und zivilrechtlichen Konsequenzen führen.

AUS DER PRAXIS

Praxishilfen

Das niedersächsische Landesgesundheitsamt (NLGA) bietet auf seiner Homepage Erstellungshilfen: www.nlga.niedersachsen.de → Hygiene → Hygiene in stationären und ambulanten Pflegeeinrichtungen.

5.2 Medizinische Mikrobiologie und Epidemiologie

DEFINITION

Medizinische Mikrobiologie: Teil der Mikrobiologie, der sich mit pathogenen *(krankmachenden)* Mikroorganismen beschäftigt.
Mikroorganismen *(Mikroben):* Kleinstlebewesen. In Medizin und Pflege sind solche bedeutsam, die beim Menschen Erkrankungen auslösen (können): Bakterien, Viren, Pilze, Parasiten. Auch als **Erreger/Krankheitserreger** oder Keime bezeichnet.
Epidemiologie: Wissenschaftliche Disziplin, die sich mit dem Auftreten, der Häufigkeit und Verbreitung, Risikofaktoren und der Behandlung von Krankheiten, im engeren Sinne von Infektionskrankheiten beschäftigt.
Kontamination: Verunreinigung von Flächen, Pflegeutensilien, Händen usw. mit Mikroorganismen. Die Kontamination kann sichtbar oder unsichtbar sein.
Infektion: Eindringen von Mikroorganismen in den Körper sowie deren Ansiedelung und Vermehrung.
Inkubationszeit *(Ansteckungszeit):* Zeit, in der sich die Erreger vermehren, ohne dass der Infizierte Beschwerden hat. Die Inkubationszeit kann Stunden bis Jahrzehnte dauern, meist liegt sie bei Tagen bis Wochen. Je nach Erkrankung ist der Infizierte während eines Teils oder der ganzen Inkubationszeit ansteckend.
Infektionskrankheit: Vorhandensein von Krankheitszeichen *(Symptomen)* nach einer Infektion unterteilt in
- Lokale (örtliche) Infektion
- Allgemeininfektion (generalistische, systemische Infektion).

Pathogenität: Fähigkeit von Mikroorganismen, krankhafte Veränderungen in einem Organismus hervorzurufen.
Obligat pathogen: Erreger, die auch für gesunde Menschen fast unvermeidlich krankmachend sind.
Fakultativ/opportunistisch pathogen *(bedingt krankmachend):* Erreger, die nur schwach krankmachend sind, die gelegentlich zu einer Infektionskrankheit führen, v. a. bei Abwehrschwäche.
Epidemie: Erkrankungswelle, zeitlich und örtlich begrenzte massive Häufung einer Infektionskrankheit.
Pandemie: sich über mehrere Kontinente ausbreitende Epidemie, z. B. Corona-Pandemie 2019/20 mit dem Coronavirus *(SARS-CoV-2/COVID-19).*
Immunität: Unempfindlichkeit eines Organismus für eine Infektion mit pathogenen Erregern/Erregertoxinen.
Erworbene Immunität: durch einen früheren Kontakt mit einem Krankheitserreger oder durch eine Schutzimpfung erworbene Unempfindlichkeit. Der Körper hat spezifische Antikörper gebildet.

Das Wissen um die verschiedenen Mikroorganismen und den Schaden oder auch Nutzen, den sie anrichten können, hat überhaupt erst die Hygiene in der Medizin und Pflege begründet.
Die **medizinische Mikrobiologie** beschäftigt sich mit:
- Physiologie und Struktur der pathogenen Mikroorganismen
- Diagnostik der Mikroorganismen
- Therapie, Epidemiologie und Prävention der verursachten Erkrankungen.

Pathogene Krankheitserreger

In Medizin und Pflege sind **pathogene Krankheitserreger** gefürchtet ebenso wie die Krankheiten, die sie auslösen können. Vor allem solche Erreger, die leicht von einem Menschen auf den anderen übertragen werden können.

Typische Krankheitserreger sind:
- **Bakterien:** Einzeller ohne Zellkern, die eine Vielzahl von typischen Erkrankungen verursachen können, z. B. Wundinfektionen, Durchfallerkrankungen, Lyme-Borreliose oder Tuberkulose.
- **Viren:** Mikroorganismen, die sich in Wirtszellen vermehren. Viren sind verantwortlich für typische Erkrankungen, z. B. die typischen Kinderkrankheiten wir Mumps, Masern, Röteln und Windpocken, aber auch für AIDS oder die Influenza.
- **Pilze:** ein- oder mehrzellige Organismen mit Zellkern. Krankheitsbedeutung haben sie, wenn sie die Haut, Nägel oder Schleimhäute (z. B. Mund oder Vagina) befallen. Bei erheblicher Abwehrschwäche können sie auch innere Organe wie Speiseröhre oder Lungen befallen.
- **Parasiten:** Unterschiedliche Lebewesen, die sich von anderen Lebewesen (Wirt) ernähren und Erkrankungen verursachen können, z. B. Läuse, Flöhe, Würmer, Zecken oder Mücken als Überträger der Borreliose oder der Plasmodien, die die Malaria verursachen.

Diagnosestellung

Zur **Diagnosestellung** einer Infektionserkrankung wird zunächst eine Anamnese erhoben, denn Erkrankungen im Umfeld des Menschen, Tierkontakte, Reisen, Krankenhausaufenthalt oder medizinische

Maßnahmen lassen an bestimmte Erkrankungen denken.

Mikroorganismen verursachen mehr oder weniger starke Entzündungen im Körper und typische **Symptome:** allgemeines Krankheitsgefühl, Kopf- und Gliederschmerzen, Fieber, Lymphknotenschwellung, charakteristische Hautausschläge. Die klassischen **lokalen Entzündungszeichen** sind Rötung, Schwellung, Überwärmung, Schmerzen, Funktionseinschränkung.

Im Blut lässt sich die Entzündungsantwort des Körpers anhand verschiedener veränderter Parameter (u. a. beschleunigte Blutsenkungsgeschwindigkeit, erhöhte Leukozyten, erhöhte C-reaktives Protein) nachweisen. Der **direkte Nachweis des Erregers** ist möglich durch:

- Mikroskopischer Nachweis, z. B. bei Parasiten.
- Erregerkultur. Nach der Gewinnung von Material (z. B. Blut, Urin, Stuhl, Sputum, Rachen-, Wund-, Vaginalsekret, Spitze eines Venenkatheters) wird dieses auf ein Nährmedium gegeben und im Brutschrank bebrütet.
- Immunologischer Antigennachweis. Die Patientenprobe, z. B. Abstrich zum Streptokokkenschnelltest oder HIV-Test wird in ein Reagenz mit spezifischen Antikörpern gegeben. Enthält die Probe den gesuchten Erreger, kommt es zu einer Reaktion.
- Molekularbiologischer Nachweis/PCR-Test. Hier kann aus einer Patientenprobe die Erreger-DNS/-RNS nachgewiesen werden, z. B. MRSA-Schnelltests, Test auf SARS-CoV-2 (Coronavirus).

Der **indirekte Nachweis des Erregers** ist möglich über die Bestimmung von Antikörpern *(Antikörpertiter)*, die im Rahmen einer Infektion vom Immunsystem gebildet werden. Die Bildung von Antikörpern *(= Immunantwort)* hat eine gewisse Latenzzeit. Das Vorhandensein von Antikörpern zeigt, dass *irgendwann* eine Infektion mit dem Erreger stattgefunden hat. Wenn ein Erreger identifiziert wurde, kann die antimikrobielle Therapie spezifisch auf ihn ausgerichtet werden.

5.3 Infektionskette

Mithilfe der **Infektionskette** lässt sich das Entstehen einer Infektionskrankheit (➤ 5.2) nachvollziehbar beschreiben. Sie macht auch deutlich, an welchen Stellen Präventionsmaßnahmen wirksam werden können. Sie besteht aus den vier „Gliedern“: Infektionsquelle, Übertragungsweg, Eintrittspforte und Empfänger.

5.3.1 Infektionsquellen

DEFINITION

Infektionsquellen: Reservoire für Mikroorganismen; Orte, an denen sich Mikroorganismen aufhalten, sich vermehren und von wo aus sie sich ausbreiten.

Infektionsquellen lassen sich wie folgt unterteilen:

- **Exogene Infektionsquellen,** d. h., die Erreger stammen von einem Ort außerhalb des Körpers. Man unterscheidet:
  - Belebte Infektionsquellen: gesunde oder kranke Menschen, Tiere
  - Unbelebte Infektionsquellen: Boden, Luft, Nahrungsmittel und Wasser, Gegenstände, medizinische Geräte, Körperflüssigkeiten u. a.
- **Endogene Infektionsquellen,** d. h., die Erreger stammen von der körpereigenen physiologischen Keimflora *(Standortflora)*. Sie können eine Infektionskrankheit hervorrufen, wenn
  - sich eine Erregerart über die Maßen vermehren kann und dadurch pathogen wird oder
  - Erreger aus einer Körperregion in eine für sie untypische Region gelangen und dort eine Infektionskrankheit auslösen, z. B. gelangen Darmbakterien über die Harnröhre in die Harnblase und verursachen dort eine Blasenentzündung.

Endogene Infektionen werden auch **Autoinfektionen genannt.**

5.3.2 Übertragungswege

DEFINITION

Übertragungswege: Art und Weise, wie sich der Erreger verbreitet.

Folgende **Übertragungswege** sind bekannt (Definitionen nicht ganz einheitlich):

- **Parenterale Übertragung,** d. h. unter Umgehung des Magen-Darm-Trakts. Die Erreger dringen über Schleimhäute, verletzte Haut, über Gefäßkatheter oder durch einen Stich mit einer verunreinigten Kanüle oder Insektenstich in den Körper ein

- **Kontaktinfektion** durch Berührung, häufigster Übertragungsweg. Arten der Kontaktinfektion:
  - **Direkte Kontaktinfektion** durch unmittelbaren Kontakt, z. B. Händeschütteln, Geschlechtsverkehr
  - **Indirekte Kontaktinfektion** über Zwischenschaltung kontaminierter Gegenstände oder Personen (meist Hände), z. B. Berührung einer infizierten Wunde, dabei Kontamination der Hände → Anfassen einer Türklinke mit der Hand und Aufbringen von Erregern auf die Türklinke → Aufnahme der Erreger von der Türklinke durch die nächste Person bei Betreten des Raums → Eindringen der Erreger z. B. über eine kleine Verletzung in der Hand
  - **Fäkal-orale Übertragung** als Sonderfall der Kontaktinfektion durch Verschleppen erregerhaltigen Stuhls mit nachfolgender oraler Aufnahme der Erreger, z. B. bei vielen Magen-Darm-Infektionen
- **Sexuelle** *(genitale)* **Übertragung** durch intensiven Schleimhautkontakt und kleinste Schleimhautverletzungen beim Geschlechtsverkehr, als Sonderfall der parenteralen oder der Kontaktinfektion
- **Übertragung durch Tröpfchen** *(Tröpfcheninfektion)* durch große Tröpfchen (≥ 5 μm), die v. a. beim Husten (z. B. beim endotrachealen Absaugen), Niesen oder Sprechen freigesetzt werden und dann über die Schleimhäute den nächsten Menschen infizieren; Reichweite 1–3 m (Wert umstritten)
- **Übertragung durch Aerosole** *(aerogene Infektion)* durch sog. Tröpfchenkerne oder andere kleine Teilchen (< 5 μm); Freisetzen der Tröpfchen beim Husten, Sprechen, Erbrechen, Absaugen, durch Staubaufwirbeln; kein schnelles Absinken, daher Schweben im Luftstrom und größere Reichweite. Sie gelangen aufgrund ihrer kleinen Größe bis in die Bronchiolen und Alveolen. Beispiele sind: Masern-Virus, Varicella-Zoster-Virus (löst Windpocken aus), SARS-CoV-2
- **Diaplazentare Übertragung** über die Plazenta von der infizierten Schwangeren auf das ungeborene Kind
- Übertragung durch **Vektoren** *(aktive, lebende Überträger)*, z. B. Zecken, Insektenstiche
- **Übertragung über Lebensmittel** *(alimentär, mit der Nahrungsaufnahme einhergehend)*, u. a. von Listerien oder Salmonellen durch kontaminierte Nahrung, die i. d. R. eine Magen-Darmentzündung auslösen
- **Übertragung durch kontaminiertes Wasser,** u. a. beim Duschen, z. B. Legionellen, die eine Pneumonie verursachen können, oder beim Baden in verunreinigten Seen, durch Essen von mit verunreinigtem Wasser gewaschenen Speisen. So werden u. a. EHEC-*(enterohämorrhagische Escherichia coli)*-Bakterien übertragen, die Durchfälle verursachen.

5.3.3 Eintrittspforten

DEFINITION

Eintrittspforte: Stelle, an der die Erreger in den Körper gelangen.

Die Erreger müssen nicht nur zum Menschen kommen, sondern über **Eintrittspforten** auch in ihn hinein gelangen. Es sind:

- **Natürliche Öffnungen,** u. a. Mund, Nase, Ohren, Harnröhre, Schleimhäute, Rektum, Vagina
- **Künstlich geschaffene Öffnungen,** also die Eintrittsstellen von Kathetern/Sonden, Drainagen und Stomata, Einstiche von Insekten
- **Verletzungen** wie Schnitte, Wunden jeglicher Art, Verbrennungen, offene Frakturen.

5.3.4 Empfänger

Nicht jeder Mensch wird nach der Infektion mit Mikroorganismen krank. Ob das geschieht oder nicht hängt von seiner Abwehrlage, dem Impfschutz oder einer natürlich erworbenen Immunität (aufgrund Durchmachen der Erkrankung) ab. Und auch nicht alle Erreger sind gleichermaßen pathogen *(krankmachend)*.

Besonders **infektionsgefährdete Personen** sind:

- Menschen mit chronischen Erkrankungen, z. B. Diabetes mellitus, Atemwegserkrankungen, Tumoren

- Alte Menschen, Früh-, Neugeborene und Säuglinge
- Menschen mit Verletzungen, Wunden, auch durch operative Eingriffe und mit Sonden und Kathetern, Trachealkanüle
- Menschen mit Störungen des Immunsystems, z. B. Leukämie, AIDS
- Menschen mit einer Therapie, die die körpereigene Abwehr herabsetzt, z. B. mit Immunsuppressiva, Zytostatika.

5.4 Standardhygienemaßnahmen

5

DEFINITION

Standardhygienemaßnahmen *(Basishygienemaßnahmen):* Alle Maßnahmen, die ausnahmslos im Kontakt mit allen Menschen in allen Einrichtungen im Gesundheitswesen durchgeführt und eingehalten werden, um eine Übertragung von Mikroorganismen von einem Menschen auf andere, Besucher und Personal zu verhindern [6]:
- Persönliche Hygiene (➤ 5.4.1)
- Händehygiene (➤ 5.4.2)
- Korrekter Umgang mit Berufskleidung (➤ 5.4.3)
- Tragen von Schutzkleidung und korrekter Umgang damit (➤ 5.4.4)
- Korrektes Verhalten bei Husten, Niesen, Nase schnäuzen (Hustenetikette ➤ 5.4.5)
- Hygienegerechtes Verhalten bei Pflegemaßnahmen (➤ 5.4.6)
- Sichere Injektionstechnik und Entsorgung von spitzen und scharfen Gegenständen
- Reinigung und Desinfektion der Patientenumgebung (➤ 5.5.1)
- Korrekter Umgang und Aufbereitung von Pflegeutensilien und Medizinprodukten, Umgang mit sterilen Materialien
- Korrekter Umgang mit Wäsche und Abfall (➤ 5.4.7, ➤ 5.4.8).

Die Maßnahmen der Standardhygiene legt die Einrichtung in eigenen Hygieneplänen nach individueller Risikobewertung differenziert fest. [2]

5.4.1 Persönliche Hygiene

Die Hygiene innerhalb der Einrichtung steht und fällt mit der **persönlichen Hygiene** des einzelnen Mitarbeitenden. Sie stellt eine Verpflichtung gegenüber den Pflegekunden und den Arbeitskollegen dar.

Die tägliche gründliche **Reinigung des Körpers** muss, abhängig von den Arbeitsplatzanforderungen und der eigenen Schweiß- und Geruchsbildung, selbstverständlich sein.

Auch die tägliche **Mundhygiene** ist selbstverständlich. Pflegende verzichten auf Knoblauch und Alkohol, wenn sie am nächsten Tag Dienst haben. Sie bedenken, dass Rauchen Mundgeruch verursacht und auch die Kleidung den Rauch annimmt. Das empfinden viele Nichtraucher als unangenehm. Wer auf die Zigarette in der Pause nicht verzichten kann, der sollte im Anschluss einen Bonbon lutschen oder einen Kaugummi kauen.

Pflegende binden lange **Haare** zusammen. Auf der Kopfhaut und den Haaren leben körpereigene Mikroorganismen, die bei den Pflegemaßnahmen leicht zum Pflegekunden gelangen können. Viele Pflegende haben zudem die Angewohnheit, sich ständig unbewusst in die Haare zu greifen. Auf diesem Weg gelangen Keime des Pflegekunden in die Haare und über die Hände dann zum nächsten Pflegekunden. **Religiöse Kopfbedeckungen,** beispielsweise Kopftücher, müssen bei mindestens 60 °C waschbar sein und täglich gewechselt werden.

Bei allen Tätigkeiten, bei denen eine Händedesinfektion notwendig ist, d. h. bei **allen Tätigkeiten** am Pflegekunden, ist **Schmuck an den Händen und an den Unterarmen verboten.** Das bedeutet: Pflegende dürfen keine Ringe tragen, auch nicht den Ehering, ebenso keine Armbänder und Armbanduhren [2, 7]. Diese Vorgaben lassen sich leicht fachlich begründen: Unter Ringen sammeln sich Keime und Hautschuppen, die nicht vom Desinfektionsmittel erreicht werden. Wissenschaftliche Studien belegen, dass durch das Tragen von Ringen ein signifikantes Infektionsrisiko entsteht. Kontaminierte Armbanduhren und Armbänder lassen sich ebenfalls nur schwer desinfizieren und stellen somit ein Keimreservoir dar, das auch die Pflegefachperson gefährden kann. Piercings an sichtbaren Stellen sollen reizlos abgeheilt sein.

Die **Nahrungsaufnahme** der Pflegenden findet nur in ausgewiesenen Pausenräumen statt bzw. abseits der Pflegekunden.

5.4.2 Händehygiene

Da eine Übertragung von Mikroorganismen am häufigsten über die Hände erfolgt, ist die **Händehygiene**

– im Besonderen die hygienische Händedesinfektion – mit Abstand die **wichtigste prophylaktische Hygienemaßnahme** im Gesundheitswesen. **Ziel** ist, die Hände als wichtige Infektionsquellen und Übertragungsmedien auszuschalten. Zur Händehygiene gehören Händewaschen, Händedesinfektion, Tragen von Schutzhandschuhen, Nagel- und Hautpflege. [7, 8]

Händewaschen

Häufiges **Händewaschen** belastet die Haut und erhöht das Risiko von Hautschäden und Hautkrankheiten, da es auf Dauer die natürliche Barrierefunktion der Haut schädigt. Zudem ist es zeitaufwendiger und bewirkt kein Abtöten von Mikroorganismen, nur eine Verringerung. Das Waschen der Hände erfolgt bei sichtbarer Verschmutzung, nach dem Toilettengang und bei Clostridien zusätzlich nach der Händedesinfektion, um Sporen abzuspülen. Zusammen mit Wasser wird eine pH-saure Waschlotion *(Syndet)* verwendet. Seifenstücke sind aus hygienischen Gründen nicht zulässig. Ein gründliches Waschen (in der Corona-Pandemie z. B. auch regelmäßig für die ganze Bevölkerung empfohlen) dauert ca. 45 Sek. [8]. Je höher die Wassertemperatur, umso stärker quillt die Hornschicht auf und umso mehr Fett wird aus der Haut ausgewaschen. Nach dem Waschen die Hände sorgfältig mit einem Einmalhandtuch abtrocknen. Handtücher, die mehrfach verwendet werden, sind aus hygienischen Gründen nicht zulässig.

WICHTIG

In der ambulanten Pflege

Pflegende in der ambulanten Pflege bitten Angehörige um eine Waschlotion und ein frisches Handtuch, das nach dem Benutzen in die Wäsche gegeben wird und erklären die Notwendigkeit.
Wird zusätzlich zur hygienischen Händedesinfektion ein Händewaschen gewünscht, so wird zuerst desinfiziert und dann gewaschen. [7]

Hygienische Händedesinfektion

Viele Studien in den letzten Jahren haben gezeigt, dass eine sorgfältige **Händedesinfektion** die Zahl der nosokomialen Infektionen erheblich senken kann. [7, 8] **Ziel der hygienischen Händedesinfektion** ist das Abtöten von sog. Anflugkeimen *(transiente Hautflora)*, die sich z. B. nach Kontakt mit einem Pflegekunden oder einem kontaminierten Gegenstand auf den Händen der Pflegefachperson befinden. Vielen Pflegenden ist nicht klar, wann/in welchen Situationen eine hygienische Händedesinfektion notwendig ist. Ausgehend von dem Wissen über die Infektionskette, ergeben sich folgende grundsätzliche **Notwendigkeiten für die Händedesinfektion**. Sie ist notwendig, um

1. Einen Pflegekunden vor Keimen zu schützen
2. Sich selbst vor Keimen zu schützen
3. Flächen, Materialien usw. vor Keimen zu schützen, die eine Infektionsquelle darstellen können.

Es lassen sich **5 Indikationen** für eine hygienische Handelsinfektion benennen (➤ Abb. 5.1).

WICHTIG

Umgebung der Betroffenen

Die **unmittelbare Umgebung des Menschen** umfasst typischerweise alle Oberflächen, die direkt mit ihm in Kontakt kommen wie Bettwäsche, Bettgestell, Toilette. Dazu zählen auch Oberflächen, die der Mensch häufig selbst oder die Pflegefachperson im Verlauf der Versorgung berührt wie z. B. Nachttisch, Tisch und Stuhl, Geräte, Blutdruckmessgerät. Diese unmittelbaren Oberflächen werden rasch und in hohem Maß mit den jeweiligen Keimen des Betroffenen kontaminiert. Die **erweiterte Umgebung des Betroffenen** beinhaltet alle darüber hinaus gehenden Bereiche, die der Betroffene kontaminieren kann. [7]

Eine hygienische Händedesinfektion ist nur effektiv und sicher, wenn die Pflegenden sie **korrekt ausführen:** [7, 8]

- Die Hände müssen vollkommen trocken sein
- 3–5 ml Händedesinfektionsmittel in die Hohlhand geben
- Alle Partien der Hände benetzen (➤ Abb. 5.2), häufige Wirkungslücken beachten (➤ Abb. 5.3)
- 30 Sek. Einwirkzeit beachten, die Hände müssen während der gesamten Einwirkzeit mit dem Desinfektionsmittel feucht sein, abweichende Herstellerangaben beachten.

5

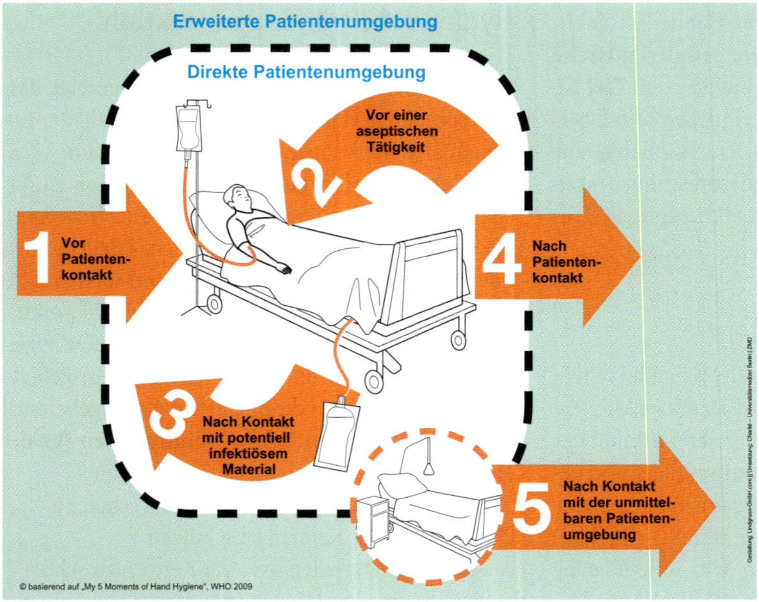

Abb. 5.1 Die 5 Indikationen für eine hygienische Händedesinfektion nach WHO. [W789]

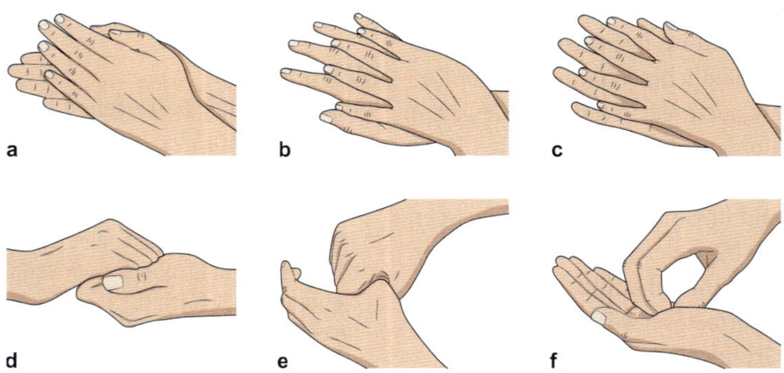

Abb. 5.2 Durchführung der hygienischen Händedesinfektion, jeder Schritt soll 5 Sek. dauern. [L264]
a) Handfläche auf Handfläche, ggf. auch die Handgelenke
b) Handaußenseiten rechte und linke Hand und Zwischenräume der Finger
c) Handfläche auf Handfläche mit gespreizten Fingern
d) Außenseiten der verschränkten Finger mit dem Hackengriff in den Handinnenflächen
e) kreisendes Reiben der beiden Daumen in den Handflächen
f) kreisendes Reiben der Fingerkuppen der Hände in den Handflächen.

WICHTIG

Diverse Desinfektionsmittel und -verfahren

Unterschiedliche geprüfte und anerkannte Mittel und Verfahren für Desinfektionsmaßnahmen (z. B. für die Hände- und Flächendesinfektion oder die Wäschedesinfektion) haben Einfluss auf das mikrobiologische Wirkspektrum. Es gibt: **Wirkungsbereiche A** (Abtöten von Bakterien, Pilzen, Pilzsporen), **B** (Inaktivieren von Viren/viruzid, ggf. begrenzt viruzid, begrenzt viruzid plus und die konkrete Benennung der Viren), **C/D** (Abtöten von Sporen des Gas- und Milzbrand- sowie Tetanus-Erregers, ggf. in Verbindung mit Sterilisation.) [8a] D. h., der Träger einer Einrichtung muss sicherstellen, dass seine Desinfektionsmittel und -verfahren die notwendige Wirksamkeit haben. Z. B. muss das Händedesinfektionsmittel bei Hepatitis A viruzid sein. Bei Clostridium difficile sind alkoholische Desinfektionsmittel wirkungslos, d. h., nach der Händedesinfektion müssen die Hände zusätzlich gewaschen werden. [8a]

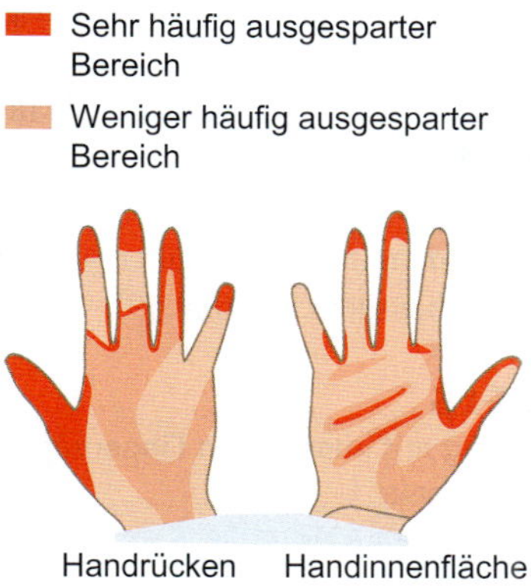

Abb. 5.3 Areale, die bei der Händedesinfektion häufig unbewusst ausgespart werden. Sog. Wirkungslücken finden sich v. a. an Daumen, Handinnenflächen, Fingerspitzen und Fingerzwischenräumen. [L138]

WICHTIG

Händedesinfektionsmittel und Spender

- Nach Möglichkeit sollen Händedesinfektionsmittel aus aufgehängten Spendern entnommen werden können. Den Spenderhebel dann mit dem Ellenbogen und nicht mit der Hand betätigen.
- Der Träger einer Einrichtung ist verantwortlich, dass genügend Spender innerhalb der Einrichtung und an den geeigneten Stellen, z. B. im Bewohnerzimmer, vorhanden sind. Die schnelle Erreichbarkeit eines Händedesinfektionsmittels ist ein entscheidender Faktor, ob Pflegende ihre Hände desinfizieren oder nicht.
- Mobile Spender mit Dosierpumpe sind eine sinnvolle Alternative in der häuslichen Versorgung. Allerdings können sie leicht entfernt werden und ggf. auch eine Gefahr für kleine Kinder oder verwirrte Menschen darstellen.
- Kitteltaschenflaschen sind v. a. in der ambulanten Pflege auch eine sinnvolle Alternative. Um die Kontaminationsgefahr zu minimieren, sollte die Flasche immer nur mit einer Hand genommen, geöffnet und wieder in die Tasche gesteckt werden. Durch die kleinen Flaschen ist häufig Nachschub notwendig, denn sie dürfen nicht aus einem größeren Behältnis nachgefüllt werden. [8]

Tragen von medizinischen Einmalhandschuhen und Schutzhandschuhen

Einmal(weg)handschuhe für den medizinischen Bereich (EN 445) sind unsterile Handschuhe zum Schutz von Betroffenen und Personal (Teil der persönlichen Schutzausrüstung ➤ 5.4.4) bei medizinisch-pflegerischen Maßnahmen, u. a. beim Umgang mit Stuhl und Erbrochenem oder bei der Intim- und Mundpflege. Sie schützen die Hände der Pflegenden vor Feuchtigkeit, Mikroorganismen und Chemikalien (u. a. Flächendesinfektionsmitteln) und sollen die Infektionskette unterbrechen. [7]

Als Materialien kommen Latex *(auf Kautschukbasis)* und latexfreie Materialien wie z. B. Nitril und Vinyl/PVC in Betracht [8c]. Der Träger der Einrichtung hat dafür Sorge zu tragen, dass bestmöglicher Schutz und Tragekomfort, Tastgefühl und Greifvermögen, Haut- und Umweltverträglichkeit gewährleistet sind. Im Hygieneplan oder in separaten Betriebsanweisungen ist festgelegt, in welcher Situation welche weiteren **Schutzhandschuhe,** wie z. B. chemikalienbeständige Schutzhandschuhe bei Desinfektionsarbeiten, zu tragen sind. [7]

Eine **Desinfektion von Einmalhandschuhen** sollte nur im Ausnahmefall durchgeführt werden und auch nur bei Einmalhandschuhen, die dafür geprüft/geeignet sind. Die Handschuhe dürfen dann nur am selben Menschen weiterverwendet werden. Die Handschuhe dürfen zudem nicht sichtbar kontaminiert und beschädigt sein. [8b]

WICHTIG

Medizinische Einmalhandschuhe ersetzen nicht die hygienische Händedesinfektion

Ein geringer Prozentsatz der Handschuhe ist bereits vor dem Tragen undicht. Durch den Gebrauch nimmt die Undichtigkeit zu, diese ist auch abhängig vom verwendeten Material. Fazit: Nach dem Ausziehen von Schutzhandschuhen **muss** eine hygienische Händedesinfektion erfolgen.

VORSICHT

Langes Tragen von medizinischen Einmalhandschuhen birgt Gefahren

Die Haut schwitzt und der Schweiß weicht die Hornschicht auf. Dadurch verliert die Haut ihre natürliche Barrierefunktion. Deshalb ist beim Tragen von Schutzhandschuhen zu beachten:

- Nur auf vollständig trockene Hände anziehen
- Tragezeit so kurz wie möglich halten, Handschuhe erst unmittelbar vor der Tätigkeit anziehen
- Ist längeres Tragen notwendig, Unterziehhandschuhe aus Baumwolle verwenden oder geeignetes fettfreies Hautschutzprodukt auftragen
- Nach Dienstende geeignete Hautpflege durchführen.

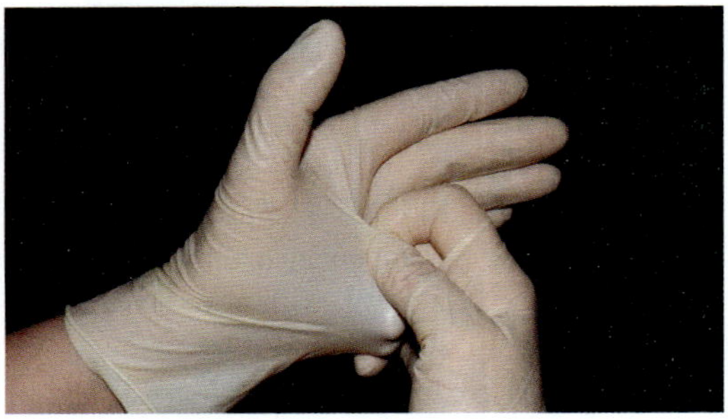

Abb. 5.4 Korrektes Ausziehen von medizinischen Einmalhandschuhen [M845]

Das **Ausziehen von medizinischen Einmalhandschuhen** wird häufig falsch gemacht! Pflegende greifen oft mit den behandschuhten, kontaminierten Fingern der linken Hand an die Stulpe des rechten Handschuhs, um diesen so auszuziehen. Dabei kontaminieren sie den Bereich des rechten Handgelenks. Wird dann die anschließende Händedesinfektion vergessen oder der Handgelenkbereich nicht mit desinfiziert, kann ein Infektionsrisiko entstehen. So ist das Ausziehen von kontaminierten Handschuhen **korrekt** (➤ Abb. 5.4): Mit einer behandschuhten Hand den Handschuh der anderen Hand im Bereich der Handfläche greifen und ausziehen. Mit den Fingern der handschuhfreien Hand in den Stulpen des anderen Handschuhs greifen und ihn ausziehen, hygienische Händedesinfektion durchführen.

Nagelpflege

Fingernägel, Nagelfalz und die Räume unter den Fingernägeln sind Reservoire für Mikroorganismen. Bei langen Fingernägeln besteht außerdem Verletzungsgefahr für Pflegekunden und Kollegen. Die **Nagelpflege** stellt somit eine berufliche Verpflichtung dar. Bezüglich Nagellack und künstlichen Fingernägeln kommt es immer wieder zu Diskussionen. Die *KRINKO* gibt folgende **Empfehlung:** [7]

- Fingernägel sind sauber, kurz – mit den Fingerkuppen abschließend – und rund zu schneiden
- Nagellack ist abzulehnen, weil er die Sichtbeurteilung der Nägel behindert und die Kolonisation auf den Nägeln mit steigender Tragedauer zunimmt. Die Bakteriendichte ist auf künstlichen Nägeln höher als auf natürlichen. Zugleich beeinträchtigen künstliche Nägel den Erfolg der Händehygiene und erhöhen die Perforationsgefahr für Einmalhandschuhe. Wiederholt konnten künstliche Nägel als Quelle für nosokomiale Infektionen bei immunsupprimierten Menschen und für Ausbrüche postoperativer Wundinfektionen identifiziert werden. Inzwischen gibt es diesbezüglich auch ein Arbeitsgerichtsurteil. [9]

WICHTIG

Den Umgang mit künstlichen Fingernägeln und Nagellack regeln

Einrichtungen im Gesundheitswesen tun gut daran, dieses Thema in einer Dienstanweisung zu regeln und bereits beim Einstellungsgespräch darauf hinzuweisen. Konsequenterweise müssen die Verantwortlichen prüfen, ob die Pflegenden diese Dienstanweisung auch einhalten. Ein wesentlicher Aspekt: Leitende Pflegefachpersonen, langjährige Mitarbeitende haben eine Vorbildfunktion!

Hautpflege

Die Hände sind das wichtigste „Arbeitsinstrument“ von Pflegenden. Dementsprechend wichtig ist die **Hautpflege.** Der Träger einer Einrichtung ist verpflichtet – nach Gefährdungsbeurteilung - einen Hautschutzplan zu erstellen und den Mitarbeitenden geeignete Hautschutz- und Hautpflegemittel zur Verfügung stellen [10].

Hautpflegeprodukte sollen die Barrierefunktion der Haut erhalten bzw. wiederherstellen:

- **Wasser-in-Öl-Emulsionen.** Durch den höheren Fettanteil sind sie v. a. bei trockener Haut geeignet und nach Dienstende, z. B. *Baktolan® cream.*
- **Öl-in-Wasser-Emulsionen.** Durch den geringeren Fettanteil sind sie v. a. bei normaler Haut geeignet und für die Hautpflege während des Dienstes, z. B. *Baktolan® lotion.*
- **Harnstoffhaltige** *(Urea)* **Produkte.** Eignen sich besonders bei trockner Haut und können mehr Feuchtigkeit in der Haut binden. Sie werden über Nacht aufgetragen.

Hautschutzprodukte. Sie bilden einen fettfreien und feuchtigkeitsabweisenden Film auf der Haut und werden vor Feuchtarbeiten aufgetragen.

Empfehlenswert sind Produkte möglichst ohne Duft- und Konservierungsstoffe, sinnvollerweise aus einer Hersteller-Reihe, die dann sorgfältig auf Haut und Nagelfalze eingerieben werden. [10]

5.4.3 Berufskleidung

DEFINITION

Berufskleidung *(Dienstkleidung, Arbeitskleidung)*: Kleidung, die während der Arbeitszeit getragen wird.

Berufskleidung kann ihre Schutzfunktion während der Berufsausübung nur erfüllen, wenn Pflegende sie

- täglich bis zweitäglich wechseln, bei sichtbarer Verschmutzung sofort, d. h., es muss ausreichend Ersatzkleidung vorrätig sein,
- nicht mit nach Hause nehmen oder von zuhause mitbringen,
- schmutzig auf dem kürzesten Weg in den dafür bestimmten Wäschesack werfen,
- nur innerhalb der Einrichtung tragen,
- nicht mit der Privatkleidung in Kontakt bringen.

Vom Träger der Pflegeeinrichtung *soll* eine Berufskleidung gestellt werden. Diese muss für die Arbeit am Menschen und für Reinigungsarbeiten kurzärmelig sein. Das Material muss sich für ein nachgewiesen wirksam desinfizierendes Waschverfahren eignen. Zum Waschen ein viruzides Waschmittel aus der RKI-, VAH-Liste verwenden. Haushaltswachmaschinen sind nicht geeignet, da sie u. a. die Temperatur nicht sicher halten.

Stellt ein Träger keine Berufskleidung zur Verfügung, sind Pflegende gezwungen, diese selbst zu kaufen oder Privatkleidung zur Berufskleidung zu machen. Das ist in Arbeitsbereichen ohne besondere Hygieneanforderungen (Gefährdungsbeurteilung nach BioStoffV) denkbar. Pflegende beachten auch dann die Prinzipien im Umgang mit Berufskleidung. Die Kleidung soll aus Baumwolle oder Baumwoll-Mischgewebe sein. Bei Gefahr einer Kontamination muss der Träger Schutzkleidung zur Verfügung stellen. Müssen die Mitarbeitenden Berufskleidung zuhause waschen, dann die Kleidung umgehend in die Waschmaschine geben, um eine Kontamination innerhalb der Privatwohnung zu vermeiden. Der Träger soll den Pflegenden ein gelistetes desinfizierendes Waschmittel zur Verfügung stellen. [11]

VORSICHT

Kontaminierte Berufskleidung

Wird bei Tätigkeiten, bei denen nach Gefährdungsbeurteilung keine Schutzkleidung zu tragen ist, dennoch die Berufskleidung kontaminiert, ist sie zu wechseln und vom Arbeitgeber wie Schutzkleidung zu reinigen bzw. zu desinfizieren.

Pflegende dürfen Schutzkleidung oder kontaminierte Berufskleidung nicht zur Reinigung nach Hause mitnehmen. [11]

Arbeitsschuhe

Geeignete **Arbeitsschuhe** schützen vor Stürzen und sorgen für Standsicherheit und Tragekomfort. Sie sollen auch eine Kontamination der Füße der Pflegenden mit Körperausscheidungen und/oder Blut verhindern.

WICHTIG

Arbeitsschuhe in der Pflege

Schuhe, die während des Pflegeeinsatzes getragen werden, sollen [12]

- geschlossen sein, gut sitzen und eine eng anliegende Fersenkappe haben (keine Sandalen oder Latschen mit Fersenriemen),
- auch bei längerem Stehen und Gehen bequem sein (z. B. durch anatomische Form/Fußbett, dämpfende Sohle, flacher Absatz),
- eine gut profilierte großflächige Auftrittssohle haben und dadurch rutschfest sein,
- atmungsaktiv sein und nach Dienstende gelüftet werden,
- abwaschbar, wasserabweisend und pflegeleicht sein (z. B. keine Stoffschuhe),
- wöchentlich gereinigt und bei sichtbarer Verschmutzung durch Wischdesinfektion gesäubert werden.

5.4.4 Schutzkleidung

DEFINITION

Schutzkleidung *(persönliche Schutzausrüstung, PSA)*: Kleidung, die die Pflegenden und deren Berufskleidung vor besonderen schädlichen Einflüssen schützt, die die Gesundheit beeinträchtigen können. Dies sind z. B. Nässe, Verschmutzung, Mikroorganismen oder chemische Stoffe.

Der Träger einer Einrichtung im Gesundheitswesen muss eine **Gefährdungsbeurteilung** für die verschiedenen Arbeitsbereiche vornehmen und die notwendige Schutzkleidung festlegen. Er ist außerdem verpflichtet, geeignete und notwendige Schutzausrüstung in ausreichender Menge zur Verfügung zu stellen. Der Arbeitgeber hat dafür zu sorgen, dass PSA sicher ablegt und getrennt von anderen Kleidungsstücken

5

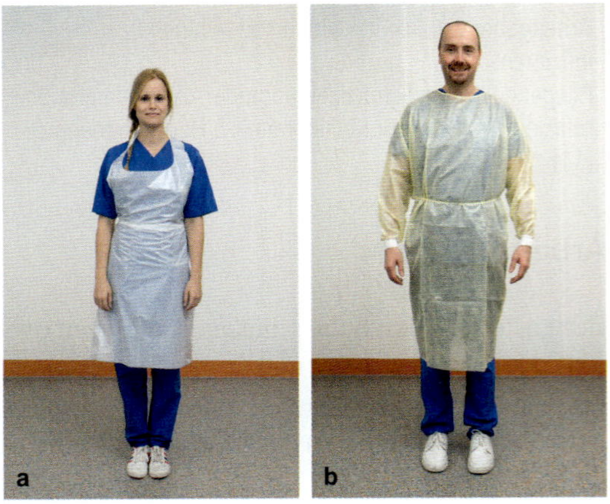

Abb. 5.5 Schutzkittel. [K115]
a) Wasserdichte Plastikschürze ohne Armschutz.
b) Einmal-Schutzkittel aus feuchtigkeitsabweisendem Material mit langen Ärmeln, undurchlässig für MRSA.

aufbewahrt werden kann. Er muss für die Reinigung bzw. Entsorgung der Schutzkleidung sorgen. [2, 13]

VORSICHT

Falsche Handhabung birgt Gefahren

Pflegende müssen die zur Verfügung gestellte persönliche Schutzausrüstung gemäß dem Hygieneplan tragen. Zuwiderhandlungen können arbeitsrechtliche Konsequenzen haben. Außerdem gilt: Pausenräume niemals mit Schutzkleidung betreten.
Schutzkleidung immer nur bei einem Pflegekunden tragen, d. h., sie ist vor Verlassen des Pflegekunden komplett abzulegen. Danach ist eine hygienische Händedesinfektion durchzuführen. [13]

Schutzkleidung in der außerklinischen Intensivpflege ist i. d. R. ein Einmalprodukt (außer Augen- und Gesichtsschutz), d. h., nach Ablegen wird sie verworfen:

- Einmalhandschuhe für medizinische Zwecke in verschiedenen Größen für Pflegemaßnahmen mit Kontaminationsgefahr (➤ 5.4.2), z. B. beim Verbandswechsel, der Intimpflege oder beim Absaugen
- Flüssigkeitsdichte Schürzen, wenn damit zu rechnen ist, dass die Kleidung durchnässt oder verschmutzt wird, z. B. beim Duschen oder großen Verbandswechseln (➤ Abb. 5.5 a)
- Schutzkittel mit langem Arm und Bündchen, wenn mit einer Kontamination der Arme und der Kleidung durch Krankheitserreger zu rechnen ist, aus feuchtigkeitsabweisendem Material (➤ Abb. 5.5 b)
- Augenschutz (z. B. Schutzbrille, Augenschild), wenn eine Aerosolbildung oder ein Verspritzen von erregerhaltigem Material oder schädigenden Flüssigkeiten zu erwarten ist
- Kopf-Haarschutz, wenn eine Aerosolbildung oder ein Verspritzen von erregerhaltigem Material oder schädigenden Flüssigkeiten zu erwarten ist.

Mund- und Nasen-Schutz

Die unterschiedlichen Arten von Mund- und Nasen-Schutz zeigt ➤ Tab. 5.1.

WICHTIG

Korrekter Umgang mit einem medizinischen Mund-Nasen-Schutz und FFP-Maske

- Vor Entnahme erfolgt eine hygienische Händedesinfektion
- Der Mund-Nasen-Schutz muss Mund und Nase immer vollständig umschließen und ggf. einen Bart vollständig bedecken
- Der Mund-Nasen-Schutz muss dicht abschließen, er darf nicht zu locker gebunden sein
- Den Mund-Nasen-Schutz wechseln, wenn er heruntergezogen wurde, bei Durchfeuchtung, nach Husten oder Niesen, ca. alle 2 Stunden bzw. nach Herstellerangaben, gilt auch für FFP-Masken
- Manipulationen von außen am Mund-Nasen-Schutz unterlassen.

Mund-Nasen-Schutz und FFP-Masken werden prinzipiell als Einwegprodukte in den Verkehr gebracht und sind nach Herstellerangaben zu verwenden.

Ausziehen der persönlichen Schutzausrüstung

Die korrekte Reihenfolge zum **Ausziehen der Schutzausrüstung** ist entscheidend, um eine Kontamination zu vermeiden:

1. Handschuhe ausziehen (➤ Abb. 5.4), dann hygienische Händedesinfektion
2. Schutzkittel ablegen (aufbinden und vorsichtig nach vorne abstreifen, ohne die Außenseite zu berühren) und sofort in den Abwurf, dann hygienische Händedesinfektion

Tab. 5.1 Arten von Mund- und Nasen-Schutz

Mund- und Nasen-Schutz	Beschreibung	Indikation
Medizinischer Mund-Nasen-Schutz *(MNS, OP-Maske* ➤ Abb. 5.6 a)	• Dünne Maske, die eine Filterschicht zwischen zwei Stofflagen hat • Sie filtert die ausgeatmete Luft	• Schützt vor allem Andere, reduziert Ausstoß von Tröpfchen und Geschwindigkeit des Ausatemstroms • Für medizinisches Personal zum Schutz vor Erregern, die durch Tröpfchen übertragen werden • Für Menschen zum Transport, wenn durch Tröpfchen übertragbare Erkrankungen bestehen
Partikelfiltrierende Halbmaske *(FFP-Maske2/3-Maske, engl. Filtering Face Piece,* ➤ Abb. 5.6 b)	• Je nachdem, wie viele Partikel zurückgehalten werden, wird zwischen FFP 1, 2 und 3 unterschieden • FFP 2 schützt vor Tröpfchenkernen, Aerosolen • FFP 3 schützt z. B. auch vor radioaktiven und krebserregenden Partikeln • Sie filtern die ein- und ausgeatmete Luft • Der Atemwegswiderstand ist umso höher, je höher die Schutzwirkung ist • Wichtig: FFP-Masken mit Ausatemventil geben die Ausatemluft ungefiltert nach außen, schützen damit nur den Träger, nicht aber die Umgebung	• Zum Eigenschutz bei aerogen übertragbaren Erkrankungen, z. B. Masern, Windpocken, COVID-19 • Zum Fremdschutz, also zum Schutz von Anderen • FFP-Masken mit Ausatemventil sind nur zum Eigenschutz • Nur für medizinisches Personal in definierten Situationen

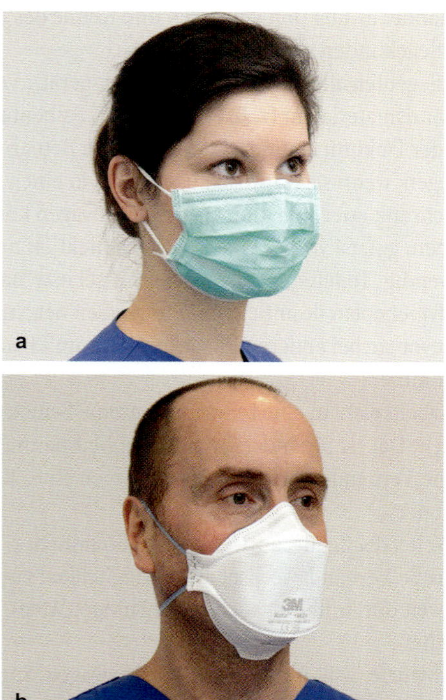

Abb. 5.6 Mund-Nasen-Schutz. [K115]
a) Pflegeperson mit korrekt angelegtem Mund-Nasen-Schutz bei Gefahr einer Tröpfcheninfektion.
b) Pflegeperson mit dicht sitzender FFP2-Maske bei Gefahr einer aerogenen Infektion.

3. Augenschutz abnehmen (an den Bügeln fassen), dann hygienische Händedesinfektion; eine wiederverwendbare Brille wird wischdesinfiziert
4. Mund-Nasen-Schutz abnehmen (nur an den Bändern, Schlaufen fassen), dann hygienische Händedesinfektion.

5.4.5 Hustenetikette

Den Begriff der **Hustenetikette** gibt es nicht erst seit der Corona-Pandemie. Er ist v. a. jedes Jahr in der Erkältungszeit von besonderer Bedeutung. Pflegekunden und -kundinnen, Angehörige und Pflegende beachten gleichermaßen:

- Einmaltaschentücher verwenden und direkt verwerfen
- In den Ellenbogen Husten und Niesen, sich von anderen dabei wegdrehen.

Pflegende mit Erkältungskrankheiten gehören nicht in den Dienst, da sie immer eine Gefahr für die Pflegekunden und die Kollegen darstellen. Sind sie dennoch im Dienst, muss ein Mund-Nasen-Schutz getragen werden.

5.4.6 Hygienegerechtes Verhalten bei Pflegemaßnahmen

Es gehört zu den fachlichen Anforderungen **Pflegemaßnahmen** auch **hygienegerecht** durchzuführen. Ziel ist immer, die Verschleppung von Mikroorganismen von einem auf einen anderen Menschen oder auf Flächen und Gegenstände zu vermeiden. Dabei sind Pflegende mit ihren Händen meist das entscheidende Überträgermedium.

Allgemeine Hygieneregeln

Allgemeine Hygieneregeln sind:

- Luftbewegungen, Durchzug, Staubaufwirbelung vermeiden, da dadurch auch Mikroorganismen transportiert werden.
- Topfpflanzen sind wegen der in der Erde lebenden Keime nicht erlaubt, wenn es Wunden und Eintrittsstellen gibt, Schnittblumen dürfen nicht in der Nähe von Pflegeutensilien und Sterilgut stehen, das Wasser regelmäßig wechseln.
- Kissen, Lagerungsmaterialien usw. aus dem Bett des Pflegekunden in Pflegeeinrichtungen und Wohngemeinschaften nicht auf den Boden, Stuhl, Tisch ablegen, lässt es sich nicht vermeiden, die Fläche im Anschluss wischdesinfizieren.
- Sekret- und Katheterbeutel dürfen nicht auf dem Boden liegen, sie werden geeignet aufgehängt.
- Pflegefachpersonen sollen nicht im Bett des Pflegekunden sitzen. Lässt es sich nicht vermeiden, ein Handtuch unterlegen. Angehörige informieren, dass sie sich ebenfalls nicht ungeschützt ins Bett setzen sollen.
- Bei Infektionen an der Hand, z. B. Nagelbettentzündung, suchen Pflegende den Haus- oder Betriebsarzt auf.

WICHTIG

Insbesondere für stationäre Pflegeeinrichtungen

Diese Empfehlungen gelten insbesondere für stationäre Pflegeeinrichtungen und Wohngemeinschaften, denn hier besteht besonders die Gefahr, dass Keime von einem Menschen zum anderen gelangen.
In der häuslichen Pflege ist bei patienteneigenen Pflegeutensilien keine routinemäßige Desinfektion notwendig. In der Regel reicht auch eine normale Reinigung der patientennahen Umgebung mit handelsüblichen Reinigungsmitteln (➤ 5.5.1).

Hygieneregeln bei Pflegemaßnahmen und medizinischen Maßnahmen

Überlegtes und geplantes Handeln sorgt dafür, dass **Hygieneregeln bei notwendigen Maßnahmen** eingehalten werden können:

- Die erforderlichen Materialien vollständig vorbereiten und sinnvoll anordnen, um ein zügiges Vorgehen zu ermöglichen und Verzögerungen zu vermeiden. Es ist „hygienisch gefährlich“, wenn während einer Maßnahme immer wieder Materialien zu holen sind. Häufig wird dann die Händedesinfektion vergessen und Keime des Pflegekunden verschleppt.
- Pflegeutensilien (z. B. Blutdruckmessgerät), Verbandsmaterialien (z. B. Pflasterrolle), Salbentuben oder Dokumentationssystem nicht im Bett ablegen, wenn sie im Anschluss wieder in einen Schrank oder Verbands- oder Pflegewagen kommen, ggf. ist vorher eine Wischdesinfektion notwendig. Toilettenstuhl, Waschschüssel usw. nach Hygieneplan desinfizieren, Einwirkzeit beachten, bevor sie bei anderen Pflegekunden zum Einsatz kommen.
- Arbeitsplatz in eine reine und unreine Seite trennen. Das ist besonders wichtig bei Maßnahmen wie Verbandswechsel oder dem Legen eines Katheters.
- Weiterreichende, aufwendige Maßnahmen, z. B. große Verbandswechsel, nach Möglichkeit zu zweit durchführen, auch bei unruhigen Menschen.
- Abwürfe (z. B. Abfalleimer, Wäschewagen, Spritzenabwurf) bereitstellen und Benutztes gleich entsorgen.

- Non-Touch-Prinzip, d. h. sterile Materialien wie Kompressen, nur steril anfassen oder auf einer sterilen Unterlage ablegen. Sterile Materialien erst unmittelbar vor Benutzung öffnen.
- Während der Durchführung von invasiven Maßnahmen nicht sprechen oder husten, ggf. einen Mund-Nasen-Schutz tragen.

WICHTIG

KRINKO-Empfehlungen

Die *Kommission für Krankenhaushygiene und Infektionsprävention (KRINKO)* hat für bestimmte Erkrankungen und invasive Maßnahmen differenzierte Empfehlungen herausgeben, z. B.

- Infektionsprävention im Rahmen der Behandlung von Patienten mit übertragbaren Erkrankungen, Stand 2015/2023
- Hygienemaßnahmen bei Clostridioides difficile-Infektionen, Stand 2018
- Anforderungen an die Hygiene bei Punktionen und Injektionen, Stand 2011
- Prävention und Kontrolle katheter-assoziierter Harnwegsinfekte, Stand 2015
- Prävention der nosokomialen beatmungsassoziierten Pneumonie, Stand 2013
- Aufbereitung von Medizinprodukten, Stand 2012/2024
- Prävention und Kontrolle von MRSA, Stand 2014.

5.4.7 Umgang mit Wäsche

Beim **Umgang mit der Wäsche** bestehen Unterschiede zwischen stationären Einrichtungen und ambulanter Pflege, Wohngemeinschaften liegen dazwischen (➤ Tab. 5.2). Von Schmutzwäsche geht immer eine Kontaminationsgefahr aus, besonders innerhalb einer Einrichtung.

5.4.8 Entsorgung von Abfall

In stationären Pflegeeinrichtungen, Wohngemeinschaften und in der häuslichen Versorgung fällt ständig unterschiedlichster Abfall an. Bei der **Abfallentsorgung** sind zum einen abfallrechtliche Pflichten zu beachten, nach Vorgaben der *Länder-Arbeitsgemeinschaft Abfall (LAGA)* sowie der jeweiligen Gemeinden. Zum anderen müssen auch Arbeitsschutz- und Hygieneaspekte beachtet werden, denn es besteht immer das Risiko, dass von Abfällen Gefahren ausgehen, meist die Gefahr einer Keimverschleppung.

Die **Verordnung über das Europäische Abfallverzeichnis** unterscheidet Abfälle nach spezifischen Branchen bzw. Wirtschafts- und Industriezweigen sowie sonstigen Herkunftsbereichen. Mehr als 800 Abfälle werden darin anhand einer europaweit einheitlichen 6-stelligen Abfallschlüsselnummer *(AS)* unterschieden. Das Verzeichnis gilt für alle Abfälle, ungeachtet dessen, ob sie zur Beseitigung oder zur Verwertung bestimmt sind. Wesentliche Abfälle aus Gesundheitseinrichtungen sind: [14]

- 15 01 01: Papier und Pappe (Verpackungen)
- 15 01 02: Kunststoffe (Verpackungen)
- 18 01 01: Spitze oder scharfe Gegenstände
- 18 01 03: Abfälle, an deren Sammlung und Entsorgung aus infektionspräventiver Sicht besondere Anforderungen gestellt werden

Tab. 5.2 Umgang mit Wäsche in stationären Einrichtungen/Wohngemeinschaften und in der ambulanten Pflege/häuslichen Versorgung

Stationäre Einrichtungen/Wohngemeinschaften	Ambulante Pflege
• Hygieneplan beachten • Nach Kontakt mit Schmutzwäsche Hände desinfizieren • Infektiöse und normale Schmutzwäsche in getrennten Säcken sammeln • Schmutzwäsche direkt in Säcke geben, nicht auf Boden oder Stuhl zwischenlagern • Schmutzwäsche tägl. aus dem Zimmer abtransportieren • Aufbereitung der Schmutzwäsche in der Einrichtung nach validiertem Verfahren in geeigneter Industriewaschmaschine oder in einer externen Wäscherei • Saubere Wäsche in geschlossenen Schränken sortieren, nicht offen lagern	• Schmutzwäsche im Haushalt mitwaschen • Nach Kontakt mit Schmutzwäsche Hände desinfizieren • Sichtbar kontaminierte Wäsche (z. B. mit Stuhl, Blut) nur mit Handschuhen berühren und bei ≥ 60 °C in einem separaten Waschgang waschen, alternativ desinfizierendes Waschmittel verwenden • Gewaschene Wäsche erst in den Schrank räumen, wenn sie vollständig getrocknet ist, um Schimmelbildung zu vermeiden

- 18 01 04: Abfälle, an deren Sammlung und Entsorgung aus infektionspräventiver Sicht keine besonderen Anforderungen gestellt werden (z. B. benutztes Inkontinenzmaterial, Wundverbände)
- 18 02 08: Arzneimittel mit Ausnahme von Zytostatika
- 20 01 02: Glas
- 20 01 08: Küchen- und Kantinenabfälle.

Stationäre Einrichtungen sollten einen Abfallbeauftragten haben und die Entsorgung der unterschiedlichen Abfälle im Hygieneplan festlegen. Wertstoffe (z. B. Papier/Kartonagen, Plastik, Biomüll, Glas) dem ortsüblichen Recycling zuführen. Spitze und scharfe Gegenstände in durchstichsicheren und bruchsicheren Behältern sammeln.

In der **ambulanten Pflege** den Pflegeabfall (z. B. Verbandsmaterialien, benutzte Inkontinenzmaterialien) über den normalen Hausmüll entsorgen. Zum Sammeln innerhalb der Wohnung eignen sich kleine Müllbeutel, die zugeknotet zügig in den Hausmüll gegeben werden. Spitze und scharfe Gegenstände (z. B. Kanülen) sofort in durchstichsicheren Einwegbehältern sammeln, alternativ eignen sich leere und feste Reinigungsmittelflaschen aus Plastik, Glasflaschen sind wegen der Bruchgefahr nicht geeignet. Die vollen Behälter dann über den Hausmüll entsorgen. Wertstoffe gesondert sammeln und dem gemeindeüblichen Recycling zuführen.

5

5.5 Maßnahmen zur Keimreduzierung

5.5.1 Reinigung und Desinfektion

Reinigung und Desinfektion von Flächen (u. a. im Patientenzimmer, im Bad, in Gemeinschaftsräumen), Gegenständen und Medizinprodukten (z. B. Toilettenstühle, Lifter, Blutdruckmessgeräte) sind wichtige Maßnahmen für die Vorbeugung nosokomialer Infektionen, denn klinisch relevante Erreger können häufig Wochen oder Monate auf Oberflächen überleben und von dort aus Infektionen auslösen. Die **Flächenhygiene** erfordert ein sachgemäßes Konzept, das im Reinigungs- und Desinfektionsplan festgelegt ist. Das Anwenden geeigneter Verfahren und Produkte hängt von dem jeweiligen Infektionsrisiko ab. [15]

Bei der Flächendesinfektion wird unterschieden in: [15]

- Selten berührte bzw. patientenferne Flächen
- Häufig berührte bzw. patientennahe Flächen im Rahmen der Basishygiene

DEFINITION

Reinigung: Entfernen von Verunreinigungen wie z. B. Schmutz, Staub oder Mikroorganismen unter Verwendung von Wasser mit reinigungsverstärkenden Zusätzen. Eine Abtötung/Inaktivierung von Mikroorganismen findet dabei nicht statt.

Desinfektion: Maßnahme, durch die die Anzahl vermehrungsfähiger Mikroorganismen infolge Abtötung/Inaktivierung nach einem standardisierten Vorgehen reduziert wird. Ziel ist, einen Gegenstand/Bereich in einen Zustand zu versetzen, sodass von ihm keine Infektionsgefahr mehr ausgehen kann. [15]

Mit der **Reinigung,** d. h. der Entfernung von Staub und Schmutz, werden auch Mikroorganismen mechanisch entfernt.

Verschiedene Faktoren bestimmen das Ergebnis eines Reinigungsverfahrens:

- **Reinigungsmittel.** Chemisches Produkt, dass die Schmutzlöslichkeit verbessert.
- **Temperatur.** Höhere Wassertemperaturen unterstützen den Schmutzlösungsprozess.
- **Mechanik.** Kräftiges Wischen ist Voraussetzung, um Schmutz zu lösen und zu entfernen.
- **Einwirkzeit.** Bei hartnäckigen Verschmutzungen benötigen Wasser und Reinigungsmittel u. U. eine längere Einwirkzeit.

Unterhaltsreinigung meint die Reinigung im Rahmen der Standardhygienemaßnahmen.

Im Hinblick auf die Häufigkeit und den Umfang der **Desinfektion** wird unterschieden in: [15]

- **Routinemäßige Desinfektion** *(laufende Desinfektion).* Sie hat den Zweck, das Verbreiten von Krankheitserregern während der Pflege und Behandlung einzuschränken. Sie erstreckt sich auf Flächen, von denen zu vermuten oder anzunehmen ist, dass sie mit erregerhaltigem Material kontaminiert wurden, ohne dass dies im Einzelfall erkennbar oder sichtbar ist.
- **Desinfizierende Reinigung.** Reinigung und Desinfektion erfolgen in einem Arbeitsgang. Die

verwendeten Mittel enthalten einen Reinigungszusatz und ein Flächendesinfektionsmittel.

- **Gezielte Desinfektion.** Sie ist in unterschiedlichen Situationen notwendig, z. B. bei erkennbarer Kontamination, als **Schlussdesinfektion,** wenn der Pflegekunde entlassen oder verstorben ist, bei Ausbruchsituationen und Auftreten spezieller Erreger. Erkennbar kontaminiert sind Flächen, die mit Blut, Eiter, Ausscheidungen oder anderen Körperflüssigkeiten verunreinigt sind.

Physikalische Desinfektion

Die **physikalische Desinfektion** in der außerklinischen Intensivpflege kann durch feuchte Hitze stattfinden:

- **Spülmaschine.** Temperaturen von ≥ 60 °C wirken bei mindestens 15 Min. Spülzeit thermisch desinfizierend. Der Einsatz von tensid- und enzymhaltigen und wasserenthärtenden Substanzen unterstützt den Reinigungs- und Desinfektionsprozess.
- **Waschmaschine.** Temperaturen von ≥ 60 °C wirken thermisch desinfizierend. Entsprechend dem Hygieneplan ist in bestimmten Situationen die Wäsche bei 95 °C zu waschen oder bei niedrigeren Temperaturen ein desinfizierendes Waschmittel zu verwenden. Hygienerelevante Waschmaschinen in Einrichtungen des Gesundheitswesens müssen Industriewaschmaschinen sein und sie müssen regelmäßig überprüft werden, ob sie die Temperatur halten.

Chemische Desinfektion

Bei der **chemischen Desinfektion** in der außerklinischen Intensivpflege werden chemische Verbindungen eingesetzt, die schädigend auf Mikroorganismen wirken und diese dann abtöten (*...zid,* z. B. bakterizid) oder das Wachstum hemmen (*...statisch,* z. B. virusstatisch). **Desinfektionsmittel** *(Antiseptika),* die zum Einsatz kommen, müssen zugelassen sein. Die **Desinfektionsmittelkommission** des *Verbunds für Angewandte Hygiene (VAH)* gibt eine Liste mit auf Wirksamkeit geprüften Desinfektionsmitteln für prophylaktische und sonstige Desinfektionen heraus, www.vah-liste.de.

Desinfektionsmittel, die am menschlichen Körper angewendet werden *(Haut- und Schleimhautdesinfektionsmittel)* fallen unter das Arzneimittelgesetz.

WICHTIG

Für jeden Zweck das richtige Desinfektionsmittel

Für die chemische Desinfektion gibt es eine Vielzahl von Wirkstoffen, die ein unterschiedliches Wirkungsspektrum sowie verschiedene Vor- und Nachteile haben. Pflegende setzen die Desinfektionsmittel gemäß dem Desinfektionsplan ein. So ist z. B. ein Händedesinfektionsmittel zur Desinfektion der Hände geeignet, nicht aber für eine Flächendesinfektion.
Der **Desinfektionsplan** legt fest: Was, wann, wie, womit zu desinfizieren ist und wer es zu tun hat.

In der ambulanten Pflege/häuslichen Versorgung ist eine routinemäßige Flächendesinfektion in der Regel nicht notwendig. Hier reicht meist die Reinigung mit handelsüblichen Allzweck- und Sanitärreinigern aus. Eine **Desinfektion ist empfehlenswert,** wenn:

- Das Ausbreiten von Infektionserregern, z. B. Noro-Viren, verhindert werden soll
- Das Ausbreiten von multiresistenten Keimen minimiert werden soll
- Keime der natürlichen Bakterienflora in hoher Anzahl vorliegen, z. B. bei Kontamination mit Stuhl
- Pflegekunden oft mit Keimen besiedelt und darüber hinaus infektionsgefährdet sind.

Herstellen und Umgang mit Flächendesinfektionsmitteln

In der außerklinischen Intensivpflege werden für die Desinfektion von Flächen und Medizinprodukten heute **Tuchspendesysteme** *(Wipes)* eingesetzt (➤ Abb. 5.7). Es gibt zwei Möglichkeiten:

- Tuchspendesystem zum eigenständigen Befüllen nach Herstellerangaben. Vliestuchrolle (in unterschiedlicher Größe und Menge pro Rolle erhältlich) in Behälter geben und mit gebrauchsfertiger Desinfektionslösung oder selbstangesetzter Lösung aus einem Konzentrat übergießen

5

(unterschiedliche Desinfektionsmittel nutzbar), der Behälter ist häufiger verwendbar.
- Gebrauchsfertiges Einmal-Tuchspendesystem, d. h., die Vliestücher sind schon mit der Desinfektionslösung getränkt und sofort einsatzbereit.

Bei der **Anwendung eines Flächendesinfektionsmittels** ist zu beachten: [15]
- Immer Schutzhandschuhe tragen.
- Zu desinfizierende Fläche mit einem frischen Vliestuch unter leichtem Druck vollständig benetzen *(Wischdesinfektion)*. Dadurch wird auch Schmutz und Staub als Infektionsquelle entfernt.
- Keine Seifen oder andere Reinigungsmittel gleichzeitig anwenden oder hinzugeben.
- Desinfizierte Fläche nicht nachtrocknen, da das Desinfektionsmittel sofort wieder entfernt würde, noch bevor es seine Wirkung erreicht hat.
- Einwirkzeit nach Herstellerangaben beachten. Diese ist abhängig von der Konzentration der Desinfektionsmittellösung, d. h., **je höher die Konzentration umso kürzer ist die Einwirkzeit.** Vor Ablauf der Einwirkzeit ist von einer unzureichenden Desinfektion auszugehen.
- Nach Entnahme eines Vliestuchs Behälter wieder schließen, um ein Austrocknen zu verhindern. Ansonsten würde zu wenig Desinfektionsmittel auf die Fläche aufgebracht.
- Standzeit des Systems beachten, oft 28 Tage.

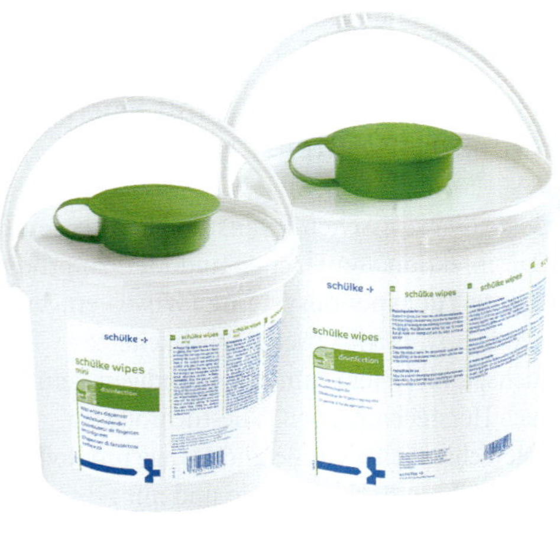

Abb. 5.7 Tuchspendesysteme in unterschiedlichen Größen [V519]

VORSICHT

Sprühdesinfektion

Beim Sprühdesinfizieren bilden sich Aerosole, die eingeatmet werden, die Schleimhaut reizen und zu allergischen Reaktionen führen können. Aus diesem Grund eignet sich eine Sprühdesinfektion nur für Situationen, in denen eine Wischdesinfektion nicht möglich ist.

5.5.2 Infektionsprävention bei übertragbaren Krankheiten

Abhängig von den unterschiedlichen Übertragungswegen von Erregern (➤ 5.3.2) sind ggf. **zusätzliche Schutzmaßnahmen** zu den Standardhygienemaßnahmen notwendig. Zudem können spezifische Maßnahmen bei der Abfallentsorgung, dem Umgang mit Wäsche und Geschirr, der Aufbereitung von Medizinprodukten und der Isolierung des Betroffenen notwendig werden. [16]

Hier können nur die allgemeinen Prinzipien genannt werden. Das Robert Koch-Institut bietet detaillierte Informationen zu den unterschiedlichsten Infektionskrankheiten einschließlich Maßnahmen zum Infektionsschutz: **Infektionskrankheiten A-Z,** www.rki.de/DE/Themen/Infektionskrankheiten/Infektionskrankheiten-A-Z/infektionskrankheiten-a-z-node.html.

Parenterale Übertragung

Bei der **parenteralen Übertragung** wie z. B. Hepatitis B, C, D oder HIV-Infektion reichen die Standardhygienemaßnahmen als Schutzmaßnahmen aus. Bei Injektionen Sicherheitskanülen verwenden.

Kontaktübertragung

Zu den durch **Kontakt** übertragenen Erkrankungen zählen z. B. Hepatitis A, E, die meisten infektiösen Diarrhöen oder Scharlach, aber auch Kopfläuse und Krätzmilben oder MRSA (➤ 5.5.3). Zwei wesentliche Übertragungswege werden unterschieden: [15]
- Die direkte Übertragung von Person zu Person, z. B. Kopfläuse, Herpes-simplex-Viren, Impetigo contagiosa

- Die indirekte Übertragung über die Hände und Kleidung des Menschen, kontaminierte Flächen im Patientenzimmer, kontaminierte Pflegeutensilien und Medizinprodukte.

Entsprechend umfassen die **zusätzlichen Schutzmaßnahmen:**

- Betroffene in einem Einzelzimmer mit Nasszelle unterbringen.
- Schutzhandschuhe tragen. Prinzipiell wäre es ausreichend, Handschuhe bei Kontakt mit dem Betroffenen, seiner Umgebung und kontaminierten Gegenständen anzuziehen. Wenn er sich aber im Zimmer frei bewegt, fordern viele Hygienepläne das Anziehen der Handschuhe bereits vor dem Betreten des Zimmers.
- Patientenbezogene wasserabweisende/-dichte Schürzen oder Schutzkittel tragen, wenn eine Kontamination der Arbeitskleidung möglich ist.
- Mund-Nasen-Schutz, ggf. Schutzbrille tragen bei Gefahr einer Tröpfchenbildung.
- Pflegeutensilien patientenbezogen verwenden.
- Medizinprodukte, z. B. Blutdruckmessgerät, nach Möglichkeit patientenbezogen verwenden, sonst im Anschluss wischdesinfizieren.
- Kontaminierte Flächen und Gegenstände sofort wischdesinfizieren, ansonsten laufende Reinigung bzw. Desinfektion der Flächen mit häufigem Hand- und Hautkontakt.
- Schmutzige Wäsche so entsorgen, dass keine Kontaminationsgefahr auf dem Weg zum Waschen besteht; Leibwäsche des Betroffenen, die eine Gefahr für Angehörige oder für eine Reinfektion des Betroffenen darstellt, desinfizierend waschen, auch zu Hause. Bei meldepflichtigen Erkrankungen nach Vorgaben des Gesundheitsamts.
- Betroffene das Zimmer nur, wenn unbedingt nötig und unter besonderen Vorsichtsmaßnahmen verlassen lassen, z. B. vorherige Händedesinfektion, Abdecken einer Wunde.
- Spezielle Maßnahmen der Zimmerreinigung bzw. -desinfektion nach Aufhebung der Isolierung abhängig vom Erreger bzw. der Erkrankung durchführen, sie sind i. d. R. im Hygieneplan festgelegt.

Tröpfchenübertragung

Bei durch **Tröpfchen übertragbaren Erkrankungen** sind **zusätzliche Schutzmaßnahmen** neben den Standardmaßnahmen und denen bei Kontaktinfektion notwendig:

- Konsequentes Tragen eines Mund-Nasen-Schutzes (*MNS* ➤ Abb. 5.6 a) von Personal und Besuchern, meist ab Betreten des Zimmers, besonders, wenn sich der Betroffene im Zimmer frei bewegt (Reichweite der Tröpfchen ist umstritten).
- Tragen eines Mund-Nasen-Schutzes durch den Betroffenen, wenn er sein Zimmer verlässt.

Typische Erkrankungen sind: Grippe (Influenza), Erkältungen (meist Rhinoviren), Keuchhusten, Mumps, Röteln, Meningokokken-Meningitis, Pfeiffer-Drüsenfieber; COVID-19 und Masern (auch aerogen möglich).

Aerogene Übertragung

Weitere zusätzliche Schutzmaßnahmen gegen aerogene Übertragung sind:

- Unterbringung im Einzelzimmer, Fenster und Türen geschlossen halten.
- Anziehen von Schutzkittel mit Ärmel (➤ Abb. 5.5 b) und Handschuhen vor Betreten des Zimmers.
- Tragen einer speziellen Atemschutzmaske (*FFP 2/3* ➤ Abb. 5.6 b).
- Laufende Desinfektion von Flächen und Gegenständen mit einem geeigneten Wirkstoff, der ausreichend viruzid ist.
- Entsorgen der Abfälle als infektiös.
- Beim Verlassen des Zimmers trägt der Betroffene einen MNS oder eine FFP2-Maske, abhängig von der Risikoklasse des Erregers.

Typische Erkrankungen sind: Masern, Windpocken, Tuberkulose, COVID-19 (sowohl über Tröpfchen als auch Aerosole).

5

5.5.3 Schutzmaßnahmen bei resistenten Erregern

DEFINITION

Multiresistente Erreger (MRE): Keime, die gegenüber einer oder mehrerer Antibiotikagruppen resistent sind. Üblicherweise unterschieden in:
- MRSA. Methicillin- oder multiresistente Staphylococcus aureus
- VRE. Vancomycin-resistente Enterokokken
- GRE. Glykopeptidresistente Enterokokken
- MRGN. Multiresistente gramnegative Stäbchen/Erreger, etwa Enterobakterien wie z. B. Escherichia coli, Pseudomonas aeruginosa oder Acinetobacter baumanii. Sie können nach Zahl der Resistenzen und nach dem Bakterium weiter spezifiziert werden: 3MRGN E. coli, also gegen drei der vier Antibiotikagruppen resistenter E. coli.

Multiresistente Erreger sind ein großes Problem in mittlerweile allen medizinischen und pflegerischen Bereichen. Die Ursachen für die Zunahme sind zahlreich, vom massiven Antibiotikaeinsatz in der Tierhaltung und unkritischer Antibiotikagabe in der Humanmedizin über den steigenden Anteil von Risikopatienten bis zur Nichteinhaltung von Hygieneregeln.

Im Folgenden ist exemplarisch das Vorgehen bei MRSA dargestellt.

WICHTIG

Vorgehen bei MRGN und VRE und GRE

Bei 4MRGN sowie VRE und 3MRGN in Risikobereichen wird in den meisten Einrichtungen ebenso vorgegangen wie bei MRSA.
Bei 3MRGN und VRE außerhalb von Risikobereichen, z. B. in der ambulanten Pflege, reicht in aller Regel ein penibles Beachten der Standardhygienemaßnahmen (➤ 5.4). In allen Fällen leiten Pflegende die Betroffenen zur sorgfältigen Händehygiene an.
Ein Screening kann empfehlenswert sein, um den Status zu haben. Eine Sanierung wie bei MRSA ist nicht empfohlen bzw. nicht möglich. [17]

MRSA

Staphylococcus aureus ist ein fakultativ pathogenes Bakterium. Ungefähr 25 % der Bevölkerung sind damit besiedelt, primär im Nasenvorhof, oft auch in weiteren Haut- und Schleimhautbezirken wie z. B. Leisten oder Rachen. Hauptübertragungsweg ist die direkte oder indirekte Kontaktinfektion (5.3). MRSA ruft generell die gleichen Infektionen hervor wie nichtresistente Staphylococcus aureus, sie sind aber schwer behandelbar, weshalb die Sterblichkeit höher ist. Die Häufigkeit von MRSA ist schwer zu ermitteln. Für Akutkrankenhäuser in Deutschland werden Prävalenzen von 1,5–5,3 % genannt, in Langzeitpflegeeinrichtungen liegen sie noch darüber. Im Gesundheitswesen Tätige sind häufiger besiedelt als die Allgemeinbevölkerung. [18]

Übertragungswege

MRSA wird – S. aureus generell – durch direkten oder indirekten Kontakt übertragen. In Einrichtungen im Gesundheitswesen sind insbesondere die Hände des Personals der wichtigste Übertragungsweg. Über medizinisch-pflegerische Maßnahmen kann MRSA von einer Körperregion in eine andere gebracht werden. Eine Tröpfchenübertragung ist möglich, aber selten.

Im häuslichen Bereich ist das Infektionsrisiko geringer. Es steigt mit der Dauer und Häufigkeit engen Kontakts („Teilen von Bett und Bad"). Bei Gesunden stellt eine Kolonisation mit MRSA normalerweise keine Bedrohung dar und soziale Kontakte sind möglich. Gefährdet sind Familienangehörige mit chronischen Wunden, Hauterkrankungen, Dialyse oder Immunsuppression.

Eine Übertragung durch kolonisierte Haus- und Nutztiere ist ebenfalls möglich. Ein deutlich erhöhtes Risiko für MRSA-Kolonisierung haben demnach u. a. Landwirte und Tierärzte. [18]

Bei der Aufnahme eines Menschen in ein Heim oder eine WG kann ein Aufnahme-Screening dazu beitragen, mögliche MRSA-Träger zu erfassen und Übertragungsgefahren zu verringern. Ohne Screening bleiben MRSA-Träger unerkannt und Personal ist ggf. nachlässiger mit der Basishygiene. [18]

WICHTIG

MRSA-Screening

Die Abstriche werden vom typischen Reservoir, also der vorderen Nasenhöhle, abgenommen. Infrage kommen aber auch Abstriche von Rachen, chronischen Wunden, Eintrittsstellen von Kathetern/PEG sowie Tracheostomien, Perineum und Leisten.

Ein Screening ist nach konkreter Gefahrenabschätzung durchzuführen [18], u.a. bei Menschen:
- Mit MRSA in der Anamnese
- Mit Dialyse
- Mit einem stationären Krankenhausaufenthalt von mehr als 3 Tagen in den letzten 12 Monaten
- Mit chronischen Wunden und Hautläsionen
- Mit Sonden und Kathetern und/oder Tracheostoma
- Mit Antibiotikabehandlung in den letzten 6 Monaten
- Die mit anderem Menschen mit MRSA Kontakt hatten
- Mit chronischer Pflegebedürftigkeit.

Routinemäßiges Screening beim Personal wird nicht empfohlen, sondern nur bei Verdacht oder bestehender Infektion beim Personal.

Maßnahmen bei MRSA-Besiedelung

Bei MRSA-besiedelten Menschen sind Schutzmaßnahmen erforderlich, die über die Standardhygiene hinausgehen. Personal aller Berufsgruppen muss zu den notwendigen Maßnahmen geschult sein. Auch der Betroffene und seine Angehörigen erhalten Informationen über die Gefahren und die notwendigen Schutzmaßnahmen.

WICHTIG

Es beginnt mit der Standardhygiene

Kolonisierte und infizierte Menschen tragen MRSA wesentlich in Einrichtungen hinein bzw. hinaus. Innerhalb der Einrichtung sind die Hände des Personals, Pflegeutensilien, Medizinprodukte und Oberflächen – Staphylokokken können Monate auf unbelebten Oberflächen überleben – von großer Bedeutung. Maßnahmen zur Prävention und Bekämpfung von multiresistenten Keimen beginnen immer mit einer sorgfältigen Standardhygiene (➤ 5.4). [18]

Bei einer MRSA-Besiedelung sind folgende Maßnahmen zu treffen:
- Betroffene. Unterbringung im Einzelzimmer bzw. Kohorten-Isolierung besiedelter Betroffener
- Pflegende. Tragen von Schutzkleidung: Einmalhandschuhe, erregerdichter Schutzkittel, Mund-Nasen-Schutz.

Dekolonisierung

Dekolonisierung meint die Summe aller Maßnahmen mit dem Ziel, eine Kolonisation mit MRSA zu beseitigen oder zu reduzieren – auch mit dem Ziel, eine MRSA-Weiterverbreitung innerhalb der Einrichtung zu verhindern. Bei ca. 60 % der Betroffenen ist die Dekolonisierung erfolgreich, auch wenn bei etwa 40 % später wieder MRSA durch eine Neubesiedelung nachgewiesen wird. [18]

Die MRSA-Dekolonisierung umfasst verschiedene Maßnahmen (➤ Abb. 5.8) über 5 (–7) Tage: [18]
- **Nasale Dekolonisierung.** 3-mal täglich antibakteriell wirksames Mupirocin (z. B. *Turixin® 2 %, InfectoPyoderm® 2 %* als Nasensalbe) mit einem Watteträger in die Nasenvorhöfe einbringen, anschließend die Naseflügel zusammendrücken und durch behutsames Massieren die Salbe gleichmäßig verteilen.
- **Oropharyngeale Dekolonisierung.** 3-mal täglich Mund-Rachen-Raum mit einem Schleimhautantiseptikum wie Octenidin oder Chlorhexidin (z. B. *Octenidol®, Chlorhexamed®)* ausspülen oder aufsprühen, Einwirkzeit lt. Hersteller beachten.

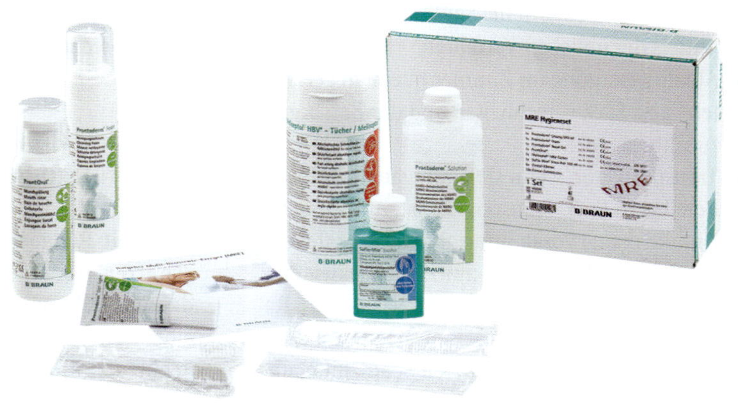

Abb. 5.8 Set zur MRSA-Dekolonisierung von Haut und Schleimhäuten. Hier: Prontoderm® (auf der Basis von Polihexanid) Lösung, Reinigungsschaum, Nasengel, Mundspüllösung, Einmalkämme und -zahnbürsten, Händedesinfektionsmittel und Flächendesinfektionsmittel (Wipes) [U243]

- **Dekolonisierung der Haut und Haare.** Täglich den ganzen Körper und die Haare mit einer antiseptisch wirkenden Waschlotion (z. B. *Stellisept® med, Octenisan®)* oder Reinigungsschaum (z. B. *Stellisept® med foam)* waschen, auch ein Abreiben der Haut mit einem Antiseptikum oder mit speziellen Wipes ist möglich.
- **Dekolonisierung weiterer Bezirke.** Hautdefekte, chronische Wunden, Eintrittsstellen von Kathetern, Sonden, Tracheostomie, ggf. auch Vagina, Darm und Urethra in die Sanierung mit einbeziehen.

Für den Erfolg der Dekolonisierung ist entscheidend, MRSA in der Umgebung zu reduzieren. Deshalb sind folgende **begleitende Maßnahmen** notwendig: [18, 20]

- Täglicher Wechsel von Bett- und Körperwäsche bzw. Bekleidung, Waschlappen und Handtüchern
- Verwenden von Einmalzahnbürsten, -haarkamm und -rasierer, alternativ Desinfektion der Utensilien, Deo-Spray statt Deo-Roller
- Belassen von Pflegeutensilien und Medizinprodukten wie z. B. Blutdruckmessgerät oder Verbandsstoffen im Zimmer, Wischdesinfektion nach Kontakt
- Keine unnötige Materialienbevorratung im Zimmer der Betroffenen
- Tägliche Wischdesinfektion der patientennahen Flächen, bei sichtbarer Kontamination sofort
- Vor Verlassen des Zimmers Ablegen von Schutzbekleidung, Händedesinfektion
- Sammeln der Wäsche im Zimmer in geeigneten Säcken, Waschen mittels der Routineverfahren
- Abräumen des Essenstabletts und direktes Abstellen ohne weiteren „Zwischenstopp" in den Essenswagen bzw. in die Spülmaschine; Spülen mittels der üblichen Verfahren
- Abfallentsorgung im Zimmer in einem geeigneten Sack, Sack verschließen und der Entsorgung zuführen
- Transporte nur, wenn sie unumgänglich sind. Alle Beteiligten (z. B. Transportdienst, Abteilung im Krankenhaus) vorab informieren. Betroffene mit frischer Kleidung oder Schutzkittel bekleiden, bei Kontamination von Mund-, Nasen- und Rachenhöhle einen Mund-Nasen-Schutz aufsetzen lassen. Begleitperson sauberen Schutzkittel überziehen lassen.

5

Nach Beendigung der MRSA-Sanierung bis zur **Abnahme von Kontrollabstrichen** mindestens 3 Tage warten, damit Rückstände antimikrobieller Substanzen keine falsch negativen Abstrichergebnisse ergeben. In dieser Zeit werden auch keine begleitenden Maßnahmen durchgeführt. In der Regel dann an drei aufeinanderfolgenden Tagen Abstriche von Nase, Rachen, Wunden und anderen nachgewiesenen Kolonisationsorten entnehmen. Bei drei negativen Ergebnissen liegt ein vorläufiger Dekolonierungserfolg („vorläufig MRSA-frei") vor und die Isolierungsmaßnahmen können aufgehoben werden. Weitere Kontrollabstriche erfolgen nach 3 und 6 Monaten. Sind diese negativ, gilt der Betroffene als „dauerhaft MRSA-frei". [20]

Bei **erfolgloser Dekolonisierung** einen erneuten Versuch oder eine systemische Antibiotikagabe erwägen. [18]

Bei einer **MRSA-Besiedelung von Mitarbeitenden** hat eine Dekolonisierung zu erfolgen. Bis zum erfolgreichen Nachweis ist eine Erregerübertragung auf Menschen und die Umgebung zu verhindern. Nach einer Risikoanalyse geeignete Schutzmaßnahmen ergreifen, z. B. der Einsatz des betroffenen Mitarbeitenden außerhalb der Pflegekundenversorgung. Alle Maßnahmen eng mit dem Gesundheitsamt bzw. dem Betriebsarzt abstimmen. [18]

Entlassung von Menschen mit MRSA

Patientinnen und Patienten können trotz einer bestehenden **MRSA-Besiedelung** entlassen oder weiterverlegt werden. Im Krankenhaus erworbene MRSA-Stämme persistieren oft noch längere Zeit beim Betroffenen. Die Zieleinrichtung muss von der Besiedelung bzw. Infektion unterrichtet werden, damit sie entsprechende Schutzmaßnahmen ergreifen kann.

Schutzmaßnahmen in Pflegeeinrichtungen und Wohngemeinschaften

Langzeit-Pflegeeinrichtungen und **Wohngemeinschaften** stellen einen häuslichen Lebensbereich dar, deshalb müssen **Schutzmaßnahmen,** die mit einer Bewegungseinschränkung einhergehen und der Schutz der Mitbewohner situationsabhängig gegeneinander abgewogen werden.

Allgemein gilt:

- Das strikte Einhalten der Standardhygienemaßnahmen ist zwingend notwendig, um eine Weiterverbreitung der Erreger zu vermeiden. Situationsbezogen weitergehende Maßnahmen einleiten.
- Bewohner mit MRSA-Besiedelung sollten nach Möglichkeit ein Einzelzimmer haben (in stationären Einrichtungen).
- Bei engem Kontakt mit dem Bewohner wie z. B. bei der Körperpflege oder beim Lagern tragen Pflegende Schutzkittel und Schutzhandschuhe.
- Besteht ein Kontaminationsrisiko durch infektiöse Aerosole, z. B. beim Absaugen oder der Tracheostomapflege, ist das Tragen eines Mund-Nasen-Schutzes nötig. Noch besser ist das Verwenden eines geschlossenen Absaugsystems. [19]
- Oberflächen im Bewohnerzimmer täglich wischdesinfizieren (➤ 5.5.1), bei sichtbarer Kontamination mit Sekreten, Blut usw. sofort. In Feuchtbereichen: zuerst die Feuchtigkeit entfernen/trocknen, dann Wischdesinfektion.
- Bewohner mit MRSA in der Versorgungsreihenfolge zuletzt aufsuchen.
- Mobile Bewohner können am Gemeinschaftsleben einschließlich der Mahlzeiten teilnehmen, nach individueller Risikobewertung und Maßnahmen. Beispielsweise besiedelte offene Wunden, Sondeneintrittsstellen und Tracheostomata mit einem (Wund-)Verband abdecken. Besucher müssen sich an die Basishygienemaßnahmen halten, Pflegefachpersonen leiten sie an und dokumentieren die Einweisung.

Bei einem Ausbruch (gehäuftes Auftreten, bei dem ein epidemischer Zusammenhang wahrscheinlich ist) innerhalb der Einrichtung besteht nach §6 Abs. 3 IfSG Meldepflicht ans Gesundheitsamt.

Schutzmaßnahmen in der ambulanten Pflege

Für die **ambulante (Intensiv-)Pflege** gilt: Sorgfältiges Einhalten der Standardhygienemaßnahmen, wobei die korrekte hygienische Händedesinfektion auch hier an erster Stelle steht. **Weitere Empfehlungen** sind:

- Anlegen eines Schutzkittels bei engem Kontakt mit den Betroffenen
- Tragen eines Mund-Nasen-Schutzes bei allen Tätigkeiten, bei denen eine Staub- oder Aerosolbildung zu erwarten ist
- Geschirrreinigung in der Spülmaschine bei mindestens 60 °C
- Wäschewaschen bei 60 °C oder mit einem desinfizierenden Waschmittel
- Sammeln des kontaminierten Abfalls in einem kleinen Müllbeutel und anschließende Entsorgung mit dem Hausmüll, Sammeln von Kanülen u. Ä. in durchstichsicheren Behältern
- Keine routinemäßige Flächendesinfektion in der Wohnung, eine normale Reinigung ist ausreichend. Ein desinfizierendes Abwischen patientennaher Objekte wie Fernbedienung, Handy, Notruf, Sehhilfe, Toilettenbrille, Türklinken usw. ist sinnvoll.

WICHTIG

MRSA – für Angehörige besteht in der Regel keine Gefahr

Gesunde Angehörige sind im häuslichen Bereich in aller Regel nicht durch MRSA gefährdet, d. h., der Betroffene kann am Familienleben teilnehmen. Trotzdem ist ein Weiterverbreiten innerhalb der Familie zu vermeiden. Pflegefachpersonen beraten den Betroffenen und seine Angehörigen: [20]

- Nur in den Ellenbogen niesen, benutzte Taschentücher sofort verwerfen, danach gründlich die Hände waschen.
- Sehr enge Berührungs- und Körperkontakte möglichst vermeiden. Dies gilt besonders für Angehörige mit chronischen Wunden und Hauterkrankungen, da die beschädigte Hautbarriere eine Eintrittspforte für MRSA darstellt. Alltägliche soziale Kontakte sind kein Problem. Für Angehörige reicht grundsätzlich Händewaschen nach pflegerischen Maßnahmen.
- Hygieneartikel, z. B. Seife oder Kamm, für den persönlichen Gebrauch „reservieren" bzw. Verwenden von Einmalartikeln anraten.

MRE-Netzwerke stellen gute Informationen für Angehörige zur Verfügung.

LITERATURVERZEICHNIS

[1] Neue Schätzung zur Krankheitslast durch Krankenhaus-Infektionen. Pressemitteilung des Robert Koch-Instituts. Stand 15.11.2019. Aus: www.rki.de/DE/Content/Service/Presse/Pressemitteilungen/2019/14_2019.html (letzter Zugriff: 15.5.2025).

[1a] Robert Koch-Institut. Nosokomiale Ausbrüche, Stand 25.03.2024. Aus: www.rki.de/DE/Themen/Infektionskrankheiten/Ausbrueche-von-Infektionskrankheiten/nosokomial/nosokomiale-ausbrueche.html (letzter Zugriff: 15.3.2025).

[2] Berufsgenossenschaft für Gesundheitsdienst und Wohlfahrtspflege (bgw). TRBA 250 Biologische Arbeitsstoffe im Gesundheitswesen und in der Wohlfahrtspflege, Stand 5/2018. S. 25. Aus: www.bgw-online.de/bgw-online-de/service/medien-arbeitshilfen/medien-center/biologische-arbeitsstoffe-im-gesundheitswesen-und-in-der-13696 (letzter Zugriff: 15.5.2025).

[3] Das Robert Koch-Institut. www.rki.de/DE/Content/Institut/institut_node.html (letzter Zugriff: 15.5.2025).

[4] KRINKO. Die Kategorien in der Richtlinie für Krankenhaushygiene und Infektionsprävention – Aktualisierung der Definitionen, Stand 06/2010. Aus: www.rki.de/DE/Themen/Infektionskrankheiten/Krankenhaushygiene/KRINKO/Empfehlungen-der-KRINKO/Einfuehrung/Downloads/Kategor_Rili.pdf?__blob=publicationFile&v=1 (letzter Zugriff: 15.5.2025).

[4a] Empfehlungen der Kommission für Infektionsprävention in medizinischen Einrichtungen und Unternehmen der Pflege und Eingliederungshilfe (KRINKO). Aus: www.rki.de/DE/Themen/Infektionskrankheiten/Krankenhaushygiene/KRINKO/Empfehlungen-der-KRINKO/empfehlungen-der-krinko-node.html (letzter Zugriff: 15.5.2025).

[5] Fachgesellschaft für außerklinische Intensiv- und Beatmungspflege e.V. – Arbeitsgruppe Hygiene. Update 06/2019 Hygiene in der außerklinischen Intensivpflege, Anforderungen an Struktur- und Prozessqualität. Aus: https://knaib.de/wp-content/uploads/2016/06/Hygiene-2019.pdf (letzter Zugriff: 25.5.2025).

[6] Deutsche Gesellschaft für Allgemeine und Krankenhaus-Hygiene e.V. (DGKH). Hygienebeauftragter in stationärer und ambulanter Pflege – Aufgaben und Anforderungen an die Fortbildung, Stand 2024. Aus: www.krankenhaushygiene.de/pdfdata/DGKH_Leitlinie_HM_24_online%20vorab.pdf (letzter Zugriff: 20.5.2025).

[7] KRINKO. Händehygiene in Einrichtungen des Gesundheitswesens, Stand 2016. Aus: www.rki.de/DE/Content/Infekt/Krankenhaushygiene/Kommission/Downloads/Haendehyg_Rili.pdf?__blob=publicationFile (letzter Zugriff: 8.6.2025).

[8] Niedersächsisches Landesgesundheitsamt. Frage und Antworten zur Händehygiene in Pflegeeinrichtungen, 2. Erweiterte A. 2022. Aus: www.nlga.niedersachsen.de/download/170738/Fragen_und_Antworten_zur_Haendehygiene_in_Pflegeeinrichtungen_aktualisierte_Fassung_Mai_2022_.pdf (letzter Zugriff: 8.6.2025).

[8a] Robert Koch-Institut. Liste der vom RKI geprüften und anerkannten Desinfektionsmittel und –verfahren, Stand 10/2017. Aus: www.rki.de/DE/Themen/Infektionskrankheiten/Krankenhaushygiene/Desinfektionsmittelliste/Desinfektionsmittel-und-verfahren/Downloads/BGBl_60_2017_Desinfektionsmittelliste.pdf?__blob=publicationFile&v=1 (letzter Zugriff. 8.6.2025).

[8b] Robert Koch-Institut. Medizinische Einmalhandschuhe und Schutzhandschuhe: Indikation und Desinfektion, Stand 5/2023. Aus: www.rki.de/DE/Themen/Infektionskrankheiten/Krankenhaushygiene/Infektionshygiene-A-Z/H/Handschuhe/handschuhe-inhalt.html (letzter Zugriff: 16.6.2025).

[8c] Berufsgenossenschaft für Gesundheitsdienst und Wohlfahrtspflege (bgw). Handschuh-Galerie. www.bgw-online.de/handschuh-galerie (letzter Zugriff: 16.8.2025).

[9] Rechtsdepesche. Endlich verboten: Warum Pflegekräfte keine lackierten Nägel tragen dürfen. 19. Juni 2019. Aus: www.rechtsdepesche.de/keine-lackierten-naegel-fuer-pflegekraefte/ letzter Zugriff: 16.6.2025).

[10] bgw. Hauptsache Hautschutz – Hände schützen, pflegen – gesund bleiben. Stand 11/23. Aus: www.bgw-online.de/DE/Medien-Service/Medien-Center/Medientypen/BGW-Broschueren/BGW06-12-002_Hauptsache-Hautschutz.html (letzter Zugriff: 16.6.2025).

[11] DKGH-Sektion Hygiene in der ambulanten und stationären Kranken- und Altenpflege. Kleidung und Schutzausrüstung für Pflegeberufe aus hygienischer Sicht, Stand 2016. Aus: www.krankenhaushygiene.de/ccUpload/upload/files/2016_09_Kleidung%20und%20Schutzausruestung_DGKH.pdf (letzter Zugriff: 16.6.2025).

[12] bgw. Gut zu Fuß im Pflegeberuf – Kriterien für den sicheren Auftritt. Aus: www.bgw-online.de/DE/Home/Branchen/Pflege/Gut-zu-Fuss-Pflegeberuf-Teil1.html (letzter Zugriff: 16.8.2025).

[13] Unfallkassen und Berufsgenossenschaften. Persönliche Schutzausrüstung, Stand 3/2025. Aus: https://sicherepflegeeinrichtung.de/bewohnerzimmer/zugehoerige-themen/persoenliche-schutzausruestung (letzter Zugriff: 16.6.2025).

[14] bgw. Abfallentsorgung – Informationen zur sicheren Abfallentsorgung im Gesundheitsdienst, Stand 6/2023. Aus: www.bgw-online.de/resource/blob/18264/d0d60e7ce112feb3919c13bd9ea2efeb/bgw09-19-000-abfallentsorgung-data.pdf (letzter Zugriff: 16.8.2025).

[15] KRINKO. Anforderungen an die Hygiene bei der Reinigung und Desinfektion von Flächen, Stand 2022. Aus: www.rki.de/DE/Themen/Infektionskrankheiten/Krankenhaushygiene/KRINKO/Empfehlungen-der-KRINKO/Basishygiene/Downloads/Flaeche_Rili.pdf?__blob=publicationFile&v=6 (letzter Zugriff: 16.8.2025).

[16] KRINKO. Infektionsprävention im Rahmen der Pflege und Behandlung von Patienten mit übertragbaren

Krankheiten. Stand 2015. Aus: www.rki.de/DE/Themen/Infektionskrankheiten/Krankenhaushygiene/KRINKO/Empfehlungen-der-KRINKO/Basishygiene/Downloads/Infektionspraev_Pflege_Diagnostik_Therapie.pdf?__blob=publicationFile&v=2 (letzter Zugriff: 16.6.2025).

[17] KRINKO. Hygienemaßnahmen bei Infektionen oder Besiedlung mit multiresistenten gramnegativen Stäbchen. Stand 2012 + Ergänzungen, Stand 2014 Aus: https://edoc.rki.de/bitstream/handle/176904/253/21obND4dxM.pdf?sequence=1&isAllowed=y letzter Zugriff: 16.8.2025).

[18] KRINKO. Empfehlungen zur Prävention und Kontrolle von Methicillinresistenten Staphylococcus aureus-Stämmen (MRSA) in medizinischen und pflegerischen Einrichtungen. Stand 2014. Aus: www.rki.de/DE/Content/Infekt/Krankenhaushygiene/Kommission/Downloads/MRSA_Rili.pdf?__blob=publicationFile (letzter Zugriff: 12.12.2020).

[19] KRINKO: Prävention der nosokomialen beatmungsassoziierten Pneumonie. Stand 2013. Aus: www.rki.de/DE/Content/Infekt/Krankenhaushygiene/Kommission/Downloads/Pneumo_Rili.pdf?__blob=publicationFile (letzter Zugriff: 16.6.2025.

[20] MRSA-Netzwerke in Niedersachsen: Information zu MRSA für Patienten und Angehörige. Stand 3/2017. Aus: www.mre-netzwerke.niedersachsen.de/dokumente/aertze_und_ambulante_dienste/informationen-und-materialien-fuer-aerzte-ambulante-pflegedienste-und-kranken--und-rettungstrasportdienste-132062.html (letzter Zugriff: 16.6.2025).

WEITERFÜHRENDE LITERATUR

Elsevier GmbH (Hrsg.): Hygiene für Pflegeberufe. 5. A. München: Elsevier, 2015.

Holtmann H., Nitzschke, J.: BASICS Medizinische Mikrobiologie, Virologie und Hygiene. 4. A. München: Elsevier, 2017.

Höfert R., Schimmelpfennig M.: Hygiene-Recht-Pflege. Heidelberg: Springer, 2014.

Schwarzkopf A.: Praktische Hygiene in der Pflege. Stuttgart: Kohlhammer, 2020.

Schwarzkopf A.: Praxiswissen für Hygienebeauftragte: Anleitungen für stationäre Pflegeeinrichtungen einschließlich Rehabilitationseinrichtungen, für ambulante Dienste und Krankenhäuser. 4. A. Stuttgart: Kohlhammer, 2016.

Weigert J.: 100 Fehler bei der Umsetzung der Hygiene in Pflegeeinrichtungen. 2. A. Hannover: Brigitte Kunz, 2014.

KONTAKTADRESSEN

Aktion Saubere Hände, www.aktion-sauberehaende.de.

Berufsgenossenschaft für Gesundheitsdienst und Wohlfahrtspflege (BGW), www.bgw-online.de.

Deutsche Gesellschaft für Hygiene und Mikrobiologie (DGHM), www.dghm.org.

Deutsche Gesellschaft für Krankenhaushygiene (DGKH), www.krankenhaushygiene.de.

Robert Koch-Institut (RKI), www.rki.de.

Verbund für angewandte Hygiene e.V. (VAH), www.vah-online.de.

KAPITEL

6 Entlassmanagement

Ursula Pabsch

DEFINITION

Entlassmanagement *(Überleitungsmanagement, -planung, Versorgungsplanung):* Systematische und dennoch individuell abgestimmte Maßnahmen, um die Entlassung eines Pflegekunden bzw. einer Pflegekundin von einer Klinik in eine Einrichtung im Gesundheitswesen zu organisieren. Gesetzlich geregelt im § 39 Abs. 1 a S. 9 SGB V. Verantwortlich je nach Klinik, z. B. Sozialdienst, Entlassmanagement, Casemanager.

Das **Entlassmanagement** (➤ Abb. 6.1) im Gesundheitswesen hat mit dem Inkrafttreten des **Rahmenvertrages zum Entlassmanagement** zum 01.10.2017 eine neue besondere Bedeutung bekommen. Der Versicherte hat gegenüber der Krankenkasse einen Rechtsanspruch auf Unterstützung. Das hohe **Risiko von Versorgungsbrüchen** soll damit vermieden werden. Mit dem **Initialassessment** werden Eckdaten erfasst:

- Soziale Daten
- Pflegegrad

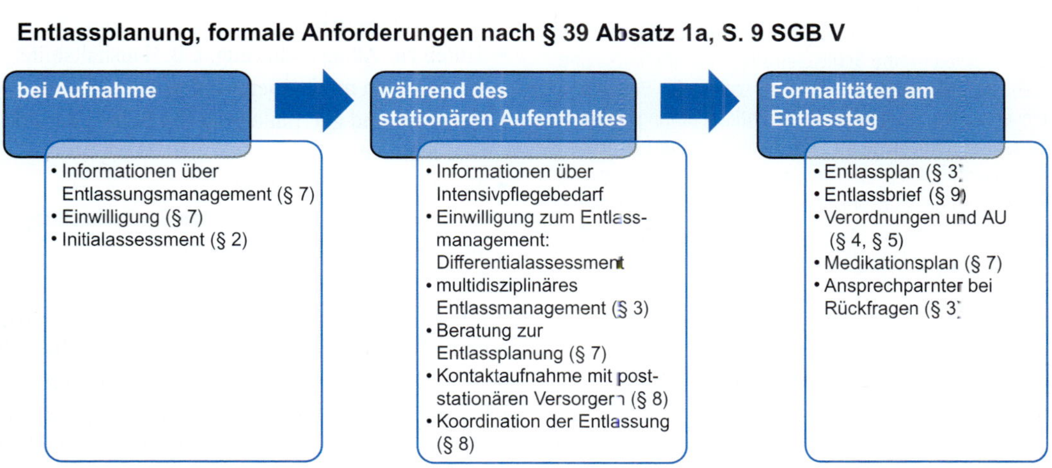

Abb. 6.1 Ein systematisches und individuelles Entlassmanagement trägt dazu bei, eine bedarfsgerechte poststationäre Versorgung des Pflegekunden sicherzustellen und ihn und seine Familie bei der Bewältigung der veränderten Lebenssituation zu unterstützen. [1] [L143]

- Bisherige Versorgungssituation
- Ob perspektivisch ein weiterer Versorgungsbedarf nach der Behandlung erforderlich ist.

Die Klinik ist verpflichtet, die Patienten über das hausinterne Entlassmanagement zu informieren und ihre schriftliche Zustimmung dazu einzuholen. Wünscht der Patient oder Betreuer keine Unterstützung, ist er alleine für die Organisation der weiteren Versorgung verantwortlich, auch z. B. für das Beantragen von Rehabilitationsmaßnahmen. Medizinische Daten dürfen dann nur dem Patienten oder Betreuer übermittelt werden.

Bei Patienten mit Intensivpflegebedarf ist dieser Fall eher unwahrscheinlich. Mit dem **erweiterten Assessment** wird der komplexe Versorgungsbedarf erfasst und eine differenzierte soziale Anamnese erstellt. Die enge Kooperation mit der Krankenkasse ist vorgeschrieben. Diese ist ihrerseits verpflichtet, die Klinik und den Patienten beim Entlassmanagement zu unterstützen. Für die notwendigen Verordnungen wurden spezielle Formulare entwickelt, um den Übergang in die außerklinische Versorgung reibungslos zu ermöglichen. Die Organisation der weiteren Versorgung ist eine interdisziplinäre und sektorenübergreifende Aufgabe. Formal endet das Entlassmanagement mit einem Entlassplan, der den Betroffenen auszuhändigen ist. Dort sind alle eingeleiteten Maßnahmen und die zuständigen Kontaktpersonen festgehalten.

6

WICHTIG

Primäre Bezugspersonen mit einbeziehen

Bezugspersonen, in der Regel (Ehe-)Partner, Kinder oder Eltern, spielen eine Schlüsselrolle im Krankheits- und Genesungsprozess und werden, sofern der Betroffene einverstanden ist, eng mit in die Entlassplanung einbezogen. Verantwortliche im Entlassmanagement beachten Lebenswirklichkeit und Ressourcen des Menschen und seiner Familie. „*Chronische Krankheit spielt sich nie in einem luftleeren Raum ab, sondern ist immer eingebettet in vielfältige systemische Zusammenhänge.*" [2]

6.1 Psychosoziale Situation

Psychosoziale Besonderheiten ➤ Kap. 2

Der betroffene Pflegekunde und seine Familie sind nach einem akuten Ereignis oder bei Verschlechterung einer chronischen Erkrankung in einer **besonderen Lebenssituation,** die viel Unsicherheit und Stress bei allen Beteiligten auslöst (➤ 2.1.2, ➤ 2.2). Die intensive medizinische Behandlung, oft über viele Wochen hinweg, bedeutet einen hochgradigen Verlust von Autonomie, gewohnten sozialen Kontakten und vertrautem Lebensrhythmus. Häufig bestehen finanzielle Existenzängste und Zukunftssorgen, für die es spontan keine Bewältigungsstrategien gibt. Auch die Organisation des Alltags stellt eine besondere Herausforderung dar. Angehörige nehmen Urlaub oder lassen sich ggf. krankschreiben, um den Betroffenen beistehen zu können, Kinder weiter zu versorgen, Formalien zu erledigen und vieles mehr.

Der **Kontakt mit der Familie** ist daher für alle Berufsgruppen eine große Herausforderung. Empathie und Sensibilität sind wichtige soziale Kompetenzen, um den Pflegekunden und seine Familie in dieser emotionalen Ausnahmesituation psychisch unterstützen zu können. Die Konzepte der systemischen sozialen Arbeit mit einer wertschätzenden Grundhaltung und lösungs- und ressourcenorientierten Methoden bieten im Klinikalltag viele Möglichkeiten zur Unterstützung (➤ Kap. 2). Einen Überblick mit vielen Fallbeispielen findet man in dem Fachbuch von U. Pabsch: *„Der Mensch ist mehr als seine Krankheit"*.

Der Sozialdienst der Klinik klärt im Rahmen eines **Erstgesprächs** den aktuellen **Unterstützungsbedarf** ab (➤ Abb. 6.2). Dazu gehören z. B.:

- Beratung und ggf. Anregung einer Betreuung beim Amtsgericht
- Hilfen zur Alltagssicherung, z. B. Haushaltshilfe bei Familien mit kleinen Kindern
- Beratung und ggf. Einleitung von Rehabilitationsmaßnahmen
- Beratung zu Krankengeld
- Beratung zu den Möglichkeiten der Freistellung im Rahmen des Pflegezeitgesetzes
- Beratung zur Pflegeversicherung.

Nach der Akutbehandlung schließt sich häufig eine mehrwöchige **Frührehabilitation (Phase B** ➤ 17.14) an. Der Begriff „Rehabilitation" vermittelt allen Beteiligten oft sehr viel Hoffnung auf eine Genesung. Sie blenden dabei unter Umständen schon absehbare bleibende Beeinträchtigungen und die notwendige Weiterversorgung aus. Ein regelmäßiger Kontakt mit dem Pflegekunden bzw. seiner Familie/ Betreuern hilft, die Realität des Rehabilitationsver-

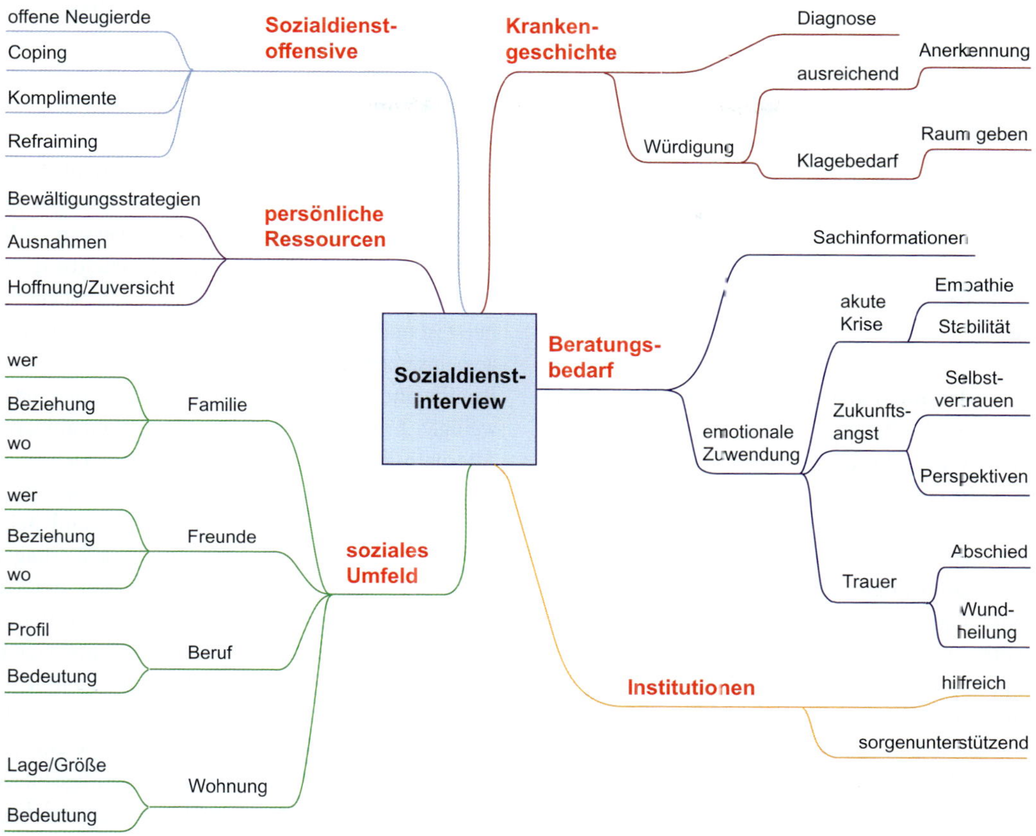

Abb. 6.2 Erstgespräch durch den Sozialdienst mit einem Pflegekunden und seiner Familie [3] [L143]

laufs mit den Wunschvorstellungen zu vergleichen und die Betroffenen darauf aufmerksam zu machen.

Im Verlauf der Frührehabilitation stellt sich bei fehlendem Rehabilitationspotenzial oder erfolglosem Weaning die Frage nach der weiteren außerklinischen Versorgung. Die Aufklärung über den medizinischen Status und die Prognose erfolgt durch den Arzt. Der Beginn der Entlassplanung bedeutet für den Betroffenen und seine Familie Stress und Trauer über die erfolglose Behandlung einerseits, aber andererseits auch Erleichterung, weil nun die Ungewissheit beendet wird.

WICHTIG

Frühzeitige Entlassplanung

Der Sozialdienst sollte in den ersten 14 Tagen Kontakt mit der Familie aufnehmen. So kann diese frühzeitig Informationen zu sozialrechtlichen Angelegenheiten, Strukturen und Abläufen erhalten, was Unsicherheiten minimiert und die Eigenkompetenz der Familie fördert.

In regelmäßigen Gesprächen kann der klinische Sozialarbeiter/Casemanager die emotionale Verfassung der Familie einschätzen und ihre Ressourcen kennenlernen bzw. aktivieren (➤ 6.2).
Die Entlassplanung braucht i. d. R. mehrere Tage bis einige Wochen (➤ 6.1).

6.2 Ablauf des Entlassmanagements

WICHTIG

Entlassmanagement als multiprofessionelle Aufgabe

Verschiedenste interne und externe Berufsgruppen sind an einer Überleitung beteiligt und müssen konstruktiv zusammenarbeiten, um eine bestmögliche Versorgungsplanung zu ermöglichen.

Klinikintern sind beteiligt: behandelnder Arzt/behandelnde Ärztin, Sozialarbeiter/-in, Pflegepersonen, Therapeuten/Therapeutinnen wie z. B. Ergotherapeut/-in, Physiotherapeut/-in oder Logopäde/Logopädin.
Außerklinisch sind beteiligt: Übernehmender Pflegedienst oder Pflegeeinrichtung, Sanitätshaus, Krankenkasse, Pflegekasse, Hausarzt/-ärztin, Facharzt/-ärztin, niedergelassene Therapeut/-in u. a.

6.2.1 Beginn des Entlassmanagements

Das **Entlassmanagement** beginnt mit der Feststellung, dass der Patient im Anschluss an eine Akutbehandlung und/oder Rehabilitation eine **außerklinische Intensivpflege** benötigt.

Der klinische **Sozialdienst/Casemanager** berät den Patienten und seine Familie zu den verschiedenen **Versorgungsmöglichkeiten** (➤ 1.3, ➤ 1.4):

- Ambulante häusliche Einzelversorgung durch einen spezialisierten Intensivpflegedienst
- Spezialisierte ambulante Wohngemeinschaft
- Stationäre Versorgung in einer Pflegeeinrichtung
- Versorgung nach dem sog. Arbeitgebermodell (➤ 1.4)
- Jeweilige Finanzierungsmöglichkeiten.

Zudem sind familiäre und räumliche Bedingungen zu berücksichtigen, v. a. wenn eine häusliche Versorgung erwogen wird. Familie und Patient benötigen neutrale und klare Informationen zu Vor- und Nachteilen der jeweiligen Versorgungsform, um eine für sie passende Entscheidung treffen zu können. Häufig ist der Patient kognitiv dazu nicht in der Lage.

Angehörige sind oft im Konflikt zwischen seinen mutmaßlichen Wünschen und den familiären Möglichkeiten. Bei der Planung ist daher auf die mögliche Überforderung der Familienangehörigen zu achten und diese ggf. zu thematisieren.

WICHTIG

Realistisch bleiben

Realistische Wege aufzeigen und unrealistische Erwartungen bremsen!

6.2.2 Zweiter Schritt des Entlassmanagements

Leistungsansprüche der Klienten ➤ 1.5

Auf Wunsch der Patientin bzw. des Patienten oder deren Familie nimmt der Sozialdienst/Casemanager Kontakt mit einem möglichen **weiterversorgenden Intensivpflegedienst** bzw. **einer Einrichtung** auf. Hierzu ist es notwendig, dass der Sozialdienst gut vernetzt ist und das regionale Angebot kennt. Bei einem gemeinsamen Treffen in der Klinik lernen sich Patient, Familie und Pflegedienst kennen und können die jeweiligen Erwartungen und Möglichkeiten abklären. Alternativ kann die Familie selbstständig nach einem Intensivpflegedienst oder einer Pflegeeinrichtung suchen und stellt dann den Kontakt zur Klinik her.

Soll die weitere Pflege in der Häuslichkeit erfolgen, findet auf jeden Fall ein Hausbesuch statt, bei dem sich der Pflegedienst ein Bild von der Wohnsituation macht. Ist der Einzug in eine Wohngemeinschaft geplant, ist eine Besichtigung durch die Familie obligat. Aufgabe des Pflegedienstes ist es, neben der pflegerischen und kaufmännischen Kompetenz, den zukünftigen Pflegekunden oder die zukünftige Pflegekundin und deren Familie kennenzulernen und deren Vertrauen zu erwerben. In dieser besonderen Ausnahme- und Umbruchsituation ist viel Einfühlungsvermögen notwendig.

Das **Intensivpflege- und Rehabilitationsstärkungsgesetz** *(IPReG)* regelt seit dem 23. Oktober 2020 den Anspruch auf außerklinische Intensivpflege (➤ 1.5.1). Nach diversen Übergangsregelungen ist es am 01.01.2023 in Kraft getreten. Die **Außerklinische Intensivpflege** *(AKI)* ist nun ein eigenständiger Leistungsanspruch und gehört nicht mehr zur Häuslichen Krankenpflege (➤ 1.5.1). Die Krankenkasse muss auf jeden Fall zu Beginn der Planung vorher informiert werden. Im Formular 62 B ist dies als „Vorabinformation" gesondert anzukreuzen.

Die Beratungen der Angehörigen zur Umsetzung der komplexen Versorgungsplanung schließen sich an. Dabei ist die Zusammenarbeit der Leistungserbringer zu klären. Dazu gehören neben dem Intensivpflegedienst oder der Pflegeeinrichtung auch die Home-Care-Unternehmen (➤ 1.4.6) zur Klärung der Hilfsmittelversorgung. Vor einer Entlassung ist eine „qualifizierte ärztliche Einschätzung des Beatmungsstatus" vorzunehmen. Gegebenenfalls ist dazu die Verlegung in ein Weaningzentrum zu organisieren. Dort oder in der Klinik ist das Entwöhnungspotential zu prüfen und zu dokumentieren. Fehlendes Rehabilitationspotential kann ein Grund sein, direkt aus dem Akutkrankenhaus die außerklinische Intensivpflege zu planen. Auch hier muss mit Nachfragen des MD gerechnet werden. Ob fehlende Rehabilitationsplätze in der neurologischen Frührehabilitation (Phase B) auch als Argument akzeptiert werden, wird sich noch zeigen. Mit diesem Vorgehen sollen voreilige Entlassungen verhindert werden. Bei Menschen mit progredientem Verlauf der Erkrankung (z. B. mit ALS) ist es kritisch zu sehen. Hier könnte auch eine schrittweise Übernahme durch einen Pflegedienst sinnvoll sein. Eine Nachtpflege kann eine erste Entlastung für die Familie sein.

Ein **Kritikpunkt am Gesetz** ist der Vorbehalt der Krankenkassen, den Pflegeort bestimmen zu können. Im neuen § 37 c Abs. 2 SGB V ist festgelegt, dass den Wünschen des Versicherten zu entsprechen ist. Weiterhin soll geprüft werden, ob die außerklinische Intensivpflege am gewählten Pflegeort auch sichergestellt werden kann. Dieses soll jährlich neu überprüft werden.

6.2.3 Dritter Schritt des Entlassmanagements

AKI-Richtlinie, § 37 c SGB V ➤ 1.5.1

Nach der Entscheidung des Patienten bzw. der Patientin und/oder seiner/ihrer Familie für eine Versorgungsform und den Pflegeanbieter beginnt der **Sozialdienst/Casemanager** damit, die **notwendigen Formalitäten** in die Wege zu leiten:

Für die Verordnung der AKI sind drei neue Formulare entwickelt worden. Es handelt sich um folgende Verordnungsmuster:

1. 62 A (Potentialanalyse),
2. 62 B (Verordnung bzw. Vorabinformation über außerklinische Intensivpflege)
3. 62 C (Behandlungsplan). Im **IPReG** (§ 37 c SGB V) ist nun festgelegt, dass der verordnende Arzt/die verordnende Ärztin besonders qualifiziert sein muss. Hier gilt § 5 AKI-Richtlinie. Außerdem müssen Therapieziele und Maßnahmen der AKI angegeben werden. Die Kassenärztliche Vereinigung (KVB) hat auf ihrer Website umfangreiche Informationen zu den Verordnungen.

Neben den genauen Angaben auf den drei Formularen sind folgende Schritte notwendig:

- Erstellen eines Entlassbogens mit detailliertem medizinischem und pflegerischem Status
- Beantragen eines Pflegegrades bei der Pflegekasse
- Klären der Hilfsmittelversorgung mit Bedarf, Versorger, Genehmigungsverfahren
- Antrag auf Zuzahlungsbefreiung bei chronischer Erkrankung
- Antrag auf Feststellung des Grads der Schwerbehinderung
- Erstellen einer zeitlichen Ablaufplanung.

Für diese Formalitäten sind mindestens 3–5 Tage klinikintern zu planen. Alle Anträge sind vom Patienten oder seinem Betreuer zu unterschreiben. Der Sozialdienst schickt alle Anträge und Formulare an die Kostenträger und den Intensivpflegedienst. Viele Krankenkassen haben inzwischen feste Ansprechpartner für die außerklinische Intensivpflege. Hier sei nochmal auf die Vorabinformationspflicht hingewiesen.

Der Pflegedienst erhält die ausgefüllten Formulare im Original und beantragt damit zusammen mit einem **Kostenvoranschlag** die **Kostenübernahme** der außerklinischen Intensivpflege bei der Krankenkasse. Die Krankenkasse erhält ebenfalls die Unterlagen, teilweise direkt auch an den MD. Das Vorgehen muss mit dem zuständigen Sachbearbeiter der Krankenkasse besprochen werden. Die Entscheidung über die Anerkennung trifft die Krankenkasse aufgrund des **Gutachtens des Medizinischen Dienstes** *(MD)*. Sie hat aber auch einen Entscheidungsspielraum. Der gesamte Prozess kann sehr zeitintensiv sein und viele Rückfragen an den behandelnden Arzt nach sich ziehen. Je sorgfältiger die Formulare ausgefüllt sind, desto reibungsloser ist der Ablauf. Kritisches Nachfragen, teilweise verbunden mit der Anforderung von Weaningprotokollen oder der Dokumentation der Versuche zur Trachealkanülenentfernung, wird zur Regel bzw. ist jetzt neu vorgeschrieben.

WICHTIG

Menschen in stationären Einrichtungen

Bei der stationären Pflege *(Phase F-Einrichtungen, Pflegeheime oder auch Einrichtungen der Behindertenhilfe)* ist die Finanzierung über die Pflegekasse und private Zuzahlung neu geregelt worden. Auch hier sind die Vordrucke 62 A–C zu verwenden.

Bei Aufnahme muss keine Trachealkanüle vorhanden sein. Es geht um die Abhängigkeit von einer speziellen pflegerischen Betreuung und die Beeinträchtigung der sozialen Integration, z. B. durch fehlende Kommunikationsmöglichkeiten. Die häufigste Diagnose ist das sog. „Wachkoma" (➤ 17.6.8). Neu ist der Anspruch auf AKI bei schwerstkranken Menschen, bei denen es mit hoher Wahrscheinlichkeit zu unvorhersehbaren lebensbedrohlichen Situationen kommen kann.
Ziel der Phase-F-Einrichtungen ist die Förderung der Selbstständigkeit und eine Minderung der Pflegebedürftigkeit. Kritischer Kernpunkt bei der Phase F ist die begrenzte Aufnahme für bis zu 2 Jahre bei positiver Rehabilitationsprognose. Bei fehlender Prognose bleibt nur die Versorgung in einer stationären Einrichtung oder, wie beschrieben, zu Hause bzw. in einer Wohngemeinschaft.

Der Sozialdienst/Casemanager weist die Familie auch darauf hin, dass sie nach der Entlassung aus der Klinik regelmäßig Unterschriften zum Leistungsnachweis der Firmen leisten müssen, z. B. bei der Lieferung von Hilfsmitteln oder der Abrechnung des Pflegedienstes mit den Krankenkassen. Parallel dazu ist es Aufgabe des **Intensivpflegedienstes,** das Personal für die Übernahme sicherzustellen. Oft ist das Entlassdatum des zukünftigen Pflegekunden oder der zukünftigen Pflegekundin eine dynamische Größe im Entlassprozess, was die Planung für alle Beteiligten erschwert. Plötzliche Veränderungen im Gesundheitszustand des Patienten, Probleme mit der Genehmigung der Intensivpflege oder bei der Hilfsmittelversorgung sind einzuplanen.

WICHTIG

Eine gute Vernetzung ist notwendig

Je besser Sozialdienst, Pflegedienst/Pflegeeinrichtung, Hilfsmittelanbieter und Kostenträger miteinander vernetzt sind, umso einfacher und effektiver gestaltet sich der Entlassprozess. Dazu gehört auch die gegenseitige Information über den Stand der Bearbeitung.

Wenn alles bereit ist und die Kosten geklärt sind, kann der Patient oder die Patientin aus der Klinik entlassen werden. Eine Übernahme ohne Kostenklärung ist für den Pflegedienst und den Betroffenen mit einem hohen finanziellen Risiko verbunden. Pflegedienste sollten darum kurzfristige Entlassungen ablehnen. Am Tag der Entlassung wird der Pflegekunde bzw. die Pflegekundin nach Möglichkeit von einer erfahrenen Pflegeperson des Intensivpflegedienstes abgeholt bzw. beim Transport begleitet. So ist eine direkte und persönliche Übergabe von der Klinik an den Intensivpflegedienst gewährleistet.

Für den Entlassprozess sind insgesamt ca. 2–4 Wochen nötig, um allen Prozessbeteiligten qualitativ gerecht zu werden. Während dieser Zeit laufen viele Prozesse parallel (➤ Tab. 6.1).

Tab. 6.1 Entlassmanagement im Prozess [4]

Pflegekunde/ Familie	Klinik	Pflegedienst	Krankenkasse	Sanitätshaus
	(Arzt/Ärztin, SD, Pflege, Therapeut/in) Koordinierung durch SD			
Termin mit Arzt/ Ärztin und SD	• Arzt/Ärztin: Aufklärung über Intensivpflege • SD: Prozedere, Kosten, Anbieter	Information durch SD		
• WG-Besuch • Hausbesuch durch Pflegedienst	• Evtl. Alternativen suchen • SD: Rücksprache mit der KK		Evtl. Unterstützung bei der Suche nach PD oder Einrichtung	
Termin mit SD	SD: Formulare ausfüllen	Personalplanung		
	SD: Formulare an KK und PD weiterleiten	Kostenvoranschlag	• Prüfung Intensivpflegebedarf • Kostenklärung	

Tab. 6.1 Entlassmanagement im Prozess [4] *(Forts.)*

Pflegekunde/ Familie	Klinik	Pflegedienst	Krankenkasse	Sanitätshaus
Evtl. Termin mit Klinik	Team: Pflegekunden/ Pflegekundin vorstellen	Kennenlernen des Pflegekunden/der Pflegekundin	Evtl. Rücksprache mit Familie	
HM-Bedarf abklären	• Team: HM-Bedarf festlegen • Arzt/Ärztin: Verordnungen ausstellen	HM-Bedarf abklären		
Evtl. HM-Versorger finden	SD: HM-Versorger suchen, Verordnungen weiterleiten	HM-Versorger suchen	Prüfung des HM-Bedarfs	• HM-Bedarf klären • Rücksprache mit Klinik, Therapeut/-in, PD
Lieferung der HM	SD: Lieferung der HM koordinieren	Lieferung der HM koordinieren	Genehmigungsverfahren	Kostenvoranschlag
		Rücksprache mit KK wegen Kostenzusage	Genehmigung	
Pflegevertrag unterschreiben		Pflegevertrag mit Pflegekunden/Pflegekundin		
Rücksprache wegen Entlasstermin	Arzt/SD: Rücksprache wegen Entlasstermin	Rücksprache wegen Entlasstermin		Rücksprache mit Patient/-in und PD wegen Entlassung
		Dienstplan erstellen		
Kontakt mit Hausarzt/-ärztin	Arzt: Arztbrief erstellen	Kontakt mit Hausarzt/-ärztin		
	Pflege: Transport bestellen	Patientenübernahme, ggf. Transportbegleitung		Lieferung Geräte und HM

Abkürzungen: PD: Pflegedienst, SD: Sozialdienst, KK: Krankenkasse:, HM: Hilfsmittel

LITERATURVERZEICHNIS

[1] Deutsches Netzwerk für Qualitätsentwicklung in der Pflege (Hrsg.). Expertenstandard Entlassungsmanagement in der Pflege. 2. A. Osnabrück, 2019.

[2] Schlippe A. von. Chronische Krankheit im Kontext sozialer Systeme. In: Systhema, 2003 (1): S. 20–37. Aus: if-weinheim.de/fileadmin/dateien/systhema/2003/1_2003/Sys_1_2003_Schlippe.pdf (letzter Zugriff: 9.5.2025).

[3] Pabsch U. Pflegebedürftig, was tun? Aus: www.pflege-beduerftig-was-tun.de (letzter Zugriff: 09.5.2025).

[4] Pabsch U. LEBE Leben mit Intensivpflege. Aus: www.leben-mit-intensivpflege.de (letzter Zugriff: 22.7.2025).

WEITERFÜHRENDE LITERATUR

Deutsche Vereinigung für Soziale Arbeit im Gesundheitswesen (DVSG) e.V. DVSG Entlassungsmanagement durch Soziale Arbeit in Krankenhäusern und Rehabilitationskliniken, 2. A. Berlin: 05/2022. Aus: https://dvsg.org/fileadmin/user_upload/DVSG/Veroeffentlichungen/Positionen/DVSG-Positionspapier-Entlassungsmanagement-2022-05.pdf (letzter Zugriff: 09.5.2025).

Deutsche Vereinigung für Soziale Arbeit im Gesundheitswesen (DVSG) e.V. FAQ Entlassmanagement – Akut, 2. A. 12/2019. Aus: https://dvsg.org/fileadmin/user_upload/DVSG/Veroeffentlichungen/Arbeitshilfen/DVSG-FAQ-Entlassmanagement-Akut.pdf (letzter Zugriff: 09.05.2025).

Deutsches Netzwerk für Qualitätsentwicklung in der Pflege (DNQP): Expertenstandard Entlassungsmanagement in der Pflege, 2. A. Osnabrück: 2019.

GKV-Spitzenverband, www.gkv-spitzenverband.de/media/dokumente/krankenversicherung_1/ambulante_leistungen/ausserklinische_intensivpflege/AKI-Muster_62C-Behandlungsplan.pdf. (letzter Zugriff: 22.7.2025).

Korittko A, Pleyer K-H. Traumatischer Stress in der Familie – Systemische Lösungswege, 5. A. Göttingen: Vandenhoeck & Ruprecht, 2016.

Ohler M, Pabsch U. Der Mensch ist mehr als seine Krankheit. Carl Auer Sounds of Science- Audio-Podcast, 2025 – heute, online. Aus: https://soundcloud.com/carlauersoundsofscience/sets/der-mensch-ist-mehr-als-seine, (letzter Zugriff: 22.7.2025).

Pabsch U. Der Mensch ist mehr als seine Krankheit. Systemische Soziale Arbeit im Krankenhaus. Heidelberg: Carl Auer, 2024.

Pabsch, U. Niemand ist alleine krank – Ein Ratgeber für Familien. Aus: www.leben-mit-intensivpflege.de/images/lebe_ratgber.pdf (letzter Zugriff: 9.5.2025).

Pabsch, U. Gemeinsam alt werden – Ein Ratgeber für Angehörige, wenn Eltern Hilfe brauchen. Aus: www.leben-mit-intensivpflege.de/images/RatgeberGeriatrieDruck.pdf (letzter Zugriff: 9.5.2025).

Wingenfeld K. Pflegerisches Entlassungsmanagement im Krankenhaus: Konzepte, Methoden und Organisationsformen patientenorientierter Hilfen. 2. A. Stuttgart: Kohlhammer, 2020.

KAPITEL

7

Christine Keller

Anatomie und Physiologie des Atmungssystems

Die Kenntnisse der **Anatomie und Physiologie des Atmungssystems** sind Voraussetzung zum Verständnis der physiologischen Vorgänge bei der Atmung v. a. auch in Abgrenzung zu krankhaften Zuständen und zur maschinellen Beatmung mit ihren Auswirkungen.

7.1 Was ist Atmung?

DEFINITION

Atmung *(Respiration):* Ist die Grundvoraussetzung menschlichen Lebens. Mit der Atmung bzw. mithilfe des Atmungssystems nimmt der Körper den Sauerstoff aus der Luft auf und gibt Kohlendioxid als Endprodukt des Stoffwechsels wieder an die Luft ab. Durch die Abatmung von Kohlendioxid nimmt die Lunge auch an der Aufrechterhaltung des Säure-Basen-Haushalts teil (➤ Kap. 10).

An der Atmung sind vier aufeinanderfolgende **Teilprozesse** (➤ Abb. 7.1) beteiligt: [1]

1. **Ventilation. Inspiration** *(Einatmung)* von sauerstoffreicher Luft und Transport zu den Alveolen, Abtransport von kohlendioxidreicher Luft aus den Alveolen und **Exspiration** *(Ausatmung)* (➤ 7.6.3)
2. **Diffusion** von Sauerstoff aus den Alveolen in die Lungenkapillaren, Diffusion von Kohlendioxid aus den Lungenkapillaren in die Alveolen (➤ 7.7.1, ➤ 7.7.3)
3. **Transport** des Sauerstoffs im Blut zu den einzelnen Körperzellen, **Abtransport** des Kohlendioxids von den einzelnen Körperzellen im Blut zu den Alveolen (➤ 7.8)
4. **Verbrennung** von Nährstoffen, insbesondere von Glukose, in den Mitochondrien der Zellen mithilfe des eingeatmeten Sauerstoffs. Hierdurch gewinnen die Körperzellen Energie, hier Adenosintriphospat *(ATP)*, um ihre spezifischen Aufgaben zu erfüllen. Dabei fällt Kohlendioxid als Stoffwechselendprodukt an.

Als **äußere Atmung** werden die ersten beiden Teilprozesse bezeichnet: der Gasaustausch zwischen Umgebung und Blut. **Innere Atmung** *(Zellatmung)* meint die Energiegewinnungsprozesse in den Zellen mithilfe von Sauerstoff.

7.2 Atmungssystem

Die Gesamtheit der Atmungsorgane ist das **Atmungssystem** *(respiratorisches System)*. Die Atmungsorgane lassen sich nach verschiedenen Aspekten unterteilen (➤ Abb. 7.2):

- **Luftleitende Atmungsorgane**
  - Obere Luftwege
    - Nase mit Nasennebenhöhlen
    - Pharynx *(Rachen)*
  - Untere Luftwege
    - Larynx *(Kehlkopf)*
    - Trachea *(Luftröhre)*
    - Pulmo *(Lungen)* mit dem Bronchialbaum und Lungenparenchym *(Lungengewebe)*
- **Gasaustauschende Atmungsorgane**
  - Alveolen *(Lungenbläschen)*.

7.2.1 Nase und Nasennebenhöhlen

Zur äußeren **Nase** gehören die Nasenlöcher, die Nasenflügel, der Nasenrücken und die Nasenwurzel. Die

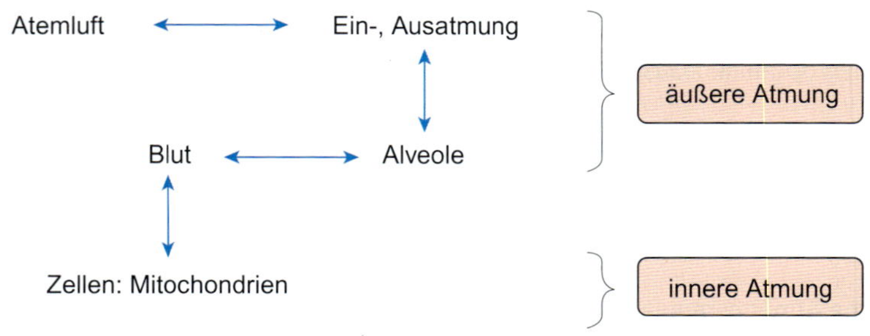

Abb. 7.1 Teilprozesse der Atmung [L143]

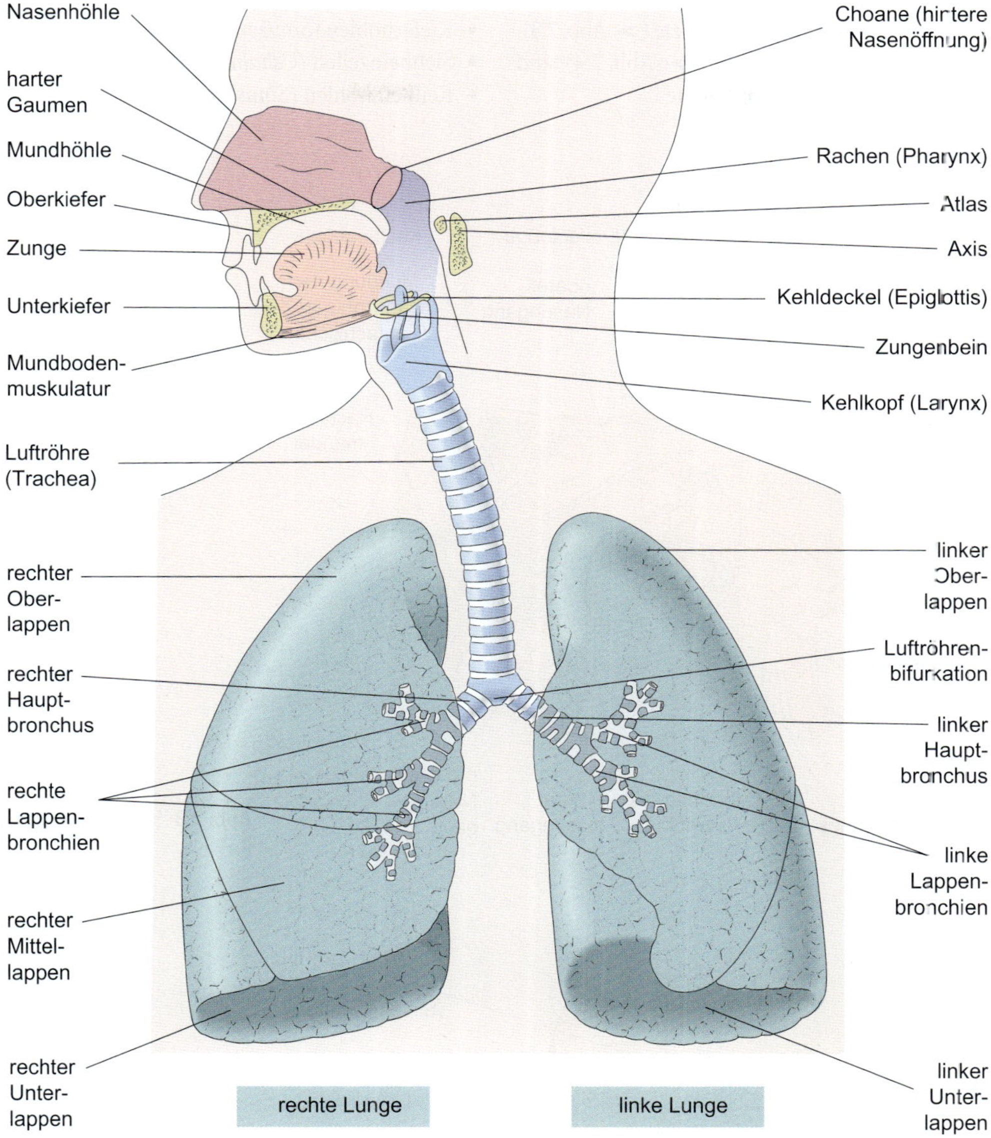

Abb. 7.2 Atmungssystem in der Übersicht [L190]

individuelle Form der Nase entsteht durch die Nasenknorpel. Am vorderen Naseneingang verhindern starre Haare das Eindringen größerer Fremdkörper. Den hinteren Ausgang bilden die *Choanen* – das sind die in den Rachenraum führenden hinteren Nasenöffnungen (➤ Abb. 7.3). Die **Nasenhöhle** ist nach unten durch den harten Gaumen und nach oben vom Siebbein der Schädelbasis begrenzt, die Seitenwände entstehen durch den Oberkieferknochen. So formt sich die Nasenhöhle als annähernd dreieckiger Hohlraum, der durch die **Nasenscheidewand** *(Septum nasi)* in eine rechte und linke Hälfte geteilt wird (➤ Abb. 7.3). Die Nasenhöhle ist durch die untere, mittlere und obere Nasenmuschel unterteilt, dadurch entsteht der untere, mittlere und obere Nasengang. Die Nasenmuscheln sorgen vor allem für eine Vergrößerung der Oberfläche. Dadurch kann die Nase ihre Aufgaben/Funktionen noch besser erfüllen. In die Nasenhöhle münden die Nasennebenhöhlen, der Tränennasengang und die Ohrtrompete (➤ Abb. 7.3).

Die **Nasennebenhöhlen** *(NNH* ➤ Abb. 7.4) sind paarig angeordneten. Es sind dies die

- Siebbeinhöhlen *(Sinus frontalis)*
- Kieferhöhlen *(Sinus maxillaris)*
- Siebbeinzellen *(Cellulae ethmoidales)*
- Keilbeinhöhlen *(Sinus sphenoidalis).*

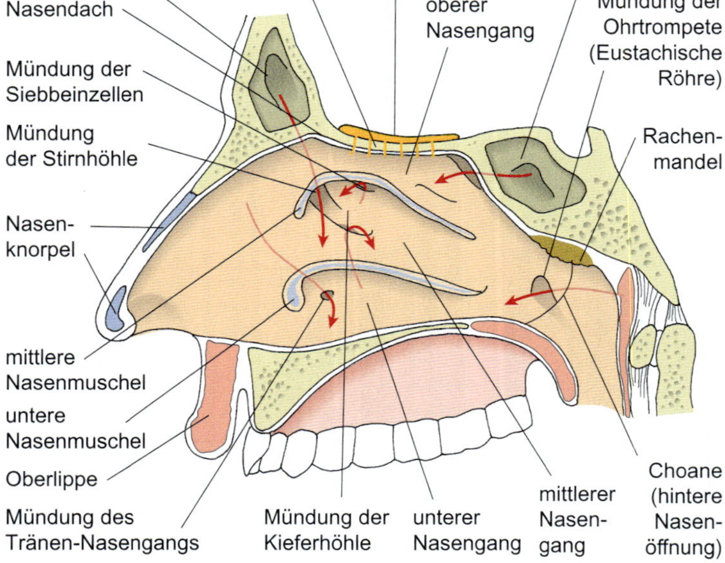

Abb. 7.3 Schnitt durch die Nase [L190]

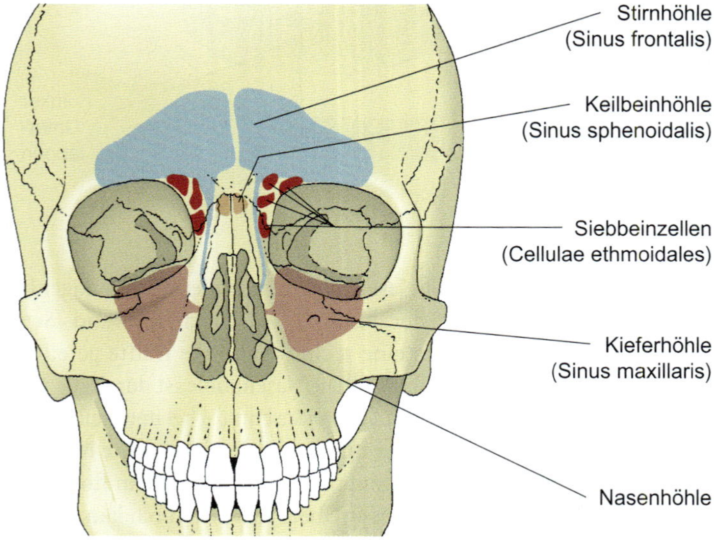

Abb. 7.4 Nasennebenhöhlen [L190]

Die **Aufgaben der Nase:** [1]

- **Reinigen, Anfeuchten** und **Erwärmen der Atemluft.** Die Nasenhöhle ist mit Schleimhaut überzogen, an deren Oberfläche sich ein mehrreihiges Epithel mit Flimmerhärchen befindet. Die Flimmerhärchen bewegen sich rhythmisch und rachenwärts. Becherzellen in der Schleimhaut bilden einen Schleim. Die Schleimhaut reinigt die darüberstreichende Atemluft, indem Fremdkörper und Mikroorganismen hängen bleiben, zudem feuchtet sie die Luft an. Das Anwärmen geschieht durch die sehr gute Durchblutung der Nasenschleimhaut (➤ 13.1.1).
- **Riechen.** Im Nasenhöhlendach befindet sich die Riechschleimhaut. Die eingestreuten Riechzellen, die Chemorezeptoren für den Geruchssinn, sind die Zellkörper des N. olfactorius *(Riechnerv, I. Hirnnerv)*. Gerüche werden in die Riechrinde im Großhirn geleitet, dann erst wird der Geruch wahrgenommen. Es besteht zudem eine enge Verbindung mit dem Limbischen System, weshalb Gerüche schnell Emotionen auslösen oder Erinnerungen wachrufen können.
- **Resonanzraum für die Stimme.**

Die **Aufgabe der Nasenebenhöhlen:** Sie dienen der Gewichtsreduzierung des knöchernen Schädels und sind ebenfalls Resonanzraum für die Stimme.

7.2.2 Pharynx

Der **Pharynx** *(Rachen, Schlund)* ist ein Muskelschlauch, der sich von der Schädelbasis bis zur Speiseröhre erstreckt. Er hat drei Etagen/Abschnitte (➤ Abb. 7.5):

- **Nasopharynx.** Er schließt sich an die Nasenhöhle an. Hier mündet die Ohrtrompete, die zur Belüftung des Mittelohrs und zum Druckausgleich zwischen Mittelohr und Umgebung dient. Hier liegen auch die Rachenmandeln zur Infektabwehr.
- **Oropharynx.** Er hat eine weite Öffnung zum Mundraum. Hier befinden sich die beiden Gaumenmandeln und die Zungenmandeln, die ebenfalls der Infektabwehr dienen.
- **Laryngopharynx** *(Hypopharynx)*. Hier findet die Kreuzung von Luft- und Speiseweg statt. Der Kehldeckel am Eingang des Kehlkopfes hat die lebenswichtige Aufgabe, sich beim Schlucken auf die Luftröhre zu legen, um eine Aspiration zu verhindern. [1]

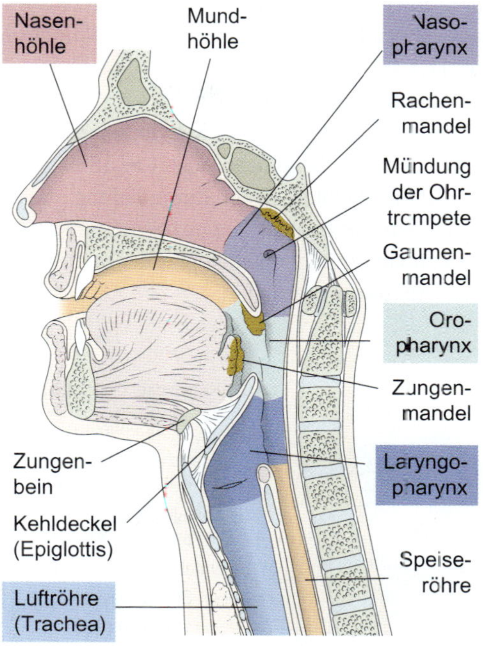

Abb. 7.5 Schnitt durch den Rachen [L190]

Der **lymphatische Rachenring** *(Waldeyer'scher Rachenring)* dient der Immunabwehr und besteht aus Rachenmandeln, Gaumenmandeln, Tubenmandeln, Seitensträngen und den Zungenmandeln. Keime aus der Atemluft und Nahrung werden so frühzeitig abgefangen und eine Abwehrreaktion in Gang gesetzt. [2]

7.2.3 Larynx

Der **Larynx** *(Kehlkopf)* besteht aus einem röhrenförmigen Knorpelgerüst, das sich vom Zungengrund bis zur Luftröhre erstreckt. Der Kehlkopf besteht aus (➤ Abb. 7.6):

- Schildknorpel
- Ringknorpel
- Epiglottis *(Kehldeckel)*
- Stellknorpeln.

Die einzelnen Knorpel sind durch Bänder und Muskeln miteinander verbunden. Ein besonderes Band ist zwischen Schild- und Ringknorpel, das **Lig. conicum** *(Lig. cricothyroideum* ➤ Abb. 7.6), über das im Not-

7

fall relativ gefahrlos ein Zugang in die unteren Atemwege geschaffen werden kann, die sog. Koniotomie (➤ 11.1.4).

Die **Aufgaben des Kehlkopfs:**

- Er verschließt mithilfe des Kehldeckels die unteren Atemwege beim Schluckakt (➤ 18.1).
- Er ist das Hauptorgan der Stimmbildung.
- Hier wird ein Hustenreflex ausgelöst, wenn ein Fremdkörper in den Kehlkopf (oder in die tieferen Atemwege) gelangt.

Stimmbildung und Stimme:

Die Kehlkopfschleimhaut bildet zwei Faltenpaare: die **Stimmfalten** und die **Taschenfalten.** Die freien oberen Ränder der Stimmfalten heißen **Stimmbänder** *(Stimmlippen)* und die Öffnung zwischen beiden Stimmbändern **Stimmritze** (➤ Abb. 7.7). Die meisten Muskeln, die die Stimmbänder bewegen, werden vom **N. recurrens** innerviert (*Ast des N. vagus, X. Hirnnerv*), dem einzigen Stimmritzenöffner. Der Luftstrom versetzt die Stimmbänder in Schwingungen.

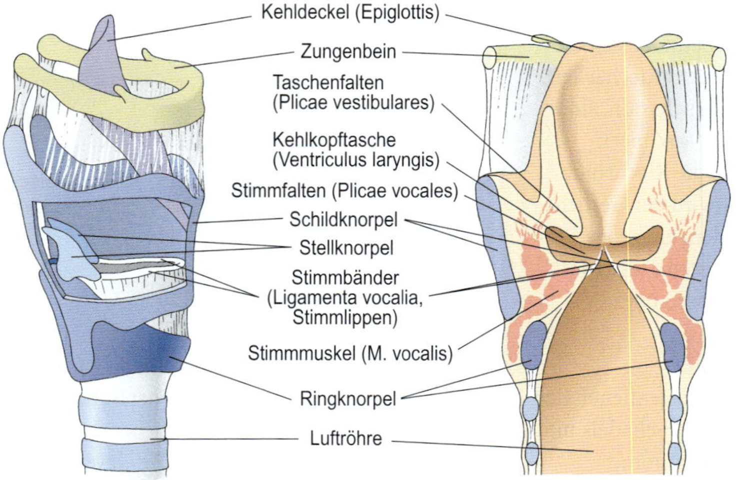

Abb. 7.6 Kehlkopf. [R252]
Links: Zungenbein und knorpeliges Kehlkopfgerüst (Kehldeckel in Mittelstellung.
Rechts: Längsschnitt durch den Kehlkopf (Ansicht von vorne).

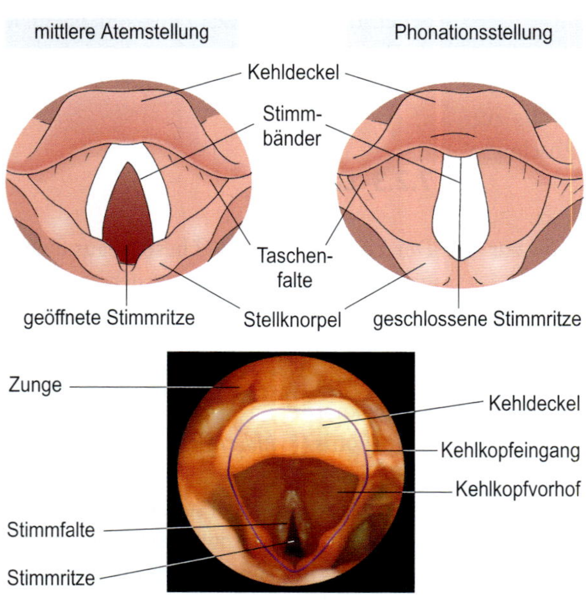

Abb. 7.7 Stimmritze und Stimmbänder. [L190]
Oben: Schemazeichnung in mittlerer Atemstellung und in Phonationsstellung.
Unten: Blick mit einem Endoskop von oben auf die Stimmritze.

Die Frequenz der Schwingung, die Länge, Dicke und Spannung der Stimmbänder bestimmen die Tonhöhe, die Lautstärke hängt von der Stärke des Luftstroms ab. Die Klangfarbe der Stimme entsteht durch die Resonanzräume von Rachen, Mund, Nasenhöhle und Nasennebenhöhlen. [2]

7.2.4 Trachea

Die **Trachea** *(Luftröhre)* verbindet den Kehlkopf, konkret der Ringknorpel, mit den Hauptbronchien (➤ Abb. 7.8). Sie ist ca. 10–12 cm lang (je nach Größe des Menschen) und besteht aus 16–20 hufeisenförmigen hyalinen Knorpelspangen. Sie sorgen dafür, dass die Trachea offen bleibt während ein Unterdruck bei der Inspiration in den Atemwegen herrscht. Die Knorpelspangen sind durch Bänder *(Ligg. anularia)* miteinander verbunden. Nach hinten sind die Spangen durch glatte Muskulatur *(M. trachealis, Pars membranacea)* und Bindegewebe verschlossen. So ist die gesamte Luftröhre quer- und längselastisch. Das ist für den Schluckakt wichtig, bei dem der Kehlkopf angehoben und die Trachea in die Länge gedehnt wird, und beim Husten, beim dem sich die Trachea verengt.

Wie im übrigen Atemtrakt ist auch die Luftröhre innen von Schleimhaut mit Flimmerepithel überzogen. Unter dem Epithel liegen schleimbildende Becherzellen, die ebenfalls zur Befeuchtung der Einatemluft beitragen (➤ 7.3.1).

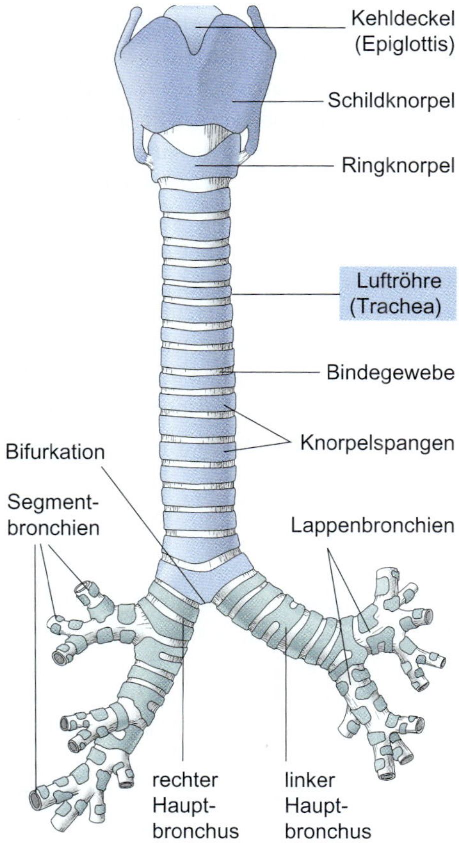

Abb. 7.8 Kehlkopf, Luftröhre und große Bronchien [L190]

7.2.5 Bronchien, Bronchiolen und Alveolen

Etwa auf Höhe des 5. Brustwirbels teilt sich die Trachea in die beiden **Hauptbronchien** (➤ Abb. 7.8). Diese Luftröhrengabelung heißt **Bifurcatio tracheae** *(Luftröhrenbifurkation)*. Im Inneren heißt diese Stelle **Carina** und ist bei der Bronchoskopie gut zu erkennen.

Der rechte Hauptbronchus ist wegen des Herzens meist etwas weiter und steiler als der linke (➤ Abb. 7.8). Deshalb gelangen Fremdkörper in der Regel in den rechten Hauptbronchus. Nach wenigen Zentimetern teilen sich beide Hauptbronchien weiter auf:

- Rechter Hauptbronchus. Drei Hauptäste, sog. **Lappenbronchien** für die drei Lungenlappen
- Linker Hauptbronchus. Zwei Lappenbronchien für die zwei Lungenlappen (➤ Abb. 7.9).

Die Lappenbronchien teilen sich weiter in die **Segmentbronchien** auf und dann in immer kleinere **Bronchien.** So entsteht das weitverzweigte Netz des **Bronchialbaums** (➤ Abb. 7.9). Je kleiner die Bronchien werden, desto mehr nimmt ihr Durchmesser ab und desto einfacher und dünnwandiger ist ihr Aufbau: Nach und nach verringern sich die knorpeligen Anteile, dafür nimmt die Anzahl glatter Muskelzellen zu. Außerdem nehmen auch das Flimmerepithel und die Becherzellen ab.

Die kleinsten Verzweigungen heißen **Bronchiolen,** die sich nochmals in die **Bronchioli respiratorii** aufzweigen. Diese gehen dann unmittelbar in das eigentliche gasaustauschende Lungengewebe über, die **Alveolargänge mit den Lungenbläschen** *(Ductus alveolaris mit Alveolen* ➤ Abb. 7.9, ➤ Abb. 7.10). [1]

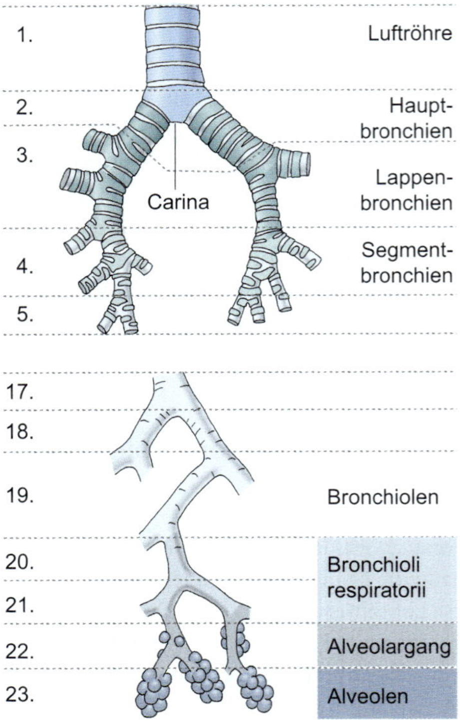

Abb. 7.9 Bronchialbaum, -system. Von der Luftröhre bis zu den Alveolen sind es durchschnittlich 23 Aufteilungen. [L190]

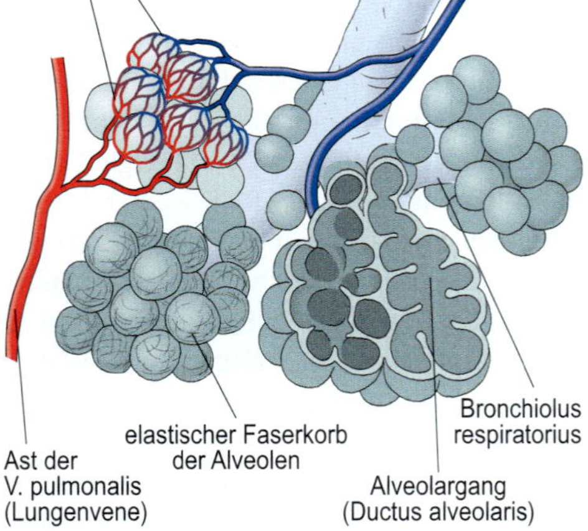

Abb. 7.10 Alveolargänge und Alveolen. Die Alveolen liegen traubenförmig um die Alveolargänge und die *Bronchioli respiratorii.* Sie sind von einem dichten Kapillarnetz überzogen. [L190]

In den **Alveolen** findet der Gasaustausch statt: Sauerstoff diffundiert aus den Alveolen in die umgebenden Kapillaren, Kohlendioxid diffundiert aus dem Kapillarblut in die Alveolen (➤ 7.7.1). Das ist möglich, weil die Alveolen nur eine dünne Epithelschicht haben, ebenso einschichtig ist das Endothel der Kapillaren *(Blut-Luft-Schranke, alveolokapilläre Membran).* Der Mensch hat ca. 300 Mio. Alveolen. Diese ergeben eine Fläche von 80–120 m^2. Das Epithel der Alveolaren besteht aus Pneumozyten Typ I, die dem Gasaustausch dienen, und aus Pneumozyten Typ II, die den Surfactant produzieren. [3]

Die Alveolen haben bei der Ausatmung einen Durchmesser von 0,1–0,2 mm, bei der Einatmung dehnen sie sich auf 0,3–0,5 mm aus. Damit das leicht möglich ist, ist die Innenwand der Alveolen mit dem **Surfactant(-Faktor)** *(engl.* ***surf****ace* ***act****ive* ***ag****e****nt,*** *Oberflächenfaktor, Antiatelektasefaktor),* einem Gemisch aus Phospholipiden *(komplexe Fettsubstanz),* ausgekleidet, das die Alveolarepithelien selbst bilden. Der Surfactant setzt die Oberflächenspannung der Alveolen herab, d. h., sie lassen sich bei der Einatmung leichter dehnen, wodurch sich die Atemarbeit verringert. Außerdem verhindert er den Kollaps der Alveolen am Ende der Ausatmung. Der Surfactant hat, neben den elastischen Fasern in der Lunge, einen wichtigen Einfluss auf die Lungendehnbarkeit, die *Compliance* (➤ 7.6.4). Außerdem hat der Surfactant eine Abwehrfunktion, weil er Makrophagen *(Fresszellen)* in den Alveolen aktiviert, die Fremdstoffe und Mikroorganismen aufnehmen können. Er reguliert auch den Flüssigkeitsaustausch zwischen den Lungenkapillaren und dem Interstitium *(Zwischenzellraum)* und unterstützt die mukoziliäre Clearance (➤ 7.3.1). [3]

7.2.6 Lungen

Die beiden **Lungen** *(Pulmo* ➤ Abb. 7.2) bestehen aus:

- Dem **Bronchialbaum, -system,** der/das die Luft transportiert (➤ Abb. 7.9)
- Dem **Alveolargewebe** *(Lungenparenchym, Gesamtheit der Alveolen),* das für den Gasaustausch verantwortlich ist (➤ Abb. 7.10).

Die beiden **Lungenflügel** liegen im Thorax und umgeben das **Mediastinum** *(Mittelfellraum).* Hier liegt auch das Herz. Nach außen werden sie durch die Rippen begrenzt, nach unten durch das Zwerchfell. Der Teil, der

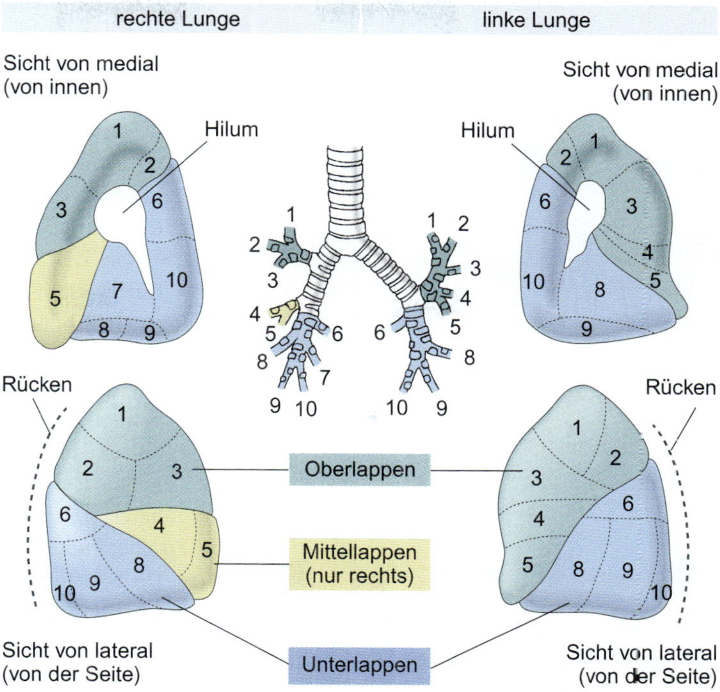

Abb. 7.11 Aufteilung der Lunge in Lappen und Segmente. Die rechte Lunge besteht aus drei Lappen und zehn Segmenten, die linke Lunge besteht aus zwei Lappen und neun Segmenten. [L190]

auf dem Zwerchfell aufliegt, heißt **Lungenbasis,** der bei der Einatmung 3–4 cm tiefer tritt. Der obere Teil, die **Lungenspitze,** ragt geringfügig über die Schlüsselbeine hinaus. Die Hauptbronchien, die Lungengefäße und die Lymphgefäße gelangen über den sog. **Lungenhilus** *(Lungenhilum, Lungenwurzel)* in die Lungen bzw. hinaus (➤ Abb. 7.11).

Durch die nach links verschobene Position des Herzens ist der linke Lungenflügel kleiner als der rechte. Die Lungenflügel teilen sich in **Lungenlappen** (rechts in drei, links in zwei) und dann in **Lungensegmente,** (rechts sind es zehn, links neun ➤ Abb. 7.11). Die Lappen und Segmente entsprechen den Bronchien und den Ästen der Lungenarterien.

7.3 Mukoziliäre und tussive Clearance

DEFINITION

Sputum *(Auswurf):* Sekrete aus den oberen und unteren Atemwegen.

Speichel *(Spucke):* Sekret von den Speicheldrüsen im Mund.
Mukoziliäre Clearance: Selbstreinigungsmechanismus der Atemwege bzw. des respiratorischen Epithels.
Tussis: Husten.
Tussive Clearance *(Hustenclearance):* Reinigung der unteren Atemwege von Sputum durch (Ab-)Husten.

7.3.1 Mukoziliäre Clearance

Die **mukoziliäre Clearance** ist der wichtigste Reinigungsmechanismus der peripheren Atemwege. Diese sind bis in die Bronchiolen mit **Schleimhaut** überzogen, bestehend aus:

- **Flimmerhärchen** *(Zilien),* die rachenwärts schlagen; sie sorgen so für den Abtransport von Sputum und Fremdstoffen in den Rachen, wo es abgehustet oder geschluckt werden kann. Die Schlagfrequenz der Zilien beträgt 5–15 Schläge/Sek. In den unteren kleinen Atemwegen beträgt die Transportgeschwindigkeit 1 mm/Min., in den oberen Atemwegen 2 cm/Min.

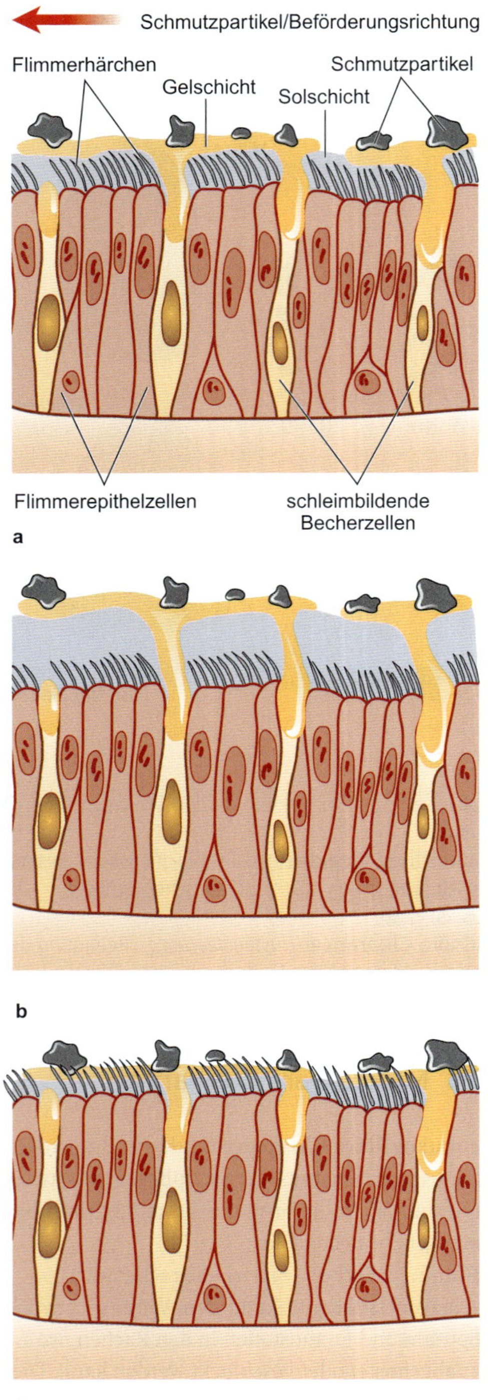

Abb. 7.12 Schleimhaut in den Atemwegen mit mukoziliärer Clearance *(respiratorisches Epithel).* [L126]
a) Physiologische Situation.
b) Dysfunktion durch zu tiefe Solschicht (grau).
c) Dysfunktion durch zu niedrige Solschicht.

- **Schleimbildende Becherzellen;** diese produzieren täglich etwa 10–20 ml Schleim *(Mukus).* Hauptbestandteile sind: Wasser (ca. 95 %) und Eiweiß (ca. 2 %). Der Eiweißanteil ist für die Viskosität *(Zähigkeit)* des Schleims verantwortlich. Die restlichen 3 % sind Epithelien, Immunzellen, Mikroorganismen und Staub. [3]

Die Schleimschicht ist zweischichtig aufgebaut (➤ Abb. 7.12 a):

- **Gelschicht.** Sie ist die obere Schicht, die aus einem zähflüssigen, klebrigen Schleim besteht, an dem Fremdpartikel und Mikroorganismen anhaften. Der Schleim wird durch die Flimmerhärchen bewegt, er fließt auf der wässrigen Solschicht.
- **Solschicht.** Sie ist dünnflüssig, wässrig und ermöglicht dadurch die Beweglichkeit der Flimmerhärchen.

Zu einer **mukoziliären Dysfunktion** kommt es, wenn:

- Die Solschicht zu tief ist, z. B. beim Lungenödem, Überdosierung von Expektoranzien (➤ 15.5.2), übermäßiger Inhalation. Die Flimmerhärchen können nicht effektiv arbeiten und den Schleim der Gelschicht nicht ausreichend rachenwärts transportieren *(visko-mechanische Entkoppelung* ➤ Abb. 7.12 b).
- Die Solschicht zu niedrig ist, z. B. bei Dehydratation oder fehlender Anfeuchtung der Einatemluft bei tracheotomierten Menschen (Atemgasklimatisierung ➤ Kap. 13). Die Flimmerhärchen stecken im zähen Schleim fest, ihre Funktion kommt zum Erliegen (➤ Abb. 7.12 c).
- Die Schleimhaut mit dem Flimmerepithel (teilweise) zerstört ist, z. B. bei langjährigen Rauchern oder durch Umweltschadstoffe.
- Die Schleimzusammensetzung pathologisch ist, z. B. sehr zäher bei Mukoviszidose (➤ 9.3.10).
- Die Zilienfunktion durch Mikroorganismen und Entzündungsmediatoren oder hohe inspiratorische Sauerstoffkonzentrationen gestört ist. [3]

WICHTIG

Mukoziliäre Clearance

Damit die mukoziliäre Clearance optimal funktioniert, muss die Einatemluft eine Temperatur von 37 °C haben und eine absolute Feuchtigkeit von 44 mg/l bzw. eine relative Luftfeuchtigkeit von 100 % (➤ 13.1.1). Normalerweise stellt das die Nase mit ihrer Schleimhaut sicher. Bei tracheotomierten Menschen sind jedoch Maßnahmen zur Atemgasklimatisierung zu ergreifen (➤ 13.1.3).

7.3.2 Tussive Clearance

Hustenstörungen ➤ 17.16.2
Beurteilung von Husten ➤ 8.2.7

Die **tussive Clearance** *(Husten)* stellt einen weiteren Reinigungs- und Schutzmechanismus der unteren Atemwege dar und unterstützt die mukoziliäre Clearance. **Husten** kann willkürlich ausgelöst werden oder reflexhaft, wenn ein Fremdkörper in den Kehlkopf oder die Trachea gelangt: Nach einer tiefen Inspiration wird die **Glottis** *(Stimmlippen mit Stimmritze)* verschlossen. Es besteht jetzt ein deutlicher Unterdruck in den unteren Atemwegen, gleichzeitig kann sich die Trachea durch die *Pars membranacea* (➤ 7.2.4) im Querschnitt verengen. Dann kontrahiert sich die Exspirationsmuskulatur (➤ 7.6.2), v. a. die Bauchmuskulatur. Wenn sich die Glottis explosionsartig öffnet, können Sekrete mit der schnellen Strömung der Ausatemluft nach außen geschleudert werden. In sitzender Position kann die Exspirationsmuskulatur am wirkungsvollsten eingesetzt werden. Das Sekret muss viskös sein (weder zu flüssig noch zu zäh, ➤ 8.2.8), damit es gut ausgehustet werden kann.

WICHTIG

Pulmonale Infektabwehr

Für die Abwehr von Mikroorganismen und Fremdpartikeln in der Lunge sind verantwortlich: [3]
- Lymphatischer Rachenring (➤ 7.2.2)
- Mukoziliäre und tussive Clearance
- Antimikrobielle Wirkung von Surfactant (➤ 7.2.5)
- Makrophagen *(„Fresszellen")* in den Alveolen und Leukozyten
- Immunglobulin A *(Antikörper)*, antimikrobielle Substanzen und Botenstoffe des Immunsystems auf der Schleimhaut.

7.4 Pleura

Die **Pleura** *(Brustfell)* ist eine hauchdünne mit Gefäßen versorgte Hülle. Sie besteht aus zwei Blättern:
- **Lungenfell** *(Pleura viszeralis)*, das die beiden Lungenflügel überzieht
- **Rippenfell** *(Pleura parietalis)*, das die Brustwand, das Zwerchfell und das Mediastinum auskleidet.

Am Lungenhilus gehen beide Pleurablätter ineinander über und bilden so einen geschlossenen Spaltraum, den **Pleuraspalt** *(Interpleuralraum)*. Damit die Lungenflügel bei der Atmung reibungsfrei im Brustraum gleiten können, befindet sich etwas Flüssigkeit im Pleuraspalt. Aufgrund dieses Flüssigkeitsfilms kann sich die Lunge nicht von der Brustwand abheben, sondern nur gleitend verschieben (Vergleich: zwei Glasplatten, zwischen denen sich ein wenig Flüssigkeit befindet). Außerdem herrscht im Pleuraspalt ein Unterdruck **(intrapleuraler Druck)**. Dieser Unterdruck *(Sog)* sorgt dafür, dass die Bewegungen des Thorax direkt auf die Lunge übertragen werden. Obwohl die Lunge durch ihre elastischen Fasern die Tendenz hat, sich zusammenzuziehen, wird sie trotzdem bei der Einatmung mit dem Thorax nach außen gezogen, weil das Lungenfell untrennbar mit der Lunge und weiter über den Pleuraspalt (Unterdruck) mit dem Rippenfell verbunden ist. Das Rippenfell ist wiederum fest mit dem Thorax verbunden.

Der Unterdruck im Pleuraspalt liegt am Ende der Ausatmung bei –4 mmHg. Erweitert sich der Thorax bei der Einatmung, wird der intrapleurale Druck noch negativer, am Ende der Einatmung beträgt er ca. –12 mmHg (➤ 7.6.3). [1]

7

7.5 Blutversorgung der Lungen

Die **Blutversorgung der Lungen** erfolgt aus zwei Gefäßnetzen bzw. Blutkreisläufen.

7.5.1 Lungenkreislauf

Der **Lungenkreislauf** *(kleiner Kreislauf,* ➤ Abb. 7.13*)* beginnt am rechten Herz. Aus dem **Truncus pulmonalis** *(Stamm der Lungenschlagadern)* gehen **zwei große Lungenarterien** *(rechte und linke A. pulmonalis)* hervor. Diese teilen sich in immer feinere Äste auf und bilden schließlich einen Teil der Kapillaren, die die Alveolen umgeben (➤ Abb. 7.10). Hier findet der Gasaustausch statt. Kleinste Venen werden zu immer größeren Ästen und vereinigen sich zu den **vier großen Lungenvenen** *(Vv. pulmonales)*, die in den linken Vorhof einmünden.

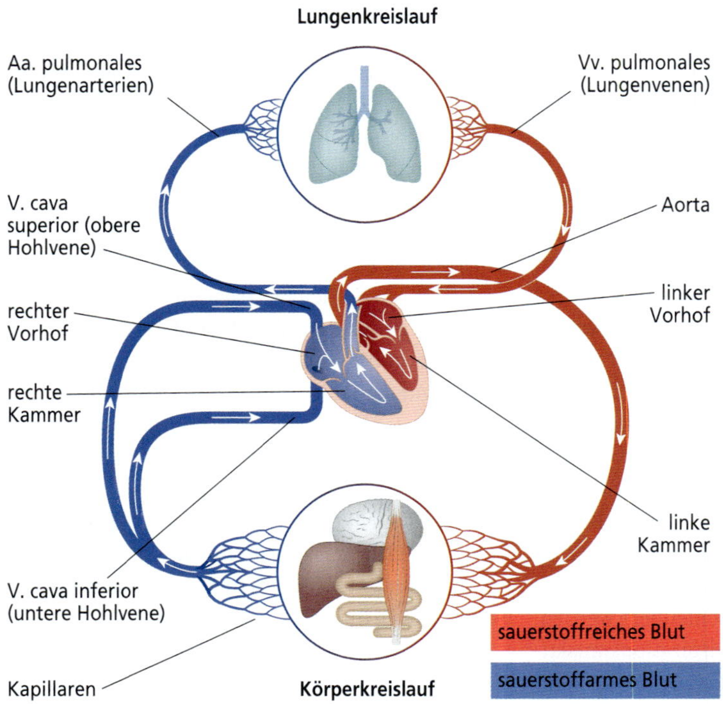

Abb. 7.13 Lungen- und Körperkreislauf (vereinfachte Darstellung) [L275]

Die Aufgabe der Lungenarterien besteht darin, das *sauerstoffarme* Blut aus dem Körper in die Lungen zu transportieren, wo das Kohlendioxid in die Alveolen diffundiert und dann ausgeatmet wird. Umgekehrt diffundiert der eingeatmete Sauerstoff aus den Alveolen in das Blut (➤ 7.7.1). Die Lungenvenen bringen dann das *sauerstoffeiche* Blut zurück zum Herzen, von wo es in den Körperkreislauf ausgeworfen wird (➤ Abb. 7.18). Die Gefäße des Lungenkreislaufs dienen also dem Gasaustausch.

7.5.2 Eigenversorgung über den Körperkreislauf

Die Lunge erhält ihre **Eigenversorgung** mit Sauerstoff nicht über den Lungenkreislauf, sondern aus dem **Körperkreislauf** (➤ Abb. 7.13). Direkt aus der Aorta entspringen die **Bronchialarterien** *(Aa. bronchiales)*, die das Lungengewebe mit *sauerstoffreichem Blut* versorgen. Das bedeutet, dass die Lunge sich selbst nicht mit dem eingeatmeten Sauerstoff versorgen kann, sie wird wie alle anderen Organe auch aus dem Körperkreislauf versorgt. Die **Bronchialvenen** *(Vv. bronchiales)* mit dem *sauerstoffarmen Blut* aus der Lunge münden in die obere Hohlvene *(V. cava superior)*.

7.6 Atemmechanik

Durch die **Atemmechanik** gelangt sauerstoffreiche Luft in die Alveolen und kohlendioxidreiche Luft kann ausgeatmet werden. An der Atemmechanik sind beteiligt: Thorax, Atemmuskulatur und Ventilation.

7.6.1 Thorax

Der **Thorax** *(knöcherner Brustkorb)* bildet sich aus:
- Sternum *(Brustbein)*
- Brustwirbelsäule, bestehend aus 12 Brustwirbeln
- Costae *(Rippen* ➤ Abb. 7.14).

Der Thorax umschließt die Brusthöhle mit Herz und Lungen und den oberen Anteil der Bauchhöhle. Er

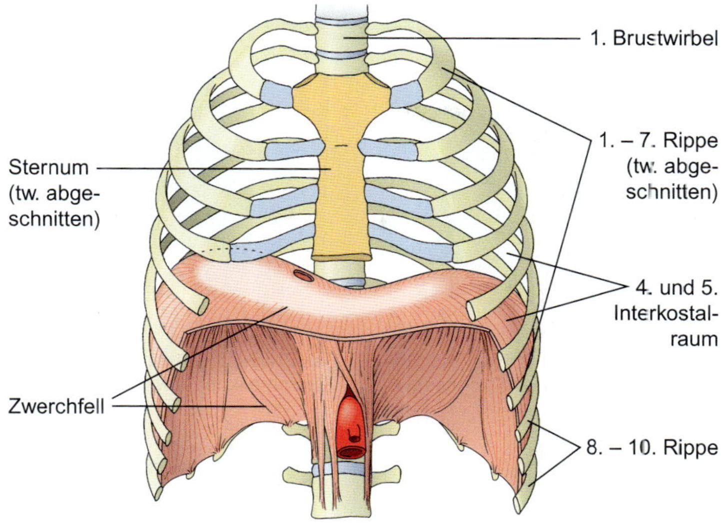

Abb. 7.14 Thorax und Zwerchfell [L190]

hat die Form eines nach oben offenen Bienenkorbs, d. h., sein Umfang vergrößert sich von oben nach unten. Dorsal in der Mitte liegt die Brustwirbelsäule. Nach unten schließt das Zwerchfell den Thorax ab (➤ Abb. 7.14).

Am Aufbau des Thorax sind zwölf Rippenpaare beteiligt, die gelenkig mit den Wirbelkörpern der Brustwirbelsäule verbunden sind. Dadurch entsteht die Beweglichkeit des Thorax, eine Voraussetzung für die Atemmechanik. Der schmale Raum zwischen den Rippen wird **Interkostalraum** *(ICR, Zwischenrippenraum)* genannt.

7.6.2 Atemmuskulatur

Diaphragma

Der wichtigste Atemmuskel ist das **Diaphragma** *(Zwerchfell),* das kuppelförmig zwischen Sternum, den unteren sechs Rippen und der Lendenwirbelsäule aufgespannt ist (➤ Abb. 7.14). Es trennt die Brust- von der Bauchhöhle. Aorta, Speiseröhre und untere Hohlvene treten an verschiedenen Stellen durch das Zwerchfell.

Das Zwerchfell wird vom **N. phrenicus** innerviert, der dem *Plexus cervicalis* entspringt. Dieser hat seinen Nervenursprung aus den Zervikalnerven auf Höhe C3 – C5 *(Cervix = Hals, kurz: C, Halswirbel,* ➤ Abb. 17.6). Bei Querschnittslähmungen auf dieser Höhe ist die Atmung beeinträchtigt, eine Spontanatmung ist i. d. R. aber teilweise möglich. Bei Lähmungen oberhalb von C3 ist keine Spontanatmung mehr möglich (➤ 17.13.2).

Kontrahiert sich das Zwerchfell bei der Einatmung, flacht es ab, entspannt sich das Zwerchfell bei der Ausatmung, wölbt es sich wieder auf (➤ Abb. 7.15). Zwei Drittel der Atemarbeit leistet das Zwerchfell.

Interkostalmuskulatur

Das Zwerchfell wird bei der Atmung durch die **Interkostalmuskeln** aktiv unterstützt (➤ Abb. 7.15). Diese überspannen die Interkostalräume:

- Einatmung. Die **äußere Interkostalmuskulatur** *(Mm. intercostales externi)* unterstützt das Anheben des Thorax
- Ausatmung. Die **innere Interkostalmuskulatur** *(Mm. intercostales interni)* unterstützt das Absenken des Thorax. [1]

Atemhilfsmuskulatur

Bei forcierter Atmung, z. B. bei körperlicher Anstrengung und bei Atemnot, unterstützen weitere Muskeln, die sog. **Atemhilfsmuskeln,** die Ein- und Ausatmung.

7

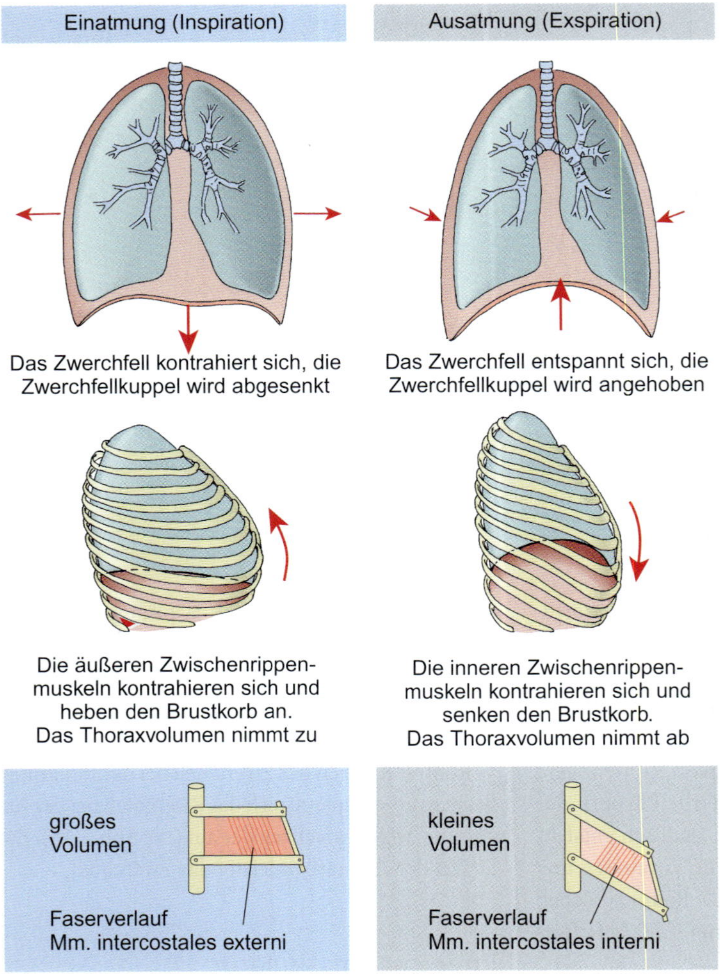

Abb. 7.15 Mechanik der In- und Exspiration. [L190]
Links: Durch Kontraktion des Zwerchfells *(es wird flacher)* und gleichzeitiger Anhebung des Thorax durch die äußere Interkostalmuskulatur vergrößert sich das Lungenvolumen. Durch den entstehenden Sog strömt Luft in die Lungen *(= Inspiration)*. Zwei Drittel der Volumenzunahme im Thorax wird durch die Kontraktion des Zwerchfells ermöglicht.
Rechts: Durch Erschlaffen des Zwerchfells *(es wölbt sich auf)* und passiver Senkung des Thorax verkleinert sich das Lungenvolumen. Dadurch entsteht ein positiver Druck in der Lunge, die die Luft nach außen strömen lässt.

Zur Atemhilfsmuskulatur gehören prinzipiell alle Muskeln, die mit dem Brustkorb verbunden sind:

- Atemhilfsmuskulatur der Einatmung: Hals-, Nacken-, Schulter-, Rücken- und Brustmuskulatur
- Atemhilfsmuskulatur der Ausatmung, z. B. bei Atemwegsobstruktion und beim Husten und Niesen: Bauchmuskulatur, sog. Bauchpresse. [1]

DEFINITION

Atempumpe: Gesamtheit der anatomischen und funktionellen Strukturen, die eine normale Ventilation ermöglichen: inspiratorische und exspiratorische Atemmuskulatur (Diaphragma, Interkostalmuskulatur, Atemhilfsmuskulatur), Thorax (➤ 7.6.1) und Pleura (➤ 7.4). Oft wird die Atemsteuerung (➤ 7.9) auch zur Atempumpe gezählt.

7.6.3 Ventilation

Die **Ventilation** *(Lüftung, Belüftung)* beschreibt

- den Vorgang von **Einatmung** und **Ausatmung**,
- den Atemgastransport zwischen Alveolen und Atmosphäre und
- die unterschiedlichen Druckverhältnisse zwischen Alveolen und Atmosphäre bei der Ein- und Ausatmung, die den Fluss von Atemluft erst möglich machen.

WICHTIG

Inspiration und Exspiration

Bei der **Inspiration** *(Einatmung)* muss die Inspirationsmuskulatur folgende **Widerstände** überwinden:

- Elastische Widerstände *(Compliance, Rückstell-/Retraktionskräfte)* von Lunge und Thorax (➤ 7.6.4)
- Strömungswiderstände *(Resistance)* innerhalb der Atemwege (➤ 7.6.4)
- Reibungswiderstände durch die Bewegung von Lunge und Thorax. [3]

Die ruhige **Exspiration** *(Ausatmung)* ist ein passiver Vorgang, d.h., sie benötigt keine Muskelarbeit. Das Zwerchfell erschlafft. Der Thorax verkleinert sich, indem er sich durch seine Schwere wieder nach unten senkt (Rückstellkraft des Thorax und der inneren Interkostalmuskulatur). Zudem hat die Lunge durch die elastischen Fasern immer die Tendenz sich zusammenzuziehen *(Retraktionskraft* ➤ Abb. 7.15). Nur bei forcierter Ausatmung unterstützen die Exspirationsmuskeln. [3]

Die treibende Kraft bei der Ventilation ist der Druckunterschied zwischen der Atmosphäre (Umgebung) und den Alveolen:

- Bei der **Inspiration** muss der in den Alveolen herrschende Druck *(intrapulmonaler Druck)* niedriger sein als der atmosphärische Druck der Umgebungsluft:
  alveolärer (intrapulmonaler) Druck < atmosphärischer Druck → Luftstrom in die Lunge
- Bei der **Exspiration** muss die umgekehrte Druckdifferenz bestehen:
  alveolärer Druck > atmosphärischer Druck → Luftstrom aus der Lunge.

Setzt man den **atmosphärischen Druck** *(Umgebungsdruck)* = 0, dann muss

- der intrapulmonale Druck bei der Inspiration negativ (–) sein,
- der intrapulmonale Druck bei der Exspiration positiv (+) sein.

Um diese Druckgradienten herzustellen, muss sich das Lungenvolumen

- bei der Inspiration vergrößern und
- bei der Exspiration verkleinern, wie bei einem Blasebalg (➤ Abb. 7.15). [4]

Zu Ventilationsstörungen (➤ 9.2.1) kommt es z. B. bei zentraler Atemdepression, neuromuskulären Erkrankungen, obstruktiven Lungenerkrankungen.

7.6.4 Atemwegswiderstände

Bei der Atmung müssen **elastische Widerstände** und **Strömungswiderstände** überwunden werden.

Die **Compliance** *(C, elastischer Widerstand der Lunge)* ist ein Maß für die Dehnbarkeit der Lunge. Sie beschreibt deren elastische Eigenschaften. Sie ist abhängig:

- Von den elastischen Fasern in der Lunge
- Vom Surfactant (➤ 7.2.5)
- Von der Thoraxbeweglichkeit.

Je größer bzw. höher die Compliance, umso einfacher ist die Atmung bzw. umso geringer ist die Atemarbeit. Oder anders ausgedrückt: Je dehnbarer, elastischer die Lunge bzw. der Thorax ist, umso leichter ist die Atmung.
Die **Compliance** kann z. B. **vermindert** sein durch:

- Atemnotsyndrom des Früh- und Neugeborenen
- Akutes Lungenversagen
- Lungenödem
- Bindegewebig verändertes Lungengewebe *(Lungenfibrose)*
- Atelektase/n (➤ 9.2.4)
- Pneumothorax *(Luft im Pleuraspalt)*
- Zwerchfellhochstand, z. B. durch Lebervergrößerung, Blähungen
- Knöcherne Deformitäten des Thorax, z. B. Kyphoskoliose.

Bei einer verminderten Compliance muss der Mensch mehr Atemanstrengung oder Atemarbeit aufbringen, um gegen die „steife" Lunge bzw. Thorax einzuatmen.

Die **Resistance** *(R, Atemwegswiderstand)* ist ein Maß für den Strömungswiderstand, der der Luftströmung während der Ein- und Ausatmung entgegenwirkt bzw. überwunden werden muss. Je niedriger die Resistance, umso einfacher ist die Atmung.
Die **Resistance** kann z. B. **erhöht** sein durch:

- (Kleine) Trachealkanüle
- Bronchospasmus, obstruktive Lungenerkrankungen, Lungenemphysem (➤ 9.3.3)
- Verlegung der Atemwege durch viele und zähe) Sekrete, aspirierte Nahrung, Tumoren.

Der **Normalwert für die Resistance** liegt bei einem spontan atmenden Erwachsenen bei 1–3 mbar/l/s. Bei einem über eine Trachealkanüle spontan atmenden Erwachsenen steigt der Atemwegswiderstand auf 4–6 mbar/l/s. Je kleiner die Trachealkanüle, umso höher sind der Atemwegswiderstand und damit auch die Atemarbeit, die der Betroffene aufwenden muss (➤ Tab. 7.1). [3]

7

Tab. 7.1 Atemwegswiderstände [3]

Größe des Tubus bzw. der Trachealkanüle	Resistance bei einem Atemminutenvolumen von 30 l	Resistance bei einem Atemminutenvolumen von 60 l
Größe 8	4 mbar/l/s	6 mbar/l/s
Größe 7	6 mbar/l/s	9 mbar/l/s
Größe 6	12 mbar/l/s	20 mbar/l/s

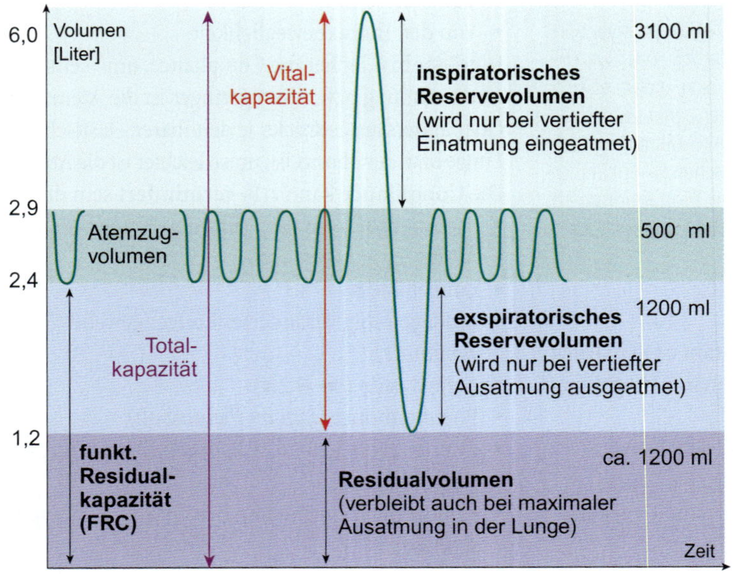

Abb. 7.16 Lungenvolumina und -kapazitäten, Werte für einen jungen gesunden Mann. Die Werte sind stark von Größe und Geschlecht abhängig (bei Frauen etwa 10–20 % niedriger) und dem Trainingszustand. [L190]

7.6.5 Lungenvolumina und Lungenkapazitäten

Bei vielen Lungen- und Herzerkrankungen sind die **Lungenvolumina und -kapazitäten** verändert. Zur Diagnosestellung und zur Beurteilung des Krankheitsverlaufs werden diese Volumina im Rahmen einer Lungenfunktionsprüfung *(Lufu, Spirometrie)* gemessen und beurteilt (➤ 9.1.4). Lungenvolumina und -kapazitäten sind abhängig vom Alter, Geschlecht, Größe und Körpergewicht.

Statische Lungenvolumina

Die **Lungenvolumina** (➤ Abb. 7.16) – mit Ausnahme des Residualvolumens – werden im Rahmen einer Lungenfunktionsdiagnostik (➤ 9.1.4) spirometrisch während langsamer Atmung gemessen und mittels Ganzkörperplethysmografie: [2]

- **Atemzugvolumen** *(AZV, Atemhubvolumen).* Luftmenge, die pro Atemzug eingeatmet werden kann = **Atemruhelage.** Beim Erwachsenen etwa 400–500 ml. Es kann für alle Altersgruppen mit dieser Formel berechnet werden: 6–7 ml/kg KG, bezogen auf das Idealgewicht (➤ 12.4.2).
- **Inspiratorisches Reservevolumen** *(IRV).* Luftmenge, die nach einer normalen Einatmung noch zusätzlich eingeatmet werden kann, 2500–3000 ml, entspricht etwa ⅔ der Vitalkapazität.
- **Exspiratorisches Reservevolumen** *(ERV).* Luftmenge, die nach normaler Ausatmung noch zusätzlich ausgeatmet werden kann, 1000–1500 ml, entspricht etwa ⅓ der Vitalkapazität.
- **Residualvolumen** *(RV).* Luftmenge, die nach maximaler Ausatmung noch in der Lunge verbleibt (auch als nicht mobilisierbares Lungenvolumen

bezeichnet), ca. 1200 ml. Eine Erhöhung des RV ist typisch bei einer Überblähung der Lunge bei COPD, bei Zwerchfellhochstand und bei restriktiven Lungenerkrankungen (➤ 9.2.1)

Lungenkapazitäten

Die **Lungenkapazitäten** (➤ Abb. 7.16) setzen sich aus den verschiedenen gemessenen Lungenvolumina zusammen: [2]

- **Inspiratorische Kapazität** *(IC)* = AZV + IRV, d. h. Luftmenge, die nach normaler Ausatmung maximal eingeatmet werden kann, ca. 3600 ml
- **Vitalkapazität** *(VC/VK)* = IRV + AZV + ERV, d. h. Luftmenge, die maximal ein- und ausgeatmet werden kann, ca. 5000 ml
- **Funktionelle Residualkapazität** *(FRC)* = ERV + RV, d. h. Luftmenge, die nach normaler Ausatmung noch in der Lunge verbleibt, ca. 2500 ml; entspricht 40–50 % der Totalkapazität. Sie ist entscheidend für den Gasaustausch zwischen den Atemzügen und trägt dazu bei, dass Sauerstoff- und Kohlendioxid-Konzentration im Blut relativ konstant bleiben. Sie verhindert, dass die Alveolen nach der Ausatmung kollabieren.
- **Totalkapazität** *(Total Lung Capacity/TLC)* = VC + RV, Luftmenge, die die Lunge maximal fassen kann, 6000–6500 ml. Die TLC entspricht der Alveolaroberfläche/Gesamtausdehungsfläche bzw. der Diffusionsfläche der Lungen.

Dynamische Lungenvolumina

Bei den **dynamischen Lungenvolumina** bezieht man die Zeit in die Messung der Atemvolumina mit ein: [1]

- **Atemminutenvolumen** *(AMV):* AZV × Atemfrequenz (Atemzüge/Min.), d. h. die Menge Luft, die in einer Minute eingeatmet wird. Ein Atemzug ist die Ein- und Ausatmung einschl. endexspiratorischer Pause. Bsp.: 500 ml AZV x 14 AZ/Min. = 7000 ml/Min.
- **Forcierte Vitalkapazität** *(FVC):* Luftmenge, die nach maximaler Inspiration unter maximaler Anstrengung (so kraftvoll wie möglich) ausgeatmet werden kann. Die FVC ist etwas kleiner als die Vitalkapazität (VC).
- **Exspiratorische Einsekundenkapazität** *(forciertes exspiratorisches Volumen in 1 Sekunde, FEV_1):* Luftmenge, die nach maximaler Inspiration mit maximaler Anstrengung innerhalb von 1 Sekunde ausgeatmet werden kann = 70–80 % der VC bzw. der FVC = Tiffeneau-Wert. Das FEV_1 ist der entscheidende Parameter bei der Diagnose einer obstruktiven Ventilationsstörung, er ist hier verringert (➤ 9.2.1, ➤ 9.3.3). Es ist auch bei restriktiven Ventilationsstörungen ohne Obstruktion erniedrigt.
- **Tiffeneau-Wert:** bei diesem Wert wird die FEV_1 auf die gemessene forcierte Vitalkapazität bezogen. Ein gesunder Erwachsener kann 70 % und mehr seiner Vitalkapazität während der 1. Sekunde ausatmen: $FEV_1/FVC > 70\,\%$.

7.6.6 Toträume

Alle Organe von der Nase bis zu den Bronchiolen dienen lediglich der Luftleitung und Anfeuchtung und Erwärmung der Einatemluft. Die Luftmenge, die nicht die Alveolen erreicht und damit nicht am Gasaustausch teilnimmt, wird **anatomischer Totraum** *(T_{anat})* genannt.

Der anatomische Totraum beträgt etwa 2 ml/kg Körpergewicht, bei einem 75 kg schweren Erwachsenen also ca. 150 ml. Bei einem Atemzugvolumen von z. B. 400 ml nehmen nur 250 ml der eingeatmeten Luft am Gasaustausch teil. Der anatomische Totraum verkleinert sich durch eine Tracheotomie um ca. 50 ml.

Der **alveoläre Totraum** *(T_{alv})* ist die Luftmenge, die zwar in die Alveolen gelangt, in denen aber aufgrund pathologischer Veränderungen kein Gasaustausch stattfinden kann. Bei einem gesunden Menschen mit Spontanatmung gibt es fast keinen alveolären Totraum. Er nimmt zu:

- Bei schneller und oberflächlicher Atmung/Beatmung
- Bei Perfusions- und Verteilungsstörungen (➤ 9.2.3, ➤ 9.2.4)
- Bei Lungenembolie (➤ 9.3.5), Aktelektasen (➤ 9.2.4), Lungenversagen (➤ 9.2.7)

Eine Tubusverlängerung und HME-Filter vergrößern den anatomischen Totraum und können damit eine Ursache für eine erhöhte alveoläre Totraumventilation sein.

7

Der **funktionelle Totraum** *(T_{funkt})* ist die Summe aus anatomischem und alveolärem Totraum. Beim Lungengesunden entspricht der funktionelle Totraum im Prinzip dem anatomischen Totraum. [4]

7.7 Pulmonaler Gasaustausch

Am **pulmonalen Gasaustausch** sind drei Teilprozesse beteiligt:

- **Ventilation** (*V* ➤ 7.6.3). Transport von Luft aus der Umgebung in die Alveolen und zurück
- **Diffusion** (➤ 7.7.1). Passiver Transport von Atomen, Molekülen; hier: von Sauerstoff und Kohlendioxid durch die Blut-Luft-Schranke; dies ist der eigentliche Gasaustausch (➤ Abb. 7.17)
- **Perfusion** (➤ 7.7.2). Durchblutung der Lungen und Alveolen, An- und Abtransport von Sauerstoff und Kohlendioxid in den Alveolen.

7

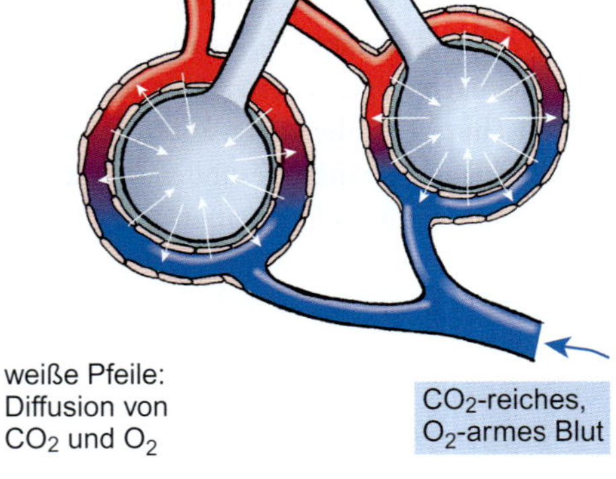

Abb. 7.17 Gasaustausch in den Alveolen. Kohlendioxidreiches und sauerstoffarmes Blut (aus dem Lungenkreislauf ➤ 7.5.1) erreicht die Kapillaren, die die Alveolen umgeben. Nach dem Gasaustausch enthält der ableitende Kapillarschenkel sauerstoffreiches und kohlendioxidarmes Blut, das über die Lungenvenen zum linken Herzen gelangt. [L190]

7.7.1 Diffusion

In den Alveolen findet der **Gasaustausch** statt, also der Übertritt von Sauerstoff aus den Alveolen in die Blutkapillaren bzw. der Übertritt von Kohlendioxid aus den Kapillaren in die Alveolen (➤ Abb. 7.17). Der Gasaustausch findet passiv *(ohne Energieverbrauch)* durch **Diffusion** statt. Diese Diffusion geschieht bei einem gasgefüllten Raum (hier: Alveolen) und einem flüssigkeitsgefüllten Raum (hier: Blutkapillaren), durch die unterschiedlichen **Partialdrücke** *(Teildrücke, p)* der einzelnen Gase (hier: Sauerstoff und Kohlendioxid) in diesen Räumen (➤ Tab. 7.2). Das heißt, es herrscht jeweils ein *Konzentrationsgefälle.* Damit ein Konzentrationsausgleich möglich wird, müssen Alveolarwand und Kapillarendothel für Sauerstoff und Kohlendioxid durchlässig sein. Diese **Blut-Luft-Schranke** *(alveolokapilläre Membran)* in der Lunge besteht aus dem einschichtigen Epithel der Alveolen, dem Interstitium *(Raum zwischen Alveolen und Kapillaren)* und dem einschichtigen Endothel der Kapillaren. [4]

Voraussetzung für eine ideale Diffusion sind: [4]

- Große Diffusionsfläche, 80–120 m^2 beim Erwachsenen
- Dünne und durchlässige Diffusionsstrecke = Blut-Luft-Schranke
- Lange Kontaktzeit der Erythrozyten mit der Blut-Luft-Schranke, abhängig vom Herzzeitvolumen

Zu Diffusionsstörungen (➤ 9.2.2) kommt es z. B. bei Atelektasen, Lungenödem und Pneumonien.

7.7.2 Perfusion

Perfusion *(lat. Durchfluss, Q)* ist die Durchblutung des alveolären Kapillarnetzes. Sie entspricht normalerweise dem **Herzminutenvolumen** *(HMV, Blutmenge, die pro Minute vom Herz ausgeworfen wird),* d. h. die Lunge eines Erwachsenen wird mit ca. 5–6 l Blut pro Minute durchströmt. Bei körperlicher Anstrengung nimmt das HMV zu und damit auch die Lungendurchblutung.

Jeder kleinste Lungenbezirk ist in der Lage Ventilation und Perfusion aufeinander abzustimmen, sodass das **Ventilations-Perfusions-Verhältnis** *(V/Q)* ungefähr bei 0,8:1 liegt. Das bedeutet: Wird die Lun-

Tab. 7.2 Die unterschiedlichen Konzentrationen bzw. Teildrücke von Sauerstoff und Kohlendioxid in der Atemluft und im Blut**. Zusammen ergeben sie einen Gesamtluftdruck von 760 mmHg auf Meereshöhe.

	Einatemluft	Ausatemluft	Alveolen*	Arterielles Blut	Venöses Blut
Stickstoff	79 %	79 %			
Sauerstoff *(O_2)* **in % und als Partialdruck**	21 % 159 mmHg	17 % 115 mmHg	100 mmHg	90 mmHg	40 mmHg
Kohlendioxid *(CO_2)* **in % und als Partialdruck**	0,04 % 0,23 mmHg	4 % 30 mmHg	40 mmHg	40 mmHg	46 mmHg

* In den Alveolen ist die Gaszusammensetzung anders als in der Luft, da dieser Raum mit Wasserdampf gesättigt ist und CO_2 aus dem Blut abgegeben wird. Nach einem vollständigen Gastausch zwischen Lunge und Blut sind die Partialdrücke in beiden Räumen gleich. Die Diffusionszeit beträgt ca. 0,2 s.

** Alle Werte sind Circa-Angaben.

ge mit ca. 5 l/Min. durchblutet, dann entspricht das einem Atemminutenvolumen von ca. 4 l.

Zu Perfusionsstörungen (➤ 9.2.3) kommt es etwa bei Lungenembolie, Verminderung des Herzminutenvolumens, im Schock, bei Herzinsuffizienz oder bei Volumenmangel (Dehydratation).

WICHTIG

Euler-Liljestrand-Mechanismus/-Reflex

Eine regionale alveoläre Hypoventilation, z. B. durch Verlegung mit Sekret, bewirkt eine reflektorische Engstellung der zugehörigen Blutgefäße = **hypoxische pulmonale Hypoventilation.** Durch diesen sinnvollen Mechanismus wird das Blut aus den schlechter belüfteten Lungenbezirken in die besser belüfteten umgeleitet, um den Gasaustausch zu optimieren. Auf diese Weise wird das Ventilations-Perfusions-Verhältnis (➤ 9.2.4) optimiert und die Sauerstoffversorgung des Körpers verbessert. [3]

7.7.3 Voraussetzungen für einen optimalen Gasaustausch

Zusammenfassend: Um einen **optimalen Gasaustausch** zu gewährleisten, sind folgende **Voraussetzungen** nötig:

- Gute Ventilation der Alveolen (➤ 7.6.3)
- Große Gasaustauschfläche; beim Erwachsenen ca. 100 m^2
- Kurze Diffusionsstrecke: die sog. Blut-Luft-Schranke – bestehend aus Alveolarepithel, Basalmembran, Kapillarendothel – ist beim Gesunden nicht dicker als 1/1 000 mm (1 µm, ➤ 7.7.1)
- Gute Perfusion der Alveolen (➤ 7.7.2)
- Ausreichend langer Kontakt der Erythrozyten mit der alveolo-kapillären Membran
- Ausreichende Anzahl Erythrozyten (rote Blutkörperchen), die den Sauerstoff aufnehmen und weitertransportieren können (➤ 7.8.1).

Sind einer oder mehrere Aspekte krankheitsbedingt beeinträchtigt, kommt es zu Einschränkungen im Bereich der Atmung.

7.8 Transport von Sauerstoff und Kohlendioxid im Blut

Unter Ruhebedingungen verbraucht ein gesunder Erwachsener etwa 300 ml Sauerstoff/Min. und produziert etwa 250 ml Kohlendioxid/Min. **Sauerstoff** und **Kohlendioxid** müssen auf dem Weg zu den Zellen bzw. zur Lunge im **Blut transportiert** werden. Dafür stehen verschiedene Mechanismen zur Verfügung.

Sauerstofftransport im Blut

Der aus den Alveolen ins Blut aufgenommene **Sauerstoff** *(O_2)* diffundiert sofort in die Erythrozyten. Hier lagert er sich zum größten Teil an das Hämoglobin *(Hb, roter Blutfarbstoff)* an und wird so zu allen Zellen im Körper transportiert. Nur 1,5 % des aufgenommenen Sauerstoffs werden physikalisch gelöst im Plasma transportiert (➤ Abb. 7.18).

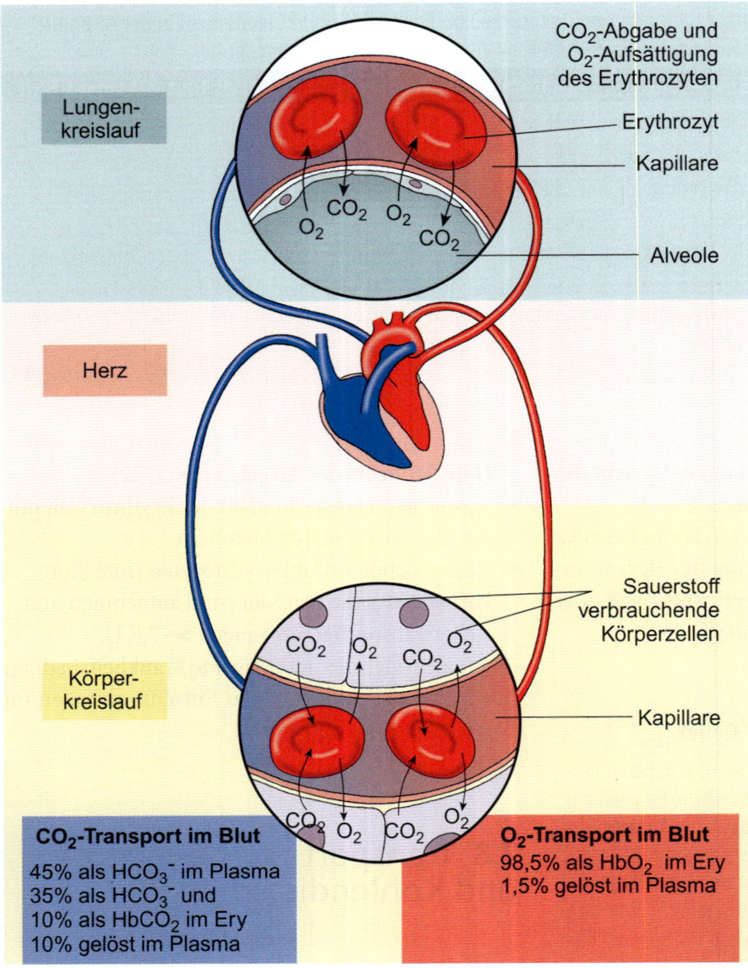

Abb. 7.18 Sauerstoff- und Kohlendioxidtransport im Blut [L190]

Der Sauerstoffgehalt im Blut und damit die Menge an **Sauerstoff,** die **im Blut transportiert** werden kann, hängt ab von:

- Der **Erythrozytenzahl** und der **Hämoglobinkonzentration.** Diese sind erniedrigt bei Anämie. Dann kann trotz guter Sauerstoffsättigung ein Sauerstoffmangel im Körper bestehen.
- Der **Menge an Sauerstoff.**
- Der **Sauerstoffsättigung** *(SaO_2).* Sie sagt aus, zu wie viel Prozent das vorhandene Hämoglobin mit Sauerstoff gesättigt ist. Normalerweise ist im arteriellen Blut etwa 97 % des zur Verfügung stehenden Hämoglobins mit Sauerstoff gesättigt. Die Sauerstoffsättigung kann mithilfe der Pulsoximetrie (➤ 9.1.6) gemessen werden.

Wie viel Sauerstoff tatsächlich in den Geweben und Zellen ankommt, hängt auch von der Herzleistung und der lokalen Durchblutung ab. Die Sauerstoffversorgung der Gewebe ist bei Herzinsuffizienz beeinträchtigt, weil das Herzminutenvolumen *(Blutmenge, die das Herz pro Minute in den Kreislauf pumpt)* sinkt, oder bei Arteriosklerose, weil die lokale Durchblutung beeinträchtigt ist.

Um in die Körperzellen zu gelangen, trennt sich der Sauerstoff vom Hämoglobin.

Ein **Sauerstoffmangel** hat drei mögliche Ursachen, die selten isoliert auftreten:

- Reduziertes Herzminutenvolumen, z. B. bei Herzinsuffizienz, kardiogenem Schock
- Reduzierte Erythrozytenzahl und erniedrigte Hämoglobinkonzentration, z. B. nach Blutungen, bei Anämie

- Respiratorische Ursachen, z. B. Hypoventilation, Gasaustauschstörung.

Ein Sauerstoffmangel hat folgende Auswirkungen: Bei einer **Hypoxämie** *(Sauerstoffmangel im Blut)* fällt der Sauerstoffgehalt im Blut unter die Norm (80 mmHg) ab. Da in Ruhe nur etwa ¼ des zur Verfügung stehenden Sauerstoffs tatsächlich verbraucht wird, fällt eine Hypoxämie in der Regel nicht sofort auf, da die Sauerstoffausschöpfung aus dem Blut gesteigert werden kann.

Bei einer **Hypoxie** *(Sauerstoffmangel in den Geweben)* ist der Sauerstoffmangel in den Zellen „angekommen" und führt zur Leistungsbeeinträchtigung der Zellen, z. B. zu Bewusstseinseinschränkung, Atemnot oder Einschränkung der Nierenfunktion.

Der Begriff **Zyanose** steht für die Blaufärbung von Haut und Schleimhäuten aufgrund eines Sauerstoffmangels im Blut. Sie tritt immer dann auf, wenn bei einem normalen Hb-Wert etwa ein Drittel des Hämoglobins nicht mit Sauerstoff gesättigt ist. Zu unterscheiden sind:

- **Zentrale Zyanose.** Das gesamte zirkulierende Blut ist „untersättigt", z. B. bei Lungenerkrankungen
- **Periphere Zyanose** *(Akrozyanose)*. Zyanose in den Bereichen, in denen der Blutfluss naturgemäß schon verlangsamt ist, also im Bereich der Finger und Zehen, z. B. bei Herzinsuffizienz, im Schock oder bei Kälte.

Leitsymptome der respiratorischen Insuffizienz ➤ 9.2.10

Kohlendioxidtransport im Blut

Kohlendioxid *(CO_2)* ist ein Endprodukt des Energiestoffwechsels. In allen Zellen fällt es permanent an und muss abgeatmet werden. CO_2 wird im Blut durch vier Mechanismen **transportiert** (➤ Abb. 7.18):

- 10 % binden sich als $HbCO_2$ direkt an die Proteinketten des Hämoglobins
- 10 % werden physikalisch gelöst im Blutplasma transportiert
- 80 % werden nach einer chemischen Umwandlung in den Erythrozyten als Bikarbonat und Wasserstoffionen transportiert und zwar nachfolgender Formel:
  $CO_2 + H_2O \rightarrow H_2CO_3 \rightarrow HCO_3^- + H^+$
  Kohlendioxid + Wasser → Kohlensäure → Bikarbonat + Wasserstoffionen
  - 45 % diffundieren als Bikarbonat (HCO_3^-) ins Plasma zurück
  - 35 % verbleiben als Bikarbonat in den Erythrozyten.

Bei der Kohlendioxidabgabe in der Lunge verlaufen diese Reaktionen wieder in umgekehrter Reihenfolge. Da ein gewisser Kohlendioxidgehalt im Blut für das Aufrechterhalten des Blut-pH-Werts und damit für das Säure-Basen-Gleichgewicht (➤ Kap. 10) notwendig ist, wird beim Gasaustausch in den Alveolen allerdings nicht das gesamte Kohlendioxid abgegeben und ausgeatmet. [4]

7.9 Steuerung der Atmung

Die **Steuerung der Atmung** *(Atmungsregulation)* hat folgende Ziele:

- Konstanthalten der Blutgase Sauerstoff und Kohlendioxid und des pH-Werts im Blut, angepasst an die aktuelle Stoffwechsel- und Belastungssituation
- Ökonomische, energiesparende Atmung, Atemfrequenz und Atemzugvolumen sind ideal aufeinander abgestimmt.

7.9.1 Atemzentrum

Das **Atemzentrum,** das zentrale Steuerzentrum für die Atmung, befindet sich in der **Medulla oblongata** *(verlängertes Rückenmark)* unmittelbar oberhalb des Halsrückenmarks. Es besteht aus getrennt liegenden spezialisierten Nervenzellen für die Ein- und Ausatmung. Das Atemzentrum steuert die gesamte Atemmuskulatur und auch den Wechsel von der Inspiration zur Exspiration. Die Atmung erfolgt die meiste Zeit über unwillkürlich und unbewusst, sie ist jedoch auch bewusst zu beeinflussen.

7.9.2 Mechanisch-reflektorische Atmungsregulation

Dehnungsrezeptoren in der Lunge und der Thoraxwand registrieren den Dehnungs- bzw. Füllungszustand in den Lungen. Ab einer gewissen Füllung bei der Inspiration melden diese den Füllungszustand an das Atemzentrum, die Inspiration endet und die Ausatmung beginnt. Dieser Reflex heißt **Hering-Breuer-Reflex.** Er ist ein Schutzreflex, der eine Überdehnung der Alveolen verhindert. Besteht ein höherer Sauerstoffbedarf, z. B. bei körperlicher Aktivität, erhöht sich die Atemfrequenz.

7.9.3 Atmungsregulation über die Blutgase

Säure-Basen-Haushalt ➤ Kap. 10

Chemorezeptoren an Aorta und A. carotis messen ständig die Partialdrücke von Sauerstoff und Kohlendioxid (pO_2 und pCO_2) sowie den pH-Wert im Blut. Nerven leiten diese Messwerte an das Atemzentrum weiter. Ziel des Körpers ist es, über eine Anpassung der Atmung diese drei Parameter im Normbereich zu halten. Das bedeutet, eine Veränderung eines oder mehrerer Parameter bedingt eine Veränderung der Atmung.

Ein Beispiel für diese Atmungsregulation über die Blutgase ist der Mensch bei einer sportlichen Aktivität:

- Die Körperzellen haben einen höheren Sauerstoffbedarf, es kommt zu einer besseren Ausnutzung des Sauerstoffs im Blut → absinkender pO_2
- Unter anderem durch die Steigerung der Muskelaktivität fällt vermehrt Kohlendioxid an → ansteigender pCO_2
- Durch den vermehrten Anfall von Kohlendioxid vermehren sich die Bikarbonat- und Wasserstoffionen (➤ 10.2) → Absinken des pH-Werts, das Blut wird saurer *(Azidose).*

Der Körper ist bestrebt, alle drei Parameter zu regulieren. Dies gelingt ihm über eine Steigerung des Atemminutenvolumens: Die Atmung wird schneller und vertieft. Dabei führt v. a. der Anstieg des pCO_2 zu einer ausgeprägten Steigerung des Atemminutenvolumens, der Anstieg des pCO_2 stellt den größten Atemanreiz dar. An der Regulation sind auch die Nieren beteiligt (➤ Kap. 10). Bei körperlicher Aktivität wird das Atemzentrum zusätzlich durch die motorischen Rindenfelder in der Großhirnrinde (➤ 17.2.1) miterregt.

7.9.4 Weitere Einflussfaktoren auf die Atmung

Es gibt weitere **Einflussfaktoren auf die Atmung:**

- **Schmerzen.** Sie führen i. d. R. zu einer Atmungssteigerung, Schmerzen im Brust- und Bauchraum auch zu einer oberflächlichen (Schon-)Atmung.
- **Temperatur.** Je tiefer die Körpertemperatur, umso mehr wird der Atemantrieb unterdrückt. Fieber führt zu einer Erhöhung der Atemfrequenz durch den erhöhten Sauerstoffbedarf und vermehrten Anfall von Kohlendioxid im Stoffwechsel.
- **Psyche.** Angst, Erregung, Wut oder Stress können den Atemantrieb entweder steigern oder unterdrücken. Panik kann zu einer psychogenen Hyperventilation führen (➤ 8.2.3).
- **Größe Höhen.** Auf Meereshöhe beträgt der Luftdruck 760 mmHg, in den Bergen sinkt mit der Höhe der Luftdruck, damit sinkt auch der Sauerstoffpartialdruck, sodass in der Höhe ein Sauerstoffmangel entsteht.

LITERATURVERZEICHNIS UND WEITERFÜHRENDE LITERATUR

[1] Huch R, Jürgens K D (Hrsg.). Mensch Körper Krankheit, 9. A. München: Elsevier, 2022.
[2] Menche N (Hrsg.). Pflegen Biologie Anatomie Physiologie. 10 A. München: Elsevier, 2023
[3] Oczenski W. Atmen-Atemhilfen. 11 A. Stuttgart: Thieme, 2023.
[4] Silbernagl S, Despopoulos A. Taschenatlas der Physiologie. 9. A. Stuttgart: Thieme, 2018.

Die verwendete Literatur eignet sich auch als weiterführende Literatur.

7

KAPITEL

8 Beobachtung der Atmung

Christine Keller

Die Atmung gehört neben Puls, Blutdruck, Temperatur und Bewusstsein zu den Vitalzeichen, d. h. zu den lebensnotwendigen Leistungen des menschlichen Körpers. Die **Beobachtung der Atmung** ist die Grundlage für Therapie und Pflege. Nur wer die physiologische Atemsituation kennt, wird Abweichungen von dieser und pathologische Veränderungen erkennen können.

8.1 Ziele der Atmungsbeobachtung

Ziele einer professionellen und kriterienorientierten **Atmungsbeobachtung** sind:

- Die individuelle Situation des Menschen in Bezug auf seine Atmung ist erkannt.
- Der Pflege-, Beratungs- und Prophylaxebedarf ist ermittelt.
- Veränderungen der Atemsituation sind erkannt, beschrieben und objektiviert.
- Durchgeführte Therapie- und Pflegemaßnahmen sind evaluiert.
- Der Mensch und sein Therapieerfolg sind überwacht.
- Drohende Gefahren und Komplikationen bzgl. der Atmung sind frühzeitig erkannt bzw. abgewendet.
- Der Mensch fühlt sich in Bezug auf seine Atmung subjektiv wohl.

WICHTIG

Beobachtung der Atmung

Eine **regelmäßige und kriterienorientierte** Beobachtung der Atmung (➤ 8.2) ist bei allen spontan atmenden Menschen in der außerklinischen Intensivpflege von grundlegender Bedeutung. Sie ist vergleichbar mit der regelmäßigen Kontrolle der Beatmung und dem Ablesen der Beatmungsparameter (➤ Kap. 12).
Die pflegerische Dokumentation sollte die Möglichkeit haben, die Atmungsbeobachtung differenziert festzuhalten.

8.2 Beobachtungskriterien der Atmung

Für eine zielgerichtete und umfassende Beobachtung der Atmung sind die nachfolgenden **Beobachtungskriterien der Atmung** zu beurteilen: [1]

- Atemtyp
- Atemfrequenz
- Atemtiefe/Atemintensität
- Atemrhythmus
- Atemgeräusche
- Atemgeruch
- Husten
- Sputum.

Außerdem beobachten bzw. erfragen Pflegende:

- **Die Atembewegungen.** Wie ist die Ökonomie der Atmung? Setzt der Mensch z. B. seine Atemhilfsmuskulatur ein? Sind die Atembewegungen seitengleich? Zeigt er eine Schonatmung, die z. B. auf Schmerzen hinweisen kann?
- **Das Gesamtbefinden.** Wie geht es dem Menschen? Wie schätzt er seine Atemsituation ein? Hat er subjektiv das Gefühl, genügend Luft zu bekommen? Hat er atemabhängige Schmerzen? Gibt es psychische Faktoren, die seine Atmung beeinflussen?
- **Die Rauchgewohnheiten.** Ist der er Raucher? Wie hoch ist sein täglicher Tabakkonsum?

8

WICHTIG

Normale Atmung

Die normale Atmung *(Eupnoe)* ist regelmäßig, gleichmäßig tief und Beziehung zur Atemfrequenz ökonomisch, geräuschlos, geruchlos und erfolgt ohne Anstrengung.

8.2.1 Atemtyp

Nach der jeweils überwiegenden Muskelbeteiligung werden drei **Atemtypen** unterschieden: [2]

- **Bauchatmung.** Hier übernimmt hauptsächlich das Zwerchfell die Atemarbeit. Der Bauch wölbt sich sichtbar vor. Diese Atmung ist v. a. bei Säuglingen, Kleinkindern und Männern und als Schonatmung bei Thoraxverletzungen anzutreffen. Eine vorwiegende Bauchatmung hat tiefere und ruhigere Atemzüge zur Folge.
- **Brustatmung.** Hier übernehmen v. a. die Zwischenrippenmuskeln die Inspiration. Physiologisch ist die Brustatmung besonders bei Frauen zu finden. Sie tritt auch als schmerzbedingte Schonatmung nach Bauchoperationen und -verletzungen auf.
- **Mischatmung.** Hier sind Bauch- und Brustatmung gleich stark. Sie kommt besonders bei körperlicher Anstrengung vor.

Auxilaratmung

Bei der **Auxilaratmung** setzt der Mensch die Atemhilfsmuskulatur zur Unterstützung der Atmung ein. Das ist bei körperlicher Anstrengung der Fall, aber auch bei schwerer Atemnot. Der Betroffene sitzt meist aufrecht im Bett, die Arme sind aufgestützt und er atmet sehr angestrengt, im Gesicht zeigt sich Anspannung und Angst.

8.2.2 Atemfrequenz

Die **Atemfrequenz** *(AF)* bezeichnet die Anzahl der Atemzüge pro Minute. Ein Atemzug besteht aus Ein- und Ausatmung einschließlich der endexspiratorischen Pause. Die **physiologische Atemfrequenz** ist abhängig vom Alter. Sie ist immer in Verbindung mit der Atemtiefe zu beurteilen. Sie liegt beim Erwachsenen bei 12–18 Atemzügen pro Minute *(AZ/Min.)*. Kinder haben 25–30 AZ/Min., Säuglinge 30–40 AZ/Min. und Neugeborene 50–60 AZ/Min. (➤ Tab. 16.2). [2]

Tachypnoe

Eine **Tachypnoe** *(beschleunigte Atmung, erhöhte Atemfrequenz)* ist charakterisiert durch eine Atmung mit 20 und mehr Atemzügen pro Minute bei Erwachsenen. Bei Kindern, Säuglingen und Neugeborenen liegt sie entsprechend höher als deren Normalwerte.

- **Physiologisch** tritt eine Tachypnoe bei körperlicher Anstrengung, bei psychischer Erregung oder bei plötzlichem Aufenthalt in großen Höhen auf.
- **Pathologisch** tritt eine Tachypnoe z. B. bei Fieber (pro 1 °C etwa 7 AZ/Min. mehr), Lungen- und Herzerkrankungen, Blutverlust und Anämie oder bei Schilddrüsenüberfunktion auf. Sie kann

auch Hinweis auf eine drohende oder manifeste respiratorische Insuffizienz (➤ 9.2) sein.

Bradypnoe

Eine **Bradypnoe** *(verlangsamte Atmung, erniedrigte Atemfrequenz)* ist eine Atmung, die bei 12 und weniger Atemzügen pro Minute bei Erwachsenen liegt. Bei Kindern, Säuglingen und Neugeborenen entsprechend den Normalwerte niedriger.

- **Physiologisch** tritt eine Bradypnoe während des Schlafens, bei Entspannung, bei trainierten Sportlern und während einer Narkose auf.
- **Pathologisch** tritt eine Bradypnoe z. B. bei Hirnerkrankungen oder -verletzungen, bei Vergiftungen (z. B. durch Opiate), bei sterbenden Menschen und bei Schilddrüsenunterfunktion auf.

Ein Mensch mit einer Bradypnoe ist nicht unbedingt unzureichend ventiliert. Das hängt von seinem Sauerstoffbedarf und dem Anfall von Kohlendioxid ab.

Apnoe

Eine **Apnoe** *(Atemstillstand)* führt innerhalb von etwa 5 Minuten zum Hirntod. Ursachen für eine Apnoe können sein:

- Verlegung der Atemwege, z. B. durch Insektenstich, Erbrochenes
- Lähmung des Atemzentrums, z. B. bei hohem Querschnitt
- Lähmung der Atemmuskulatur bei neuromuskulären Erkrankungen (➤ 9.2.6).

Bei einem Atemstillstand sind sofort die Maßnahmen der **kardiopulmonalen Reanimation** zu beginnen (➤ 23.1.3).

WICHTIG

Die Atemfrequenz kann willkürlich beeinflusst werden

Deshalb soll der Betroffene nicht merken, dass Pflegende seine Atemzüge zählen. Die Atemzüge immer während einer Minute zählen. Bei sehr oberflächlicher Atmung oder kaum sichtbaren Atemzügen

- Hände auf den Brustkorb legen oder
- Spiegel vor die Nase halten,

um Atembewegungen zu registrieren.

8.2.3 Atemtiefe und Atemtätigkeit/-intensität

Der Körper hat das Bestreben, möglichst ökonomisch zu atmen, sodass die **Atemtiefe** bzw. **Atemtätigkeit/-intensität** immer auch in Beziehung zur Atemfrequenz steht. Eine tiefe Atmung geht meist mit einer niedrigeren Atemfrequenz einher, eine oberflächliche, flache Atmung mit einer beschleunigten Atemfrequenz. Eine optimale Atemtiefe bzw. Atemtätigkeit/-intensität ist dann gegeben, wenn alle Lungenbezirke gut belüftet sind und Sauerstoff- und Kohlendioxidgehalt im Blut innerhalb der Normwerte liegen (➤ Kap. 10).

Hypopnoe und Hyperpnoe

Die **Hypopnoe** und **Hyperpnoe** sind die Abnahme bzw. Zunahme der Atemtiefe bzw. Atemintensität mit oder ohne Veränderung der Atemfrequenz, ohne dass hier die Anforderungen des Körpers (Sauerstoffversorgung und Abatmung von Kohlendioxid) oder die Effizienz der Atmung berücksichtigt sind.

Hypoventilation

Eine **Hypoventilation** ist eine verminderte Atemtätigkeit im Verhältnis zum Kohlendioxidanfall. Sie entsteht meist durch eine zu flache, oberflächliche Atmung, aber auch durch eine zu niedrige Atemfrequenz. In der Folge kommt es zu einer **Hyperkapnie** *(erhöhter Kohlendioxidgehalt im Blut)*. Es entsteht eine **respiratorische Azidose** (➤ 10.4.3).

Die **Ursachen** für eine Hypoventilation sind vielfältig (→ Ventilationsstörungen ➤ 9.2.1), z. B.:

- Wenig körperliche Betätigung, Immobilität
- Medikamente, die dämpfend auf das Atemzentrum wirken, z. B. Opioide, Benzodiazepine. Hier wird auch der Begriff Atemdepression verwendet
- Erkrankungen des Gehirns, die auch das Atemzentrum beeinträchtigen, z. B. Hirnstamminfarkt
- Schmerzbedingte Schonatmung, z. B. nach Bauch- oder Thoraxoperation
- Erkrankungen der Lunge, z. B. Lungenödem
- Erkrankungen, die die Atemmuskulatur beeinträchtigen, z. B. Myopathien, amyotrophe Lateralsklerose.

8

Eine Hypoventilation kann auch zur **Minderbelüftung** einzelner Lungenabschnitte führen, meist der unteren und hinteren. Minderbelüftete Lungenabschnitte werden dann auch schlechter durchblutet (Euler-Liljestrand-Reflex ➤ 7.7.2, ➤ 9.2.3). In der Folge droht auch ein Sauerstoffmangel für den Körper (➤ 7.8.1). [2]

Hyperventilation

Bei einer **Hyperventilation** *(verstärkte Atmung)* geht das Atemminutenvolumen über den Kohlendioxidanfall des Körpers hinaus. In der Folge kommt es zu einer **Hypokapnie,** weil zu viel Kohlendioxid abgeatmet wird. Der Blut-pH-Wert wird alkalisch, es entsteht eine **respiratorische Alkalose** (➤ 10.4.4).

Eine Hyperventilation ist am häufigsten psychisch bedingt. Starke Affekte wie Angst, Panik, Erregung können sie auslösen. Das sog. **Hyperventilationssyndrom** gehört zu den Somatisierungsstörungen [4]. Körperlich bedingte Ursachen einer Hyperventilation sind z. B. Schmerzen, kompensatorisch bei Erkrankungen der Lunge oder bei Herzinsuffizienz. Eine Steigerung der Atmung im Rahmen von körperlicher Betätigung ist keine Hyperventilation in diesem Sinne. [3]

8.2.4 Atemrhythmus

Unter **Atemrhythmus** ist die Abfolge und Regelmäßigkeit der Atemzüge zu verstehen.

Ein **physiologischer Atemrhythmus** ist durch die regelmäßige Abfolge etwa gleich tiefer Atemzüge gekennzeichnet (➤ Abb. 8.1). Das Verhältnis zwischen Ein- und Ausatmung beträgt 1:1,5 bis 1:2, d. h., die Ausatmung einschließlich endexspiratorischer Pause dauert etwa doppelt so lange wie die Einatmung.

Pathologische Atemmuster (➤ Abb. 8.1) sind immer ein Hinweis auf eine krankhafte Situation. [1]

Kußmaul-Atmung

Hierbei handelt es sich nicht um eine unregelmäßige Atmung!

Die **Kußmaul-Atmung** ist eine abnorm vertiefte, aber regelmäßige Atmung. Der Mensch ist meist schlaff und bewegungslos oder sogar bewusstlos. Sie

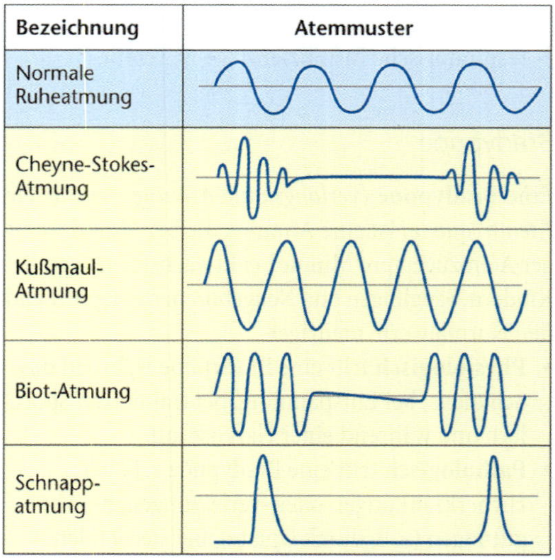

Abb. 8.1 Pathologische Atemmuster (gelb) [A400]

tritt bei einer **metabolischen Azidose** (➤ 10.4.5) auf, z. B. beim diabetischen Koma oder beim Nierenversagen. Der Körper versucht, über eine vermehrte Abatmung von Kohlendioxid den pH-Wert wieder in den Normbereich zu bringen.

Cheyne-Stokes-Atmung

Typisch für diese Atmung ist ein periodisch wiederkehrendes An- und Abschwellen der Atemzüge mit Atempausen: Kleine flache Atemzüge werden immer tiefer und oft keuchend, sie flachen dann wieder ab, bis eine Atempause von mehreren Sekunden eintritt.

Die **Cheyne-Stokes-Atmung** tritt bei schwerer Schädigung des Atemzentrums und bei schweren Herzerkrankungen auf, auch bei Sterbenden ist sie zu finden. Die Erregbarkeit des Atemzentrums gegenüber CO_2 ist herabgesetzt, erst bei einem deutlichen CO_2-Anstieg im Blut kommt es zur Vertiefung der Atmung. Wird dann CO_2 abgeatmet, werden die Atemzüge kleiner bis eine Atempause eintritt, in deren Folge das CO_2 wieder ansteigt (→ Schlafapnoesyndrom ➤ 9.3.6).

Schnappatmung

Sie folgt häufig der Cheyne-Stokes-Atmung und ist durch einzelne schnappende Atemzüge mit langen Atempausen gekennzeichnet. Die **Schnappatmung** kommt bei hochgradiger Schädigung des Atemzentrums vor und tritt v. a. kurz vor dem Tod auf.

Biot-Atmung

Kennzeichen dieser Atmung sind mehrere tiefe und regelmäßige Atemzüge, denen plötzlich eine Atempause folgt. Die **Biot-Atmung** ist typisch bei Hirnerkrankungen, die mit einem erhöhten Hirndruck einhergehen, z. B. Hirntumore, Hirnhautentzündung, Hirnblutung.

Nasenflügelatmung

Bei jeder Inspiration werden die Nasenflügel weit gebläht, um möglichst viel Luft einatmen zu können. Bei dieser Atmung handelt es sich nicht um einen pathologischen Atemrhythmus. Die **Nasenflügelatmung** kommt vor bei Atemnot, typischerweise bei Säuglingen und Kleinkindern z. B. mit Pneumonie oder auch bei Erwachsenen im Weaning. [1]

8.2.5 Atem(neben)geräusche

Die physiologische Atmung hat keine **Atem(neben)-geräusche,** d. h., Atemgeräusche sind immer pathologisch. [2]

Stridor

Ein **Stridor** ist ein pfeifendes oder ziehendes Atemgeräusch, das bei verengten oder verlegten Atemwegen entsteht, meist in Verbindung mit einer erschwerten Atmung. Ein Stridor kann entweder schon in Ruhe hörbar sein oder erst bei Belastung auftreten. Eine weitere Unterscheidung ist:

- **Inspiratorischer Stridor.** Atemgeräusch bei der Einatmung infolge Verengung/Verlegung der extrathorakalen Atemwege, z. B. bei Einengung der Trachea, Entzündung des Kehlkopfs, z. B. bei Pseudokrupp (➤ 9.3.1)
- **Exspiratorischer Stridor.** Atemgeräusche bei der Ausatmung infolge Verengung/Verlegung der kleineren intrathorakalen Atemwege, z. B. bei Asthma bronchiale, COPD (➤ 9.3.3). [6]

Rasseln, Rasselgeräusche

Rasselgeräusche sind bei der Auskultation der Lungen mit dem Stethoskop, teilweise auch schon ohne Stethoskop, hörbar (➤ 9.1.2). Sie entstehen durch die Schwingungen von Flüssigkeiten und Sekreten während der In- und Exspiration. [2]

WICHTIG

Atemnebengeräusche

Sie werden nach ihrer Charakteristik unterteilt in: [2]

- Trockene Atemnebengeräusche wie Stridor, Giemen sprechen für eine Verlegung bzw. Obstruktion der Atemwege
- Feuchte Atemnebengeräusche wie Rasseln sprechen für eine Flüssigkeitsansammlung in den Atemwegen.

Singultus

Der **Singultus** *(Schluckauf)* ist eine reflektorische Einatembewegung *(Kontraktion)* des Zwerchfells bei gleichzeitigem Verschluss der Stimmritze. Dadurch entsteht das typische Geräusch. Der Schluckauf ist in der Regel ein vorübergehendes Phänomen, dessen Bedeutung unklar ist. Er tritt auf bei: [2]

- Zentralvenösen Störungen
- Reizung des *N. phrenicus* und des *N. vagus,* z. B. bei Struma (Schilddrüsenvergrößerung)
- Rachen- und Kehlkopfentzündung
- Zwerchfellverletzungen
- Magenüberfüllung
- Toxisch-metabolischen Störungen, z. B. Alkohol, Urämie, Diabetes mellitus
- Postoperativen Zuständen, z. B. nach Intubation
- Operationen im Bereich des *N. phrenicus*
- Gabe bestimmter Medikamente
- Psychisch bedingten Ursachen, z. B. bei Stress, Aufregung.

Schnarchen

Das häufigste Atemgeräusch während des Schlafens ist das **Schnarchen.** Rund 60 % der Männer und 40 % der Frauen, aber auch etwa 10 % der Kinder schnarchen. Die Häufigkeit steigt mit zunehmendem Alter an. Das Schnarchen entsteht durch flatternde Bewegungen des Gaumens und des Zäpfchens, z. T. auch des Zungengrunds und des Rachens beim Atmen. Nasenatmungsbehinderungen, z. B. durch Polypen, oder das Zurückfallen der Zunge können ebenfalls Ursachen sein. Zu unterscheiden ist das **gewöhnliche Schnarchen** vom **obstruktiven Schnarchen.** (➤ 9.3.6).

8.2.6 Atemgeruch

Der **physiologische Atemgeruch** hängt ab von der Mundhygiene, dem Zahnstatus und der Ernährung. Er ist normalerweise fast geruchlos. Ein **unangenehmer Atemgeruch** *(lat. Foetor = übler Geruch)* ist meist ein Krankheitszeichen.
Pathologische Atemgerüche sind: [2]

- Ein **unangenehmer, übler Mundgeruch** *(Foetor ex ore)* kann ein Hinweis auf Mund- und Zahnerkrankungen oder Magenerkrankungen sein.
- Ein **Azetongeruch** *(nach faulen/sauren Äpfeln)* ist typisch für das diabetische Koma und tritt zusammen mit einer Kußmaul-Atmung auf (➤ Abb. 8.1). Auch lange Nahrungskarenz und Hungern können zu einem Azetongeruch führen, wenn beim Abbau von Fettreserven vermehrt Ketonkörper entstehen.
- Ein **Ammoniakgeruch** *(nach faulen Eiern)* entsteht bei schwerer Leberschädigung, z. B. bei Leberzirrhose und Leberkoma. Die Leber kann das Ammoniak, das beim Eiweißabbau entsteht, nicht mehr verstoffwechseln.
- Ein **harnähnlicher Atemgeruch** *(Foetor uraemicus)* tritt im Endstadium einer Urämie *(Nierenversagen)* auf.
- Ein **Fäulnisgeruch** *(jauchig-stinkig)* tritt bei Zerfallsprozessen in den Atemwegen und den Lungen auf, z. B. bei Tumoren und Lungengangrän.
- Ein **Eitergeruch** *(süßlich-fade)* ist typisch für bakterielle Infektionskrankheiten, z. B. akute Bronchitis, Pneumonie oder Diphtherie.

8

8.2.7 Tussis

Tussis *(Husten)* kann willkürlich oder aufgrund eines Hustenreizes über den Hustenreflex ausgelöst werden (➤ 7.3.2). Er ist ein Leitsymptom bei Atemwegserkrankungen (➤ Kap. 9), die meist harmlos sind. Mit dem Abklingen der Erkrankung verschwindet auch der Husten. Ein **chronischer Husten** ist dadurch gekennzeichnet, dass er länger als 3 Wochen andauert. Dann ist abzuklären, ob eine ernsthafte Erkrankung, z. B. eine chronische Bronchitis (➤ 9.3.3) oder ein Lungentumor, hinter dem Symptom steht.

Hustenarten

- Beim **unproduktiven Husten** *(Reizhusten)* wird kein Sekret abgehustet, der Husten ist trocken und besonders quälend und kann v. a. in der Nacht zu einem lästigen Schlafstörer werden. Der trockene Husten tritt in der ersten Phase von Erkältungskrankheiten auf, beim Einatmen von Staub und Gasen, aber auch beim Bronchialkarzinom oder bei Keuchhusten. Manche Medikamente, wie z. B. ACE-Hemmer, Beta-Blocker, inhalative Medikamente, können als Nebenwirkung Husten verursachen.
- Der **festsitzende Husten** geht mit einer vermehrten Sekretproduktion einher. Die Sekrete sind allerdings fest und zäh und können nicht abtransportiert und abgehustet werden. Der Hustenreiz bleibt bestehen, da der Körper versucht die Sekrete zu entfernen. Expektoranzien *(Schleimlöser* ➤ 15.5.2, ➤ 22.2.3) können Sekrete verflüssigen, ebenso Inhalationen.
- Beim **produktiven Husten** *(ergiebiger, feuchter Husten)* ist die Konsistenz der Sekrete so, dass sie abgehustet werden können (➤ 8.2.8). Die Hustenattacken sind nicht mehr so quälend.

Behandlung von Husten

Da der Husten einen wichtigen Schutzreflex darstellt, ist er nach Möglichkeit nicht zu unterdrücken. Vielmehr ist die auslösende Ursache oder Krankheit zu behandeln oder abzustellen: [7]

- **Unproduktiver Reizhusten** ist mit Antitussiva *(Hustenstiller)* zu behandeln (➤ 22.2.3). Sie enthalten Wirkstoffe auf Codeinbasis, die im Gehirn den Hustenreflex dämpfen. Daneben gibt es pflanzliche Hustenstiller, z. B. Thymian, Efeu, Primel. Hustenstiller nur einsetzen, wenn der Husten die Nachtruhe erheblich stört. Steht die Entzündung der Schleimhaut im Vordergrund (z. B. bei COPD ➤ 9.3.3), können inhalative Glukokortikoide den Hustenreiz lindern.

- **Festsitzenden Husten** mit vermehrter Flüssigkeitszufuhr, schleimlösenden Medikamenten (*Expektoranzien* ➤ 22.2.3) und Inhalationen die festsitzenden Sekrete so weit in der Konsistenz verändern, dass sie abgehustet werden können.
- **Produktiven Husten** niemals mit Hustenstillern unterdrücken, da dann die Sekrete in den Atemwegen verbleiben würden.

8.2.8 Sputum

Die Schleimhäute des Atmungssystems produzieren ständig ein wässrig-visköses, farbloses Sekret, das beim Gesunden unbemerkt bleibt *(mukoziliäre Clearance* ➤ 7.3.1). Es kommt durch Räuspern in den Rachen und wird dann geschluckt oder teilweise durch Naseputzen entfernt.

Sputum *(Expektoration)* entsteht, wenn sich aus Krankheitsgründen vermehrt Sekrete in den Atemwegen bilden. Diese muss der Betroffene dann abhusten. Die Beurteilung von Menge, Farbe, Konsistenz, Beimengungen und Geruch liefert wichtige diagnostische Hinweise. Die Pflegefachperson führt sie deshalb zielgerichtet durch. [1]

Menge

Die **Menge** des Sputums kann schwanken, von gering bis sehr viel. Bei akuten Atemwegsinfektionen, Untergang von Lungengewebe, z. B. bei Bronchiektasen, Tumoren und beim Lungenödem hustet der Betroffenen viel Sputum (bis zu 2 l/Tag) aus.

Farbe

Die **Farbe** des Sputums entsteht durch typische Beimengungen:

- Eiter und Bakterien färben das Sputum gelblich-grünlich, z. B. bei Bronchitis, Pneumonie, Tuberkulose
- Rein gelb ist das Sputum durch das Abhusten von Eiter bei Lungenabszessen, Bronchiektasen und eitriger Bronchitis
- Eine rötliche oder rotbraune Farbe deutet auf eine Blutbeimengung hin:
  - Eine **Hämoptyse** ist das Aushusten/Absaugen von Sputum mit kleinen Blutbeimengungen.
  - Bei **Hämoptoe** werden größere Blutmengen ausgehustet/abgesaugt, das Sputum ist dann deutlich blutig.

Konsistenz

Die **Konsistenz** des Sputums ist abhängig vom Eiweißanteil, Schleimanteil und von der Menge der Luft. Folgende Begriffe beschreiben die Konsistenz von dünnflüssig nach fest: [1]

- Schaumig
- Serös/dünnflüssig
- Schleimig/viskös
- Glasig
- Zähflüssig
- Klumpig
- Plättchenförmig/münzförmig.

WICHTIG

Das ideale Atemwegssekret

Das ideale Atemwegssekret ist schleimig viskös. Dann kann es gut abgehustet oder bei Bedarf abgesaugt werden. Weder flüssig noch zäh sind ideal. In diesen Fällen müssen die Maßnahmen wie die Einnahme von Expektoranzien oder die Inhalation (➤ 13.2) entsprechend angepasst werden.

Geruch

Sputum **riecht** normalerweise nicht oder nur sehr wenig. Faulig, übel riechender Geruch entsteht bei Zerfall von Lungengewebe, ein fader-süßlicher Geruch bei Bronchiektasen und Lungenabszess. [1]

WICHTIG

Abhusten von Atemwegssekreten

Normalerweise kann ein Mensch anfallende Atemwegssekrete selbstständig durch Räuspern und Husten entfernen. Alte und schwache Menschen bringen oft nicht ausreichende Kraft zum Abhusten auf, sie versuchen häufig mit mäßigem Erfolg abzuhusten. Hier kann die Anleitung zum effektiven Abhusten von Sekreten (➤ 15.6.2) wirkungsvoll sein.

Menschen in der außerklinischen Intensivpflege leiden krankheitsbedingt und durch die Trachealkanüle an einer **Abhustenschwäche.** Sie müssen regelmäßig endotracheal abgesaugt werden (➤ 15.6.4). Gegebenenfalls müssen weitere Maßnahmen zur Unterstützung der Sekretentfernung (➤ 15.6) durchgeführt werden.

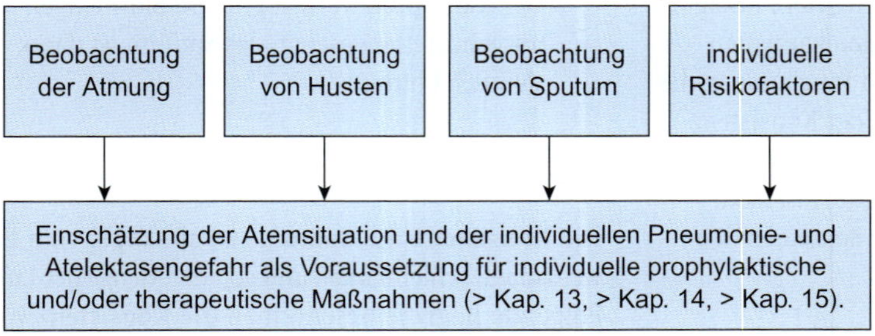

Abb. 8.2 Gezielte und individuelle Einschätzung der Atemsituation mit der Erkennung von Gefährdungen [L143]

8.3 Einschätzung der Atemsituation

Anhand der Beobachtung der Atmung kann die Pflegefachperson eine **Einschätzung der Atemsituation** machen. Das ist die Voraussetzung für die Auswahl von individuellen Maßnahmen und die Beurteilung des Erfolgs der Maßnahmen (➤ Abb. 8.2).

LITERATURVERZEICHNIS

[1] Pflegen – Grundlagen und Interventionen, 4. A. München: Elsevier Urban & Fischer 2025
[2] Pflege Heute 8. A. München: Elsevier, 2024.
[3] Huch R, Jürgens KD. Mensch Köper Krankheit 9. A. München: Elsevier, 2022.

Die verwendete Literatur eignet sich auch als weiterführende Literatur.

KAPITEL

Axel Müll, Christine Keller

9 Pathophysiologie der Atmung und Atemwegs- und Lungenerkrankungen

Die **Pulmologie** *(auch: Pulmonologie, Pneumologie; Lungen- und Bronchialheilkunde)* ist ein Teilgebiet der Inneren Medizin. Sie beschäftigt sich mit der Prophylaxe, Diagnostik und konservativen Therapie von Erkrankungen der Bronchien, der Lunge, der Pleura und des Mediastinums.

Atemwegs- und Lungenerkrankungen können Menschen jeden Alters betreffen, es gibt jedoch zwei Altersgipfel: einen im Kindesalter und einen zweiten ab dem 50. Lebensjahr. Sie können akut und chronisch verlaufen. Allen Erkrankungen ist gemeinsam: Ist die Lungenfunktion deutlich spürbar eingeschränkt, fühlen sich die Betroffenen existenziell bedroht. Lungenerkrankungen kommen in der außerklinischen Intensivpflege häufig vor, Trachealkanüle (➤ Kap. 11), Sauerstoffgabe (➤ Kap. 14) und Beatmung (➤ Kap. 12) werden dann therapeutisch eingesetzt. Pulmonale Probleme können auch durch die Beatmung selbst (mit) ausgelöst werden, z. B. Pneumonien, Pneumothorax.

9.1 Diagnostik bei Atemwegsbeschwerden

Personen mit akuten oder chronischen Atemwegsbeschwerden benötigen regelmäßig einen Arzt oder eine Ärztin. Durch eine ausführliche **Diagnostik** kann dieser in der Regel eine eindeutige Diagnose stellen, eine Therapie einleiten und den Verlauf einer Erkrankung beurteilen.

9.1.1 Anamnese

Im Rahmen der **Anamnese** fragt der Arzt oder die Ärztin nach Leitsymptomen und möglichen Ursachen für Lungenerkrankungen:

- Körperliche Belastbarkeit, Atemnot bei Belastung
- Veränderungen von Atemfrequenz, Atemrhythmus, Atemtiefe (➤ 8.2.2, ➤ 8.2.3, ➤ 8.2.4)
- Atemgeräusche und Atemnebengeräusche (➤ 8.2.5)
- Husten (➤ 8.2.7) und Auswurf (➤ 8.2.8)
- Schmerzen bei der Atmung
- Subjektive Einschätzung der Atemsituation
- Frage nach Rauchen, Staubexposition, bekannten Allergien, Kontakt mit Risikopersonen, Reisetätigkeit, Medikamente, Immobilisation.

Pflegefachpersonen können dem Arzt oder der Ärztin wichtige Hinweise liefern, wenn sie den Menschen im Rahmen der Krankenbeobachtung zielgerichtet beurteilt haben (➤ Kap. 8).

9.1.2 Körperliche Untersuchung

Bei der **Inspektion** beurteilt der Arzt oder die Ärztin visuell die Person, im Speziellen ihren Brustkorb (Thorax) und die Atemtätigkeit. Er achtet auf seitengleiche Atembewegungen, den Atemrhythmus, die Atemfrequenz und etwaige Thoraxdeformitäten. Auch das Erkennen von Hautveränderungen wie Zyanose oder Blässe zählt dazu.

Bei der **Perkussion** *(Abklopfen)* zeigt die gesunde Lunge einen typischen sonoren Klopfschall. Lungenerkrankungen verändern den Klopfschall:

- Bei Entzündungen und Flüssigkeitsansammlung in der Lunge klingt er gedämpft *(hyposonorer Klopfschall),* weil die Lunge entweder von Flüssigkeit umhüllt ist *(Erguss)* oder das Gewebe und die luftführenden Strukturen entzündlich verändert sind.
- Bei vermehrter Luft, z. B. bei Emphysem und Pneumothorax klingt er lauter und tiefer *(hypersonorer Klopfschall).* Es entsteht ein hohler, sogenannter „Schachtelton".

Bei der **Auskultation** *(Abhören)* bietet die Lunge beim Gesunden während der Einatmung ein leises, rauschendes Atemgeräusch, die Ausatmung ist etwas leiser zu hören. Durch das Auffordern zum tiefen Einatmen lassen sich die Atemgeräusche verstärken. Außerdem lässt sich so leichter beurteilen, ob alle Bezirke der Lunge, insbesondere auch die Unterlappen, belüftet sind. Die Auskultation erfolgt immer im Seitenvergleich.

Pathologisch sind:

- Abgeschwächte oder fehlende Atemgeräusche, z. B. bei Atelektasen (➤ 9.2.4), Ergüssen oder Pneumothorax *(Luft im Pleuraspalt)*
- Fauchende Atemgeräusche, z. B. bei Pneumonie (➤ 9.3.2) mit verschärftem Atemgeräusch
- Neben- oder Rasselgeräusche, z. B. bei vermehrter Sekretansammlung
- Pleurareiben, ein Geräusch wie Knarren von Leder, z. B. bei Pleuritis *(Pleuraentzündung).*

Atemnebengeräusche werden nach ihrer Charakteristik unterteilt (➤ 8.2.5): [1]

- Trockene Atemnebengeräusche, exspiratorisch/inspiratorisch: Giemen, Brummen und Pfeifen sprechen für eine Atemwegsobstruktion (➤ 9.3.3)
- Feuchte Atemnebengeräusche: fein-, mittel- und grobblasige Rasselgeräusche sprechen für eine Flüssigkeitsansammlung in den Atemwegen.

WICHTIG

Beherrschen der Auskultation

Pflegefachpersonen in der außerklinischen Intensivpflege sollten die Technik der Auskultation „im Groben" beherrschen und die Ausgangssituation bei ihrem Pflegekunden kennen. Nur so können sie Veränderungen und Komplikationen schnell erkennen, z. B. im Rahmen eines Kanülenwechsels, bei vermehrter Sekretansammlung oder bei Verschlechterung der Krankheitssituation.

9.1.3 Bildgebende Verfahren

Eine **Thorax-Röntgen-Nativaufnahme** veranlasst der Arzt oder die Ärztin routinemäßig bei Verdacht auf Lungenerkrankungen. Mit ihr lassen sich Lungenentzündung, Erguss, Atelektasen, größere Tumore oder die meisten Pneumothoraces diagnostizieren. Sie ist zwar relativ billig und schnell erledigt, verursacht jedoch eine Strahlenbelastung. Sie ist im Vergleich zu den nachfolgenden Untersuchungen allerdings bei Weitem nicht so aussagekräftig.

Die **Computertomografie** *(CT)* ist deutlich genauer und auch geeigneter zur Identifikation kleinerer Prozesse in allen Bereichen der Lunge. Mit ihrer Hilfe lassen sich Tumore und Metastasen der Lunge, Lungenembolien und interstitielle Lungenerkrankungen sehr gut diagnostizieren. Sie gilt als der Goldstandard der bildgebenden Diagnostik des respiratorischen Systems, geht aber mit einer deutlich höheren Strahlenbelastung einher.

Die **Kernspintomografie** oder **MRT** *(Magnetresonanztomografie)* dient v. a. der Darstellung des Mediastinums und der großen thorakalen Gefäße, hat aber in der Diagnostik von Lungenerkrankungen keinen großen Stellenwert.

9.1.4 Lungenfunktionsdiagnostik

Die **Lungenfunktionsdiagnostik** *(Lufu)* dient der genauen Messung der Leistungsfähigkeit des respiratorischen Systems durch Bestimmung der Lungenvolumina. Daraus lassen sich dann die Lungenkapazitäten berechnen (➤ 7.6.5). Zum Einsatz kommt sie hauptsächlich zur Diagnose und Verlaufskontrolle von obstruktiven Lungenerkrankungen (➤ 9.3.3) oder auch zur Vorbereitung von größeren Lungenoperationen (z. B. Operabilität, o. Ä.): [1]

- **Spirometrie.** Der Patient oder die Patientin atmet über ein Mundstück in das Gerät ein und aus, das die Atemvolumina (➤ 7.6.5) misst.
  - Im sog. **Bronchodilatationstest** wird die Spirometrie nach Inhalation eines Spasmolytikums wiederholt, um zu überprüfen, ob sich verengte Bronchien wieder erweitern können (➤ 9.3.3).
  - Ein wichtiger Parameter ist die **Einsekundenkapazität** *(forciertes exspiratorisches Volumen in 1 Sekunde, FEV_1)*, die angibt, wie viel Luft die Person nach tiefer Einatmung in der 1. Sekunde maximal ausatmen kann.
  - Der **Tiffeneau-Wert** bezieht das FEV_1 auf die Vitalkapazität *(VC)*. Beide Werte sind z. B. bei der COPD vermindert (➤ 9.3.3).
- **Ganzkörperplethysmografie.** Die Person sitzt in einer luftdicht verschlossenen Kammer und atmet über ein Mundstück. So kann der Atemwegswiderstand *(Resistance)* gemessen und das Residualvolumen berechnet werden.
- **Peak-Flow-Messung** *(engl. peak flow = Spitzenfluss)*. Mit dem Peak-Flow-Meter (➤ Abb. 9.1) wird der Höchstwert des Ausatemstroms in l/min bei forcierter Ausatmung gemessen, d. h. der **maximale exspiratorische Fluss** *(engl. Peak Exspiratory Flow, PEF)*. Der Peak-Flow-Meter eignet sich auch gut zur Selbstkontrolle der Lungenfunktion bei Menschen mit chronischen Lungenerkrankungen (➤ 9.3.3) und bei Asthma bronchiale. Eine Verschlechterung des persönlichen Bestwerts weist dabei auf eine Verschlechterung der Lungensituation hin.

9.1.5 Blutgasanalyse

Säure-Basen-Haushalt ➤ Kap. 10

Bei der **Blutgasanalyse** *(BGA ➤ 10.4)* werden der **Partialdruck** *(Teildruck bzw. Teilkonzentrationen, kurz p)* der Atemgase Sauerstoff *(O_2)* und Kohlendioxid *(CO_2)* im arteriellen oder arterialisierten Blut gemessen. Meist werden noch der pH-Wert und das Standardbikarbonat mitbestimmt, um den Säure-Basen-Haushalt insgesamt zu beurteilen (➤ 10.4.2)

Die Blutgasanalyse hilft den Gasaustausch von Sauerstoff und Kohlendioxid in der Lunge zu beurteilen. Sie kommt zum Einsatz bei der Diagnostik von

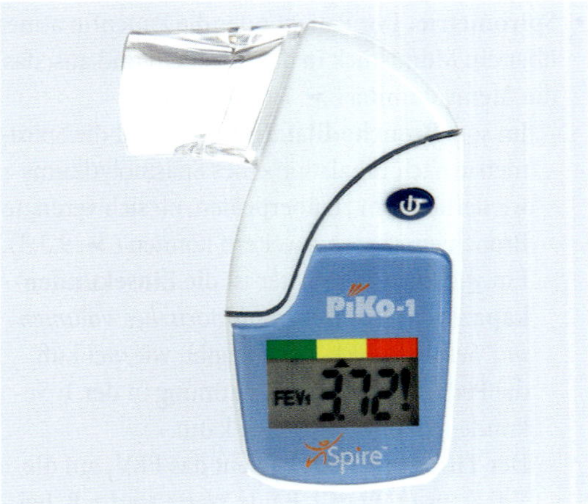

Abb. 9.1 Peak-Flow-Meter mit einem angezeigten FEV_1 von 3,72 l (➤ 7.5.6) [V474]

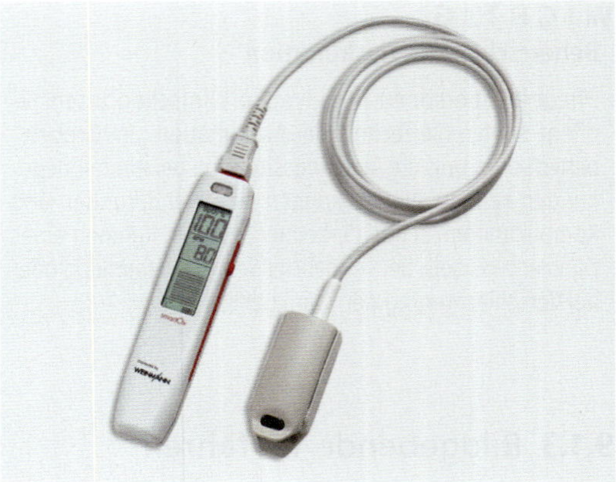

Abb. 9.2 Batteriebetriebener Pulsoximeter. [V083]
Rechts: Finger-Clip mit Sensor.
Links: Die Anzeige der gemessenen Werte, oben Sauerstoffsättigung (100 %), unten Pulsfrequenz (80/Min.).

Lungenerkrankungen und auch um den Therapie- bzw. Krankheitsverlauf zu beurteilen. Die BGA ist außerdem die wichtigste Untersuchung im Rahmen der Beatmungseinstellung und -kontrolle.

Es gibt zwei Möglichkeiten die **Blutgasanalyse durchzuführen:**

- **Arterielle BGA.** Der Arzt oder die Ärztin punktiert eine Arterie (meist *A. radialis* oder *A. femoralis*) und nimmt das Blut in ein spezielles BGA-Röhrchen auf. Auf Intensivstationen ist die Abnahme auch durch Pflegefachpersonen möglich, wenn der Patient oder die Patientin eine liegende arterielle Kanüle hat.
- **BGA aus arterialisiertem Kapillarblut.** Die Pflegefachperson reibt ein Ohrläppchen mit einer durchblutungsfördernden Salbe (z. B. *Finalgon®*) ein. Nach dem Einwirken und Entfernen der Salbe punktiert sie das Ohrläppchen mit einer Lanzette und fängt das Blut in einer speziellen Kapillare auf.

Normwerte ➤ 10.4.2.

WICHTIG

Luftleeres Blutröhrchen

Bei beiden Abnahmevarianten ist das Blutröhrchen luftleer zu befüllen und unverzüglich auszuwerten, um Analysefehler zu vermeiden.

9.1.6 Pulsoximetrie

Die **Pulsoximetrie** ist ein nichtinvasives, kutanes, fotometrisches Verfahren zur Messung der **arteriellen Sauerstoffsättigung** (S_aO_2, ➤ 7.8.1); SpO_2 meint die vom Pulsoximeter gemessene Sauerstoffsättigung (➤ 7.8.1). Die Diskrepanz zwischen SaO_2 und SpO_2 beträgt typischerweise 2–3 % [1]. Gleichzeitig erfolgt in der Regel auch das Messen der Pulsfrequenz. Für die **Durchführung** wird ein Klemm- oder Klebesensor (➤ Abb. 9.2) an Finger, Ohrläppchen, Nase oder Zehe angebracht, der dann transkutan die arterielle Sauerstoffsättigung misst. Die Lichtquelle sendet Licht zweier definierter Wellenlängen durch das Gewebe. Mit Sauerstoff gesättigtes Hämoglobin (in den Erythrozyten) absorbiert das Licht, im Gegensatz zu nicht mit Sauerstoff gesättigtem Hämoglobin. Der gegenüberliegende Fotodetektor misst, abgestimmt auf die Pulswelle, das nicht resorbierte Licht und ein Mikroprozessor errechnet schließlich die Sauerstoffsättigung. Zusätzlich ändert sich die Lichtabsorption mit jedem Herzschlag, woraus der Mikroprozessor die Herzfrequenz pro Minute berechnet. [1a]

Die angezeigte Prozentzahl sagt aus, wie viel Prozent des vorhandenen Hämoglobins in den Erythrozyten mit Sauerstoff gesättigt ist.

9

Normwert SpO_2: > 96 %, bei älteren Menschen > 93 %.

Mögliche **Fehlerquellen** bei der Messung sind: [1]

- Schlechte periphere Durchblutung und schwacher Puls, z. B. im Schock, bei Vasokonstriktion *(Gefäßverengung)*, Herzinsuffizienz, peripherer arterieller Verschlusskrankheit, Hypothermie oder kaltem Messort
- Bewegung, z. B. Zittern
- Blutdruckmessung an derselben Extremität
- Lichteinfall bzw. Sonnenlicht von außen auf den Sensor, insbesondere, wenn dieser nicht korrekt sitzt, z. B eine der Lichtfrequenzen liegt im Infrarotbereich
- Verändertes Hämoglobin, z. B. bei Kohlenmonoxidvergiftung.

VORSICHT

Sauerstoffsättigung und Sauerstoffversorgung

Trotz guter Sauerstoffsättigung kann die Sauerstoffversorgung des Körpers unzureichend sein, z. B. bei einer hochgradigen Anämie *(Blutarmut)*.

Um häufige Fehlalarme, z. B. durch Bewegung, zu vermeiden, haben die Hersteller einen Trägheitsalgorithmus eingebaut. So kann es bis zu 2 Min. dauern, bis der wahre Sättigungswert angezeigt und ggf. alarmiert wird. Deshalb kann eine Zyanose früher auftreten als ein kritischer Sättigungsabfall und es muss sofort reagiert werden, nicht erst, wenn die Sättigung am Pulsoximeter in einen kritischen Bereich abfällt.

9.1.7 Kapnometrie, Kapnografie

Die **Kapnometrie** ist eine fotometrische Messung des **Kohlendioxidpartialdrucks** *(pCO_2)* in der Ausatemluft. Gemessen wird der sog. **endtidale CO_2-Partialdruck** *($PetCO_2$, endexspiratorischer CO_2-Partialdruck; pCO_2 am Ende der Ausatmung)*. Die **Kapnografie** ermöglicht es, die CO_2-Kurve während des gesamten Atemzyklus aufzuzeichnen bzw. über das Beatmungsgerät oder einen Monitor abzulesen.

Durchführung: Die Messung beruht auf der Tatsache, dass Kohlendioxid Infrarotlicht absorbiert. Bei der Messung wird Infrarotlicht ausgesandt, die Absorption durch das CO_2 in der Ausatemluft bestimmt und durch einen Mikroprozessor in einen Wert umgerechnet.

Es gibt zwei Messverfahren für das endtidale CO_2.

- Beim **Seitenstromverfahren** wird über eine dünne Kunststoffleitung etwas Luft abgesaugt und die CO_2-Konzentration in einer Messkammer gemessen.
- Beim **Hauptstromverfahren** wird eine sog. Messküvette *(Messkammer)* im Beatmungssystem platziert, auf den der CO_2-Sensor gesteckt wird. Dieser misst dann kontinuierlich die CO_2-Konzentration und zeigt sie am Respirator-Display an.

Die Kapnometrie wird insbesondere bei beatmeten Menschen durchgeführt, ist mit Einschränkungen auch bei spontan atmenden Menschen, z. B. in der Notfallmedizin, möglich.

Neuer ist die **transkutane pCO_2-Messung ($tcCO_2$)** mithilfe eines speziellen Sensors, z. B. *SenTec Digital Monitoring System*. Dafür wird ein Sensor auf die Haut, meist Brust oder Oberarm, geklebt, der auf ca. 41–43 °C beheizt wird, um die lokale Durchblutung zu steigern. Die Kapillaren unter der Haut geben Kohlendioxid ab, das durch die Haut diffundiert. Ein kleiner Monitor zeigt pCO_2, SpO_2 und die Pulsfrequenz an (➤ Abb. 9.3).

Normwert $PetCO_2$: 38–40 mmHg

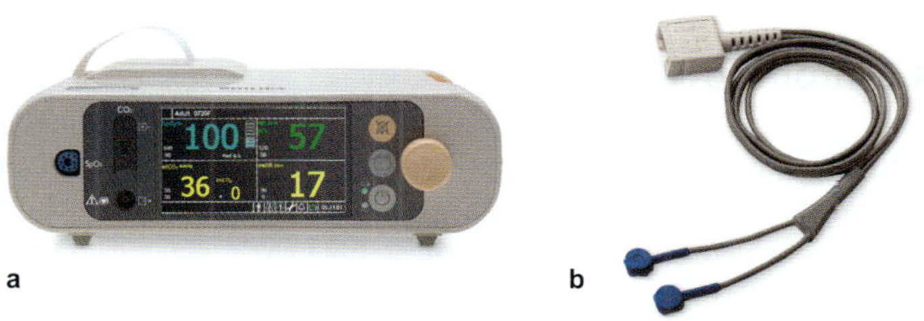

Abb. 9.3 Transkutane, nichtinvasive und kontinuierliche Messung der Blutgase. [V491]
a) Monitor.
b) Sensor.

WICHTIG

Parameter Atemzugvolumen und -frequenz

Der **endtidale CO_2-Partialdruck ($PetCO_2$)** bzw. der **pCO_2** im Blut hängen von zwei Faktoren ab:
- CO_2-Produktion bzw. -Anfall im Stoffwechsel
- CO_2-Elimination. Diese ist abhängig von der Ventilation, Perfusion und Diffusion. Bei Menschen mit Beatmung sind die Parameter Atemzugvolumen und Frequenz maßgeblich für einen Norm-pCO_2.

Die **Ursachen für ein erhöhtes $PetCO_2$** sind: [2]
- Hypoventilation durch zu geringes Atemminutenvolumen bei Spontanatmung oder unter Beatmung (➤ 9.2.1)
- Diffusionsstörung, z. B. bei COPD (➤ 9.2.2)
- Metabolische Alkalose (➤ 10.4.5) mit nachfolgender Hypoventilation.

Die **Ursachen für ein erniedrigtes $PetCO_2$** sind: [2]
- Hyperventilation durch zu hohes Atemminutenvolumen bei Spontanatmung oder unter Beatmung
- Metabolische Azidose (➤ 10.4.5) mit nachfolgender Hyperventilation
- Schock, bei geringem Herzzeitvolumen wird wenig CO_2 zum Abatmen zur Lunge transportiert
- Diskonnektion des Beatmungssystems.

WICHTIG

Alveolo-arterielle CO_2-Differenz

Bei einem erhöhten **alveolären Totraum** (➤ 7.6.6) sind die Alveolen zwar belüftet, aber es findet kein Gasaustausch darin statt. Der $PetCO_2$-Wert ist dadurch deutlich niedriger als der pCO_2-Wert im Blut, da aufgrund des mangelhaften Gasaustauschs der Betroffene weniger CO_2 abatmet. Ein Vergleich der BGA mit dem Wert des arteriellen pCO_2 und der Kapnometrie mit dem alveolären pCO_2 macht dies sichtbar. Dies wird auch als **alveolo-arterielle CO_2-Differenz** bezeichnet.

$p_aCO_2 - PetCO_2 > 10$ mmHg → erhöhte alveoläre Totraumventilation (➤ Abb. 9.4, ➤ 9.2.3).

9.1.8 Bronchoskopie

Bei der **Bronchoskopie** bringt der Arzt oder die Ärztin ein meist flexibles Bronchoskop über Nase, Mund, Endotrachealtubus oder Trachealkanüle in die unteren Atemwege ein. Er führt eine Bronchoskopie durch:
- Diagnostisch, zur Probengewinnung bei entzündlichen Erkrankungen oder Tumorverdacht für einen Erreger- oder Tumorzellnachweis
- Therapeutisch, z. B. zur Fremdkörperentfernung, zum Blutstillen oder zum gezielten Absaugen von Sekret.

9.2 Respiratorische Insuffizienz

Das **Atmungssystem** *(respiratorische System ➤ 7.2)* besteht aus drei Teilen:
- Den luftleitenden Atemwegen
- Der Lunge als Gasaustauschorgan
- Der Atempumpe mit Atemzentrum, Nerven, Thorax und Atemmuskulatur (➤ 7.6).

DEFINITION

Respiratorische Insuffizienz *(Ateminsuffizienz):* Störung der Atmung mit Unfähigkeit des Atmungssystems, die arteriellen Blutgase Sauerstoff und Kohlendioxid im Normbereich zu halten. Eine respiratorische Insuffizienz wird unterschieden nach: [3]
- **Ursache.** Störung der Ventilation und der Atempumpe (➤ 9.2.1), Diffusion (➤ 9.2.2), Perfusion (➤ 9.2.3), Verteilung (➤ 9.2.4) und/oder Oxygenierung (➤ 9.2.5)
- **Ausmaß.** Respiratorische Partial- oder Globalinsuffizienz (➤ 9.2.6)
- **Manifestation.** Latente und manifeste bzw. dekompensierte respiratorische Insuffizienz (➤ 9.2.7)
- **Zeitlichem Verlauf.** Akute oder chronische Insuffizienz (➤ 9.2.8).

9.2.1 Ventilations- und Atempumpenstörungen

DEFINITION

Ventilation: Vorgang der Inspiration und Exspiration und somit der Atemgastransport zwischen der Umgebung und den Alveolen.

Ventilationsstörung: Ateminsuffizienz durch unzureichende Ventilation *(Belüftung der Lunge)* mit alveolärer Hypoventilation. In der Folge wird das vorbeifließende Blut nur unzureichend mit Sauerstoff gesättigt, es kommt zur Hypoxämie (➤ Abb. 9.4, ➤ 9.2.10).

Atempumpe: alle anatomischen und funktionellen Strukturen, die Ventilation ermöglichen, wie knöcherner

9

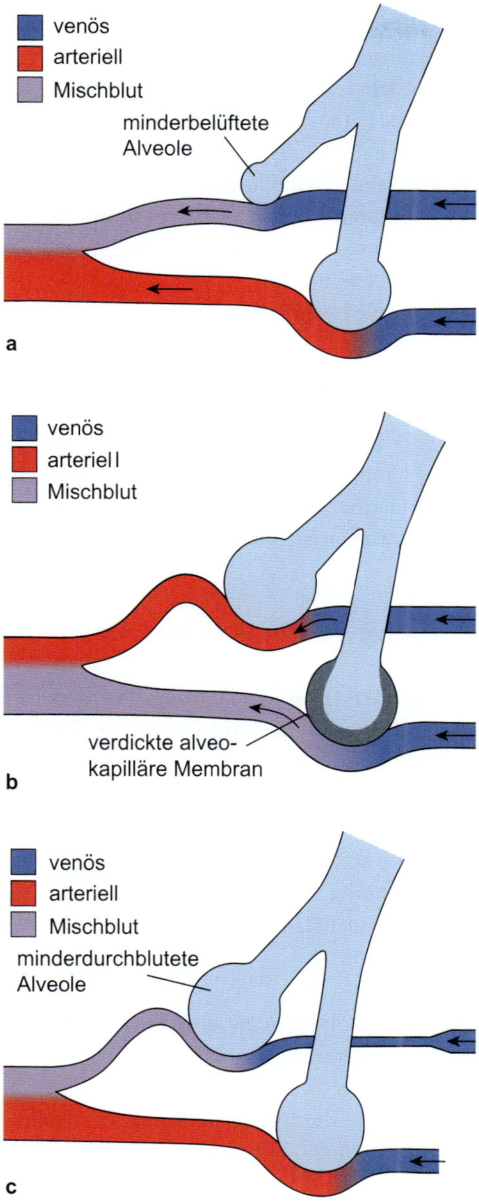

Abb. 9.4 Ursachen einer respiratorischen Insuffizienz. [L138]
a) Ventilationsstörung. Durch die Minderbelüftung von Alveolen ist das vorbeifließende Blut nur unzureichend mit Sauerstoff gesättigt.
b) Diffusionsstörung. Durch die Verdickung der alveolo-kapillären Membran ist der Gasaustausch behindert.
c) Perfusionsstörung. Durch die Minderdurchblutung der Alveolen können diese trotz Belüftung nicht am Gasaustausch teilnehmen.

Thorax, Atemmuskulatur, Atemzentrum, zentrale und periphere Nerven; im engeren Sinne oft auch nur die Atemmuskulatur (➤ 7.6)
Atempumpenstörungen: Störungen, Erkrankungen einer oder mehrerer Strukturen der Atempumpe.

Die Begriffe **Ventilationsstörung** und **Atempumpenstörung** beschreiben unterschiedliche, aber teilweise überlappende Störungen der Atmung.

Es gibt vier **Ursachen** für eine **Ventilationsstörung.** [3]

Zentrale Atemregulationsstörung

Eine **zentrale Atemregulationsstörung (Atemdepression)** entsteht u. a. im Rahmen eines Schädel-Hirn-Traumas, bei Hirntumoren oder Hirnödem, bei entzündlichen Erkrankungen des Gehirns, nach Schlaganfall im Bereich des Hirnstamms, als Folge von Medikamentenwirkung und Toxinen oder einem zentralen Schlafapnoesyndrom (➤ 9.3.6). Es kommt zu einer **Beeinträchtigung des Atemzentrums** und dadurch bedingt zu einem pathologisch veränderten Atemantrieb.

Störungen der Atempumpe

Bei einer Störung der Atempumpe überträgt das Atemzentrum den Atemimpuls nicht oder nicht ausreichend zur Atemmuskulatur bzw. die Atemmuskulatur kann sich nicht oder nicht ausreichend kontrahieren.

Mögliche Ursachen sind:
- Ursachen im Bereich des **knöchernen Thorax**
  - Verminderte Beweglichkeit des Thorax, z. B. bei Skoliose, Morbus Bechterew, auch als **restriktive Ventilationsstörung** (siehe unten) bezeichnet
- Ursachen im Bereich **Atemmuskulatur**, z. B.
  - Muskelerkrankungen (➤ 17.7.1), z. B. Muskeldystrophie, Myasthenia gravis, Muskelentzündungen → die Atemmuskulatur kann sich nicht oder nur bedingt kontrahieren und/oder wieder erschlaffen oder sie ermüdet schnell
  - Peripher oder zentral wirkende **Muskelrelaxanzien** blockieren die Reizübertragung vom Nerv auf den Muskel

9

- Ursachen im Bereich **Atemzentrum** (siehe zentrale Atemregulationsstörung)
- Ursachen im Bereich **zentrale und periphere Nerven,** z. B.
  - Multiple Sklerose (➤ 17.8)
  - Hohes Querschnittssyndrom (➤ 17.13.2), d. h., ab dem 4. Halswirbelkörper aufwärts werden Impulse des Atemzentrums nicht mehr über den *N. phrenicus* an das Zwerchfell weitergeleitet (➤ 17.13.2)
  - Amyotrophe Lateralsklerose (➤ 17.7.3) → die Übertragung des Nervenimpulses auf die Atemmuskulatur beeinträchtigt
  - Entzündliche Veränderungen peripherer Nerven, z. B. Poliomyelitis, Guillain-Barré-Syndrom → hier können auch die Nerven, die die Zwerchfell- und Interkostalmuskulatur innervieren, in Mitleidenschaft gezogen sein (➤ 17.7.5).
  - Critical-Illness-Myopathie und -Polyneuropathie (➤ 17.7.5).

Die schwerwiegendste Störung ist das akute oder chronische **Versagen der Atempumpe (Ventilationsversagen).** In diesem Fall muss der Betroffene beatmet werden, um das Kohlendioxid aus dem Körper zu entfernen.

WICHTIG

Ventilationsstörungen

Bei den beiden hier beschriebenen Ursachen für Ventilationsstörungen – der zentralen Atemdepression oder den peripher-neuromuskulären Erkrankungen – ist die Lunge gesund, es sei denn, die Person hätte zusätzlich noch eine Lungenerkrankung.

Obstruktive Ventilationsstörungen

Bei den **obstruktiven Ventilationsstörungen** ist der Atemwegswiderstand (➤ 7.6.4) durch eine Obstruktion *(Verengung, Verlegung)* erhöht. Der Betroffene muss mehr Atemarbeit leisten, um gegen den erhöhten Widerstand atmen zu können. Ca. 90 % aller Lungenfunktionsstörungen sind obstruktive Ventilationsstörungen.

Unterschieden wird die **obere Atemwegsobstruktion,** z. B. durch

- eine zurückgefallene Zunge, z. B. beim obstruktiven Schlafapnoesyndrom *(OSAS,* ➤ 9.3.6),
- eine Schwellung der Zunge und/oder des Larynx bei allergischer Reaktion oder bei Insektenstich,
- eine Epiglottitis (➤ 9.3.1),
- eine Rekurrensparese *(Stimmbandlähmung)*,
- tracheale Pathologien, z. B. Stenose, Tracheomalazie (Instabilität der Trachea),
- hochsitzende Fremdkörper,

von der **unteren Atemwegsobstruktion,** z. B. durch

- Asthma bronchiale, COPD (➤ 9.3.3) und Mukoviszidose (➤ 9.3.10),
- tiefsitzende Fremdkörper.

Bei Obstruktion der oberen Atemwege ist das Leitsymptom die **inspiratorische Atembehinderung,** die häufig mit einem **inspiratorischen Stridor** einhergeht (➤ 8.2.5). Bei Obstruktion der unteren Atemwege ist das Leitsymptom die **exspiratorische Atembehinderung** mit einer verlängerten Ausatmung und einem **exspiratorischen Stridor.**

Restriktive Ventilationsstörungen

Bei den **restriktiven Ventilationsstörungen** ist die Dehnbarkeit von Lunge und Thorax (➤ 7.6.4) vermindert. Dadurch kommt es zur Verminderung der Lungenvolumina (➤ 7.6.5). Der Betroffene muss auch hier mehr Atemarbeit leisten.

Mögliche **Ursachen** sind:

- Lungenfibrose
- Pneumo- oder Hämatothorax
- Lungenödem
- Pleuraerguss
- ARDS *(engl. Adult Respiratory Distress Syndrome, akutes Lungenversagen)*
- Zwerchfellhochstand
- Ausgeprägte Thoraxdeformität, z. B. bei Skoliose, Morbus Bechterew.

VORSICHT

Gefahr Ventilationsversagen

Auch die Kombination von Obstruktion und Restriktion ist möglich und sogar häufig. Im schlimmsten Fall kommt es zu einem **Ventilationsversagen,** d. h., die respiratorische Insuffizienz führt zu einer gefährlichen Gasaustauschstörung und der Mensch muss sofort beatmet werden.

9.2.2 Diffusionsstörungen

DEFINITION

Diffusionsstörung: Beeinträchtigung des Austauschs von Sauerstoff und Kohlendioxid in den Alveolen (➤ Abb. 9.4).

Bei einer **Diffusionsstörung** ist zunächst nur die Diffusion von Sauerstoff gestört, es kommt zur **alveolären Hypoxie** und damit zu einer respiratorischen Partialinsuffizienz (➤ 9.2.7). Da Kohlendioxid etwa 20-mal leichter durch die alveolo-kapilläre Membran diffundieren kann, kommt es erst im weiteren Verlauf zu einer **Hyperkapnie** *(Anstieg des Kohlendioxidpartialdrucks,* ➤ 9.2.10). Ab diesem Zeitpunkt wird dies als respiratorische Globalinsuffizienz (➤ 9.2.7) bezeichnet.

Ursachen für Diffusionsstörungen sind: [3]

- **Verkleinerung der Diffusionsfläche,** z. B.
  - Z. n. Pneumonektomie *(Entfernung eines Lungenflügels),* Lungenteilresektion
  - Lungenemphysem (➤ 9.3.3)
  - Atelektasen (➤ 9.2.4)
- **Verlängerung der Diffusionsstrecke** durch Verdickung der alveolo-kapillären Membran, z. B.
  - Lungenödem (➤ 9.3.8)
  - Interstitielle Pneumonien (➤ 9.3.2)
  - Lungenfibrose (➤ 9.3.4).

9.2.3 Perfusionsstörungen

DEFINITION

Perfusionsstörung: Verminderte Lungendurchblutung. (➤ Abb. 9.4 c).

Bei einer **Perfusionsstörung** sind die Alveolen zwar belüftet, der Gasaustausch findet aufgrund der reduzierten Durchblutung aber nicht oder nicht ausreichend statt. Daraus ergibt sich eine sog. **alveoläre Totraumventilation** (➤ Abb. 9.4, ➤ Abb. 9.5 links).

Mögliche **Ursachen** einer Perfusionsstörung können sein:

- Störung der arteriellen Blutzufuhr, z. B. bei einer Lungenembolie (➤ 9.3.5) oder im Schock
- Störungen im Lungenkapillarbett bei destruktiven Lungenerkrankungen, z. B. Tumoren
- **Von Euler-Liljestrand-Mechanismus** *(hypoxische pulmonale Vasokonstriktion, HPV).* Die HPV ist ein physiologischer Reflex mit dem Erfolg einer effizienteren Nutzung der Lungenperfusion *(Perfusion* ➤ 7.7.2) nur für ventilierte Areale. Eine regionale alveoläre Hypoventilation (➤ 9.2.3) bewirkt in der Folge eine reflektorische Engstellung in den zugehörigen Kapillaren. Dadurch wird das Blut aus den schlecht belüfteten Alveolen zu den gut belüfteten Alveolen umgeleitet. Auf diese Weise verbessert sich das Ventilations- Perfusions-Verhältnis und damit die Oxygenierung (➤ 9.2.4, ➤ 9.2.5). [3]
- Störungen des venösen Abflusses, z. B. bei Linksherzinsuffizienz.

9.2.4 Verteilungsstörungen

WICHTIG

Ventilations-Perfusions-Verhältnis

Bei einem physiologischen **Ventilations-Perfusions-Verhältnis** (➤ Abb. 9.5) sind die alveoläre Ventilation und die Durchblutung der Kapillaren genau aufeinander abgestimmt: bei einer alveolären Ventilation von 4–5 l beträgt das Herzminutenvolumen etwa 5 l, d. h., das Verhältnis von Ventilation *(V)* zur Perfusion *(Q)* beträgt etwa 0,8. [3]

Bei **Verteilungsstörungen** liegt ein pathologisches Ventilations-Perfusions-Verhältnis vor: [3]

- Das Ventilations-Perfusions-Verhältnis ist erhöht *(V:Q > 0,8),* d. h., die alveoläre Ventilation ist normal, die Durchblutung aber vermindert (➤ Abb. 9.5 links). Beispiel: bei Lungenembolie. Man spricht auch von **alveolärer Totraumventilation** *(Anteil der Inspirationsluft, der pro Minute in belüftete, aber schlecht/nicht durchblutete Lungensegmente gelangt und somit nicht am Gasaustausch teilnimmt).*
- Das Ventilations-Perfusions-Verhältnis ist erniedrigt *(V:Q < 0,8),* d. h., die alveoläre Ventilation ist vermindert, die Durchblutung aber normal (➤ Abb. 9.5 rechts). Beispiel: bei Atelektasen, Pneumothorax, Lungenödem. Man spricht auch von **intrapulmonalem Rechts-Links-Shunt** *(Shunt = Nebenschluss, Kurzschluss; Perfusion ohne Ventilation).*

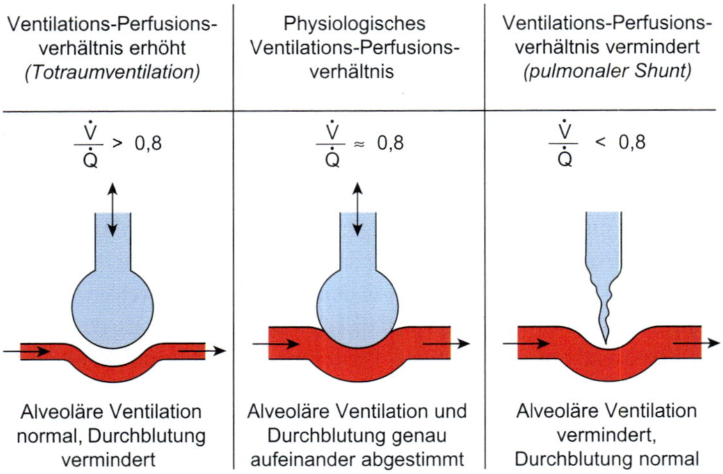

Abb. 9.5 Ventilations-Perfusions-Verhältnis. [L138]
Mitte: physiologisches Ventilations-Perfusions-Verhältnis.
Links: alveoläre Totraumventilation.
Rechts: pulmonaler Rechts-Links-Shunt

Atelektasen sind nicht belüftete Lungenbezirke, in denen die Alveolen kollabiert oder obstruiert sind oder aus anderen Gründen nicht am Gasaustausch teilnehmen. Sie entstehen durch:

- Verlegung der Alveolen, z. B. mit Sekret, Blut, Wasser
- Kompression der Alveolen von außen, z. B. durch Emphysemblasen, Tumor.

Es gibt **Makroatelektasen** *(Verlegung ganzer Lungenflügel, -lappen, oder -segmente)* und **Mikroatelektasen** *(nur wenige Alveolen betroffen)*. Je nach Ausmaß der Atelektase kommt es zu mehr oder weniger ausgeprägter respiratorischer Insuffizienz. Die Folge ist ein **intrapulmonaler Rechts-Links-Shunt** (➤ Abb. 9.5). Das Kapillarblut fließt an den nicht belüfteten Alveolen „ungenutzt" vorbei, d. h., es wird nicht mit Sauerstoff gesättigt. Das Blut fließt vom rechten zum linken Herzen und dann in den Körperkreislauf, ohne dass es am Gasaustausch teilgenommen hat: Schlecht sauerstoffgesättigtes Blut aus den minderbelüfteten Alveolen und gut sauerstoffgesättigtes Blut aus gut belüfteten Alveolen treffen sich in den Lungenvenen, wodurch der Sauerstoffpartialdruck *(pO_2)* im Blut insgesamt abfällt. [3]

WICHTIG

Pulsoximetrie nur bedingt aussagekräftig

Es ist ein Irrglaube, dass eine minderbelüftete Lunge (Atelektase) z. B. durch einen Sekretpfropf stets vom Pulsoximeter angezeigt wird. Durch den von Euler-Liljestrand-Reflex wird dieser Bereich sofort nicht mehr durchblutet. Das ganze Blut fließt durch belüftete Lungenbezirke und die Sättigung (➤ 9.1.6) bleibt normal.
Das bedeutet: Die Pulsoximetrie ersetzt nie die Beobachtung der Atemexkursion (sichtbare Atembewegungen) und der Hautfarbe sowie die Auskultation (➤ 9.1.2).

9.2.5 Oxygenierungsstörungen

DEFINITION

Oxygenierung: Anreicherung des Bluts mit Sauerstoff, konkreter: Bindung des mit der Atmung eingeatmeten Sauerstoffs an das Hämoglobin in den Erythrozyten.
Oxygenierungsstörung: Störung der Sauerstoffversorgung der Gewebe.

Oxygenierungsstörungen lassen sich nach der Ursache der Störung einteilen (➤ Tab. 9.1). [4]

Bei einer Oxygenierungsstörung ist der pO_2-Wert erniedrigt, der pCO_2-Wert ist entweder normal oder erniedrigt (➤ Tab. 10.4). Er ist erniedrigt, wenn der Körper versucht, über eine Beschleunigung und Vertiefung der Atmung den Sauerstoffmangel auszugleichen. Eine Hypoxämie *(Sauerstoffmangel im Blut,* ➤ 9.2.10) muss nicht zwangsläufig einen Sauerstoffmangel in den Geweben *(zelluläre Hypoxie)* bedeuten. Durch eine Sauerstoffgabe (➤ 14.1) kann der pO_2 ansteigen, fehlen aber Erythrozyten bzw. Hämoglobin aufgrund einer Anämie und/oder ist der Blutfluss nicht ausreichend, wie z. B. bei Herzinsuffizienz, im

Tab. 9.1 Ursachen für Oxygenierungsstörungen

Ursache der Störung	Störgröße
Sauerstoffaufnahme	• Verminderung des alveolären Sauerstoffpartialdrucks, z. B. bei zu wenig Sauerstoff in der Umgebungsluft in großer Höhe • Einschränkung bzw. Ausfall der Ventilation (➤ 9.2.1) • Änderung des Ventilations-Perfusions-Verhältnisses (➤ 9.2.4) • Störung der Diffusionskapazität (➤ 9.2.2)
Sauerstofftransport	• Abnahme des Sauerstoffgehalts im Blut, z. B. verringerter O_2-Transportkapazität bei Anämie • Herz-Kreislauf-Insuffizienz
Sauerstoffabgabe	• Veränderung der Bereitschaft des Hämoglobins Sauerstoff zu binden • Eingeschränkte Verwertung des Sauerstoffs im Gewebe • Veränderung im Zielgewebe, z. B. bei Gewebeödem oder bei Störung der Mikrozirkulation, z. B. bei peripherer Vasokonstriktion

Schock, werden die Gewebe unter Umständen trotzdem nicht ausreichend mit Sauerstoff versorgt.

9.2.6 Respiratorische Partial- und Globalinsuffizienz

DEFINITION

Respiratorische Partialinsuffizienz: Isolierte arterielle Hypoxämie (➤ 9.2.10) mit Verminderung des Sauerstoffpartialdrucks *(pO_2)* unter einen altersabhängigen Grenzwert von 65–70 mmHg (➤ 10.4), bei gleichzeitig normalem bis verringertem Kohlendioxidpartialdruck *(pCO_2)*.
Respiratorische Globalinsuffizienz: Hypoxämie und gleichzeitige Hyperkapnie (➤ 9.2.10), also eine Erhöhung des Kohlendioxidpartialdrucks *(pCO_2)* über einen Grenzwert von 45 mmHg.

Zu einer **respiratorischen Partialinsuffizienz** kommt es bei Lungenparenchymerkrankungen, z. B. einer Pneumonie, und bei Oxygenierungsstörungen (➤ 9.2.5). Der Betroffene versucht den Sauerstoffmangel durch eine Steigerung der Atmung zu kompensieren *(„Bedarfshyperventilation“)*. Die vermehrte Atemanstrengung führt zu deutlich vermehrter Atemarbeit. Die Behandlung bei einer respiratorischen Partialinsuffizienz liegt in der Behandlung der Ursache und in der Gabe von Sauerstoff, evtl. dauerhaft als Langzeitsauerstofftherapie (➤ 14.2).

Zu einer **respiratorischen Globalinsuffizienz** kommt es bei einer Atempumpenstörung (➤ 9.2.1) und bei einer ventilatorischen Insuffizienz (➤ 9.2.1). Der Betroffene kann das anfallende Kohlendioxid nicht mehr ausreichend aus dem Körper abatmen. Die Behandlung liegt im Fördern und Unterstützen der Atmung. Ist dies nicht ausreichend und langfristig möglich, wird der Betroffene zeitweise oder dauerhaft beatmet.

9.2.7 Latente oder manifeste respiratorische Insuffizienz

Eine **latente respiratorische Insuffizienz** zeigt sich nur unter körperlicher Belastung (➤ Tab. 9.2). Der Betroffene leidet unter einer Belastungsdyspnoe und verminderter Atemreserve (*reduzierte Vitalkapazität* ➤ 5.6.7). In Ruhe ist die Atmung normal, ebenso die Sauerstoffsättigung bzw. der Sauerstoffpartialdruck (pO_2, ➤ 10.4.1). Eine **manifeste respiratorische Insuffizienz** besteht auch in Ruhe. Der Betroffene leidet schon in Ruhe unter Atemnot.

9.2.8 Akute oder chronische respiratorische Insuffizienz

Eine **akute respiratorische Insuffizienz** *(akutes Atemversagen)* entsteht plötzlich. Mögliche Ursachen sind u. a.:

- Pneumothorax, Lungenembolie (➤ 9.3.5)
- Akutes Lungenversagen *(ARDS)*: schwere Form einer akuten respiratorischen Insuffizienz, z. B. durch Lungentrauma/-kontusion, Pneumonie wie z. B. mit COVID-19, schwere Aspiration
- Asthmaanfall
- Aspiration von Fremdkörpern
- Kardiale Dekompensation mit Überwässerung, z. B. beim Herzinfarkt

- Pneumonie (➤ 9.3.2)
- Pleuraerguss.

Eine **chronische respiratorische Insuffizienz** entsteht im Rahmen einer chronischen Atemwegserkrankung, z. B. einer COPD (➤ 9.3.3). Die Symptome entwickeln sich langsam im Laufe der Zeit und nehmen dabei immer mehr an Intensität zu.

9.2.9 Leitsymptome der respiratorischen Insuffizienz

Eine respiratorische Insuffizienz zeigt sich an verschiedenen **Leitsymptomen.**

Hypoxämie

Der normale Partialdruck von Sauerstoff *(pO_2)* im arteriellen Blut ist > 70 mmHg (➤ 10.4).

Eine **Hypoxämie** *(Sauerstoffmangel im arteriellen Blut)* liegt vor, wenn der pO_2 < 70 mmHg ist:

- Leichtgradige Hypoxämie: pO_2 = 70–60 mmHg
- Mittelgradige Hypoxämie: pO_2 < 60 mmHg
- Hochgradige Hypoxämie: pO_2 < 50 mmHg.

Bei einer Hypoxämie versucht der Organismus zunächst, diese zu kompensieren. Das geschieht durch:

- Steigerung der Atemtätigkeit, insbesondere der Atemfrequenz. Es kommt zur Hyperventilation durch Tachypnoe.
- Stimulation des Sympathikus. Es kommt zur Tachykardie, Hypertonie und Steigerung des Herzzeitvolumens *(HZV; Blutvolumen, das pro Minute vom Herzen ausgeworfen wird).*

Sind die Kompensationsmöglichkeiten erschöpft, z. B. bei länger bestehender Hypoxämie, bei Lungen- und Herzerkrankungen oder bei Muskelerkrankungen, kommt es zur Dekompensation mit Bradykardie, Hypotonie und Abfall des HZV. Häufig sind die Betroffenen zudem unruhig, desorientiert und erregt bis hin zu einer ausgeprägten Angst.

Dyspnoe

Eine Hypoxämie geht häufig, aber nicht immer mit einer **Dyspnoe** *(Atemnot)* einher. Diese lässt sich in verschiedene Schweregrade einteilen (➤ Tab. 9.2). [1]

Tab. 9.2 MRC*-Dyspnoe-Skala (nach ATS News 1982 [1b]) [F759-007]

Belastungsdyspnoe	**Grad I**	Atemnot nur bei größeren körperlichen Anstrengungen, z. B. schnelles Gehen auf ebener Strecke, Bergaufgehen oder Treppensteigen
	Grad II	Atemnot schon bei mäßiger körperlicher Anstrengung, z. B. langsames Gehen auf ebener Strecke
	Grad III	Atemnot bereits bei geringer körperlicher Anstrengung, z. B. An- und Ausziehen, leichte Verrichtungen im Haushalt oder Gehen „im eigenen Tempo"
Ruhedyspnoe	**Grad IV**	Atemnot auch in Ruhe

* MRC = *Medical-Research-Council (UK)*

Tab. 9.3 Ursachen für eine Dyspnoe

Pulmonal	Extrapulmonal
• Ventilationsstörungen, obstruktiv oder restriktiv (➤ 9.2.1) • Diffusionsstörungen (➤ 9.2.2) • Perfusionsstörungen (➤ 9.2.3) • Verteilungsstörungen (➤ 9.2.4)	• Atempumpenstörung (➤ 9.2.1) • Herzerkrankungen • Neuromuskuläre Erkrankungen (➤ 17.7) • Erkrankungen der oberen Atemwege (➤ 9.3.1) • Zentrale Atemregulationsstörung (➤ 9.6.1)

Eine Dyspnoe lässt sich auch nach den **Ursachen** unterscheiden (➤ Tab. 9.3).

Zyanose

Die **Zyanose** *(sichtbare blau Färbung von Haut, Nagelbett und Schleimhäuten)* ist ein Spätzeichen der Hypoxämie. Sie tritt bei schwerer **Hypoxie** *(Sauerstoffmangel im Gewebe)* abhängig vom Gesamt-Hämoglobingehalt des Blutes bei Sauerstoffsättigungen < 85 % (➤ 9.1.6) auf. Beispiel: Hb = 12 g/dl, zur Zyanose kommt es bei ca. 85 % S_aO_2. Häufig geben die respiratorisch insuffizienten Menschen noch Kopfschmerzen, Konzentrationsstörungen und Müdigkeit an und frieren leicht.

9

Hyperkapnie

Der normale Partialdruck von Kohlendioxid *(pCO_2)* im arteriellen Blut liegt zwischen 35 und 45 mmHg. Eine **Hyperkapnie** *(Erhöhung des Kohlendioxids im arteriellen Blut)* liegt vor, wenn der $pCO_2 > 45$ mmHg:

- Leichtgradige Hyperkapnie: $pCO_2 = 45–48$ mmHg
- Mittelgradige Hyperkapnie: $pCO_2 = 49–52$ mmHg
- Hochgradige Hyperkapnie: $pCO_2 > 52$ mmHg.

Für das Entstehen einer Hyperkapnie gibt es verschiedene **Ursachen** (➤ Tab. 9.4) [5].

Typische **Symptome bei Hyperkapnie** sind:

- Gerötete Haut
- Schwitzen
- Hypertonie, Tachykardie, Herzrhythmusstörungen
- Kopfschmerzen
- Übelkeit, Erbrechen.

Bei deutlicher Hyperkapnie:

- Muskelzuckungen, Muskelkrämpfe
- Unruhe, Panik
- Bewusstseinsstörung
- Bewusstseinsverlust, Koma als Folge einer CO_2-Narkose.

Tab. 9.4 Ursachen für eine Hyperkapnie

Art der Störung	Ursachen
Gesteigerte CO_2-Produktion	• Temperaturanstieg/Fieber, maligne Hyperthermie • Sepsis • Parenterale hyperkalorische Ernährung • Kompensation einer metabolischen Alkalose (➤ 10.4.6) • Hyperthyreose, thyreotoxische Krise
Gesteigerter CO_2-Transport	• Gesteigertes Herzzeitvolumen, z. B. bei Fieber, Sepsis, Anstrengung • Rechts-Links-Shunt (➤ Abb. 9.5 rechts)
Verminderte CO_2-Abatmung	• Atemwegsobstruktion (z. B. bei *COPD* ➤ 9.3.3) • Inadäquate Einstellung der Beatmung, Atemminutenvolumen ↓ (➤ 12.4.2) • Verminderter Atemantrieb (➤ 9.2.1) • Insuffiziente Atemmechanik/-pumpe (➤ 9.2.1) • Verminderte Compliance (➤ 7.6.4)

9.3 Ausgewählte Atemwegs- und Lungenerkrankungen, Störungen des Atemantriebs

In der außerklinischen Intensivpflege gibt es typische **Atemwegs- und Lungenerkrankungen.** [1]

9.3.1 Akute Infektionen der oberen und unteren Atemwege

DEFINITION

Akute Rhinitis: Gewöhnlicher Schnupfen, i. d. R. harmloser Infekt, der durch eine Vielzahl von Viren, v. a. Rhinoviren und Adenoviren, ausgelöst werden kann.

DEFINITION

Akute Sinusitis: Akute Entzündung einer der Nasennebenhöhlen, häufig als Folge eines Schnupfens, wenn durch Schwellung der Schleimhäute oder anatomische Besonderheiten der Sekretabfluss aus den Nebenhöhlen behindert ist.

Pansinusitis: Akute oder chronische Sinusitis mit Beteiligung aller Nasennebenhöhlen.

DEFINITION

Akute Laryngitis: Akute Entzündung des Kehlkopfes, die meist durch eine Virusinfektion der oberen Atemwege entsteht oder selten auch durch starke Stimmbelastung in Räumen mit trockener und/oder rauchiger Luft.

Epiglottitis *(Laryngitis supraglottica):* Lebensbedrohliche Kehldeckelentzündung, i. d. R. durch Bakterien bedingt. Die Entzündung beginnt rasch und fulminant. Die Betroffenen haben hohes Fieber, starke Halsschmerzen, wirken sehr krank und haben Schluckstörungen, starker Speichelfluss und eine heisere, klossige Stimme. Außerdem können inspiratorischer Stridor und Dyspnoe hinzukommen.

Pseudokrupp: Entzündung der Schleimhaut im Bereich des Kehlkopfs und der Luftröhre, von der hauptsächlich Säuglinge und Kleinkinder betroffen sind. Da v. a. die Stimmbänder stark anschwellen, kommt es häufig zu starker Atemnot in Verbindung mit zähem Schleim. Typisch ist die anfallsweise auftretende Atemnot mit bellendem Husten und Heiserkeit, plötzlich und ohne Vorwarnung und meist in der Nacht. Die Kinder haben pfeifende Atemgeräusche und Erstickungsängste. Ursache ist eine virale Infektion, verschiedene Viren sind dafür verantwortlich. Negativ wirken sich starke Luftverschmutzung, Passivrauchen oder Witterungseinflüsse aus.

Akute Bronchitis

DEFINITION

Akute (Tracheo-)Bronchitis: Entzündung der Bronchien und Trachea, typisch für die Wintermonate. Zu 90 % sind Viren, wie Rhino-, Corona-, Influenzaviren u. a. dafür verantwortlich, seltener Bakterien, Rauch oder chemische Reize.

Beim Gesunden heilt die **akute Bronchitis** meist folgenlos aus, während Menschen mit bestehenden Atemwegserkrankungen sowie alte und multimorbide Menschen ein erhöhtes Risiko für eine Pneumonie und Gefahr einer Verschlechterung der Atemsituation haben.

Die **Symptome** sind typisch:

- Es beginnt mit Schnupfen, Hals-, Kopf- und Gliederschmerzen und allgemeinem Krankheitsgefühl.
- Dann folgt ein trockener Husten, der nach und nach produktiv wird.
- Das Sputum ist zunächst glasig, später meist schleimig, zäh, eitrig.
- Atemabhängige Brustschmerzen und Fieber bis 39 °C kommen hinzu.

Die **Behandlung** ist symptomatisch mit fiebersenkenden und schmerzlindernden Wirkstoffen, wie z. B. Paracetamol oder Acetylsalicylsäure, schleimhautabschwellenden Nasensprays und schleimlösenden Wirkstoffen, wie z. B. Acetylcystein. Antibiotika sind nur bei einer bakteriellen Sekundärinfektion angezeigt. Der Betroffene soll Bettruhe einhalten und sich schonen. Lungenkranke Menschen sind besonders aufmerksam zu beobachten, ggf. benötigen sie eine weiterführende Therapie mit Bronchospasmolytika (➤ 22.2.3).

Grippaler Infekt

DEFINITION

Grippaler Infekt: „Erkältung" oder „Common Cold", Infektionskrankheit ausgelöst durch eine Vielzahl von Viren, wie Adeno-, Myxo-, Echo-, Rhino-, Coronaviren u. a. und auch einige Bakterien. Fälschlicherweise oft als Grippe bezeichnet, es ist jedoch der grippaler Infekt von der schwerer verlaufenden Influenza *(echte Grippe)* abzugrenzen.

Erkältungsinfekte sind die häufigsten Infektionen des Menschen überhaupt. Kleinkinder sind bis zu 10-mal im Jahr betroffen, Erwachsene erkranken durchschnittlich 2–3-mal. Die **Entstehung** ist komplex:

- Kälte, Nässe usw. können bei schlecht geschütztem Körper das Immunsystem schwächen und zu einer schlechteren Abwehr von Krankheitserregern führen.
- In der kalten Jahreszeit halten sich die Menschen häufiger in Gebäuden und schlecht gelüfteten Räumen und in der Nähe infizierter Menschen auf, was das Ansteckungsrisiko erhöht.
- Kälte auf der einen und trockene Heizungsluft auf der anderen Seite haben einen hemmenden Einfluss auf die mukoziliäre Clearance (➤ 7.3.1). Die Reinigungsleistung der Schleimhaut wird geringer und das Infektionsrisiko für Erkältungskrankheiten steigt.
- Humane Rhinoviren, die für 40 % aller grippalen Infekte verantwortlich sind, haben eine „Vorliebe" für nass-kaltes Klima.
- Ein Mangel an Vitamin D führt zu einer Schwächung des Immunsystems. Vitamin D wird in der Haut durch Sonnenlicht gebildet, das in den Wintermonaten oft nicht ausreichend ist. Außerdem verbringen viele Menschen diese Zeit häufig in der Wohnung.

Die **Übertragung** geschieht direkt mittels Tröpfcheninfektion oder auch indirekt über kontaminierte Gegenstände, Hände u. Ä. (➤ 5.3.2).

Die **Symptome** sind typisch, können aber variieren: Schnupfen, Niesen, Kratzen im Hals, dann Halsschmerzen, Heiserkeit und Husten, evtl. Augenbindehautentzündung, Kopf- und Gliederschmerzen, möglicherweise leichtes Fieber.

Die **Behandlung** ist symptomatisch. Wichtig ist vor allem, dass der Kranke sich schont und 1–2 Tage Bettruhe einhält. In der Regel klingen die Beschwerden nach einigen Tagen deutlich ab.

Influenza

DEFINITION

Influenza: „Echte" Grippe, Virusgrippe, verursacht durch Influenzaviren der Typen A, B, C. Akute Infektion der Atemwege, die die Menschen besonders durch ihre Komplikationen gefährdet. In Deutschland gibt es schätzungsweise 5 000–8 000 grippebedingte Todesfälle jedes Jahr, bei Epi- und Pandemien wesentlich mehr.

Übertragung: Die Viren werden durch Tröpfcheninfektion, wie Husten, Niesen, Sprechen, Atmen, und über Kontakt, z. B. Händeschütteln, übertragen. Wenn die Tröpfchen in der Luft trocknen, können die darin enthaltenen Viren als Aerosol über weite Strecken transportiert werden und stundenlang infektiös bleiben (➤ 5.3.2). Das ist v. a. im Winter bei trockener und beheizter Raumluft der Fall, was das Entstehen von Grippewellen begünstigt. Infektiöses Material kann auf Flächen bis zu 2 Tagen infektiös bleiben.

Charakteristisch ist: Influenzaviren verändern ihre Oberfläche durch Mutation. Das bedeutet, dass vorhandene Antikörper diese neuen Viren nicht mehr erkennen. Diese Variabilität erklärt die Influenzaepidemien ca. alle 3–4 Jahre. 2009 sorgte die Influenza A H1N1 – besser bekannt als Schweinegrippe – für eine Grippeepidemie, in der Saison 2012/13 gab es mehr als 20 000 Todesfälle durch Influenza. [1]

Die **Symptome** treten nach einer Inkubationszeit von wenigen Stunden bis Tagen auf. Die Viren können jedoch schon vor dem Auftreten von Symptomen auf andere Personen übertragen werden. Die Krankheitszeichen sind zunächst relativ unspezifisch, was zum Verwechseln mit anderen akuten Atemwegserkrankungen führen kann. Typisch sind:

- Plötzlicher Krankheitsbeginn
- Ausgeprägtes Krankheitsgefühl, Betroffener fühlt sich schwerkrank
- Hohes Fieber und Schüttelfrost
- Kopfschmerzen, Müdigkeit, Gliederschmerzen
- Trockener Husten, oft mit retrosternalen Schmerzen
- Halsschmerzen
- Schnupfensymptome.

Komplikationen treten hauptsächlich bei abwehrgeschwächten, älteren Menschen und Menschen mit Atemwegserkrankungen auf:

- Respiratorische Insuffizienz bis hin zur Beatmungsbedürftigkeit
- Viruspneumonie
- Myokarditis *(Herzmuskelentzündung)*
- Enzephalitis, Meningitis *(Gehirn-, Hirnhautentzündung)*
- Myositis *(Entzündung der Skelettmuskulatur)*, Neuritis *(Nervenentzündungen)*
- Bakterielle Folgeinfektionen, z. B. Mittelohrentzündung und bakterielle Pneumonien
- Sehr schwere Verläufe sind lebensbedrohlich.

Die **Behandlung** bei leichten oder spät erkannten Erkrankungen ist symptomatisch, v. a. mit fiebersenkenden und schmerzlindernden Medikamenten. Bei bakteriellen Sekundärinfektionen ist die Gabe von Antibiotika indiziert. Wird die Erkrankung früh diagnostiziert und zeichnet sich ein schwerer Verlauf ab, kann eine antivirale Therapie (z. B. *Tamiflu*®) begonnen werden. Bei Therapiebeginn in den ersten 24–48 Stunden nach Symptombeginn wird der Krankheitsverlauf etwas verkürzt und das Risiko von Komplikationen gesenkt.

Den Betroffenen nach Möglichkeit zu Hause behandeln. Er muss unbedingt Bettruhe einhalten. Ansteckungsgefahr besteht von ungefähr 1 Tag vor bis 5 Tage nach Krankheitsbeginn. Die Influenza ist hochgradig ansteckend, deshalb den Kreis der Kontaktpersonen möglichst klein halten. Bei Kontakt mit dem Kranken sind Mundschutz, Schutzkittel und Handschuhe zu tragen. Bei Transporten trägt der Kranke einen Mundschutz. Pflegeutensilien bleiben beim Kranken. Täglich alle patientennahen Flächen wischdesinfizieren (➤ 5.7).

Eine **Influenza-Impfung** bietet einen ca. 90-prozentigen Schutz, bei älteren Menschen weniger. Erkrankt ein Geimpfter trotzdem, so verläuft die Influenza milder. Da sich die Viren ständig verändern, ist eine jährliche Impfung notwendig, im Herbst mit einer von der WHO empfohlenen Antigenkombination.

Die *Ständige Impfkommission (STIKO)* am *Robert Koch-Institut* empfiehlt die Influenza-Impfung bei allen Personen ab 60 Jahren, bei Menschen mit chronischen Erkrankungen der Atemwege, des Herz-Kreislauf-Systems, der Leber und Nieren, bei Diabetes mellitus, bei chronischen neurologischen

9

Krankheiten, bei Menschen mit Immundefekten, bei HIV-Infizierten und bei Bewohnern von Alten- und Pflegeeinrichtungen. [11] Außerdem ist die Impfung bei medizinischem Personal empfohlen. Das Meiden größerer Menschenansammlungen, das Abstandhalten zu Kranken, der Verzicht auf Händeschütteln und sorgfältiges Händewaschen oder Desinfizieren können das Ansteckungsrisiko vermindern.

COVID-19

DEFINITION

COVID-19 *(kurz für Corona Virus Disease 2019):* Allgemeinerkrankung durch das Coronavirus **SARS-CoV-2** *(engl. Severe Acute Respiratory Coronavirus Type 2).* Manifestation hauptsächlich, aber nicht nur an den Atemwegen. Sehr variabler Verlauf, gefährlich insbesondere für ältere und vorerkrankte Menschen. Langzeitfolgen möglich. Letalität aufgrund der Dunkelziffer schwer zu schätzen, in Deutschland wohl ca. 0,5 % (nahe Null bei Kindern, je nach Vorerkrankungen bis zu 30 % bei über 80-Jährigen). Meldepflichtig.

2020–2023 **COVID-19-Pandemie** mit weltweit über 770 Millionen bestätigten Fällen und 7 Millionen Toten. Schätzungen gehen wegen der Untererfassung sogar von 20 Millionen Toten aus. In Deutschland über 39 Millionen Fälle und ca. 175 000 Tote.

Übertragungswege, Inkubationszeit und Infektiosität, Immunität

Der **Hauptübertragungsweg** ist über Tröpfchen und Aerosole (➤ 5.3.2) beim Atmen, Sprechen, Husten, Niesen und Singen. Grundsätzlich ist die Wahrscheinlichkeit einer Exposition im Umkreis von 1–2 m erhöht, ebenso in kleinen, schlecht oder nicht belüfteten Räumen.

Theoretisch möglich ist auch die Übertragung durch Schmierinfektion über kontaminierte Oberflächen, ebenso auch die Ansteckung über die Bindehaut der Augen.

Die **Inkubationszeit** *(Zeit von der Ansteckung bis zum Beginn von Krankheitszeichen)* liegt zwischen 1 und 14 Tagen, im Mittel bei 5–6 Tagen. [6]

Eine Infektion mit SARS-CoV-2-Viren induziert die Bildung von Antikörpern, die in der 2. Woche nach Symptombeginn auch nachweisbar sind, jedoch nimmt der Antikörpertiter bei milder oder asymptomatischer Infektion ab. Es ist nach wie vor unklar, zu welchem Grad die Antikörpertiter mit einem Schutz vor Reinfektion oder schweren Erkrankungen korrelieren. [6]

Diagnostik

PCR-Diagnostik *(engl. Polymerase Chain Reaction, Polymerase-Ketten-Reaktion):* Der direkte Nachweis von SARS-CoV-2-Viren erfolgt durch einen tiefen Rachenabstrich oder Sputum.

Antigennachweis: Der Antigen-Test *(AG-Test)* basiert auf dem Nachweis von viralem Protein in respiratorischen Materialien. Bei positivem Antigen-Schnell-Test ist definitiv von einer COVID-19-Erkrankung auszugehen, ein negativer Schnelltest sollte bei eindeutigen Symptomen durch eine PCR-Diagnostik abgesichert werden. [7]

Je nach Schwere der Erkrankung wird differentialdiagnostisch z. B. auf Influenza, andere respiratorische Viren oder bakterielle Infektionen (z. B. Pneumokokken, Legionellen) getestet.

Blutuntersuchungen und Röntgen-Thorax-Aufnahmen kommen bei klinischem Verlauf hinzu. Im konventionellen Röntgenbild werden bei 50–60 % der Erkrankungen Veränderungen sichtbar, in der CT der Lunge in ca. 85 %. [7]

Symptome und Krankheitsverlauf, Komplikationen

Das Virus dringt über ACE 2-Rezeptoren in die Zellen ein und befällt sehr häufig die Atemwege, da die Rezeptoren dort zahlreich vorhanden sind. Die Schäden sind Folge direkter Zellschädigung, Endothel-/Gefäßschädigung, Bildung von Mikrothromben in den Kapillaren und Entzündungsbotenstoffen. Insbesondere bei schwerem Verlauf sind auch andere Organe betroffen, z. B. Magen-Darm-Trakt, Herz oder ZNS.

Typische **Symptome,** die auf eine Infektion hindeuten, sind: Husten (41 %), Fieber (31 %), Schnupfen (24 %), Geruchs- und Geschmacksverlust (21 %) und Pneumonie (2 %). Weitere Symptome sind: Halsschmerzen, Atemnot, Kopf- und Gliederschmerzen, Appetitlosigkeit, Gewichtsverlust, Übelkeit und Erbrechen, Bauchschmerzen, Durchfall, Konjunktivitis, Hautausschlag, Lymphknotenschwellung, Apathie, Somnolenz und Schwindel. [6]

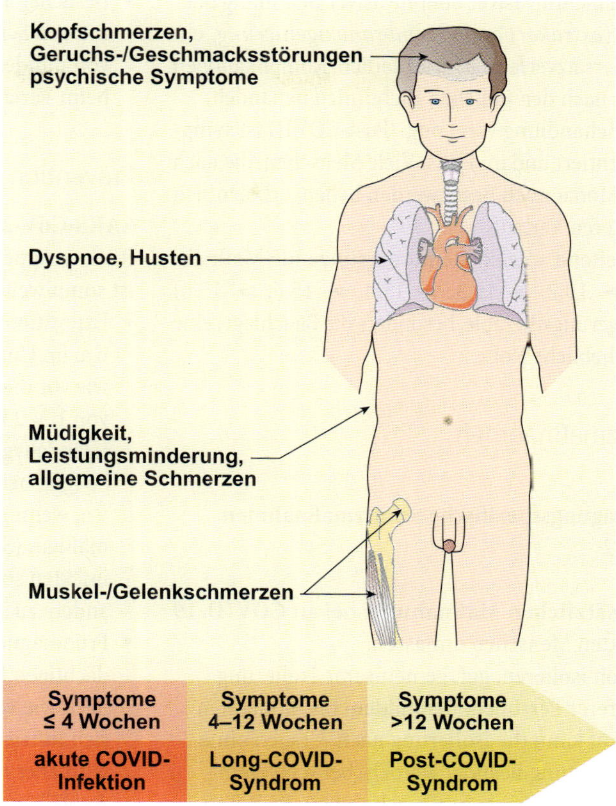

Abb. 9.6 Long-/Post-COVID-Syndrom. Diagnostik und Therapie hängen von den Beschwerden ab. [L141]

Die **Krankheitsverläufe** sind unspezifisch, vielfältig und variieren stark von symptomlos (schätzungsweise bei einem Drittel) bis zu schwersten Pneumonien mit Lungenversagen und Tod.

Komplikationen sind auch bei jungen, gesunden Menschen möglich, jedoch häufiger bei älteren Menschen mit Vorerkrankungen und Rauchern. Hauptkomplikationen sind:

- Lungenversagen
- Herz-, Nierenbeteiligung
- Thromboembolische Komplikationen, u. a. tiefe Venenthrombose
- Schock, Multiorganversagen

Auch bei leichtem Verlauf kann die Erholung Wochen dauern. Langzeitfolgen sind möglich, insbesondere bleibende Lungenschäden.

Die Entstehung dieses **Long-/Post-COVID-Syndroms** (➤ Abb. 9.6) ist unklar und nicht einheitlich (direkte Organ-Folgeschäden, fortbestehende Entzündung/Immunaktivierung, evtl. Viruspersistenz). Häufigkeitsangaben diesbezüglich schwanken stark (häufiger bei Nicht-Geimpften, bei der Omikron-Variante seltener als bei vorangegangenen Varianten). [7b]

Therapie

Die Behandlung einer COVID-19-Infektion ist in erster Linie symptomatisch. Für definierte Patientengruppen mit hohem Risiko oder schwerem Verlauf werden Virostatika (z. B. Nirmatrelvir/Ritonavir, etwa Paxlovid®, Remdesivir, etwa Veklury®) oder immunmodulierende Therapien (z. B. Glukokortikoide, Interleukinantagonisten) empfohlen. [7a]

Ambulante Patientinnen und Patienten mit erhöhtem Risiko können, alle im Krankenhaus Behandelten sollten eine medikamentöse Thromboseprophylaxe erhalten.

Die meisten stationär behandelten Patientinnen und Patienten benötigen Sauerstoff (nasal, Maske, ggf. High-Flow). Ggf. ist eine intensivmedizinische Betreu-

9

ung mit nichtinvasiver oder invasiver Beatmung oder *ECMO* (*extrakorporale Membranoxigenierung,* ein Lungenersatzverfahren) erforderlich. Komplikationen werden nach den üblichen Richtlinien behandelt.

Die Behandlung von Long-/Post-COVID ist symptomorientiert und im Fluss. Viele Menschen, die nach einem Monat noch Beschwerden haben, erholen sich im weiteren Verlauf.

Begleitend spielen atemunterstützende Maßnahmen (➤ 15.2, ➤ 15.3, ➤ 15.4, ➤ 15.5, ➤ 15.6) und Lagerungstherapie, besonders die Bauchlage, eine ganz erhebliche Rolle.

Schutzmaßnahmen

Übertragungsspezifische Schutzmaßnahmen

➤ 5.5.2

Die **zusätzlichen Maßnahmen** bei an **COVID-19** erkrankten Menschen umfassen:

- Person isolieren, ggf. gemeinsame Isolierung mehrerer Personen. Bei mildem bis moderaten Verlauf kann die Isolierung nach 7 Tagen ohne neue Testung beendet werden, bei schwerem Verlauf oder Immunschwäche ist ein PCR-Test nötig
- Zimmer ohne Lüftungsanlage mindestens 4–6-mal täglich für 15–20 Min. stoßlüften
- Persönliche Schutzausrüstung tragen: Schutzkittel, Einweghandschuhe, mindestens engsitzenden Mund-Nasen-Schutz, bei der direkten Versorgung FFP2-Maske, Schutzbrille; die Schutzausrüstung muss vor dem Betreten des Zimmers angelegt werden
- Hygienische Händedesinfektion mit Desinfektionsmittel mit viruzider Wirksamkeit durchführen
- Patientennahe Flächen täglich wischdesinfizieren
- Medizinprodukte patientenbezogen verwenden; bei Bedarf in einem geschlossenen Behälter in die Sterilisation bringen
- Benutztes Geschirr in einem geschlossenen Behälter in die Küche transportieren
- Wäsche, Textilien desinfizierend waschen lassen, Abfälle in geschlossenen und reißfesten Plastiktüten entsorgen
- Bei Transporten Menschen einen Mund-Nasen-Schutz tragen lassen
- Besucher auf ein Minimum beschränken, sie müssen Schutzausrüstung tragen, einen Abstand von mindestens 1,5 m einhalten und die Hände beim Verlassen desinfizieren.

Prävention und Beratung

SARS-CoV-2 ist **endemisch** geworden und v. a. für Risikogruppen nach wie vor eine Gefahr. Prävention ist somit weiter sinnvoll:

- Expositionsprophylaxe. In speziellen Situationen, v. a. im Umgang mit Risikogruppen, sind nach wie vor die AHA-L-Regeln angebracht: **A**bstand von 1,5–2 m zu anderen Menschen, **H**ygiene (Händehygiene, Hustenetikette), **A**lltag mit Maske (ggf. bei vielen Menschen in Innenräumen, v. a. wenn Abstandhalten nicht möglich ist), regelmäßiges (Stoß-)**L**üften. Menschen mit Atemwegsinfekten sollten möglichst zu Hause bleiben, um andere zu schützen. [7c]
- Frühdiagnose. Auch (Schnell-)Tests bei verdächtigen Beschwerden, ggf. wiederholt, haben nach wie vor ihre Berechtigung. Zwar müssen sich Infizierte nicht mehr isolieren. Empfohlen wird aber nach wie vor, weitestmöglich zu Hause zu bleiben, keinen Besuch zu empfangen und bei unvermeidlichen Begegnungen eine Maske zu tragen, um nicht weitere Menschen anzustecken. [7d]
- Impfprophylaxe. Die COVID-19-Impfung schützt zwar ebenso wie eine durchgemachte Erkrankung nur zeitlich begrenzt vor einer Erkrankung. Sie mindert aber deutlich länger das Risiko einer ernsten Erkrankung und reduziert das Risiko eines Long-COVID-Syndroms. Alle Erwachsenen sollen eine Basisimmunität durch drei Antigenkontakte durch Impfung und/oder Erkrankung (davon mindestens eine Impfung) besitzen. Menschen über 60 Jahre, mit erhöhtem Infektions- oder Komplikationsrisiko, Bewohnern von Pflegeeinrichtungen sowie engen Kontaktpersonen von Abwehrgeschwächten werden jährliche Auffrischimpfungen im Herbst empfohlen.

9.3.2 Pneumonien

DEFINITION

Pneumonie: Entzündung des Lungenparenchyms durch infektiöse, allergische oder physikalisch-chemische Ursachen. Pneumonien sind häufige Erkrankungen und in vielen Industrieländern die häufigste zum Tode führende Infektionskrankheit.

Einteilung der Pneumonien

Das Einteilen der **Pneumonien** erfolgt nach verschiedenen Kriterien (➤ Abb. 9.7): [1]

Nach der Krankheitsentstehung

- **Nichtinfektiöse Pneumonien** sind z. B. allergisch oder durch physikalisch-chemische Reize, wie Strahlen, Giftinhalation, Aspiration, Fremdkörper u. a. entstanden. Sie werden häufig auch als Pneumonitis bezeichnet.
- **Infektiöse, d. h., erregerbedingte Pneumonien** werden durch Bakterien, Viren, Pilze, Mykoplasmen oder Protozoen hervorgerufen, das Erregerspektrum ist weit. Eine Abwehrschwäche und vorgeschädigte Atemwege begünstigen ein Eindringen und Anhaften dieser Mikroorganismen.
- **Aspirationspneumonien** (➤ 9.3.7).
- Infolge einer Beatmung, sog. **ventilator-assoziierte Pneumonie** *(VAP, „Beatmungspneumonie" ➤ 12.2).*

Nach Befallstyp und Röntgenbefund

- **Lobärpneumonie:** Ein ganzer Lungenlappen ist betroffen.
- **Bronchopneumonie:** Die Entzündung betrifft herdförmig einzelne Bronchiolen und das umgebende Lungengewebe.
- **Interstitielle Pneumonie:** Hier ist in erster Linie das Lungeninterstitium *(Raum um die Alveolen)* und nur gering die Alveolen selbst betroffen.
- **Pleuropneumonie:** Neben der Lunge ist auch die Pleura entzündet.

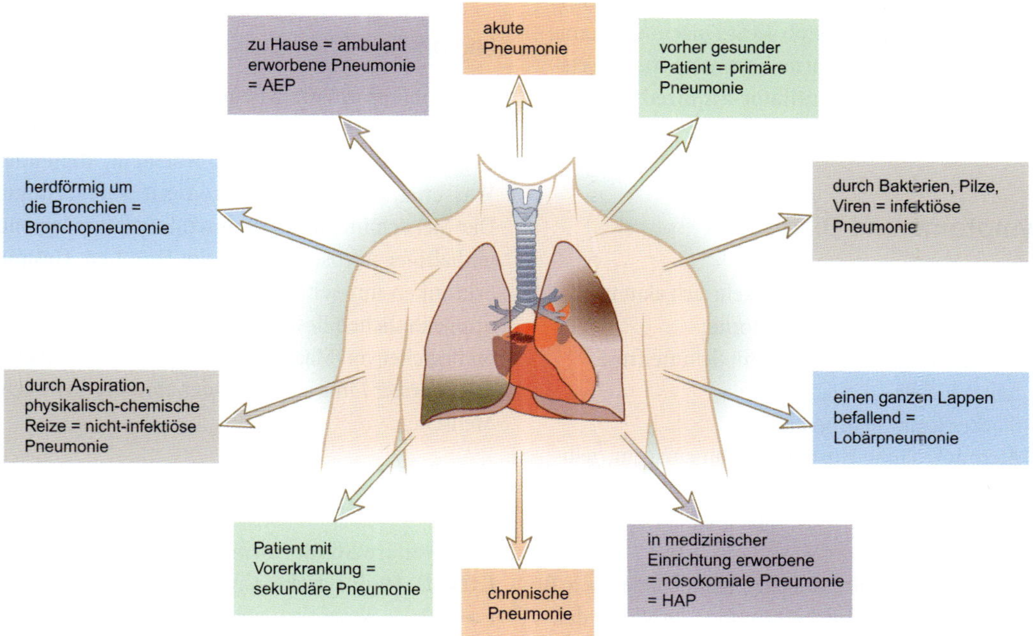

Abb. 9.7 Einteilung der Pneumonie nach verschiedenen Kriterien [L255]

Nach vorherigem Gesundheitszustand

- **Primäre Pneumonie:** Die Patientin bzw. der Patient war zuvor völlig gesund.
- **Sekundäre Pneumonie:** Der Mensch hat prädisponierende Vorerkrankungen wie Asthma, Herzerkrankung, Abwehrschwäche, Beatmung.
- **Opportunistische Pneumonie:** Sie treten bei stark abwehrgeschwächten Menschen auf, z. B. bei HIV-Erkrankten. Die Erreger zeichnen sich dadurch aus, dass sie bei einem gesunden Menschen nur sehr selten zu einer Pneumonie führen.

Nach dem Ort der Infektion

- **Ambulant erworbene Pneumonie** *(AEP, engl. Community-acquired Pneumonia, CAP):* im häuslichen Umfeld erworben
- **Healthcare-associated Pneumonia** *(HCAP):* Pneumonie bei Menschen mit regelmäßigem Kontakt zum Gesundheitswesen, z. B. Dialyse- oder onkologische Patientinnen und Patienten. Sonderform: In Pflegeeinrichtungen erworbene Pneumonie (*engl.* **Nursing-home-acquired Pneumonia,** *NHAP*)
- **Nosokomiale Pneumonie** (*engl. Hospital-acquired Pneumonia, HAP*): im Krankenhaus erworbene Pneumonie (ab 48 Std. nach Aufnahme auftretend). Sonderform: beatmungsassoziierte Pneumonie (*engl.* **Ventilator-acquired Pneumonia,** *VAP* ➤ 12.2). [8, 9]

Symptome und Diagnostik

Typische **Pneumonien** entwickeln sich akut in 12–24 Stunden mit folgenden **Symptome:**
- Rascher Fieberanstieg, oft mit Schüttelfrost, hohes Fieber
- Starkes Krankheitsgefühl
- Atemnot, häufig Husten evtl. mit eitrigem, gelblich-grünlichem oder rostbraunem Sputum
- Atemabhängige Brustschmerzen bei Pleurabeteiligung
- Zeichen der respiratorischen Insuffizienz wie z. B. schnelle, oberflächliche Atmung, Aufblähen der Nasenflügel bei der Einatmung, evtl. Zyanose
- Evtl. Kreislaufbeschwerden mit Hypotonie.

Pflegefachpersonen stellen die Verdachtsdiagnose anhand der Symptome und einem typischen Auskultationsbefund. Ein Röntgenbild sichert den Verdacht. Menschen im ambulanten Bereich mit Risikofaktoren werden stationär aufgenommen.

Atypische Pneumonien beginnen langsamer und uncharakteristisch. Pflegefachpersonen im ambulanten Bereich diagnostizieren diese häufig falsch als Grippe:
- Fieber meist unter 39 °C, kein Schüttelfrost
- Mäßig beeinträchtigtes Allgemeinbefinden
- Kopf- und Gliederschmerzen
- Trockener Husten.

Bei Verdacht auf eine Pneumonie ist nahezu immer eine Röntgenuntersuchung des Thorax angezeigt, welche die Entzündung als fleckige, netzförmige oder flächige Verschattung (heller Bereich) darstellt. Die Lungensonografie kann ergänzend eingesetzt werden, v. a. bei Kindern teilweise auch anstelle der Röntgenuntersuchung. Es folgen Blutuntersuchungen, u. a. BSG, CRP, Blutbild, und ggf. auch ein Computertomogramm. weitere Untersuchungen wie etwa Pulsoximetrie. Auf einen Erregernachweis kann bei ambulant erworbenen Pneumonien oft verzichtet werden, er gelingt selbst bei Materialgewinnung durch invasive Untersuchungen (z. B. Bronchoskopie) nicht immer.

Legionellen-Pneumonie

Eine Sonderform der bakteriellen Pneumonie ist die **Legionellen-Pneumonie** oder *Legionärskrankheit.* Legionellen leben in mäßig warmem, stehendem Wasser, z. B. in Wasserrohren mit Ablagerungen. Der Mensch infiziert sich durch Inhalation legionellenhaltiger Aerosole, z. B. beim Duschen. Gesunde erkranken nur selten und meist bleibt es dann bei grippeähnlichen Beschwerden. An einer Pneumonie, oft begleitet von Magen-Darm-Beschwerden, erkranken in erster Linie alte und/oder abwehrgeschwächte Menschen.

Pneumonie bei COVID-19

Eine weitere Sonderform ist die **Pneumonie bei COVID-19** durch das Coronavirus **SARS-CoV-2** (➤ 9.3.1). Wesentlich neben dem Befall der Alveolarepithelien und der Beteiligung von Makrophagen ist eine Schädigung der Lungenkapillaren mit Mikrothromben, die u. a. zu Membranen in den Alveolen und schließlich zu Fibrose der Alveolarsepten führen.

Therapie

Grundlage der **Therapie** ist die antiinfektiöse Therapie:

- Antibiotika bei bakteriellen Pneumonien
- Antimykotika bei Pilzpneumonien
- Bei Viruspneumonien ist die Behandlung in aller Regel nur symptomatisch möglich, weil Virostatika nur in ganz frühen Krankheitsstadien die Vermehrung von Viren hemmen können
- Symptomatisches Einsetzen von Schleimlösern, Hustenstillern, Analgetika und fiebersenkenden Mitteln. Bei fortgeschrittener respiratorischer Insuffizienz (➤ 9.2) ist die Gabe von Sauerstoff notwendig, ggf. sogar eine Beatmung.

Pflegefachpersonen intensivieren alle Maßnahmen der Pneumonieprophylaxe und führen eine Atmungstherapie durch (➤ Kap. 15). Abhängig vom Allgemeinbefinden soll der Kranke eingeschränkte Bettruhe einhalten und benötigt Unterstützung bei den Aktivitäten des täglichen Lebens. Grundsätzlich ist jedoch die Mobilisierung ein entscheidender therapeutischer Ansatz.

9.3.3 Chronisch-obstruktive Lungenerkrankungen

DEFINITION

Chronisch-obstruktive Lungenerkrankung *(engl. Chronic Obstructive Pulmonary Disease, COPD; engl. Chronic Obstructive Lung Disease, COLD):* Gruppe von chronischen fortschreitenden Lungenerkrankungen, die durch vermehrten **A**uswurf, **H**usten und **A**temnot *(„AHA-Symptome")* gekennzeichnet sind.

- **Chronisch:** Dauerhafte, lebenslange Erkrankung, die nicht geheilt werden kann.
- **Obstruktion:** Verengung bzw. Verlegung der Atemwege, dadurch erhöhter Strömungswiderstand in den Atemwegen *(erhöhte Resistance)*, der eine vermehrte Atemarbeit notwendig macht.

Zu den chronisch-obstruktiven Lungenerkrankungen gehören:

- Chronische Bronchitis ohne/mit Obstruktion
- Lungenemphysem.

Die COPD ist keine ausschließliche Lungenerkrankung, sondern hat auch entscheidende Auswirkungen auf andere Organsysteme. [10]

Exazerbation: Akute, über mindestens 2 Tage anhaltende Verschlechterung der respiratorischen Symptome mit der Notwendigkeit der Intensivierung der COPD-Therapie. Klinisch zeigt sich dies durch eine Zunahme der Dyspnoe, des Hustens und des Sekretvolumens. Vorsicht: Differentialdiagnostisch müssen andere Ursachen für eine Verschlechterung der respiratorischen Symptome, z. B. eine Pneumonie, ein Lungenödem oder eine Rechtsherzinsuffizienz, ausgeschlossen werden.

Die COPD ist bereits heute die dritthäufigste Todesursache weltweit. In Deutschland leiden etwa 6–7 Mio. Menschen, also fast 10 % der Bevölkerung, an einer COPD. Tendenz zunehmend. Damit ist die COPD eine „Volkskrankheit" mit erheblicher sozioökonomischer Bedeutung. Seit 2005 gibt es für die COPD ein sog. **Disease-Management-Programm** *(DMP)*. Hierbei handelt es sich um ein strukturiertes Behandlungs- und Schulungsprogramm, um die Lebenserwartung und Lebensqualität der Betroffenen auf der einen Seite zu verbessern und die langfristigen Kosten auf der anderen Seite zu senken. Wichtig bei der COPD sind ein frühzeitiges Erkennen und das gezielte Behandeln.

Ursachen und Pathophysiologie

Bei der Entstehung der COPD spielt zwar auch die genetische Veranlagung eine Rolle. Wichtigster, aber insgesamt seltener ist ein genetisch bedingter α1-Antitrypsinmangel/Alpha-1-Antitrypsin-Mangel. Hauptursache sind eingeatmete Schadstoffe und damit zu 85–90 % das Rauchen. In der Folge kommt es zu **strukturellen Veränderungen** an den zentralen und peripheren Atemwegen, dem Lungenparenchym und den pulmonalen Gefäßen (➤ Abb. 9.3). Die Veränderungen entstehen u. a. durch **chronische Entzündungsprozesse:**

- Daraus resultieren in den Atemwegen eine Hypersekretion von Bronchialsekret und eine Dysfunktion der mukoziliären Clearance.
- Im Bereich der kleinen Atemwege entsteht über Bronchiolitis und Fibrose *(bindegewebiger Umbau)* eine Obstruktion mit Atemflussbehinderung.

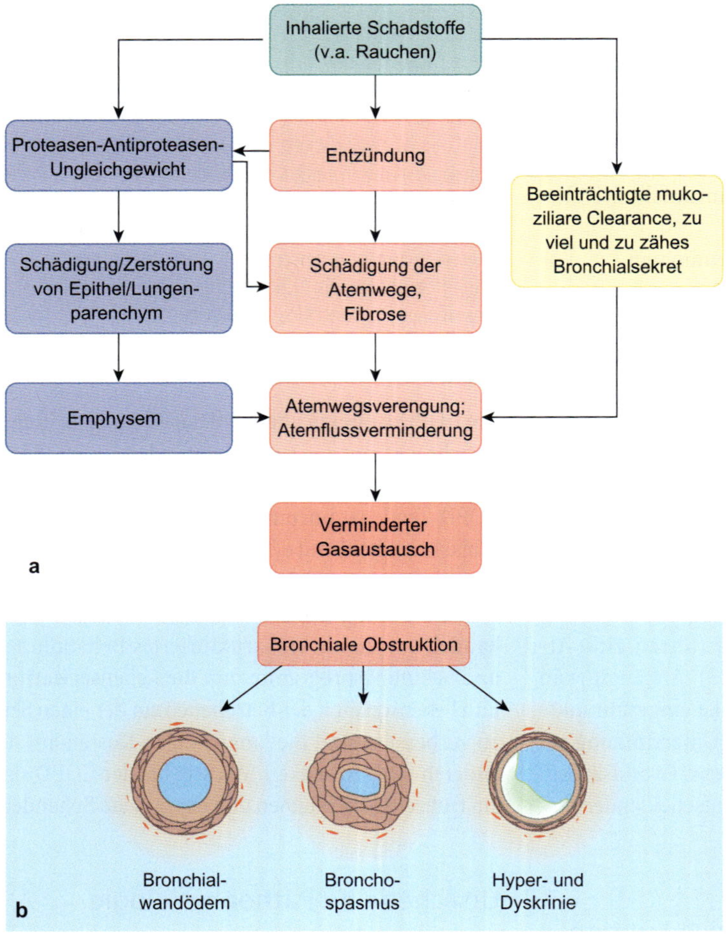

Abb. 9.8 a) Pathogenese der chronisch-obstruktiven Lungenerkrankung. [L143]
b) Bronchiale Obstruktion durch Ödem der Bronchialschleimhaut, Kontraktion der Bronchialmuskulatur und übermäßiger und zäher Schleimbildung. [L138]

- Im Lungenparenchym verursacht die Schädigung der Alveolen eine Störung des Gasaustauschs.
- Die Vasokonstriktion der Lungengefäße führt zu pulmonalem Hochdruck mit einem Cor pulmonale in der Endphase (➤ 9.3.5).

Diese Umbauprozesse an der Lunge stehen im Mittelpunkt der krankhaften Veränderungen. Sekundär kommt es auch zu **systemischen Veränderungen** wie kardiovaskulären Erkrankungen, muskuloskelettalen Manifestationen und depressiven Symptomen, u. a. durch Entzündungsbotenstoffe, die auch an anderen Organen wirken.

Formen der COPD

DEFINITION

Chronische Bronchitis *(nach WHO):* Husten und Auswurf an den meisten Tagen von mindestens 3 Monaten zweier aufeinanderfolgender Jahre.

Eine Form ist die **einfache chronische Bronchitis** mit schleimigem Auswurf ohne bronchiale Obstruktion *(„Raucherhusten“),* häufig ist das der Beginn einer chronisch obstruktiven Erkrankung. Die Betroffenen nehmen die Symptome oft jahrelang nicht ernst. In der Folge kommt es zu einer mukoziliären Insuffizienz durch:

- Vermehrte und abnorme Sekretproduktion
- Zerstörung des Flimmerepithels
- Atrophie der Schleimhaut.

Eine weitere Form oder auch das Fortschreiten der COPD ist die **chronisch-obstruktive Bronchitis,** die durch zusätzliche Obstruktion *(Verengung der Atemwege)* mit Belastungsdyspnoe, zähem Sputum und Schleimhautödem gekennzeichnet ist. Die Obstruktion ist auch nach Gabe von spezifischen Medikamenten nicht mehr vollständig reversibel. Im Verlauf der Erkrankung kommt es immer häufiger zu **Exazerbationen** *(infektbedingten Verschlechterungen)* und zum Fortschreiten der COPD (➤ Abb. 9.9). Am Ende droht ein chronisches Cor pulmonale (➤ 9.3.5). [10]

DEFINITION

Lungenemphysem: Überblähung des Lungengewebes mit Elastizitätsverlust und unwiderruflicher Zerstörung der Alveolen.

Die Ursachen für ein Lungenemphysem sind entweder angeboren oder erworben (➤ Tab. 9.5).

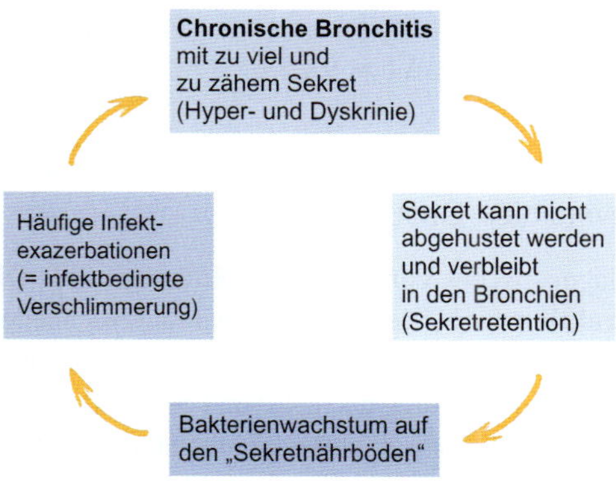

Abb. 9.9 Teufelskreis chronische Bronchitis – Exazerbation und in der Folge zunehmende Verschlechterung der Erkrankung [A400]

Tab. 9.5 Ursachen des Lungenemphysems

Angeborene/ erbliche Faktoren	• Alpha-1-Antitrypsin-Mangel • Bronchiale Hyperreaktivität • Störung des Lungenwachstums
Erworbene Faktoren	• Rauchen, 80 % aller Menschen mit COPD waren oder sind Raucher • Berufsbedingte Staubbelastung • Allgemeine Luftverschmutzung • Häufige Atemwegsinfektionen in der Kindheit

Folgen der Zerstörung der Alveolen sind: [1]
- Es bilden sich immer größere Emphysemblasen, dadurch vergrößert sich der alveoläre Totraum und die Gasaustauschfläche (➤ 9.2.4) verkleinert sich. Die respiratorische Insuffizienz schreitet fort.
- Die Abnahme von Lungengefäßen und die Verschlechterung/Behinderung der Lungenperfusion führen zu einer Druckerhöhung im Lungenkreislauf und erhöhter Rechtsherzbelastung. Das Endstadium ist ein **chronisches Cor pulmonale** (➤ 9.3.5).

Die Symptome entsprechen der chronischen Bronchitis mit zunehmender Atemnot, morgendlichem Husten und Auswurf sowie Zyanose. Typisch ist auch der **Fassthorax,** ein kurzer, breiter, fassförmiger Thorax durch horizontal verlaufende Rippen, der ständig in Inspirationsstellung verharrt. Im Spätstadium der Erkrankung bestehen zusätzlich Symptome der Rechtsherzinsuffizienz mit Gewichtszunahme, Halsvenenstauung, Ödemen (ganzer Körper), Leber- und Milzvergrößerung, Appetitlosigkeit, nächtlichem Wasserlassen und starker Müdigkeit.

Differenzialdiagnose Asthma – COPD

Da das **Asthma bronchiale** sehr ähnliche Symptome hat wie eine **COPD,** ist eine differentialdiagnostische **Abgrenzung** notwendig (➤ Tab. 9.6).

Symptome der COPD

Die meisten Betroffenen sind über 40 Jahre alt. Folgende **Symptome** sind typisch für eine COPD:
- Rauchen, aktiv und passiv in der Anamnese, ggf. Staubbelastung am Arbeitsplatz
- Chronischer Husten, anfangs morgens, später auch während des Tages; in manchen Fällen entwickelt sich eine COPD auch ohne Husten
- Dyspnoe, anfangs erst nach längerer Belastung, später schon bei geringer Belastung
- Auswurf (chronische Sputumproduktion)
- Thorakales Engegefühl ist möglich
- Trockene Atemgeräusche *(Giemen, Brummen, Pfeifen)* sind möglich, besonders bei forcierter Ausatmung; verlängerte Ausatmung

9

Tab. 9.6 Unterscheidung Asthma bronchiale und COPD [10] [W867-007]

Merkmale	Asthma bronchiale	COPD
Alter bei Erstdiagnose	Variabel, häufig: Kindheit, Jugend	Meist 6. Lebensjahrzehnt
Rauchen	Kein direkter Zusammenhang, Verschlechterung durch Rauchen möglich	Direkter Zusammenhang
Hauptbeschwerden	Anfallsartig auftretende Atemnot	Atemnot bei Belastung
Verlauf	Variabel, episodisch	Fortschreitend
Allergie	Häufig	Selten
Obstruktion	Variabel	Persistierend
Reversibilität der Obstruktion	> 20 % FEV (➤ 7.6.5)$_1$	< 15 % FEV_1
Bronchiale Hyperreaktivität	Regelhaft vorhanden	Möglich
Ansprechen auf Glukokortikoide	Regelhaft vorhanden	Gelegentlich

- Abgeschwächte Lungengeräusche und leise Herztöne bei der Auskultation als Zeichen der chronischen Lungenüberblähung
- Fassthorax und inspiratorische Einziehungen im Bereich der Flanken bei der Einatmung, besonders bei Lungenemphysem
- Im vorgeschrittenen Stadium: Zyanose, periphere Ödeme, pulmonale Kachexie mit Muskelschwund und Osteoporose, schlechter Allgemeinzustand, überzufällig häufig Depressionen.

Für die Symptomeinschätzung werden möglichst Fragebögen verwendet wie

- **CAT™** *(COPD Assessment Test™)*. Er besteht aus acht Fragen (u. a. Frage nach Husten, Verschleimung, Einschränkung bei körperlichen Aktivitäten) und einer Punktvergabe von 0 („Ich bin sehr glücklich") bis 5 („Ich bin sehr traurig"). [10b]
- **mMRC Dyspnoeskala** *(Modified Medical Research Council Dyspnea Scale)*. Mit ihr lässt sich der subjektive Schweregrad der Dyspnoe einschätzen, von 0 (Atemnot nur bei starker Anstrengung) bis 4 (zu kurzatmig um das Haus zu verlassen oder Atemnot beim An- und Auskleiden). [10c]

Diagnostik

Die Diagnosestellung ist in der Regel klinisch möglich. Die weitere Diagnostik umfasst:

- Lungenfunktionsprüfung durch Spirometrie (FEV_1/FVC nach Gabe eines Bronchodilatators < 0,7 oder als die untere Normgrenze)
- Blutuntersuchung. Einmalig Ausschluss eines Alpha-1-Antitrypsin-Mangels
- Röntgenaufnahme des Thorax zum Ausschluss anderer Erkrankungen
- Bei Exazerbation BSG, Blutbild, CRP, Röntgenaufnahme des Thorax, evtl. mikrobiologische und zytologische Sputumdiagnostik. Bei V. a. respiratorische Verschlechterung Pulsoximetrie (➤ 9.1.6), BGA (➤ 9.1.5).

Reversibilitätstest zum Ausschluss einer reversiblen Obstruktion

Diagnostisches **Vorgehen,** um **eine reversible Obstruktion** wie bei Asthma bronchiale auszuschließen:

- Gabe eines Bronchodilatators. Erneute Lungenfunktionsprüfung nach 30 Min (➤ 9.1.4).
- Gabe von Kortison oral oder inhalativ. Erneute Lungenfunktionsprüfung nach 14 Tagen bzw. 4–6 Wochen.

Eine fehlende Verbesserung der Obstruktion spricht für eine COPD, schließt aber ein Asthma bronchiale nicht vollständig aus.

Peak-Flow-Meter

Dieses einfache Gerät (➤ Abb. 9.1) eignet sich für die schnelle Krankheitskontrolle durch den Betroffenen selbst. Es misst die maximale Strömungsgeschwindigkeit bei forcierter Ausatmung. Je kräftiger die Person ausatmet, umso höher ist der Ausschlag. Wenn der Ausatemstrom nachlässt, bleibt der Zeiger stehen. Für die Betroffenen ist zunächst ein persönlicher Bestwert zu ermitteln. Die Messung erfolgen dann 1- bis 2-mal täglich, am besten morgens, bei Atembeschwerden, Infekten oder Medikamentenumstellung. Die Werte in einem speziellen Tagebuch festhalten.

Schweregrade der COPD

Seit der **GOLD** *(Global Initiative for Chronic Obstructive Lung Disease)*-**Leitlinie 2025** wird die COPD nicht mehr primär nach dem FEV_1-Schweregrad eingeteilt (ein FEV_1/FVC nach Bronchodilatation < 0,7 gilt als spirometrisch gesicherte Diagnose, ➤ 9.1.4), stattdessen stehen nun die Symptome und Exazerbationen im Vordergrund. Danach richtet sich auch die Therapie. [10a]

Zur **Quantifizierung der Symptome** nutzt die GOLD-Empfehlung den CAT *(COPD-Assessment-Test)*- oder den mMRC *(modified Medical Research Council)*-Fragebogen (oben). Das **Exazerbationsrisiko** wird anhand der Anamnese eingeschätzt: Ein erhöhtes Re-Exazerbationsrisiko besteht bei ≥ 1 stationär (= schwere) oder ≥ 2 ambulant (mit einem Antibiotikum und/oder einem systemischen Kortikosteroid) behandelten Exazerbationen pro Jahr.

Daraus ergeben sich nach GOLD-Leitlinie 2023 **drei COPD-Risikogruppen** (➤ Tab. 9.7). Die Einstufung der Patientin bzw. des Patienten in einer der Gruppen (A, B, E) bildet die Basis der initialen medikamentösen Therapie gemäß *GOLD-Richtlinie Bronchodilatoren* (➤ Tab. 9.7).

- **Risikogruppe A:** Symptome: mMRC 0–1, CAT < 10; Exazerbation: 0–1 moderate Exazerbationen ohne Krankenhausbehandlung in der Anamnese. Ein langwirksamer Bronchodilator (➤ 21.2.3) sollte bevorzugt werden.
- **Risikogruppe B:** Symptome: mMRC ≥ 2, CAT ≥ 10; Exazerbation: 0–1 moderate Exazerbationen ohne Krankenhausbehandlung in der Anamnese. LABA + LAMA, alternativ LABA oder LAMA alleine.
- **Risikogruppe E:** Symptome: mMRC 0–1, CAT < 10 oder mMRC ≥ 2, CAT ≥ 10; Exazerbation: > 2 moderate Exazerbationen oder > 1 krankenhauspflichtige Exazerbation in der Anamnese LABA + LAMA, ICS erwägen.

COPD-Typen im Spätstadium der COPD

Es existieren **zwei COPD-Typen:**

- **Pink Puffer** *(„rosa Schnaufer“)*. Hagerer bis kachektischer Typ *(„pulmonale Kachexie“)*, starke Dyspnoe, trockener Husten. Selten leichte Zyanose, da durch kompensatorische Atemarbeit weniger Hypoxie und Hyperkapnie bestehen (➤ 9.2.10). Hämatokrit im Normbereich. Selten Cor pulmonale.
- **Blue Bloater** *(„blauer Aufgedunsener“)*. Adipositas. Husten mit Auswurf. Trotz ausgeprägter Zyanose, erheblicher Hypoxie und Hyperkapnie ist die Atemnot weniger ausgeprägt. Reaktive Polyglobulie. Prozentual ist weniger Hämoglobin mit Sauerstoff beladen – Zyanose (➤ 9.2.10). Häufig Cor pulmonale (➤ 9.3.5).

Therapieoptionen

Eine COPD ist grundsätzlich nicht heilbar!

Die Lebenserwartung hängt entscheidend davon ab, ob es der Person gelingt, die auslösenden Noxen, v. a. das Rauchen, zu vermeiden. Daneben ist es wichtig, Exazerbationen und Atemwegsinfekte zu vermeiden, um die Lebenserwartung zu erhöhen. Bei Menschen, die viele Krankheitsschübe in Form von Exazerbationen erleiden, beschleunigt sich das Voranschreiten der COPD. Die Tabelle (➤ Tab. 9.7) stellt die **Therapieoptionen** dar.

Exazerbation

Eine **Exazerbation** bezeichnet eine akute Verschlechterung der COPD.

Sieben Warnsymptome zeigen eine Verschlechterung der Lungensituation an:

- Veränderung der Werte der Peak-Flow-Ampel: Abfall der Morgenwerte, tageszeitliche Schwankungen, „Umschaltung der Ampel“ von grün auf gelb (➤ Abb. 9.10)
- Steigerung der Atemnot
- Verstärkung des Hustens, besonders nächtliche Hustenattacken
- Veränderung des Sekrets bzgl. Menge, Zähigkeit, Farbe

Tab. 9.7 Die grundsätzlichen Therapieoptionen bei COPD [10]

Prävention	Medikamentöse Behandlung (➤ 21.2.3)	Nichtmedikamentöse Behandlung	Apparative/Operative Behandlung
• Raucherentwöhnung • Schutzimpfungen: Grippe- und Pneumokokken, COVID-Impfung [11] • Arbeitsplatzhygiene • Aktiver Lebensstil und sportliche Betätigung	• Anticholinergika SAMA *(Short acting muscarinic agents)*, z. B. Ipratropium, LAMA *(Long acting muscarinic agents)*, z. B. Glycopyrronium) • β_2-Sympathomimetika SABA (*Short acting betamimetic agents)*, z. B. Salbutamol, LABA *(Long acting betamimetic agents)*, z. B. Formoterol) • Glukokortikoide: limitierte Effekte bei COPD, bei Exazerbation oral indiziert • Theophyllin: Mittel der letzten Wahl • Mukopharmaka, Antitussiva • Antibiotika	• Körperliches Training (➤ Abb. 9.11) • Patientenschulung • Physiotherapie/Atemphysiotherapie (➤ 15.2, ➤ 15.3) • Ernährungsberatung	• Langzeitsauerstofftherapie (➤ Kap. 14) • Beatmung (➤ Kap. 12) • Emphysemchirurgie • Lungentransplantation

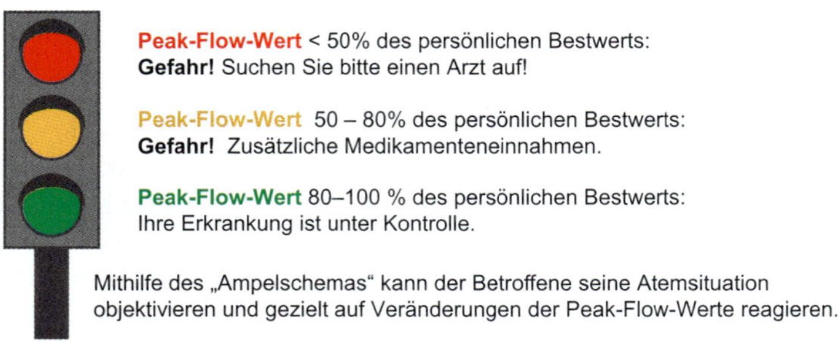

Abb. 9.10 Peak-Flow-Ampelschema *(mod. nach: Deutsche Atemwegsliga)*. Der Betroffene ermittelt einen persönlichen Bestwertmit dem Peak-Flow-Meter (➤ 9.1.4). Durch regelmäßige tägliche Messungen kann er, mit weiteren Symptomen, einfach seine Atemsituation einschätzen. [A400]

- Abnahme der körperlichen Belastbarkeit
- Zunehmender Verbrauch an Notfallsprays
- Auftreten von Anzeichen eines Infekts, z. B. verändertes Sekret, Fieber.

Exazerbationen vermeiden

Nachfolgende Empfehlungen sollen **Exazerbationen vermeiden** – neben den Therapieoptionen:

- Kontakt mit erkälteten und grippekranken Menschen meiden, mind. 2 m Abstand halten
- In der Erkältungszeit große Menschenansammlungen meiden
- Nässe und Kälte, Unterkühlung vermeiden
- Abwehrkräfte stärken durch eine vitaminreiche Ernährung, Stressvermeidung, Bewegung und ausreichend Schlaf
- Konsequente Einnahme der verordneten Medikamente.

Häufig neigen Menschen mit Lungenerkrankungen dazu, sich Bewegung jeglicher Art zu entziehen, mit negativen Auswirkungen. Dabei trägt eine konsequente und angepasste Bewegung entscheidend zur körperlichen und psychischen Stabilität bei (➤ Abb. 9.11). Pflegefachpersonen informieren die Betroffenen über die Vorteile einer regelmäßigen Bewegung und leiten sie bei Bedarf an. [1]

Was tun bei einer Exazerbation

Das Vorgehen im Falle einer exazerbierten COPD hängt vom Schweregrad der COPD und vom Ausmaß der Verschlechterung ab.

- Eine **leichte Exazerbation** können geschulte Patientinnen und Patienten gut selbst managen:

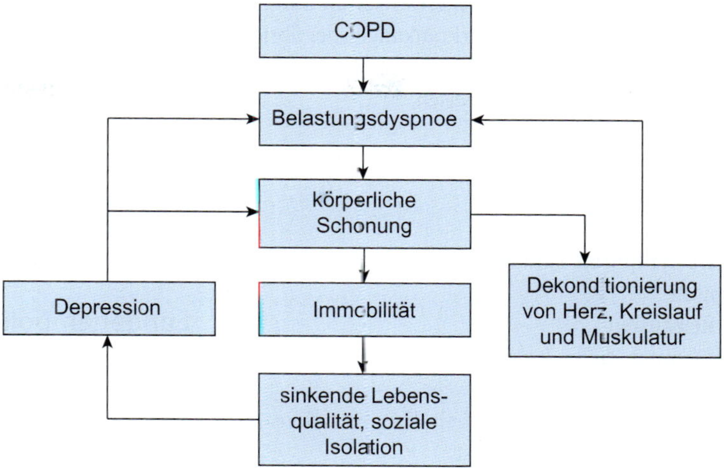

Abb. 9.11 Auswirkungen der COPD auf die körperliche Belastbarkeit, Lebensqualität und Psyche [8] [L143]

Einsatz bronchialerweiternder Medikamente etwas intensivieren, körperliche Anstrengung vermeiden, Atemgymnastik und atmungserleichternde Körperhaltungen einsetzen.

- Bei **mittelschweren Exazerbationen** möglichst bald eine Ärztin oder einen Arzt aufsuchen, der über weitere Maßnahmen wie die Gabe von Kortison oder Antibiotika entscheiden kann. Auch eine zusätzliche Sauerstoffgabe kann angezeigt sein.
- Bei **schweren Exazerbationen** mit massiver Atemnot der Betroffenen möglichst rasch ins nächste Krankenhaus bringen. Hier entscheidet die Ärztin oder der Arzt, ob eine stationäre oder gar eine intensivmedizinische Behandlung notwendig ist oder die Behandlung auch ambulant fortgesetzt werden kann.

9.3.4 Interstitielle Lungenerkrankungen/Lungenfibrose

DEFINITION

Interstitielle Lungenerkrankungen: Zusammenfassende Bezeichnung für zahlreiche chronische nichtinfektiöse Entzündungen des Lungengewebes. In der Folge kommt es oft zur Entwicklung einer Lungenfibrose.
Lungenfibrose: Bindegewebiger Umbau *(Fibrosierung)* des Lungengerüsts. Daraus resultiert eine restriktive Ventilationsstörung. [1]

Ursachen

Bei nur ungefähr der Hälfte aller Erkrankten ist eine **Ursache** für eine interstitielle Lungenerkrankung oder Lungenfibrose feststellbar: [1]

- Im Rahmen von Systemerkrankungen, z. B. Sarkoidose, Kollagenosen, Vaskulitiden
- Eingeatmete Schadstoffe, chemische Dämpfe, anorganische und organische Stoffe
- Nach Strahlenbehandlung der Lunge
- Nach Aspirationspneumonie (➤ 9.3.7)
- Nach ARDS *(akutes Lungenversagen ➤ 9.2.8)*
- Exogen-allergische Alveolitis *(Entzündung der Alveolen und der Bronchiolen)* durch Einatmen organischer Stoffe mit nachfolgender Immunreaktion, z. B. Dachdeckerlunge, Farmerlunge, Taubenzüchterlunge u. a.
- Pneumokoniosen *(Staublunge)* durch das Einatmen anorganischer Stoffe, z. B. Silikose nach Einatmen von Quarzstäuben in der Bau- und Bergbauindustrie, Asbestose nach Einatmen von Asbeststaub.

WICHTIG

Berufskrankheiten

Viele gefährliche Stoffe sind heute verboten. Außerdem sind die berufsgenossenschaftlichen Richtlinien und Präventionsmaßnahmen sehr streng im Umgang mit diesen organischen und anorganischen Stäuben. Trotzdem gibt es immer wieder Personen, die im Rahmen ihrer Berufstätigkeit lungenkrank geworden sind.

Unter den **idiopathischen interstitiellen Lungenerkrankungen** werden die Erkrankungen der übrigen 50 % der Betroffenen zusammengefasst, die keine erkennbaren Ursachen aufweisen.

Symptome

Diese **Symptome** sind im fortgeschrittenen Stadium typisch:

- Reizhusten
- Atemnot, die im Laufe der Zeit zunimmt
- Häufige Infekte der Atemwege
- Müdigkeit, Abgeschlagenheit, Konzentrationsschwäche, Gewichtsverlust
- Chronisches Cor pulmonale (➤ 9.3.5)
- Zeichen einer restriktiven Ventilationsstörung (➤ 9.2.1) in der Lungenfunktionsprüfung, sichtbarer bindegewebiger Umbau des Lungenparenchyms in der CT.

Therapieoptionen

Die **Therapie** kann schon bestehende Veränderungen nicht mehr rückgängig machen. Allenfalls kann sie den Umbauprozess aufhalten. Die Optionen sind darum begrenzt:

- Ausschaltung der verursachenden Noxen
- Ggf. Glukokortikoidgabe
- Ggf. Immunsuppressiva bei allergischer Ursache
- Sauerstoffgabe
- Lungentransplantation als Ultima Ratio.

9.3.5 Erkrankungen des Lungenkreislaufs

Lungenembolie

DEFINITION

Lungenembolie: Plötzliche oder schrittweise Verlegung von Lungenarterien, überwiegend durch Thromben, die aus dem venösen Gefäßsystem stammen. Eine der häufigsten ‚plötzlichen' Todesursachen überhaupt (die meisten Todesfälle ereignen sich innerhalb der ersten 2 Stunden nach Symptombeginn). Meist Folge einer (nicht entdeckten) tiefen Bein- oder Beckenvenenthrombose (➤ Abb. 9.12). [1]

Folgen einer Lungenembolie

Bei einer **Lungenembolie** kommt es durch die Verlegung der Lungenarterie zu einer akuten Widerstandserhöhung im Lungenkreislauf, das Blut kann am Embolus nicht weiterfließen und staut sich

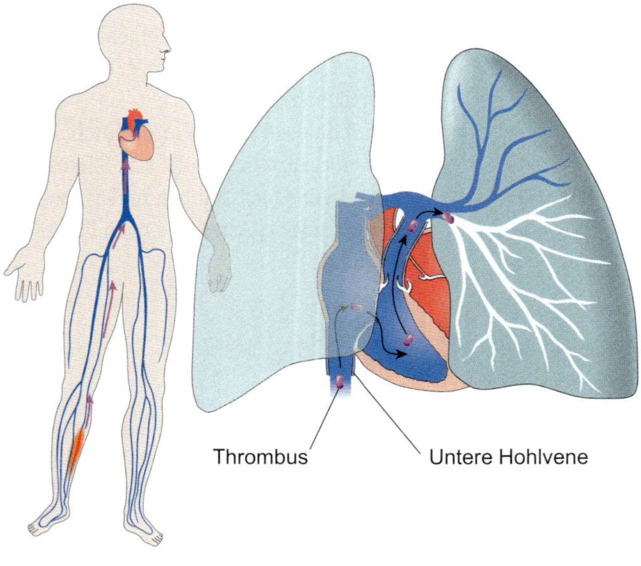

Abb. 9.12 Entstehungsmechanismus einer Lungenembolie. Meist als Folge einer tiefen Bein- oder Beckenvenenthrombose gelangt ein Teil des Gerinnsels über die unter Hohlvene *(V. cava inferior)* und das rechte Herz in die Lungenstrombahn und verlegt eine Lungenarterie. [L190]

zurück. Das muskelschwächere rechte Herz kann gegen diesen zunehmenden Widerstand nur begrenzt anpumpen. Ein **akutes Cor pulmonale** entsteht: das Herzzeitvolumen fällt ab, bei großen Embolien so schnell, dass die Betroffenen praktisch ohne Vorwarnung sterben.

Da die Lunge nicht durch die Pulmonalarterien selbst mit Sauerstoff versorgt wird (➤ 7.5), kommt es zunächst nicht zum Untergang von Lungengewebe. Hat der Betroffene aber gleichzeitig eine Linksherzinsuffizienz, verlangsamt sich die Blutströmung in den Bronchialarterien. Dies führt dann evtl. doch zu einem Sauerstoffmangel des Lungengewebes *(Lungeninfarkt).*

Symptome

Die **Symptome** sind abhängig vom Schweregrad bzw. von der Größe der Lungenarterie, die verlegt wurde (➤ Tab. 9.8).

Notfallmaßnahmen

Meist sind es Pflegende, die die Betroffenenmit dem **Verdacht auf eine Lungenembolie** vorfinden. **Schnelles und richtiges Verhalten** kann dann **lebensrettend** sein:

- Betroffene absolute Bettruhe einhalten lassen, Oberkörper hoch lagern
- Notarzt rufen
- Sauerstoff geben, wenn vorhanden
- Betroffene beruhigen und nicht alleine lassen
- Blutdruck, Puls und Atmung überwachen
- Reanimation beginnen bei Herz-Kreislauf-Stillstand.

VORSICHT

Lagerung im kardiogenen Schock

Beine auf Herzniveau anheben, dabei eine leichte Oberkörperhochlagerung belassen. **Keine Kopftieflage!!!** Die Volumenverschiebung herzwärts kann zu einen akuten Herzversagen führen.

Therapieoptionen

Die Person erhält ein Opiat zur Stress- und Schmerzbekämpfung. Heparin intravenös als Bolus soll die weitere Vergrößerung des Embolus verhindern. Bei schweren klinischen Verläufen ist eine Schockbekämpfung, z. B. mit kreislaufunterstützenden Medikamenten, notwendig. Ggf. wird eine Lysetherapie durchgeführt und damit versucht den Embolus aufzulösen. Möglich ist auch, den Embolus mithilfe eines Pulmonaliskatheters oder operativ zu entfernen.

Tab. 9.8 Schweregradeinteilung der Lungenembolie anhand ihrer Symptome und Befunde (mod. nach Grosser) [1c]

Schweregrad		Ausdehnung der Gefäßverschlüsse	Symptome	Blutdruck
I	**Klein**	Periphere Äste	• Evtl. asymptomatisch • Leichte Dyspnoe • Thoraxschmerzen	Normal
II	**Submassiv**	Segmentarterien	• Akute Dyspnoe • Thoraxschmerzen • Tachypnoe, Tachykardie	Leicht erniedrigt
III	**Massiv**	Ein Pulmonalarterienast	• Akute schwere Dyspnoe • Thoraxschmerzen • Zyanose • Unruhe • Synkope	Stark erniedrigt
IV	**Fulminant**	Pulmonalarterien-Hauptstamm oder mehrere Lappenarterien	• Schwere Dyspnoe • Schocksymptome • Drohender Herz-Kreislauf-Stillstand	Schock Reanimation

Pulmonale Hypertension

DEFINITION

Pulmonale Hypertension *(pulmonaler Hochdruck):* Erhöhung des Blutdrucks in den Pulmonalarterien.
Chronisches Cor pulmonale: Pulmonale Hypertonie mit Rechtsherzbelastung und nachfolgender Hypertrophie und Insuffizienz der rechten Herzkammer infolge von Lungen- oder Lungengefäßerkrankungen. [1]

Ursachen

Mögliche und typische **Ursachen** für eine pulmonale Hypertension sind:

- Lungenerkrankungen, bei denen die Durchblutung beeinträchtigt ist, z. B. bei COPD (➤ 9.3.3), Lungenfibrose (➤ 9.3.4)
- Lungenembolie (➤ 9.3.5)
- Linksherzinsuffizienz, denn das linke Herz kann das Blut nicht ausreichend in den Körperkreislauf pumpen, es kommt zu einem Rückstau in den Lungenkreislauf.

In der Folge entwickelt sich bei lang bestehendem pulmonalem Hochdruck ein **Cor pulmonale.** Der Hochdruck im Lungenkreislauf führt zu einer Rechtsherzbelastung, d. h., das rechte Herz muss das Blut gegen diesen hohen Druck auswerfen. Der rechte Herzmuskel hypertrophiert und wird mit der Zeit insuffizient.

Symptome

Die Betroffenen sind oft jahrelang beschwerdefrei. Erste **Symptome** sind eine Belastungsdyspnoe und rasche Ermüdbarkeit. Als Zeichen der Rechtsherzinsuffizienz kommen häufig Beinödeme hinzu.

Therapieoptionen

Diese **Therapieoptionen** sind möglich:

- Nikotinkarenz/Rauchverzicht, Übergewicht reduzieren, angepasste Bewegung
- Sauerstoffgabe
- Medikamentöse Behandlung der Rechtsherzinsuffizienz, u. a. Diuretika, ACE-Hemmer, Beta-Blocker
- Medikamente zur Senkung der pulmonalen Hypertonie, u. a. Endothelin-Rezeptor-Antagonisten (ERA), PDE-5-Hemmer (Phosphodiesterase-5-Inhibitoren) und Prostazyklin-Analoga/Prostazyklinrezeptor-Agonisten
- Lungentransplantation als Ultima Ratio.

9.3.6 Schlafbezogene Atmungsstörungen

DEFINITION

Schlafbezogene Atmungsstörungen *(SBAS):* Störungen der Atmung, die nur beim Schlafen auftreten. Sie wirken störend auf den Schlaf und beeinträchtigen damit seine Erholungsfunktion. Relativ häufiges Krankheitsbild: 4 % der über 40-jährigen Männer und 2 % der über 40-jährigen Frauen sind betroffen.
Es gibt unterschiedliche Erscheinungsformen: [12]

- Schlafbezogene Atmungsstörungen **mit** Obstruktion der oberen Atemwege
  - Obstruktives Schlafapnoe-Syndrom (OSAS)
  - Obstruktives Schnarchen
- Schlafbezogene Atmungsstörungen **ohne** Obstruktion der oberen Atemwege, zentrale Schlafapnoesyndrome. Die Ursache liegt in einer gestörten Atemregulation im Atemzentrum (➤ 7.9.1). Ursachen/Formen: u. a. primäre zentrale Schlafapnoe ohne erkennbare Ursache, Schlafapnoe durch Medikamente wie z. B. Opioide, nach Schlaganfall, Hirnverletzungen oder neurodegenerativen Erkrankungen.
  - Zentrale Schlafapnoe mit Cheyne-Stokes-Atmung (➤ 8.2.4)
  - Zentrale Schlafapnoe ohne Cheyne-Stokes-Atmung
  - Schlafbezogene Hypoventilation mit Hypoxämie und Hyperkapnie: u. a. beim Obesitas-Hypoventilations-syndrom (*OHS,* ➤ 12.1.2), bei neuro-muskulären Erkrankungen wie ALS und Muskeldystrophien oder Udine-Syndrom.

Pathogenese der Atmungsstörungen mit Obstruktion

Bei der **obstruktiven Schlafapnoe** (OSAS) erschlafft im Schlaf immer wieder die Rachenmuskulatur und führt zu einer **Verlegung des Atemstroms.** Die Atmung wird unterbrochen und der arterielle Sauerstoffpartialdruck fällt ab. Es kommt zur Sympathikusaktivierung und der Betroffene wird wach. Die Atmung beginnt wieder, meist mit lautem Schnarchen, und der Betroffene schläft bis zum nächsten Aufwachen weiter. Das kurze Aufwachen ist dem Betroffenen meist nicht bewusst, führt aber zu einer Fragmentierung des Nachtschlafs.

Bei Menschen mit OSAS liegt in der Regel eine Veranlagung vor, die die Rachenmuskulatur im Schlaf zu stark erschlaffen lässt. Zusätzlich können verschiedene Faktoren das Auftreten begünstigen oder verstärken, z. B. Adipositas, abendlicher Alkoholgenuss, Rückenlage, Einnahme von Beruhigungsmitteln oder muskelentspannenden Medikamenten, vergrößerte Rachen- oder Gaumenmandeln, Nasenscheidewandverkrümmung oder vergrößerte Nasenmuscheln, Schilddrüsenunterfunktion.

Der chronische Sauerstoffmangel und der gesteigerte Sympathikotonus in der Aufwachphase haben auf Dauer gravierende **Folgen:**

- Tagesmüdigkeit
- Arterielle Hypertonie, ca. 50 % der Betroffenen
- Herzkranzgefäßverengung, ca. 25 %
- Erhöhtes Herzinfarktrisiko
- Herzmuskelschwäche, ca. 31 %
- Erhöhtes Schlaganfallrisiko
- Herzrhythmusstörungen
- Pulmonale Hypertension (➤ 9.3.5)
- Diabetes mellitus, durch schlechtere Insulinwirkung.

Zudem liegt ein etwa 3-fach erhöhtes Unfallrisiko bei Schlafapnoekranken vor. Bekanntermaßen sind auch Busfahrer, Lokführer und Piloten von der Erkrankung betroffen. [12]

Das **obstruktive Schnarchen** *(Widerstandssyndrom der oberen Atemwege, UARS)* ist die leichtere Form des OSAS mit Verengung, aber nicht Verschluss der Atemwege und Erwachen. Davon abzugrenzen ist das harmlose **habituelle** *(gewöhnliche)* **Schnarchen** ohne Atemfluss- und Schlafstörung.

Pathogenese der Atmungsstörungen ohne Obstruktion

Zentrale Schlafapnoe

Bei der **zentralen Schlafapnoe** kommt es infolge einer **Störung des Atemzentrums im Gehirn** zu Atemaussetzern. Die Ursache liegt nicht in einer Verengung der oberen Atemwege, sondern in einem fehlenden Atemantrieb und einer fehlenden Atemarbeit. In den Atempausen ist es nicht möglich, eine Atembewegung zu messen. [12]

Die zentrale Schlafapnoe kommt vor bei:

- Frühgeborenen, unreifen Kindern
- Kindern mit angeborenen Stenosen des kraniozervikalen-Übergangs, sog. Arnold-Chiari-Malformation
- Neurodegenerative Erkrankungen des zentralen Nervensystems, z. B. M. Parkinson
- Menschen mit einer erworbenen Hirnschädigung im Bereich des Hirnstamms, z. B. nach Hirnstamminfarkten, Enzephalitis, Tumoren, aber auch bei Hypothyreose.

Cheyne-Stokes-Atmung

Bei der **Cheyne-Stokes-Atmung** (➤ 8.2.4) handelt es sich um eine **zentrale Störung der Atemregulation,** welche in der Regel zunächst im Schlaf auftritt. Als Ursache liegt eine überproportional niedrige Empfindlichkeit bei niedriger CO_2-Konzentration und eine überproportional hohe Empfindlichkeit bei hoher CO_2-Konzentration vor. Während des Einschlafens kommt es physiologischerweise zu einem leichten Anstieg der CO_2-Konzentration im Blut. Das empfindliche Atemzentrum der Menschen reagiert hierauf mit einer übermäßigen Zunahme der Atemtiefe. Dies führt dazu, dass der Betroffene zu viel Kohlendioxid abatmet, sodass schließlich durch eine zu geringe CO_2-Konzentration gar kein Reiz mehr für das Atemzentrum vorhanden ist, woraus eine zentrale Apnoe *(Atempause)* resultiert. Aufgrund dieser Apnoe steigt die CO_2-Konzentration im Blut wieder an. Typisch ist ein Atemmuster mit langsam zu- und abnehmender Atemtiefe und im Extremfall mit zentralen Apnoen.

Eine Herzinsuffizienz kann durch eine verlangsamte Kreislaufzeit dieses Phänomen noch verstärken, sodass die von den peripheren Rezeptoren registrierten Kohlendioxid- und Sauerstoffkonzentrationen erst verzögert ans Atemzentrum gemeldet werden.

Eine **Cheyne-Stokes-Atmung** tritt vor allem bei den folgenden **Erkrankungen** auf:

- Fortgeschrittene Herzinsuffizienz
- Zentrale Schlafapnoe
- Schlaganfall
- Vergiftung.

Schlafbezogene Hypoventilation

Die **schlafbezogene Hypoventilation** ist gekennzeichnet durch einen Anstieg des Kohlendioxidgehalts im Blut beim Schlafen. Typisch sind ein Anstieg des Kohlendioxidpartialdrucks um mehr als 10 mmHg im Schlaf und ein noch weiterer Anstieg in den REM-Phasen. **Ursache** ist immer eine **zu geringe Atemarbeit** entweder primär durch Störungen im Bereich des Atemzentrums oder sekundär durch Störungen im Bereich der Atempumpe, also den Nerven, Muskeln oder dem Brustkorb:

- Primäre alveoläre Hypoventilation
- **Undine-Syndrom** *(kongenitales zentrales Hypoventilationssyndrom):* Seltene angeborene genetische Erkrankung des zentralen Nervensystems bei der die normale autonome Atmungskontrolle fehlt oder gestört ist. Insbesondere handelt es sich dabei um eine Störung der zentralen CO_2-Chemorezeptorsensitivität, d. h., bei ansteigenden CO_2-Werten kommt es zu keiner oder keiner ausreichenden Atemreaktion. Die Atmung eines Kindes mit Undine-Syndrom ist im Wachzustand eingeschränkt. Sie atmen oberflächlich, aber weitgehend ausreichend. Im Schlaf oder bei zusätzlichen Erkrankungen kommt es in unterschiedlichem Ausmaß zur weiteren Verringerung der Atmung durch unzureichende Reaktion des Atemzentrums auf einen pCO_2-Anstieg, sodass die Kinder zumindest während des Schlafs beatmet werden müssen. Die Diagnose kann meist schon unmittelbar nach der Geburt gestellt werden, weil es im Schlaf zu einem stimulationsbedürftigen Atemstillstand kommt. Häufig ist das Undine-Syndrom mit weiteren Störungen assoziiert, wie z. B. einem Morbus Hirschsprung *(kongenitales Megakolon, bedingt durch neuronale Veränderungen am Darmplexus),* Herz- und Kreislauferkrankungen oder einem Neuroblastom *(hochmaligner embryonaler Tumor des Kindesalters).* Das Undine-Syndrom ist nicht heilbar. Die Atmung muss lebenslang, zumeist nur in der Nacht, mit einer Atemhilfe unterstützt werden. Welche Atemhilfe die richtige ist, hängt vom Ausmaß der Erkrankung ab. Die Kinder werden früh im Säuglingsalter tracheotomiert und invasiv beatmet. Ab dem Jugendalter kommt auch eine nichtinvasive Beatmung in Fragen. Und auch die Möglichkeit einer Phrenicus-Nerven- oder Diaphragma-Stimulation (➤ 12.8) kann in Betracht gezogen werden. Die weitere Therapie richtet sich nach den Symptomen und Bedürfnissen der Kinder. Die Beatmungseinstellung sollte 1- bis 2-mal pro Jahr überprüft werden.
- Schädigung im Bereich des Atemzentrums durch Tumor, Infektion o. Ä.
- Sekundäre alveoläre Hypoventilation
  - Chronische Erkrankungen der Atempumpe, z. B. Muskeldystrophien
  - COPD (➤ 9.3.3)
  - Kyphoskoliose: unphysiologische dorsale Verkrümmung der Wirbelsäule *(„Buckel")* bei gleichzeitiger seitlicher Verkrümmung *(Skoliose)*
  - Postpoliomyelitis Syndrom: 20–30 Jahre nach einer Poliomyelitits treten erneut Symptome der Kinderlähmung auf *(z. B. Lähmungen der Skelettmuskulatur, Störung der Atemmuskulatur mit einer Ventilationsstörung,* ➤ 9.2.1)
  - Adipositas per magna *(Obesitas-Hypoventilationssyndrom,* ➤ 12.1.2). [12]

Symptome

Typische **Symptome** sind:

- Lautes unregelmäßiges Schnarchen und nächtliche Atempausen von mehreren Sekunden
- Häufig Cheyne-Stokes-Atmung
- Schlafstörung mit unruhigem Schlaf und Durchschlafstörung, die der Betroffene oft nicht bemerkt
- Tagesmüdigkeit und Einschlafneigung am Tag
- Konzentrations- und Leistungsschwäche
- Morgendliche Kopfschmerzen
- Erwachen mit Atemnot
- Nächtliches Herzrasen, nächtliches Schwitzen
- Depressive Stimmungslage
- Soziale Beeinträchtigung
- Impotenz, Libidoverlust
- Häufig Übergewicht.

Die Diagnose kann ambulant mit Hilfe eines Schlafmonitors oder im Schlaflabor gestellt werden. Bei der **Polysomnografie** werden die Atempausen sowie die Schlafphasen in der Nacht erfasst und ausgewertet.

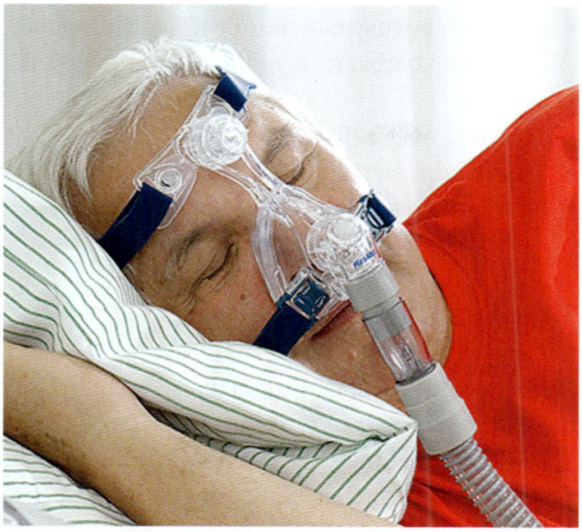

Abb. 9.13 Bei schlafbezogenen Atmungsstörungen kann oft eine nächtliche nichtinvasive Überdruckbeatmung (hier mit Nasenmaske) helfen. [V081]

Therapieoptionen

Die **Therapieoptionen** sind abhängig von der Ursache des Schlafapnoesyndroms: [12]

- Übergewicht reduzieren
- Meiden von Alkohol, Schlaf- und Beruhigungsmedikamenten
- Auf der Seite schlafen
- Unterkieferprotrusionsschiene, die durch Vorziehen des Unterkiefers Engstellen vermeidet
- OP bei vergrößerten Nasenmuscheln oder Rachenmandeln
- Nächtliche Überdruckbeatmung über eine Maske *(nCPAP, engl. nasal Continuous Airway Pressure)* mit einem sog. Schlafapnoegerät (➤ Abb. 9.13).

9.3.7 Aspiration und Aspirationspneumonie

DEFINITION

Aspiration: Eindringen von flüssigen oder festen Stoffen in die unteren Atemwege. Da der rechte Hauptbronchus weiter ist und steiler verläuft, gelangen aspirierte Stoffe eher in die rechte Lunge.

Aspirationspneumonie: Lungenentzündung, die sich als Folge einer Aspiration entwickelt.

Symptome

Typische **Symptome einer Aspiration** sind:

- Husten
- Stridor
- Luftnot bis hin zum Atemstillstand
- Verstärkte Verschleimung
- Gurgelnde, rasselnde Atemgeräusche.

Problematisch ist, wenn der Betroffene wenige bis keine Anzeichen zeigt *(„silent aspiration“)*. Dann wird die Aspiration meist erst erkannt, wenn es zur Komplikation einer Aspirationspneumonie oder einer respiratorischen Insuffizienz gekommen ist.

Eine **Aspirationspneumonie** zeigt sich dann zusätzlich durch:

- Temperaturerhöhung bis Fieber
- Allgemeines Krankheitsgefühl
- Zunehmende respiratorische Insuffizienz
- Zähes, gelblich-eitriges und riechendes Sekret.

Therapieoptionen

Wird eine Aspiration beobachtet oder vermutet, ist der Betroffene sofort tief endotracheal abzusaugen (➤ 15.6.4), ggf. ist eine Absaugung im Rahmen einer Bronchoskopie (v. a. bei Aspiration von festem Material) notwendig. Da Aspiration und Aspirationspneumonie für den Betroffenen lebensgefährlich sein können, kommt der **Aspirationsprophylaxe** eine große Bedeutung zu:

- Husten- und Schluckreflex überprüfen
- Ggf. gründliche Schluckdiagnostik durch HNO-Arzt/-Ärztin, Neurologen/Neurologin und Logopäden/Logopädin oder Schlucktherapeuten/-therapeutin veranlassen (➤ 19.3)
- Schlucktraining nach Vorgabe eines Logopäden/einer Logopädin oder Schlucktherapeuten/-therapeutin durchführen (➤ 19.4)
- Oberkörper beim Essen und Trinken erhöhen, auf eine gut sitzende Position einschließlich Kopfpositionierung achten
- Nahrungsaufnahme in Ruhe gestalten
- Aspirationsgefährdete Menschen nicht alleine lassen
- Ggf. die Konsistenz von Lebensmitteln und Flüssigkeiten anpassen (➤ Tab. 18.8)
- Nach dem Essen Mund sorgfältig reinigen.

9

9.3.8 Lungenödem

DEFINITION

Lungenödem: Ansammlung von Flüssigkeit im Lungeninterstitium oder den Alveolen. Durch die Behinderung des Gasaustauschs und auch der Atemmechanik kommt es zur lebensbedrohlichen Atmungsstörung.

Pathogenese

Die häufigste **Ursache für ein Lungenödem** ist eine dekompensierte Linksherzinsuffizienz. Durch die Pumpschwäche des linken Herzens, z. B. als Folge eines Herzinfarkts, einer hypertensiven Krise oder bei **Kardiomyopathie** *(Erkrankung des Herzmuskels mit Dilatation von Vorhof/Kammer oder Hypertrophie des Herzmuskels oder verminderter Dehnbarkeit/Restriktion der Kammern)* kommt es zu einem Rückstau von Blut in den Lungenkreislauf. In der Folge tritt Flüssigkeit aus den Blutgefäßen ins umgebende Interstitium aus und wird in die Alveolen gepresst. Durch die Linksherzinsuffizienz wird ungenügend Blut in den Körperkreislauf ausgeworfen, was zur Folge hat, dass die Organe nicht mehr ausreichend durchblutet sind.

Weitere Ursachen für ein Lungenödem können sein:
- Überwässerung, z. B. bei Niereninsuffizienz oder zu großer Flüssigkeitszufuhr
- Eiweißmangel. Wasserbindungsfähigkeit der Eiweiße im Blut fehlt, Wasser tritt ins Interstitium aus
- Infektionen, z. B. Pneumonie
- Anaphylaktischer Schock. Aufgrund der dadurch vermehrten Durchlässigkeit der Kapillaren tritt Wasser ins Interstitium aus
- Toxisches Lungenödem, z. B. durch Reizgas-Inhalation.

Symptome

Diese **Symptome** weisen meist eindeutig auf ein Lungenödem hin:
- Husten
- Schaumiges, rosafarbenes Sekret
- Atemnot, die rasch zunimmt, bis hin zur Orthopnoe *(Zustand höchster Atemnot)*
- Brodelnde Atemgeräusche, die häufig auch ohne Stethoskop hörbar sind, mit dem Stethoskop auf alle Fälle
- Zyanose (➤ 9.2.10)
- Tachykardie, Hypotonie bis hin zum Schock
- Person ist unruhig und hat Todesangst.

Therapieoptionen

Menschen mit (Verdacht auf) Lungenödem müssen unbedingt schnell ins Krankenhaus.

Die **Therapie** umfasst folgende Möglichkeiten:
- Person in Herzbettlagerung bringen, d. h., Oberkörper hoch, Beine tief lagern (➤ 15.3.4)
- Sauerstoff geben
- Medikamentöse Therapie ggf. mit Nitroglyzerin als Spray, Diuretika *(z. B. Lasix®)* zur Senkung der Vorlast (Reduzierung des venösen Rückstroms)
- Evtl. Sedierung mit Morphin, das senkt ebenfalls die Vorlast und entlastet das Herz
- Bei Bedarf Katecholamine zur Kreislaufstabilisierung
- Bei Erfolglosigkeit der Maßnahmen nichtinvasiv und ggf. invasiv beatmen.

9.3.9 Bronchopulmonale Dysplasie

DEFINITION

Bronchopulmonale Dysplasie *(BPD):* Chronische Erkrankung der Lunge eines Früh- und Neugeborenen, die häufig durch eine Beatmungstherapie, ein Atemnotsyndrom oder eine Mekoniumaspiration *(Kotaspiration des Neugeborenen)* hervorgerufen wird.

Pathogenese

Vermutlich führen eine Unreife des Lungengewebes, Entzündungsprozesse, Beatmungstraumen *(große Atemzugvolumen, hohe inspiratorische Beatmungsdrücke)* und die Toxizität von hochkonzentriertem Sauerstoff zu dauerhaften Veränderungen in der Lunge einschließlich der Blutgefäße, einzelne Lungenbezirke können sich narbig umwandeln.

Je geringer das Geburtsgewicht, umso höher ist die Wahrscheinlichkeit einer BPD. Bei einem Ge-

9

burtsgewicht zwischen 1000–1500 g liegt sie bei 10 %. Weitere Risikofaktoren sind u. a.: intrauterine Wachstumsretardierung, genetische Empfänglichkeit, mütterliches Rauchen, männliches Geschlecht. [13]

Symptome

Typische **Symptome** sind:

- Zeichen der Atemnot. Tachypnoe, Nasenflügeln, thorakale und juguläre Einziehungen
- Rezidivierende Atelektasen (➤ 9.2.4) und Atemwegsinfekte (➤ 9.3.1)
- Gefahr der Entwicklung von Asthma bronchiale oder Cor pulmonale (*Hochdruck im Lungenkreislauf mit Rückstau ins rechte Herz, Rechtsherzbelastung und Hypertrophie der rechten Herzkammer,* ➤ 9.3.5).

Die Kinder haben einen zusätzlichen Sauerstoffbedarf über die Neugeborenenperiode hinaus. Die Lunge zeigt im Röntgenbild Veränderungen, anfangs Flüssigkeitsansammlung, später oft überblähte emphysemartige Bezirke, Vernarbungen und Atelektasen. Im Verlauf kommt es bei den meisten Kindern zu einer langsamen Besserung der Lungenfunktion und der Symptome.

Therapieoptionen

Die **Therapieoptionen** sind: [13]

- Gabe von Sauerstoff (Sauerstoff bewirkt eine Erweiterung der pulmonalen Blutgefäße) als High-Flow- oder Low-Flow-Therapie (➤ Kap. 14)
- Bei Bedarf intermittierende oder dauerhafte Beatmung im CPAP- oder PSV-Modus (➤ 12.5.8, ➤ 12.5.7) mit möglichst niedrigem Beatmungsdruck, so früh wie möglich Entwöhnung von der Beatmung
- Bronchodilatoren nur bei akuter Obstruktion, evtl. inhalative Glukokortikoide, um chronisch-entzündliche Prozesse einzudämmen (➤ 22.2.3)
- Flüssigkeitsbeschränkung, ggf. Diuretikagabe
- Hyperkalorische Ernährung bei erhöhtem Energiebedarf des Säuglings
- Schutzimpfungen; ggf. passive Immunisierung mit Palivizumab (*monoklonaler Antikörper* = gentechnisch hergestellter humanisierter Antikörper, passive Immunisierung) gegen das RS-Virus.

Prognose

Die **Prognose** variiert mit der Schwere der Erkrankung. Die meisten Säuglinge können nach 2–4 Monaten schrittweise von der maschinellen Beatmung zu einer High-Flow- oder Low-Flow-Sauerstofftherapie gebracht werden. Die meisten Fortschritte werden im 1. Lebensjahr erreicht. Nur wenige Kinder entwickeln eine Rechtsherzbelastung mit pulmonaler Hypertonie.

Bei Säuglingen mit einer BPD ist die Wahrscheinlichkeit einer Gedeihstörung oder neuropsychologischen Entwicklungsretardierung um das 3- bis 4-fache erhöht. Die Kinder haben in den ersten Jahren auch ein erhöhtes Risiko für Bronchiolitis und Pneumonie, aus der sich schnell ein akutes Atemnotsyndrom mit respiratorischem Versagen entwickeln kann. Eltern/Pflegefachpersonen sollten bei diesen Kindern bei Zeichen einer pulmonalen Infektion oder Atemnot einen Kinderarzt/-ärztin aufsuchen. Und auch später behalten die Kinder in aller Regel ein hyperreagibles Bronchialsystem mit rezidivierenden Atemwegsinfekten. [13]

9.3.10 Mukoviszidose

DEFINITION

Mukoviszidose *(zystische Fibrose, CF)*: Erblich bedingte Stoffwechselstörung, die mit der Produktion zähen Schleims durch die exokrinen Drüsen einhergeht. Der Wassergehalt der Sekrete aller exokrinen Drüsen ist zu gering. Besonders betroffen sind die Lunge und die Bauchspeicheldrüse: der zu zähe Schleim sammelt sich in den Bronchien und verstopft die Ausführungsgänge des Pankreas.

Es gibt ca. 8 000 Menschen mit Mukoviszidose in Deutschland. [14, 15]

Krankheitsentstehung

Ursache der **Mukoviszidose** sind zahlreiche autosomal-rezessiv vererbte Defekte des **CFTR-Gens** *(CTFR = Cystic Fibrosis Transmembrane Conductance Regulator)* auf Chromosom 7. Diese führen über einen Chloridkanaldefekt in allen exokrinen Drüsen zur Bildung abnorm zäher Sekrete und damit zur Verstopfung der Drüsenausführungsgänge.

Symptome

In ca. 20 % wird die Erkrankung schon beim Neugeborenen durch **Mekoniumileus** manifest: Das abnorm zähe Mekonium verlegt die Darmlichtung und führt kurz nach der Geburt zum Ileus.

Im weiteren Verlauf betreffen die Symptome den gesamten Organismus, wobei der Schweregrad sehr variabel ist:

- Im Vordergrund stehen die **Lungensymptome.** Der zähe Bronchialschleim erschwert die (Selbst-)Reinigung der Atemwege und ist ein guter Nährboden für Bakterien. Betroffene haben immer wieder schwere Atemwegsinfekte, auch mit „Problemkeimen". Sie husten typischerweise reichlich zähes, bei Infektionen gelb-grünes Sekret aus. Nach Infekten brauchen sie lange Zeit, bis sie sich wieder einigermaßen erholt haben. Auf Dauer können **Bronchiektasen** (Erweiterungen der Bronchien) entstehen.
- In den oberen Atemwegen häufig sind außerdem eine chronische Nasennebenhöhlenentzündung und Nasenpolypen.
- Beteiligung des exokrinen Bauchspeicheldrüsenanteils führt in fast 90 % der Fälle zu einer exokrinen Pankreasinsuffizienz mit Störung der Fettresorption und massigen Fettstühlen. Im weiteren Verlauf tritt in etwa 30 % ein Diabetes mellitus hinzu.
- Durch Beteiligung von Leber und Gallenwegen kommt es bei ca. 10 % der Erwachsenen zur Leberzirrhose.
- Ein Teil der Betroffenen hat (rezidivierende) Darmobstruktionen *(Mekoniumileus-Äquivalent).*
- Lungen- und Verdauungsprobleme münden oft schon frühzeitig in eine Gedeihstörung, die Kinder sind typischerweise klein und mager.
- Bei Frauen ist die Fruchtbarkeit herabgesetzt, Männer sind in aller Regel unfruchtbar.

Diagnostik

Die **Diagnose** kann meist durch den Nachweis eines erhöhten Chloridgehalts des Schweißes gesichert werden **(Schweißtest).** Der Test ist schmerzlos und ungefährlich. Um Verfälschungen zu vermeiden, sollte das Kind vorher nicht geduscht und keinen schweißtreibenden Sport ausgeübt haben. Nach Diagnosesicherung sollte eine molekulargenetische Untersuchung erfolgen, wobei auf die häufigsten der fast 2 000 bekannten Mutationen untersucht wird.

Seit 2016 erfolgt ein Neugeborenenscreening mit der Bestimmung des **immunreaktiven Trypsins** aus Kapillarblut als erstem Schritt.

Therapieoptionen

Eine kausale Behandlung ist nicht möglich. Hauptpfeiler der Behandlung ist die symptomatische Behandlung und dabei v. a. Inhalationen zur Sekretverflüssigung (auch mit Zusätzen wie DNA-spaltenden Enzyms Dornase alfa, z. B. Pulmozyme®), Atem-, Physio- und Ernährungstherapie.

CFTR-Modulatoren steigern die Zahl der Chloridkanäle oder ihre Funktion in begrenztem Umfang. Sie sind gendefektabhängig, die Dreierkombination aus Elexacaftor, Tezacaftor, Ivacaftor (z. B. Kaftrio®) zusätzlich zu Ivacaftor (z. B. Kalydeco®) kommt für die meisten Betroffenen in Betracht. CFTR-Modulatoren werden mittlerweile bei über der Hälfte der Patientinnen und Patienten eingesetzt. [15]

Bakterielle Infektionen werden frühzeitig antibiotisch behandelt. Teilweise werden langfristig inhalierbare Antibiotika, wie z. B. Tobramycin, eingesetzt. Bei respiratorischer Insuffizienz ist eine Langzeit-Sauerstofftherapie (➤ 14.2) und ggf. eine nichtinvasive Beatmung (über Nasen- oder Mund-Nasen-Maske) angezeigt, letzter Ausweg ist die Lungentransplantation.

Die Funktionsstörung des Pankreas und die Resorptionsstörung erfordern eine ausreichende Enzymsubstitution mit fett-, eiweiß- und kohlenhydratabbauenden Enzymen (z. B. mit Kreon®) und die zusätzliche Zufuhr fettlöslicher Vitamine.

WICHTIG

Konsequente Hygiene

Für Pflegefachpersonen und die Betroffenen ist die konsequente und penible Einhaltung von hygienischen Maßnahmen unbedingt notwendig. Diese sind in der Empfehlung der Kommission für Krankenhaushygiene und Infektionsprävention *„Anforderung an die Hygiene bei der medizinischen Versorgung von Patienten mit zystischer Fibrose"* formuliert.

9

LITERATURVERZEICHNIS

[1] Schröder S., Rey J (Hrsg.) Pflege konkret Innere Medizin. 8. A. München: Elsevier, 2022.

[1a] Karjaghli M, Paetzold E. Discreoancy between SaO2 und SpO2, Stand 2.8.2019. Aus: www.hamilton-medical.com/Resource-center/Article-page~knowledge-base~1ca65f7a-dd26-4d83-a415-bc7377a4bec3~Discrepancy-between-SaO2-and-SpO2~.html#:~:text=-Typically%20the%20discrepancy%20between%20SaO2,Pulse%20oximetry (letzter Zugriff: 9.6.2025).

[1b] Brooks SM. Task force on surveillance for respiratory hazards in the occupational setting. Surveillance for respiratory hazards. ATS News 1982;8:12–16.

[1c] Grosser KD. Akute Lungenembolie. Behandlung nach Schweregraden. Dtsch. Ärztebl. 85: (1988) 587–594.

[2] Oczenski W. Atmen-Atemhilfen, 11. A. Stuttgart: Thieme, 2023.

[3] Schäfer S. et. al.: Fachpflege Beatmung. 8. A. München: Elsevier, 2019. S. 19–23.

[4] Larsen R. Anästhesie und Intensivmedizin für die Fachpflege. 9. A. Berlin: Springer, 2016. S. 709ff.

[5] Larsen R.: Anästhesie und Intensivmedizin für die Fachpflege. 9. A. Berlin: Springer, 2016. S. 714ff.

[6] Robert Koch-Institut. COVID-19 (Coronavirus SARS-CoV-2), Stand 20.05.2025. Aus: www.rki.de/DE/Themen/Infektionskrankheiten/Infektionskrankheiten-A-Z/C/COVID-19/covid-19-node.html (letzter Zugriff: 9.6.2025).

[7] Deutsche Gesellschaft für Internistische Intensivmedizin und Notfallmedizin e.V. (DGIIN) u.a. S3-Leitlinie Empfehlungen zur Therapie von Patienten mit COVID-19 - Living Guideline. Stand Januar 2024. Aus: https://register.awmf.org/assets/guidelines/113-001l_S3_Empfehlungen-zur-Therapie-von-Patienten-mit-COVID-19_2024-01_1.pdf (letzter Zugriff: 9.6.2025).

[7a] Kommission für Krankenhaushygiene und Infektionsprävention. Empfehlung Integration von SARS – CoV-2 als Erreger von Infektionen in der endemischen Situation in die Empfehlungen der KRINKO „Infektionsprävention im Rahmen der Pflege von Patienten mit übertragbaren Erkrankungen. Bundesgesundheitsblatt – Gesundheitsforschung – Gesundheitsschutz 2023; 66(11): 1279–1301.

[7b] Deutsche Gesellschaft für Pneumologie und Beatmungsmedizin e.V. (DGP, federführende Fachgesellschaft). S1-Leitlinie Long/Post-COVID - Living Guideline. Stand März 2023. Aus: https://register.awmf.org/assets/guidelines/020-027l_S1_Long-Post-Covid_2023-11.pdf (letzter Zugriff: 9.6.2025).

[7c] Bundesministerium für Gesundheit (BMG). COVID-19 (Coronavirus-Erkrankung 2019). Aus: www.infektionsschutz.de/coronavirus/fragen-und-antworten/sich-und-andere-schuetzen/#tab-12364-c3761 (letzter Zugriff: 9.6.2025).

[7d] Robert Koch-Institut. Empfehlungen zur Isolierung und Quarantäne bei SARS-CoV-2-Infektion und –Exposition. Aus: www.rki.de/DE/Content/InfAZ/N/Neuartiges_Coronavirus/Quarantaene/Absonderung.html (letzter Zugriff: 9.6.2025).

[8] Dt. Gesellschaft für Pneumologie und Beatmungsmedizin e.V. et. al.: S3-Leitlinie Epidemiologie, Diagnostik und Therapie erwachsener Patienten mit nosokomialer Pneumonie, Stand 3/2024. Aus: https://register.awmf.org/de/leitlinien/detail/020-013 (letzter Zugriff: 18.7.2025).

[9] Dt. Gesellschaft für Pneumologie und Beatmungsmedizin e.V. et. al.: S3-Leitlinie Behandlung von erwachsenen Patienten mit ambulant erworbener Pneumonie und Prävention – Update 2021. Aus: https://register.awmf.org/assets/guidelines/020-020l_S3_Behandlung-von-erwachsenen-Patienten-mit-ambulant-erworbener-Pneumonie__2021-05.pdf (letzter Zugriff: 18.7.2025).

[10] Nationale VersorgungsLeitlinie COPD. Langfassung, 2. A. 2021. Version 1. Aus: www.leitlinien.de/themen/copd/pdf/copd-2aufl-vers1.pdf (letzter Zugriff: 9.6.2025).

[10a] Global Strategy for Diagnosis, Management and Prevention of Chronic Obstructive Pulmonary Disease (COPD) – 2025 Report. © 2024, 2025 Global Initiative for Chronic Obstructive Lung Disease, Inc. Aus: https://goldcopd.org/2025-gold-report/ (letzter Zugriff: 18.7.2025).

[10b] Deutsche Atemwegsliga e.V. COPD Assessment Test (CAT). https://www.atemwegsliga.de/copd-assessment-test.html (letzter Zugriff: 18.7.2025).

[10c] Leichter Atmen Gesundheitsportal. mMRC-Grad. Aus: https://www.leichter-atmen.de/mmrc-grad (letzter Zugriff: 18.7.2025).

[11] Empfehlungen der Ständigen Impfkommission beim Robert Koch-Institut – Impfkalender 2025. Aus: www.rki.de/DE/Themen/Infektionskrankheiten/Impfen/Staendige-Impfkommission/Empfehlungen-der-STIKO/Empfehlungen/Impfkalender.html (letzter Zugriff: 9.6.2025).

[12] Deutsche Gesellschaft für Schlafforschung und Schlafmedizin (DGSM) e.V. S3-Leitlinie Nicht erholsamer Schlaf/Schlafstörungen – Kapitel Schlafbezogene Atmungsstörungen, Stand 7/2020. Aus: www.awmf.org/uploads/tx_szleitlinien/063-001l_S3_SBAS_2017-08_2_verlaengert_und_Hinweis_Teil-Aktualisierung_2020-07.pdf (letzter Zugriff: 9.6.2025).

[13] MSD Manual. Bronchopulmonale Dysplasie, Stand 7/2023. Aus: www.msdmanuals.com/de/profi/p%C3%A4diatrie/atemwegsprobleme-bei-neugeborenen/bronchopulmonale-dysplasie-bpd (letzter Zugriff: 9.6.2025).

[14] Mukoviszidose e.V. Was ist Mukoviszidose? Aus: www.muko.info/informieren/ueber-die-erkrankung (letzter Zugriff: 9.6.2025).

[15] Mukoviszidose e.V. Deutsche Leitlinien mit Bezug zu Mukoviszidose. Aus: www.muko.info/was-wir-tun/leitlinien (letzter Zugriff: 9.6.2025).

KONTAKTADRESSEN

AG Lungensport in Deutschland e.V., www.lungensport.org.

Aktionsbündnis Nichtrauchen, www.aktionsbuendnis-nichtrauchen.de.

Deutsche Atemwegsliga e.V., www.atemwegsliga.de.

Deutsche Emphysemgruppe e.V., www.deutsche-emphysemgruppe.de.

Deutsche Gesellschaft für Pneumologie, www.pneumologie.de.

Deutsches Krebsforschungszentrum, Bundeszentrale für gesundheitliche Aufklärung: Raucherentwöhnung, www.anbieter-raucherberatung.de.

Deutsche Lungenstiftung e.V., www.lungenstiftung.de.

Deutscher Allergie- und Asthmabund e.V. (DAAB), www.daab.de.

Mukoviszidose e.V., www.muko.de.

Patientenliga Atemwegserkrankungen e.V., www.patientenliga-atemwegserkrankungen.de.

WEITERFÜHRENDE LITERATUR

Crönlein T, Galetke W, Young P. Schlafmedizin 1×1. Praxisorientiertes Basiswissen. 2. A. Heidelberg: Springer, 2020.

Dierkesmann R, Kaiser S. Endlich durchatmen: Wirksame Atemübungen bei Asthma, COPD, Lungenemphysem. 3. A. Stuttgart: TRIAS, 2019.

Hausen T. Pneumologie für die Praxis: Akute und chronische Atemwegserkrankungen mit Besonderheiten im fortschreitenden Alter. Elsevier: München, 2018.

Iberl G, Schellenberg M (Hrsg.). Pflegewissen Pneumologie. Heidelberg: Springer, 2017.

Jakob M, Ruß A. COPD XXS pocket, 8. A. Grünwald: Börm Bruckmeier, 2021.

KAPITEL

10 Säure-Basen-Haushalt

Axel Müll, Christine Keller

10.1 pH-Wert

DEFINITION

pH-Wert *(Potenzia hydrogenii):* Maß für die Wasserstoffionen (H^+)-Konzentration und damit für den Säure- bzw. Basengehalt in Flüssigkeiten. Diese Konzentration bestimmt, ob eine Lösung neutral, sauer oder alkalisch ist. Der pH-Wert wird auf einer Skala von 0–14 angegeben (➤ Abb. 10.1).

Säuren: Substanzen, die in wässriger Lösung Wasserstoffionen abgeben. Sie enthalten immer freie positive Wasserstoffionen (H^+). Säuren im menschlichen Körper sind z. B. Salzsäure, Milchsäure, Kohlensäure.

Basen: Substanzen, die in wässriger Lösung Wasserstoffionen aufnehmen. Sie werden auch als Alkali bezeichnet. In einer Base überwiegen die negativ geladenen Teilchen, die aus einem Wasserstoff- und einem Sauerstoffatom (OH^-) bestehen. Die hauptsächliche Base im menschlichen Körper ist Bikarbonat. [1]

Aus der Definition abgeleitet, bedeutet das:

- Niedriger pH-Wert = hohe Wasserstoffionen-(H^+) Konzentration = sauer
- Hoher pH-Wert = niedrige Wasserstoffionen-(H^+) Konzentration = alkalisch/basisch.

Der normale **pH-Wert im Blut** liegt zwischen 7,35–7,45, ist also schwach alkalisch (➤ Abb. 10.2). Wird dieser pH-Wert unterschritten *(„saurer“)* bzw. überschritten *(„alkalischer“)*, dann hat der Körper sog. Regulationssysteme *(Puffersysteme)*, die versuchen den pH-Wert wieder zu normalisieren (➤ 10.2). Die Konstanthaltung des Blut-pH-Werts in diesen engen Grenzen ist die Voraussetzung, damit alle Stoffwechsel-, Zell- und Enzymfunktionen optimal ablaufen können.

Das Verhältnis Bikarbonat zu Kohlendioxid bestimmt maßgeblich den pH-Wert des Bluts. Das Konzentrationsgleichgewicht saurer und basischer Metaboliten ist durch die ständig im Stoffwechsel entstehenden flüchtigen oder metabolischen Säuren und

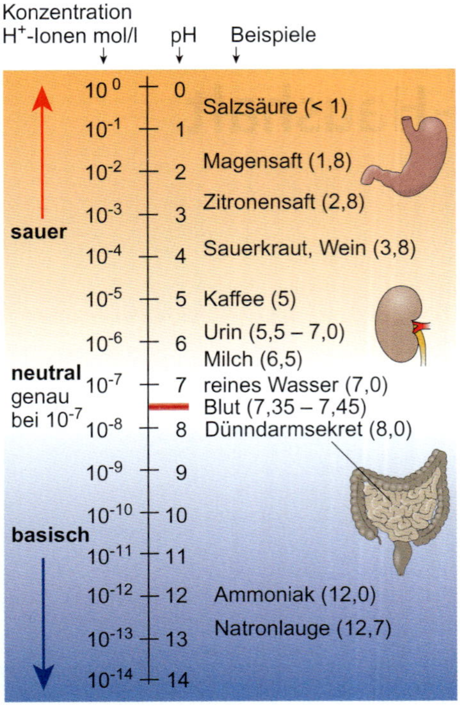

Abb. 10.1 Skala des pH-Werts und Beispiele [L190]

dem aus der oxidativen Verbrennung von Kohlenhydraten und Fetten hervorgehenden Kohlendioxid gefährdet.

VORSICHT

Gefährliche Blut-pH-Werte

Blut-pH-Werte von < 7,0 bzw. > 7,7 führen zu schweren Störungen des Zellstoffwechsels und unbehandelt zum Tod.

10.2 Regulation des Säure-Basen-Haushalts

DEFINITION

Säure-Basen-Haushalt: Bezeichnung für verschiedene physiologische Regelmechanismen, mit denen der pH-Wert im Blut konstant gehalten wird. Die Stabilität des Säure-Basen-Haushalts, d. h. ein stabiler, normwertiger pH-Wert im Blut, ist essenziell für fast alle Organfunktionen. Alle Enzymsysteme, aber auch die Sauerstoffbindung und damit die Gewebeoxygenierung sind direkt pH-abhängig. [1]

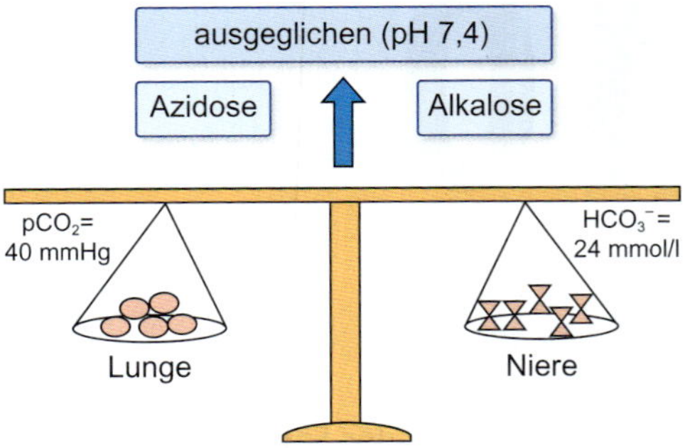

Abb. 10.2 Ausgeglichenes Säure-Basen-Gleichgewicht, pH-Wert im Blut im Normbereich [L143]

Im Stoffwechsel der Zellen und Gewebe fallen ständig saure Endprodukte, wie z. B. Laktat oder Ketonkörper an. Ohne Puffersysteme würden der Körper und das Blut zunehmend saurer werden.

Puffersysteme können Wasserstoffionen *(H^+-Ionen)* freisetzen oder binden und auf diese Weise den pH-Wert konstant halten. Dem Körper stehen verschiedene Puffersysteme zur **Regulation des Säure-Basen-Haushalts** zur Verfügung. Das wichtigste ist der **Kohlensäure-Bikarbonat-Puffer** (➤ Abb. 10.3). Er besteht aus **Kohlensäure** *(H_2CO_3)* und der dazugehörenden Base **Bikarbonat** *(HCO_3^-)*. Bikarbonat und Kohlendioxid stehen über die sog. Kohlensäure-Gleichung im chemischen Gleichgewicht. Dieser Puffer funktioniert sehr schnell und bindet H^+-Ionen, bis Lunge und Nieren ihre pH-Regulationsmechanismen „hochgefahren" haben: [1]

- Wird der Körper mit Säuren, also H^+-Ionen, belastet, dann werden die H^+-Ionen von HCO_3^- aufgefangen, es entsteht Kohlensäure:
  $\mathbf{HCO_3^- + H^+ \rightarrow H_2CO_3}$
  Kohlensäure zerfällt in Wasser und Kohlendioxid:
  $\mathbf{H_2CO_3 \rightarrow H_2O + CO_2}$
  Das Wasser wird über die Nieren ausgeschieden, das Kohlendioxid wird über die Lunge abgeatmet, ggf. durch eine Beschleunigung der Atmung bis auf das 10-fache. In der Folge steigt der pH-Wert, d. h., er wird alkalischer.
- Bei einem Mangel an H^+-Ionen bzw. einem Überwiegen von OH^--Ionen wird der pH-Wert alkalischer. Zur Regulation verlaufen die obigen Mechanismen in die andere Richtung.

10

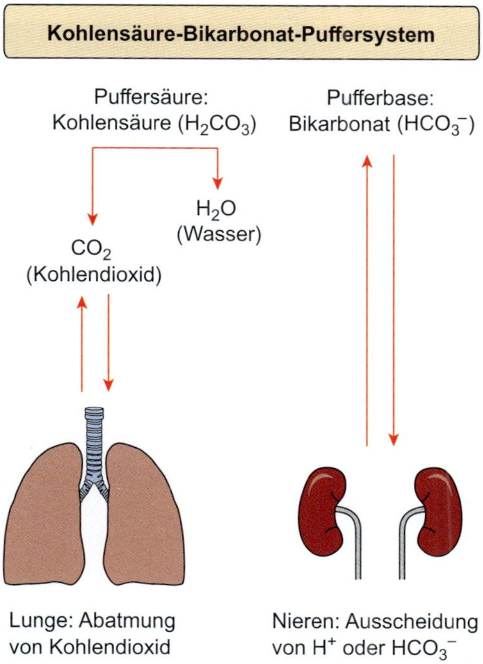

Abb. 10.3 Funktionsweise des Kohlensäure-Bikarbonat-Puffersystems [L143]

Aus Wasser und Kohlendioxid entsteht Kohlensäure:

$\mathbf{H_2O + CO_2 \rightarrow H_2CO_3}$

Steht im Körper nicht genügend Kohlendioxid zu Verfügung, wird die Atmung verlangsamt und dadurch mehr CO_2 im Körper zurückgehalten. Die Kohlensäure zerfällt in Bikarbonat und Wasserstoffionen:

$\mathbf{H_2CO_3 \rightarrow HCO_3^- + H^+}$

In der Folge fällt der pH-Wert, d. h., er wird saurer.

WICHTIG

Reaktionszeiten

Die **Lunge** reagiert auf pH-Änderungen innerhalb von Minuten bis Stunden durch Anpassung des Atemminutenvolumens *(AMV):* Zunahme bzw. Abnahme des AMV, um Kohlendioxid vermehrt oder vermindert abzuatmen.
Die **Nieren** reagieren auf pH-Änderungen innerhalb von Stunden bis Tagen mit der Ausscheidung von Säuren oder der Rückresorption von Basen.
Die **Leber** reagiert auf pH-Änderungen innerhalb von Stunden bis Tagen durch Einsparung von Bikarbonat durch Reduktion der Harnstoffsynthese.

10.3 Störungen des Säure-Basen-Gleichgewichts

Es gibt grundsätzlich zwei **Störungen des Säure-Basen-Gleichgewichts:**

- **Azidose.** Zunahme der H^+-Ionen im Blut, pH-Wert im Blut < 7,35
- **Alkalose.** Abnahme der H^+-Ionen im Blut, pH-Wert im Blut > 7,45.

10.3.1 Ursachen

Die **Ursache** für eine Störung des Säure-Basen-Gleichgewichts kann entweder **respiratorisch** *(die Atmung betreffend)* oder **metabolisch** *(den Stoffwechsel betreffend)* sein (➤ Tab. 10.1). Im Rahmen einer Blutgasanalyse ist die Ursache relativ genau zu bestimmen (➤ 10.4.2). Entscheidend für eine korrekte Diagnose und die daraus resultierende Therapie ist jedoch die genaue Anamnese des Menschen, um Hinweise auf die Ursachen der Säure-Basen-Störung zu erhalten.

10.3.2 Physiologische Kompensation

Kohlensäure-Bikarbonat-Puffer, sowie Lunge und Nieren sind normalerweise in der Lage **Störungen des Säure-Basen-Gleichgewichts** zu kompensieren (➤ 10.2).

WICHTIG

Respiratorische und metabolische Kompensation

Eine **metabolische Störung** wird respiratorisch, also durch die Lunge, kompensiert.
Eine **respiratorische Störung** wird metabolisch, also durch die Nieren, kompensiert.

Pulmonale Regulation: Das respiratorische System eliminiert pro Stunde etwa 15 l Kohlendioxid (CO_2), das bei der Energiegewinnung in den Zellen anfällt. So entsteht CO_2 z. B. bei der Oxidation (*Reaktion mit Sauerstoff/O_2*) von Glukose: $C_6H_{12}O_6 + 6\ O_2 \rightarrow 6\ CO_2 + 6\ H_2O$ + 2 826 kJ Wärmeenergie.

Durch eine Veränderung der Ventilation (➤ 7.6.3) kann mehr oder weniger CO_2 aus dem Körper entfernt werden:

10

Tab. 10.1 Azidose und Alkalose, jeweils mit respiratorischen und metabolischen Ursachen

	Azidose	Alkalose
Respiratorisch	Vermehrter Anfall von CO_2 bei Hypoventilation, z. B. durch: • Verlegung der Atemwege • COPD (erschwert Ausatmung) • Ateminsuffizienz, Atemerschöpfung • Zentrale Atemdepression • Neuromuskuläre Erkrankungen • Zu geringes Atemminutenvolumen unter Beatmung • Zu lange Inspiration im Verhältnis zur Exspiration unter Beatmung • Zu geringe Druckunterstützung bei PSV	Vermehrte Abatmung von CO_2 bei Hyperventilation, z. B. durch: • Psychisch bedingt, z. B. Aufregung, Angst • Körperliche Anstrengung • Falsche Beatmungseinstellung: zu hohes Atemminutenvolumen (➤ 12.4.2) • Im Rahmen von Schädel-Hirn-Trauma, Sepsis, Leberzirrhose, Enzephalitis
Metabolisch	Zunahme von sauren Stoffwechselprodukten, z. B. bei: • Niereninsuffizienz, Nierenversagen • Diabetische und Hunger-Ketoazidose • Verminderte Gewebeoxygenierung *(Laktatazidose)*, z. B. im Schock • Alkoholvergiftung *(alkoholische Ketoazidose)* • Nach länger andauernder Reanimation Verlust von alkalischen Sekreten, z. B. bei: • Anhaltenden Durchfällen • Dünndarmstoma, Darmfistel • Colitis ulcerosa • Laxanzientherapie	Verlust von Wasserstoffionen (H^+-Ionen), z. B. bei: • Verlust von Magensaft, z. B. durch chronisches Erbrechen, über eine Magensonde • Diuretikatherapie • Laxanzien • Schwerem Kaliummangel • Zufuhr von Basen, z. B. bei: – Überdosierter Azidosebehandlung mit Natriumbikarbonat – Parenteraler Ernährung • Sonstige Ursachen, z. B.: – Kortisontherapie – Leberinsuffizienz

- **Metabolische Azidose.** Steigerung der Atmung *(Hyperventilation)* und dadurch vermehrte Abatmung von CO_2, dadurch steigt der pH-Wert wieder.
- **Metabolische Alkalose.** Reduzierung der Atmung *(Hypoventilation)* und dadurch verminderte Abatmung von CO_2, dadurch sinkt der pH-Wert wieder.

WICHTIG

Pulmonale Gegenregulation nicht immer möglich

Bei Menschen mit Herz- und Lungenerkrankungen, neuromuskulären Erkrankungen und einer Hyperventilation zur Aufrechterhaltung einer ausreichenden Oxygenierung ist diese pulmonale Gegenregulation nicht/nur bedingt möglich. Die Atmung kann von diesen Personen nicht/nicht ausreichend entsprechend der Notwendigkeit angepasst werden.

Renale Regulation: Die Nieren scheiden Wasserstoffionen *(H^+-Ionen)* aus und halten Bikarbonat *(HCO_3^-)* zurück. Durch eine Veränderung der H^+-Ionenausscheidung bzw. Rückresorption von HCO_3^- kann der pH-Wert reguliert werden:

- **Respiratorische Azidose.** Vermehrte Ausscheidung von H^+-Ionen und/oder vermehrte Rückresorption von HCO_3^-, dadurch steigt der pH-Wert wieder
- **Respiratorische Alkalose.** Verminderte Ausscheidung von H^+-Ionen und/oder verminderte Rückresorption von HCO_3^-, dadurch sinkt der pH-Wert wieder.

10.4 Blutgase und Blutgasanalyse

Im Rahmen einer **Blutgasanalyse** *(BGA,* ➤ 9.1.5) werden die **Blutgase** Sauerstoff und Kohlendioxid, der pH-Wert, Bikarbonat *(als Standardbikarbonat)* und der Basenüberschuss (*Base excess, BE*) bestimmt. An-

Tab. 10.2 Partialdruck von Sauerstoff und Kohlendioxid in der Umgebungsluft, in den Alveolen und im arteriellen Blut [2]

Gas	Partialdruck in der Umgebungsluft	Partialdruck in den Alveolen	Diffussionsrichtung	Partialdruck im arteriellen Blut
Sauerstoff	159 mmHg (21 %)	100–105 mmHg (13,6 %)	→	70–105 mmHg
Kohlendioxid	0,28 mmHg (0,03 %)	40 mmHg (5,3 %)	←	35–45 mmHg

Tab. 10.3 Nach guter Hyperämisierung (➤ 9.1.5) entsprechen Werte der kapillären BGA der der arteriellen BGA

Parameter	Erklärung	Normwerte Arterie
pH-Wert	Maß für die Wasserstoffionenkonzentration	7,35–7,45
pO_2	Sauerstoffpartialdruck	70–105 mmHg
pCO_2	Kohlendioxidpartialdruck	35–45 mmHg
SBC	Standardbikarbonat, auch $StHCO_3^-$; errechnete Bikarbonatkonzentration bei standardisierten Bedingungen (37 °C Körpertemperatur, pCO_2 40 mmHg, O_2-Sättigung 97 %)	22–26 mmol/l
BE	Base excess, Basenabweichung oder Basenüberschuss; Abweichung vom normalen Wert der Basen; Rechnerische Größe. Gibt die Menge an Säuren oder Basen an, die benötigt wird, um den pH-Wert im Blut wieder auf 7,4 zu bringen. *Überschuss an Basen:* positive (+) Basenabweichung *Mangel an Basen:* negative (-) Basenabweichung	– 3 bis +3 mmol/l

hand der gemessenen Werte können unter anderem Aussagen über den Säure-Basen-Haushalt getroffen werden (➤ Tab. 10.3).

10.4.1 Physikalische Grundlagen

Die Luft besteht aus verschiedenen Gasen. Die einzelnen Gase bilden nicht nur ein Luftgemisch, sie üben auch jeweils einen spezifischen Druck aus. Dieser wird **Teildruck** oder **Partialdruck** *(p)* genannt. Im Rahmen einer Blutgasanalyse interessieren die Gase Sauerstoff und Kohlendioxid (➤ Tab. 10.2). Die Maßeinheit für Teildruck ist mmHg.

Nach der Einatmung wird die Luft angewärmt und angefeuchtet (➤ 13.1.1). Durch die Aufsättigung der Einatemluft mit Wasserdampf ändern sich auch die Partialdrücke von Sauerstoff und Kohlendioxid. Die eingeatmete Luft entspricht nicht der Luft in den Atemwegen, weil sie nicht bei jedem Atemzug vollständig ausgetauscht wird. Es verbleibt am Ende der Ausatmung noch kohlendioxidreiche Luft im anatomischen Totraum (➤ 7.6.6), die wieder mit eingeatmet wird.

Wie viel Sauerstoff aus den Alveolen ins Blut diffundiert, hängt von der Blut-Luft-Schranke *(Diffusionsstrecke)* in der Lunge (➤ 7.7.1) und von der Durchblutung des alveolären Kapillarnetzes (Perfusion, ➤ 7.7.2) ab. Dasselbe gilt für die Diffusion von Kohlendioxid in die andere Richtung.

10.4.2 Beurteilung von Störungen

Die **Blutgasanalyse** ist die wichtigste Untersuchung, um **Störungen des Säure-Basen-Gleichgewichts** zu diagnostizieren. Zur Untersuchung wird im Idealfall Blut aus einer Arterie entnommen (➤ 9.1.5). Alternativ kann die Blutentnahme auch kapillär erfolgen, z. B. aus dem Ohrläppchen beim Erwachsenen oder der Ferse beim Säugling und Kleinkind. ➤ Tab. 10.3 zeigt die Parameter, die bestimmt werden.

WICHTIG

Respiratorischer und metabolischer Marker

Grundsätzlich ist bei einer respiratorischen Ursache einer Säure-Basen-Störung der **Kohlendioxidpartialdruck** *(pCO_2)* verändert, der sog. *respiratorische Marker.* Bei einer metabolischen Ursache sind das **Standardbikarbonat** *(HCO_3^-)* und die **Basenabweichung** *(Base excess, BE)* verändert, der sog. *metabolische Marker.*

Die **Beurteilung** einer Blutanalyse (➤ Tab. 10.4):

- Zunächst beurteilen, ob der pH-Wert im Normbereich ist oder ob eine Azidose (pH-Wert < 7,35) oder eine Alkalose (pH-Wert > 7,45) besteht.
- Im zweiten Schritt den Kohlendioxidpartialdruck betrachten. Eine Abweichung des pCO_2-Werts von der Norm weist auf eine respiratorische Ursache der Säure-Basen-Störung hin.
- Anschließend das Bikarbonat kontrollieren. Eine Abweichung des SBC- und des BE-Werts weisen auf eine metabolische Ursache hin.

Zum Zeitpunkt der Blutabnahme hat der Körper bereits seine **Kompensationsmechanismen** (➤ 10.3.2) in Gang gesetzt und versucht der Störung entgegenzuwirken. Dies erfolgt immer mit dem Ziel, den pH-Wert wieder in den Normbereich zu bringen (➤ Abb. 10.4).

Tab. 10.4 Einfachste Möglichkeit der Differenzierung der Säure-Basen-Störung anhand der BGA

	pH	pCO_2	HCO_3^-
Respiratorische Azidose	⇅	⇈	⇋ – ↑
Metabolische Azidose	⇅	⇋ – ↓	⇅
Respiratorische Alkalose	⇅	⇅	⇋ – ↓
Metabolische Alkalose	⇈	⇋ – ↑	⇈

⇅ starker Abfall, ⇈ starker Anstieg, ↓ diskreter Abfall, ↑ diskreter Anstieg, ⇋ gleichbleibend/normal

10.4.3 Respiratorische Azidose

DEFINITION

(Dekompensierte) Respiratorische Azidose: Der Blut-pH-Wert ist < 7,35 und damit sauer. Der Kohlendioxidpartialdruck ist erhöht, da die Ursache in der Atmung liegt (➤ Abb. 10.5).

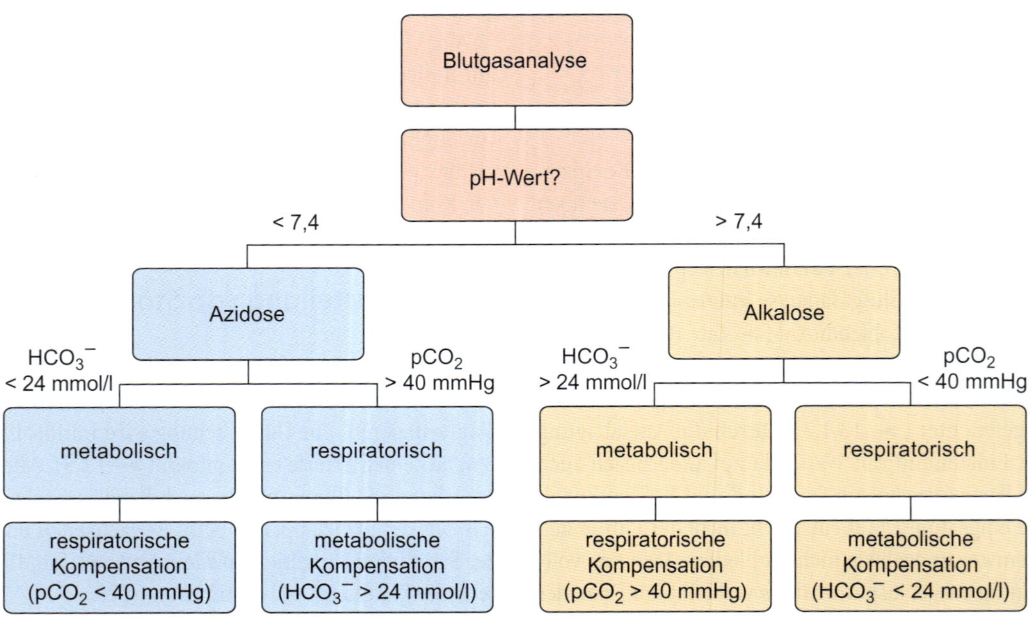

Abb. 10.4 Differenziertere Beurteilung einer Blutgasanalyse einschl. Kompensationsmechanismen [L143]

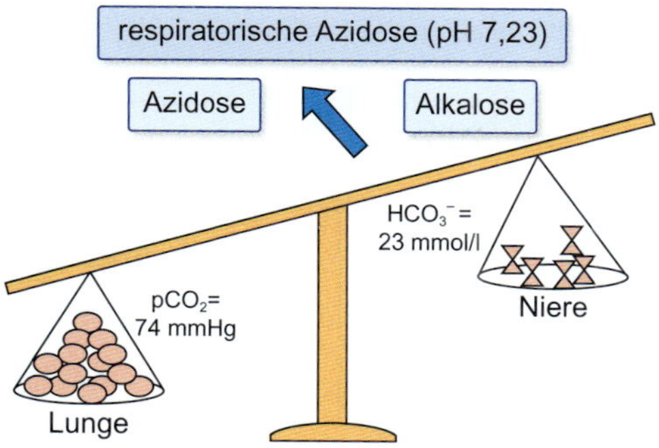

Abb. 10.5 Pathophysiologie der respiratorischen Azidose [L143]

Ursachen

Vermehrter Anfall von CO_2 im Körper durch Hypoventilation (➤ Tab. 10.1):

pH-Wert:	< 7,35 (erniedrigt)
pCO_2:	> 45 mmHg (erhöht)
SBC:	normal, erhöht bei chronischer respiratorischer Azidose
BE:	normal

Kompensation

Der Körper versucht den pH-Wert **metabolisch** zu kompensieren, indem die Nieren die Ausscheidung von H^+-Ionen steigern und die Bikarbonat-Produktion erhöhen (➤ 10.2). Zeichen der Kompensation in der Blutgasanalyse sind:

pH-Wert:	normal/fast normal; als Zeichen, dass eine Kompensation stattgefunden hat
pCO_2:	> 45 mmHg
SBC:	> 26 mmol/l (deutlich erhöht)
BE:	> + 3 mmol/l (deutlich erhöht)

Bleibt der pH-Wert trotz erfolgter metabolischer Kompensation im pathologischen Bereich, spricht man von einer **dekompensierten respiratorischen Azidose.**

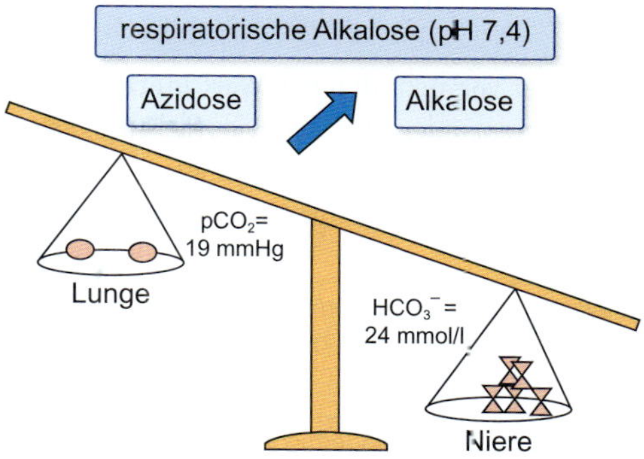

Abb. 10.6 Pathophysiologie der respiratorischen Alkalose [L143]

Therapeutische Optionen

Gegebenenfalls therapeutisch eingreifen, wenn die körpereigenen Kompensationsmechanismen nicht ausreichen und die pH-Verschiebung gefährlich wird. Eine respiratorische Azidose wird primär respiratorisch durch Verbesserung der Ventilation behandelt, z. B. durch Einleiten einer Beatmung, Erhöhen des Atemminutenvolumens (Atemfrequenz ↑ oder Tidalvolumen ↑ oder Inspirationsdruck ↑ ➤ 12.4.2).

10.4.4 Respiratorische Alkalose

DEFINITION

(Dekompensierte) Respiratorische Alkalose: Der Blut-pH-Wert ist > 7,45 und damit alkalisch. Der Kohlendioxid-Partialdruck ist erniedrigt, da die Ursache in der Atmung liegt (➤ Abb. 10.6).

Ursachen

Vermehrte Abatmung von CO_2 bei Hyperventilation (➤ Tab. 10.1, ➤ 8.2.3):

pH-Wert:	> 7,45 (erhöht)
pCO_2:	< 35 mmHg (erniedrigt)
SBC:	normal
BE:	normal

Kompensation

Der Körper versucht den pH-Wert **metabolisch** zu kompensieren, indem die Nieren vermehrt Bikarbonat ausscheiden und H^+-Ionen zurückhalten. Zeichen der Kompensation in der Blutgasanalyse sind:

pH-Wert:	normal/fast normal, als Zeichen, dass eine Kompensation stattgefunden hat
pCO_2:	< 35 mmHg
SBC:	< 22 mmol/l (erniedrigt)
BE:	< – 3 mmol/l (erniedrigt)

Bleibt der pH-Wert trotz erfolgter metabolischer Kompensation im pathologischen Bereich, spricht man von einer **dekompensierten respiratorischen Alkalose.**

Therapeutische Optionen

Auch hier ggf. therapeutisch eingreifen, wenn die körpereigenen Kompensationsmechanismen nicht ausreichen und die pH-Verschiebung gefährlich wird. Eine respiratorische Alkalose wird primär respiratorisch behandelt mit dem Ziel, das pathologisch erhöhte Atemzeitvolumen zu reduzieren. Dies geschieht durch Reduktion des Atemminutenvolumens am Respirator (Atemfrequenz ↓ oder Tidalvolumen ↓ oder Inspirationsdruck ↓, ➤ 12.4.2), durch Beruhigung oder Sedierung beim Hyperventilationssyndrom (➤ 8.2.3) oder auch durch Rückatmung von Kohlendioxid, z. B. indem man in eine Tüte atmen lässt.

10.4.5 Metabolische Azidose

DEFINITION

(Dekompensierte) Metabolische Azidose: Der Blut-pH-Wert ist < 7,35 und damit sauer. Standardbikarbonat und Basenüberschuss sind erniedrigt, da die Ursache stoffwechselbedingt ist. Der pCO_2 ist dagegen normal (➤ Abb. 10.7).

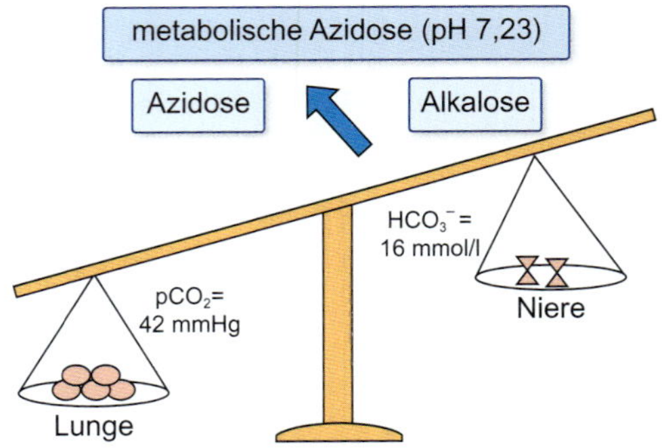

Abb. 10.7 Pathophysiologie der metabolischen Azidose [L143]

Ursachen

Vermehrter Anfall von sauren Stoffwechselprodukten oder Verlust von Bikarbonat (➤ Tab. 10.1):

pH-Wert:	< 7,35 (erniedrigt)
pCO_2:	normal oder erniedrigt
SBC:	< 22 mmol/l (erniedrigt)
BE:	< – 3 mmol/l (erniedrigt)

Kompensation

Der Körper versucht, den pH-Wert **respiratorisch** zu kompensieren, indem die Lunge vermehrt CO_2 abatmet. Dies erfolgt zu 50 % bereits innerhalb von zwei Stunden. Beim Betroffenen ist eine Hyperventilation zu beobachten. Jedoch nur, wenn das körperlich möglich ist. Bei akuten oder chronischen Lungenerkrankungen und Atempumpenstörungen (➤ 9.2.6) ist das nicht möglich.

Zeichen der Kompensation in der Blutgasanalyse sind:

pH-Wert:	normal/fast normal, als Zeichen, dass eine Kompensation stattgefunden hat
pCO_2:	< 35 mmHg (erniedrigt)
SBC:	< 22 mmol/l (erniedrigt)
BE:	< – 3 mmol/l (erniedrigt)

Zusätzlich scheiden die Nieren – bei nichtrenaler Ursache der Azidose – vermehrt H^+ aus und resorbieren Bikarbonat. Die Leber reduziert die Harnstoffsynthese und erhöht dadurch den Anfall von Bikarbonat, was den pH-Wert ebenfalls alkalischer macht. Bleibt der pH-Wert trotz versuchter Kompensation im pathologischen Bereich, spricht man von einer **dekompensierten metabolischen Azidose.**

Therapeutische Optionen

Therapeutisch eingreifen, wenn die körpereigenen Kompensationsmechanismen nicht ausreichen und die pH-Verschiebung gefährlich wird. Eine metabolische Azidose wird primär metabolisch therapiert, indem die Ursache behandelt wird. Dies kann z. B. durch symptomatische Therapie beim Schock, also Flüssigkeits- bzw. Katecholamintherapie, oder Behandlung der Grundkrankheit, wie z. B. Insulintherapie bei der diabetischen Ketoazidose, erfolgen. Zusätzlich kann in schweren Fällen die intravenöse Gabe von Natriumbikarbonat *($NaHCO_3$)* 8,4 % erforderlich sein.

10.4.6 Metabolische Alkalose

DEFINITION

(Dekompensierte) Metabolische Alkalose: Der Blut-pH-Wert ist > 7,45 und damit alkalisch. Standardbikarbonat und Basenüberschuss sind erhöht. Der Kohlendioxid-Partialdruck ist dagegen normal (➤ Abb. 10.8).

Ursachen

Überschuss an Bikarbonat und/oder Verlust von Wasserstoffionen (➤ Tab. 10.1):

pH-Wert:	< 7,45 (erhöht)
pCO_2:	normal
SBC:	> 26 mmol/l (erhöht)
BE:	> + 3 mmol/l (erhöht)

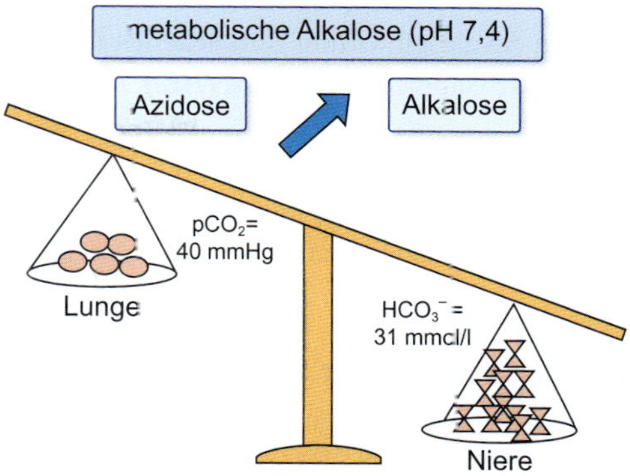

Abb. 10.8 Pathophysiologie der metabolischen Alkalose [L143]

Kompensation

Der Körper versucht den pH-Wert **respiratorisch** zu kompensieren, indem die Lunge weniger CO_2 abatmet. Es kommt zur Hypoventilation (➤ 8.2.3). Der Betroffene atmet oberflächlich und mit geringer Atemfrequenz.

Zeichen der Kompensation in der Blutgasanalyse sind:

pH-Wert:	normal/fast normal; als Zeichen, dass eine Kompensation stattgefunden hat
pCO_2:	> 45 mmHg (erhöht)
SBC:	> 26 mmol/l (erhöht)
BE:	> + 3 mmol/l (erhöht).

Den Nieren gelingt es bei metabolischer Alkalose alleine nicht, den pH-Wert zu normalisieren. Die Leber steigert die Harnstoffsynthese und senkt damit die Bikarbonatkonzentration. Bleibt der pH-Wert trotz versuchter Kompensation im pathologischen Bereich, spricht man von einer **dekompensierten metabolischen Alkalose.**

Therapeutische Optionen

Therapeutisch wird eingegriffen, wenn die körpereigenen Kompensationsmechanismen nicht ausreichen und die pH-Verschiebung gefährlich wird. Eine metabolische Alkalose wird primär metabolisch behandelt, indem die Ursache therapiert wird. Bei schweren Alkalosen wird in ganz seltenen Fällen die intravenöse Gabe von Salzsäure *(HCl)* 7,25 % notwendig.

Die Sterblichkeit bei der schweren Alkalose ist höher als bei der Azidose, weil sich der Organismus schwerer an den alkalischen pH-Wert anpassen kann.

WICHTIG

Klinische Symptome der Azidose und Alkalose

Pflegefachpersonen achten auch auf klinische Symptome, die auf eine Azidose bzw. Alkalose hindeuten können: [2]

- **Azidose:** Verwirrtheit, Angstzustände, ggf. Halluzinationen, Kopfschmerzen, Schlafstörungen, Müdigkeit, Muskelschwäche und andere Störungen der Bewegung. Die Ausprägung der Symptome hängt sehr stark von Geschwindigkeit und Ausmaß des pH-Abfalls ab. Weiter sind beobachtbar: Darmmotilitätsstörungen, Übelkeit, Erbrechen, Pseudoperitonitis. In schweren Fällen: Koma, Blutdruckabfall, Herzrhythmusstörungen, Tachykardie, gesteigerte Atmung (Kußmaul-Atmung ➤ 8.2.4) bei metabolischer Azidose, gedämpfte Atmung bei respiratorischer Azidose.
- **Alkalose:** Übererregbarkeit des Nervensystems: Parästhesien und Krämpfe (typisch: „Pfötchenstellung") bis hin zu zerebralen Krampfanfällen, allgemeine Schwäche und Schwindel, Blutdruckabfall, Tachykardie und Herzrhythmusstörungen, Verwirrtheit, Lethargie bis zum Sopor, verminderte Atmung bei metabolischer Alkalose, gesteigerte Atmung bei respiratorischer Alkalose.

AUS DER PRAXIS

Interpretation von Blutgasanalysen

Im klinischen und außerklinischen Alltag ist die Interpretation von Blutgasanalysen zur Diagnosestellung von klinischen Zustandsbildern und Säure-Basen-Störungen häufig komplex. Es mischen sich primäre Störung und Kompensationsmechanismen (vollständig/unvollständig) mit vorbestehenden Krankheitsbildern und therapeutischen Maßnahmen, z. B. Beatmung. Aus diesem Grund müssen zur Blutgasanalyse alle über die Person vorliegenden Informationen verfügbar sein.

Fallbeispiel 1

Eine 20-jährige Typ-1-Diabetikerin leidet seit Tagen an Durchfällen und hat deshalb nur unregelmäßig ihre Insulintherapie durchgeführt. Die Vitalzeichen sind stabil bei leichter Tachykardie. Außerdem fällt eine Hyperventilation auf.

Die Blutgasanalyse zeigt folgende Befunde:

Blutgasanalyse	Elektrolyte, Blutzucker
pH: 7,25 $paCO_2$: 20 mmHg paO_2: 95 mmHg HCO_3^-: 8 mmol/l	Natrium: 135 mmol/l Kalium: 3,5 mmol/l Chlorid: 110 mmol/l Glukose: 315 mg/dl

Welche Störung des Säure-Basen-Haushalts liegt vor und warum?

Lösung: Metabolische Azidose, **hier: diabetische Ketoazidose.** Bei der diabetischen Ketoazidose ist der Stoffwechsel durch die Entstehung von Ketonkörpern entgleist. Ketonkörper sind saure Stoffwechselprodukte und führen zu einer Azidose. Durch vermehrte Abatmung von Kohlendioxid kommt es zur respiratorischen Teilkompensation. Das Problem entsteht durch den absoluten Insulinmangel bei Typ-1-Diabetikern. Die für die Energiegewinnung in den Zellen erforderliche Blutglukose kann ohne Insulin nicht in die Zellen eingeschleust werden. Der drohende Energiemangel wird vom Körper durch den Abbau von körpereigenem Fett kompensiert. Beim Fettabbau entstehen dann Ketonkörper, die mit steigender Menge die Stoffwechsellage azidotisch machen.

Therapie: Insulingabe und Flüssigkeitszufuhr.

Fallbeispiel 2

Ein 35-jähriger Mann im Zustand der reaktionslosen Wachheit leidet seit Tagen unter starkem Erbrechen. Der Flüssigkeitsverlust wurde bestmöglich ausgeglichen. Er hat leichtes Fieber und Blutdruckwerte an der unteren Normgrenze.

Die Blutgasanalyse zeigt folgende Befunde:

Blutgasanalyse	Elektrolyte, Blutzucker
pH: 7,51 $paCO_2$: 45 mmHg paO_2: 95 mmHg HCO_3^-: 30 mmol/l	Natrium: 145 mmol/l Kalium: 3,0 mmol/l Chlorid: 84 mmol/l Glukose: 120 mg/dl

Welche Störung des Säure-Basen-Haushalts liegt vor und warum?

Lösung: Metabolische Alkalose. Es handelt sich um eine sog. Subtraktionsalkalose. Der Verlust von saurem Magensaft durch das Erbrechen verursacht eine alkalotische Stoffwechsellage. In der Regel ist nebenbefundlich ein erniedrigter Chloridwert als Beweis zu finden. Der Körper kompensiert die metabolische Situation respiratorisch durch Hypoventilation.

Therapie: Ursächliche Behandlung des Erbrechens, Flüssigkeitszufuhr, ggf. Korrektur der Elektrolyte.

Fallbeispiel 3

Ein 70-jähriger Mann mit COPD fällt durch einen reduzierten Allgemeinzustand auf. Er ist somnolent und hat leichtes Fieber. Der Blutdruck ist normal.
Die Blutgasanalyse zeigt folgende Befunde:

Blutgasanalyse	Elektrolyte, Blutzucker
pH: 7,09 paCO_2: 81 mmHg paO_2: 101 mmHg HCO_3^-: 27 mmol/l BE: –5,1 mg/dl	Natrium: 140 mmol/l Kalium: 3,6 mmol/l Chlorid: 89 mmol/l Glukose: 185 mg/dl

Welche Störung des Säure-Basen-Haushalts liegt vor und warum?
Lösung: Respiratorische Azidose. Er hat vermutlich infektbedingt eine Exazerbation seiner COPD. Die obstruktionsbedingte Hypoventilation führt zu einer Retention *(Zurückhalten)* von CO_2. Das nicht ausreichend abgeatmete Kohlendioxid führt zu einer Verschiebung des Kohlensäure-Bikarbonat-Gleichgewichts und zum Anstieg von H^+-Ionen im Blut. Das führt zu einer azidotischen Stoffwechsellage.
Therapie: Ursächliche Behandlung des Infekts und atemunterstützende Maßnahmen, z. B. atemunterstützende Lagerungen, Atemtherapie, ggf. Beatmung.

Fallbeispiel 4

Eine 18-jährige Pflegepraktikantin kollabiert bei der Arbeit. Sie ist extrem agitiert und beschreibt ein Kribbeln im Gesicht, aber auch in Armen und Beinen.
Die Blutgasanalyse ergibt folgende Befunde:

Blutgasanalyse	Elektrolyte, Blutzucker
pH: 7,59 paCO_2: 23 mmHg paO_2: 98 mmHg HCO_3^-: 24 mmol/l BE: 2,1 mg/dl	Natrium: 137 mmol/l Kalium: 4,3 mmol/l Chlorid: 89 mmol/l Glukose: 185 mg/dl

Welche Störung des Säure-Basen-Haushalts liegt vor und warum?
Lösung: Respiratorische Alkalose. Die Patientin hat wohl eine psychogen bedingte Hyperventilation und atmet dadurch vermehrt Kohlendioxid ab. Das fehlende CO_2 führt zu einer Verschiebung des Kohlensäure-Bikarbonat-Gleichgewichts und damit zum Verlust von H^+-Ionen im Blut. Dies führt zur alkalotischen Stoffwechsellage.
Therapie: Ursächliche Behandlung des Erregungszustands, ggf. Sedierung. Rückatmung von Kohlendioxid und damit Anstieg im Blut, z. B. durch Atmen in eine Plastiktüte.

LITERATURVERZEICHNIS

[1] Huch R, Jürgens K. (Hrsg.). Mensch Körper Krankheit, 9. A. München: Elsevier Urban & Fischer 2022.
[2] Lang H. (Hrsg.). Außerklinische Beatmung. Heidelberg: Springer, 2017.

WEITERFÜHRENDE LITERATUR

Pape H-C, Kurtz A. Physiologie 10. A. Stuttgart: Thieme, 2023.
Brandes R et al. (Hrsg.). Physiologie des Menschen. 32. A. Heidelberg: Springer, 2019.
Silbernagl S, Draghuhn A. Taschenatlas Physiologie. 9. A. Stuttgart: Thieme, 2018.

KAPITEL

11 Tracheotomie, Tracheostoma, Trachealkanülen

Paul Diesener, Christine Keller, Agnetha Radatz (11.7)

Tracheostoma und **Trachealkanüle** sichern den Atemweg und sind, neben dem Beatmungstubus, invasive Zugänge zu den Atemwegen. Für den Pflegekunden bedeuten sie jedoch viel mehr. Die Öffnung am Hals ist sichtbares Zeichen für ein Handicap, macht viele Betroffene von fremder Hilfe abhängig und birgt zudem Gefahren. Wer ein Tracheostoma hat gilt im öffentlichen Bewusstsein immer noch als stumm. Um die Trachealkanüle in das Alltagsleben integrieren zu können, hat der Pflegekunde Anspruch auf die bestmögliche individuelle Trachealkanülenversorgung.

11.1 Definitionen

Tracheotomien waren schon im Altertum bekannt. Seit Mitte der 1980er-Jahre haben perkutane, dilatative Verfahren (➤ 11.1.1) zahlenmäßig durchgesetzt. War die klassische Anlage eines Tracheostomas Domäne der Hals-Nasen-Ohren-Heilkunde *(Kehlkopftumorchirurgie)*, trat nun die Indikation zur Langzeitbeatmung und der Zugang zum Tracheobronchialsystem bei unzureichender Fähigkeit zur Reinigung der unteren Atemwege in den Vordergrund (➤ Abb. 11.2 a, b).

DEFINITION

Tracheotomie *(griech. tomie = Schnitt)*: Operative Eröffnung der Luftröhre. Ergebnis ist eine Fistel von außen in die Trachea.

Tracheostomie/Tracheostoma *(griech. Stoma = Mund)*: Nach der operativen Eröffnung der Luftröhre wird die Trachealwand mit unterschiedlichen Techniken (Lappenplastiken) direkt mit der Haut des Halses vernäht (= *plastische Tracheotomie/plastische Tracheostomaanlage)*. Schleimhaut und verhornte Haut grenzen dann wie bei den Lippen und anderen Körperöffnungen direkt aneinander. [1]

In der Praxis wird zwischen Tracheostomie und Tracheostoma oft nicht unterschieden.

Koniotomie *(Krikothyreotomie)*: Einstich in das *Ligamentum conicum (Lig. cricothyroideum)* zwischen Schild- und Ringknorpel (➤ Abb. 11.1) als Notfalleingriff, wenn ein Beatmungszugang über den Mund akut versperrt ist.

Die Tracheotomie soll zwischen der 2. und 4. Trachealspange angelegt werden (➤ Abb. 11.1). Wird die Öffnungsstelle höher gewählt, besteht die Gefahr, den Ringknorpel als ein den Kehlkopf stabilisierende Struktur zu schädigen. Der Schilddrüsenisthmus im mittleren Teil liegt in Höhe der 2.–4. Knorpelspange und muss für die Tracheotomie meist durchtrennt werden.

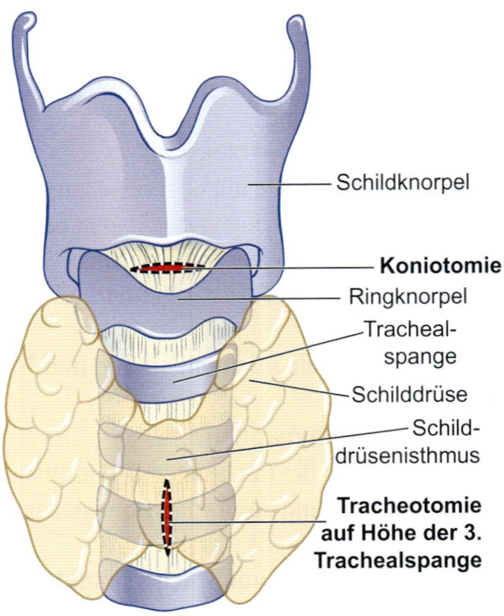

Abb. 11.1 Lokalisationen von Tracheotomie und Koniotomie. Der Ringknorpel ist der einzige ringförmige Knorpel in den Atemwegen, der den Kehlkopf stabilisiert. [L126]

Bezüglich der Technik lassen sich grundsätzlich chirurgische von perkutanen dilatativen Verfahren unterscheiden. Die Frage, welches Verfahren bei welchem Menschen anzuwenden ist, muss individuell entschieden werden und orientiert sich u. a. auch an der geplanten Liegedauer der Trachealkanüle. [1, 2]

11.1.1 Punktionstracheotomie

Bei der **Punktionstracheotomie** *(perkutante Dilatationstracheotomie, PDT, minimalinvasive Tracheotomie)* wird die Trachea zwischen zwei Knorpelspangen unter bronchoskopischer Kontrolle mit einer Kanüle von außen punktiert. Bedarfsweise kann die Haut um die Punktionsstelle etwas inzidiert werden. Mittels Kunststoffdilatatoren, Ballon oder Klemme/Zange werden Haut und Weichteil einschließlich Trachealwand geweitet, bis eine Trachealkanüle eingeführt werden kann. Varianten in der Technik sind möglich und werden nach ihrem Erstbeschreiber benannt, z. B. PDT nach *Ciaglia,* nach *Griggs,* nach *Zgoda* und *Berger* oder nach *Fantoni.* Die Industrie stellt für die verschiedenen Verfahren spezielle Tracheotomiesets zur Verfügung.

Die Punktionstracheotomie ist ein risikoärmeres, einfacheres Verfahren mit geringerem Aufwand und geringeren Kosten. Eine nur kurze Zeit benötigte Tracheotomie wird sich nach der Dekanülierung in der Regel von selbst mit einem guten kosmetischen Ergebnis verschließen. Der entscheidende Nachteil ist, dass es bis zur Ausbildung der Fistel noch keinen stabilen Tracheotomiekanal gibt, weshalb bei versehentlicher Kanülenentfernung eine sofortige Intubationsbereitschaft vorgehalten werden muss, was in der Regel nur auf einer Intensivstation gegeben ist. [1]

Experten sind aber übereinstimmend der Meinung, dass Menschen, die dauerhaft auf eine Trachealkanüle angewiesen sind, eher von einem plastisch angelegten Tracheostoma profitieren. [2]

WICHTIG

Tracheostomaanlage bei Kindern

Wegen der kleineren Dimensionen des kindlichen Atemwegs und der Weichheit der Knorpelstrukturen werden Kinder und Jugendliche bis 18 Jahren immer plastisch tracheotomiert (➤ 16.3). Die PDT ist hier **absolut kontraindiziert.** [1]

11.1.2 Konventionelle Tracheotomie

Bei der **konventionellen Tracheotomie** *(operative/chirurgische Tracheotomie)* wird der Schilddrüsenisthmus i. d. R. chirurgisch durchtrennt und die Trachea freigelegt. Dann wird die Trachea zwischen der 2. und 4. Trachealspange auf maximal einer Länge von 2 Trachealspangen längs durchtrennt. Das Ergebnis ist wie beim dilatativen Verfahren eine Fistel, wenn auch primär stabiler. Wird die Tracheotomie plastisch versorgt, indem die Hautränder zirkulär an die Trachealwand bzw. Schleimhaut genäht werden, entsteht ein Tracheostoma *(plastische oder epithelisierte Tracheostomie).* Es gibt verschiedene technische Varianten.

11.1.3 Plastische Tracheostomaanlage

Viele Betroffene in der außerklinischen Intensivpflege benötigen das Tracheostoma voraussichtlich dauerhaft oder gar lebenslang. In solchen Fällen ist immer eine **plastische Tracheostomaanlage** zu bevorzugen. „*Das Tracheostoma zur außerklinischen Beatmung soll stabil sein; daher sollte bei einer elektiven Tracheostomaanlage zur außerklinischen Beatmung ein epithelisiertes Tracheostoma operativ angelegt werden. Dilatationstracheotomien sind wegen Schrumpfungstendenz und Risiko einer Kanülenfehllage nur dann zu akzeptieren, wenn diese nachgewiesenermaßen eine ausreichende Stabilität nach längerer Kanüleneinlage aufweisen. Bei einem dilatativ angelegten Tracheostoma soll nachweislich ein sicherer Kanülenwechsel allein durch Pflegekräfte möglich sein.*“ [3]. Eventuell ist die Umwandlung in ein epithelisiertes Stoma sinnvoll. [3]

WICHTIG

Informationen zum Stoma und Kanülenwechsel einholen

Es ist dringend zu empfehlen, vor der Übernahme eines Menschen in die außerklinische Intensivpflege die Art des Luftröhrenschnitts zu erfragen und nach Möglichkeit im Vorfeld bei einem Kanülenwechsel noch in der Klinik zu hospitieren. So sind Schwierigkeiten besser einzuschätzen. Der übernehmende Pflegedienst sollte gut abwägen, ob er Betroffene mit einer zu erwartenden schwierigen Stomaversorgung im häuslichen Umfeld ohne regelmäßige ärztliche Präsenz versorgen will – mit der Gefahr von schwierigen oder gefährlichen Situationen für Mensch und Pflegende.

11.1.4 Koniotomie

Haut und **Ligamentum conicum,** das sich zwischen Schild- und Ringknorpel des Kehlkopfs befindet (➤ Abb. 11.1), werden mit einer Hohlnadel durchstochen oder besser quer eingeschnitten und damit der untere Kehlkopf eröffnet. Bei der Koniotomie handelt es sich *nicht* um eine Tracheotomie. An dieser Stelle befinden sich keine relevanten Gefäße und Nerven, so dass im Notfall kaum mit Komplikationen zu rechnen ist. Die Industrie stellt fertige Koniotomie-Sets zur Verfügung.

11.1.5 Mini-Tracheotomie

Einige Sets können für eine kleine, chirurgisch angelegte Tracheotomie, eine sog. **Mini-Tracheotomie,** bevorzugt unter dem 2. Trachealknorpel, verwendet werden. Die eingesetzte Kanüle *(4 mm ID)* wird mit einem Stopfen verschlossen. Die Atmung erfolgt auf natürlichem Weg. Die Sprache ist nicht beeinträchtigt.

Hauptindikation ist die Durchführung der Bronchialtoilette bei Menschen, die nicht ausreichend abhusten können. Der Absaugkatheter darf dabei nicht größer als 10 Ch sein. Eine reguläre (Dauer-) Beatmung ist jedoch nicht möglich. Bei Bedarf muss Sauerstoff über eine Sauerstoffbrille gegeben werden. Im Einzelfall kann die Mini-Tracheotomie durch den Einsatz einer mechanischen **Hustenhilfe** (➤ 15.6.3) vermieden werden. Sollte eine Hustenhilfe wirkungslos sein, kann die Mini-Tracheotomie diese auch ersetzen.

11.1.6 Tracheostomie nach Laryngektomie

Eine **Laryngektomie** kann beim Kehlkopfkarzinom notwendig werden. Der Kehlkopf wird hier vom Zungengrund bis zur Trachea vollständig entfernt. Die anatomische Situation ändert sich dadurch grundlegend. Luft- und Speiseweg sind operativ getrennt, der obere Trachealstumpf ist in die Haut der vorderen Halsgrube eingenäht. Diese Tracheostomie bleibt lebenslang bestehen (➤ Abb. 11.2 c).

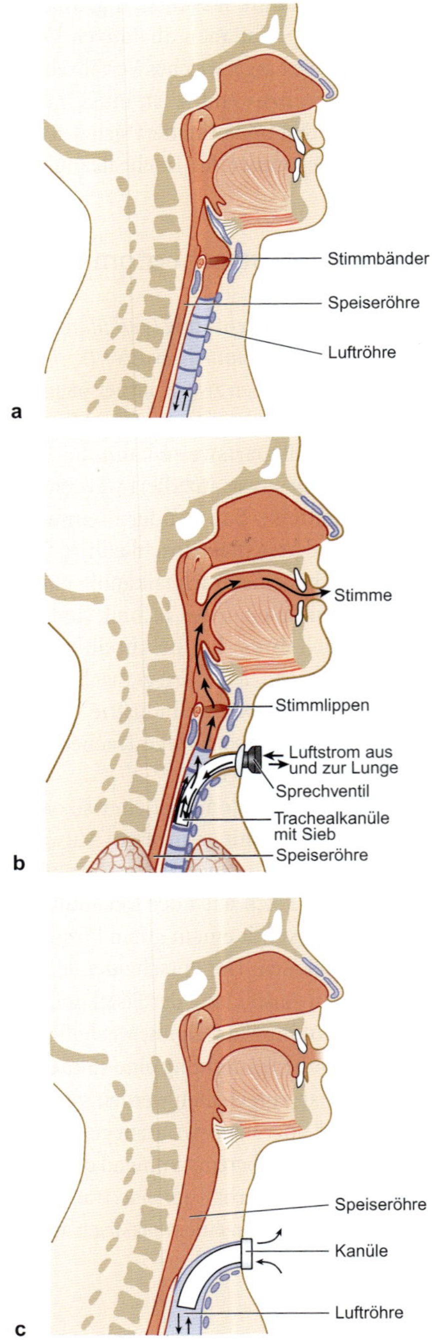

Abb. 11.2 Tracheotomie und Laryngektomie. [L126]
a) Situation vor der Tracheotomie.
b) Situation nach der Tracheotomie (Kehlkopf ist erhalten), hier mit ungeblockter Kanüle und Sprechventil.
c) Situation nach einer Laryngektomie, der Kehlkopf ist entfernt.

11

11.2 Indikationen für eine Tracheotomie

Eine **Tracheotomie** kann notfallmäßig oder geplant durchgeführt werden.

Indikationen für eine Notfalltracheotomie

Notfallindikationen sind:

- Entzündung, Schwellung und Ödem in/an den oberen Atemwegen
- Beidseitige Rekurrensparese z. B. nach Schilddrüsenoperation, beide Stimmbänder verharren in geschlossener Stellung
- Verbrennungen im Gesicht und/oder Hals
- Unbeherrschbare Intubationsprobleme, z. B. im Rahmen einer Reanimation oder bei der Narkoseeinleitung.

Indikationen für eine geplante *(elektive)* Tracheotomie

- Langzeitbeatmung auf Intensivstation, um Schäden durch den Beatmungstubus am Kehlkopf zu minimieren und wegen besserer Toleranz Sedierung einzusparen
- Verkürztes Weaning (➤ 12.10)
- Angeborener oder erworbener Verlust der trachealen Stabilität durch ausgeweitete Rückwand oder erweichte Knorpelspangen; die Luftröhre fällt bei starker Ein- und Ausatmung in sich zusammen (Erstickungsgefahr)

Außerklinisch:

- Dauerbeatmungspflicht (➤ 12.1.2), z. B. bei hohem Querschnittssyndrom (➤ 17.13.2)
- Fortschreitende neuromuskuläre Erkrankung mit Versagen der Atempumpe (➤ 9.2.4)
- Chronisch-obstruktive Atemwegserkrankung (➤ 9.3.3), wenn eine nichtinvasive Beatmung (➤ 12.7) nicht oder nicht mehr möglich ist
- Schädel-Hirn-Verletzung, Hirnstamminfarkt, Hirntumor mit Beeinträchtigung des Atemzentrums und/oder bestehender schwerer Dysphagie (➤ Kap. 18)
- Tumor im Hals-Nasen-Rachenbereich, palliative Tumorbehandlung zur Verbesserung der Atemsituation
- Verletzungen, Verätzungen im Mund-Rachen-Raum
- Indikation zur dauerhaften Bronchialtoilette (➤ 15.6.4).

11.3 Folgen und Komplikationen einer Tracheotomie

Auch wenn die Tracheotomie Leben akut retten und langfristig erhalten kann, ist zu bedenken, dass ein künstlicher Atemweg vielfältige **Folgen** nach sich zieht, zum Vorteil, aber häufig auch zum Nachteil der Betroffenen. Zudem sind **Komplikationen** nicht ausgeschlossen.

Folgen

Vorteil: Verkleinerung des anatomischen Totraums und damit Reduzierung der Atemarbeit.

Nachteile:

- Flache Atmung durch Verkleinerung des Totraums (s. Kasten, nächste Seite)
- Anfangs oft vermehrte Sekretbildung mit Gefahr der Mazeration in der Stomaumgebung; später eher Gefahr der Sekreteindickung, vor allem bei mangelnder Atemgaskonditionierung (➤ 13.1.2)
- Gefahr einer Verletzung der Stomaumgebung, des Stomas und der Trachea durch die Kanüle und/oder den Cuff.

Gilt nur für **geblockte Trachealkanülen:**

- Vollständiger Wegfall der Nasenfunktionen wie Anfeuchten, Erwärmen, Reinigen sowie Riechen und z. T. Schmecken, aber auch verminderter sensorischer Anreiz zum Schlucken (➤ Kap. 18)
- Wegfall der Glottisfunktion *(Stimmbandebene)* als Druck- und Pressventil, z. B. zum Husten oder zur Ausübung der Bauchpresse bei der Stuhlausscheidung
- Verlust des Sprechvermögens, Notwendigkeit von Hilfsmitteln zur Kommunikation (Sprechen mit Trachealkanüle ➤ 11.5.11).

Es gibt aber auch **Chancen für verbesserte Lebensqualität,** die sich durch eine Tracheotomie ergeben:

- Bei invasiver Beatmung sind laute Stimme und flüssiger Sprechrhythmus durch Nutzung des Beatmungsdrucks möglich. Dies gelingt nur bei Spezial- oder entblockter Kanüle, wenn der Beatmungsdruck über die Stimmbänder geleitet wird.
- Die Möglichkeit zum endotrachealen Absaugen (➤ 15.6.4) begrenzt negative Auswirkungen einer Dysphagie mit systematischer Aspiration, sodass mit der gebotenen Vorsicht und Risikobewusstsein großzügiger orale Kost eingenommen werden kann.

WICHTIG

Tracheotomie und anatomischer Totraum

Diese Folge der Tracheotomie wird selten bedacht: Der anatomische Totraum (➤ 7.6.6) verkleinert sich. Rachen und Mund-Nasen-Raum, die sich bei Ausatmung mit verbrauchter, CO_2-angereicherter Luft füllen, werden umgangen (➤ Abb. 11.2 a, b). Die verringerte CO_2-Rückatmung kann bei erhaltener Atemregulation nur dann eine Hypokapnie im Blut (wie bei Hyperventilation) vermeiden, wenn das Atemminutenvolumen entsprechend abgesenkt wird. Weil es die Natur nicht vorgesehen hat, in diesem Fall langsamer zu atmen, geschieht dies auf Kosten der Atemtiefe. Der einzelne Atemzug wird also flacher. Das kommt einem Menschen mit geschwächter Atemmuskulatur zunächst einmal entgegen, da sich die Atemarbeit verringert. Andererseits führt die flachere Atmung zu verringertem Sekretumsatz, vermehrter Infektanfälligkeit und Sauerstoffbedarf wegen regionaler Minderbelüftung. Eine **Totraumverkleinerung** liegt nur vor bei:

- Geblockter Kanüle und Spontanatmung (➤ Abb. 11.7)
- Entblockter Kanüle und Verwenden eines Sprechventils. Die verbrauchte Luft wird zwar in den Rachen und Mund-Nasen-Raum ausgeatmet, aber von dort nicht wieder rückgeatmet, da ja die Inspiration im Wesentlichen durch das Ventil erfolgt (➤ Abb. 11.2 b).

Eine **Totraumnormalisierung** wird erreicht, wenn auf die Trachealkanüle eine Tubusverlängerung *(20–30 ml)* und ein HME (➤ 13.1.3, z. B. *Humid-Vent®* mit 35 ml Totraumvolumen, *Clear-Therm™ 3 HMEF* mit 59 ml Totraumvolumen) aufgesetzt wird.

Vorsicht: Kein HME ohne vorherige Vergewisserung, dass der Atemwegswiderstand nicht zu hoch ist (im Zweifel Selbstversuch) bei spontan atmenden Kindern verwenden. Andernfalls dürfen nur feuchte Nasen zum Einsatz kommen.

Komplikationen

Die **Komplikationen** können unterteilt werden in frühe und verzögert auftretende Komplikationen.

Frühkomplikationen

- Blutungen, Nachblutung
- Falsche Platzierung der Kanüle in das Mediastinum *(via falsa).* Das ist v. a. bei Punktionstracheotomie und beim Wechsel einer Kanüle durch einen noch nicht konsolidierten Tracheotomie-Kanal möglich. Abgesehen von der Erstickungsgefahr ist die Mediastinitis *(Entzündung des Mediastinums)* eine Folgeerkrankung mit hoher Sterblichkeit
- Anstoßen der Kanülenspitze an der Carina oder Trachealwand (➤ Abb. 11.5) mit daraus resultierenden Verletzungen oder teilweisem bis vollständigem oder temporärem Verschluss der Kanüle im Sinne eines Ventileffekts: Beatmungsgerät drückt Atemluft ungehindert in die Lunge, aber bei der Exspiration wird die Kanülenspitze von der Trachealwand abgedeckt. Auch beim Husten kann sich die Wand bei Kanülenfehllage vor die Kanülenspitze legen
- Zu tiefe Platzierung der Kanülenspitze in einen Hauptbronchus mit Minderbelüftung der gegenüberliegenden Lungenhälfte
- Verlegung der Kanüle durch verborkendes Sekret, akut oder allmählich
- Stomainfektion
- Verletzung der Trachealschleimhaut durch:
  - Zu stark geblockten Cuff
  - Verrutschen der Kanüle
  - Verletzungen beim Kanülenwechsel
  - Kalt-trockene Luft, insbesondere beim Einsatz eines Sprechventils, insbesondere bei zusätzlicher Sauerstoffinsufflation
- **Wundheilungsstörungen** mit akuter Wunde oder chronische Wunden am/im Tracheostoma durch unpassende Kanüle. Es kommt vor, dass nach einer Tracheostomaanlage lediglich die distale Position der Trachealkanüle kontrolliert wird, eine Beurteilung der Kanülenposition im gesamten Stomakanal aber fehlt. Nicht passender Krümmungswinkel oder Phonationsöffnung im Stoma können erhebliche Probleme verursachen,

u. a. chronischer Druck/Druckulzera, Hypergranulation (siehe Spätkomplikationen).
- Gefahr der Verlegung des Kanüleneingangs bei Säuglingen oder adipösen Patienten durch das Kinn.

Spätkomplikationen

Mögliche **Langzeitfolgen** einer Trachealkanülenversorgung sind:
- **Granulome** *(Gewebeneubildung, „wildes Fleisch“).* Der Entstehungsmechanismus ist nicht genau geklärt, sehr wahrscheinlich spielt mechanische Belastung/Reibung eine große Rolle, weil sie oft auf der Tracheostomaseite entstehen, auf der das Beatmungsgerät steht. Auf dieser Seite kommt es häufiger zum Druck auf das Stoma durch die Trachealkanüle, z. B. beim Lagern.
- **Destabilisierung der Trachea/Trachealkollaps.** Durch chronischen Druck der Kanüle oder Überdruck im Cuff können die Knorpelspangen nekrotisieren und „aufweichen“ **(Tracheomalazie,** *griech. malakos = weich).* Wird die Trachearückwand dauerhaft bei geblockter Kanüle durch Husten einem strömungsbedingten Sog ausgesetzt (physikalisches Prinzip: der die Trachea stabilisierende Druckaufbau an den Stimmbändern entfällt), kann die **Pars membranacea** derart „ausleiern“, dass sie die Trachealvorderwand erreicht und damit den Luftweg verschließt und damit auch das Abhusten unmöglich macht *(Rückwanddilatation).*
- **Aufdehnung** des Stomakanals und **Druckulzera** mit avitalem Gewebe durch zu großen Außendurchmesser der Kanüle (➤ 11.5.2) und unpassenden Krümmungswinkel (➤ 11.5.4). Das Tracheostoma wird größer und verformt sich, z. B. oval. Entzündungen sind möglich (➤ Abb. 11.27, ➤ Abb. 11.28, ➤ Abb. 11.29, ➤ Abb. 11.30, ➤ Abb. 11.31).
- **Trachealstenosen** *(Verengung der Luftröhre).* Sie entstehen, wenn Verletzungen (z. B. durch eine schlecht sitzende Kanüle oder Druck durch den Cuff) und Entzündungen narbig abheilen *(schrumpfen)* oder durch überschießende Reparationsvorgänge mit Gewebeneubildung den Atemweg einengen. Prädisponierte Stellen sind in der Trachea über, unter oder neben dem Stoma. Besonders sensibel reagiert der Ringknorpel bei Verletzungen mit Stenosenbildung, der sog. *subglottischen Stenose.* Narbenbildung und Stenosen brauchen häufig eine chirurgische Korrektur.

11.4 Dekanülierung und Tracheostomaverschluss

Für einige Menschen wird die Entscheidung zur **Dekanülierung** und zum **Tracheostomaverschluss** getroffen. Vorangegangen ist in der Regel eine längere Phase, in der die Entwöhnung von der Trachealkanüle schrittweise vorbereitet wurde und an deren Ende nun der Verschluss steht. Folgende Fragen sind bei vorbereitenden Untersuchungen zu beantworten:
- Ist der Luftweg zwischen Nasenspitze und Trachea (insbesondere im Kehlkopf) frei durchgängig und stabil?
- Reichen Lungenfunktion und Atempumpe für eine dauerhafte Spontanatmung mit physiologischem Totraum über den natürlichen Weg aus oder ist eine nichtinvasive Beatmung (➤ 12.7) durchführbar?
- Ist der Hustenstoß für eine adäquate Sekretmobilisation ausreichend, besteht keine Absaugpflicht mehr oder gibt es Alternativen durch Hustenstimulationsmaßnahmen (➤ 15.6.2) und Hustenhilfen (➤ 15.6.3)?
- Ist die Schluckfähigkeit soweit wieder vorhanden, dass ein kompensiertes Aspirationsrisiko besteht (➤ 18.4.5)?

Es gibt **zwei Möglichkeiten** des Verschlusses.

Dekanülierung und Selbstverschluss

Dieses Vorgehen ist vor allem bei dilatativ angelegten Tracheotomien möglich. Durch die schrittweise Reduzierung des Kanülendurchmessers *(down-size)* verkleinert sich die Öffnung. Zeigt der Mensch keine Zeichen einer Atemnot, wird die Kanüle nach einigen Tagen ganz entfernt und die Restöffnung mit einem Pflaster luftdicht verschlossen. Die Betroffenen müssen beim Sprechen, Husten und Pressen den Finger auf das Pflaster halten, damit keine Luft durch die

Öffnung gelangen kann. Innerhalb von 3–5 Tagen verschließen sich so nahezu 100 % der noch nicht epithelisierten PDT. [4]

Operativer Tracheostomaverschluss

Dieses Vorgehen ist sowohl bei chirurgisch als auch bei dilatativ angelegten Tracheotomien, die sich nicht ausreichend selbst verschließen, notwendig. Es stehen verschiedene plastische Verfahren bzw. Techniken zur Verfügung. Die Öffnung wird dreischichtig verschlossen, also die Tracheavorderwand, die Muskulatur mit Faszien und die Haut. Der Verschluss [4]

- muss dem Druck beim Husten oder Pressen standhalten, damit Nähte nicht aufreißen (Gefahr von Hautemphysem bis zur Mediastinitis),
- darf zu keiner Trachealstenose führen und
- soll ein zufriedenstellendes kosmetisches Ergebnis haben.

VORSICHT

Sorgfältig überwachen – Atemnot erkennen

Die Betroffenen sind sorgfältig zu überwachen. Atemnot, z. B. durch Trachealkollaps oder Narbenstriktur, ist immer ein Alarmzeichen. In der frühen Verschlussphase ist eine Wiedereröffnung mit einem Trachealspreizer (2-armig nach *Trousseau* oder 3-armig nach *Laborde*) möglich, später muss der Betroffene re-tracheotomiert werden.

11.5 Trachealkanülen

Nicht alles, was der „Medizinproduktemarkt" an **Trachealkanülen** und Zubehör hergibt, ist zwingend notwendig. Die pauschalierte Vergütung der Tracheostomaversorgung durch die Krankenkassen zwingt Betroffene, Leistungserbringer und Hilfsmittelfirmen zur fach- und sachgerechten Versorgung. Medizinisch-pflegerischer Mehrbedarf ist im Einzelfall bei der Krankenkasse zu beantragen und wird dann nach Prüfung durch den MD – unter Umständen – genehmigt.

WICHTIG

Individuelle Situation berücksichtigen

Für eine dauerhafte Zufriedenheit des Menschen mit der Trachealkanüle ist es notwendig, aus einer großen Anzahl von Kanülen die passendste zu finden. Im Laufe der Zeit kann die Suche nach einer neuen, besseren Kanüle notwendig werden. Dies wird in den letzten Jahren erschwert, da die Lieferkettenprobleme auf dem Weltmarkt auch vor der Trachealkanülenversorgung nicht Halt gemacht haben.
Pflegepersonen setzen sich dafür ein, eine bessere Trachealkanüle zu finden, wenn sie oder der Betroffene den Eindruck haben, dass die Kanüle nicht oder nicht mehr passend ist oder potenzielle Fähigkeiten, z. B. lautsprachliche Kommunikation, behindert sind. Eine weitere Notwendigkeit für eine andere Kanüle zeigt sich, wenn sich das Stoma verändert (seine Ursprungsform verliert), Druckstellen am/im Stoma entstehen oder es gar zu größeren Gewebeverlusten durch Druck kommt.

Trachealkanülen können anhand folgender **Auswahlkriterien** ausgewählt werden:

- Geeignetes Material, z. B. extra flexibel, dann meist dicker oder starrer und meist dünner, Kunststoffe mit oder ohne Weichmacher
- Passender Außendurchmesser, ausreichender Innendurchmesser
- Passende Länge: Standardlänge, extra kurz oder lang (z. B. zur Überbrückung einer Stenose)
- Passender Krümmungswinkel
- Mit oder ohne Cuff
- Mit oder ohne subglottische Absaugung
- Mit oder ohne Innenkanüle, ggf. unterschiedliche Innenkanülen
- Festes oder verstellbares Kanülenschild
- Mit/ohne Phonationsöffnung (Fenster oder Sieb)
- Alternativen zur Kanüle, z. B. Button oder Platzhalter.

11.5.1 Material

Grundsätzlich lassen sich zwei **Materialien** unterscheiden:

- Silber
- Kunststoffe.

Silber ist antibakteriell, extrem dünnwandig, starr und scharfkantig., Es wurde weitgehend durch Kunststoffe abgelöst und hat im Heimbeatmungsbereich keine Bedeutung. **Kunststoffkanülen** sind in verschiedenen Materialien und Materialmischungen, z. B. Polyvinylchlorid *(PVC)*, Polyurethan *(PU)*, Silikon erhältlich. (➤ Abb. 11.3).

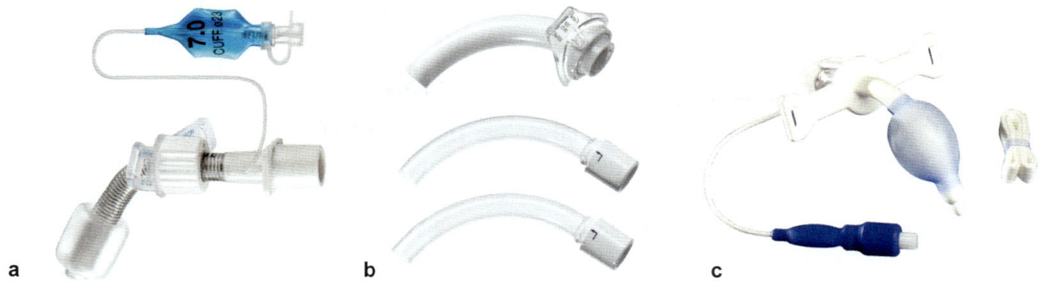

Abb. 11.3 Verschiedene Trachealkanülen.
a) Besonders flexible und dennoch stabile Kanüle durch Spiralarmierung aus weichmacherhaltigem PVC *(TracFlex® Plus* der Fa. *Teleflex)*, mit Cuff und verstellbarem Kanülenschild. [V420]
b) Starre aber dünnwandigere Kanüle aus Polyurethan *(Tracoe twist®* der Fa. *Atos)*, hier mit zwei Innenkanülen. [V901]
c) Weiche Kanüle aus Silikon *(Bivona™ Mid-Range Aire-Cuf™* der Fa. *ICU Medical)*. Die Kinder-Kanülen dieses Produkts sind unsichtbar metallarmiert und knickstabil. Die Erwachsenen-Kanülen *(Adult)* sind nicht knickstabil. [U408]

Knickstabilität und **extreme Biegsamkeit** erreichen die Hersteller durch die Kombination von Weichmachern und innenliegender, nicht knickbarer Metallspirale *(Metallarmierung)* bei annehmbarer Wanddicke. Der Hersteller informiert über die Kompatibilität der Metallarmierung mit einer kernspintomografischen Untersuchung. Metall kann durch das starke Magnetfelderhitzen und die Untersuchung stören. Evtl. muss vorübergehend eine metallfreie Kanüle verwendet werden.

Die von der Industrie beworbene **Thermoplastizität/-sensibilität** ist nicht mit Elastizität zu verwechseln. Es handelt sich um dauerhaft hartes, nicht biegsames, teilweise sogar dickwandiges Material, das sich durch die Körperwärme sehr langsam verformt und sich dem Verlauf der Trachea anpassen kann. Druckstellen sind dadurch aber bis zum Erreichen der neuen Form nicht vermeidbar. Silikon ist ohne Weichmacher weich und biegsam, knickstabil aber nur mit Metallarmierung.

Die Gleitfähigkeit der Materialien spielt beim Einsetzen einer Kanüle und beim Einführen eines Absaugkatheters eine Rolle und hängt auch davon ab, ob eine Kanüle gebogen oder geknickt ist. Als Einführhilfe kann physiologisches Kochsalz oder künstlicher Speichel verwendet werden. Gel ist ungünstig, weil es beim Trocknen feste Membranen bildet.

Kunststoffkanülen sind, einschließlich Form und Biegsamkeit des Kanülenschilds *(Flansch)*, in vielen Varianten erhältlich, sodass für jeden Menschen die bestmögliche Kanüle gefunden werden sollte.

WICHTIG

Maximale Liegedauer

Die maximale Liegedauer bestimmt der Hersteller! Diese ist in der Gebrauchsanweisung genannt (➤ 11.9.1). Während der Nutzungsdauer dürfen lt. Hersteller einige Kanülen mit vorgeschriebenen Mitteln gereinigt und desinfiziert werden. Die maximale Anzahl der Aufbereitungen gibt ebenfalls der Hersteller vor.

11.5.2 Durchmesser

An einer Trachealkanüle gibt es zwei **Durchmesser** (➤ Abb. 11.4). Der **Außendurchmesser** *(AD/OD)* orientiert sich an der Größe des Stomakanals. Er sollte nur so groß sein, dass die Trachealkanüle problemlos einzuführen ist.

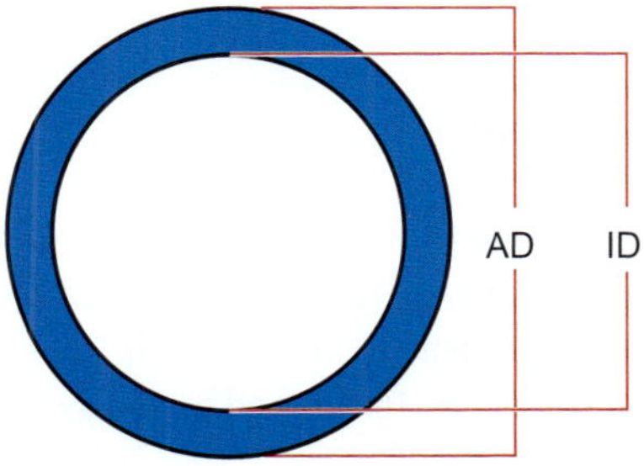

Abb. 11.4 Außendurchmesser *(AD/OD)* und Innendurchmesser *(ID)* an einer Trachealkanüle. Die Wandstärke bzw. -dicke (blau) ist abhängig vom Material und variiert dadurch. [L143]

Der **Innendurchmesser** beeinflusst den Strömungswiderstand sowohl unter Beatmung als auch bei Spontanatmung. Je kleiner eine geblockte Kanüle, umso mehr Atemarbeit muss ein spontan atmender Mensch zur Überwindung des Atemwegswiderstands aufbringen. Da die Inspiration stets ein aktiver Vorgang ist (➤ 7.6.3), die Exspiration hingegen passiv, kann ein zu kleiner Durchmesser bei einer geblockten Trachealkanüle zur Überblähung der Lunge führen. Bei ent- oder ungeblockter Kanüle, insbesondere bei Spontanatmung, treffen diese Überlegungen je nach dem Raum neben der Kanüle nicht in dem gleichen Maße zu.

Manche Hersteller bieten getrennte Produktlinien für Kinder (➤ 16.3.2) und Erwachsene an. Diese überlappen sich i. d. R. im Bereich zwischen 5 und 6 mm ID.

WICHTIG

Wissenswertes

- Die Durchmesser einer Trachealkanüle sind in Millimeter (mm) angegeben.
- Die Größenangaben der Hersteller beruhen teilweise auf unterschiedlichen Messgrundlagen; meist entspricht die Größe 7 einem Innendurchmesser von 7 mm, die Außendurchmesser variieren aufgrund der Wandstärke der Kanüle.
- Eine Kanüle muss sowohl vom Außen- wie auch vom Innendurchmesser passen.
- Einige Kanülen verengen sich zur Spitze hin, d. h., sie sind konisch *(z. B. Bisalski-Kanüle)*. Für sie sind Durchmesser am Kanülenschild und an der Kanülenspitze angegeben.
- Eine Innenkanüle verringert den Innendurchmesser. Hier ist zu beachten, dass einige Hersteller bei der Angabe des Innendurchmessers die Innenkanüle nicht berücksichtigen.

11.5.3 Länge

Die Kanülenlänge nimmt mit dem Durchmesser zu. Das Verhältnis Länge zu Durchmesser ist aber von Hersteller zu Hersteller unterschiedlich. Die Produktlinien für Kinder (➤ 16.3.2) sind bei gleichem Innendurchmesser generell kürzer als die für Erwachsene. Viele Hersteller bieten für ihre Standardproduktlinien auch extralange und extrakurze Kanülen an, auch Sonderanfertigungen sind möglich.

Die Länge ist passend, wenn die Kanülenspitze ausreichend Abstand zur Teilungsstelle der Trachea in die beiden Hauptbronchien *(Bifurkation, Carina)* hat. Der Cuff muss auch bei kurzen Trachealkanülen in der Trachea liegen, auf keinen Fall im Tracheostoma. Extralange Kanülen finden auch zur Überbrückung von Stenosen, Granulomen oder Tumoren Verwendung. Bei Kanülen mit verstellbarem Schild kann die Position der Kanülenspitze individuell hinsichtlich des Abstands zur Bifurkation optimal eingestellt und zentriert werden. Auch bei geknickten Kanülen (➤ 11.5.4) verändert sich die Position der Spitze in der Trachea mit der Position des Kanülenschilds. Dies spielt vor allem bei verlagerter Trachea wie z. B. bei einer Skoliose eine wichtige Rolle (➤ 11.5.10). Die korrekte Länge wird mittels Bronchoskopie kontrolliert.

11.5.4 Krümmungswinkel Stoma-Trachea und Geometrie der Trachealkanüle

Der **Krümmungswinkel Stoma-Trachea** wird durch den Operateur vorgegeben und beträgt bei normaler Anatomie um die 90° (135° – 80°).

Geometrie der Trachealkanüle. Eine Trachealkanüle besteht grundsätzlich aus zwei Abschnitten: der eine Abschnitt verläuft im Tracheotomie-Kanal bis zum Eingang in die Trachea, der andere Abschnitt liegt in der Trachea. Verlaufen die beiden Abschnitte gerade, ist der Übergang ein **Knick** mit einem definierten Winkel. Der Übergang zwischen dem annähernd waagerechten und dem senkrechten Abschnitt kann aber auch **gebogen** wie ein Teil eines Kreises sein. Eine 90°-Biegung entspricht einem ¼-Kreisbogen.

Generell muss die Geometrie der Trachealkanüle zur individuellen Anatomie eines jeden Betroffenen passen. So sind Trachealkanülen für Kinder meist etwas weniger stark gekrümmt, unter einem ¼-Kreis bzw. ca. 110°. Dies berücksichtigt, dass der Winkel zwischen Brustbein und Trachea wegen der Thymusdrüse größer ist. Trachealkanülen nach *„Jatho"* entsprechen einem ⅛ Kreisbogen mit 135° und kommen meist bei laryngektomierten Menschen zum Einsatz.

Zusammenfassend verlangt die individuelle Auswahl der Kanülengeometrie ein großes Maß an Erfahrung, ein umfangreiches Kanülensortiment und

11

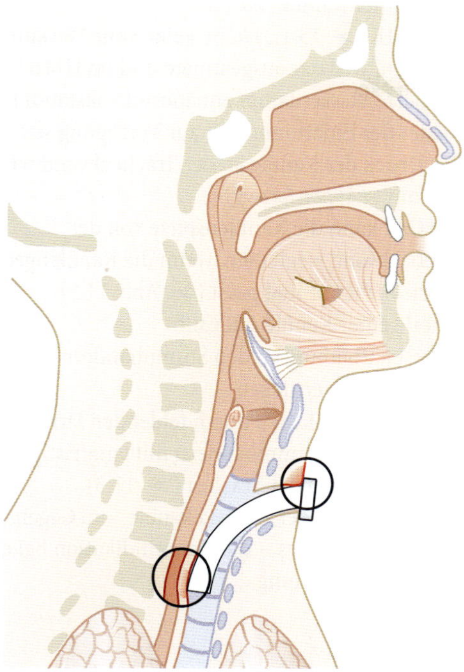

Abb. 11.5 Situation, wenn die Geometrie der Trachealkanüle nicht zum Krümmungswinkel von Tracheostoma und Trachea passt. Druckstellen entstehen. [L126]

stets eine endoskopische Lagekontrolle, mit der die zentrierte Lage der Kanülenspitze in der Trachea ohne Wandberührung sichergestellt werden kann.

Die **Folgen** einer unpassenden Kanülengeometrie sind dramatisch:

- Druckschäden am Stoma (➤ Abb. 11.5)
- Fehllage von Fenstern oder Sieböffnungen im Stomakanal
- Reiz-Granulome am äußeren und inneren Rand des Stomakanals, dort mit drohendem Atemwegsverschluss
- Überdehnung der hinteren Trachealwand
- Vorder- oder Rückwandverletzungen durch die Kanülenspitze (➤ Abb. 11.5)
- Bis hin zur stets tödlichen Wandperforation in ein großes thorakales Blutgefäß.

Sie wären bei genügend Sorgfalt vermeidbar.

Sonderanfertigungen sind bei vielen Herstellern und Produktlinien möglich. Die Variationen betreffen die Länge der beiden Kanülenabschnitte, die Gestalt des Kanülenschilds, unterschiedliche Blockungsmodelle und die Lage von Fenstern oder Sieböffnungen.

11.5.5 Cuff (Blockung)

Der **Cuff** *(Blockung)* ist ein über eine kleine Schlauchzuleitung von außen in der Regel mit Luft befüllbarer Ballon, der wie eine Manschette *(engl. = Cuff)* zirkulär die Kanüle kurz oberhalb der Kanülenspitze umgibt. Ein Ventil ermöglicht die Regelung der Füllmenge bzw. des Füllungsdrucks. Der Kontrollballon am Ende des Zuleitungsschlauchs zeigt nur an, ob Luft im Cuff ist und ermöglicht allenfalls eine vage Schätzung des Cuffdrucks (➤ Abb. 11.6).

Beatmungstubus mit Cuff

Der Cuff legt sich im gefüllten Zustand der Trachealwand an (➤ Abb. 11.7). Daraus ergeben sich zwei Hauptindikationen, die eng mit der Indikation für den meist nur für wenige Tage translaryngeal eingesetzten Beatmungstubus verknüpft sind (Notfall, Narkose, Intensivstation):

- **Erstickungsprophylaxe.** Damit ist der Atemweg im Notfall gegen das unmittelbare Ersticken durch Erbrochenes oder Blut gesichert. In diesem Zusammenhang hat sich die Bezeichnung „Schutzintubation" etabliert.
- **Leckagefreie Beatmung.** Die Trachea wird durch den gefüllten Cuff unterhalb der Stimmbandebene abgedichtet. Ein seitliches Ausströmen der Luft (insbesondere von Narkosegasen im OP am Tubus vorbei über den Mund-Nasen-Rachenraum in die Umgebung) wird durch eine am Beatmungsdruck orientierte Füllung des Cuffs verhindert.

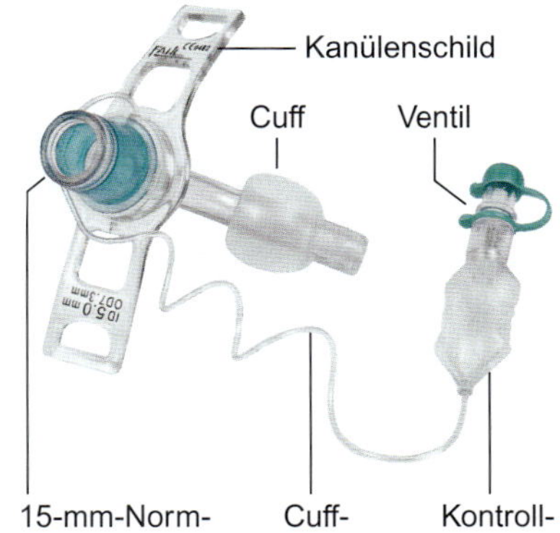

Abb. 11.6 Trachealkanüle mit Cuff [V394]

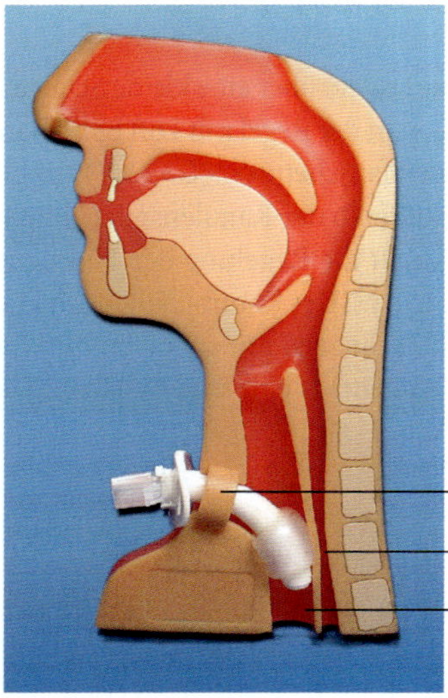

Abb. 11.7 Geblockte Trachealkanüle in Position: der Cuff dichtet die Trachea ab. [X217]

Vorteile einer Kanüle mit Cuff:
- Der HME (➤ 13.1.3) kann seine volle Wirkung entfalten, weil der ausgeatmete und im HME kondensierte Wasserdampf annähernd vollständig wieder der Einatmungsluft zur Verfügung steht.
- Der Druck der Kanüle an der Trachealwand wird gedämpft *(Abpolsterung).*
- Der Cuff kann die Kanülenspitze von der Trachealwand weghalten, wenn die Kanülengeometrie nicht optimal passt (➤ Abb. 11.5).

Nachteile einer Kanüle mit Cuff:
- Keine Lautbildung an den Stimmbändern.
- Kein Geruchsvermögen
- Geschwächtes Husten durch fehlenden Druckaufbau an den Stimmbändern mit langfristiger Destabilisierung der Trachea (➤ 11.3)

Somit verbleibt bei der Trachealkanüle – im Gegensatz zum Beatmungstubus – die Hauptindikation bei der leckagefreien Beatmung.

Trachealkanüle mit Cuff

Diese beiden Indikationen für eine Blockung sind von der klassischen Anwendung beim Tubus nicht einfach auf die Trachealkanüle übertragbar. Insbesondere bestehen beim wachen Trachealkanülenträger und -trägerinnen, mit allenfalls verminderter Schutzaktivität *(Husten, Schlucken)* andere äußere Begleitumstände.

VORSICHT

Cuff: luftdicht aber nicht wasserdicht

Der in der Regel verwendete Niederdruck-Cuff verhindert aufgrund von Faltenbildung nicht, dass flüssige Sekrete oder Reflux von saurem Magensaft in die unteren Atemwege gelangen können, sog. **Mikroaspiration.** Darüber hinaus hängt die Aspiration bei gefülltem Cuff vom hydrostatischen Druck der auf der Blockung lastenden Flüssigkeitssäule, dem Cuffdruck und atemabhängigen Druck- und Sogwirkungen ab.

Das wirksamste Instrument gegen Aspiration ist der positive Beatmungsdruck, insbesondere wenn zur Stimmerzeugung Luft neben der entblockten Kanüle in Richtung Kehlkopf und Rachen entweichen darf.

Das wirksamste Mittel zur Beseitigung von Aspiration ist eine kraftvolle Hustenaktivität mit Druckaufbau neben der Kanüle an den geschlossenen Stimmbändern und explosionsartigem Ausstoßen in Orkanstärke.

Cuffarten und -formen

Trachealkanülen mit Hochdruck-Cuff

Der **Hochdruck-Cuff** *(engl. High-pressure-low-volume-Cuff)* hat nur ein geringes Volumen. Das gummielastische Material dehnt sich mit steigendem Füllvolumen wie bei einem Luftballon bis zum gewünschten Außendurchmesser aus. Da unter Druck stehende Luft (im Gegensatz zu Wasser) sein Volumen verkleinert *(Kompression),* entspricht das eingegebene Volumen nicht dem tatsächlichen Füllvolumen. Mit einem herkömmlichen Cuffdruckmesser (➤ Abb. 11.11) ist der Druck nicht messbar.

Vorteil dieses Cuffs ist, dass er sich nach dem Entblocken vollständig an den Kanülenkörper anlegt (➤ Abb. 11.8), sodass:
- Das Einführen der Kanüle leichter geht, v. a. bei engen Verhältnissen
- Keine Falten bleiben, die die Schleimhaut reizen
- Keine Falten bleiben, an denen sich Sekrete und Keime anlagern können
- Die Sprachbildung (➤ 11.5.10) im entblockten Zustand meist besser ist.

Entscheidender **Nachteil** ist, dass bei kompletter Abdichtung der Druck auf die Trachealschleimhaut nicht kontrolliert werden kann, wodurch ein nicht

11

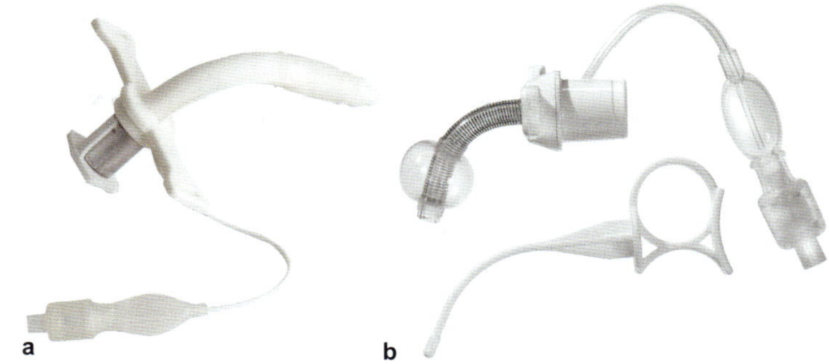

Abb. 11.8 Zwei Trachealkanülen mit enganliegendem Cuff, die mit Aqua ad injectabile geblockt werden können.
a) *Bivona™ TTS™-Tracheostomiekanüle für Erwachsene* der Fa. *ICU Medical* (*engl. tight to shaft = eng am Kanülenschaft anliegend).* [V420]
b) *Tracoe silcosoft® Ped* der Fa. *Atos* mit Spiralarmierung (sehr flexibel), in den Größen 2,5–5,5 mm erhältlich. [V901]

unerhebliches Risiko in der Entstehung von Schleimhautschäden existiert.

WICHTIG

Kanülen mit Hochdruck-Cuff

Trachealkanülen mit Hochdruck-Cuff eignen sich in der außerklinischen Anwendung ausschließlich für (intermittierend) beatmungspflichtige Menschen. Nur unter Beatmung kann nach Gehör, also am Leckagegeräusch die Annäherung des Cuffs an die Schleimhaut abgeschätzt werden. Ein Hochdruck-Cuff darf nie komplett abdichten. Eine hörbare Restleckage verhindert einen Druckschaden durch den Cuff.

Die Blockung eines Hochdruck-Cuffs außerhalb von Beatmung ist absolut kontraindiziert. Der Druck auf die Schleimhaut mit Zugrundegehen der Knorpel ist nicht kalkulier- und messbar. Er kann nur durch das Rest-Leckagegeräusch unter Beatmung nach Gehör abgeschätzt werden.

Mit nicht gefülltem Cuff liegen Verhältnisse wie bei einer Kanüle ohne Cuff vor (➤ 11.8.5). Dies erleichtert die Stimmbildung, z. B. mit Sprechventil (➤ 11.5.11). Unter Beatmung kann leichter Luft neben der Kanüle über den Kehlkopf den Rachen erreichen, wodurch Sprechen während der Inspirationsphase der Beatmung möglich ist. Wenn nicht gesprochen wird, re geln die Stimmbänder im Wachzustand das Entweichen der Inspirationsluft, nicht aber im Schlaf. In diesem Fall kann durch Auffüllen des Hochdruck-Cuffs der Außendurchmesser der Kanüle vergrößert und die neben der Kanüle entweichende Luft verringert werden, sodass eine fast leckagefreie Beatmung möglich ist.

Kanülen mit Hochdruck-Cuff werden mit einer 10-ml-Spritze gerade so weit unter Druck gefüllt, bis noch eine minimale Leckage *(Atemgeräusche am Stoma)* hörbar ist. Andernfalls würde ein nicht kalkulierbarer Druck auf der Schleimhaut lasten. Die Dosierung nach Gehör erlaubt die Anwendung des Hochdruck-Cuffs ausschließlich beim Beatmeten. [5]

Trachealkanülen mit Niederdruck-Cuff

Der **Niederdruck-Cuff** *(engl. High-volume-low-pressure-Cuff/Hi-Lo-Cuff)* besteht aus unelastischem, dünnem Kunststoff, der ohne Druck mit Luft gefüllt werden kann, bis er sein volles Volumen erreicht hat. Eine weitere Ausdehnung ist nicht möglich. Der Cuff dehnt sich bei Füllung gleichmäßig aus und trennt die unteren von den oberen Atemwegen luftdicht voneinander, außer bei einer stark vom fast kreisförmigen Durchmesser abweichenden Trachea. Dieser Cuff gewährleistet eine volumenkonstante, leckagefreie Beatmung (➤ Abb. 11.9).

Vorteil ist, dass der Niederdruck-Cuff, trotz luftdichter Blockung mit Cuffdruckmesser kontrollierbar, nur einen limitierten Druck auf die Trachealschleimhaut ausübt, was deren Durchblutung sicherstellt.

Nachteile sind:

- Das Einführen der entblockten Kanüle gestaltet sich durch die Faltenbildung schwieriger und abhängig vom Stoma auch traumatisch. Der effektive Außendurchmesser ist größer als der angegebene.
- Beim vollständigen Entblocken bleiben scharfkantige Falten stehen, die die Schleimhaut reizen (sog. *Entblockungsschaden)* und beim Herausziehen der Kanüle ein noch nicht epithelisiertes Stoma immer wieder aufreißen können.
- Er dichtet aufgrund der Faltenbildung die Trachea nur für Luft vollständig ab, v. a. wässrige Sekrete gelangen am Cuff entlang in die Lunge, sog. Mikroaspiration.

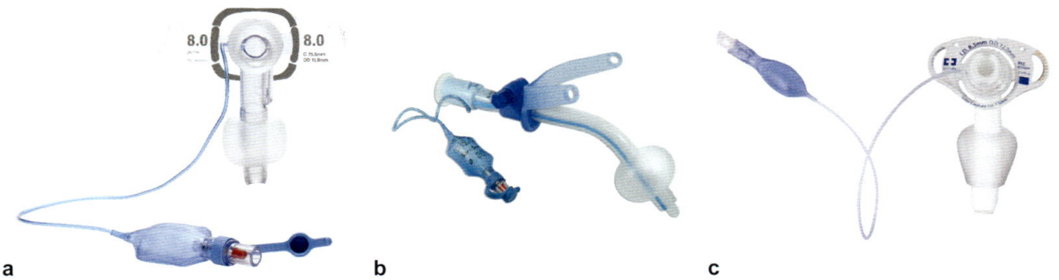

Abb. 11.9 Trachealkanülen mit unterschiedlichen Cuff-Formen, alle mit Niederdruck-Cuff:
a) Cuff mit runder Form *(Portex™ BLUselect™* Tracheostomiekanüle mit Cuff von *ICU Medical)* [U408].
b) Cuff mit zylindrischer Form *(Tracheoflex® von Teleflex)* [V420].
c) Cuff mit konischer Form, hier auch mit subglottischer Absaugung *(Flexible Shiley™ Evac*-Tracheostomiekanüle mit *TaperGuard™* von *Medtronic).* [U244]

WICHTIG

Blocken und entblocken

Das **Blocken** des Niederdruck-Cuffs *(cuffen)* kann direkt mit dem Cuffdruckmesser erfolgen. Alternativ kann mit einer Spritze grob geblockt und dann mit dem Cuffdruckmesser kontrolliert und nachjustiert werden.

Das **Entblocken** *(entcuffen)* hat aktiv mit einer Spritze zu erfolgen. Da bei starkem Entblocken relativ scharfkantige Falten entstehen, die die Schleimhaut irritieren können, empfiehlt sich dieses Vorgehen: zunächst vollständig entblocken und dann wieder etwas Luft zurückgeben, um die Falten weich zu machen, und dann erst die Kanüle entfernen. Das Entfernen der Kanüle im **geblockten** Zustand ist – außer bei sehr engem Stoma – für Betroffenen sehr viel angenehmer und schonender. Außerdem kann so noch ein Teil des Sekrets oberhalb des Cuffs mitsamt der Kanüle entfernt werden.

Unter Spontanatmung fließt der Überstand oberhalb des Cuffs *(subglottisches Sekret)* in die Trachea (tiefe Aspiration; der Überstand ist streng genommen schon Aspiration, weil unterhalb der Stimmbandebene). Um das zu verhindern, vor dem Entblocken einen Absaugkatheter ca. 1 cm über die Kanülenspitze vorschieben. Während eine Person entblockt, saugt eine weitere Person die ablaufenden Sekrete ab.

Ob ein regelmäßiges Entblocken und das Entfernen der subglottischen Sekrete zur Infektionsprophylaxe notwendig sind, ist jeweils für die individuelle Situation zu entscheiden. [5]

Das regelmäßige Entblocken zum Schutz der Schleimhaut *(„Druckentlastung")* ist eine Tradition aus den Zeiten, als es noch keine Niederdruck-Cuff-Kanülen bzw. -Tuben gab. Mit dem Einsatz von Niederdruck-Cuffs und engmaschigen Cuffdruckkontrollen ist das regelmäßige Entblocken überflüssig geworden.

Neben der Einteilung in Hochdruck- und Niederdruck-Cuff ist auch die **Form des Cuffs** ein Unterscheidungsmerkmal.

Trachealkanüle mit rundem Cuff

Bei einem **runden Cuff** (➤ Abb. 11.9 a) hat die Blockung nur eine kleine Auflagefläche, was zu einer höheren Schleimhautbelastung führt. Die Kanüle lässt sich leichter einführen, da es weniger Material gibt. Die Abdichtung ist jedoch oft schlechter, besonders wenn der Innendurchmesser der Trachea nicht ganz gleichmäßig und rund ist.

Trachealkanüle mit zylindrischem Cuff

Bei einem **zylindrischen Cuff** (➤ Abb. 11.9 b) hat die Blockung eine größere Auflagefläche, was die Schleimhautbelastung reduziert, weil sich der Druck auf eine größere Fläche verteilt. Die Kanüle lässt sich u. U. schlechter einführen, da es mehr Material gibt. Die Abdichtung ist meist besser, es gibt bei diesen Kanülen aber weniger Spielraum in der Länge für die optimale Position des Cuffs.

Trachealkanülen mit konischem Cuff

Bei einem **konischen Cuff** (➤ Abb. 11.9 c) soll der Durchfluss von Sekreten deutlich gesenkt werden. Gleichzeitig soll eine ausreichende Blockung bereits bei geringen Drücken gewährleisten sein.

Trachealkanüle mit Schaumstoff-Cuff

Die *Bivona Fome Cuf®*-Kanüle der Fa. *ICU Medical* besteht aus Silikon mit einem **schaumstoffgefüllten Cuff** und einem Autocontrol-Konnektor (➤ Abb. 11.10). Sie ist eine Beatmungskanüle und besonders für Langzeit-Kanülenträger geeignet. Der Cuff ist selbstblockend und passt sich allen Veränderungen in der Trachea optimal an, Trachealwandschäden werden minimiert bzw. können abheilen. Der Autocontrol-Konnektor steuert den Blockdruck in Abhängigkeit von der Beatmung, ist allerdings bei der Nutzung einer aktiven Atemgasklimatisierung kontraindiziert.

Zum Einführen ist die Kanüle aktiv zu entblocken. Hierdurch entstehen unvermeidbar scharfe Kanten, was das Entfernen und Einsetzen erschweren und das Stoma, je nach Beschaffenheit und Größe, traumatisiert. In der Trachea entfaltet sich der Cuff selbstständig durch die Materialeigenschaft des Schaumstoffs. Hierfür ist nur der Belüftungsschlauch zu öffnen. Der *Fome Cuf®* wird nicht mit Luft befüllt. Eine Cuffdruckkontrolle ist nicht notwendig bzw. möglich. Sprechventile dürfen bei diesem Kanülentyp nicht genutzt werden.

Gefahren durch den Cuff

Die größte **Gefahr** sind Druckschäden an der Trachealschleimhaut, v. a. bei dauerhafter Blockung. Diese Gefahr besteht immer, wenn der Cuffdruck höher als der **kapilläre Perfusionsdruck** in der Trachealschleimhaut *(Blutdruck, mit dem die Kapillaren durchblutet werden)* ist. Dieser liegt bei 35–45 mmHg. Das bedeutet, der Cuffdruck soll deutlich unter diesem Perfusionsdruck liegen.

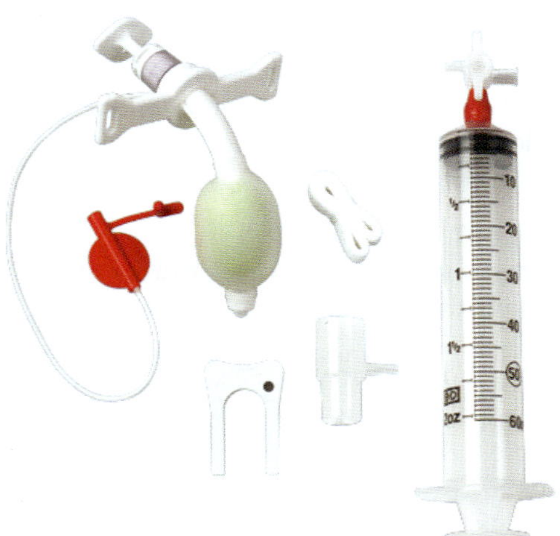

Abb. 11.10 *Bivona*™ *Fome Cuf*™ Tracheostomiekanüle mit Schaumstoff-Cuff der Fa. *ICU Medical* [U408]

WICHTIG

Maßeinheiten für den Cuffdruck

Die Maßeinheit für den Cuffdruck ist cmH_2O.
Auf manchen Cuffdruckmessern ist zusätzlich die Maßeinheit mmHg angegeben.
1 mmHg ≙ 1,36 cmH_2O
Liegt der Cuffdruck zwischen 20–25 cmH_2O *(entspricht 15–19 mmHg)* sind Druckschäden an der Trachealwand selten.

Strategien zur Vermeidung von Druckschäden

- Cuffdruck regelmäßig mittels Cuffdruckmesser (➤ Abb. 11.11) kontrollieren, z. B. nach jedem Lagerungswechsel, vor und nach pflegerischen Maßnahmen am Tracheostoma
- Cuffdruck so gering wie möglich halten: So viel wie nötig, so wenig wie möglich blocken!

Mögliche Ursachen für unzureichende Abdichtung

Immer wieder gibt es die Situation, dass die Trachea bei einem Cuffdruck von 25–30 cmH_2O nicht aus-

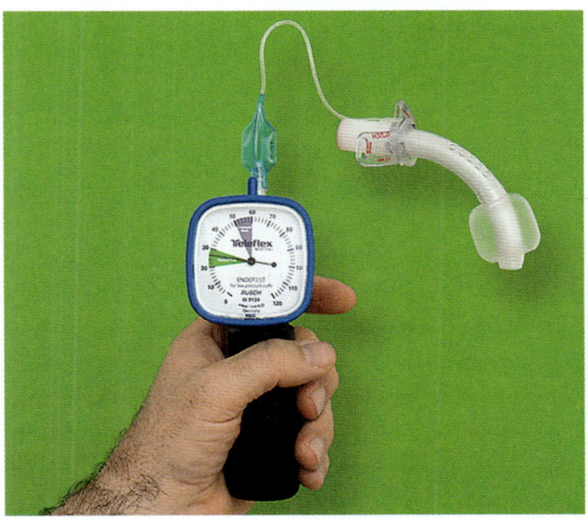

Abb. 11.11 Cuffdruckmesser [K115]

reichend abgedichtet ist, hörbar an der ausströmenden Luft neben der Kanüle. **Mögliche Ursachen** sind:

- Trachealkanüle und damit maximal möglicher Umfang des Cuffs im Verhältnis zur Trachea zu klein (➤ 11.5.2)
- Trachea im Verhältnis zum Tracheostoma zu groß: eine größere Kanüle ist aufgrund des engen Stomas nicht möglich, die Kanüle ist aber für die Trachea zu klein
- Bestehende Schäden an Trachealschleimhaut
- Erworbene Tracheomalazie (z. B. durch Strukturveränderungen weich gewordene Knorpelspangen ➤ 11.3) als Komplikation im Langzeitbeatmungsbereich. Einzige Möglichkeit eine Tracheomalazie zu vermeiden ist, den Cuff jederzeit so gering wie möglich zu blocken
- Aussackung der Trachearückwand bis zum kompletten Kollaps in das Tracheal-Lumen beim Husten. Das ist die Folge einer Fehlversorgung mit einer *geblockten* Kanüle bei Menschen mit kräftiger Hustenfunktion (➤ 11.3). Mit der falschen Annahme, durch einen geblockten Cuff eine Aspiration verhindern zu können, wird überdies der Mensch seiner Fähigkeit beraubt, die unteren Atemwege aus eigener Kraft von aspiriertem Material zu befreien
- Verformung der Trachea im Querschnitt zu einem „U", v. a. bei COPD bzw. chronischem Husten. Da es keine Trachealkanülen mit ovalem Cuff gibt, muss eine Leckage in Kauf genommen werden oder ein Trachealwandschaden bei Verwendung einer größeren Kanüle. Am ehesten kann hier die *Bivona Fome-Cuf®*-Kanüle (➤ Abb. 11.10) einen Ausweg bieten.

Bei all diesen Situationen ist nach einer individuellen Lösung zu suchen. Pflegende überlegen gemeinsam mit dem behandelnden Arzt und dem Betroffenen, welche Interventionen in Frage kommen.

11.5.6 Trachealkanülen mit subglottischer Absaugung

Je nach Hersteller, z. B. **Suctionaid**- oder **Evac-Kanülen** genannt, haben diese Kanülen generell einen Cuff und knapp darüber eine Absaugvorrichtung, um den subglottischen Raum hauptsächlich von aspiriertem Speichel zu entlasten. Von außen sind diese Kanülen

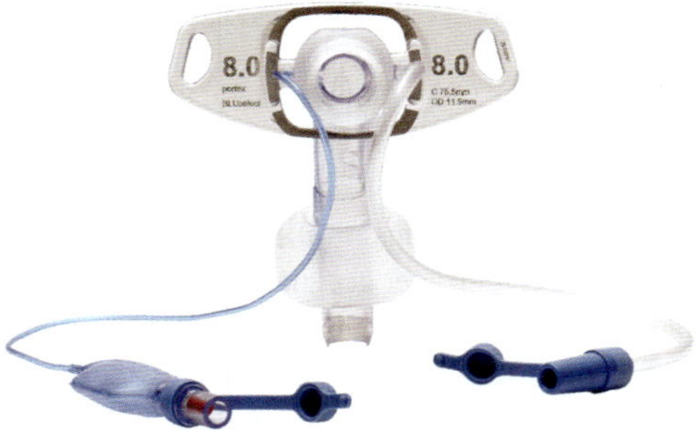

Abb. 11.12 Trachealkanüle mit subglottischer Absaugvorrichtung *(Portex™ BLUselect™ Suctionaid* der Fa. *ICU Medical)* [U408]

durch einen zweiten Schlauch erkennbar, der etwas dicker als der Blockungsschlauch ist (➤ Abb. 11.12).

Die Bezeichnung *„Jammerecke"* für den Raum zwischen Stimmbändern und Blockung entstammt der Verwendung translaryngealer Beatmungstuben in der klinischen Intensivmedizin bei analogsedierten bzw. narkotisierten Patienten. Keimwachstum an dieser von außen nicht zugänglichen Stelle wird in Studien für die Entstehung nosokomialer Pneumonien verantwortlich gemacht [6].

Die 1:1-Übertragbarkeit auf Patienten mit Tracheostoma ist nicht belegbar, liegen hier doch ganz andere pathophysiologische **Voraussetzungen** vor:

- Ein Großteil der über dem Cuff liegenden Sekrete kann nach außen abfließen oder abgesaugt werden, außer bei in der Regel engen Dilatationstracheotomien.
- Menschen in der außerklinischen Intensivpflege sind nicht sediert, d. h., die Schutzreflexe sind nicht medikamentös außer Kraft gesetzt.

WICHTIG

Einsatz von Kanülen mit subglottischer Absaugung kritisch betrachten und abwägen

Sobald ein Mensch, unabhängig davon, ob er beatmet ist oder nicht, beim Absaugvorgang hustet, hat dies auch eine reinigende Wirkung auf das subglottisch angesammelte Sekret. In diesen Fällen sollten die physiologischen Fähigkeiten des Menschen ausgelotet und mit intensivpflegerischer Assistenz unterstützt werden, um die broncho-tracheale Clearance zu fördern. Hierzu gehören in erster Linie konsequente Maßnahmen, um den subglottischen Raum exspiratorisch zu belüften und die Schluck-

11

fähigkeit zu verbessern, indem die Kanüle entblockt und mit einem Sprechventil (➤ 11.5.11) verwendet wird. Gelingt dies, gibt es dort auch kein Sekret mehr, welches abzusaugen wäre. [6a]

Die **Bauweise** der subglottischen Absaugungen ist unterschiedlich. Die Absaugschläuche sind teilweise in den Kanülenkörper integriert und stören nicht, der Außendurchmesser ist aber im Verhältnis größer. Teilweise sind sie außen aufgesetzt und können Kerben in das Stoma eindrücken oder -schneiden. Hier kann es zu Granulomen kommen. Die meisten Absaugöffnungen liegen nie direkt oberhalb des Cuffs. Somit gelingt die subglottische Absaugung nur unzureichend. Neuere Entwicklungen versuchen, dies etwas zu optimieren (➤ Abb. 18.2).

WICHTIG

Subglottisches Absaugen: Wie?

In der Praxis stellt sich immer wieder die Frage, wie das subglottische Absaugen durchgeführt werden soll. Aufgrund fehlender evidenzbasierter Aussagen können nachfolgende Hinweise keinen allgemeinen Empfehlungscharakter haben, sondern Pflegenden nur helfen, in einer individuellen Patientensituation eine fachliche Entscheidung zu treffen.

Spritze oder Absaugpumpe?

Die Kontrolle der Sogstärke ist *das* Hauptkriterium für ein verletzungsfreies subglottisches Absaugen. Mit einer Spritze ist die Sogstärke nicht kontrollierbar! Ein Absauggerät saugt mit maximal 0,8 bar, mit einer Spritze können – je nach Muskelkraft der Pflegenden – mehrere Bar Sog entwickelt werden! Die Empfehlung ist deshalb das Verwenden eines Absauggeräts, das es erlaubt, den Sog einzustellen bzw. zu reduzieren und zu kontrollieren. Die Empfehlung, eine Spritze zu verwenden, wenn die subglottische Sekretmenge gemessen werden soll, um z. B. eine Verbesserung der Schluckfähigkeit zu beweisen, ist fachlich unsinnig. Da die Schluckfähigkeit erst durch die Belüftung des Rachens einen ausreichenden Anreiz erhält, ist es besser, den direkten Weg zu gehen und die geblockte Kanüle gegen eine ungeblockte mit Sprechventil auszutauschen.

Kontinuierliche oder intermittierende Absaugung?

Das kontinuierliche Absaugen mit hohen Sogstärken gilt als die *effektivste* Methode, wenn die Trachealwand sicher nicht angesaugt werden kann. Sie ist wegen des Schlürfeffekts mit Luftstrom über den Larynx in den subglottischen Raum, einschließlich der Mitnahme von Speichel, nur dem narkotisierten Intensivpatienten zuzumuten. [8] Für wache Menschen kann eine intermittierende Absaugung mit einer verminderten Sogstärke von –80 mbar bis –150 mbar *(0,08–0,15 bar)*, je nach Viskosität des Sekrets und Verträglichkeit, angewendet werden. D. h., der Sog am Absauggerät ist mit deutlichem Verlust an Effektivität an der Feineinstellschraube (Öffnen eines inneren Bypasses, ➤ 15.6.4) zu reduzieren.

Es gibt spezielle Absauggeräte für die automatische subglottische Absaugung. Diese arbeiten mit einem geringeren Sog, außerdem ist es möglich, Saug- und Pausenzeiten einzustellen. Die empfohlene Pausenzeit beträgt 10–15 Min. und die Saugzeit ca. 15 Sek. [7, 8]

Was tun, wenn die subglottische Absaugung nicht fördert?

Nicht untersucht und ohne klare Handlungsempfehlung ist das Vorgehen, wenn weder Sekret noch Luft aus dem Absaugschlauch gesaugt werden kann, da nicht klar ist, ob die innere Öffnung durch die Trachealwand blockiert oder durch Sekret verstopft ist. Die Kanüle müsste in diesem Fall gewechselt werden, weil:

- Übertriebener Sog zu einer Trachealwandverletzung führen kann
- Eine Spülung mit Druck zum Lösen einer Verstopfung im Schlauch und in den subglottischen Raum gepresstes, eingedicktes Sekret erst recht ein Keimreservoir bildet.

Fördert ein Absaugschlauch kein Sekret mehr, hat der dort befindliche Biofilm beste Bedingungen für ein Keimwachstum.

Zusammenfassend ist zum Freihalten des subglottischen Raums auch aus Sicht der Hygiene die subglottische Absaugung den Strategien zur konsequenten Belüftung der Atemwege oberhalb eines Cuffs deutlich unterlegen und somit letztlich nicht mehr zu empfehlen.

11.5.7 „Cuff-Weaning"

Das **Intensivpflege- und Rehabilitationsstärkungsgesetz** *(GKV-IPReG* ➤ 1.5.1) bzw. die **Richtlinie über die Verordnung von außerklinischer Intensivpflege/AKI-RL** (➤ 1.5.1) legen zwingend fest, dass vor Entlassung in die außerklinische Intensivpflege sowohl für die Beatmung wie für die Trachealkanüle das Weaning (Entwöhnungs)-Potential abgeklärt werden muss (sog. Potentialerhebung) – also die Chancen für eine suffiziente Spontanatmung und die Atmung über den natürlichen Atemweg (siehe Kasten). Zwischen diesen beiden Eckpunkten steht das **Weaning vom Cuff,** also die Versorgung mit einer (ggf. intermittierend) ungeblockten Trachealkanüle, Sprechventilaufsatz oder mit einer Kappe ganz verschlossen mit sog. Platzhalterfunktion oder echtem Platzhalter (➤ 11.5.12).

Außerhalb der Intensivmedizin/-station (also komatöser Mensch einschließlich künstlichem Koma/Narkose ohne bzw. mit ausgeschalteten Schutzreflexen) gibt es für die geblockte Trachealkanüle zur Verhinderung von Aspiration keine Evidenz. Eine geblockte Kanüle hingegen behindert das Abhusten bis hin zur irreversiblen Deformierung der Trachea. In einer Studie mit einem Beobachtungszeitraum von 3–7 Jahren konnte gezeigt werden, dass kein Mensch trotz schwerster Aspiration auf eine geblockte Kanüle angewiesen war, im Gegenteil, die Komplikationshäufigkeit nahm eher ab. Zudem konnten über 90 % von der wiedergewonnenen Laut- und Sprechfähigkeit profitieren, ⅔ konnten auch teilweise orale Kost genießen. Bei ⅓ der Menschen gelang im Verlauf die Dekanülierung. [9, 10, 11, 11a, 11b]

WICHTIG

Regelmäßige Überprüfung des Weaning-Potentials für alle Betroffenen?

Der Gesetzgeber hat festgelegt, dass die Finanzierung der außerklinischen Intensivpflege durch die Krankenkasse von der regelmäßigen Überprüfung des **Weaning-Potentials** abhängig gemacht wird. So sehr sich Betroffene einerseits ein Weaning von Beatmung und Trachealkanüle wünschen, so hat dies aber auch Grenzen:

- Menschen, die aufgrund ihrer Erkrankung dauerhaft beatmet bleiben müssen (z. B. mit ALS, hoher Querschnittslähmung), können nicht geweant werden. Eine regelmäßige Überprüfung führt nur zu starker Verunsicherung.
- Zunehmend wache, kontakt- und interaktionsfähige Menschen, die mit eigener Muskelkraft (wieder) ausreichend atmen können, haben in der Remission *(Erholungsphase)* nach akuter neurologischer Erkrankung (z. B. Schädel-Hirn-Trauma, Hirntumor, Schlaganfall) häufig noch eine erhöhte Reizschwelle für Husten und Schlucken. Die Reinigung des Tracheobronchialsystems durch Husten und des Rachens durch Schlucken gelingt noch nicht ausreichend und vollständig:
  - Ein Übergangszeitraum mit Absaugmöglichkeit bis zur Dekanülierung ist notwendig.
  - Eine Trachealkanüle und Absaugen sind dauerhaft notwendig, wenn eine weitere Remission ausbleibt, Husten und Schlucken nicht ausreichend gelingen.

Trachealkanüle noch notwendig?

Entfällt die Beatmungsindikation, ist der natürliche Atemweg frei durchgängig und ist trotz Schluckstörung gewährleistet, dass versehentlich aspiriertes Material aus eigener Kraft durch Abhusten beseitigt werden kann, entfällt auch die Indikation für eine Trachealkanüle. [9] Soll das Tracheostoma hingegen noch erhalten bleiben, weil *„mit hoher Wahrscheinlichkeit sofortige pflegerische/ärztliche Intervention bei lebensbedrohlichen Situationen täglich erforderlich"* ist, ohne dass *„die genauen Zeitpunkte und das genaue Ausmaß* … im Voraus bestimmt werden können" (Formulierung in Anlehnung an die Richtlinien des *Gemeinsamen Bundesausschusses (G-BA)* zu den Voraussetzungen zur Erstattung außerklinischer Intensivpflege), kommen ggf. Alternativen wie Platzhalter infrage (➤ 11.5.12).

WICHTIG

Umstellung der Trachealkanülenversorgung stets endoskopisch absichern

Jegliche Umstellung auf eine andere Trachealkanüle muss endoskopisch abgesichert werden, um Verletzungen durch Fehllage oder Fehlanpassung an die anatomischen Gegebenheiten von Stoma und Trachea zu verhindern. Das gilt auch dann, wenn Hersteller oder Hilfsmittellieferant die verordnete Kanüle nicht liefern können und stattdessen eine andere Kanüle zur Verfügung stellen.

11.5.8 Trachealkanülen ohne Cuff

Trachealkanülen ohne Cuff (➤ Abb. 11.13) kommen immer dann zum Einsatz, wenn weiterhin die Indikation für eine Trachealkanüle besteht (z. B. Stenose, Absaugpflicht) und keine dauerhafte Beatmung zu erwarten ist. Sie bieten folgende **Möglichkeiten:**

- Begrenzte Möglichkeit zur Atemspende mit Atembeutel aber auch mit Beatmungsgerät *(Notfallbeatmung,* ➤ 22.1.3)
- Beatmung mit Leckage entlang der Kanüle, solange dies toleriert wird
- Offenhalten des Tracheostomas, sog. Platzhalterfunktion
- Zugang zum Absaugen der unteren Atemwege
- Verabreichen von Sauerstoff (vorsichtig dosieren, da Austrocknungsgefahr!)

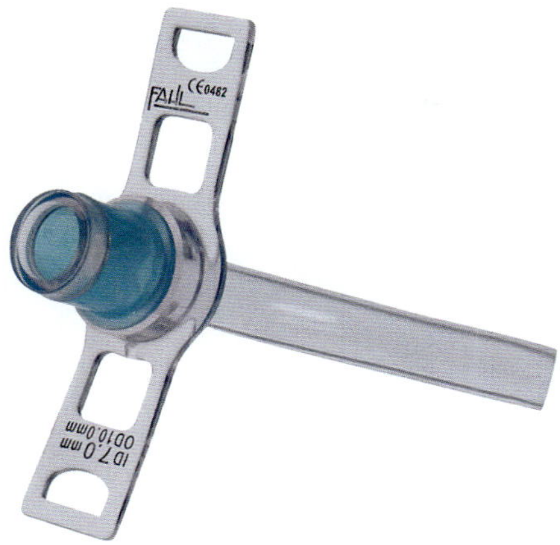

Abb. 11.13 Trachealkanüle ohne Cuff *(Tracheotec® der Fa. Fahl)* [V394]

- Aufsetzen einer feuchten Nase (➤ 13.1.3) oder eines Sprechventils (➤ 11.5.11) bzw. einer Kappe auf den 15 mm-Normkonnektor (➤ Abb. 11.6).

11.5.9 Trachealkanülen mit oder ohne Innenkanüle

Trachealkanülen mit/ohne Cuff gibt es **mit oder ohne Innenkanüle** *(„Seele", Einsatz)*. Außen- und Innenkanüle werden ohne und mit Öffnung *(Sieb oder Fenster)* angeboten (➤ 11.5.11, ➤ Abb. 11.20). Eine Innenkanüle hat Vor- und Nachteile.

Vorteile:

- Sie kann, je nach Hersteller, so oft wie nötig zum Reinigen oder Austausch entfernt werden, das ist v. a. bei starker oder zäher Sekretion ein Vorteil.
- Die Verborkungsgefahr der Außenkanüle ist geringer, was einen vorzeitigen Kanülenwechsel vermeidet.
- Es gibt sie in unterschiedlichen Varianten für verschiedene Situationen, z. B. in Verbindung mit einer gesiebten/gefensterten Kanüle zum Sprechen (➤ 11.5.11).

Der entscheidende **Nachteil** ist, dass sie das Lumen verkleinert und dadurch den Atemwegswiderstand erhöht, sowohl bei der Beatmung wie bei der Spontanatmung. Für den spontan atmenden Menschen bedeutet das deutlich mehr Atemarbeit, wenn der Raum außerhalb der Kanüle durch eine Blockung oder der Atemweg oberhalb der Kanüle verlegt ist. Unter Beatmung besteht die Gefahr der Lungenüberblähung *(Airtrapping)*, weil vor allem die passive Exspiration durch den erhöhten Atemwegswiderstand beeinträchtigt wird.

WICHTIG

Größe der Trachealkanüle

Bei einer Trachealkanüle Gr. 8 – der ID der Außenkanüle *(AK)* ist hier 8 mm – wird durch die Verwendung einer Innenkanüle *(IK)* der innere Durchmesser um 1–1,5 mm verringert, der ID der Innenkanüle ist dann 7 bzw. 6,5 mm, je nach Produkt und Bauart.

Es gibt **unterschiedliche Systeme** bzgl. der Verwendung von Innenkanülen.

Die Trachealkanüle kann verwendet werden:

- Mit oder ohne Innenkanüle, wenn der 15 mm-Normkonnektor an der Außenkanüle ist (➤ Abb. 11.14 a)
- Nur mit Innenkanüle, wenn der 15 mm-Normkonnektor an der Innenkanüle ist (➤ Abb. 11.14 b)
- Mit verschiedenen Innenkanülen *(mehrteilige Systeme,* ➤ Abb. 11.17).

Inzwischen gibt es geknickte Kanülen mit sehr flexibler Innenkanüle, um den Einsatz von Innenkanülen auch „um die Ecke" zu ermöglichen (➤ Abb. 11.14 c).

11.5.10 Trachealkanüle mit verstellbarem oder beweglichem Kanülenschild

Auch das **Kanülenschild** *(Halteplatte, Flansch)* muss einen Tragekomfort haben. Die meisten Trachealkanülen haben Schilder aus einem beweglichen, flexiblen Material, die den Bewegungen von Hals und Kopf nachfolgen. Kanülenschilder können fest oder flexibel mit einem Kardangelenk am Kanülenkörper verbunden sein. Es gibt Kanülen, bei denen das Kanülenschild am Kanülenkörper verstellt werden kann. Dadurch besteht die Möglichkeit, die Kanüle extratracheal besser an das Stoma anzupassen.

Die *TracheoFlex Extra®* der Fa. *Teleflex Medical* ist eine Kanüle ohne definierten Krümmungswinkel. Mit der Positionierung des Kanülenschilds kann auch die

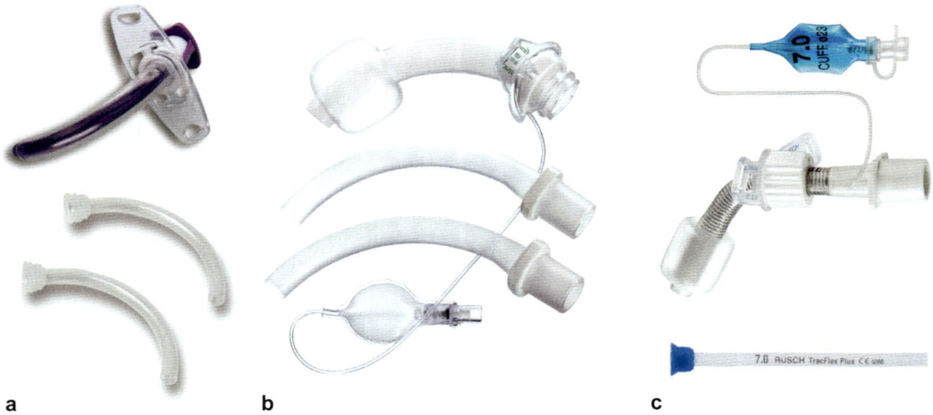

Abb. 11.14 Unterschiedliche Systeme zur Verwendung von Innenkanülen.
a) Trachealkanüle, die mit oder ohne Innenkanüle verwendet werden kann (*Portex*™ *BLUselect*™ Tracheotomiekanülen mit Cuff der Fa. *ICU Medical)*. [U408]
b) Trachealkanüle, die nur mit Innenkanüle verwendet werden kann *(Tracoe twist® plus* der Fa. *Medtronic)*. [V901]
c) Trachealkanüle mit besonders flexibler Innenkanüle *(TracFlex® Plus* der Fa. *Teleflex)*. [V420]

intratracheale Länge variiert werden. Die eingestellte Länge/Position des Schilds ist in der Pflegedokumentation zu notieren, um Fehllagen zu vermeiden.

11.5.11 Sprechen mit einer Trachealkanüle

Wie ist **Sprechen mit einer Trachealkanüle** möglich? Die Exspirationsluft muss über den Kehlkopf und damit über die Stimmbänder geleitet werden. Damit das Sprechen mit einer Trachealkanüle gelingt, sind bestimmte **Voraussetzungen** notwendig (➤ Abb. 11.15):

- Der Cuff ist entblockt bzw.
- die Kanüle hat keinen Cuff.

In beiden Fällen kann Luft neben der Kanüle aus- evtl. sogar auch einströmen.

- Es ist eine Öffnung *(Sieb oder Fenster)* im Kanülenkörper, die es auch bei gefülltem Cuff erlaubt, dass Luft die Räume oberhalb der Kanüle erreichen kann.
- Damit die Ausatemluft nicht über die Kanüle ausströmt, sondern über den Kehlkopf und Mund bzw. Nase gelangt, ist mindestens ein **Sprechventil** notwendig. Es öffnet sich bei der Einatmung und verschließt sich bei der Ausatmung, die Luft kann jetzt nur den Weg über den Kehlkopf an den Stimmbändern vorbei nach außen nehmen (➤ Abb. 11.16, ➤ Abb. 11.17).
- Über das Tracheostoma darf nicht zu viel Luft entweichen, denn diese fehlt zum Sprechen. Außerdem wird das Abhusten abgeschwächt. Bei einem großen Tracheostoma ist dieses „abzudichten". Oft reichen 2–3 Trachealkompressen, alternativ das Stoma mit einem Hydrokolloidverband abkleben oder mit speziellen, teils fest mit dem Kanülenkörper verbundenen Vorrichtungen abdichten.

WICHTIG

Weitere Vorteile der entblockten Kanüle mit Sprechventil

Lassen es die oberen Atemwege und der Raum zwischen Kanüle und Trachealwand zu, kann auch auf natürlichem Wege eingeatmet werden, womit der Vorteil einer natürlichen Atemluftklimatisierung genutzt werden kann (➤ 13.1).
Außerdem erhöht bei ausreichender Muskelkraft der nun normale anatomische Totraum (➤ 11.3) reflektorisch über den CO_2-gesteuerten Atemantrieb die Atemtiefe gegenüber der Atmung mit Sprechventil oder künstlicher Nase. Das kann in Einzelfällen eine Sauerstoffgabe überflüssig machen.

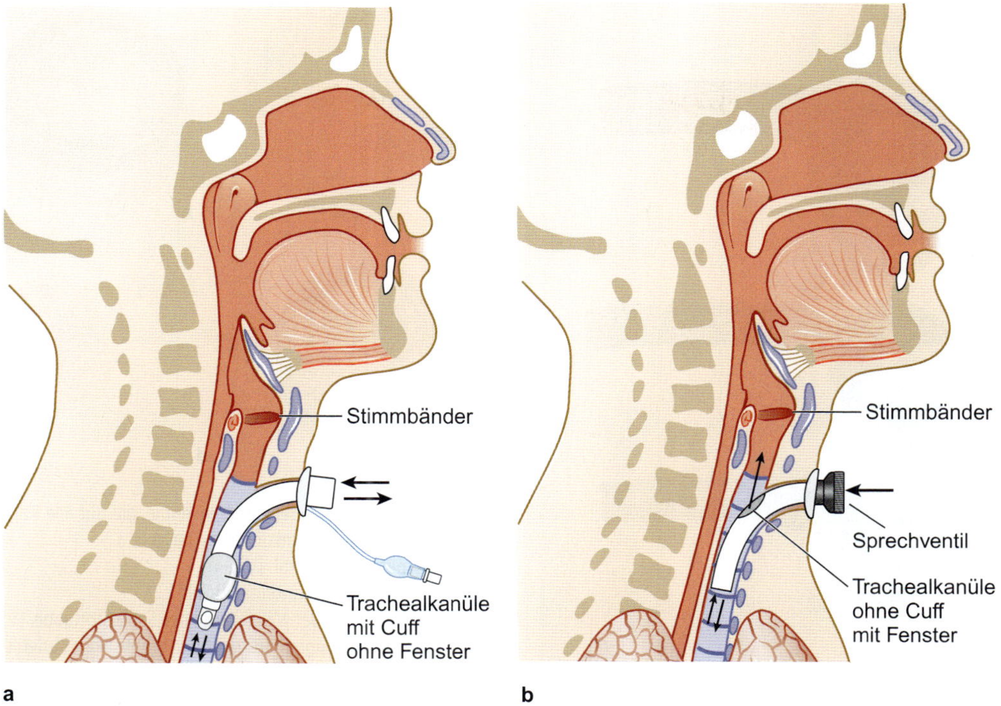

Abb. 11.15 Sprechen mit einer Trachealkanüle. [L126]
a) Sprechen ist in dieser Situation nicht möglich, da die Ausatemluft durch den geblockten Cuff nicht oder nur mit sehr anstrengendem Pressdruck neben dem Cuff zu den Stimmbändern gelangen kann.
b) Sprechen ist in dieser Situation möglich, da die Ausatemluft über das Fenster und an der Kanüle vorbei über die Stimmbänder gelangt. Das aufgesetzte Sprechventil verhindert, dass die Luft über die Kanüle entweicht.

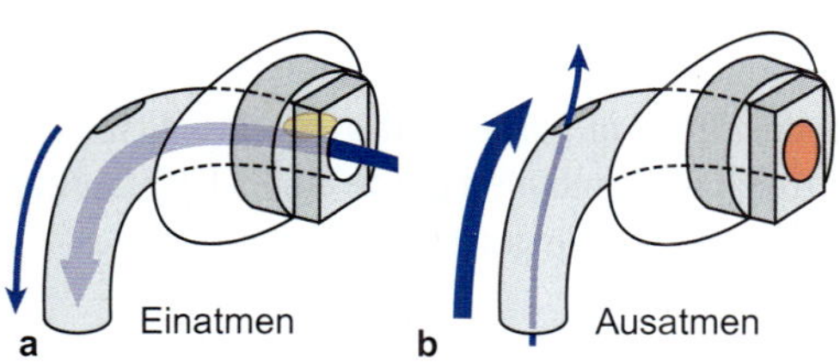

Abb. 11.16 Schematische Darstellung eines Sprechventils. [L126]
a) In geöffneter Position während der Inspiration.
b) In geschlossener Position während der Exspiration. Rechnerisch ist der Raum neben der Kanüle bedeutender als Sieb- oder Fensteröffnungen, d. h., auf sie kann i. d. R. verzichtet werden.

Gibt es Sprechventilversager?

Die Luftstromumleitung in Richtung Kehlkopf und Rachen kann durch anatomische Enge, Granulome, Schwellung oder eine im Verhältnis zur Trachea zu große Kanüle behindert sein. **Die Folgen:**

- Die Lunge bläht sich auf, um mit hohem Druck Luft durch die Engstellen zu pressen.
- Für die nachfolgende Inspiration muss der Betroffene dann unverhältnismäßig mehr Kraft aufwenden, weil der Thorax schon geweitet ist. Dies ist auf die Dauer erschöpfend.

Personen, die das Problem nicht artikulieren können, wie z. B. Kinder, wehren sich dann gegen den Einsatz eines Sprechventils. Jedoch handelt es sich **nicht** um ein **Versagen des Sprechventils.** Der Ursache kann nur durch genaue endoskopische Inspektion einschließlich des subglottischen Raums auf den Grund gegangen werden, um durch z. B. abschwellende Maßnahmen, chirurgisch oder durch ein anderes Kanülenmodell Abhilfe zu schaffen.

Mit einem einfachen Verfahren kann der **subglottische Druck bei ruhiger Atmung** gemessen werden

11

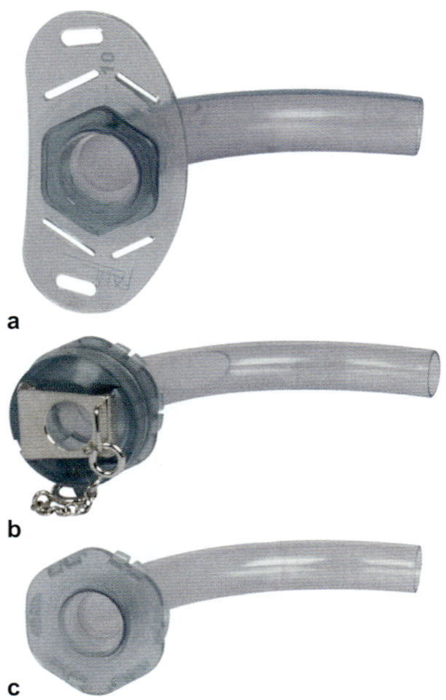

Abb. 11.17 Trachealkanüle mit verschiedenen Innenkanülen. [V394]

a) Außenkanüle *Duravent® Uni Lingo Phon* der Fa. *Fahl.*

b) Innenkanüle mit Silbersprechventil und Fenster im Kanülenrohr.

c) Geschlossene Innenkanüle mit 15 mm-Normkonnektor.

(➤ 16.3.2, ➤ Abb. 16.3). Die Messung erfolgt entweder über einen CO_2-Port (wird zur Kapnografie im Nebenstromverfahren verwendet, ➤ 9.1.7) zwischen Kanüle und Sprechventil. Oder über einen Sauerstoffport, der bei manchen Sprechventilen unterhalb der Membran zur Gabe von Sauerstoff angebracht ist (➤ Abb. 11.18 c). Der Ausatemdruck in Ruhe kann mit einem Cuffdruckmesser (➤ Abb. 16.3) gemessen werden.

Die Messung des subglottischen Drucks kann erweitert werden, um auch die Verhältnisse während der Inspiration zu messen. Da der Cuffdruckmesser keine Negativ-Skala hat, muss der Sog abgeschätzt werden (Zeiger geht unter 0, weil es keine Sperre gibt). Er sollte nie über –4 mbar hinaus in den negativen Bereich gehen. In diesem Fall kann die Trachealkanüle nicht mit einer Kappe verschlossen werden und es muss auf den Vorteil der abgekappten Kanüle, also die optimale Atemluftklimatisierung und bessere Atemtiefe durch Totraumnormalisierung, verzichtet werden.

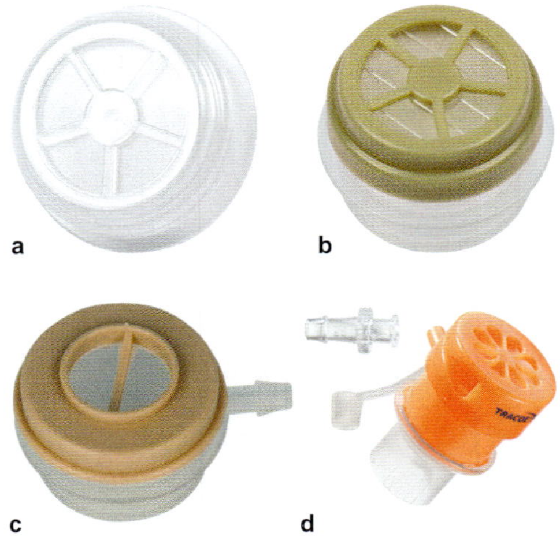

Abb. 11.18 Verschiedene Sprechventile, die auf alle Kanülen mit einem 15 mm-Normkonnektor passen.

a) Einfaches Sprechventil. [V394]

b) Sprechventil mit Staubfilter. [V394]

c) Sprechventil mit der Möglichkeit der Sauerstoffgabe. [V394]

d) Sprechventil in Signalfarbe mit der Möglichkeit stufenlos Seitenluft bei der Ausatmung entweichen zu lassen, mit Sauerstoffanschluss (*Tracoe® phon assist*). [V901]

Sprechen bei Spontanatmung

Wenn die Trachealkanüle nicht mit einer Kappe verschlossen wird, kommt meist ein **Sprechventil** zum Einsatz, das universell auf jede Kanüle mit einem 15 mm-Normkonnektor aufgesetzt werden kann (➤ Abb. 11.18). Alternativ bieten einige Hersteller Produktlinien an, bei denen das Sprechventil mit einer Innenkanüle kombiniert ist (➤ Abb. 11.17). Sie kann dann bei Bedarf eingesetzt werden.

VORSICHT

Laryngektomie und Sprechen

Bei Menschen nach Laryngektomie *(Kehlkopfentfernung)* ist die anatomische Situation völlig anders (➤ Abb. 11.2 c). Häufig wird eine **Stimmprothese** *(Shunt-Ventil, Blom-Singer-Ventil)* in eine operativ geschaffene Fistel zwischen Trachealstumpf und Ösophagus eingesetzt. Auf die Trachealkanüle wird ein Sprechventil aufgesetzt, damit die Ausatemluft mit Druck das Ventil in der Stimmprothese öffnet und über den Ösophagus mit Lautbildung entweichen kann. Die Artikulation erfolgt dann normal mit den Mundwerkzeugen. Alternativ zum Sprechventil

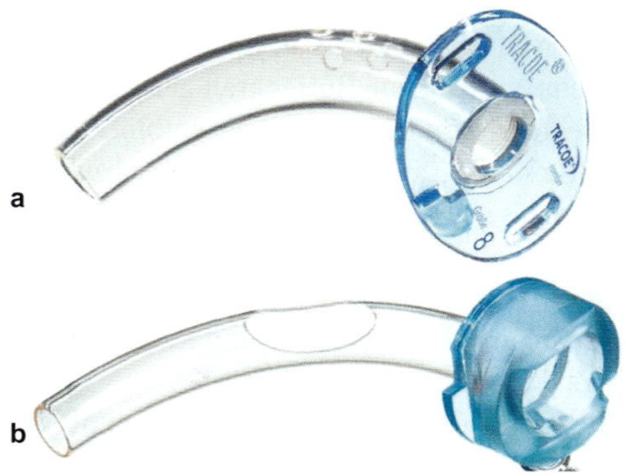

Abb. 11.19 Trachealkanüle (*Tracoe® Comfort* der Fa. *Atos*). [V901]
a) Außenkanüle mit Sieb.
b) Innenkanüle mit Fenster.

kann der Betroffene zum Sprechen die Kanüle mit dem Finger verschließen.
Ist nicht klar, ob ein Mensch mit Laryngektomie eine funktionierende Stimmprothese hat, darf **nie** ein Sprechventil aufgesetzt werden. Generell ist die Verwendung einer künstlichen Nase vorzuziehen, die mit dem Finger zum Sprechen verschlossen werden kann.

Ein Fenster bzw. Sieb im Kanülenkörper (➤ Abb. 11.19) sorgt dafür, dass der Mensch besser über den Kehlkopf und die oberen Atemwege ausatmen kann. Es besteht ggf. die Möglichkeit darauf zu verzichten, wenn die Kanülengröße so gewählt ist, dass der Platz zwischen der Trachealkanüle und der Trachealschleimhaut ausreichend groß für eine gute Ausatmung ist.

VORSICHT

Fenster und Sieb

Öffnungen in der Außen- oder Innenkanüle können unterschiedlich gestaltet sein:
- Eine einzige Öffnung **(Fenster).** Es birgt die Gefahr, dass ein Absaugkatheter bei Durchtritt durch das Fenster die Trachearückwand irritiert oder gar verletzt.
- Mehr als zwei kleinere Öffnungen **(Sieb).** Hier besteht die Gefahr, dass die Öffnungen sich schnell durch zähes Sekret verlegen.

Sowohl Außenkanüle als auch Innenkanüle können diese unterschiedlichen Öffnungsformen aufweisen. Kombinationen sind möglich, z. B. gesiebte Kanüle mit gefensterter Innenkanüle oder umgekehrt.

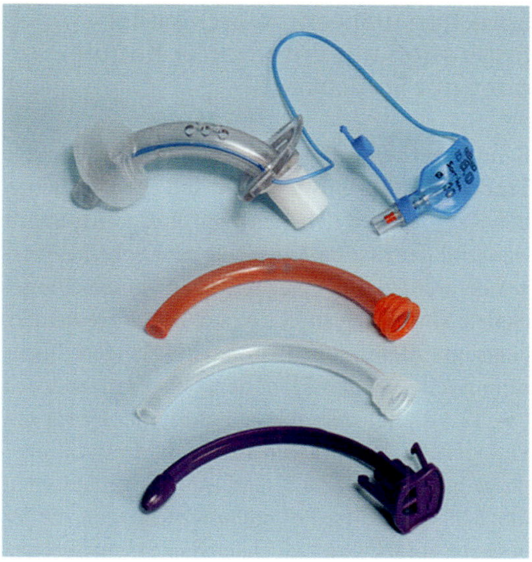

Abb. 11.20 Gesiebte Trachealkanüle mit Cuff und zwei Innenkanülen *(Portex™ BLUselect Cuffed Fenestrated™* der Fa. *ICU Medical).* **Von oben nach unten:** Außenkanüle mit Siebung, Innenkanüle mit Siebung (rot), geschlossenen Innenkanüle (durchsichtig), Mandrin zum Einführen der Kanüle (lila). [M845]

Wichtig: Es *muss* (endoskopisch) sichergestellt sein, dass sich das Sieb bzw. Fenster in der Trachea befindet und nicht im Stomakanal (➤ Abb. 11.27). Zum einen würde der Betroffene nicht ausreichend ausatmen bzw. sprechen können, zum anderen ist es möglich, dass Gewebe in Sieb oder Fenster einwächst und bei jedem Kanülenwechsel blutig abgerissen wird.

Verschiedene Hersteller bieten die Möglichkeit, eine gesiebte/gefensterte Außenkanüle mit unterschiedlichen Innenkanülen im Wechsel zu nutzen. In Verbindung mit einer gesiebten/gefensterten Innenkanüle kann der Mensch sprechen (➤ Abb. 11.20). Beim Verwenden einer geschlossenen Innenkanüle in einer gefensterten bzw. gesiebten Kanüle mit Niederdruck-Cuff, kann der Betroffene ohne den Schlaf störende Luftströmung *(Leckageluft)* beatmet werden, wenn die Kanüle über einen Cuff verfügt.

WICHTIG

Voraussetzung für die Verwendung eines Sprechventils

Die wichtigste Voraussetzung für die Verwendung eines Sprechventils: Die Trachealkanüle **muss** entblockt sein, es wird eine Kanüle mit offenem Fenster/Sieb oder eine Kanüle **ohne** Cuff verwendet.

Sprechen während maschineller Inspiration mit entblockter Kanüle oder mit Sprechventil

Beim **Sprechen unter Beatmung mit entblockter Trachealkanüle** entweicht ein Teil der Luft neben der Kanüle über den Kehlkopf und kann damit während der Inspirationsphase zum Sprechen verwendet werden. Der Sprechfluss kann durch eine geeignete Einstellung am Respirator optimiert werden: langsame Atemfrequenz und damit längere Inspirationszeit (➤ 12.4.3), höherer Inspirationsdruck (➤ 12.4.4), höherer endexspiratorischer Druck mit Verlagerung des Sprachflusses in die Exspirationsphase hinein (➤ 12.4.5) und weiteren technischen Möglichkeiten. Diese Respiratoreinstellungen, die der besseren Sprachverständlichkeit dienen, entsprechen aber nicht den Prinzipien einer lungen- und kreislaufschonenden Beatmung. Der Arzt bzw. die Ärztin bespricht dieses Dilemma mit dem Betroffenen und seinen Angehörigen und wägt Vor- und Nachteile gegeneinander ab.

Das türkisfarbene *Sprechventil PMV® 007* der Fa. *Passy Muir* (➤ Abb. 11.21) wird mit einem speziellen Adapter oder das *Primed-Phon Vent® (PPV)* patientennah in das Beatmungssystem eingesetzt. Ob die Verwendung dieses Ventils mit der Option, pausenlos zu sprechen, sinnvoll ist, ist für die individuelle Situation zu entscheiden. Auf jeden Fall kann damit aber eine vorhandene Hustenkraft genutzt werden, um Sekret neben dem dann stets entblockten Cuff mit Druckaufbau an den Stimmbändern abzuhusten. Andernfalls würde der Hustendruck je nach Respirationsphase im Exspirationsschenkel des Beatmungsschlauchsystems verpuffen. Auch Räuspern und damit die Reinigung des Kehlkopfes und Rachens werden so möglich. [5]

Die Verwendung eines Inline-Sprechventils unter Beatmung macht die Nutzung eines HME-Filters überflüssig, weil keine feuchte Exspirationsluft mehr zum HME gelangt. Um Austrocknung und Kanülenverborkung zu vermeiden, sollte diese Option nur mit Aktiv-Befeuchter eingesetzt werden.

WICHTIG

Generelle Vorsichtsmaßnahmen bei der Verwendung von Sprechventilen

- Sprechventile: nur nach ärztlicher Verordnung nutzen.
- Sprechkanülen/-ventile: nur bei Menschen mit erhaltenem Kehlkopf oder Stimmprothese einsetzen.
- Sprechventil: nur bei ent- oder ungeblockter Kanüle und/oder gefensterter/gesiebter Kanüle verwenden.
- HME-Filter: unwirksam, da ihm exspiratorisch keine feucht-warme Luft erreichen kann, ggf. sind alternative Anfeuchtungsmaßnahmen notwendig.

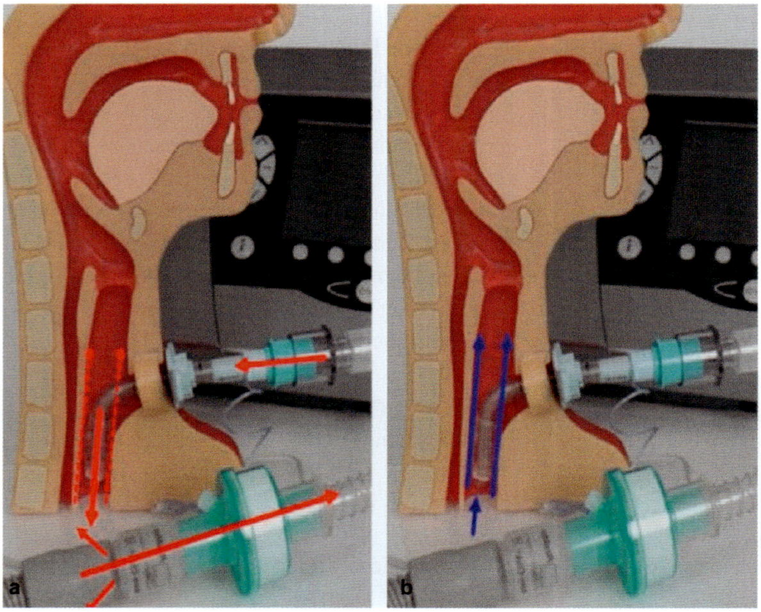

Abb. 11.21 *Passy Muir® 007 Tracheostomie- und Beatmungs-Schluck und Sprechventil (PMV® 007)* beim beatmeten Menschen, die Kanüle ist entblockt. Das PMV 007 wird mit einem Adapter zwischen Trachealkanüle und Tubusverlängerung angewendet.
a) Während der Inspiration.
b) Während der Exspiration.
[O1045]

- Bei zu großem Stoma: Maßnahmen ergreifen, damit nur wenig Luft über das Tracheostoma verloren geht, weil sonst zu wenig Luft zum Sprechen übrig bleibt.
- Wenn der Mensch nicht adäquat atmen kann: Sprechventil sofort entfernen und nach Ursache suchen.
- Bei beatmeten Menschen: Sprechventil erst bei stabiler Beatmungssituation und ohne bestehende große Druck- und Volumenschwankungen anwenden, ggf. Beatmungsparameter anpassen.
- Sprech- und Atemtraining unter Beatmung: in Betracht ziehen, denn es kann eine Weile dauern, bis er das „neue Sprechen" während der Maschinen-Inspiration beherrscht.

11.5.12 Platzhalter und Stoma-Button

Platzhalter (➤ Abb. 11.22) **und Stoma-Button** (➤ Abb. 11.23) eignen sich für Menschen, die keine Trachealkanüle mehr benötigen, bei denen aber das Tracheostoma offen gehalten werden soll/muss. Beispiele: Punktionstracheotomie, die sich ohne Kanüle spontan rasch verschließen würde oder vor der endgültigen Dekanülierung. Sie können auch intermittierend im Wechsel mit einer Kanüle zum Einsatz kommen.

Platzhalter und Stoma-Button sind nicht leicht zu handhaben und erfordern große, stabile Stomata. Einfacher ist bei kleineren oder schrumpfenden Stomata das Verwenden kleiner, ungeblockter Kanülen, die mit einer Kappe verschlossen werden können *(sog. Platzhalterfunktion)*.

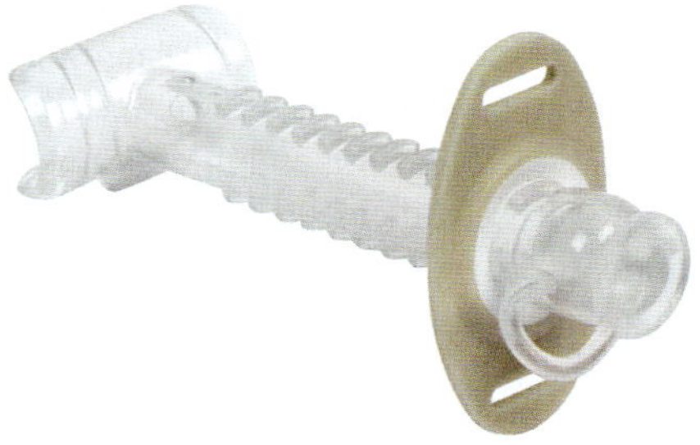

Abb. 11.22 Platzhalter (*Tracheo-Safe*® der Fa. *Fahl)* bestehend aus einem Kanülenrohr, das am unteren Ende in eine längliche, der Trachea angepasste Halbröhre übergeht. Das Kanülenschild ist hier variabel einstellbar. Ein Halteband erübrigt sich bei gutem Sitz des Platzhalters, da der Exspirations- und vor allem der Hustendruck die Halbschalen gegen die Innenwand der Trachea drücken und damit gegen Herausfallen sichern. Durch beherzten Zug von außen klappen die Halbschalen ein, so dass der Platzhalter atraumatisch entfernt werden kann. [V394]

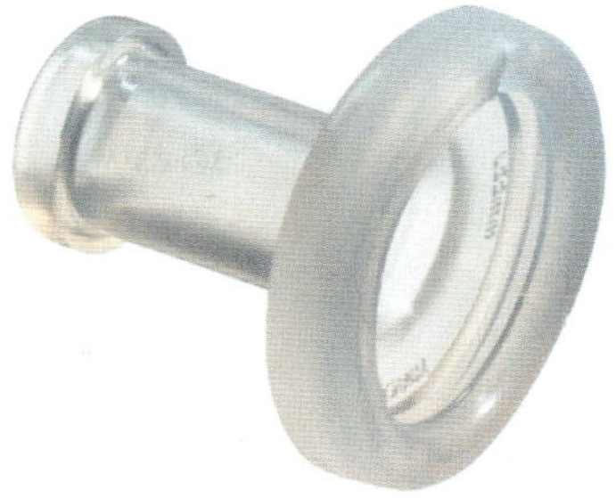

Abb. 11.23 Stoma-Button aus Silikon (Stoma-Button der Fa. *Atos).* Er wird durch den kleinen Wulst im Stoma gehalten, der aber auch den Stomarand in der Trachea mechanisch irritieren und verletzten kann. Ein Halteband ist bei manchem Button optional einsetzbar. [V901]

11.6 Zubehör für Trachealkanülen und Tracheostomaversorgung

Es gibt zahlreiches **Zubehör für Trachealkanülen und die Tracheostomaversorgung.** Darum werden hier nur die vier wichtigsten Zubehörteile kurz beschrieben.

Trachealkompressen

Trachealkompressen (➤ Abb. 11.24) sollen Trachealsekrete aufnehmen und das Kanülenschild abpolstern. Demnach sind sie individuell auszuwählen. 2–4 Wochen nach der Stomaanlage müssen die Trachealkompressen nicht mehr steril einzelverpackt sein. Keimarme Kompressen in der Zehnerpackung, die hygienisch zu entnehmen sind, reichen aus. Gegebenenfalls kann die Trachealkompresse auch ganz wegfallen. [9]

Bei sehr viel paratrachealer Sekretion können Kompressen mit Supraabsorbern verwendet werden. Allerdings muss beachtet werden, dass das Gewicht der

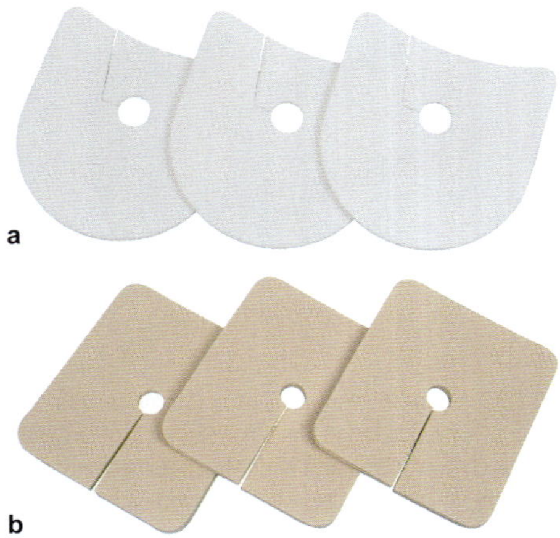

Abb. 11.24 Verschiedene Trachealkompressen. [V394]
a) Dreilagige Vlieskompresse bei starker Sekretion.
b) Trachealkompresse aus Polyurethanschaum mit guten Polstereigenschaften und großer Sekretaufnahme.

Kompresse zunimmt, wenn sie viel Sekret aufgenommen hat, und dass sich die Position der Trachealkanüle im Stomakanal verändert. Kompressen aus Polyurethan (➤ Abb. 11.24 b) oder mit Supraabsorbern müssen in der Regel vom Arzt oder der Ärztin extra für die Wundbehandlung rezeptiert werden.

WICHTIG

Kanüle verändert ihre Position

Je dicker die Trachealkompresse ist, umso weiter kommt die Kanüle von der Länge her nach außen.

Kanülen(halte)band

Es gibt eine Vielzahl von **Kanülen(halte)bändern.** Bei der Auswahl sind die individuelle Hautsituation und der individuelle Tragekomfort zu berücksichtigen. Manchmal sind verschiedene Bändchen auszuprobieren, bis der Mensch zufrieden ist. Das Kanülenband ist in der Regel nicht täglich zu wechseln. Zweiteilige Systeme mit Klettverschluss haben sich im praktischen Einsatz bewährt, da sie einfach an den Halsumfang anzupassen sind.

WICHTIG

Das Band hält nicht, was es verspricht.

Da ab dem Säuglingsalter der Kehlkopf deutlich tiefer steht als der Nacken, zieht das Band die Kanüle stets nach oben, also tendenziell aus dem Stoma heraus. Bei frischen Tracheotomien oder Tracheostomata verursacht dieser Zug durch Druck auf den Oberrand der Trachealöffnung dessen Erweiterung bis hin zu ovalen Öffnungen und Riesentracheostomata, schlimmstenfalls bis zur Verletzung des Ringknorpels. Diese Entwicklungen können Pflegende vermeiden, wenn bis zur Ausbildung eines epithelisierten Oberrands (bzw. bei primär plastischer Anlage bis zur Abheilung) das Kanülenschild mit oder ohne Kanülenband auf der Haut festgeklebt wird. Am hautschonendsten ist das Verwenden von Hydrokolloid-Pflaster als Grundlage und Befestigung der Kanüle mit Textilpflaster auf dem Hydrokolloid. Es gibt auch fertige Pflasterfixiersysteme im Handel (➤ Abb. 16.5).

Abdichtung des Tracheostomas

Sehr **große oder ungleichmäßige Tracheostomien** haben oft **typische Probleme:**

- Die Trachealkanüle hat zu viel Bewegung im Stoma.
- Beim Sprechen geht zu viel Luft über das Stoma verloren, dadurch sind Sprechen und Husten wenig effektiv.

Spezielle Ringe und Pads (➤ Abb. 11.25) sorgen für eine **Abdichtung des Tracheostomas,** gleichen Unebenheiten aus, geben der Kanüle mehr Halt und polstern das Kanülenschild. Saugfähige Schaumstoffringe oder -pads sind mindestens täglich zu wechseln. Der Wechsel kann nur zusammen mit dem Austausch bzw. dem Wechsel auf eine gereinigte Kanüle vorgenommen werden, da ein geschlitztes Pad nicht abdichten würde. Erste Kanülen mit integrierten Abpolsterungen sind am Markt.

Dekanülierungs- bzw. Weaningpflaster

Im Rahmen eines Weanings bzw. einer angestrebten Dekanülierung wird in der Regel als letzter Schritt vor dem Tracheostomaverschluss das Stoma zunächst abgeklebt. So kann überprüft werden, ob die Mund-/Nasenatmung problemlos möglich ist und auch das Abhusten ausreichend funktioniert. Ein solches Abkleben

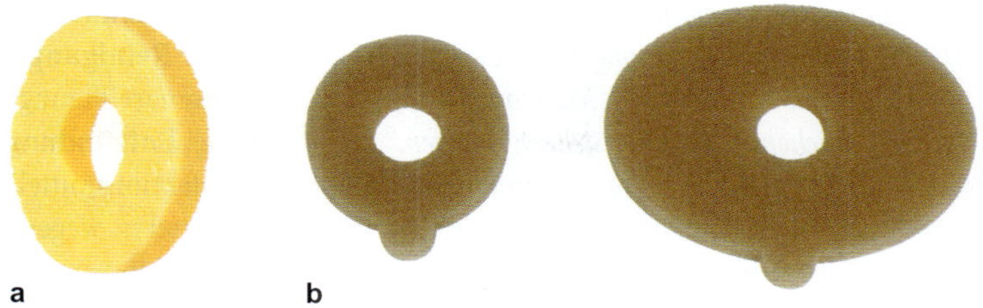

Abb. 11.25 Tracheostomaabdichtungen.
a) Tracheostomaabdichtung der Fa. *BMV* mit Klebefläche. [V726]
b) *Ostomadapt®* der Fa. *Fahl* ist ein gelgefüllter Ring, den es in unterschiedlichen Größen gibt, passend zur Kanülengröße. [V394]

ist auch bei Menschen denkbar, die zeitweise auf eine Trachealkanüle verzichten können. Die Industrie bietet dafür verschiedene **Dekanülierung- bzw. Weaningpflaster** (➤ Abb. 11.26) an. Eine absolut dichte und vor allem hustenstabile Abdichtung ist bei physiologischem Hustendruck nicht möglich (Hustendruck nicht unterschätzen!). Deshalb kann das Abkleben nur als kurzfristiger Übergang dienen. Zur Überbrückung längerer Zeiträume bis zum plastischen Stomaverschluss eignen sich eher die echten Platzhalter.

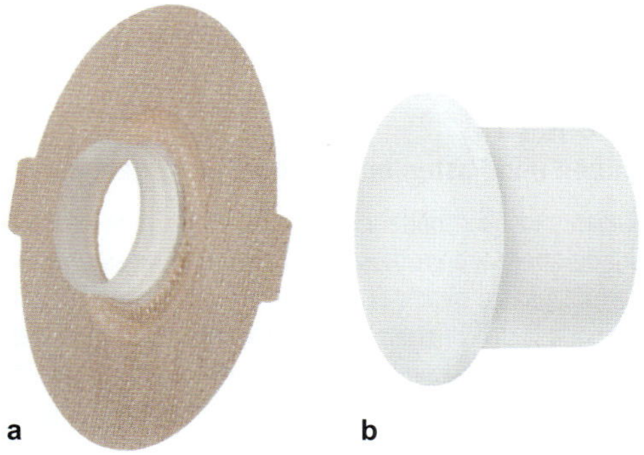

Abb. 11.26 Tracheostomapflaster. [V726]
a) Mit starker Klebekraft der Fa. *BMV.*
b) Verwendbar mit einem Stopfen.

11.7 Tracheostomapflege

Die Tracheostomaumgebung benötigt eine spezielle Pflege. Die **Ziele** der **Tracheostomapflege** sind:

- Hautschäden und Wundinfektionen ist vorgebeugt.
- Hautschäden und Wundinfektionen sind behandelt und heilen ab.
- Druckschäden im Stomakanal, am oberen Stomarand und am Ringknorpel, unter dem Kanülenschild und im Bereich des Kanülenbands ist vorgebeugt.
- Hypergranulationen sind vermieden.
- Trachealkanüle ist mittig im Stomakanal positioniert
- Kanüle ist sicher und geeignet fixiert.

11.7.1 Prinzipien der Tracheostoma- und Umgebungspflege

Das Tracheostoma, die Stomaumgebung und die Trachea sind vielfältigen Belastungen ausgesetzt. Reizung oder gar Verletzungen belasten den Menschen zusätzlich und können sogar die weitere Versorgung mit einer Trachealkanüle oder die Beatmung gefährden. Besonders tragisch ist es, wenn eine Trachealkanüle, für die es keine Indikation mehr gibt, wegen destabilisierender Komplikationen (➤ 11.3) nicht mehr einfach entfernt werden kann. Deshalb ist es wichtig, dass Pflegende um die Wichtigkeit einer sorgfältigen **Tracheostoma- und Umgebungspflege** wissen.

Das Maß der Sterilität und die Häufigkeit der Tracheostomapflege geben immer wieder Anlass für Diskussionen. Generell helfen einrichtungsinterne Standards. Aber nicht alles kann in einem Standard festgelegt sein. Vielmehr muss eine Pflegefachperson in der Lage sein, die individuelle Situation einzuschätzen und dann geeignete Maßnahmen auszuwählen.

Bei der **Kommission für Krankenhaushygiene und Infektionsprävention** *(KRINKO)* sind folgende hilfreichen Aussagen zu finden:

- „*Wurde ein Tracheostoma neu angelegt, gelten bei der Versorgung die Bedingungen des aseptischen Verbandswechsels*“ [12]. Das bedeutet: Es sind sterile Materialien zu nutzen und die Non-Touch-Technik anzuwenden.
- „*Nach Abheilung der Wunde und Ausbildung eines Stomakanals nach 2–4 Wochen ist ein aseptischer*

Verbandswechsel nicht mehr zwingend erforderlich. Die Reinigung der Stomaumgebung kann mit einem sauberen Waschlappen, Mullkompressen oder handelsüblichen Reinigungstüchern erfolgen.“ [12]

Die Abheilung eines frisch angelegten Stomas erfolgt in der Praxis selten nach der angegebenen Zeit. Ausgerissene Nähte, Druckulzera, Reizgranulome aber auch eine dauerhafte Durchnässung mit aspiriertem Speichel verzögern die Wundheilung und führen zu einer chronischen Wunde. Faustregel: Solange eine Tracheotomie nicht trocken und reizlos epithelisiert ist, handelt es sich um eine Wunde und die ist aseptisch zu versorgen.

WICHTIG

Rötung und Mazeration vermeiden

Rötung und Mazeration in der **Stomaumgebung** entstehen häufig aufgrund permanenter Feuchtigkeit durch paratracheales Sekret. Das ist in der Hauptsache Speichel aus dem Mund, den der Betroffene wegen einer Schluckstörung nicht abschluckt, sondern aspiriert. Im Speichel ist auch das kohlenhydratspaltende Enzym Ptyalin enthalten, das die Umgebungshaut zusätzlich reizt. Durch das Aufquellen der Epidermis verliert diese ihre Schutzbarriere. Mikroorganismen im Speichel und Trachealsekret können kutane Infektionen hervorrufen. Aufgeweichte Haut und Feuchtigkeitsstau machen diese anfälliger für Druck und Ulzerationen.

Bei ausschließlicher Mazeration *(Aufquellung)* ist die Haut mit einem Hautschutzprodukt (➤ 11.7.2) vor der Feuchtigkeit zu schützen. Desinfektion ist nur indiziert, wenn zusätzlich Entzündungszeichen vorliegen (Rötung, Schmerz, Schwellung), wobei der Übergang fließend ist. Zur Desinfektion eignet sich Polyvidonjodid (PVP-Iod), das im Gegensatz zu Octenidin (*Octenisept®*) auch eine leichte Gerbung der oberen Hautschicht bewirkt, die der Mazeration entgegenwirkt.

11.7.2 Durchführung der Tracheostomapflege

Benötigte Materialien

- Abwurf
- Händedesinfektionsmittel
- Unsterile Handschuhe
- Waschschüssel mit sauberem Wasser, sauberer Waschlappen und Handtuch
- Bei Bedarf: neues Kanülenband
- Individuell ausgewählte Trachealkompresse
- Ggf. Cuffdruckmesser
- Zur **Reinigung:** 0,9-prozentige NaCI-Lösung, Stomareinigungstücher, klares Wasser
- Bei **Entzündung:** schleimhautverträgliches Desinfektionsmittel. Tipp: jodhaltiges, gefärbtes Mittel ist wegen des sog. Eiweißfehlers gerade am Tracheostoma besonders gut geeignet; wird das Mittel durch viel Sekret oder Speichel seiner desinfizierenden Potenz beraubt, entfärbt es sich; bei farblosen Desinfektionen wird der Wirkverlust nicht angezeigt.
- Bei **paratrachealer Sekretion und Mazerationsgefahr:** transparenter und atmungsaktiver (*semiokklusiver*) Hautschutz, z. B. *Cavilon®*, *Cutimed PROTECT®*, *Secura®*, *Optigard®* [12a]
- Bei **Hautreizung, wunder oder trockener Haut:** kurzzeitig Stomaöl, Wund- und Heilsalbe, z. B. *Bepanthen®*, *Calendumed®*, *BMV® Tracheostoma-Wundcreme*
- Für den **aseptischen Verbandswechsel:** steriler Einzelhandschuh, sterile Kompressen/Tupfer/Watteträger, steril verpackte Trachealkompresse.

WICHTIG

Salben und Pasten in der Regel nicht geeignet

Salben und insbesondere Pasten sind in den meisten Fällen ungeeignet. Zudem muss auf Konservierungsstoffe und Parfümzusätze geachtet werden, die ein allergisches Potenzial mit sich bringen [12a]. Außerdem müssen Salben- und Pastenreste durch Reiben entfernt werden, was die geschädigte Haut wieder irritiert und Schmerzen verursacht.

Durchführen

WICHTIG

Pflegeplanung

Das individuelle Vorgehen bzw. Abweichungen vom einrichtungsinternen Standard und Besonderheiten sind in der Pflegeplanung festzulegen.

In der Regel ist mindestens einmal täglich und bei Bedarf eine Tracheostomapflege durchzuführen, auch um die Hautsituation zu beurteilen.

Zudem: Eine adäquate Mundpflege spielt hier ebenfalls eine wichtige Rolle.

Nachfolgend ist eine mögliche **Durchführungsvariante** beschrieben. Ggf. ist vorheriges endotracheales Absaugen sinnvoll (➤ 15.6.4).

- Hygienische Händedesinfektion durchführen
- Ggf. Cuffdruck kontrollieren
- Unsterile Handschuhe anziehen und alte Trachealkompresse entfernen, Abwurf
- Ggf. parastomales Sekret vorsichtig am Stomaeingang unter dem Kanülenschild absaugen oder abwischen
- Kanülen(halte)band lösen und bei Bedarf wechseln; eine 2. Person hält nach Möglichkeit die Kanüle fest, um versehentliches Herausrutschen oder Heraushusten zu verhindern
- Reinigung der Stomaumgebung mit klarem Wasser, 0,9-prozentiger Kochsalzlösung, Reinigungstüchern o. Ä., Verkrustungen mit Watteträger lösen
- Ggf. Hautdesinfektion; der Einsatz steriler Materialien richtet sich danach, ob eine Wunde vorliegt oder nicht
- Stomaumgebung und Stoma, soweit einsehbar, inspizieren und beurteilen
- Hals des Betroffenen mit klarem Wasser waschen und gut trocknen, Haut beobachten
- Bei Bedarf Hautschutz- oder Hautpflegeprodukt auftragen
- Ggf. Hauttherapieprodukte nach Arztanordnung auftragen, z. B. eine Steroid- und Antibiotika-haltige Salbe zur Behandlung von Granulomen *(Diprogenta-Salbe®)*. Nicht zur Dauertherapie oder allenfalls in niedriger Dosierung zur Prophylaxe geeignet, da Steroide das Immunsystem schwächen und die Wundheilung stören. Besser ist die Verminderung der Granulom-Ursache wie eine geeignetere Kanüle und lockere Kanülenfixierung
- Neue Trachealkompresse anlegen, Menge und Dicke nach Arztanordnung, da sie u. U. nicht nur der Polsterung, sondern auch dazu dienen können, die Kanülenlänge in der Trachea zu justieren; durch mehr oder dickere Kompressen kommt die Kanüle weiter nach draußen und hebelt die Kanülenspitze in Richtung Trachearückwand
- Bei Druckschäden am Stomaeingang (➤ Abb. 11.28, ➤ Abb. 11.29, ➤ Abb. 11.30) kann die Abpolsterung mit einem feinporigen Polyurethanschaum den Druck der Kanüle auf das geschädigte Gewebe reduzieren und das darunterliegende Gewebe schützen.

Wichtig: Der Verband darf sich nicht ablösen und in die Trachea rutschen, weshalb hier Erfahrung wichtig ist. Es gibt Schaum- oder Silikonabpolsterungen von der Industrie (➤ Abb. 11.25)

- Kanülenband einfädeln oder einhaken, zwei Finger sollen bequem zwischen Hals und Kanülenband passen oder alternative Fixierung nach ärztlicher Verordnung anbringen
- Handschuhe ausziehen
- Hygienische Händedesinfektion durchführen
- Ggf. Cuffdruck abschließend kontrollieren
- Atmungs-, Beatmungssituation überprüfen: Lunge mit Stethoskop auskultieren, Beatmungsparameter und Sauerstoffsättigung überprüfen, Person beobachten
- Dokumentation.

Beobachtung von Tracheostoma und Umgebung

Die tägliche gezielte und gründliche **Beobachtung von Tracheostoma und Umgebung** ist Voraussetzung für das frühzeitige Erkennen von Problemen.

WICHTIG

Beobachtungen während der Tracheostomapflege

- Zeigt der Stomaeingang Entzündungszeichen, Blut, Sekretion oder Hypergranulation?
- Sitzt die Trachealkanüle mittig im Stomakanal oder/und zeigt der Stomakanal Druckanzeichen?
- Sind Veränderungen im Stomakanal beim Trachealkanülenwechsel (➤ 11.9) zu beobachten?
- Ist die Haut in der Umgebung des Stomas gesund/intakt oder mazeriert, geschwollen, gespannt, schmerzempfindlich, weißlich belegt?
- Ist die Haut im Bereich des Kanülenschilds und des Kanülen(halte)bands intakt?
- Gibt der Betroffene Schmerzen an (z. B. drückende Schmerzen durch die Kanüle) oder gibt es Hinweise auf Schmerzen in diesem Bereich?
- Zeigen sich Schluckbeschwerden, die unabhängig von der Krankheit auftreten?
- Aktueller Zustand bzw. Veränderungen im Pflegebericht dokumentieren, ggf. sind therapeutisch-pflegerische Veränderungen einzuleiten.
- Auch das Abwischen von Sekret am Stoma, damit es nicht wieder eingezogen wird, ist zu dokumentieren, weil es leistungsrechtlich einem Absaugvorgang gleichkommt und somit einer notwendigen vital indizierten Intervention.

Auffälligkeiten in der Stomaumgebung (parastomales Gebiet) werden meist gut erfasst, während Veränderungen, z. B. Druckulzera direkt am Stomaeingang oft nicht erfasst werden! Es ist deshalb notwendig, gewissenhaft und mit einer Taschenlampe nach Veränderungen am und im Stoma zu beobachten.
Bei Wunden/Gewebedefekten sind auch der Wundgrund zu beschreiben, die Tiefe (Epidermis, Dermis, tiefere Strukturen wie Knorpelspangen) und ob Entzündungszeichen vorhanden sind.

Veränderungen am/im Tracheostoma

Veränderungen sind differenziert zu beschreiben und an den behandelnden Arzt oder die Ärztin weiterzuleiten. Dabei ist die Zuhilfenahme der Uhr praktisch, um die genaue Lokalisation der Veränderung (z. B. Druckstellungen, Granulome) benennen zu können – 12 Uhr ist immer kranial (kopfwärts, ➤ Abb. 11.27, ➤ Abb. 11.28, ➤ Abb. 11.29, ➤ Abb. 11.30, ➤ Abb. 11.31).

Im weiteren Verlauf wird nach der Ursache für die Veränderung am/im Tracheostoma gesucht und in Rücksprache mit dem interdisziplinären Team wird nach Lösungen gesucht. Häufig wird eine andere Trachealkanüle notwendig werden, die Größen (AD, ID mit ggf. Innenkanüle, Krümmungswinkel) und das Material müssen auf die Betroffenen angepasst sein.

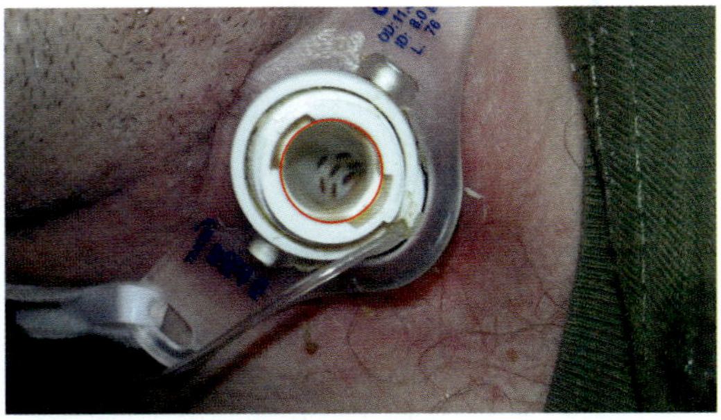

Abb. 11.27 Trachealkanüle mit unpassender Siebung. Die Siebung auf 12 Uhr liegt nicht frei in der Trachea, sondern befindet sich im Stomakanal. Diese Feststellung kann schon mit bloßem Auge und ggf. Taschenlampe getroffen werden, wenn die Innenkanüle entfernt ist. Die Kanüle ist völlig ungeeignet, ja sogar gefährlich. [O688]

Zudem werden bei Bedarf die Tracheostomapflege, Trachealkompresse und Kanülen(halte)band optimiert bzw. angepasst. Bei Bedarf muss ein Wundexperte hinzugezogen werden.

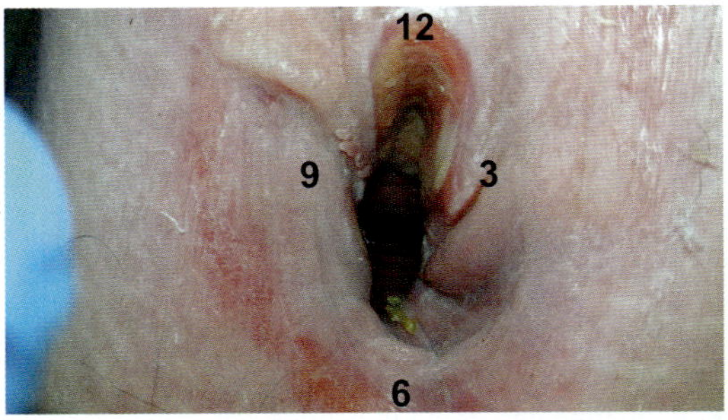

Abb. 11.28 Deutlich verändertes Tracheostoma. Ausgelöst durch den Druck eines subglottischen Absaugschlauchs zeigt der Stomaeingang auf 12 Uhr ein Druckschaden und avitales Gewebe/Läsionen von 12 bis 12 Uhr. Die parastomale Haut ist gerötet. [O688]

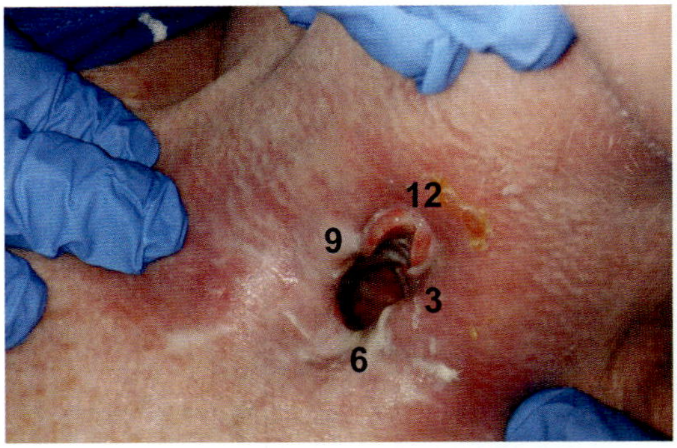

Abb. 11.29 Tracheostoma mit Granulom am Stomaeingang auf 12 Uhr [O688]

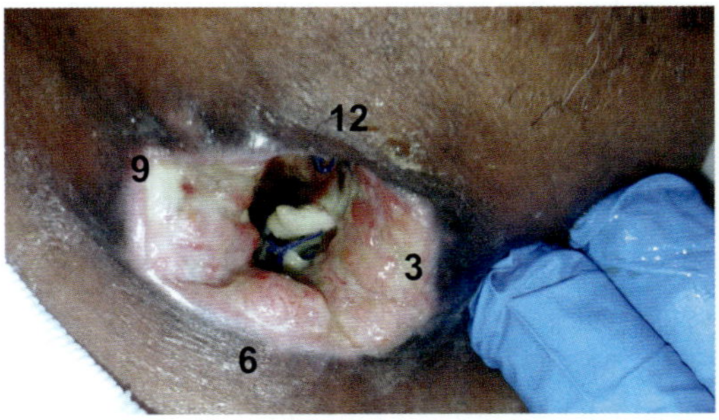

Abb. 11.30 Tracheostoma mit defekter Knorpelspange [O688]

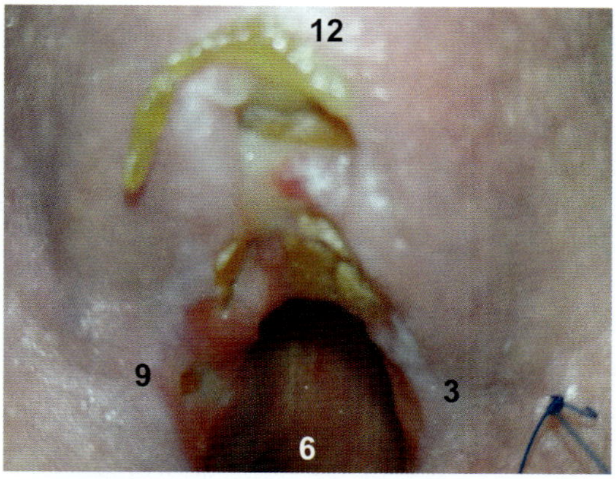

Abb. 11.31 10 Tage altes Tracheostoma. Auf 12 Uhr sind eine Knorpelspange sichtbar sowie eine Ulzeration des Stomaeingangs. Die parastomale Haut ist dezent gerötet und auf 3 Uhr ist noch ein Faden. [O688]

11.8 Aufbereitung von Trachealkanülen

DEFINITION

Reinigung: Gezieltes Entfernen von Sekreten u. Ä., die Nährboden für Keime sind. Nach einer Reinigung sind 50–80 % der Keime mitentfernt.

Desinfektion: Gezielte Keimreduktion, nach der Desinfektion sind Keime um 95–99,9 % reduziert.

WICHTIG

Ein-Patienten-Produkt und Einmalprodukt

Kanülen sind immer **Ein-Patienten-Produkte** *(„single patient use")*, dürfen aber ggf. nach Herstellerangaben gereinigt, desinfiziert und mehrmals an einem Betroffenen angewendet werden. Vom Hersteller als **Einmalprodukt** (*„single use"*,) deklarierte Trachealkanülen dürfen weder gereinigt noch desinfiziert werden.

Viele Hersteller empfehlen die Reinigung der Trachealkanüle im ambulanten Setting nach 5–7, spätestens nach 14 Tagen, um die Keimbelastung insbesondere oberhalb des Cuffs zu reduzieren. Gleichzeitig kann dabei eine Inspektion des Stomas stattfinden.

Bei beatmeten Menschen ist abzuwägen, in welchen Zeitintervallen die komplette Reinigung der Trachealkanüle sinnvoll ist. Hier braucht es immer eine Ersatzkanüle, um eine gründliche Reinigung möglich zu machen

Das **Aufbereiten einer Trachealkanüle,** d. h. das Reinigen und Desinfizieren, unterscheidet sich nach Hersteller und Trachealkanüle. Der Hersteller legt also fest, ob, wie, womit und wie oft eine Trachealkanüle gereinigt bzw. desinfiziert werden darf. Innerhalb der Einrichtung ist der Betreiber für die sachgerechte Aufbereitung verantwortlich und muss die einzelnen Schritte im Hygieneplan festlegen. Ist bei einem Menschen ein abweichendes Vorgehen notwendig, so wird es in seiner Pflegedokumentation bzw. seinem individuellen Hygieneplan festgelegt.

Die Trachealkanüle ist bei reizfreiem epithelisiertem Stoma ein semikritisches Medizinprodukt *(Medizinprodukt, das mit Schleimhaut oder krankhaft veränderter Haut in Kontakt kommt).* [13]

Das Aufbereiten einer angewendeten Trachealkanüle umfasst folgende **Schritte** [13], die 2012 vom *Robert Koch-Institut* gemäß der Vorschrift für Kliniken auch auf Heime und ähnliche Pflegeformen ausgedehnt wurden. Die Aufbereitung muss transparent für alle in einer Verfahrensanweisung beschrieben sein. Zudem müssen Kanüle 1 und 2 auseinandergehalten werden können, um die vorgegebene Tragezeit einhalten zu können.

1. Transport zum Reinigungsort und ggf. Vorreinigung, d. h., grobe Verschmutzungen mit Leitungswasser entfernen.
2. Reinigen, ggf. mit einem speziellen Reinigungsmittel. Damit lassen sich fest anhaftende Beläge leichter entfernen. Die Kanüle idealerweise in einen Reinigungsbehälter mit Siebeinsatz einlegen. Beim Herstellen der Lösung und der Einlegezeit die Herstellerangaben beachten. Danach die Trachealkanüle mit Wasser abspülen *(Zwischenspülung)*, ggf. mit einer Kanülenbürste noch anhaftende Sekrete entfernen.
3. Desinfizieren mit einem geeigneten Kanülen-Desinfektionsmittel. Das Herstellen der Desinfektionslösung und die Einwirkzeit müssen nach Herstellerangaben erfolgen. Kanüle vollständig bedeckt in die Lösung einlegen, ggf. ist auch eine thermische Desinfektion nach Herstellerangaben möglich (Selbstversorger und Menschen in 1:1-Pflege können auf diesen Schritt 3 verzichten).
4. Spülen, um Rückstände von der Kanüle zu entfernen. Leitungswasser verwenden, wenn mikrobiologisch eine Trinkwasserqualität sichergestellt

ist, ggf. auch mit dem Einsatz von geeigneten Wasserfiltern. Alternativ Aqua ad iniectabilia verwenden.
5. Trocknen unter Bedingungen, die eine Rekontamination der desinfizierten Trachealkanüle ausschließen, z. B. mit korrekt aufbewahrten und entnommenen Mullkompressen.
6. Optisches Kontrollieren auf Unversehrtheit, Funktionsfähigkeit und Sauberkeit.
7. Aufbewahrung der ganz trockenen Kanüle in einer trockenen, geschlossenen Box.

11.9 Trachealkanülenwechsel

11.9.1 Grundsätzliches

Der **Trachealkanülenwechsel** *(TK-Wechsel)* stellt eine besonders anspruchsvolle Tätigkeit dar, denn Komplikationen können **unter Umständen lebensbedrohlich** für den Menschen sein. Deshalb ist es notwendig, dass Pflegefachpersonen sowohl die theoretischen Grundlagen kennen, als auch den Kanülenwechsel in der Praxis beherrschen.

Sofortiger TK-Wechsel bzw. -Neuanlagen werden **notwendig:**

- Bei versehentlichem Entfernen/Herausrutschen der Kanüle, wenn keine Eigenatmung zur Überbrückung möglich ist.
- Bei Verlegung der Kanüle mit Sekreten, die nicht zu entfernen sind und die (Be-)Atmung bedrohlich beeinträchtigen.

Ein undichter Cuff ist in der außerklinischen Intensivpflege kein Notfall. In diesem Fall so handeln, wie es der Hersteller für den Wechsel nach der maximalen Verweildauer vorsieht. Der TK-Wechsel erfolgt also nach dem vorgegebenen Standard, in Ruhe und unter Einhalten der Hygieneregeln.

11

WICHTIG

Maximale Verwendungsdauer einer Trachealkanüle

Die **maximale Verwendungsdauer** einer Trachealkanüle legt der Hersteller fest. Sie ist abhängig vom Kanülentyp und dem verwendeten Material. Jeder Hersteller muss im Rahmen der Zulassung sein Medizinprodukt einer Risikoklasse zuordnen. Dabei spielt u. a. auch die zeitliche Anwendung des Medizinprodukts am Menschen eine Rolle. Für die meisten Trachealkanülen legen die Hersteller ein Wechselintervall von 28–30 Tagen fest.
Eine ärztliche Anordnung darf die maximale Verwendungsdauer nach Herstellerangaben nicht überschreiten, außer es gilt ein übergesetzlicher Notstand. Dies wäre der Fall, wenn keine Ersatzkanüle verfügbar ist. Keinesfalls darf in diesem Fall irgendeine andere Kanüle verwendet werden, deren verletzungsfreie Lage nicht zuvor endoskopisch gesichert wurde. Ein häufigerer Kanülenwechsel ist natürlich immer möglich, z. B. bei Verborkung.
Übergesetzlich ist auch nach Risikoaufklärung der abweichende Wille des Menschen oder seines gesetzlichen Vertreters. Bei Kindern kann die Pflegefachperson nach Güterabwägung eine Kindeswohlgefährdung (§ 1666 BGB) ohne Beachtung der Schweigepflicht geltend machen, wenn die Abweichung vom Standard/Herstellerangabe offensichtlich zum Schaden des Kindes wäre.

Der erste Kanülenwechsel sollte frühestens 7–10 Tage nach der Anlage erfolgen und immer von einem Arzt durchgeführt werden.

Bei der **Übernahme eines Betroffenen** in die außerklinische Intensivpflege gilt es abzuklären:

- Welche Kanüle hat er?
- Ist der erste Kanülenwechsel schon erfolgt?
- Gab es Probleme?

Im Rahmen des Überleitungsmanagements ist es sinnvoll, einmal bei einem Kanülenwechsel in der Klinik dabei zu sein.

VORSICHT

TK-Wechsel

TK-Wechsel in der häuslichen bzw. einer arztfernen Umgebung müssen problemlos und sicher zu realisieren sein! (➤ 11.1.2)

11.9.2 Rechtliche Situation

Der TK-Wechsel ist Teil der medizinischen Behandlung und somit in der **Anordnungsverantwortung des Arztes.** Dieser darf den Kanülenwechsel an eine Pflegefachperson bzw. an einen Intensivpflegedienst delegieren (➤ 3.5).

Eine **Pflegefachperson** darf den Wechsel übernehmen, wenn sie bestimmte **Voraussetzungen** erfüllt:

- Sie hat die **formale Qualifikation** einer Pflegefachperson.

- Sie hat theoretisches Wissen und beherrscht die Technik sicher und einwandfrei, sog. **materielle Qualifikation.**
- Sie schätzt ihre Fähigkeiten bzgl. des TK-Wechsels realistisch ein und lehnt ihn bei Überforderung ab, sog. **Übernahmeverantwortung.**
- Sie führt den TK-Wechsel nach dem aktuellen medizinisch-pflegerischen Stand und unter Beachtung der Hygienevorschriften durch, sog. **Durchführungsverantwortung.**
- Die Situation des Menschen macht **kein ärztliches Handeln** notwendig.
- Der Mensch **ist** mit der Übernahme **einverstanden.**

WICHTIG

Turnusmäßigen TK-Wechsel ggf. ablehnen

Eine Pflegefachperson muss den TK-Wechsel ablehnen, wenn sie einen oder mehrere Punkte **nicht** mit JA beantworten kann. Das gehört zu ihrer **Sorgfaltspflicht** im Rahmen der Übernahme- und Durchführungsverantwortung. Sie muss ihren Vorgesetzten und/oder den Arzt informieren, dass sie den Kanülenwechsel nicht durchführen kann bzw. die Delegation ablehnt (➤ 3.5).
Es sind dann Schritte in die Wege zu leiten, dass der Wechsel ärztlich oder in einer Klinik durchgeführt wird. Zur Gewährleistung einer weiteren außerklinischen Pflege sollte in diesen Fällen auf eine Revision des Tracheostomas oder ein vereinfachtes Kanülenregime hingewirkt werden. Eine fehlende Qualifikation von Pflegefachpersonen ist umgehend durch eine geeignete Schulung zu beheben.
Im vitalen Notfall (➤ 11.9.1) ist jede Person verpflichtet, einen Trachealkanülenwechsel nach bestem Wissen durchzuführen.

Die Geschäftsleitung/Pflegedienstleitung einer Pflegeeinrichtung hat dafür zu sorgen, dass Pflegefachpersonen, die bei tracheotomierten Menschen arbeiten, einen Kanülenwechsel fachgerecht durchführen können. Das ist ihre Sorgfaltspflicht im Rahmen der **Organisationsverantwortung** (➤ 3.5).

So könnte die **Schulung zum TK-Wechsel** schrittweise gestaltet und dokumentiert werden:

- Theoretische Grundlagen vermitteln
- Demonstration an einer Puppe/Modell: neuer Mitarbeiter übt jeweils die Rolle der verantwortlichen und der assistierenden Pflegefachperson
- Demonstration an einem Betroffenen: neuer Mitarbeiter ist in der Rolle der assistierenden Pflegefachperson
- Selbstständiges Durchführen im Beisein einer erfahrenen Pflegefachperson: neuer Mitarbeiter ist in der Rolle der verantwortlichen Pflegefachperson
- Selbstständiges Durchführen, Sammeln von Erfahrung und Routine.

WICHTIG

Delegation Kanülenwechsel

Die Forderung, dass sich der Arzt bei jeder Pflegefachperson überzeugt, ob sie den Kanülenwechsel theoretisch und praktisch beherrscht, ist in der Praxis kaum realisierbar.
Außerdem haben viele Ärzte meist weniger Erfahrung mit dem TK-Wechsel, als erfahrene Pflegefachpersonen in der außerklinischen Intensivpflege. Der delegierende Arzt darf/kann darauf vertrauen, dass in einer spezialisierten Pflegeeinrichtung Pflegefachpersonen in der Lage sind, Kanülenwechsel durchzuführen bzw. Geschäftsleitungen / Pflegedienstleitungen Pflegefachkräfte entsprechend schulen und für diese Tätigkeit auswählen. Und er darf darauf vertrauen, dass eine Pflegefachperson die Delegation ablehnt, wenn sie den Kanülenwechsel nicht beherrscht (➤ 3.5).
Ein Arzt hat natürlich jederzeit das Recht, den Kanülenwechsel selbst durchzuführen. Und es ist auch sein Recht, die Fähigkeiten von Pflegedienst und Pflegenden zu überprüfen.
Mit der seit 2020 gesetzlichen Neuregelung für die außerklinische Intensivpflege (*IPReG*, ➤ 1.5, ➤ 11.5.7) und der *Rahmenempfehlung nach § 132 Abs. 1 SGB V zur Versorgung mit außerklinischer Intensivpflege* vom April 2023 sind diesbezüglich höhere Qualitätsanforderungen an Pflegefachpersonen entstanden.
Bei erschwerten Kanülenwechseln, veränderten Tracheostomata und Wechseln, die mit Blutungen einhergehen, ist die Kontrolle bzw. Übernahme durch einen fachkundige/n Arzt/Ärztin oder eine Pflegefachperson mit ausgewiesener Expertise in diesem Bereich notwendig.
Pflegefachpersonen *müssen* den Kanülenwechsel ablehnen, wenn

- sie die Maßnahmen nicht ausreichend beherrschen und
- die Situation am/im Tracheostoma eine (ärztliche) Fachperson notwendig macht.

11.9.3 Prinzipien für die Durchführung

Diese grundsätzlichen **Prinzipien** sind immer im individuellen Fall zu prüfen und ggf. anzupassen:
- Einen geplanten TK-Wechsel nach Möglichkeit zu zweit durchführen. Diese Empfehlung gilt vor allem für beatmete Menschen.
- Betroffene mindestens 3 Std. vor dem TK-Wechsel nüchtern lassen, besonders wenn die Gefahr von heftigem Husten mit nachfolgendem Erbrechen und Aspirationsrisiko besteht.
- Wenn vorhanden, Betroffene an das Pulsoximeter anschließen.
- Mundpflege durchführen und ggf. Mund-Rachen-Raum absaugen.
- Betroffene mit leicht erhöhtem Oberkörper positionieren, Kopf leicht überstrecken, ggf. großes Kissen gegen ein kleineres austauschen.
- Flexibles Kanülenschild der neuen Kanüle (➤ 11.5.10) in die richtige Position bringen und feststellen.
- Beim Verwenden einer Einführhilfe, Mechanismus zum Entfernen prüfen, damit die Einführhilfe schnell zu entfernen ist.
- Dichtigkeit des Cuffs bei der neuen Kanüle überprüfen: Kanüle in der Verpackung belassen, mit dem Cuffdruckmesser den Cuff blocken und genauen Cuffdruck ablesen. Cuffdruckmesser belassen und nach angemessener Zeit Cuffdruck kontrollieren. Der Cuff ist intakt, wenn sich der Cuffdruck nicht verändert hat.
- Bei Bedarf Gleitmittel aufbringen. Häufig besteht keine Notwendigkeit, da das Stoma groß und feucht genug ist. Eine einfache Möglichkeit des Anfeuchtens ist das Verwenden von 0,9-prozentiger Kochsalzlösung, die auf den Cuff aufgeträufelt wird. In den Gebrauchsanweisungen nennen die Hersteller „wasserlösliches Gleitmittel“. Einige Hersteller legen inzwischen eine Einmalportion eines solchen Gleitmittels in die Verpackung. Alternativ haben einige Hersteller spezielle Produkte auf dem Markt, die als Gleitmittel auf dem Cuff bzw. der Trachealkanüle zugelassen sind, z. B. *Opti Lube®*, *TrachJell®*, *Stomaöl/Optifliud®* der Fa. *Fahl*, *Optifliud® Lubrating Gel* der Fa. *Fahl.*

WICHTIG

Gleitgel aus der Urologie ja oder nein?

Gel greift zwar nicht den Kunststoff an, bildet aber in Gegenwart von Luft – im Unterschied zum Harntrakt – trockene Membranen, die weder abgesaugt, noch abgehustet werden können.
Anwender handeln entsprechend den Hinweisen in der Gebrauchsanweisung der Trachealkanüle und erfragen ggf. Einzelheiten zum Einsatz eines bestimmten Gleitmittels beim Hersteller.

- Lunge vor dem Kanülenwechsel auskultieren, um später einen Vergleich zur Situation nach dem Kanülenwechsel zu haben.
- Die Entlüftung *(Entblockung)* des Cuffs ist nur in Ausnahmefällen zwingend erforderlich (➤ 11.5.5): beim Hochdruck-Cuff und beim sehr engen Tracheotomiekanal. Beim Niederdruck-Cuff etwas Luft in den Cuff geben, damit die Falten nicht so scharfkantig sind.
- Beim Entblocken der Kanüle fließt unter Spontanatmung das Sekret, das oberhalb des Cuffs steht, sofort in Richtung Lunge. Um das zu verhindern, gibt es mehrere Möglichkeiten:
  - Subglottischen Raum vor dem Entblocken sorgfältig absaugen, wenn der Betroffene eine Kanüle mit subglottischer Absaugung (➤ 11.5.6) hat.
  - Paratracheale Sekrete mit einem Absaugkatheter vorsichtig am Stomaeingang absaugen. Beim Entblocken unter Beatmung wird die Beseitigung des Sekrets am Stoma erleichtert.
  - Gleichzeitig zum Entblocken saugt eine 2. Person endotracheal ab, Absaugkatheter ist ca. 1 cm unterhalb der Kanülenspitze.

WICHTIG

Entblocken und Absaugen

Das endotracheale Absaugen während des Entblockens ist auch deshalb sinnvoll, weil viele Menschen bei der Entfernung der Trachealkanüle husten und das hochgehustete Sekret dann gleich abgesaugt werden kann, bevor es wieder mit der folgenden Inspiration tief in die Lunge gezogen wird.

- Einführen der Trachealkanüle, wenn vorhanden, mit Einführhilfe. Diese rundet die scharfkantige Kanülenspitze ab, weitet einen engen Stomakanal

sanft auf und trägt so dazu bei, Verletzungen zu vermeiden.
- Die Kanüle der Anatomie von Stoma und Trachea folgend, in der Regel im Bogen nach unten oder in einer leichten Drehbewegung, einführen. Hierbei ist es von Vorteil, wenn man sich den „Dreh" beim Entfernen der Kanüle gemerkt hat. Die Kanüle darf *nicht* an die Hinterwand der Trachea anstoßen.

Materialien für den TK-Wechsel

Für den routinemäßigen Wechsel

- Trachealkanüle in der angeordneten Größe
- Griffbereite Notfallausstattung
- Ggf. Gleitmittel
- Zum Entblocken und Blocken: 10 ml Spritze, bei Verwendung einer *Lanz®-Blockung* eine 20 ml Spritze
- Absauggerät, Absaugkatheter, Schutzhandschuhe
- Kanülenband und andere Fixiermaterialien, Trachealkompresse
- Alles für die Tracheostomapflege (➤ 11.7.2)
- Cuffdruckmesser
- Stethoskop
- Taschenlampe
- Händedesinfektionsmittel
- Schutzhandschuhe
- Abwurf.

Für den Notfall

- Absaugmöglichkeit zur Entlastung des Magens falls eine gastrale Sonde vorhanden, zur Erbrechensprophylaxe
- Bei großem, stabilen Tracheostoma: Ersatzkanüle in gleicher Größe
- Bei engem Stoma oder erfahrungsgemäß erschwerter Kanüleneinlage: Ersatzkanüle eine ganze Größe kleiner; bei einer Kanüle mit Cuff reicht eine ungeblockte Kanüle derselben Größe, da diese sich selbst von Laien leicht einführen lässt
- Trachealspreizer (Trachealdilatator) mit zwei Branchen nach *Trousseau* oder mit drei Branchen nach *Laborde* (➤ Abb. 11.32), kein Nasenspekulum

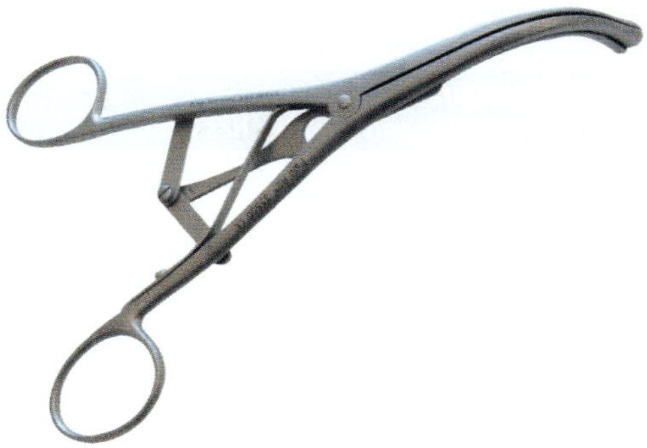

Abb. 11.32 Trachealspreizer mit drei Branchen. [V394]

- Beatmungsbeutel mit Tubusverlängerung und Beatmungsmaske
- Ggf. Möglichkeit der Sauerstoffgabe
- Verordnete Notfallmedikamente, z. B. Bronchospasmolytikum
- Material zum Abkleben des Tracheostomas.

WICHTIG

Im Notfall

Im Notfall kann eine Pflegefachperson den Menschen mit einem Handbeatmungsbeutel beatmen, die andere Hilfe holen.
Ist der Atemweg verlegt und der Mensch nicht in der Lage ohne Beatmung und/oder ohne Kanüle einige Atemzüge selbst durchzuführen, soll auch eine Pflegefachperson in der Lage sein - unter Ignorieren von Standards - sofort die alte Kanüle zu entfernen und durch eine neue zu ersetzen. Deshalb sollte sich eine **Kanüle für den Notfall** immer in Reichweite des Betroffenen befinden. Verhindert ein trockenes Stoma das Einführen der neuen Kanüle und ist ein Gleitmittel nicht sofort griffbereit, kann der Speichel des Betroffenen verwendet werden.

Durchführung

Das nachfolgend beschriebene Vorgehen (➤ Tab. 11.1) ist ein Kanülenwechsel bei einem Menschen mit geblockter Trachealkanüle, der keine Eigenatmung hat. Der Wechsel ist also schnell und sicher durchzuführen.

Tab. 11.1 Möglicher Ablauf eines Trachealkanülenwechsels bei einem beatmeten Menschen mit einer geblockten Trachealkanüle und einer Tubusverlängerung mit Winkelstück und Bronchoskopie- bzw. Absaugkappe

1. Pflegefachperson (Führung, vorwiegend aseptisches Arbeiten)	2. Pflegefachperson (Assistenz)
• Materialien vorbereiten • Trachealkanüle vorbereiten: – Kanüle und wenn vorhanden Cuff intakt? (beim Niederdruck-Cuff werden nur große Lecks erkannt, beim Hochdruck-Cuff evtl. mit sterilen Fingern „massieren“, damit sich alle Verklebungen lösen und sich der Cuff im Patienten nicht exzentrisch aufbläht) – Hochdruck-Cuff entblocken, in Niederdruck-Cuff etwas Luft geben, damit keine scharfen Kanten vorhanden sind – Wenn nötig, Gleitmittel auftragen	Betroffenen informieren und positionieren
Händedesinfektion durchführen und Schutzhandschuhe anziehen	
	Ggf. subglottischen Raum absaugen, wenn TK mit subglottischer Absaugung (➤ Abb. 11.12)
Trachealkanüle in der Position halten	• Kanülenband lösen und Trachealkompresse entfernen • Tracheostoma-Umgebung reinigen, ggf. mit dem Absaugkatheter Sekrete am und im Stoma absaugen
Ggf. den Cuff der Kanüle entblocken, wenn 2. Pflegefachperson den Absaugkatheter eingeführt hat	• Endotracheal über die geöffnete Absaugkappe des Winkelstücks absaugen, Absaugkatheter ist ca. 1 cm unterhalb der Kanülenspitze • Alte Kanüle unter Absaugung entfernen, hochgehustete Sekrete noch mit absaugen, in Nierenschale ablegen, falls unerwartetes Problem mit der neuen Kanüle oder zum Nachverfolgen eines vermuteten Defekts
Wenn möglich, d.h., der Mensch kann kurzzeitig spontan atmen, Tracheostoma soweit einsehbar mit einer Taschenlampe beurteilen, Tracheostoma-Umgebung, säubern und beurteilen, ggf. desinfizieren. Ist keine Spontanatmung möglich, muss die Säuberung ohne weitere Inspektion sehr schnell erfolgen.	
Neue Kanüle der Anatomie folgend in das Stoma einführen; wenn er hustet, zügig weiterarbeiten	
Beatmung anschließen	Cuff blocken
Cuffdruck kontrollieren	Trachealkompresse anlegen und Kanülenband einfädeln bzw. -haken

WICHTIG

Absprachen treffen

Die individuelle Situation des Menschen und seine Wünsche sind zu berücksichtigen.
Für einen reibungslosen Ablauf ist es notwendig, dass eine Pflegefachperson die Führung übernimmt, die 2. die Assistenz. Beide sprechen im Vorhinein das genaue Vorgehen ab, damit der Wechsel für den Betroffenen sicher und zügig geschieht. Das gibt ihm Sicherheit und Vertrauen.

Lässt sich die Kanüle nicht einsetzen, dann:

- Notruf absetzen
- Alte Kanüle oder kleinere bzw. ungeblockte Notfall-Kanüle verwenden
- Ist auch dies nicht möglich, mit Trachealspreizer Stomakanal kräftig einige Sekunden weiten und ohne Verzug sofort versuchen die Notfall-Kanüle einzuführen.

Wenn die **Maßnahmen keinen Erfolg** bringen, dann:

- Tracheostoma abdecken und abkleben
- Maskenbeatmung mit dem Handbeatmungsbeutel beginnen

Nachsorge

- Betroffenen noch einige Zeit mit erhöhtem Oberkörper liegen lassen
- Cuffdruck nochmals kontrollieren
- Vitalzeichen, Beatmungsparameter/Beatmung und Befinden beobachten und dokumentieren
- Lunge auskultieren
- Materialien entsorgen
- Dokumentieren: Durchführung, regelrechter Kanülenwechsel bzw. Komplikationen.

WICHTIG

Lokalanästhesie in Ausnahmefällen

Bei Menschen mit hoher Hustenempfindlichkeit kann durch den Kanülenwechsel anhaltend quälender und kaum stillbarer Husten ausgelöst werden. Zur Beschwerdelinderung kann es geboten sein, dass die Pflegefachperson die Anwendung von Lokalanästhesie ärztlich verordnen lässt.

- Lidocain 2 % (*Xylocain 2 %*®), 5 ml Amp.
- Noch vor der endotrachealen Absaugung Inhalation mit 1 ml Lidocain 2 % verdünnt mit 1 ml NaCl 0.9 %
- Vor Entfernung der Kanüle Einträufeln von 1–2 ml Lidocain 2 % neben die Kanüle in das Stoma
- Wenn es bei Entfernung der Kanüle dennoch zu anhaltend quälendem Husten kommt, weitere 1–2 ml Lidocain 2 % in das Stoma träufeln und zügig die neue Kanüle einsetzen und trotz Husten rasch fixieren, weil erst danach keine weiteren Manipulationen mehr erfolgen müssen, die erneut Husten auslösen könnten
- Bei Epilepsie Notfall-Medikation in Reichweite vorhalten, da Lidocain die Krampfschwelle senkt. Auch bei Anwendung an Schleimhäuten soll die Dosis 5 ml Lidocain 2 % (100 mg) nicht überschritten werden. Bei Kindern ist die Dosis zu reduzieren
- Da die Hustenreizdämpfung bis zu 2 Std. anhalten kann, muss mit erhöhtem Absaugbedarf gerechnet werden und der Betroffene nüchtern bleiben.

11.9.4 Mögliche Komplikationen

Verschiedene **Komplikationen** sind beim Trachealkanülenwechsel möglich, die sich aber durch seine sorgfältige und fachgerechte Arbeitsweise reduzieren lassen:

- Kanüle lässt sich nicht wieder einführen, weil sich das Stoma schnell verengt hat, angeschwollen ist oder eine Hypergranulation das Einführen behindert
- Blutung am/im Tracheostoma durch Verletzung der Schleimhaut. **Besondere Vorsicht** ist bei Menschenunter Antikoagulantientherapie geboten!
- Hustenreiz mit der Gefahr des Erbrechens und nachfolgender Aspiration
- Bronchospasmus
- Hypoxämie, Hyperkapnie
- Kanülenfehllage, via falsa möglich bei frischer Tracheotomie, Kanüle gleitet vor der Trachealvorderwand in das Mediastinum
- Infektion im Bereich des Stomas.

LITERATURVERZEICHNIS

[1] Klemm E, Nowak A. (Hrsg.). Kompendium Tracheotomie und Atemwege. Heidelberg: Springer, 2018.
[2] Diesener P, Schelling A, Koitschev A. Perkutane Dilatationstracheotomie: Komplikationen und Langzeitversorgung bei Hirnverletzten, Poster 13. Norddeutsche Anästhesietage, Hamburg, 14.–15.12.2000.
[3] AWFM Registernummer 020–008, S2k-Leitlinie. Nichtinvasive und invasive Beatmung als Therapie der chronischen respiratorischen Insuffizienz, Revision 2017. Aus: https://digab.de/wp-content/uploads/2019/01/2017-07-13_S2-Leitlinie.pdf (letzter Zugriff: 29.6.2025).
[4] Klemm E, Nowak A. (Hrsg.). Kompendium Tracheotomie und Atemwege. Heidelberg: Springer, 2018.
[5] Schwegler H. Trachealkanülenmanagement: In sicheren Schritten Richtung Dekanülierung, 4. A. Idstein: Schulz-Kirchner, 20202
[6] Kommission für Krankenhaushygiene und Infektionsprävention am RKI: Prävention der nosokomialen beatmungsassoziierten Pneumonie, Stand 2013. Aus: www.rki.de/DE/Themen/Infektionskrankheiten/Krankenhaushygiene/KRINKO/Empfehlungen-der-KRINKO/Device-assoziierte-postoperative-Infektionen/Downloads/Pneumo_Rili.pdf?__blob=publicationFile&v=1 (letzter Zugriff: 29.6.2025).
[6a]Deutsch Gesellschaft für HNO-Heilkunde. S2k Leitlinie Hypersalivation, Stand 11/2018. Aus: https://register.awmf.org/assets/guidelines/017-075l_S2k_Hypersalivation_2018-11.pdf (letzter Zugriff: 29.6.2025).
[7] Bedienungsanleitung ASSKEA procuff® S Absaugpumpe: Aus: https://asskea.de/wp-content/uploads/GA27-28-d_procuffMS_Rev.J.pdf (letzter Zugriff: 29.6.2025).
[8] Meng U. Subglottische Absaugung bei tracheotomierten Patienten in der häuslichen Versorgung. ProVita 22. Jahrgang, Mühlen-Verlag. Aus: www.oxycare-gmbh.de/assets/files/Artikel/ProVita2-2018%20Sonderdruck%20Internet.pdf (letzter Zugriff: 29.6.2025).

[9] Diesener P. Ist die geblockte Trachealkanüle in einer Teilhabe-orientierten Rehabilitation neurogener Dysphagien obsolet? In: Neurologie & Rehabilitation 6 (2014): 349–350.
[10] Schmider I. Das teilhabeorientierte Trachealkanülenmanagement im Gailinger-Dysphagie-Konzept, Facharbeit Weiterbildung – Atmungstherapeut/Respiratory Therapist (DGP). Lungenfachklinik Heidelberg 2014–16.
[11] Schmider I, Diesener P. Risikobewusstes Atemwegsmanagement verbessert Patientenzufriedenheit ohne erhöhte Morbidität. In: German Medical Science GMS Publishing House, 2016. Doc16digab09, doi: 10.3205/16digab09.
[11a] Real S.K. Soziale Teilhabe aus Sicht der Angehörigen von Patienten mit schwerster Aspiration. Vorteile bei Verwendung ungeblockter Trachealkanülen, Bachelorthesis IB-Hochschule Stuttgart, 2023. Aus: www.dysphagie-netzwerk-suedwest.de.
[11b] Arca-Tschudi B., Change of perspective: Rethinking tracheostomy tube management with cuffless tubes for patients with risk of aspiration, Abstract ESSD, 14. Annual Congress, Münster 2024
[12] Kommission für Krankenhaushygiene und Infektionsprävention am RKI: Infektionsprävention in Heimen. Stand 2005. S. 1069. Aus: www.rki.de/DE/Themen/Infektionskrankheiten/Krankenhaushygiene/KRINKO/Empfehlungen-der-KRINKO/Infektionspraevention-speziell/Downloads/Heimp_Rili.pdf?__blob=publicationFile&v=1 (letzter Zugriff am 22.12.2020).
[12a] Keller C, Radatz A. Pflegewissen Wunden, 3. A. München: Elsevier 2024.
[13] Kommission für Krankenhaushygiene und Infektionsprävention am RKI: Anforderungen an die Hygiene bei der Aufbereitung von Medizinprodukten. Stand 2012. S. 1247–1250. Aus: www.rki.de/DE/Themen/Infektionskrankheiten/Krankenhaushygiene/KRINKO/Empfehlungen-der-KRINKO/Basishygiene/Downloads/Medprod_Rili_2012.pdf?__blob=publicationFile&v=7 (letzter Zugriff: 22.12.2020).

WEITERFÜHRENDE LITERATUR

Beyer C. et al. Von der Tracheotomie zur Dekanülierung – Ein transdisziplinäres Handbuch. Berlin: Lehmanns media, 2014.
Diesener P. Kommunikation und Kostaufbau unter intensivmedizinischen Bedingungen. Schriftenreihe Nr. 24. Eigenverlag Hegau-Jugendwerk Gailingen, 2005. Aus: www.hegau-jugendwerk.de/media/dokumente/aktuelles/publikationen/Schriftenreihe/SR24-d.pdf (letzter Zugriff: 29.6.2025).
Herler G. Trachealkanülenmanagement beim Erwachsenen – Relevanz in der Atemphysiotherapie. Saarbrücken: AV Akademikerverlag, 2014.
Keller C, Radatz A. Pflegewissen Wunden, 3. A. München: Elsevier, 2024.
Klemm E, Nowak A. (Hrsg.). Kompendium Tracheotomie und Atemwege. Heidelberg: Springer, 2018.
Schneider-Stickler B, Kress P. Tracheotomie und Tracheostomaversorgung. Wien: Springer Austria, 2018.
Schwegler H. Trachealkanülenmanagement 4. A. Idstein: Schulz-Kirchner, 2022.

KAPITEL

12 Grundlagen der Beatmung

Michael Kasparek, Christine Keller

Die **maschinelle Beatmung** ist das „Herzstück" der außerklinischen Intensivpflege. Ziel ist es, den Menschen mit der Beatmung eine größtmögliche Unabhängigkeit und Selbstbestimmtheit, eine hohe Lebensqualität und die Integration in Familie und Freundeskreis, ggf. auch in Kindergarten, Schule oder Berufstätigkeit zu ermöglichen.

12.1 Maschinelle Beatmung und Heimbeatmung

DEFINITION

Maschinelle Beatmung *(engl. Mechanical Ventilation, künstliche Beatmung):* Die Atemarbeit wird teilweise oder vollständig von einem **Beatmungsgerät** *(Respirator)* übernommen.

Heimbeatmung *(außerklinische Beatmung):* Vorübergehende, intermittierende oder dauerhafte Beatmung eines Menschen außerhalb der Klinik, also in seinem „Zuhause", z. B. in der eigenen Wohnung oder ambulant betreuten Wohngemeinschaften.

12

12.1.1 Spontanatmung – Beatmung

Bei der **Spontanatmung** herrscht während der Inspiration ein Unterdruck (Sog) in der Lunge, damit die Luft in die Lunge strömen kann. Dieser Unterdruck entsteht durch eine Vergrößerung des Lungenvolumens. Beim Ausatmen ist der Druck in der Lunge größer als der Umgebungsdruck, damit die Luft aus der Lunge ausströmen kann (➤ Abb. 12.1). Dies geschieht durch eine Verkleinerung des Lungenvolumens (➤ 7.6.3, ➤ Abb. 7.11).

Bei der **Beatmung** sind die Druckverhältnisse genau umgekehrt: das Beatmungsgerät presst die Einatemluft mit (Über-)Druck in die Person hinein. Die Exspiration erfolgt passiv und der Überdruck in der Lunge fällt wieder auf das am Respirator eingestellte Druckniveau ab (➤ Abb. 12.1).

Die treibende Kraft für die Ventilation *(Belüftung der Lunge* ➤ 7.6.3*)* ist der Druckunterschied zwischen Atmosphäre und Alveolen. Bezugspunkt ist der **Atmosphärendruck** *(Druck in der Umgebung)*, der gleich 0 gesetzt wird.

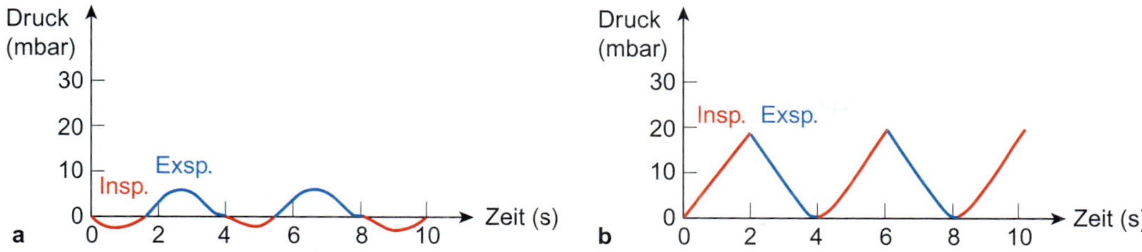

Abb. 12.1 Unterschied zwischen [L143]
a) Spontanatmung und
b) Beatmung

- Bei der **Spontanatmung** ist der Druck während der Inspiration leicht negativ, bei der Exspiration leicht positiv. Am Ende der Exspiration bzw. zu Beginn der Inspiration ist der Druck in den Alveolen gleich dem Atmosphärendruck (➤ Abb. 12.1 a).
- Bei der **Beatmung** ist der Druck bei der Inspiration immer deutlich positiv, bis zum eingestellten Inspirationsdruck. Am Ende der Exspiration ist er 0 oder häufig auch noch positiv, wenn ein PEEP (➤ 12.4.5) eingestellt ist (➤ Abb. 12.1 b).

Es gibt verschiedene **Methoden der Beatmung:**
- **Invasive Beatmung** über eine Trachealkanüle (➤ Kap. 11). In der Klinik wird auch über einen Endotrachealtubus oder eine Larynxmaske beatmet.
- **Nichtinvasive Beatmung** über ein Mundstück, eine Nasenmaske, eine Mundmaske, eine Mund-Nasen-Maske oder eine Gesichtsmaske. Eine Tracheotomie oder Intubation ist nicht erforderlich (➤ 12.7).
- **Phrenicus-Nerven-/Diaphragma-Stimulation** (*Zwerchfellschrittmacher* ➤ 12.8). Hier sind die Druckverhältnisse wie bei der Spontanatmung.

12.1.2 Ursachen, Indikationen und Ziele der Beatmung

Respiratorische Partial- und Globalinsuffizienz ➤ 9.2.6

WICHTIG

Beatmungstherapie ja oder nein?

Für den behandelnden Arzt oder der Ärztin ist die Entscheidung für oder gegen eine Beatmungstherapie immer auch vom (mutmaßlichen) Willen der Betroffenen abhängig. Nutzen und Risiken der Beatmung, Prognose der Erkrankung und Wunsch des Menschen sind gegeneinander abzuwägen.

Es gibt verschiedenste **Ursachen,** die eine Beatmung notwendig machen, u. a.: [1]
- Im Rahmen von Operationen, intra-/postoperativ
- Bei akuter respiratorischer Insuffizienz, z. B. im Rahmen einer Reanimation, nach Aspiration, nach schwerwiegenden Verletzungen wie Lungenverletzung, bei hoher Querschnittslähmung
- Verschlechterung der Atemsituation im Rahmen einer neuromuskulären Erkrankung (Ventilations-, Atempumpenstörung, ➤ 9.2.1)
- Verschlechterung der Atemsituation bei Lungenerkrankungen, z. B. COPD (➤ 9.3.3) oder Mukoviszidose (➤ 9.3.10)
- Verschlechterung der Atemsituation bei thorakalrestriktiven Erkrankungen, z. B. schweren Thoraxdeformitäten (➤ 9.2.1)
- Beim **Obesitas-Hypoventilations-Syndrom** *(OHS):* Adipositas mit einem BMI > 30 kg/m^2 in Kombination mit einer chronisch alveolären Hypoventilation und Hyperkapnie (*pCO_2 > 45 mmHg* ➤ 9.2.10) im wachen Ruhezustand *(Tageshyperkapnie)* und nach Ausschluss anderer Ursachen für eine Hyperkapnie. Bei 90 % der Betroffenen besteht zusätzlich ein obstruktives Schlafapnoesyndrom (➤ 9.3.6). Sie klagen auch über eine ausgesprochene Tagesmüdigkeit, rasche Erschöpfung und Kopfschmerzen. Bei vielen Betroffenen bestehen auch Zeichen einer dekompensierten Rechtsherzinsuffizienz, pulmonaler Hypertonie (➤ 9.3.5) oder einer Polyglobulie *(zu viele Erythrozyten).*

- In Einzelfällen beim Schlafapnoesyndrom, wenn reines CPAP (➤ 12.5.8) nicht ausreicht.

Die **Indikationen** für eine Beatmung ergeben sich aus objektiv messbaren Parametern, klinischen Zeichen und dem subjektiven Empfinden des Menschen (➤ Tab. 12.1). In jedem Fall wird eine ganz individuelle Entscheidung für oder gegen eine Beatmung getroffen.

Die **Ziele** der maschinellen Beatmung sind vielfältig:

- Die Atemarbeit ist teilweise oder vollständig übernommen.
- Eine erschöpfte Atemmuskulatur kann sich erholen, der Sauerstoffbedarf der Atemmuskulatur ist reduziert.
- Der pulmonale Gasaustausch ist sichergestellt bzw. optimiert, d. h., eine Hypoxämie und/oder Hyperkapnie sind verbessert, der pH-Wert ist im Normbereich (➤ Kap. 10).
- Die Zeichen einer respiratorischen Insuffizienz (➤ Tab. 12.1) sind verbessert, die Person fühlt sich auch subjektiv besser.
- Der Mensch toleriert die Beatmung und den Beatmungsmodus.
- Beatmungsbedingten Lungenschäden und anderen Komplikationen ist bestmöglich vorgebeugt.
- Ggf. ist eine frühestmögliche Entwöhnung von Respirator *(Weaning)* angestrebt (➤ 12.10).

WICHTIG

Handeln nur nach ärztlicher Anordnung

Auswahl des Beatmungsgeräts, Beatmungsmodus und Einstellung der Beatmungsparameter sind ärztliche Aufgaben. Pflegefachpersonen dürfen Veränderungen nur nach ärztlicher Anordnung vornehmen, das soll in der Regel unter klinischer Überwachung erfolgen. Jeder außerklinische Beatmungspatient soll an ein Beatmungszentrum mit Expertise in der außerklinischen Beatmung angebunden sein. Hier erfolgen Indikationsstellung, regelmäßige Optimierung der Beatmungstherapie und auch notfallmäßige Aufnahmen. [1]

12.1.3 Ziele für eine Heimbeatmung

Für Menschen in der **Heimbeatmung** gibt es **weitere Ziele:**

- Verbessern der Lebensqualität
- Bestmögliche selbstbestimmte Lebensführung, Teilhabe an Lebenssituationen, z. B. Familie, Hobby, Beruf
- Verbessern der Mobilität, auch außerhalb der Wohnung
- Stabilisieren/Verbessern der Atemfunktion und des körperlichen und psychischen Zustands
- Reduzieren von bronchopulmonalen Infekten und anderen Komplikationen und damit Reduzieren bzw. Vermeiden von Krankenhausaufenthalten

Tab. 12.1 Indikationen für eine Beatmung [2]

Objektive Parameter	Klinische Zeichen	Subjektives Empfinden des Betroffenen
• > 35 Atemzüge/Min. = Leitsymptom • Verschlechterung der Oxygenierung (➤ 9.2.5): – pO_2 < 50 mmHg ohne Sauerstoffgabe – pO_2 < 60 mmHg mit Sauerstoffgabe – respiratorische Alkalose durch Bedarfshyperventilation (➤ 10.4.4) • Verschlechterung der Ventilation (➤ 9.2.1): – pCO_2 > 55 mmHg, außer bei chronischer Hyperkapnie (➤ 9.2.9) – pH-Wert: respiratorische Azidose bei gleichzeitig erniedrigtem BE (➤ 10.4.3)	• Zunehmende Verschlechterung der Vigilanz: Unruhe, Verwirrtheit, Bewusstseinseintrübung, Schlafstörung, Alpträume • Zunehmende muskuläre und allgemeine körperliche Erschöpfung • Sichtbarer Einsatz der Atemhilfsmuskulatur • Paradoxe Atembewegungen von Thorax und Abdomen *(Schaukelatmung)* • Abnahme der wahrnehmbaren Thoraxbewegungen • Vegetative Zeichen: Schwitzen, Blutdruck- und Pulsveränderungen • Zyanose (fakultativ) • Zunehmende Zeichen einer Hyperkapnie: Kopfschmerzen, Tremor, Somnolenz	• Zunehmende Angst mit dem Gefühl, nicht genügend Luft zu bekommen • Person gibt Atemnot *(Dyspnoe,* ➤ Tab. 9.2*)* an • Abnahme der Belastbarkeit

12

- Erfüllen einer gewünschten Lebensverlängerung
- Nutzen und Fördern von sozialen Ressourcen im Rahmen einer **Rückzugspflege.** Rückzugspflege ist ein Konzept, bei dem eine 24-Stunden-Versorgung durch Förderung der Selbstständigkeit von Betroffenen und Angehörigen reduziert wird. Es ist häufig in der außerklinischen Kinderintensivpflege anzutreffen (➤ Kap. 16). Voraussetzung ist eine stabile medizinische Situation und die fachgerechte Anleitung von Angehörigen. Ziel ist u. a. der Familie mehr Privatheit im häuslichen Umfeld zu ermöglichen.

Diese Ziele sind mit spezialisierten Pflegediensten und Einrichtungen zu erreichen, die entsprechend qualifizierte Pflegefachpersonen beschäftigen. Die **Übernahme einer Patientin oder eines Patienten mit Beatmung** ins häusliche Umfeld ist eine komplexe und aufwendige Maßnahme, die gut vorbereitet und durchgeführt werden muss. Sie ist die Voraussetzung für gute Zusammenarbeit aller Beteiligten von Beginn an und auf lange Sicht (➤ 1.4, ➤ Kap. 6).

12.2 Nebenwirkungen und Komplikationen der Beatmung

Den positiven physiologischen und klinischen Effekten einer Beatmung oder Langzeitbeatmung steht eine Vielzahl von **Nebenwirkungen und Komplikationen** gegenüber. Diese entstehen durch die Beatmung an sich, aber auch durch den Beatmungszugang und den fehlerhaften oder unhygienischen Umgang mit dem Respirator und dem Zubehör.

12.2.1 Auswirkungen auf Lunge und Zwerchfell

DEFINITION

Ventilator- bzw. beatmungsinduzierte Lungenschädigung *(engl. Ventilator Induced Lung Injure, VILI):* Schädigung des Lungenparenchyms durch die Beatmung – es spielen sowohl mechanische als auch biologische Faktoren eine Rolle. Sie zeigt sich als:

- **Barotrauma:** Direkte Schädigung des Lungengewebes durch Beatmung mit zu hohem Beatmungsdruck bzw. zu hoher Beatmungsdruckamplitude (inspiratorischer Druck – exspiratorischer Druck).
- **Volutrauma:** Direkte Schädigung des Lungengewebes durch Beatmung mit zu hohem Tidalvolumen.
- **Atelektrauma:** Zyklisches Kollabieren und erneutes Öffnen von Alveolen sowie Entstehen von Scherkräften zwischen beatmeten und nicht beatmeten Lungenbezirken *(= Scherkräftetrauma).*
- **Biotrauma:** Sekundäre lokale und systemische Entzündungsreaktion als Folge einer mechanisch bedingten Lungenschädigung.

Besonders gefährdet sind Menschen mit vorbestehenden Lungenerkrankungen, weil sich bei ihnen die Luft oft nicht gleichmäßig verteilt, sondern manche Lungenbezirke schneller bzw. langsamer mit Luft gefüllt werden. [2]

Die pathophysiologischen Mechanismen sind **Überdehnung/Überblähung** und ggf. auch **Ruptur von Alveolen sowie Scherkräfte**, die zwischen Alveolensegmenten wirken. Infolge dessen kann die alveolokapilläre Membran zerreißen, mit nachfolgender Entzündungsreaktion. Das Ventilations-Perfusions-Verhältnis (➤ 9.2.4) verschlechtert sich mit einer Zunahme der Totraumventilation. Durch das Erhöhen der Gefäßpermeabilität im Rahmen der Entzündungsreaktion kommt es zur Ausbildung eines interstitiellen Lungenödems. Die Schädigung des Surfactants (➤ 7.2.5) führt zur Atelektasenbildung mit Zunahme des intrapulmonalen Rechts-Links-Shunts (➤ 9.2.4). Insgesamt verschlechtert sich der pulmonale Gasaustausch.

Ein **Biotrauma** ist eine entzündlich vermittelte Lungenschädigung, die durch eine unangemessene maschinelle Beatmung entsteht – unabhängig davon, ob direkt sichtbare mechanische Schäden wie Baro- oder Volutrauma vorliegen. Es ist eine immunologische Reaktion, bei der die Beatmung zu einer verstärkten Freisetzung von Entzündungsmediatoren, wie u. a. Makrophagen, Zytokine, führt. Lokal kann das zu einer Verschlechterung der Lungenfunktion und Entwicklung eines VILI *(beatmungsassoziierte Lungenschädigung)* führen. Systemisch können die Entzündungsmediatoren in den Kreislauf gelangen („Spill-over") und eine systemische Entzündung bis hin zur Sepsis mit Multiorganversagen verursachen. [3]

12

DEFINITION

Ventilatorassoziierte Pneumonie *(engl. Ventilator-associated Pneumonia, VAP; beatmungsassoziierte Pneumonie; „Beatmungspneumonie"):* Nosokomiale Pneumonie als Folge einer invasiven Beatmung, die länger als 48 Stunden dauert und eine Sterblichkeit bis 13 % aufweist. Die Definition wird für Beatmungspatienten auf Intensivstationen verwendet, die Präventionsmaßnahmen gelten aber auch für außerklinische Beatmungspatienten. [4]

Pneumonien ➤ 9.3.2

Das Risiko steigt mit der Beatmungsdauer. Weitere **Risikofaktoren** sind u. a.: [4]

- Alter < 1 Jahr und > 65 Jahre
- Herabgesetztes Immunsystem
- Schwerwiegende neurologische Erkrankungen mit fehlenden Schutzreflexen
- COPD
- Aspiration, Mikroaspiration
- Langzeitbeatmung.

Wissenschaftler vermuten ursächlich eine Besiedelung mit pathogenen Erregern, die aus unterschiedlichen Gründen in die Lunge gelangen und dort eine Pneumonie auslösen: [4]

- Der Mund-Rachen-Raum ist mit potenziell pathogenen Keimen besiedelt, besonders wenn der Selbstreinigungsmechanismus durch eine fehlende orale Nahrungsaufnahme reduziert ist. Durch Aspiration von Sekreten aus Mund und oberen Atemwegen, auch bei geblockter Trachealkanüle (sog. *Mikroaspiration),* gelangen diese in die Lunge. Auch eine unhygienische und unzureichende Mundpflege kann mit begünstigend wirken.
- Inhalation von Erregern mit dem Atemgas, z. B. im Rahmen der Beatmung oder Inhalation, durch unsachgemäßen und unhygienischen Umgang mit Materialien und Zubehör.
- Aspiration von Magensaft, -inhalt nach Reflux oder Erbrechen. Eine flache Lagerung begünstigt den Reflux von Mageninhalt zusätzlich.

Die „**Empfehlung Prävention der nosokomialen beatmungsassoziierten Pneumonie**" von der *KRINKO* am *Robert Koch-Institut* nennt eine Reihe von präventiven Maßnahmen.

DEFINITION

Beatmungsinduzierte diaphragmale Dysfunktion *(engl. Ventilator-induced Diaphragmatic Dysfunction, VIDD):* Muskelatrophie des Zwerchfells, die bereits 24–48 Std. nach Beginn einer kontrollierten Beatmung beginnt und mit der Dauer der Beatmung zunimmt. [2]

Die Folge kann ein verlängerter Weaning-Prozess sein. Die wichtigste prophylaktische Maßnahme ist das Erhalten der Spontanatmung, auch im Rahmen einer kontrollierten Beatmung, um so einer Inaktivitätsatrophie des Zwerchfells vorzubeugen.

12.2.2 Auswirkungen auf das Herz-Kreislauf-System und andere Organe

Das **Herz-Kreislauf-System** wird v. a. durch den permanent erhöhten intrathorakalen Druck negativ beeinflusst. Dieser entsteht durch die Überdruckbeatmung. Die **Folgen** sind:

- Der **venöse Rückfluss** zum Herzen ist behindert, dadurch füllen sich linker und rechter Ventrikel schlechter. Der zentrale Venendruck vor dem linken Vorhof und Druck vor dem rechten Vorhof steigen an.
- Das **Herzzeitvolumen** *(HZV, Blutmenge, die pro Minute durch die beiden Ventrikel ausgeworfen wird)* fällt durch die schlechtere Füllung der Ventrikel ab. Außerdem muss das Herz das Blut ständig gegen den erhöhten intrathorakalen Druck auswerfen. Die Kontraktionsfähigkeit des Herzmuskels ist zudem beeinträchtigt. Vor allem in Verbindung mit einem Volumenmangel sinkt der arterielle Blutdruck und die Organdurchblutung verschlechtert sich. Besonders betroffen sind Nieren, Gehirn, Lunge, Leber und Magen-Darm-Trakt.

Durch die Verminderung des Herzzeitvolumens sind auch die **Nieren** schlechter durchblutet. In Verbindung mit weiteren komplexen Mechanismen nehmen die Diurese und die Natriumausscheidung ab. Durch die Flüssigkeitsretention besteht eine generelle Ödemneigung, auch in der Lunge. Der erhöhte intraabdominelle Druck und der Abfall des HZV verschlechtern die Durchblutung der **Leber.** Ein erhöhter Druck in der unteren Hohlvene, der durch den behinderten venösen Rückfluss entsteht, kann zu einer Stauungsleber führen. Ähnliche Auswirkungen hat die Beatmung auch auf die Organe des **Magen-Darm-Trakts.** Diese Organe sind ebenfalls schlechter durchblutet. Das **Gehirn** ist überdies von der Beatmung mit Überdruck betroffen. Der venöse Rück- bzw. Abfluss aus den Jugularvenen zum Herzen ist behindert, wodurch das Blutvolumen im Gehirn zunimmt. Diese Situation ist bei Menschen mit erhöhtem Hirndruck besonders problematisch. [2]

12.2.3 Komplikationen durch den Beatmungszugang

Bei der **nichtinvasiven Beatmung** (➤ 12.7) drohen v. a. diese **Komplikationen:**

- Austrocken der Schleimhäute, z. B. trockener Rachen
- Druckstellen und -schmerzen durch die Maske
- Übelkeit, Völlegefühl und Blähungen
- Leckage durch nicht passende Maske mit der Gefahr der insuffizienten Beatmung
- Augenirritationen, Konjunktivitis *(Bindehautentzündung)* durch Luftaustritt bei Maskenleckage
- Einschlaf- und Durchschlafstörungen.

Bei der **invasiven Beatmung** über eine Trachealkanüle (➤ Kap. 11) drohen u. a.:

- Druckstellen, Verletzungen und Schmerzen an Trachealschleimhaut und Tracheostoma
- Hypergranulation am Stomaeingang und im Stomakanal (➤ Abb. 11.27, ➤ Abb. 11.28, ➤ Abb. 11.29, ➤ Abb. 11.30, ➤ Abb. 11.31)
- Hautreizung bis hin zur Infektion, Mazeration der Epidermis in der Stomaumgebung durch parastomales Sekret
- Verlegung der Kanüle durch Sekret mit der Folge einer Hypoventilation
- Versehentliches Herausrutschen der Kanüle
- Sprechstörung, v. a. bei geblockter Kanüle
- Beeinträchtigung des Geschmacks- und Geruchssinns
- Beeinträchtigung des Abhustens durch fehlenden Glottisschluss bei geblockter Kanüle
- Dysphagie durch fehlende Rachenbelüftung (➤ Kap. 18).

12.3 Allgemeine Funktionsweise von Heimbeatmungsgeräten

12.3.1 Aufbau eines Beatmungsgeräts

Heimbeatmungsgeräte sollen leicht, klein und kompakt sein, übersichtlich gebaut und einfach zu bedienen. Beatmungsgeräte werden nach ihrer Indikation unterschieden (➤ 12.9). Die Bedienungsanleitung soll anwenderfreundlich sein.

Beatmungsgeräte bestehen im Wesentlichen aus folgenden **Komponenten:**

- Antriebssystem (Turbine) und Steuerungssystem
- Gasmischeinrichtung mit Zufuhr und Mischung des Atemgases
- Bedien- und Monitoringeinheit
- Patientensystem: Beatmungsschlauch, Befeuchtungssystem *(aktiv oder passiv,* (➤ 13.1.3), Ventile.

Im **Heimbeatmungsbereich** kommen nur elektrisch betriebene Geräte zum Einsatz. Ein **interner Akku** springt schnell ein, falls der Strom einmal ausfällt. Alle Beatmungsgeräte können über einen speziellen Anschluss auch mit einem **externen Akku** betrieben werden. Ab Beatmungszeiten mit mehr als 16 Stunden und für Betroffene, die das Haus verlassen, muss ein externer Akku mit einer Kapazität von mindestens 8–10 Stunden zur Verfügung stehen. Ebenso muss bei dieser Beatmungszeit ein **2. Beatmungsgerät** bei den Betroffenen vorhanden sein. [5]

Respiratoren für die Heimbeatmung müssen die **Druckluft** selbst generieren. Dies erfolgt aus der Raumluft, ein Partikelfilter am Lufteinlass ist zum Schutz des Menschen notwendig. Wichtig ist außerdem, dass die Turbine, die die Luft in die Person presst, möglichst geräuscharm arbeitet. Braucht sie eine höhere Sauerstoffkonzentration als die 21 % in der Raumluft, wird diese über eine **externe Sauerstoffquelle** (➤ 14.1.1) über einen geräteseitigen Einlass zugeführt.

Am **Bedienteil** werden die Einstellungen vorgenommen. Eine **Sicherheitsfunktion** *(Sperrfunktion)* verhindert das versehentliche Verstellen der Parameter. An einem ausreichend großen **Display** *(klinisches Menü)* müssen die eingestellten **Parameter** und **Alarmgrenzen** eindeutig ablesbar sein. Ein-

12

gestellte Parameter und von der Person generierte Parameter, z. B. eine Triggerung (➤ 12.4.6), sollen einfach unterschieden werden können. Ebenso müssen die ausgelösten **Alarme** am Display gut ablesbar und sicher erkannt werden können. Bei nicht vom Respirator abhängigen Menschen soll die Möglichkeit bestehen, die Alarme – außer Stromnetzausfall – stumm zu stellen. Eine Speicherung der Alarme und Parameterverstellung ist sinnvoll. Der Anschluss an ein externes Alarmsystem muss bei lebenserhaltender Beatmung optional vorhanden sein. [5]

Im sog. **Patientenmenü** ist das Gerät „gesperrt", um eine versehentliche Veränderung der Parameter zu verhindern. Der Patient bzw. die Pflegefachperson kann das Gerät lediglich starten oder stoppen, die eingestellten Parameter ablesen und Alarme unterdrücken. Bei vielen Respiratoren kann die Pflegefachperson zwischen mehreren Modi (z. B. Modus 1: Beatmung mit geblockter Kanüle in der Nacht, Modus 2: Beatmung mit entblockter Kanüle zum Sprechen am Tag) wählen. Im **Klinik- oder Arztmenü** ist das Gerät „entriegelt", was das Ändern der Parameter erlaubt. Der jeweilige Zustand wird oft mit einem geschlossenen bzw. geöffneten Schlosssymbol dargestellt.

Im Heimbeatmungsbereich wird meist mit einem **Einschlauchsystem** mit Ausatemventil (➤ Abb. 12.2) beatmet, d. h., die Exspirationsluft wird nicht über den Respirator ausgeleitet, sondern über ein Exspirationsventil, das sich an der Konnektionsstelle vom Beatmungsschlauch zur Trachealkanüle/Maske befindet. Dieses Ventil wird über einen dünnen Schlauch vom Beatmungsgerät gesteuert. Viele Geräte haben zudem noch einen 2. dünnen Schlauch, über den die patientennahe Druckmessung erfolgt.

Vorteile des Einschlauchsystems mit Ausatemventil:

- Patientennahe Druckmessung
- Leicht im Gewicht, dadurch weniger Zug an der Trachealkanüle oder Maske
- Gutes Kompensieren von Leckagen
- Kostengünstiger.

Ein **Nachteil** ist die fehlende „Kommunikation" des Menschen mit dem Respirator in der Exspiration, da der Ausatemschlauch fehlt und eine Leckage nicht gemessen werden kann.

Doppelschlauchsysteme *(Zweischlauchsysteme* ➤ Abb. 12.3) haben einen Inspirations- und Exspi-

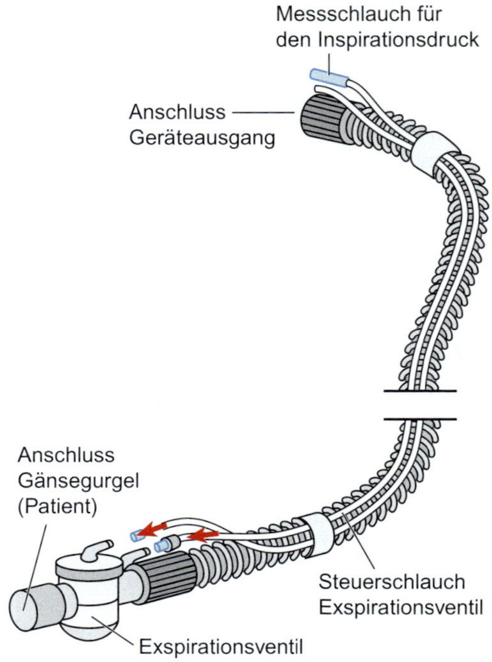

Abb. 12.2 Einschlauchsystem mit Ausatemventil [L126]

rationsschlauch. Sie werden verwendet, wenn sowohl das Einatemvolumen (V_{ti}) als auch das Ausatemvolumen (V_{te}) gemessen werden sollen, z. B. bei Kindern. Ist das V_{ti} höher als das V_{te} bedeutet das, dass die Luft nicht komplett entweichen kann, z. B. bei Obstruktion, und zu einer Überblähung der Lunge führt. Ist eine aktive Befeuchtung (➤ 13.1.3) notwendig, wird meist ein **Beatmungssystem mit Schlauchheizung** verwendet, um das Bilden von Kondenswasser im System zu vermeiden.

Bei offenen oder sog. **Leckagesystemen** sind patientennah definierte Öffnungen im Beatmungssystem, also im Schlauchsystem oder in der Maske, vorhanden, d. h., sie verlieren kontinuierlich sowohl bei der Inspiration als auch bei der Exspiration Volumen *(Leckage)*. Das Gerät wäscht so das exspiratorische CO_2 aus. Es muss mit PEEP beatmet werden, um mit dem kontinuierlichen positiven Atemwegsdruck die Rückatmung von CO_2 zu verhindern. Die Leckagebeatmung erfordert Respiratoren, die die Fähigkeit haben, die Leckage ausreichend zu kompensieren.

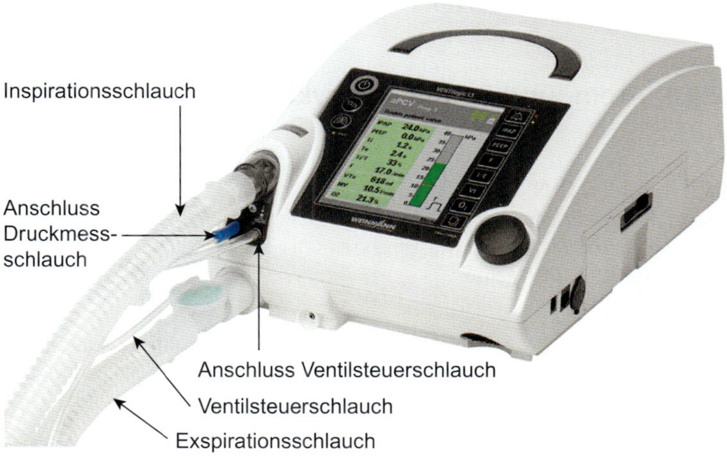

Abb. 12.3 Beatmungsgerät mit Doppelschlauchsystem [V083]

12.3.2 Steuerung eines Atemzugs

Die **Steuerung eines Atemzugs** ist komplex und das „Herzstück" eines Beatmungsgeräts. Die Raumluft, ggf. mit zusätzlichem Sauerstoff, gelangt über eine Turbine (saugt die Umgebungsluft an) mit dem Therapiedruck in die Lunge des Patienten oder der Patientin. Die Exspiration ist ein passiver Vorgang, d. h., die Atemluft wird nicht aus der Lunge gesaugt. Durch die Eigenelastizität der Lunge und die Schwere des Thorax verkleinert sich das Volumen und die Luft gelangt nach außen. Das Entweichen der Luft erfolgt bis zu einem eingestellten Druck *(PEEP)* und kann auch zeitlich gedrosselt werden, z. B. über eine exspiratorische Rampe.

Für das Verabreichen eines Beatmungshubs müssen Inspirations- und Exspirationsventil „wissen", wann sie sich öffnen und schließen sollen: [6]

- Das **Inspirationsventil öffnet** sich über den sog. Trigger (➤ 12.4.6):
  - Maschinen-Trigger. Der Trigger kann eine Zeit sein, die sich über die eingestellte Beatmungsfrequenz und das I:E-Verhältnis (➤ 12.4.3) ergibt
  - Patienten-Trigger. Das Beatmungsgerät erkennt die Einatem-Bemühungen der Person
- Das **Inspirationsventil schließt,** wenn:
  - Ein voreingestelltes Atemzugvolumen verabreicht ist = **Volumensteuerung** (➤ 12.5.1)
  - Ein voreingestellter Druck erreicht ist = **Drucksteuerung** (➤ 12.5.2)
  - Eine voreingestellte Zeit erreicht ist = **Zeitsteuerung** (➤ 12.5.7)
  - Ein voreingestellter Inspirationsflow unterschritten ist = **Flowsteuerung** (➤ 12.4.5, ➤ 12.5.2).

WICHTIG

Kontrollvariablen

Volumen, Druck, Zeit und Flow sind die sog. **Kontrollvariablen,** d. h., abhängig vom Beatmungsmodus (*volumenkontrolliert* ➤ 12.5.1, *druckkontrolliert* ➤ 12.5.2) wird eine dieser Variablen konstant gehalten und die Inspiration dadurch gesteuert bzw. kontrolliert.

- Das **Exspirationsventil öffnet** sich automatisch, wenn sich das Inspirationsventil verschließt.
- Das **Exspirationsventil schließt** sich:
  - Über die eingestellte Zeit, die sich aus der Beatmungsfrequenz und dem I:E-Verhältnis ergibt = Exspirationszeit (➤ 12.4.2, ➤ 12.4.3)
  - Wenn die Person einen Einatemversuch *(Triggern)* unternimmt (➤ 12.4.6).

12.4 Definitionen

12.4.1 Atem- und Beatmungszyklus

DEFINITION

Atemzyklus *(Ventilationszyklus, T):* Atemzug, vom Beginn der Einatmung bis zum Ende der Ausatmung einschließlich der endexspiratorischen Pause

$$T = T_{insp} + T_{exsp}$$

Beatmungszyklus: Maschineller Atemhub, der mit der Inspiration beginnt und mit der Exspiration endet einschließlich der endexspiratorischen Pause.

Der **Beatmungszyklus** wird weiter unterteilt (➤ Abb. 12.4):

- **Flow-Phase.** Gasflussphase, d. h., in dieser Zeit strömt Luft.
- **No-Flow-Phase.** Pausenphase, d. h., in dieser Zeit findet kein Gasfluss statt.

Die **inspiratorische No-Flow-Phase** wird auch Plateauphase oder inspiratorische Pause genannt. In dieser Phase kommt es zu einer intrapulmonalen Verteilung der Luft. Die **exspiratorische No-Flow-Phase** heißt auch Grundlinie oder Baseline.

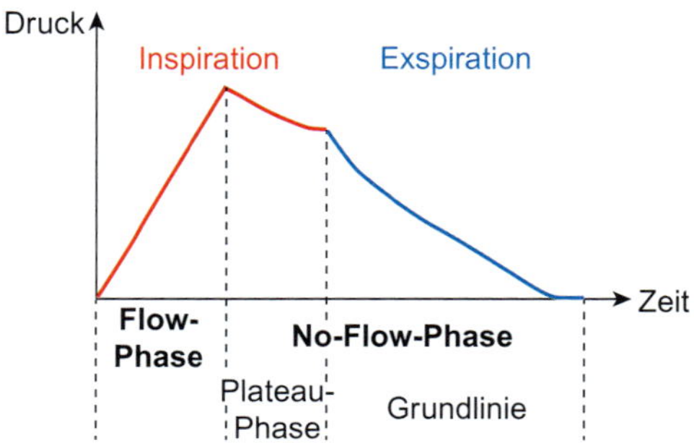

Abb. 12.4 Beatmungszyklus mit Inspiration und Exspiration. Die Begriffe Flow- und No-Flow-Phase beziehen sich auf den Gasfluss. [L143]

12.4.2 Beatmungsfrequenz, Atemhub- und Atemminutenvolumen

DEFINITION

Beatmungsfrequenz *(AF/f; bpm, engl. beats per minute):* Anzahl der Atemhübe pro Minute. Angestrebt wird eine physiologische Beatmungsfrequenz, i. d. R. zwischen 12–18 AF/Min.
Atemhubvolumen *(Tidalvolumen, V_t):* Luftmenge, die pro Atemhub verabreicht wird.
Atemminutenvolumen *(AMV):* Luftmenge, die pro Min. verabreicht wird.

Das **Atemhubvolumen** muss eine ausreichende Ventilation gewährleisten, darf aber die Lunge nicht überdehnen. Die **Formel zur Berechnung** des Volumens pro Atemhub: [7]

6–8 ml/kg KG, bezogen auf das Idealgewicht *(engl. Ideal Body Weight, IBW).*

Idealgewicht bei Männern: Körpergröße – 100,
bei Frauen: Körpergröße – 100 – 10 %.
Beispiel: Mann mit 172 cm – 100 = 72 kg
72 kg × 6 ml = 432 ml, 72 kg × 8 ml = 576 ml → das Atemhubvolumen soll zwischen 432 ml und 576 ml sein.

Bei Risikopatientinnen und -patienten (z. B. mit Lungenversagen/ARDS) wird ggf. das Atemhubvolumen geringer gewählt (4–6 ml/kg Idealgewicht), um noch lungenschonender zu beatmen.

Am Respirator kann entweder das Atemhubvolumen oder das **Atemminutenvolumen** eingestellt werden. Bei der Einstellung „Atemhubvolumen" errechnet sich das Atemminutenvolumen wie folgt:

AMV = V_t × AF

Beispiel: 0,5 l × 11 = 5,5 l AMV

Ziel der Einstellung von Atemfrequenz und Atemhub- bzw. Atemminutenvolumen ist ein pCO_2 im Normbereich (➤ Kap. 10). Ist der $pCO_2 > 45$ mmHg, kann man entweder die Atemfrequenz oder das Atemhub- bzw. Atemminutenvolumen steigern. Ist der $pCO_2 < 35$ mmHg, kann man die Atemfrequenz oder das Atemhub- bzw. Atemminutenvolumen reduzieren.

WICHTIG

Atemminutenvolumen und Beatmungsmuster

Nur bei einer **volumenkontrollierten Beatmung** (➤ 12.5.1) entspricht das eingestellte Atemminutenvolumen dem tatsächlich verabreichten. Sobald der Trigger zugeschaltet ist und der Pflegekunde diesen auch nutzt, ist das tatsächliche AMV größer als das am Respirator eingestellte.

Bei einer **druckkontrollierten Beatmung** (➤ 12.5.2) kann das AMV nicht eingestellt werden. Hier ist die Kontrollvariable der eingestellte Druck und das Volumen ergibt sich aus dem Inspirationsdruck, der Inspirationszeit und der pulmonalen Situation der Betroffenen.

Compliance und Resistance ➤ 7.6.4

12.4.3 Atemzeitverhältnis

DEFINITION

Atemzeitverhältnis *(Inspirations-Exspirations-Verhältnis, I:E-Verhältnis):* Verhältnis von Inspirationszeit (t_{insp}) zur Exspirationszeit (t_{exsp}). Bei der Spontanatmung ist ein I:E von 1:1,5 bis 1:2 physiologisch.

Abhängig vom Respirator ist das Atemzeitverhältnis direkt oder indirekt einzustellen:

- **Direkt.** Beispiel: Die Einstellung des I:E-Verhältnisses ist 1:1,5, bei einer Atemfrequenz von 12 pro Min. → 60 Sek.: 12 AF = ein Atemzyklus dauert 5 Sek., die Inspiration beträgt 2 Sek. und die Exspiration 3 Sek.
- **Indirekt.** Hier gibt es verschiedene Möglichkeiten, aus denen sich jeweils das Atemzeitverhältnis errechnet, z. B. über die Einstellung der **Dauer der Inspirationszeit** (t_{insp}), die in Sekunden angegeben wird. In der Regel liegt die Inspirationszeit zwischen 0,8–1,5 Sek. Aus Atemfrequenz und Inspirationszeit resultiert dann das I:E-Verhältnis, das am Respirator angezeigt wird.

WICHTIG

Physiologisches Atemzeitverhältnis wird angestrebt

In der Regel wird ein physiologisches I:E-Verhältnis von 1:2 angestrebt.
Am Beatmungsgerät kann abgelesen werden, mit welcher Inspirationszeit und mit welcher Atemfrequenz beatmet wird, dadurch errechnet sich das Atemzeitverhältnis.

Ein **I:E-Verhältnis > 1:2** verlängert die Exspirationszeit auf Kosten der Inspirationszeit. Das ist v. a. bei Menschen mit chronisch-obstruktiven Lungenerkrankungen (➤ 9.3.3) sinnvoll, damit genügend Zeit für die Ausatmung zur Verfügung steht, denn diese ist durch die Obstruktion der Atemwege bis um das 5-fache verlängert.

Ein **I:E-Verhältnis** < 1:2 verlängert die Inspirationszeit auf Kosten der Exspirationszeit. Das kann notwendig werden, um den Beatmungsspitzendruck so gering wie möglich zu halten oder um die Gasaustauschzeit zu verlängern und die Sauerstoffversorgung zu optimieren. [7]

12.4.4 Flow und Drücke

DEFINITION

Inspirationsflow: Geschwindigkeit, mit der das Atemgas während der inspiratorischen Flow-Phase verabreicht wird, in Volumen pro Zeiteinheit, z. B. l/Min. Er muss so eingestellt sein, dass das gewünschte Tidalvolumen bei *der volumenkontrollierten Beatmung* in der gewünschten Zeit verabreicht wird.

Ein **hoher Inspirationsflow** bedeutet, dass sich die Lunge rasch mit Luft füllt, d. h., das eingestellte Atemhubvolumen ist schneller verabreicht. Allerdings können Turbulenzen im Luftstrom entstehen. Das hat zur Folge, dass sich das Atemgas schlechter in der Lunge verteilt und der Spitzendruck höher ist. Ein **niedriger Inspirationsflow** bedeutet, dass sich das Atemgas gleichmäßiger in der Lunge verteilt und der Spitzendruck niedriger ist. Allerdings besteht die Gefahr, dass bei der Person ein Gefühl der Luftnot entsteht.

DEFINITION

Inspirationsdruck *(P_{insp}, P_{in}, P_i):* Druck der Inspiration, d.h. Druck über dem Exspirationsniveau (PEEP) (➤ 12.4.5) – im Gegensatz zum IPAP.
Positiver inspiratorischer Atemwegsdruck *(engl. Inspiratory Positive Airway Pressure, IPAP):* Beatmungsdruck bei der Einatmung, ohne den PEEP. IPAP = P_{insp} + PEEP.
Flowanstiegszeit *(Inspirationsanstiegszeit, Rampe, engl. Rise Time):* Zeitspanne, die der Respirator benötigt, um den eingestellten Inspirationsdruck bei druckkontrollierten Modi) oder den maximalen Flow bei volumenkontrollierten Modi (mit variabler Rampe) zu erreichen.
Spitzendruck *(engl. Peak Inspiratory Pressure/PIP, P_{peak}):* Maximal erreichte Atemwegsdruck während der Inspiration normalerweise gleich dem eingestellten IPAP. Im Monitoring der Maschine kann ein höherer PIP beobachtet werden, z. B. wenn der Patient hustet.

Der **Inspirationsdruck** ist der Druck, den der Respirator während der Inspirationsphase aufbaut, um die Luft in die Lunge zu fördern. Er ist der zentrale Parameter in der *druckkontrollierten* Beatmung und in den Modi mit Druckunterstützung. Das daraus resultierende Tidalvolumen ist abhängig von der Compliance und Resistance (➤ 7.6.4) und damit variabel. Ein zu hoher P_{insp} erhöht das Risiko für ein Barotrauma, ein zu niedriger P_{insp} kann zur Hypoventilation und Hyperkapnie führen. [8]

Die **Flowanstiegszeit** *(Rampe)* ist die Zeit, in der der Respirator den eingestellten Inspirationsdruck bei der druckkontrollierten Beatmung erreicht. Moderne Respiratoren geben die Rampe in Millisekunden (ms) oder Sekunden (s) an. Andere Respiratoren haben eine skalierte Einstellung: Stufe 1 = langsamer Anstieg bis Stufe 9 = schneller Anstieg. Die Rampe muss individuell angepasst werden, sodass der Betroffene weder ein Gefühl der Luftnot noch ein Gefühl der Überblähung hat – dabei ist auch die Grunderkrankung zu berücksichtigen. [8]

Der **Spitzendruck** *(P_{peak})* ist von vier Faktoren abhängig:

- Resistance (➤ 7.6.4)
- Compliance (➤ 7.6.4)
- Inspirationsflow
- Tidalvolumen (➤ 12.4.2).

In der *volumenkontrollierten* Beatmung ist der Spitzendruck variabel, in der *druckkontrollierten* Beatmung ist der PIP = IPAP = P_{insp} + PEEP.

Nach Beendigung der Flow-Phase bei der *volumenkontrollierten* Beatmung verteilt sich die Luft in der Lunge. Dadurch fällt der Druck wieder etwas ab = **Plateaudruck** (➤ Abb. 12.5). Er ist von der Compliance der Lunge abhängig. Ein erhöhter Plateaudruck spricht für eine niedrige Compliance der Lunge. Die **Plateauphase** gehört noch zur Inspiration, denn das Ausatemventil ist noch geschlossen. Bei der *druckkontrollierten* Beatmung wird der eingestellte Inspirationsdruck während der Dauer der Inspiration aufrechterhalten (➤ Abb. 12.6).

WICHTIG

Unterschiedliche Maßeinheiten für Druck

Für Druck gibt es unterschiedliche Maßeinheiten. Nach dem **SI-System** *(frz. Système international d'unités, internationales Einheitensystem)* lautet die Maßeinheit **Pascal** *(Pa)* oder **Bar** *(bar).*

- 1 Hektopascal (hPa) = 100 Pa
- 1 Millibar (mbar) = 1/1 000 bar
- 1 hPa ≙ 1 mbar.

Nicht SI-konform ist die Maßeinheit **Meter Wassersäule** *(mH_2O oder auch mWS):*

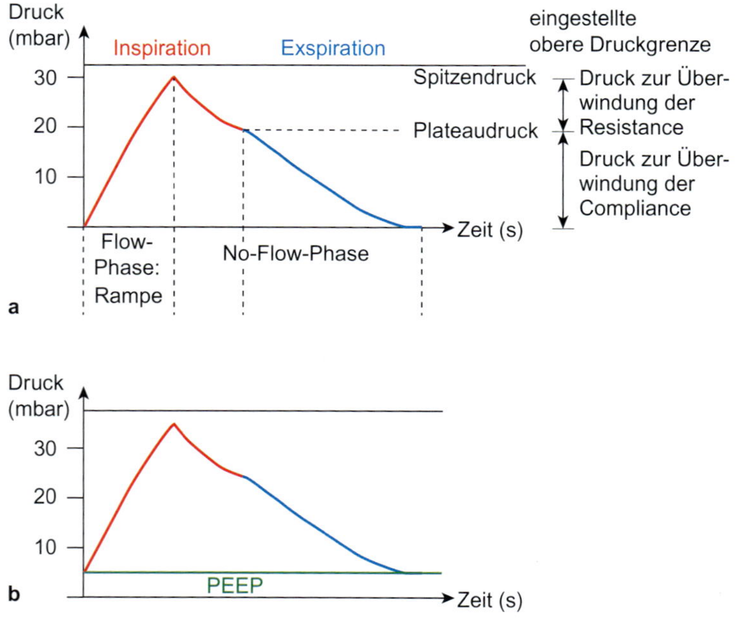

Abb. 12.5 Druck-Zeit-Diagramm bei volumenkontrollierter Beatmung (➤ 12.5.1). [L143]
a) Entstehung von Spitzendruck und Plateaudruck in der Inspirationsphase ohne PEEP.
b) Mit PEEP von 5 mbar.

- 1 Meter Wassersäule *(mH_2O)* = 100 Zentimeter Wassersäule *(cmH_2O)*
- 1 cmH_2O ≙ 0,984 hPA ≙ 0,984 mbar.

Hersteller von Respiratoren verwenden unterschiedliche Maßeinheiten!

12.4.5 PEEP

DEFINITION

PEEP *(engl. Positive Endexspiratory Pressure, positiver endexspiratorischer Atemwegsdruck),* **EPAP** *(engl. Exspiratory Positive Airway Pressure, positiver exspiratorischer Atemwegsdruck):* Positiver Druck am Ende der Ausatmung, d. h., der Druck fällt am Ende der Ausatmung nicht auf 0, sondern wird im positiven Bereich gehalten. Durch den PEEP bleibt der Druck während des gesamten Beatmungszyklus im positiven Bereich (➤ Abb. 12.5, ➤ Abb. 12.6).

Der **PEEP** wird am Respirator eingestellt und wirkt auf das Exspirationsventil, welches dann verhindert, dass der Atemwegsdruck am Ende der Ausatmung unter den eingestellten Wert fällt. Der „Standard-PEEP" sind 5 mbar. Er soll die durch die Intubation oder Tracheotomie reduzierte funktionelle Residualkapazität (➤ 7.6.5) durch das Verkleinern des anatomischen Totraums (➤ 7.6.6) ausgleichen.

Wirkung des PEEP:

Zunahme der funktionellen Residualkapazität, dadurch:

- Bewahren der Alveolen vor dem Kollabieren, bereits bestehende Alveolen können in einem gewissen Maße wiedereröffnet werden
- Verbessen des Ventilations-Perfusionsverhältnisses (➤ 9.2.4), dadurch
- Abnahme des Rechts-Links-Shunts (➤ 9.2.4)
- Vergrößerung der Gasaustauschfläche und damit Verbessern der Oxygenierung (➤ 9.2.5).

Unterscheidung extrinsischer PEEP – intrinsischer PEEP:

- Der **extrinsische PEEP** *(PEEPe),* auch **externer PEEP,** wird am Respirator eingestellt.
- Der **intrinsische PEEP** *(PEEPi)* entsteht bei chronisch-obstruktiven Lungenerkrankungen (➤ 9.2.3) und Beatmungsmodi mit kurzen Exspirationszeiten oder hoher Atemfrequenz. Durch eine unvollständige Ausatmung kommt es zu einer dynamischen Überblähung der Lunge, da bei jedem weiteren Atemzug mehr Luft endexspiratorisch in der Lunge verbleibt. Dieser ansteigende Druck (PEEPi) und die zunehmende „gefangene Luft" heißt „Airtrapping" und ist auch an den kleiner werdenden Tidalvolumina zu erkennen. **Vorsicht:** Dies kann zu einer kritischen Situation führen!

WICHTIG

Anwendung von PEEP bei COPD

Die Anwendung von PEEP/CPAP (➤ 12.5.7) muss bei Menschen mit COPD (➤ 9.3.3) individuell und mit Vorsicht erfolgen. Ein initialer PEEP von 5–8 mbar liegt im Allgemeinen unter dem intrinsischen PEEP. [2]

Der externe PEEP muss kleiner als der intrinsische PEEP sein (ungefähr ⅔). Bei chronisch obstruktiven Lungenerkrankungen kann durch den externen PEEP eine „Schienung der Atemwege" erreicht werden. Die Triggerung des Beatmungshubes fällt leichter und die Atemarbeit nimmt ab. [2]

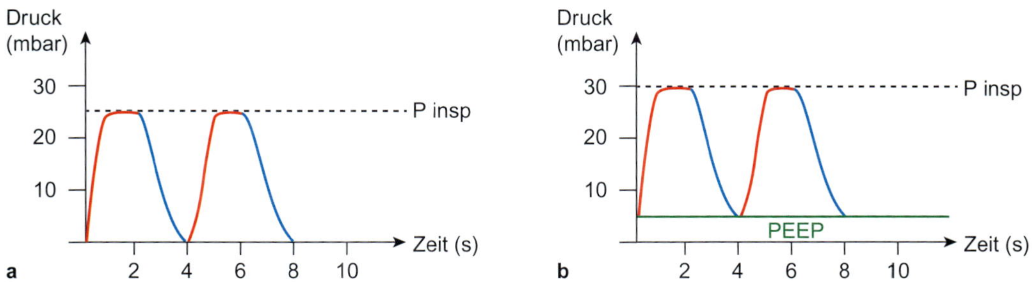

Abb. 12.6 Druck-Zeit-Diagramm bei druckkontrollierter Beatmung (➤ 12.5.2). [L143]
a) Ohne PEEP.
b) Mit PEEP.

Nachteile, Gefahren des PEEP:
Eine hohe PEEP-Einstellung verstärkt die Auswirkungen auf das Herz-Kreislauf-System (➤ 10.4). Für die pulmonalen Nebenwirkungen sind die Höhe des PEEP-Niveaus und der Beatmungsmodus von Bedeutung:

- Bei einer druckkontrollierten Beatmung kann ein hoher PEEP zu keinem Barotrauma führen, da der PEEP der niedrigste Druck in der Lunge während des Beatmungszyklus ist.
- Bei einer volumenkontrollierten Beatmung führt jedes Erhöhen des PEEP-Werts auch zu einem Erhöhen des Spitzen- und Plateaudrucks (➤ Abb. 12.5). Die obere Druckgrenze auf 30 mbar einstellen (➤ 12.6.1).

12.4.6 Trigger und Seufzer

DEFINITION
Trigger *(engl. für Auslöser):* Schaltelement am Respirator, das die Einatem-Bemühungen der Person erkennt. Dadurch kann er im Rahmen einer assistierten Beatmung einen maschinellen Atemhub auslösen oder am Respirator spontan atmen. Der Trigger ist die „Kommunikationsstelle" zwischen Mensch und Maschine.
Exspirationstrigger: Umschaltkriterium von Inspiration auf Exspiration bei assistierten Spontanatmungsformen, begrenzt so die Inspirationszeit.

Durch die **Triggerfunktion** ist es möglich, Atembemühungen des Patienten und Beatmungseinstellungen zu synchronisieren. Dadurch wird die Interaktion zwischen Patient und Beatmungsgerät optimiert und der Beatmungskomfort verbessert. [7]

Das **Auslösen des Triggers** geschieht grundsätzlich über zwei verschiedene Mechanismen:

- **Druck-Trigger.** Die Person muss einen gewissen Unterdruck durch die Einatembemühung aufbauen, damit der Respirator die Einatmung erkennt. Standardwert: 1–2 mbar unter PEEP (➤ Abb. 12.7).
- **Flow-/Volumen-Trigger.** Die Person muss bei seinen Einatem-Bemühungen einen gewissen Flow bzw. Volumen erreichen, damit der Respirator die Einatmung erkennt. Standardwert: 2–4 l/Min.

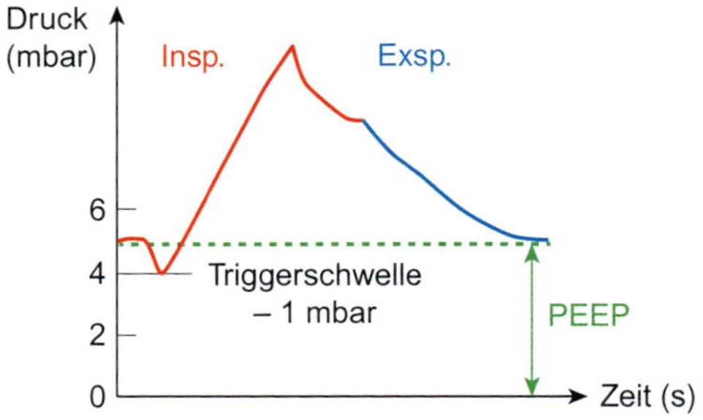

Abb. 12.7 Druck-Trigger. Die Triggersensitivität ist bei –1 mbar eingestellt. [L143]

Die **Triggerempfindlichkeit** *(Sensitivität)* ist für die Person passend einzustellen:

- **Unsensibel.** Sie muss sich stärker anstrengen, um einen Atemhub auszulösen.
- **Sensibel.** Sie muss nur eine leichte Einatem-Bemühung machen. Es kann aber zu sog. Autotriggerungen kommen, d. h., bei kleinsten Erschütterungen am Schlauchsystem löst der Trigger schon einen Atemhub aus – der aber nicht von ihr angefordert wurde.

Über den **Exspirationstrigger** erkennt das Beatmungsgerät bei einer druckunterstützen Spontanatmung (PSV ➤ 12.5.6, S/T ➤ 12.5.7), wann die Ausatmung beginnt: fällt der Inspirationsflow unter einen bestimmten Wert (z. B. 25 %) ab = exspiratorische Triggerempfindlichkeit, öffnet sich das Exspirationsventil – oder spätestens nach einer einstellbaren oder vom Respirator vorgegebenen Zeit. Dadurch wird auch bei Leckage die Inspirationszeit begrenzt, typisch v. a. bei nichtinvasiver Beatmung. [7]

DEFINITION
Seufzer: Schaltelement am Respirator, um die Monotonie der Beatmung zu unterbrechen und um die Belüftung der Lunge zu vertiefen.

Physiologisch atmet jeder Mensch 8–10-mal pro Stunde tiefer ein, macht einen **Seufzer.** Mit der Einstellung am Respirator wird versucht, diese Situation nachzuahmen. Dabei wird das Atemhubvolumen während der Inspiration erhöht.

12.5 Beatmungsmuster und -formen

DEFINITION

Beatmungsmuster: Es beschreibt den zeitlichen Verlauf von Druck, Volumen und Flow und damit die Verteilung des Atemgases in der Lunge während eines Atemzyklus.
Beatmungsform *(Atemhilfe):* Sie beschreibt den Anteil der Atemarbeit, den die Person leisten muss bzw. das was der Respirator übernimmt.
Beatmungsmodus: Begriff, der Beatmungsmuster und Beatmungsform vereint. Häufig in der Praxis verwendet.

Beatmungsmuster

Das **Beatmungsmuster** ist durch folgende Einstellgrößen bestimmt: [2]

- Inspirationsdruck (P_{insp} ➤ 12.4.4) bzw. Atemhubvolumen (V_t ➤ 12.4.2)
- PEEP (➤ 12.4.5)
- Atemfrequenz (➤ 12.4.2)
- I : E-Verhältnis (➤ 12.4.3).

Bei den Parametern muss zwischen Ventilations- und Oxygenierungsparametern unterschieden werden (➤ Tab. 12.2):

Es kann zusätzlich nach der **Kontrollvariablen** unterschieden werden:

- Volumenkontrollierte Beatmung (➤ 12.5.1)
- Druckkontrollierte Beatmung (➤ 12.5.2).

Tab. 12.2 Ventilations- und Oxygenierungsparameter bei der Beatmung [2]

Ventilationsparameter	Oxygenierungsparameter
Steuerung des pCO_2	Steuerung des pO_2
• Atemhubvolumen (V_t) • Inspirationsdruck (P_{insp}) • Atemfrequenz (f) Bei *volumenkontrollierter* Beatmung (➤ 12.5.1) wird die Ventilation über das Atemhubvolumen und die Atemfrequenz reguliert, bei der *druckkontrollierten* (➤ 12.5.2) *bzw. -unterstützten* Beatmung (➤ 12.5.7) über den Inspirationsdruck und die Atemfrequenz.	• PEEP (➤ 12.4.5) • I:E-Verhältnis (➤ 12.4.3) • FiO_2 (➤ 14.1)

Beatmungsformen

Es gibt folgende **Beatmungsformen:**

- **Kontrollierte** *(mandatorische)* **Beatmung** *(engl. Continuous Mandatory Ventilation, CMV).* Die Person wird zu 100 % vom Respirator beatmet, sie übernimmt keine Atemarbeit.
- **Assistierte** *(augmentierte)* **Beatmung.** Die Person übernimmt nur einen Teil der Atemarbeit und den anderen Teil übernimmt der Respirator: SIMV (➤ 12.5.5), druckunterstützte Spontanatmung (PSV, ➤ 12.5.7).
- **Spontanatmung.** Die Person übernimmt die Atemarbeit (fast) vollständig selbst, z. B. CPAP (Spontanatmung mit kontinuierlichem positiven Atemwegsdruck, ➤ 12.5.9).

WICHTIG

Unterschiedliche Begrifflichkeiten

Die verschiedenen Beatmungsformen haben, obwohl sie grundsätzlich gleich funktionieren, oft unterschiedliche Begrifflichkeiten, die die Hersteller festlegen. Viele Geräte kombinieren auch Beatmungsformen oder haben individuelle Besonderheiten. An dieser Stelle können nur die grundlegenden Beatmungsmuster und -formen erläutert werden. Manche Geräte verfügen über mehrere Beatmungsprogramme, zwischen denen Pflegefachpersonen einfach wählen können, wenn z. B. der Mensch tagsüber anders beatmet wird als in der Nacht.
Im Rahmen der **Einweisung in „Anlage-1-Produkte"** nach dem Medizinproduktegesetz (➤ 4.1.4) werden die Beatmungsgeräte differenziert und in der individuellen Patientenanwendung vorgestellt. Es ist außerdem die Verantwortung jedes Anwenders, sich intensiv mit der Gebrauchsanweisung auseinanderzusetzen und bei Unklarheiten erfahrene Pflegefachpersonen zu fragen.

12.5.1 Volumenkontrollierte Beatmung

DEFINITION

Volumenkontrollierte Beatmung *(engl. Volume-controlled Ventilation, VCV; Volume-controlled – Continuous Mandatory Ventilation, VC-CMV):* Kontrollierte Beatmung, bei der das Volumen jedes Beatmungszyklus konstant ist, d. h., das Gerät verabreicht das eingestellte Atemhub- oder Atemminutenvolumen und die Atemfrequenz.

Der **inspiratorische Beatmungsdruck** *(Spitzen- und Plateaudruck ➤ 12.4.4, ➤ Abb. 12.5)* ergibt sich durch:

- Das eingestellte Volumen
- Die Compliance der Lunge (➤ 7.6.4)
- Die Strömungswiderstände *(Resistance)* in den Atemwegen.

Damit ist der Inspirationsdruck bei jedem Atemhub variabel.

Vorteile der volumenkontrollierten Beatmung

Die Person erhält immer das gleiche Volumen, auch wenn sich die Lungenverhältnisse und Strömungswiderstände verändern – bis zu einer eingestellten oberen Druckgrenze (➤ 12.6.1), dann wird kein Volumen mehr verabreicht.

Nachteile der volumenkontrollierten Beatmung

Undichtigkeiten und Leckagen (z. B. bei der Beatmung von Kindern ohne Cuff) kompensiert das Gerät nicht. Ist es nicht möglich, das eingestellte Volumen in der vorgegebenen Zeit zu verabreichen, dann gibt das Beatmungsgerät Alarm. Es können hohe Spitzendrücke mit der Gefahr eines pulmonalen Barotraumas (➤ 12.2.1) entstehen. Diese entstehen z. B., wenn ein Atemwegshindernis vorliegt, der Respirator aber dennoch versucht, das eingestellte Volumen zu verabreichen. Es ist deshalb unbedingt notwendig, eine **obere Druckgrenze** (➤ Abb. 12.5) einzustellen, die etwa 10 mbar über dem Spitzendruck (➤ 12.4.4) liegt. Die Druckgrenze sollte möglichst unter 35 mbar sein. Wird die Druckgrenze erreicht (z. B. bei Obstruktion), beendet der Respirator die Inspiration. Dann muss der Pflegende rasch handeln, wenn dies mehrmals hintereinander vorkommt, weil die Person ggf. nicht ausreichend beatmet ist.

Einstellungen am Respirator

- Atemfrequenz in f/Min. (➤ 12.4.2)
- Atemzugvolumen in ml; entweder direkt oder berechnet über die Atemfrequenz und Atemminutenvolumen (➤ 12.4.2)
- Inspirationsflow in l/Min. (➤ 12.4.4)
- I : E-Verhältnis oder Inspirationszeit (t_i)
- PEEP
- Obere Druckbegrenzung in mbar.

Insgesamt ist die reine volumenkontrollierte Beatmung mit der Einführung der druckkontrollierten Beatmung v. a. bei Langzeitbeatmungen selten geworden.

12.5.2 Druckkontrollierte Beatmung

DEFINITION

Druckkontrollierte Beatmung *(engl. Pressure-controlled Ventilation, PCV; Pressure-controlled – Continuous Mandatory Ventilation, PC-CMV):* Kontrollierte Beatmung, bei der der eingestellte Inspirationsdruck konstant ist, d. h., das Gerät verabreicht solange Luft bis dieser erreicht ist.

Das **Atemhubvolumen** *(Tidalvolumen ➤ 12.4.2)* ergibt sich durch:

- Den eingestellten Inspirationsdruck
- Die Compliance und Resistance der Atemwege und Lunge (➤ 7.6.4)
- Die Inspirationsdauer und eingestellte Beatmungsfrequenz.

Damit ist das Atemhub- bzw. Atemminutenvolumen variabel.

Vorteile der druckkontrollierten Beatmung

Durch den festgelegten Inspirationsdruck ist die Gefahr eines pulmonalen Baro- und Volutraumas deutlich geringer *(Druckkonstanz).* In Verbindung mit einem eingestellten PEEP werden atelektatische Bezirke wiedereröffnet bzw. Atelektasen vorgebeugt, was die Oxygenierung verbessert (➤ 9.2.4). Undichtigkeiten im System *(Leckagen),* z. B. an der Trachealkanüle oder bei Maskenbeatmung, werden teilweise kompensiert. Insgesamt akzeptieren Patientinnen und Patienten die druckkontrollierte Beatmung besser – auch weil die Rampe (➤ 12.4.4) individuell eingestellt werden kann.

Nachteile der druckkontrollierten Beatmung

Ändern sich die Verhältnisse in den Atemwegen und der Lunge, z. B. bei vermehrtem Sekret oder beim Umlagern, kann ggf. mit dem eingestellten Beatmungsdruck nicht mehr genügend Volumen verabreicht werden und das Atemhub- bzw. Atemminutenvolumen abfallen. Es ist deshalb unbedingt notwendig, v. a. eine **untere Alarmgrenze** für das Atemminutenvolumen einzustellen, um eine Hypoventilation zu bemerken. Die untere Grenze beträgt 20 % über und unter dem gewünschten AMV. Die **obere Alarmgrenze** des Atemminutenvolumens zeigt eine Hyperventilation an, wenn die Person die Möglichkeit der Triggerung hat (➤ 12.6.1).

Einstellungen am Respirator

- Inspirationsdruck (P_{insp})
- PEEP
- Atemfrequenz in f/Min.
- I:E-Verhältnis bzw. Inspirationszeit (t_{insp})
- Druckanstiegszeit *(Rampe)*
- Obere und untere Grenze des Atemminutenvolumens in l/Min.

Bei Zielvolumen zusätzlich:

- Zielvolumen pro Atemhub (Ziel-V_t)
- Druck, bis zu dem das Gerät den Druck erhöhen darf (P_{max}).

12.5.3 Druckkontrollierte Beatmung mit eingestelltem Zielvolumen

DEFINITION

Zielvolumen pro Atemhub *(Ziel-Tidalvolumen, Ziel-Vt, engl. Target Volume, TgV):* Gewünschtes Atemhubvolumen (➤ 12.4.2), welches der Respirator durch eine angepasste Steuerung des Drucks erreichen soll.
Minimaler Inspirationsdruck *(P_{min}, $IPAP_{min}$):* Unterer Druck bei der Inspiration, Inspirationsdruck, den der Respirator verwendet, um das eingestellte Ziel-Tidalvolumen zu erreichen.
Maximaler Inspirationsdruck *(P_{max}, $IPAP_{max}$)*: Oberster Druck bei der Inspiration, den der Respirator zulassen darf, um das eingestellte Ziel-Tidalvolumen zu erreichen.

Bei einer **druckkontrollierten Beatmung mit eingestelltem Zielvolumen** soll ein gesichertes Atemhubvolumen *(Tidalvolumen)* sichergestellt werden bei gleichzeitig möglichst geringen Inspirationsdrücken (➤ Abb. 12.8).

Die Inspiration erfolgt über einen festgelegten unteren Inspirationsdruck (P_{min}), mit dem der Respirator beginnt. Damit ergibt sich ein Tidalvolumen. Liegt das Tidalvolumen unter dem eingestellten **Zielvolumen (Target Volume),** beginnt der Respirator, den Druck zu erhöhen, um das Ziel-Tidalvolumen zu verabreichen. Er kann den Druck bis zum eingestellten maximalen Inspirationsdruck (P_{max}) erhöhen. Kann das gewünschte Tidalvolumen damit nicht erreicht werden, gibt er den Alarm „Volumen niedrig“. Die Druckanpassung erfolgt automatisch, schrittweise

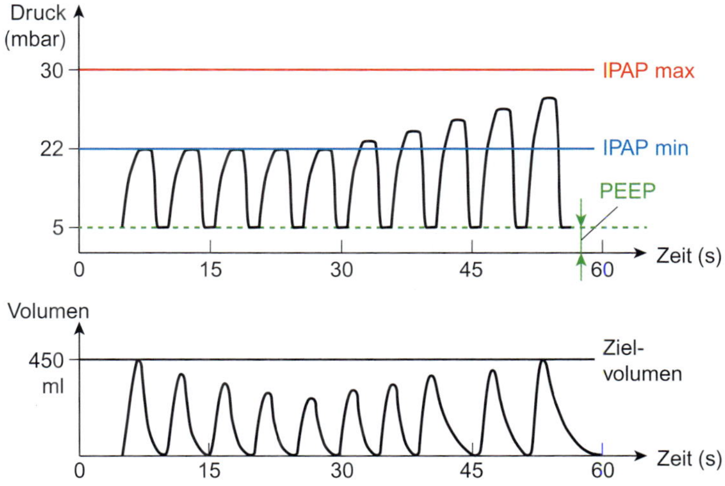

Abb. 12.8 Druckkontrollierte Beatmung mit eingestelltem Zielvolumen. Der Respirator beginnt mit P_{min}, um ein eingestelltes Ziel-Tidalvolumen zu erreichen (oben). Wird das Ziel-Tidalvolumen nicht erreicht (unten), erhöht der Respirator den Druck schrittweise (oben), um das eingestellte Ziel-Tidalvolumen zu erreichen – höchstens bis zum maximalen Inspirationsdruck (P_{max}, $IPAP_{max}$). $IPAP_{min}$ ist der „normale“ bzw. minimale Inspirationsdruck. [L143]

über mehrere Atemzüge und innerhalb der definierten Druckwerte (P_{min} und P_{max}). Kann das Zielvolumen in der Folge wieder mit geringerem Druck verabreicht werden, wird der Inspirationsdruck wieder gesenkt.

Warum ist dieser Modus klinisch sinnvoll?
Menschen mit veränderlicher Lungenmechanik, wie z. B. mit ARDS, COPD oder Thoraxinstabilität, zeigen Schwankungen in der Compliance oder Resistance:

- Ein fest vorgegebener Druck würde zu häufig schwankendem Volumen führen und zu dem Risiko von Hypo- oder Hyperventilation.
- Eine reine Volumenkontrolle würde häufiger zu hohen Spitzendrücken führen und zu dem Risiko für Baro- und Volutrauma.
- Der druckkontrollierte Modus mit Zielvolumen schafft hier Balance: Das Volumen bleibt konstant, aber der Druck bleibt begrenzt.

Einstellungen am Respirator

- Unterer Inspirationsdruck (P_{insp}), auch P_{min} genannt
- Oberer, maximaler Inspirationsdruck (P_{max}), d. h., bis zu diesem Druck darf der Respirator den Druck erhöhen, um das eingestellte Zielvolumen zu verabreichen. Dieser Druck wird niemals überschritten.
- PEEP
- Atemfrequenz in f/Min.
- Zielvolumen pro Atemhub (Ziel-V_t)
- I : E-Verhältnis bzw. Inspirationszeit (t_{insp})
- Druckanstiegszeit *(Rampe)*
- Obere und untere Grenze des Atemminutenvolumens in l/Min.

WICHTIG

Auch für diesen Beatmungsmodus verwenden die Hersteller wieder unterschiedliche Bezeichnung, das grundlegende Prinzip ist aber gleich, u. a.:

- Fa. Breas (z. B. Vivo 50, 60, 65): PC-CMV with Target Volume oder PSV with Target Volume
- Fa. Respironics (Trilogy): AVAPS *(engl.: Average Volume Assured Pressure Support, Druckunterstützung mit gesichertem Durchschnittsvolumen)*
- Fa. Löwenstein (Luisa): PCV mit Auto-Target; (Ventilogic LS): PCV Target Volume
- ResMed (Astral 15): iVAPS *(engl. intelligent Volume-Assured Pessure Support)*

12.5.4 Kontrollierte Beatmung

DEFINITION

Kontrollierte Beatmung *(engl. Controlled Mandatory Ventilation, CMV):* Der Mensch leistet keine Atemarbeit. Das Beatmungsgerät übernimmt die Ventilation vollkommen. Die Patientin oder der Patient hat auch keine Möglichkeit, das vorgewählte Atemmuster zu verändern oder das Beatmungsgerät zu triggern.
Es gibt verschiedene andere Begrifflichkeiten für die kontrollierte Beatmung:

- IPPV = engl. *Intermittent Positive Pressure Ventilation*
- CPPV = engl. *Continuous Positive Pressure Ventilation.*

Die **kontrollierte Beatmung** geschieht:

- Volumenkontrolliert (VC-CMV oder VCV, ➤ 12.5.1) oder
- Druckkontrolliert (PC-CMV oder PCV, ➤ 12.5.2).

Indikationen für eine kontrollierte Beatmung

- Sehr schwere respiratorische Störungen
- Notwendigkeit der Muskelrelaxierung
- Vollständiger Ausfall der Atemmuskulatur
- Schwere Störungen der zentralen Atemregulation
- Therapeutische Hypoventilation, z. B. bei erhöhtem Hirndruck.

Vorteile der kontrollierten Beatmung

- Sauerstoffverbrauch wird deutlich reduziert
- Überanstrengte Atemmuskulatur kann sich erholen.

Nachteile der kontrollierten Beatmung

- „Kampf Mensch und Maschine", immer dann, wenn die Betroffenen Einatem-Bemühungen während der Exspirationsphase oder Ausatmungsbemühung während der Inspirationsphase unternehmen. Manchmal kann dies durch ein Optimieren der Beatmung verbessert werden. Dafür sollte das Beatmungszentrum kontaktiert werden.
- Schwächung der Atemmuskulatur, umso mehr, je länger die kontrollierte Beatmung andauert (➤ 12.2.1), häufig verlängertes Weaning (➤ 12.10) in der Folge.

12.5.5 Assistierte kontrollierte Beatmung

DEFINITION

Assistierte kontrollierte Beatmung *(engl. Assist-control Ventilation, A/C, AC):* Beatmungsform, bei der die Person die Möglichkeit hat, durch Triggerung (➤ 12.4.6) dem Respirator zu signalisieren, dass sie einatmen möchte. Der Respirator verabreicht dann den **voreingestellten Atemhub:**

- Bei volumenkontrollierter Beatmung bis zum eingestellten Atemzugvolumen
- Bei druckkontrollierter Beatmung bis zum eingestellten Inspirationsdruck.

Wie häufig bzw. wie viel Atemarbeit der Mensch übernimmt, wird zunächst erst einmal nicht deutlich. Grundsätzlich kann er sich kontrolliert beatmen lassen oder er kann fast jeden Atemzug selbst auslösen.

Vorteile der assistierten kontrollierten Beatmung

- Der Mensch hat nicht das Gefühl, dem Beatmungsgerät hilflos ausgeliefert zu sein, die Synchronisierung von Mensch und Maschine gelingt besser.
- Einatem-Bemühungen müssen nicht durch eine Sedierung unterdrückt werden, sondern bleiben erhalten.
- Die Atemmuskulatur bleibt zu einem gewissen Umfang aktiv.

Nachteile der assistierten kontrollierten Beatmung

- Da jede wirksame Triggerung der Person einen vollständigen Atemzug auslöst, besteht die **Gefahr der Hyperventilation** mit nachfolgender Hypokapnie (➤ 10.4.4), z. B. bei Menschen mit Schmerzen, Unruhe, Durchgangssyndrom. Triggert er zu häufig, ist zu überlegen, ob eine weniger invasive Beatmungsform gewählt werden kann.
- Gefahr des **Airtrappings.** Bei hoher Atemfrequenz verkürzt sich die Zeit zur Ausatmung immer mehr und ein Teil der Luft bleibt in der Lunge. Dadurch erhöht sich die funktionelle Residualkapazität *(FR,* ➤ 7.6.5) und der endexspiratorische Druck *(sog. intrinsischer PEEP,* ➤ 12.4.5).
- Die Person hat keinen Einfluss auf das durch die Triggerung verabreichte Atemhubvolumen, denn das ist durch die Druck- oder Volumenkontrollierung vorgegeben. Das bedeutet, der Atemhub kann für ihren Bedarf zu groß oder zu klein sein.

Einstellung am Respirator

- **A/VCV** oder **VCV (A):** Einstellungen wie bei der volumenkontrollierten Beatmung plus Trigger
- **A/PCV** oder **PCV (A):** Einstellungen wie bei der druckkontrollierten Beatmung plus Trigger.

Wichtig ist, dass die **Triggerempfindlichkeit** *(Sensitivität)* auf den Menschen angepasst ist (➤ 12.4.5). Durch die Triggerung ist die tatsächliche Atemfrequenz höher als die im Rahmen der kontrollierten Beatmung eingestellte Frequenz. Auch das I:E-Verhältnis ändert sich, da sich die Exspirationszeit des vorherigen Atemzugs mehr oder weniger stark verkürzt. Die Differenz zwischen eingestellter Frequenz und tatsächlicher Frequenz ist das Merkmal, ob die Person überhaupt triggert. Zusätzlich zeigen viele Respiratoren einen getriggerten Atemzug an.

WICHTIG

Ausbleibende Triggerung

Triggert die Person nicht, so erhält sie die eingestellte druck- oder volumenkontrollierte Beatmung (➤ 12.5.3). Die eingestellte Beatmungsfrequenz entspricht der tatsächlichen Beatmungsfrequenz.

12.5.6 SIMV

DEFINITION

SIMV *(engl. Synchronized Intermittent Mandatory Ventilation):* Mischform zwischen kontrollierter Beatmung – volumen- oder druckkontrolliert, **SIMV-VC** oder **SIMV-PC** – und Spontanatmung, die eine Mindestventilation der Person gewährleistet, bei gleichzeitig reduzierter kontrollierter Beatmungsfrequenz. Sie kann, zwischen festeingestellten kontrollierten Beatmungszügen, in ihrem Rhythmus und mit ihrer Frequenz spontan atmen.

Die **Synchronisation** geschieht so: Der Respirator verabreicht einen Atemhub und öffnet anschließend ein sog. Zeitfenster, das unterteilt ist (➤ Abb. 12.9): [2]

- In den ersten 80 % *(Zeitfenster für die Spontanatmung)* des Fensters kann die Person spontan atmen, ggf. unterstützt durch eine eingestellte Druckunterstützung (➤ 12.5.7).
- In den restlichen 20 % *(Erwartungsfenster für den nächsten Beatmungshub, d. h., Zeitpunkt, wenn der nächste maschinelle Beatmungshub fast gekommen ist)* kann sie durch einen Triggerimpuls nur einen maschinellen Beatmungshub auslösen.

Im Gegensatz zur assistierten kontrollierten Beatmung wird bei SIMV nicht jede Einatem-Bemühung *(Triggerung)* durch einen maschinellen Atemzug vollendet, vielmehr sind alle Atemzüge außerhalb der SIMV-Frequenz spontane Atemzüge. Die Beatmung mit SIMV ist also weniger invasiv als die assistierte kontrollierte Beatmung. Die **Invasivität** resultiert aus der eingestellten SIMV-Frequenz. Bei einer eingestellten Frequenz beispielsweise von 12 AF/Min. übernimmt der Respirator weitgehend die Atemarbeit, bei einer Frequenz von 4 AF/Min. liegt die Atemarbeit dagegen weitgehend bei den Betroffenen. [2]

Vorteile der SIMV-Beatmung

- Maß der Unterstützung individuell einstellbar
- Durch ein langsames Reduzieren der Beatmungsinvasivität ist eine kontinuierliche Entwöhnung vom Respirator möglich
- Ein gewisses Mindest-Atemminutenvolumen ist garantiert.

Nachteile der SIMV-Beatmung

- In der Spontanatemphase kann die Person tachypnoisch mit einem geringen Atemhubvolumen atmen
- Gefahr der Hyperventilation bei zu hoher SIMV-Frequenz und zu hoher Druckunterstützung
- Atmet sie in der Spontanatemphase nicht, ist das verabreichte Mindestvolumen unter Umständen zu gering.

Einstellung am Respirator

- SIMV-Modus und SIMV-Frequenz
- Druck- oder volumenkontrolliert: Einstellungen wie bei der druck- bzw. volumenkontrollierten Beatmung plus Trigger
- I : E-Verhältnis für die maschinelle Beatmung.

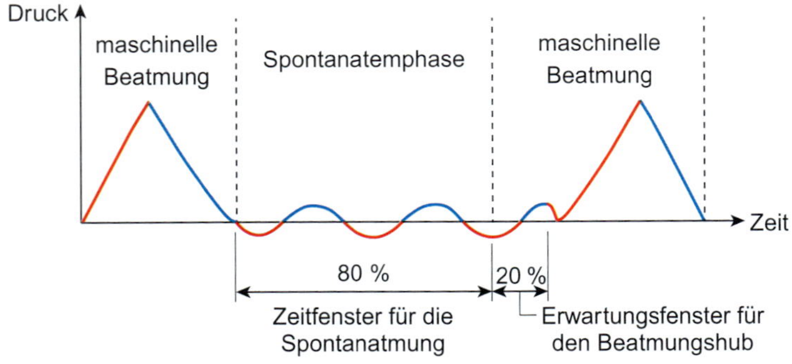

Abb. 12.9 Ablauf einer SIMV-Beatmung. [L143]

12.5.7 Inspiratorische Druckunterstützung

DEFINITION

Inspiratorische Druckunterstützung/druckunterstützte Spontanatmung *(engl. Pressure Support Ventilation, PSV/PS; engl. Assisted Spontaneous Breathing, ASB u. a.):* Beatmung, bei der die Inspirationsluft mit einem voreingestellten Druck verabreicht wird. Der Mensch bestimmt Atemfrequenz, Tidalvolumen und Atemzeitverhältnis selbst. Es ist eine **druckgeregelte, flowgesteuerte, patientengetriggerte unterstützende Beatmung,** bei der jeder Atemzug druckunterstützt ist.

Bei der **inspiratorischen Druckunterstützung** *(PSV)* triggert die Person **jeden** Atemhub, d. h., diese Beatmungsform setzt einen ausreichenden Atemantrieb voraus. Nach der inspiratorischen Triggerung unterstützt der Respirator die Einatmung so lange (➤ Abb. 12.10):

- Bis die Person die Inspiration beendet, frühestens aber nach der eingestellten minimalen Inspirationszeit (ti_{min}) oder spätestens nach der maximalen Inspirationszeit (ti_{max})
- Oder anhand des Exspirationstriggers (➤ 12.4.6), d. h., wenn der Spitzenflow in der Inspiration um ein einstellbares Maß sinkt, wird in die Exspiration umgeschaltet.

Während der Ausatmung fällt der Druck auf den Atmosphärendruck oder auf das eingestellte PEEP-Niveau ab.

„*Die Höhe der Druckunterstützung richtet sich nach der Patientensituation. Grundsätzlich gilt: Je höher die inspiratorische Druckunterstützung eingestellt ist, desto weniger Atemarbeit muss der Patient leisten. Wichtigstes Kriterium bei der Einstellung der inspiratorischen Druckunterstützung ist das Tidalvolumen: Die Druckunterstützung wird so hoch gewählt, dass die Atemzüge des Patienten ausreichend groß sind. In der Regel wird ein Unterstützungsdruck zwischen 8–15 mbar benötigt.*“ [9]

WICHTIG

Unterschiede

- **PSV** ist immer patientengetriggert und patientengesteuert bzgl. Atemfrequenz, Tidalvolumen und Inspirationsdauer. Bleibt die Triggerung aus, so wird auch kein Atemhub verabreicht. Deshalb wird eine **Sicherheitsbeatmungsfrequenz** *(Backup-Frequenz)*, ggf. auch ein Sicherheits-Tidalvolumen eingestellt.
- **A/PCV, A/VCV** ist maschinen- oder patientengetriggert und maschinengesteuert, Tidalvolumen und Inspirationsdauer können nicht vom Betroffenen bestimmt werden. Bleibt die Triggerung aus, wird er kontrolliert beatmet.

Vorteile der inspiratorischen Druckunterstützung

- Person steuert die Beatmung im Wesentlichen selbst
- Atemmuskulatur bleibt aktiv
- Atemarbeit wird verringert, umso mehr, je höher die Druckunterstützung ist
- Nebenwirkungen der maschinellen Beatmung sind weniger ausgeprägt
- Beatmungsform, die auch im Rahmen der nichtinvasiven Beatmung zum Einsatz kommen kann.

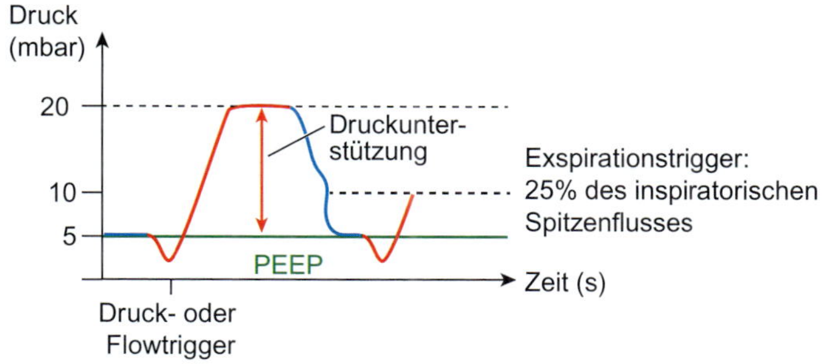

Abb. 12.10 Inspiratorische Druckunterstützung *(Pressure Support Ventilation, PSV).* Nach der inspiratorischen Triggerung unterstützt der Respirator mit einem voreingestellten Druck (hier 20 mbar). Fällt der inspiratorische Spitzenfluss unter ein einstellbares Maß (hier auf 25 %), dann beginnt die Ausatmung. [L126]

Nachteile der inspiratorischen Druckunterstützung

- Für sedierte und/oder relaxierte Menschen nicht geeignet
- Bei Verschlechterung der Atem- bzw. Lungensituation wird er evtl. nicht mehr ausreichend beatmet.

Einstellung am Respirator

- Inspiratorisches Druckunterstützung/P_{supp}/Pressure Support/PS
- Trigger (Flow- oder Drucktrigger), Exspirationstrigger (➤ 12.4.6)
- In der Regel PEEP
- Rampe (➤ 12.4.4)
- Obere Druckgrenze, P_{max}, denn es kann trotz eingestelltem Inspirationsdruck *(PS)* zu Druckspitzen kommen, z. B. bei Sekretverlegung oder Bronchospasmus, die der Respirator nicht über die PS-Einstellung erkennt
- Als Alarmgrenzen: Apnoezeit, untere und obere Grenze der Atemfrequenz, obere und untere Grenze des Atemminutenvolumens, ggf. auch untere Grenze Tidalvolumen
- **Backup-Frequenz** mit Atemfrequenz, f und T_{insp} oder I:E-Verhältnis
- **Backup-Modus:** manche Respiratoren brauchen einen vollständigen Beatmungsmodus als Sicherheitsmodus.

12.5.8 S/T-Modus

DEFINITION

S/T-Modus *(engl. Spontaneous-timed):* Spontane, zeitgesteuerte Beatmung. Modus bei dem eine druckkontrollierte Beatmung mit einer druckunterstützten Beatmung kombiniert ist. Er wird häufig in der nichtinvasiven Beatmung (➤ 12.7) verwendet.

Mit der **S-Funktion** *(Spontanatmung)* kann der Mensch spontan atmen, es ist eine Spontanatmung mit inspiratorischer Druckunterstützung (➤ 12.5.7). Atmet er weniger als die eingestellte Backup-Frequenz (z. B. 12 AZ/Min.), dann startet die T-Funktion (*timed* = zeitgesteuert), die eine kontrollierte Beatmung ist. [9]

Im Gegensatz zur PSV mit Backup-Modus handelt es sich hier um einen eigenständigen Beatmungsmodus.

Vorteile des S/T-Modus

- Der Mensch kann spontan atmen oder auch (teil-)beatmet werden, er bleibt so sicher beatmet.
- Die Übergänge von druckkontrollierter zu druckunterstützter Beatmung sind fließend.
- Es wird sichergestellt, dass er eine Mindestanzahl an Atemhüben pro Minute erhält.

Beispiel: Atmet der Patient 6 Atemzüge spontan von 12 (eingestellte Backup-Frequenz), dann verabreicht das Beatmungsgerät noch 6 druckkontrollierte Atemhübe → S-Funktion und T-Funktion sind aktiv. Atmet der Patient überhaupt nicht mehr spontan, dann wird er druckkontrolliert beatmet → nur die T-Funktion ist aktiv. [9]

Einstellung am Respirator

Für die **S-Funktion:**
- Inspirationsdruck, IPAP
- PEEP/EPAP
- Pressure Support: die Druckunterstützung ergibt sich aus IPAP – PEEP (➤ Abb. 12.10)
- Rampe
- Inspiratorischer Trigger, exspiratorischer Trigger.

Für die **T-Funktion** zusätzlich:
- Beatmungsfrequenz *(Backup-Frequenz)*
- Inspirationszeit T_i oder I : E-Verhältnis

12.5.9 CPAP

DEFINITION

CPAP *(engl. Continuous Positive Airway Pressure):* Spontanatmung mit kontinuierlichem positivem Atemwegsdruck. Der Atemwegsdruck bleibt während des gesamten Atemzyklus im positiven Bereich *(CPAP-Niveau).*
Dieses Druckniveau wird durch die Einstellung eines PEEP erreicht, meist wird es auch am PEEP-Schalter eingestellt. Während der Inspiration und Exspiration fließt kontinuierlich ein eingestellter Frischgasfluss.

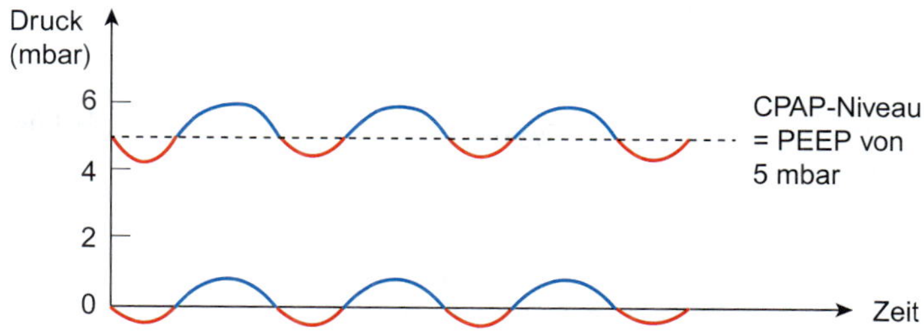

Abb. 12.11 CPAP und Spontanatmung. [L143]
Unten: Spontanatmung.
Oben: Spontanatmung auf CPAP-Niveau.

Voraussetzung für CPAP (➤ Abb. 12.11) ist der vollständig erhaltene Atemantrieb des Menschen sowie eine ausreichende Atemmechanik (Atempumpe). CPAP kommt sehr häufig im Rahmen des Weanings (➤ 12.10) zum Einsatz und ist meist die „letzte Station" vor der Extubation bzw. Dekanülierung. CPAP wird auch im Rahmen der Pneumonieprophylaxe und beim obstruktiven Schlafapnoesyndrom eingesetzt. Dafür stehen spezielle CPAP-Geräte zur Verfügung (➤ 15.2.6, ➤ 15.2.7).

WICHTIG

CPAP in Abgrenzung zur inspiratorischen Druckunterstützung

Spontanatmung auf PEEP-Niveau = Atemhilfe ohne maschinelle Druckunterstützung, d. h., es gibt keinen IPAP/P_{insp}.

Vorteile von CPAP

- Spontanatmung ist erhalten
- Alle Vorteile bzw. Indikationen des PEEP (➤ 12.4.5).

Nachteile von CPAP

- Erhöhen des intrathorakalen Drucks mit den Nebenwirkungen v. a. auf das Herz-Kreislauf-System (➤ 12.2.2)
- Spezielle CPAP-Geräte sind häufig nicht mit Überwachungsfunktionen ausgestattet, sodass eine Hypoventilation evtl. unerkannt bleibt
- Ausatmung gegen einen Widerstand: das kann eine Zunahme der exspiratorischen Atemarbeit bedingen und zu einer muskulären Erschöpfung führen. Der Einsatz der exspiratorischen Atemhilfsmuskulatur kann beobachtet werden, die Person gibt Schwierigkeiten bei der Ausatmung an. [7]

Einstellung am Respirator

Der PEEP beträgt i. d. R. 5–8 mbar, bei Schlafapnoe ist er höher.

VORSICHT

Kein Schutz vor Hypoventilation oder Atemstillstand

CPAP ist eine **reine Spontanatmung** und schützt nicht vor Hypoventilation oder Atemstillstand, d. h., ein ausreichend hoher Atemantrieb bzw. eine ausreichende Spontanatmung müssen vorhanden sein!

12.6 Überwachung der Beatmung

DEFINITION

Beatmungsüberwachung: Alle Maßnahmen der Überwachung, technischer und medizinischer Art, und an der Person selbst. Ziele der Beatmungsüberwachung sind:
- Optimieren der Beatmungstherapie
- Prävention bzw. frühzeitiges Erkennen von beatmungsassoziierten oder beatmungsbedingten Komplikationen.

Respiratormonitoring: Überwachung des Beatmungsgeräts und der Parameter. Beim Über- oder Unterschreiten eingestellter Grenzwerte (**Alarmgrenzen**) gibt es einen akustischen und optischen Alarm und die Art der Alarmmeldung kann am Display des Respirators abgelesen werden.

Es gibt verschiedene Aspekte der **Überwachung bzw. Überwachungsschwerpunkte.**

12.6.1 Überwachung des Beatmungsgeräts und des Zubehörs

Folgende **Überwachungen von Beatmungsgerät und Zubehör** sind durchzuführen:

- Wechselintervalle von Beatmungssystem, HME-Filter, Gerätefilter, Tubusverlängerung
- Respirator an der Stromquelle, interne und externe Akkus voll
- Gerätecheck nach Herstellerangaben zu jedem Schichtbeginn
- Sicherheitstechnische Kontrollen nach Herstellerangaben
- Aktive Befeuchtung: Temperatur, Wasservorrat.

Die **Einstellungen am Beatmungsgerät** müssen mit den ärztlichen Vorgaben übereinstimmen. In individuell festzulegenden Abständen, jedoch mindestens 2-mal pro Schicht, sind die Beatmungsparameter am Display abzulesen. Dabei findet auch ein Abgleich zwischen eingestellten und gemessenen Werten statt. Alle Kontrollen und Messwerte nachvollziehbar in einer geeigneten Dokumentationsvorlage dokumentieren.

Überwachung des Beatmungsdrucks

WICHTIG

Alarmgrenzen für den Beatmungsdruck

Alarmgrenzen so eng einstellen, dass eine hohe Sicherheit des Menschen gewährleistet ist. Allgemein gilt: Die **obere Druckgrenze** soll 10 mbar über dem Inspirationsdruck liegen, aber möglichst unter 35 mbar sein; die **untere Druckgrenze** soll 5 mbar über dem eingestellten PEEP sein. Werden die Druckgrenzen über- bzw. unterschritten, ertönt ein akustisches Signal und eine Anzeige auf dem Display erscheint, z. B. „Beatmungsdruck hoch". [2]
Bei der volumenkontrollierten Beatmung wird bei Erreichen der oberen Druckgrenze der Atemzug abgebrochen (➤ 12.5.1).

Mögliche **Ursachen** für einen **Anstieg des Beatmungsdrucks** sind z. B.: [2]
Bei **druckkontrollierter** Beatmung:
Abknicken/Blockierung des Beatmungsschlauchs.

Bei **volumenkontrollierter** Beatmung:

- Verlegung der Atemwege durch Fremdkörper, Sekretstau
- Fehllage der Trachealkanüle
- Atelektasen
- Bronchospasmus
- (Spannungs-)Pneumothorax
- Person hustet oder atmet gegen Respirator.

Mögliche **Ursachen** für einen **Abfall des Beatmungsdrucks** sind:

- Diskonnektion
- Versehentliches Herausrutschen der Trachealkanüle
- Leckage im Beatmungssystem, Undichtigkeit des Cuffs
- Luftverlust über eine Pleurafistel
- Nasser Filter
- Funktionsstörung des Respirators.

Überwachung des Volumens

WICHTIG

Alarmgrenzen für das Atemminutenvolumen bzw. Tidalvolumen

Allgemein gilt: **Untere Alarmgrenze** 30 % unter dem AMV des Menschen, **obere Alarmgrenze** 30 % über seinem AMV. Werden die Alarmgrenzen über- bzw. unterschritten, dann ertönt ein akustisches Signal und am Display erscheint z. B. die Anzeige „Minutenvolumen tief". [2]

Mögliche **Ursachen** für einen **Anstieg des Atemminutenvolumens** sind: [2]
Bei **druckkontrollierter** Beatmung:

- Person triggert zusätzliche Atemzüge
- Selbsttriggerung des Beatmungsgeräts durch zu empfindlich eingestellte Triggerschwelle (➤ 12.4.6)
- Leckage, Cuff nicht ausreichend geblockt oder defekt
- Nässe am Exspirationsventil.

Bei **volumenkontrollierter** Beatmung: Person triggert zusätzliche Atemzüge

Mögliche **Ursachen** für einen **Abfall des Atemminutenvolumens** sind:
Bei **druckkontrollierter** Beatmung:
- Zunahme der Resistance, Abnahme der Compliance (➤ 7.6.4), z. B. Sekretverlegung in der Kanüle
- Airtrapping (➤ 12.4.5, ➤ 12.5.4)
- Pressen gegen die Beatmung
- Nasser Filter oder Schlauch abgeknickt.

Bei **druckunterstützter** Beatmung:
- Atempumpenschwäche
- Zu geringe Druckunterstützung
- Zu geringe Spontanatemfrequenz, z. B. infolge einer Störung des Atemantriebs.

Bei **volumenkontrollierter** Beatmung:
- Leckage im Beatmungssystem
- Inspirationszeit zu kurz
- Abgebrochene Inspiration wegen Alarm „Druck hoch", z. B. wegen Sekretverlegung der Kanüle oder Atemwege
- Abgeknickter Schlauch.

Überwachung der Frequenz

WICHTIG

Alarmgrenzen für die Atemfrequenz

Die Alarmgrenzen für die Atemfrequenz ca. 50 % über bzw. unter der Spontanatemfrequenz des Menschen einstellen. Gegebenenfalls die Alarmzeit auch z. B. auf eine Minute einstellen. D. h., das Gerät gibt akustisch und am Display Alarm, wenn die Atemfrequenz länger als eine Minute über- bzw. unterschritten ist, z. B. „Atemfrequenz tief".

Eine Atemfrequenz größer als 35 AF/Min. ist das Zeichen für eine respiratorische Erschöpfung bei Atemmuskelschwäche oder für eine Stresssituation (z. B. Schmerzen, Fieber, Angst). Eine Atemfrequenz kleiner als 10 AF/Min. kann Hinweis auf eine zentrale Atemdepression (z. B. durch Opioidgabe) sein.

Die sog. **Apnoe-Beatmung** *(Apnoe-Ventilation, Backup-Beatmung)* ist eine spezielle Sicherheitsfunktion am Respirator bei inspiratorischer Druckunterstützung/PSV (➤ 12.5.7) und im S/T-Modus (➤ 12.5.8). Sie beginnt, wenn der Respirator eine gewisse Zeit keine Einatem-Bemühungen der Person wahrnimmt. Mit Beginn der Apnoe-Beatmung gibt das Gerät Alarm. [2]

12.6.2 Medizintechnische Überwachung

Die entscheidenden Zielparameter der Beatmung – Sauerstoff und Kohlendioxid im Blut im Normbereich – werden kontrolliert mittels:
- **Pulsoximetrie** (➤ 9.1.6)
- **Kapnometrie** (➤ 9.1.7)
- **Blutgasanalyse** (➤ 9.1.5, ➤ 10.4).

12.6.3 Überwachung des Beatmungszugangs

Ein passender **Beatmungszugang** ist eine grundlegende Voraussetzung für die Beatmung. Folgende Kontrollen führen die Pflegenden durch:
- **Trachealkanüle** *(TK* ➤ 11.5)
  - Größe und Länge für die Person passend
  - Zentrierte/mittige Lage im Stoma und sichere Fixierung
  - Mit oder ohne Innenkanüle *(Inlet)*
  - Mit oder ohne Cuff
  - Cuffdruck
  - Material, Materialverträglichkeit
  - Maximale Liegedauer
  - Durchgängigkeit
- **Beatmungsmaske** *(Interface* ➤ 12.7.3, ➤ 16.4)
  - Größe, Passgenauigkeit
  - Dichtigkeit
  - Akzeptanz bei der Person
  - Druckschäden im Gesicht
  - Reizung der Augen.

12.6.4 Klinische Beobachtung

Folgende **klinische Beobachtungen** führen die Pflegenden durch:
- Akzeptanz der Person bzgl. Beatmungsmodus, Beatmungszugang
- Subjektives Empfinden der Person bzgl. seiner Atem-, Beatmungssituation
- Beobachtung der Atmung anhand der Beobachtungskriterien (➤ 8.2)
- **Atemgeräusche** (➤ 8.2.5, ➤ 9.1.2)
  - Normal laut, hauchend, beiderseits gleich

- Keine Atemgeräusche vorhanden, Lunge nicht ausreichend belüftet
- Einseitige Atemgeräusche, z. B. bei einseitigen Lungenerkrankungen, Pneumothorax
- Feuchte Rasselgeräusche, z. B. bei Lungenödem oder vermehrten Sekreten
- Trockene, brummende, pfeifende Atemgeräusche, z. B. bei erschwerter Ausatmung

- **Inspektion des Thorax** (➤ 8.2.1)
  - Paradoxe, unkoordinierte Thoraxbewegungen, z. B. bei Atemnot
  - Reduzierte Thoraxbeweglichkeit, z. B. bei Atelektasen, überblähtem Bauch, Schmerzen
  - Palpation des Thorax: knisterndes Gefühl und knisternde Geräusche *(„Schneeballknirschen")* bei Hautemphysem
- **Sekret** (➤ 8.2.8)
  - Menge, Aussehen, Konsistenz, Geruch
  - Fähigkeit zum Abhusten
  - Häufigkeit der Absaugung
- Weitere **Vitalzeichen**
  - Blutdruck, Puls, Temperatur
  - Bewusstsein, Wachheit *(Vigilanz),* Psychomotorik (➤ 17.6)
- **Haut**
  - Rosig, blass, zyanotisch, gerötet, marmoriert
  - Warm und gut durchblutet; kalt, zentralisiert
  - Ödematös geschwollen
  - Trocken oder feucht: kaltschweißig oder warmschweißig
- **Abdomen**
  - Gebläht, weich oder hart, mit oder ohne Abgang von Winden
  - Darmperistaltik
  - Obstipation, Diarrhö, Übelkeit und Erbrechen
  - Stuhlausscheidung: Häufigkeit, Menge, Farbe, Konsistenz, Geruch, kontinent oder inkontinent, mit oder ohne Abführmaßnahmen
- **Urinausscheidung**
  - Menge, Aussehen, Geruch
  - Bilanz, pathologische Flüssigkeitsverlust, z. B. durch Schwitzen.

12.7 Nichtinvasive Beatmung

DEFINITION

Nichtinvasive Beatmung *(engl. Noninvasive Ventilation, NIV):* Beatmung ohne invasiven Beatmungszugang. Die Atemunterstützung oder Beatmung erfolgt über eine dicht sitzende Maske. Häufig erfolgt die NIV mit inspiratorischer Druckunterstützung (➤ 12.5.7) und assistierter druckkontrollierter Beatmung (➤ 12.5.2, ➤ 12.5.4). Die CPAP-Therapie (➤ 12.5.8) bei obstruktivem Schlafapnoesyndrom dient zum Offenhalten der oberen Atemwege während des Schlafes und ist ein reines Spontanatmungsverfahren.

Die NIV ist eine effektive Alternative zur invasiven Beatmung, besonders auch für die **intermittierende Selbstbeatmung** *(ISB)* durch die Person, z. B. bei COPD oder neuromuskulären Erkrankungen. Die Betroffenen wechseln zwischen Spontanatmung und nichtinvasiver Beatmung. Allerdings ist zu beachten, dass ein Fortschreiten der Erkrankung immer längere Beatmungszeiten notwendig machen kann.

12.7.1 Indikationen und Kontraindikationen

Es gibt eine Vielzahl von **Indikationen** für die NIV. Intermittierende bzw. nächtliche Selbstbeatmung *(ISB)* bei: [10]

- Obstruktiven Atemwegserkrankungen wie COPD (➤ 9.3.3), Mukoviszidose (➤ 9.3.10) oder Bronchiektasen
- Thorakal-restriktive Erkrankungen wie (Kypho-)Skoliose, Kyphose, Kielbrust, Trichterbrust, Morbus Bechterew oder restriktive Pleuraerkrankungen (➤ 9.2.1)
- Obesitas-Hypoventilations-Syndrom (*OHS,* ➤ 12.1.3)
- Neuromuskulären Erkrankungen (➤ 17.7) oder hoher Querschnittslähmung (➤ 17.13.2), zunehmende ventilatorische Insuffizienz z. B. bei ALS (➤ 17.7.3)
- Schlafapnoesyndrom (➤ 9.3.6)
- Weaning (➤ 12.10)
- Dyspnoe in Palliativsituationen, zur Linderung.

12

VORSICHT

Absolute Kontraindikationen für die NIV

Eine NIV ist **ungeeignet** bei:
- Fehlender Spontanatmung oder Schnappatmung
- Fixierter oder funktioneller Verlegung der Atemwege, z. B. auch oropharyngeale Muskelschwäche oder Schwäche der Gesichtsmuskulatur
- Gastrointestinaler Blutung oder Ileus.

In diesen Fällen ist die NIV abzubrechen bzw. darf nicht begonnen werden und eine invasive Beatmung ist erforderlich.

Relative Kontraindikationen sind:
- Koma oder stark bewusstseinseingetrübte Menschen
- Massive Agitation, unkooperative Menschen
- Massiver Sekretverhalt, ineffektiver Hustenstoß und die häufige Notwendigkeit zum Absaugen
- Aspirationsgefahr
- Wenn ein sicherer Atemweg notwendig ist, z. B. zum Absaugen
- Anatomische oder subjektive Interface-Inkompatibilität, z. B. Person toleriert keine Maske.

In diesen Fällen muss der behandelnde Arzt oder die behandelnde Ärztin entscheiden, ob die Vorteile der NIV das erhöhte Risiko für den Menschen ausgleichen. Es muss dann eine engmaschige Überwachung erfolgen und kurzfristig eine invasive Beatmung möglich sein.

12.7.2 Vorteile und Nachteile

Da das Verabreichen eines positiven Atemwegsdrucks vom Beatmungszugang zunächst unabhängig ist, ist die Effektivität der NIV gegenüber der invasiven Beatmung gleichzusetzen.

Vorteile

Die **Vorteile der NIV** liegen auf der Hand:
- Gleichermaßen praktikabel für Betroffene und Pflegende, Beatmung kann schnell beginnen
- Umgehen der Risiken und Nebenwirkungen einer Tracheotomie und Trachealkanüle (➤ 11.4), so ist z. B. eine Atemgasklimatisierung (➤ Kap. 13) einfach durchzuführen in Form eines integrierten Aktivbefeuchters
- Kommunikationsfähigkeit bleibt erhalten
- Kurze Unterbrechungen zur Mobilisierung und Nahrungsaufnahme sind möglich, Mobilisationen sind i. d. R. einfacher möglich
- Patient/-in kann bei intermittierender Selbstbeatmung Beginn und Ende der nichtinvasiven Beatmung bestimmen, die Maske selbst an- und ablegen
- Komplikationen, wie Infektionen oder Verletzungen der unteren Atemwege durch die Beatmung und pflegerische Maßnahmen, sind deutlich geringer.

Nachteile, Grenzen und Nebenwirkungen

Es gibt aber auch **Nachteile, Grenzen und Nebenwirkungen der NIV:**
- Trockener Rachen
- Druckstellen durch die Maske, z. B. im Bereich des Nasenrückens
- Leckage durch undicht sitzende Maske; durch ausströmende Luft in Richtung Augen kann es zu einer Irritationskonjunktivitis kommen
- Gastrointestinale Probleme wie Übelkeit, Völlegefühl oder Blähungen durch Aerophagie *(Verschlucken von Luft)*
- Unbehagen durch die Maske bis hin zur Klaustrophobie
- Bei hohem Flow empfindet die Person die Luft als kalt und trocken, dies kann die Schleimhäute austrocknen
- Nebenwirkungen der Überdruckbeatmung (➤ 12.2)
- Seltener sind Nasenbluten, Pneumothorax oder Aspiration.

Eine 24-Stunden-Beatmung ist vor allem bei neurologischen Erkrankungen möglich. Beatmungsdrücke über 25 cmH_2O setzen eine gute Maskenauswahl voraus.

WICHTIG

Stufenplan bei akuter Verschlechterung

Für den Fall der akuten Verschlechterung des Gesundheitszustands des Menschen sollte ein Stufenplan für zu treffende Maßnahmen vorliegen, idealerweise auch eine Patientenverfügung mit den Maßnahmen, die von ihm gewünscht bzw. nicht gewünscht sind.

12.7.3 Beatmungszugang

DEFINITION

Interface: „Schnittstelle", Beatmungszugang bzw. Verbindungsstelle zwischen Mensch und Respirator, in der Regel wird eine Maske verwendet, selten Beatmungshelm und Mundstück.

Der Erfolg der nichtinvasiven Beatmung hängt entscheidend von einer gut sitzenden Maske ab. Es gibt eine Reihe von kommerziellen Masken. Lässt sich aus der Vielzahl der Masken keine passende für die Person finden, dann besteht auch die Möglichkeit einer Maßanfertigung. Eine Neuanpassung wird evtl. erforderlich bei Änderung von Körpergewicht, Muskulatur oder Hautzustand.

WICHTIG

Vented- und Non-vented-Masken

Es stehen **Masken mit und ohne Luftauslassöffnung** zur Verfügung:

- Für Leckagesysteme ohne eingebautes Exspirationsventil im Schlauch gibt es **Masken mit Leckage-/Luftauslassöffnungen,** sogenannte *Vented-Masken*
- Bei Schlauchsystemen mit Exspirationsventil (➤ Abb. 12.2) kommen *Non-vented-Masken* zum Einsatz, diese sind am blauen Ansatz *(„Kniestück")* der Maske zu erkennen (➤ 16.4).

Arten von Interfaces

Es stehen verschiedene **Arten von Interfaces** zur Verfügung:

- **Nasenmasken** (➤ Abb. 12.12) haben einen relativ hohen Tragekomfort: Essen und Trinken, Sprechen und Abhusten bleibt möglich unter Beatmung. Voraussetzung ist eine effektive Atmung über die Nase. Im Schlaf entsteht bei einer Mundöffnung eine orale Leckage. Hier kann ein Kinnband den Mundschluss herstellen.
- **Nasenpolstermasken** *(binasale Prongs* ➤ Abb. 12.13) haben eine minimale Auflagefläche und werden an den Nasenöffnungen angebracht. Sie werden i. d. R. ähnlich gut wie Sauerstoffbrillen toleriert und v. a. bei Säuglingen und Kleinkindern zur Beatmung eingesetzt, um Druckstellen auf der Nase und im Gesicht zu vermeiden.

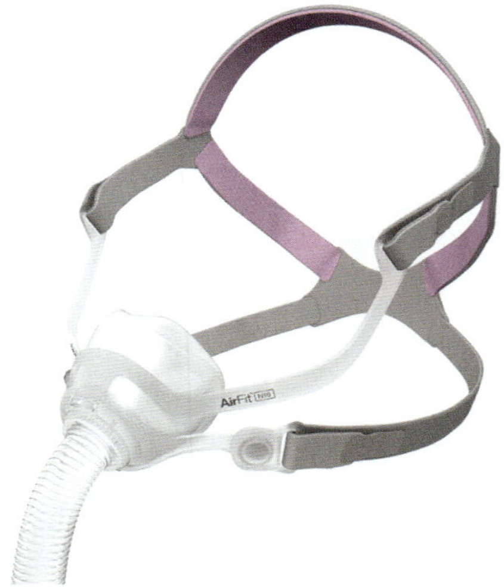

Abb. 12.12 Nasenmaske [V081-002]

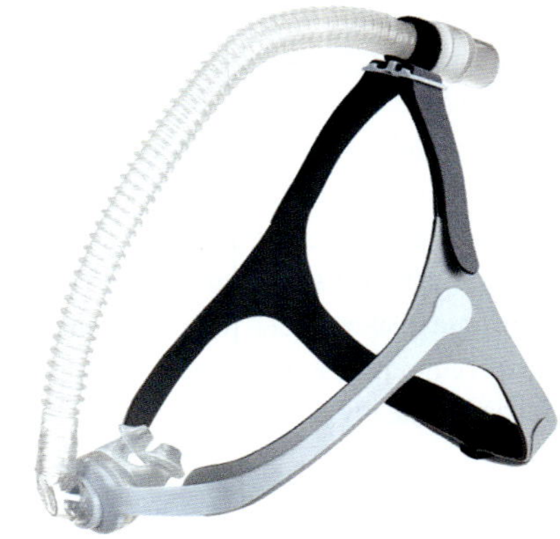

Abb. 12.13 Nasenpolstermaske *(Prong)* [V377]

- **Mundmasken** sind eine Alternative bei langen Beatmungszeiten und wenn eine Entlastung der Hautauflagestellen an der Nase nötig ist.
- **Mund-Nasen-Masken** *(Fullface-Masken* ➤ Abb. 12.14) kommen meist zur Anwendung, wenn die Person gleichzeitig durch Mund und Nase atmet und höhere Beatmungsdrücke nötig sind. Zum Essen muss die Maske abgenommen werden.
- **Under-the-nose-Mund-Nasen-Masken** (➤ Abb. 12.15) sparen den Nasenrücken aus und haben damit eine geringere Gefahr von Druckstellen auf dem Nasenrücken.

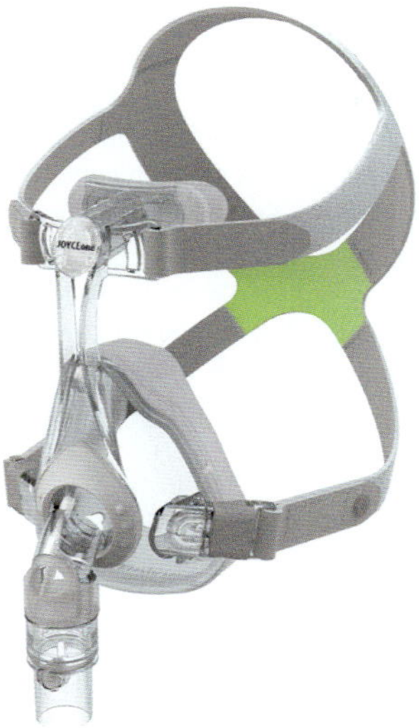

Abb. 12.14 Mund-Nasen-Maske *(Fullface-Maske)* [V083]

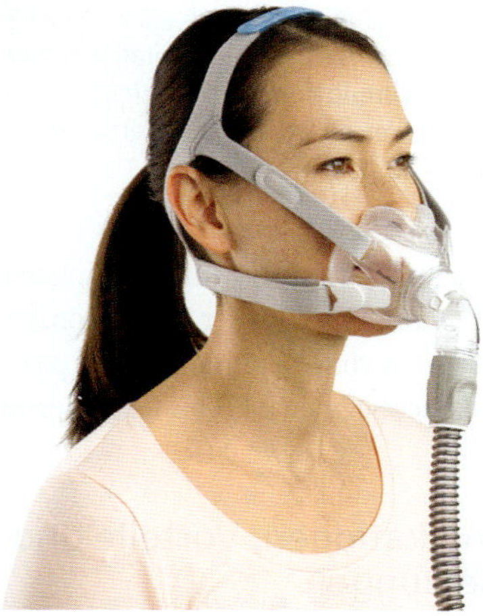

Abb. 12.15 Under-the-nose-Mund-Nasen-Maske [V081-002]

- **Ganzgesichtsmasken** *(Totalface-Masken)* bedecken das komplette Gesicht und werden verwendet, wenn keine passende Fullface-Maske gefunden wird. Die Maske beschlägt aber leicht, zum Essen und Husten muss sie abgenommen werden. Diese Masken haben häufig eine schlechte Akzeptanz.

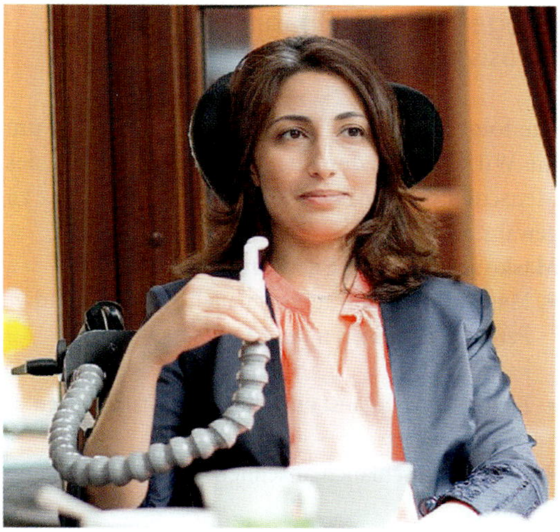

Abb. 12.16 Mundstück [V083]

- **Mundstücke** (➤ Abb. 12.16) kommen bei neuromuskulären Erkrankungen mit intermittierender Beatmungsabhängigkeit vor, engl. *Mouthpiece Ventilation (MPV)*. Ein bedeutender Vorteil ist, dass das Gesicht nicht bedeckt ist und es keine Gefahr von Druckschäden gibt. Die Person erlebt eine große Freiheit und Selbstständigkeit. Essen und Sprechen sind zwischen den Beatmungsphasen möglich. Verschiedene Beatmungsgeräte bieten die Möglichkeit für druck- und volumenkontrollierte Beatmung.
  Wichtigste Voraussetzungen sind: wacher und kooperativer Mensch, der das Mundstück selbstständig in den Mund nehmen kann und dass ein ausreichender Mundschluss möglich ist. Zudem muss eine ausreichende Spontanatmung möglich sein. Viele moderne Heimbeatmungsgeräte haben heute eine MPV-Funktion.

WICHTIG

Reservemaske

Es muss immer eine Reservemaske bei den Betroffenen vorhanden sein. Bei langen Beatmungszeiten können zur Auflagestellenentlastung verschiedene Masken notwendig sein. Nur das betreuende Beatmungszentrum entscheidet über den Wechsel eines Interfaces.

Pflegerische Maßnahmen bei nicht-invasiver Beatmung

Die folgenden Maßnahmen sind notwendig, um die Wirksamkeit der Therapie, die Sicherheit des Menschen sowie dessen Komfort und Adhärenz zu gewährleisten.

Maske anlegen und Beatmung beginnen:

- Maske ohne Beatmungsschlauch aufsetzen und Person ausprobieren lassen, ob sie gut atmen kann
- Bänder nicht zu fest anziehen, um Druckstellen zu vermeiden
- Beatmungsschlauch anschließen und Beatmung starten
- Dichtigkeit überprüfen: Gibt es Luftausstrom an irgendeiner Stelle?

Beobachtungen:

- Beatmungsüberwachung und Patientenbeobachtung wie bei invasiver Beatmung (➤ 12.6), insbesondere Frage nach Nebenwirkungen wie Blähungen oder trockene Augen
- Häufig kommt es zur Austrocknung von Schleimhäuten, insbesondere der Nase. Dadurch erhöht sich der nasale Atemwegswiderstand. Eine Verbesserung verspricht eine aktive Befeuchtung.

Spezielle pflegerische Maßnahmen:

- Auf Bedürfnisse und Beschwerden eingehen, gemeinsam nach Lösungen suchen
- Teilhabe am Leben ermöglichen, Beatmungszeiten an Alltag und Schlafrhythmus anpassen, flexible Handhabung fördern und zulassen
- Regelmäßig den korrekten Sitz der Maske überprüfen und auf Leckagen und Druckstellen achten
- Zur Vermeidung von Druckstellen: Maskenpolster verwenden, regelmäßiger Maskenwechsel und druckentlastende Intervalle einplanen (nach ärztlicher Verordnung!), Hautpflege in den betroffenen Bereichen
- Spezielle Mund- und Nasenpflege mehrmals am Tag; Befeuchtung der Binde- und Hornhaut der Augen mit Tränenersatzmitteln wie z. B. künstlichen Tränen
- Nach Arztanordnung: Inhalation (➤ 13.2), mechanisch unterstütztes Husten (➤ 15.6.3)
- Auf ausreichende Flüssigkeitszufuhr achten.

WICHTIG

Bei Geräteausfall

Um bei einem Geräteausfall trotzdem ausatmen zu können, haben viele Nasen-Mund-Masken ein sog. **Anti-Asphyxie-Ventil.** Außerdem ermöglichen manche Modelle das schnelle Entfernen der Maske über einen Schnelllöseclip.

Es ist notwendig, mit der Person zu besprechen, wie im Fall eines Therapieversagens oder schwerwiegender Komplikationen weiter verfahren werden soll. Insbesondere ist die Frage zu klären, ob sie dann eine Tracheotomie wünscht.

12.8 Phrenicus-Nerven- und Diaphragma-Stimulation

DEFINITION

Phrenicus-Nerven-Stimulation *(PNS-Beatmung):* Stimulation des **N. phrenicus** durch elektrische Impulse von außen, die über operativ eingebrachte Elektroden vermittelt werden. Dadurch werden am Zwerchfell Kontraktionen ausgelöst, die zu einer Inspiration führen.

Diaphragma-Stimulation *(DPS-Beatmung):* Wie PNS, außer dass das Zwerchfell direkt stimuliert wird. Seltener angewendet.

Das **Diaphragma** *(Zwerchfell)* ist der Hauptatemmuskel und übernimmt 60–80 % der Inspirationsleistung. Innerviert wird es vom N. phrenicus, der paarig den Spinalnerven der Segmente C3 bis C5 entspringt.

12.8.1 Indikationen, Vorteile und Voraussetzungen

Die PNS- und DPS-Beatmung sind Alternativen zur Beatmung mit Überdruck. Sie führen zu kontrollierten und respiratorisch suffizienten Zwerchfellkontraktionen, was die Person stundenweise oder vollständig von einem Respirator unabhängig macht.

Indikationen

Folgende **Indikationen für eine PNS/DPS** gibt es: [11, 12]
- Hohe Querschnittslähmung *(C0 bis C3,* ➤ 17.13.2)
- Zentrales Hypoventilationssyndrom *(Undine-Syndrom* ➤ 9.3.6)
- Erworbenes Hypoventilationssyndrom bei Halswirbelsäuleninstabilität oder Entzündungen der Medulla oblongata *(verlängertes Rückenmark)*
- Hirnschädigung mit Ausfall des Atemzentrums, z. B. durch Tumor, Infarkt oder Intoxikation
- Nur DPS: Bei amyotropher Lateralsklerose *(ALS)* geeignet zur Verzögerung der Ateminsuffizienz im Sinne einer limitierten Übergangsbeatmung (➤ 17.7.3).

Vorteile

Die Phrenicus- bzw. Diaphragma-Stimulation hat einige **Vorteile gegenüber der maschinellen Beatmung:**
- Physiologische Ventilation, d. h., es herrschen Druckverhältnisse wie bei der Spontanatmung
- Bessere Sprechfähigkeit, da ein temporärer oder dauerhafter Verschluss des Tracheostomas möglich ist
- Weniger pulmonale Komplikationen, die Pneumonierate sinkt
- Mobilisationserleichterung durch ein kleines, leichtes und recht autarkes Steuerungsgerät mit internem Akku für ca. 8 Std. und einem externen Akku für ca. 1 Woche.

Voraussetzungen

Für die **Implantation müssen verschiedene Voraussetzungen** erfüllt sein: [11]
- Der N. phrenicus muss intakt sein und transkutan gereizt werden können (bei PNS-Beatmung)
- Ausreichend Zwerchfellmuskelmasse
- Stabile klinische und psychische Situation
- Langfristige Respiratorabhängigkeit
- Keine fortschreitende Lungenerkrankung
- Stabiles soziales Umfeld.

12.8.2 Phrenicus-Nerven-Stimulatoren

Es stehen zwei Systeme zur N.-phrenicus-Stimulation zur Verfügung (➤ Abb. 12.17): *Atrostim® 2.0,* das von der Fa. *Börgel* vertrieben wird und der *MarkIV®* der Fa. *Avery.*

Das **System** besteht aus zwei **Komponenten:**
- Externes Steuerungssystem: Induktionsspulen und Steuerungsgerät, das zusätzlich über ein Verbindungskabel mit dem Programmiergerät zu verbinden ist
- Implantierbares Empfängersystem.

WICHTIG

Steuerungssystem ist Medizinprodukt

Das externe Steuerungssystem ist ein Medizinprodukt der **„Anlage 1" nach § 5 MPBetreibV 3: Externe Komponenten aktiver Implantate.** Jeder Benutzer muss vor der Benutzung entsprechend der gesetzlichen Vorgaben umfassend in die Benutzung dieser speziellen Beatmungstechnik eingewiesen worden sein (➤ 4.1.2, ➤ 4.1.3).

Implantation und Konditionierung

Die **Implantation** erfolgt im Bereich des Thorax. Nach der operativen Anlage der Elektroden an den N. phrenicus und der Wundheilungsphase, meist ca. 2 Wochen, wird der Nerv an die Stromstärken gewöhnt. Die schnellen Muskelfasern des Zwerchfells passen sich an die langsamen Kontraktionen an, es findet die sog. **Konditionierung** statt. Dies erfolgt durch eine standardisierte Stimulation mit entsprechenden Pausen am Respirator, um eine Übermüdung des Zwerchfells zu vermeiden. Im günstigsten Fall ist die Patientin oder der Patient nach 6–8 Wochen 24 Stunden stimuliert. Häufig entwickeln sich Versorgungen, in denen abwechselnd stimuliert und überdruckbeatmet wird.

Funktionsweise

Die **Funktionsweise** ist einfach (➤ Abb. 12.17). Radiofrequenzen werden transkutan durch die Antennenspule auf das Empfängerimplantat übertragen. Die Antennenspule kann entweder aufgeklebt oder

12

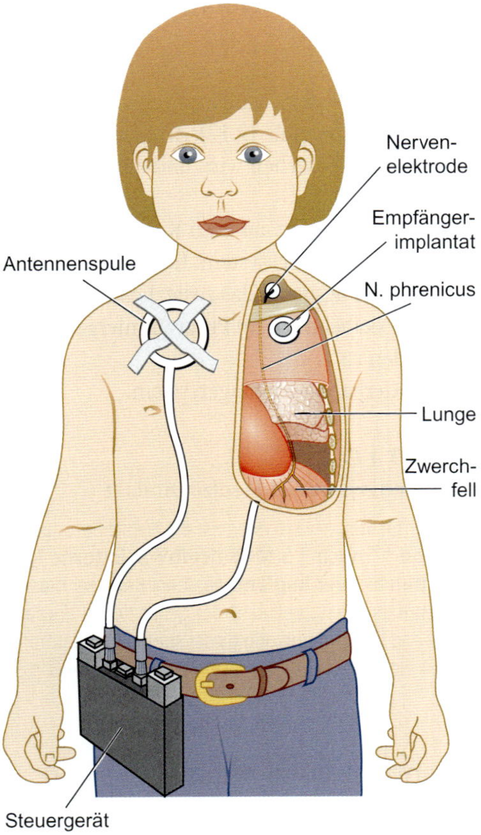

Abb. 12.17 Phrenicus-Nerven-Stimulator. PNS in Anwendung. [L126]

mithilfe eines Gurtes befestigt sein. Das Empfängerimplantat wandelt die Radiowellen in elektrische Impulse um, die auf den N. phrenicus geleitet werden. Das Zwerchfell kontrahiert sich und eine Inspiration erfolgt. Für die Ausatmung werden die Radiowellen unterbrochen und die Ausatmung erfolgt passiv.

Die **Einstellmöglichkeiten** des *Atrostim*® 2.0:

- Frequenz 8–35/Min.
- Inspirationszeit 0,5–4 Sek.
- Intervallzeit Stimulationsimpuls 30–99 Millisek.
- Anstieg des Impulsintervalls 0–90 %
- Reizschwellenstrom 0–5 mA
- Seufzer alle 0–99 Atemzüge, Seufzerdauer 0–9/Sek.
- Atemzugstromstärke 1–100 %, 3 Größen wählbar in den Stufen klein, normal, groß.

Für die Anwender verstellbar sind Frequenz und Atemzugstromstärke bzw. die Impulsamplitude, ein Seufzer kann zusätzlich manuell ausgelöst werden.

VORSICHT

Überwachung

Da das Atemzugvolumen Schwankungen unterworfen ist, ist eine regelmäßige Spirometrie (➤ 9.1.4) und eine Kapnometrie (➤ 9.1.7) durchzuführen und die Sauerstoffsättigung (➤ 9.1.6) zu überwachen. Die Dokumentation dieser Werte erfolgt anhand eines Beatmungsprotokolls, auf dem auch die Zielwerte vorgegeben sind.

VORSICHT

Für den Notfall

Es muss ein Beatmungsgerät, ein Handbeatmungsbeutel und eine Notfalltasche mit Trachealkanüle, sterilen Handschuhen, Absauggerät und -katheter, 12-V-Ersatzbatterie (externer Akku), Ersatzkabel und -spule für PNS bereitstehen, um eine Unterbeatmung beheben zu können. Notfallsituationen sind regelmäßig zu üben. Pflegefachpersonen sollen auch die Auskultation der Lunge beherrschen (➤ 9.1.2), um Atelektasen oder eine einseitige Dysfunktion von Elektroden zu erkennen.

AUS DER PRAXIS

Zunahme der Lebensqualität

Ein 45-jähriger Mann mit hoher Querschnittslähmung und Beatmungspflicht ist tagsüber mit seinem PNS stimuliert. Über Nacht ist er an ein Heimbeatmungsgerät angeschlossen, da es in der Konditionierungsphase vor allem nachts zu großen Schwankungen des Atemhubvolumens kam und dadurch zu Störung der Nachtruhe.

Tagsüber kann eine Person die Transfers des Mannes in den Rollstuhl ausführen, da keine Beatmungsschläuche stören, zudem wird die Trachealkanüle entfernt und ein Weaningpflaster zur Abdeckung des Tracheostomas verwendet (➤ 11.6). Dadurch hat sich die Sekretolyse verbessert, die Stimme wurde lauter und auch das Schmecken von Speisen kehrte zurück, insgesamt berichtet der Mann von einer deutlichen Zunahme seiner Lebensqualität.

12.9 Ausgewählte Heimbeatmungsgeräte

Beatmungsgeräte zur häuslichen Beatmung sind im offiziellen Hilfsmittelverzeichnis der *Gesetzlichen Krankenversicherung (GKV)* unter www.rehadat-hilfsmittel.de → Produktgruppe 14: Inhalations- und Atemtherapiegeräte zu finden.

- Die Hilfsmittelnummer 14.24.10 umfasst die Geräte zur Behandlung schlafbezogener Atemstörungen (➤ 9.3.6), sogenannte **manuell anpassbare Beatmungsgeräte zur intermittierenden Beatmung,** also vor allem CPAP und Bi-Level-CPAP-Geräte.

> **WICHTIG**
> **Geltende Anforderungen**
> Es gelten die Anforderungen an **Heimbeatmungsgeräte zur Atemunterstützung** der *DIN EN ISO 10651–6:2011–06.*

- Die Hilfsmittelnummer 14.24.11 nennt Geräte, die die Spontanatmung des Menschen mehrere Stunden täglich unterstützen, sog. **automatisch anpassende Beatmungsgeräte zur intermittierenden Beatmung.**
- Die Hilfsmittelnummer 14.24.12 listet **Beatmungsgeräte zur lebenserhaltenden Beatmung** auf, diese übernehmen vollständig die Atemarbeit.

> **WICHTIG**
> **Geltende Anforderungen**
> Für die zwei letzteren Gruppen gelten die Anforderungen an **Heimbeatmungsgeräte für vom Gerät abhängige Patienten** der *DIN EN ISO 10651–2:2011–06.*

Im Folgenden werden nur **Heimbeatmungsgeräte für vom Gerät abhängige Patientinnen und Patienten** vorgestellt und mit ihren allgemeinen und besonderen Merkmalen beschrieben. Zu beachten ist, dass die Hersteller unterschiedliche Begrifflichkeiten/Abkürzungen für Beatmungsformen, Parameter und Sonderfunktionen verwenden.

Nachfolgend können nicht alle Kennzeichen und Funktionen der Respiratoren genannt werden, ein ausführlicher Blick in die Gebrauchsanweisungen der Hersteller ist unbedingt notwendig.

12.9.1 Geräte der Fa. Air Liquide Healthcare

www.airliquide.com

Monnal T50

Die **Monnal T50** (➤ Abb. 12.18) ist geeignet für Menschen über 5 kg KG in der lebenserhaltenden und intermittierenden Beatmung, invasiv und nichtinvasiv, mittels Einschlauchbetrieb mit aktivem Ausatemventil und im Doppelschlauchbetrieb.

Folgende **Beatmungsformen** sind möglich:

- PSV (➤ 12.5.6), außerdem Zielvolumen (V_t) einstellbar (➤ 12.5.2)
- PCV (➤ 12.5.2), APCV, Zielvolumen (V_t) einstellbar (➤ 12.5.4)
- VCV (➤ 12.5.1), AVCV (➤ 12.5.4)
- SIMV (➤ 12.5.5).

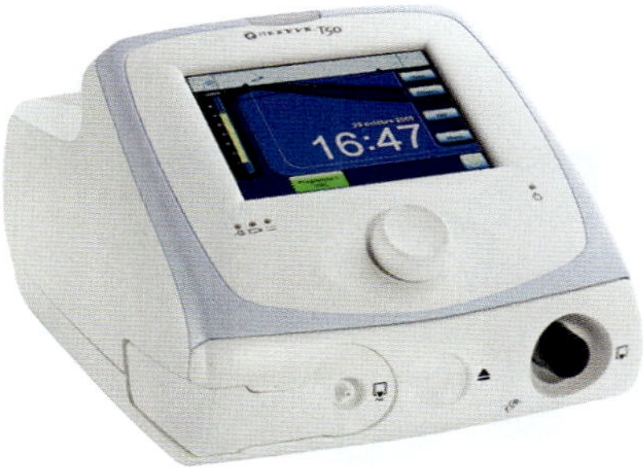

Abb. 12.18 *Monnal T50* [V377]

Therapeutische Funktionen:

Zusätzlicher Boost-Modus zur Unterstützung von Trainingsphasen zur Patientenmobilisation und des Sekretmanagements, hier sind prozentuale Erhöhungen der Parameter *(zwischen 10–50 %)* über eine vorwählbare Zeit *(3–30 Min.)* einstellbar.

Besonderheiten:

- Zwei Beatmungsprogramme wählbar, Dauer des jeweiligen Programms festlegbar
- Bedienung über Touchscreen und Drehradknopf
- Klickbares Einwegexspirationsventil
- Monitoring mit Messwerten, Kurven und Trends.

Technische Daten

- Maximal möglicher Druck: 50 cmH_2O
- Maximal möglicher Flow: 150 l/Min.
- Tidalvolumen einstellbar: Erwachsene von 100–2000 ml, Kinder von 50–500 ml
- Atemfrequenz: Erwachsene 4–40 AZ/Min., Kinder 50–60 AZ/Min.
- Laufzeit der internen Batterie: bis 5 Std.
- Laufzeit der externen Batterie: bis 18 Std., in drei verschiedenen Kapazitäten erhältlich
- Niederdruck O_2-Anschluss: bis 15 l/Min.

12.9.2 Geräte der Fa. Breas Medical

www.breas.com

VIVO 50, 55

Die **VIVO 50, 55** (➤ Abb. 12.19) ist geeignet für Menschen über 10 kg KG in der lebenserhaltenden und intermittierenden Beatmung, invasiv und nichtinvasiv, mittels Einschlauchbetrieb mit Leckage oder aktivem Ausatemventil.

Folgende **Beatmungsformen** sind möglich:

- CPAP (➤ 12.5.8)
- PSV (➤ 12.5.6), PSV (TgV = *Target Volume*), d. h. zusätzlich Zielvolumen (➤ 12.5.2) einstellbar
- PCV (➤ 12.5.2), PCV (TgV), PCV (A) (➤ 12.5.4), PCV (A + TgV)
- VCV (➤ 12.5.1), VCV (A) (➤ 12.5.4)
- Ab Softwareversion 2.11 (Vivo 55) zusätzlich: SIMV (➤ 12.5.5), MPV (➤ 12.9.3).

Therapeutische Funktionen:

Seufzer (➤ 12.4.6).

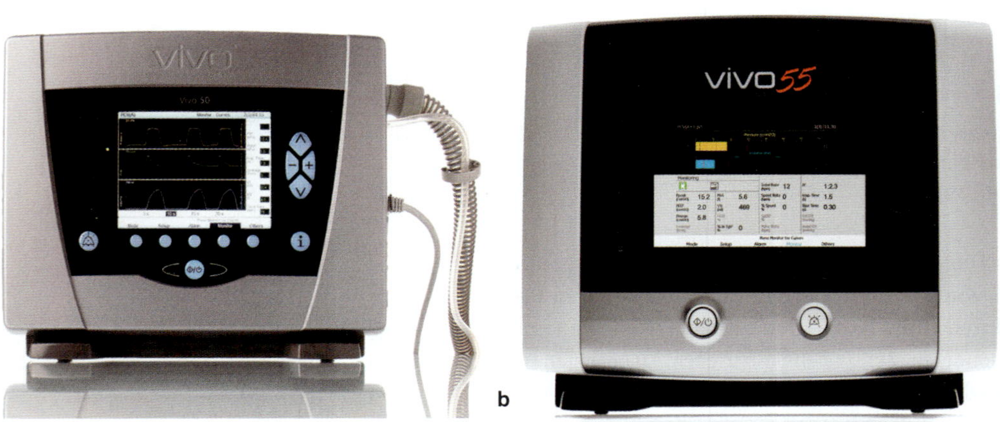

a b

Abb. 12.19 a) *VIVO 50.*
b) *VIVO 55.* [V082]

Besonderheiten:

- Drei Beatmungsprogramme einstellbar, zwischen denen einfach gewechselt werden kann
- Druckeinheiten zwischen cmH_2O, hPa und mbar auswählbar
- Info-Taste mit Hilfetexten zu allen Funktionen
- Darstellung von Kurven, nummerischen Daten und Trends
- Monitoring durch optionale FiO_2-, SpO_2- und CO_2-Sensoren
- Home Adjust, d. h., Möglichkeit, innerhalb vorgegebener Grenzen Beatmungsparameter im Patientenmenü zu ändern (➤ 12.3.1)
- Vorbereitet für Anschluss ans Telemonitoring.

VORSICHT

Änderung Home-Adjust

Änderung von Parametern im Home-Adjust nur anhand einer Arztanordnung mit genau vorgegebenen Bedarfssituationen.

Technische Daten:

- Maximal möglicher Druck: 50 hPa
- Maximal möglicher Flow: 300 l/Min.
- Tidalvolumen: von 100–2 500 ml einstellbar
- Atemfrequenz: von 4–40 AZ/Min. einstellbar
- Laufzeit der internen Batterie: bis 4 Std.
- Laufzeit externen Batterie *(Click-on):* bis 8 Std.
- Ladezeit: jeweils 3 Std., externe-Batterie im laufenden Betrieb austauschbar und besitzt eine Ladeschale

VIVO 60, 65

Die **VIVO 60, 65** ist geeignet für Menschen ab 5 kg KG. Sie hat zusätzlich folgende Funktionen:
- SIMV-Modus (➤ 12.5.5)
- Doppelschlauchbeatmung mit exspiratorischer Volumenüberwachung
- Maximal möglicher Druck: 60 hPa
- Tidalvolumen: von 50–2 500 ml einstellbar.

12.9.3 Geräte der Fa. Philips Respironics

www.philips.de/respironics

Trilogy 100

Die **Trilogy 100** (➤ Abb. 12.20) ist geeignet für Menschen über 5 kg KG in der lebenserhaltenden und intermittierenden Beatmung, invasiv und nichtinvasiv, mittels Einschlauchbetrieb mit aktivem Ausatemventil und im Doppelschlauchbetrieb.

Folgende **Beatmungsformen** sind möglich:
- Druckmodi:
  - CPAP (➤ 12.5.8)
  - S: spontaner Modus mit Bi-Level-Druckunterstützung
  - ST *(Spontaner zeitgesteuerter Modus):* Spontanatmung mit Bi-Level-Druckunterstützung und Sicherstellung einer Mindestatemfrequenz (➤ 12.5.7)
  - T *(zeitgesteuerter Modus):* nur kontrollierte Atemzüge gemäß Atemfrequenz-Zeitstellung
  - PC (➤ 12.5.2), PCV (A) (➤ 12.5.4)
  - PC-SIMV *(druckgesteuerte SIMV-Beatmung,* ➤ 12.5.5)
- Volumenmodi:
  - CV *(volumenkontrolliert,* ➤ 12.5.1), AC *(assistiert volumenkontrolliert,* ➤ 12.5.4)
  - SIMV (➤ 12.5.5): Modus unterstützt spontane, assistierte und kontrolliert Atmung

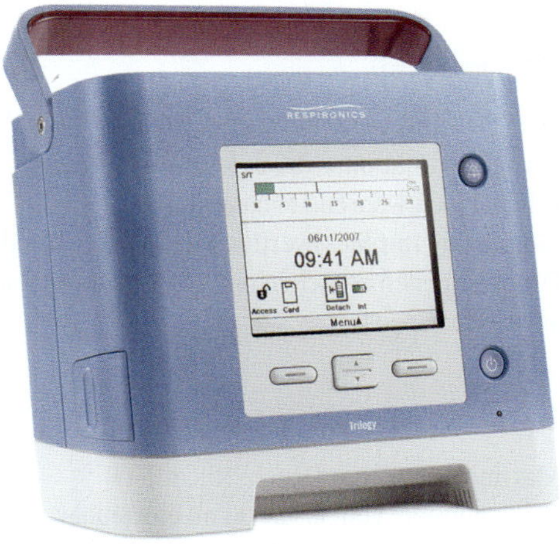

Abb. 12.20 *Trilogy 100* [V491]

- **MPV** *(engl. Mouthpiece Ventilation)* ist eine spezielle Mundstückbeatmung zur Beatmungsunterstützung, die es ermöglicht u. U. die Notwendigkeit einer Tracheostomie aufzuschieben (➤ 12.7, ➤ Abb. 12.16). Die MPV lässt ich im Volumenmodus VC wie auch im Druckmodus PC einstellen.
- **AVAPS/AVAPS-AE** *(engl. Average Volume Assured Pressure Support)* im Leckagebetrieb sorgen für eine Druckunterstützung mit gesichertem Durchschnittsatemvolumen (*Hybridmodi,* ➤ 12.5.2). Funktion ist im S-, S/T-, PC- und T-Modus verfügbar. Die AVAPS-Funktion passt die Druckunterstützung an, indem sie den IPAP zwischen IPAP-Min und IPAP-Max variiert (➤ 12.4.4).
  AVAPS-AE überwacht den Widerstand in den oberen Atemwegen und stellt den EPAP (➤ 12.4.5) automatisch ein. Außerdem wird das Atemzugvolumen überwacht und durch eine Anpassung der Druckunterstützung das Zielatemzugvolumen (➤ 12.5.2) aufrechterhalten. AVAPS-AE kann auch eine Backup-Atemfrequenz (➤ 12.5.7) basierend auf der spontanen Atemfrequenz des Menschen automatisch einstellen und aufrechterhalten. AVAPS-AE ist ausschließlich für die nichtinvasive Beatmung vorgesehen.

Therapeutische Funktionen:

Seufzer (➤ 12.4.6) nur in volumengesteuerten Modi verfügbar, Verabreichung von 150 % des vorgeschriebenen Volumens alle 100 Atemzüge.

Besonderheiten:

- Zwei Beatmungsprogramme einstellbar
- Verneblerfunktion, d. h., es kommt zu weniger Fehlalarmen während Inhalationen
- Monitoring mit Messwerten, Kurven und Trends
- Druckeinheiten zwischen cmH_2O, hPa und mbar auswählbar.

Technische Daten:

- Maximal möglicher Druck: 50 cmH_2O
- Tidalvolumen: von 50–2 000 ml einstellbar
- Atemfrequenz: bis 60 AZ/Min. einstellbar
- Laufzeit der internen Batterie: bis 4 Std.
- Laufzeit der externen Batterie: bis 4 Std.
- Ladezeit: 8 Std. bis 80 % der Kapazität nach Entladung der Batterie
- Niederdruck-O_2-Anschluss: bis 15 l/Min.

Trilogy 200

Dieses Modell bietet zusätzlich noch ein Drei-Schlauchsystem mit exspiratorischer Volumenmessung, vom Hersteller *„aktives Schlauchsystem mit proximalem Flowsensor“* genannt.

Trilogy Evo

Die **Trilogy Evo** (➤ Abb. 12.21) ist die neuste Generation der *Trilogy*-Reihe, für die invasive und nichtinvasive Beatmung mit Ein- oder Zweischlauchsystem. Auch für Säuglinge ab 2,5 kg konzipiert. Sie ist mit oder ohne Sauerstoff-Mischmodul erhältlich.

Beatmungsformen: wie *Trilogy 100*

Besonderheiten:

- Verbesserte Synchronizität zwischen Patient und Beatmungsgerät
- Mundstückbeatmung möglich
- Flowtrigger einstellbar
- Einsatz eines $etCO_2$- oder SpO_2-Sensors möglich

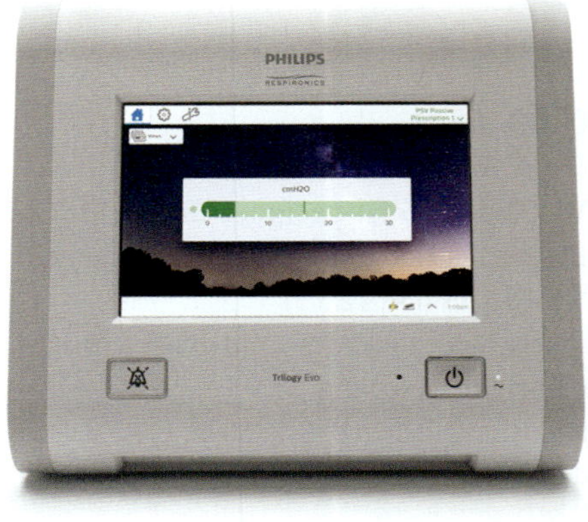

Abb. 12.21 *Trilogy Evo* [V491]

- Einfach in der Anwendung durch reduzierte technische Komplexität, intuitive Gerätebedienung, klare Alarmübersicht, Touchscreen
- Automat
- Hohe Unabhängigkeit durch bis zu 15 Std. interne Akkuleistung, Restlaufzeit permanent angezeigt
- Telemonitoring: Therapiedaten können im Gerät, in einer Cloud oder einem Patientendatenmanagementsystem gespeichert werden → einfacher Zugriff für alle Beteiligten, wenn die Person den Versorgungskontext wechselt, z. B. ins Krankenhaus muss.

Technische Daten:

- Maximal möglicher Druck: 50 cmH_2O
- Tidalvolumen: von 0–2 000 ml einstellbar
- Laufzeit der internen Batterie: bis 15 Std.
- Laufzeit der externen Batterie: bis 4 Std.
- Ladezeit: 2,5 Std. bis 80 % der Kapazität, 3,5 Std. bis 100 %
- Niederdruck-O_2-Anschluss: bis 30 l/Min. + Möglichkeit für Hochdruck-Sauerstoffgabe

12.9.4 Geräte der Fa. Resmed

www.resmed.de

Astral 150

Die **Astral 150** (➤ Abb. 12.22) ist geeignet für Menschen über 5 kg KG in der lebenserhaltenden und intermittierenden Beatmung, invasiv und nichtinvasiv mittels Einschlauchbetrieb mit Leckage oder aktivem Ausatemventil und im Doppelschlauchbetrieb.

Folgende **Beatmungsformen** sind möglich:

- Leckageschlauchsystem:
  - A (PC) (➤ 12.5.4)
  - CPAP (➤ 12.5.8)
  - ST (Spontanbeatmung mit Sicherheitsfrequenz, ➤ 12.5.7)
- Einschlauch- und Doppelschlauchsystem:
  - CPAP (➤ 12.5.8)
  - PSV (➤ 12.5.6), zusätzlich Zielvolumen einstellbar (➤ 12.5.2)
  - PCV (➤ 12.5.2), (A) PCV (➤ 12.5.4), Zielvolumen einstellbar (➤ 12.5.2)

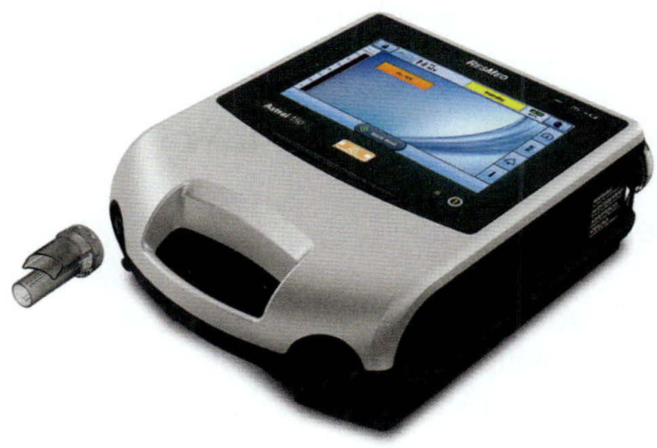

Abb. 12.22 *Astral 150* [V081-002]

  - VC (➤ 12.5.1), V(A)C (➤ 12.5.4)
  - P-SIMV und V-SIMV (*SIMV, druck- und volumenkontrolliert,* ➤ 12.5.5).

Therapeutische Funktionen:

Seufzer (➤ 12.4.6), der neben einer automatischen Abgabe auch als „manueller Atemzug" jederzeit auslösbar ist.

Besonderheiten:

- Vier Beatmungsprogramme einstellbar, zwischen den gewechselt werden kann
- Touchscreen
- Schlauchsystemadapter für die verschiedenen Betriebsarten aussteckbar
- Darstellung von Kurven, numerischen Daten und Trends
- Monitoring durch optionale FiO_2- und SpO_2-Sensoren
- Hypoallergener Lufteinlassfilter.

Technische Daten:

- Maximal möglicher Druck: 50 hPa
- Maximal möglicher Flow: 220 l/Min.
- Tidalvolumen einstellbar: Erwachsene 100–2 500 ml, Kinder 50–300 ml
- Atemfrequenz einstellbar: Erwachsene 2–50 AZ/Min., Kinder: 580 AZ/Min.
- Laufzeit der internen Batterie: bis 8 Std.
- Laufzeit der externen Batterie: bis 8 Std.
- Niederdruck O_2-Anschluss: bis 30 l/Min.

12.9.5 Geräte der Fa. Löwenstein Medical

www.loewensteinmedical.com

Ventilogic LS

Die **Ventilogic LS** (➤ Abb. 12.23) ist geeignet für Menschen ab 50 ml Atemzugvolumen und über 5 kg KG in der lebenserhaltenden und intermittierenden Beatmung, invasiv und nichtinvasiv, mittels Leckageschlauch, Einschlauchbetrieb mit aktivem Ausatemventil und im Doppelschlauchbetrieb.

Folgende **Beatmungsformen** sind möglich:

- Leckagesystem:
  - CPAP (➤ 12.5.8)
  - S *(Spontanatmung mit Druckunterstützung, wie PSV und ohne Sicherheitsfrequenz)*
  - ST *(Spontanatmung mit Druckunterstützung und Sicherheitsfrequenz,* ➤ 12.5.7)
  - T *(druckkontrollierte Beatmung,* ➤ 12.5.2)
  - MPVp, MPVv *(Mundstückbeatmung, druck- oder volumenkontrolliert),* keine Hintergrundfrequenz möglich
- Einschlauch- und Doppelschlauchsystem:
  - PSV (➤ 12.5.6)
  - SIMV (➤ 12.5.5), nach einer Zeitspanne T_{apnoe} wird mit der Atemfrequenz f_{backup} und dem Verhältnis T_i/T_{ba} beatmet
  - aPCV, PCV (➤ 12.5.4, ➤ 12.5.2), PCV + V *(Zielvolumen einstellbar,* ➤ 12.5.2)
  - aVCV, VCV (➤ 12.5.4, ➤ 12.5.1)
  - MPVp, MPVv *(Mundstückbeatmung, druck- oder volumenkontrolliert,* ➤ Abb. 12.16).

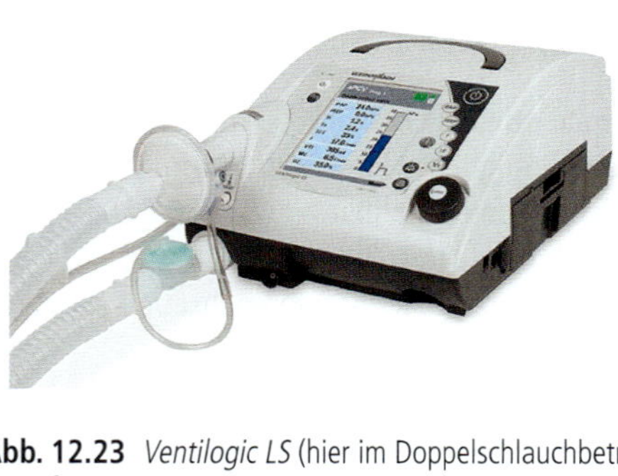

Abb. 12.23 *Ventilogic LS* (hier im Doppelschlauchbetrieb) [V083]

Therapeutische Funktionen:

- **LIAM** *(engl. Lung Insufflation Assist Maneuver):* bei Drücken der Taste wird ein höheres Volumen verabreicht und dadurch das Abhusten unterstützt.
- **Volumenkompensation** zuschaltbar, entspricht einem Zielvolumen (➤ 12.5.2), dessen Geschwindigkeit in drei Stufen – langsam, mittel, schnell – einstellbar ist, dann taucht als Symbol „$^{+}$V" neben dem jeweiligen Modus auf.
- **AirTrap Control:** Ausatemerleichterung durch automatische Regulation von optimaler Frequenz und Exspirationszeit, Abbau des intrinsischen PEEP.
- **Triggersperrzeit** zum Schutz vor Fehltriggerung und Trigger-Artefakten bei hoher Triggersensivität (➤ 12.4.6).
- **Exspiratorische Rampe:** Kurzfristige Schienung der Atemwege zu Beginn der Exspiration, um einem exspiratorischen Kollaps entgegenzuwirken. Der Ausatemfluss bleibt im Mittel größer und das Volumen kann besser abgeatmet werden.

Besonderheiten:

- Ab Seriennummer 15 000 sind drei Beatmungsprogramme einstellbar
- Bedienung mittels Dreh-Drück-Knopf
- Darstellung von Kurven/Loops, numerischen Daten und Trends.

Technische Daten:

- Maximal möglicher Druck: 45 hPa
- Maximal möglicher Flow: 350 l/Min.
- Tidalvolumen: von 50–3 000 ml einstellbar
- Laufzeit der internen Batterie: bis 4,5 Std.
- Laufzeit des Wechselakkus: bis 4,5 Std.
- Ladezeit: 6 Std. je Akku
- Niederdruck-O_2-Anschluss: bis 15 l/Min.

Luisa

Die **Luisa** (➤ Abb. 12.24) ist geeignet für Menschen ab 30 ml Atemzugvolumen in der lebenserhaltenden und intermittierenden Beatmung, invasiv und nichtinvasiv, mittels Leckageschlauch, Einschlauchbetrieb mit aktivem Ausatemventil und im Doppelschlauchbetrieb.

Folgende **Beatmungsformen** sind möglich:

- Leckagesystem (➤ 12.3.1):
  - CPAP (➤ 12.5.9)
  - Auto-ST *(Spontanatmung mit automatischer PEEP-Anpassung, Druckunterstützung, Zielvolumen und Sicherheitsfrequenz,* ➤ 12.5.8)
  - T *(druckkontrollierte Beatmung,* ➤ 12.5.2)
  - PSV (➤ 12.5.7
  - (a)PCV, PCV (➤ 12.5.4, ➤ 12.5.2)
  - V-SIMV (*volumenkontrollierte, synchronisierte intermittierende mandatorische Beatmung,* ➤ 12.5.5)
  - P-SIMV (*druckkontrollierte, synchronisierte intermittierende mandatorische Beatmung,* ➤ 12.5.5)
  - MPVp, MPVv *(Mundstückbeatmung, druck- oder volumenkontrolliert).*
- Einschlauch- und Doppelschlauchsystem:
  - CPAP (➤ 12.5.9)
  - PSV (➤ 12.5.7)
  - V-SIMV (*volumenkontrollierte, synchronisierte intermittierende mandatorische Beatmung,* ➤ 12.5.5)
  - P-SIMV (*druckkontrollierte, synchronisierte intermittierende mandatorische Beatmung,* ➤ 12.5.5)
  - (a)PCV, PCV (➤ 12.5.4, ➤ 12.5.2)
  - (a)VCV, VCV (➤ 12.5.4, ➤ 12.5.1)
  - MPVp, MPVv *(Mundstückbeatmung, druck- oder volumenkontrolliert).*

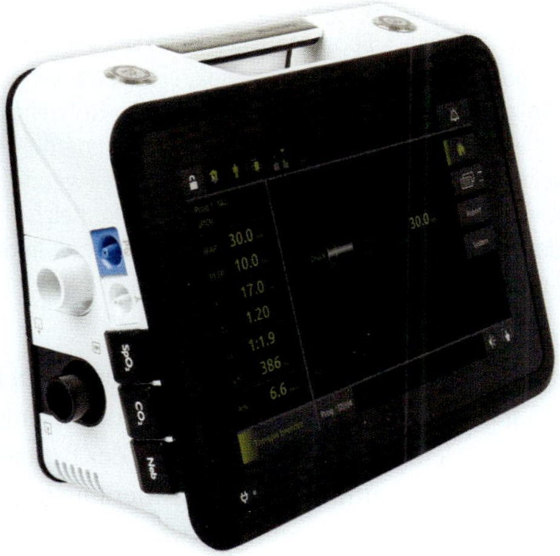

Abb. 12.24 *Luisa* [V083]

Therapeutische Funktionen:

- Optional HFT *(dauerhafter Flow bis 60 l/Min.):* der eingestellte Flow wird kontinuierlich über einen Befeuchter und eine Nasenbrille/Trachealkanüle geleitet. Im Rahmen einer nasalen/trachealen High-Flow-Sauerstofftherapie (➤ 14.3).
- **Triggersperrzeit** zum Schutz vor Fehltriggerung und Trigger-Artefakten bei hoher Triggersensitivität (➤ 12.4.6).
- **Exspiratorische Rampe:** Kurzfristige Schienung der Atemwege zu Beginn der Exspiration, um einem exspiratorischen Kollaps entgegenzuwirken. Der Ausatemfluss bleibt im Mittel größer und das Volumen kann besser abgeatmet werden.

Besonderheiten:

- Vier Beatmungsprogramme einstellbar
- Konnektivität: Smartphone-App, Bluetooth, WLAN, Prisma Cloud (Telemonitoring), Monitoring Philips Intellivue
- 10 Zoll Touchscreen dreht sich je nach Position (stehend oder liegend) mit
- 2. Alarmsprache wählbar
- Optional Geräte mit High-Flow-Therapie, dort in allen Schlauchsystemen möglich.

Technische Daten:

- Maximal möglicher Druck: 50 PA
- Tidalvolumen: von 30–3 000 ml einstellbar
- Laufzeit der internen Batterie: bis 6 Std.
- Laufzeit der externen Akkus: bis 6 Std. (2 gleichzeitig möglich)
- Ladezeit: 6 Std.
- O_2-Anschluss: bis zu 1bar bei einem Flow bis 30 l/Min.

12.9.6 Gerät der Fa. Eove

www.eove.fr

EO-150

Die **EO-150** ist geeignet für Menschen ab 30 ml Atemzugvolumen und über 3,5 kg KG in der lebenserhaltenden und intermittierenden Beatmung, invasiv und nichtinvasiv, mittels Leckageschlauch, Einschlauchbetrieb mit aktivem Ausatemventil und im Doppelschlauchbetrieb.

Folgende **Beatmungsformen** sind möglich

- Leckagesystem:
  - CPAP (➤ 12.5.8)
  - ST *(Spontanatmung mit Druckunterstützung und Sicherheitsfrequenz* ➤ 12.5.7)
  - ST VT *(ST-Modus mit Zielvolumen)*
  - (A)PC *(Druckassistierte/-kontrollierte Beatmung)*
- Einschlauch- und Doppelschlauchsystem:
  - PSV (➤ 12.5.6), PSV VT *(druckunterstützte Beatmung mit Zielvolumen)*
  - V-SIMV *(volumenkontrollierte, synchronisierte intermittierende mandatorische Beatmung,* ➤ 12.5.5)
  - P-SIMV *(druckkontrollierte, synchronisierte intermittierende mandatorische Beatmung,* ➤ 12.5.5)
  - PCV (A), PCV (➤ 12.5.4, ➤ 12.5.2)
  - VCV (A), VCV (➤ 12.5.4, ➤ 12.5.1)
  - MPP, MPV *(Mundstückbeatmung, druck- oder volumenkontrolliert).*

Therapeutische Funktionen:

- C-Flow *(dauerhafter Flow bis 60 l/Min.):* der eingestellte Flow wird kontinuierlich über einen Befeuchter und eine Nasenbrille oder Trachealkanüle geleitet. Ist ein eingestellter maximaler Druck erreicht, wird der Flow weiterhin geliefert. Im Rahmen einer nasalen/trachealen High-Flow-Sauerstofftherapie (➤ 14.3).

Besonderheiten:

- Vier Beatmungsprogramme einstellbar
- Click & Go-Konzept: Betrieb entweder in Dockingstation oder separat, Bedienung über eigenes Tablet oder Smartphone-App möglich
- Proximaler Flowsensor.

Technische Daten:

- Maximal möglicher Druck: 49 mbar
- Tidalvolumen: von 0–4 000 ml einstellbar
- Laufzeit der internen Batterie: bis 6 Std.
- Laufzeit des Wechselakkus: bis 9 Std.
- Ladezeit: 6 Std.
- O_2-Anschluss: bis zu 4 bar bei Flow bis 20 l/Min.

12.10 Weaning

DEFINITION

Weaning *(Entwöhnung):* Abtrainieren eines Menschen von der maschinellen Beatmung hin zur Spontanatmung. Die Entwöhnung beginnt mit dem ersten Schritt zur Verminderung der Invasivität der Beatmung. Sie ist beendet, wenn die Patientin oder der Patient dauerhaft ohne Respirator spontan atmen kann.

Verminderung der Invasivität der Beatmung: Schrittweiser Übergang von einer kontrollierten invasiven Beatmung hin zu weniger invasiven Formen der Atemunterstützung, u. a. von der druckkontrollierten Beatmung hin zu einer druckunterstützten Beatmung, von der invasiven Beatmung über Tubus/Trachealkanüle hin zu einer nichtinvasiven Beatmung über Maske.

Prolongiertes Weaning *(verlängerte Entwöhnung):* Mehr als 3 erfolglose Spontanatemversuche bzw. mehr als 7 Tage nach dem 1. Spontanatemversuch (*SBT, engl. Spontaneous Breathing Trial*), bevor erfolgreich abtrainiert ist.

Erfolgloses Weaning *(Weaningversagen):* Notwendigkeit einer Reintubation bzw. Wiederaufnahme der invasiven oder nichtinvasiven Beatmung oder wenn die Entwöhnung über mehr als 7 Tage nicht erfolgreich war oder erfolgloses Weaning mit Tod des Menschen in der Klinik. [13]

Das **Weaning** von Patientinnen und Patienten auf Intensivstationen beansprucht ca. 40–50 % der gesamten Beatmungszeit. Der überwiegende Teil der Patienten kann nach kurzzeitiger Beatmungstherapie unproblematisch von der Beatmung entwöhnt werden, für ca. 20 % der Patienten ist diese Phase des Weanings deutlich verlängert (➤ Tab. 12.3).

Tab. 12.3 Untergruppen des prolongierten Weanings [13]

Erfolgreiches prolongiertes Weaning von der invasiven Beatmung ohne Fortsetzung einer Langzeit-NIV (➤ 12.7)	
Mit Extubation/ Dekanülierung	Erfolgreiches Weaning von der invasiven Beatmung *mit* Extubation/Dekanülierung erst nach mind. 3 erfolglosen SBT oder Beatmung > 7 Tage nach dem 1. erfolglosen SBT mit oder ohne vorübergehende NIV (➤ 12.7).
Ohne Dekanülierung	Erfolgreiches Weaning von der invasiven Beatmung **ohne** Dekanülierung erst nach mind. 3 erfolglosen SBT oder Beatmung > 7 Tage nach dem 1. erfolglosen SBT.
Erfolgreiches prolongiertes Weaning von der invasiven Beatmung mit Fortsetzung einer NIV (➤ 12.7)	
Mit Langzeit-NIV ohne zusätzlichen Pflegebedarf	Erfolgreiches Weaning von der invasiven Beatmung mit Extubation/Dekanülierung erst nach mind. 3 erfolglosen SBT oder Beatmung > 7 Tage nach dem 1. erfolglosen SBT und nur mittels Einsatz der NIV, welche nach Abschluss des Weaning-Prozesses *selbstständig* im Sinne einer außerklinischen Beatmung fortgesetzt wird.
Mit Langzeit-NIV und zusätzlichem Pflegebedarf	Erfolgreiches Weaning von der invasiven Beatmung mit Extubation/Dekanülierung erst nach mind. 3 erfolglosen SBT oder Beatmung > 7 Tage nach dem 1. erfolglosen SBT und nur mittels Einsatz der NIV, welche nach Abschluss des Weaning-Prozesses im Sinne einer außerklinischen Beatmung fortgesetzt wird, wobei ein *weiterer Behandlungsbedarf* besteht.
Erfolgloses Weaning von der invasiven Beatmung	
Mit außerklinischer Fortsetzung der invasiven Beatmung	Erfolgloses Weaning *mit Fortsetzung einer invasiven Beatmung* via Tracheostoma nach Abschluss des Weaning-Prozesses im Sinne einer invasiven außerklinischen Beatmung.
Tod	Erfolgloses Weaning mit Tod des Menschen in der Klinik.

NIV = engl. Noninvasive Ventilation, nichtinvasive Beatmung, SBT = engl. Spontaneous Breathing Trail, Spontanatemversuch

Für ein **prolongiertes Weaning** bzw. **Weaningversagen** gibt es verschiedene Ursachen:

- Respiratorische Ursachen, u. a.
  - Ventilationsstörungen (➤ 9.2.1), z. B. Atemmuskelschwäche z. B. bei neuromuskulären Erkrankungen, Critical-Illness-Polyneuro- und Myopathie (Kasten)
  - Lungenfunktionsstörungen, z. B. COPD (➤ 9.3.3), restriktive Lungenerkrankungen (➤ 9.2.1)
  - Obstruktion der oberen Atemwege, z. B. Trachealstenose, Larynxparese
- Kardiale Ursachen, u. a. Linksherzinsuffizienz, Herzrhythmusstörungen
- Neurologisch-psychiatrische Ursachen, u. a.
  - Vigilanzminderung, z. B. durch hypoxischen Hirnschaden
  - Delir und Angstzustände
  - Hirnfunktionsstörungen, z. B. Z. n. Schlaganfall, Schädel-Hirn-Trauma
- Allgemeinzustand, metabolisch, u. a.
  - Schwäche, Kachexie
  - Elektrolytstörungen, z. B. Hypokaliämie
  - Infektion, Sepsis
  - Schwere Anämie
- Weitere, u. a.
  - Fehlende Motivation und Compliance
  - Unfähigkeit zum effektiven Abhusten

WICHTIG

Critical-Illness-Polyneuropathie (CIP) und Critical-Illness-Myopathie (CIM)

CIP und CIM (➤ 17.7.5) können ein prolongiertes Weaning oder ein Weaningversagen mitverursachen. 30–70 % der (Langzeit-)Intensivpatienten sind davon betroffen, Erwachsene wie auch Kinder.

Die Rückbildung der Symptome kann Wochen und Monate dauern. Auch nach einem erfolgreichen prolongierten Weaning besteht noch eine andauernde Schwäche der Atemmuskulatur, weshalb die Patienten auch weiterhin in Bezug auf die Atmung beobachtet werden müssen. [13]

12.10.1 Weaningkriterien

Damit Weaning gelingen kann, müssen allgemeine **Kriterien für die Respiratorentwöhnung** vorliegen: [2]

- Adäquate Lungenfunktion (Atemmechanik, Gasaustausch): Ausreichende Oxygenierung: pO_2 > 60 mmHg, SpO_2 > 90 %, pCO_2 < 55 mmHg, Ausnahme bei COPD: PEEP < 8 mbar
- Stabile Herz-Kreislauf-Verhältnisse, Normovolämie *(ausgeglichener Wasserhaushalt)*
- Kein übermäßiger zusätzlicher Sauerstoffverbrauch bzw. Anfall von Kohlendioxid, durch z. B. Fieber, Unruhe, Muskelzittern
- Ausgeglichener Elektrolyt- und Säure-Basen-Haushalt
- Stabile Stoffwechselsituation, keine extreme Katabolie *(Abbauvorgänge des Stoffwechsels)*
- Kein Zwerchfellhochstand, z. B. durch Meteorismus, Aszites
- Sedierung und Relaxierung sind abgeklungen
- Adäquater Atemantrieb
- Kooperative Patientin oder Patient, denn ein Weaning z. B. bei noch bestehendem Delir oder bei großer Unruhe ist schwierig. Auch bewusstseinseingeschränkte Menschen können geweant werden, allerdings muss vor der Extubation/Dekanülierung sichergestellt sein, dass die Schutzreflexe vorhanden sind.
- Ausreichende Möglichkeit zur Mobilisation.

12.10.2 Weaningkonzepte

Es gibt unterschiedliche **Weaningkonzepte** *(Weaningstrategien)* [2], dabei steht die Therapie der Erkrankung immer an erster Stelle:

- **Kontinuierliches Weaning.** Der Anteil der Atemarbeit, die der Respirator übernimmt wird schrittweise reduziert, dafür übernimmt die Person mehr und mehr Atemarbeit (➤ Abb. 12.25). Das ist auf drei Arten zu erreichen:
  - Mittels SIMV (➤ 12.5.5), dabei die Anzahl der maschinellen Atemzüge nach und nach reduzieren
  - Mittels inspiratorischer Druckunterstützung (*PSV* ➤ 12.5.6) nach der kontrollierten Beatmung, die Höhe der Druckunterstützung nach und nach reduzieren, dann CPAP (➤ 12.5.8)
- **Diskontinuierliches Weaning.** Die Person zeitweise vom Respirator diskonnektieren. Zeigt sie Anzeichen einer respiratorischen Erschöpfung, wird sie wieder an den Respirator angeschlossen und kontrolliert beatmet. Die Spontanatemphasen werden so nach und nach verlängert (➤ Abb. 12.25).
- **Kombination aus beiden Strategien.** D. h., Phasen der kontrollierten Beatmung im Wechsel mit vollständiger Entlastung der Atempumpe und Phasen der assistierten Beatmung wechseln sich ab (➤ Abb. 12.25). Die Person übernimmt so nach und nach immer mehr Atemarbeit.

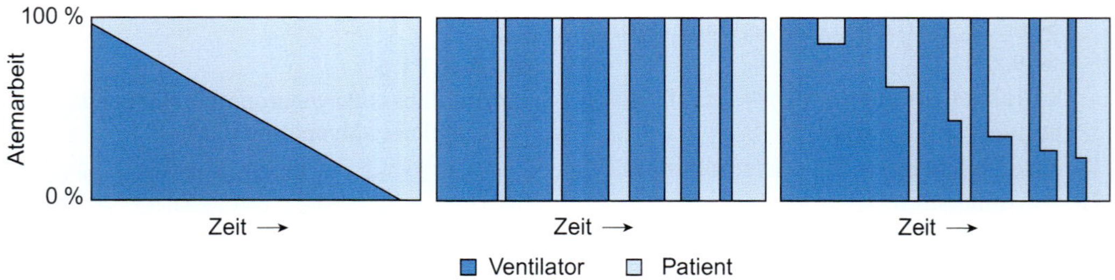

Abb. 12.25 Verschiedene Weaningkonzepte. [L143]
Links: kontinuierliches Weaning.
Mitte: diskontinuierliches Weaning.
Rechts: Kombination von Voll- und Teilentlastung mit Phasen der Vollbelastung.

VORSICHT

Abbruchkriterien im Weaning

- Tachypnoe mit Atemfrequenz > 30 Atemzüge/Min.
- Abnahme des Atemzugvolumens
- Anstieg des pCO_2 über 45 mmHg (➤ 9.2.10)
- SpO_2-Abfall bzw. erhöhter Sauerstoffbedarf (➤ 9.1.6)
- Paradoxe Atmung/Schaukelatmung
- Hypertonie, Tachykardie
- Agitiertheit, Unruhe.

12.10.3 Weaning in der außerklinischen Intensivpflege

WICHTIG

Statements: Weaning im außerklinischen Bereich

1. Weaningversuche in der außerklinischen Intensivpflege sollen aus Gründen der Patientensicherheit unterbleiben. Die Entlassung in die außerklinische Intensivpflege mit dem primären Ziel einer Beatmungsentwöhnung ist obsolet. [1]
2. Bei einem primären Weaningversagen und Überleitung in die außerklinische Intensivpflege kann aber noch Weaningpotential bestehen bzw. durch atemtherapeutische Maßnahmen erlangt werden. Die Praxis zeigt, dass ein gewisser Anteil der Menschen in der außerklinischen Intensivpflege im Laufe der Zeit tatsächlich geweant werden kann, z. B. Menschen mit Critical-Illness-Polyneuropathie (➤ 17.7.5) oder Guillan-Barré-Syndrom. [1]
3. Mit den Regelungen des *GKV-IPReG* und der *AKI-RL* muss vor jeder (erneuten) Verordnung von außerklinischer Intensivpflege das Potenzial eines Weanings bzw. die Entwöhnung von der Trachealkanüle vom verordnenden Arzt bzw. der Ärztin geprüft werden.

Argumente für die erste Aussage sind: Viele außerklinische Intensivpflegedienste haben häufig noch keine Möglichkeit, eine Blutgasanalyse oder Kapnometrie durchzuführen. Zudem ist der betreuende Hausarzt/-ärztin alles andere als ein Fachmann für Beatmung und Weaning. Auch Pflegefachpersonen sind oft nicht entsprechend ausgebildet, um ein Weaning mit allen Konsequenzen zu überblicken oder gar durchzuführen. Lange nicht alle Betroffenen sind an ein Weaningzentrum angebunden, v. a. in ländlichen Regionen. Und oftmals verweigern Betroffene und Angehörige eine Klinikeinweisung zum Zwecke eines Weanings oder einer Dekanülierung. Die Gründe dafür sind sicher sehr unterschiedlich. Es bleibt abzuwarten, ob und wie sich die Aussage in der neuen Leitlinie verändert.

Argumente für die zweite Aussage sind: Auf der anderen Seite ist es sowohl aus medizinischen Gründen als auch aus Kostengründen wünschenswert, wenn eine Person geweant werden kann bzw., wenn die Invasivität der Beatmung reduziert oder die Trachealkanüle entfernt werden kann.

Argumente für die dritte Aussage sind: Sowohl aus medizinischen als auch aus Kostengründen kann es nicht sinnvoll sein, Menschen mit Potenzial für ein Weaning in der AKI „zu konservieren". „Die Verordnung von außerklinischer Intensivpflege erfolgt bei medizinischer Notwendigkeit." [15] Deshalb müssen verordnende Ärztinnen und Ärzte nun auch spezifisch qualifiziert sein. „Ist die außerklinische Intensivpflege ganz oder teilweise nicht mehr notwendig, teilt die verordnende Vertragsärztin/Vertragsarzt dies schriftlich und unverzüglich der Krankenkasse mit." [15] Besteht ein Potenzial zur Beatmungsentwöhnung oder Dekanülierung, hat die verordnende Ärztin bzw. der verordnende Arzt entsprechende Maßnahmen einzuleiten. Schwierigkeit wird sein, zügig einen Platz in einem Weaning-Zentrum oder einer spezialisierten Abteilung oder Klinik zu bekommen. [15]

Ratschläge für die Praxis, die aber immer sehr individuell – sowohl von Patientenseite als auch vonseiten des Pflegeanbieters – zu betrachten und abzuwägen sind: [15]

- Mindestens einmal jährlich Kontrolluntersuchung in einem Weaningzentrum, um Behandlungsziele zu überprüfen und auch um die Spontanatemfähigkeit und die Frage nach einem Weaning zu prüfen. Gegebenenfalls dann Einleitung eines erneuten Weaning- oder/und Dekanülierungsprozesses.
- Frühere Kontrolluntersuchung bei Verschlechterung bzw. Verbesserung der Atem- bzw. Beatmungssituation bzw. der Schlucksituation.
- Weaning in der außerklinischen Intensivpflege nur in enger Kooperation mit einem spezialisierten Arzt oder einer Ärztin. Das Weaning vor Ort ist dann von einem Atmungstherapeuten (➤ 15.7) zu leiten. Die Möglichkeit zur Blutgasanalyse (➤ 9.1.5) und Kapnometrie (➤ 9.1.7) muss vorhanden sein.

VORSICHT

Mögliche Komplikationen

Von einer endgültigen Dekanülierung oder der Umstellung auf eine nichtinvasive Beatmung im außerklinischen Bereich wird wegen möglicher Komplikationen und reduzierter Überwachungsmöglichkeiten abgeraten. Das sollte immer unter klinischen Bedingungen geschehen.

LITERATURVERZEICHNIS

[1] Deutsche Gesellschaft für Pneumologie und Beatmungsmedizin. S2k-Leitlinie Nichtinvasive und invasive Beatmung als Therapie der chronisch respiratorischen Insuffizienz, Stand 2017. Aus: https://digab.de/wp-content/uploads/2019/01/2017-07-13_S2-Leitlinie.pdf (letzter Zugriff: 30.6.2025). Leitlinie ist abgelaufen; invasive und nichtinvasive Beatmung werden getrennt weitergeführt. Leitlinie Invasive Beatmung aktuell in Überarbeitung.

[2] Oczenski W. Atmen – Atemhilfen, Beatmungsphysiologie und Beatmungstechnik 11. A. Stuttgart: Thieme, 2023.

[3] Slutsky A S, Ranieri V M (2013). Ventilator-induced lung injury. New England Journal of Medicine, 369(22), 2126–2136. DOI: 10.1056/NEJMra1208707

[4] Kommission für Krankenhaushygiene und Infektionsprävention: Prävention der nosokomialen beatmungsassoziierten Pneumonie, Stand Oktober 2013. Aus: www.rki.de/DE/Content/Infekt/Krankenhaushygiene/Kommission/Downloads/Pneumo_Rili.pdf?__blob=publicationFile (letzter Zugriff: 30.6.2025).

[5] Deutsche Gesellschaft für Pneumologie und Beatmungsmedizin e.V.: S2k-Leitlinie Nichtinvasive und invasive Beatmung als Therapie der chronischen respiratorischen Insuffizienz. Siehe Quelle [1]

[6] Bremer F. 1 × 1 der Beatmung, 5. A. Berlin: Lehmanns, 2019.

[7] Keifert, H. Das Beatmungsbuch – Invasive Beatmung in Theorie und Praxis. 7. A. Elchingen: WK-Fortbildungen, 2019.

[8] v. Hintenstern U, Bein T. Praxisbuch Beatmung, 7. A. München: Elsevier, 2019.

[9] Schäfer S. et al. Fachpflege Beatmung, 9. A. München: Elsevier, 2023.

[10] Deutsche Gesellschaft für Pneumologie und Beatmungsmedizin e.V. S3 Leitlinie Nichtinvasive Beatmung als Therapie der chronischen respiratorischen Insuffizienz, Stand 7/2024. Aus: https://register.awmf.org/assets/guidelines/020-008l_S3_Nichtinvasive-Beatmung-Therapie-chronische-respiratorische-Insuffizienz_2024-07.pdf (letzter Zugriff: 30.6.2025).

[11] Hirschfeld S, Exner G, Luukkaala T, Baer G.A. Mechanical ventilation or phrenic nerve stimulation for treatment of spinal cord injury-induced respiratory insufficiency. In: J Spinal Cord Med. 2008, (46): S. 738–742.

[12] Fa. Börgel. Broschüre Atrostim Phrenicus Nervenstimulator. Aus: www.boergel-gmbh.de/wp-content/uploads/2017/08/Broschuere-PNS_2_0.pdf (letzter Zugriff: 30.6.2025).

[13] Deutsche Gesellschaft für Pneumologie und Beatmungsmedizin e.V.: S2k-Leitlinie Prolongiertes Weaning, Stand 2019. Leitlinie in Überarbeitung. Aus: https://register.awmf.org/de/leitlinien/detail/020-015 (letzter Zugriff: 31.8.2025).

[14] Deutsche Gesellschaft für Pneumologie und Beatmungsmedizin: S2k-Leitlinie Nichtinvasive als Therapie der chronisch respiratorischen Insuffizienz, Stand 2023. Aus: https://register.awmf.org/de/leitlinien/detail/020-004 (letzter Zugriff: 31.8.2025)

[15] Gemeinsamer Bundesausschuss. Außerklinische Intensivpflege-Richtlinie (AKI-Richtlinie), letzte Änderung in Kraft seit 1.1.2025. Aus: https://www.g-ba.de/richtlinien/123/ (letzter Zugriff: 31.8.2025).

WEITERFÜHRENDE LITERATUR

Beatmungs-Karten-Set für Einsteiger und Professiona. Erkrath: Halwelka, 2015

Bremer F. 1 × 1 der Beatmung, 5. A. Berlin: Lehmanns, 2019.

Keifert H. Das Beatmungsbuch, 7. A. Elchingen: WK-Fortbildungen, 2019.

Lang H (Hrsg.). Außerklinische Beatmung. Berlin: Springer, 2017.

Lang H. Beatmung für Einsteiger: Theorie und Praxis für die Gesundheits- und Krankenpflege, 3. A. Berlin: Springer, 2020.

Larsen R, Mathes A. Pocket-Guide Beatmung, 35 A. Berlin: Springer, 2024.

Oczenski W. Atmen – Atemhilfen, Beatmungsphysiologie und Beatmungstechnik, 11. A. Stuttgart: Thieme, 2023.

Schäfer S et al. Fachpflege Beatmung, 9. A. München: Elsevier, 2023.

KAPITEL

13 Atemgasklimatisierung und Inhalation

Christine Keller, Christian Snurawa

Atemgasklimatisierung und **Inhalation** stellen zwei zentrale therapeutische Notwendigkeiten bei Menschen mit Trachealkanüle dar. Sie gehören zu einer Anzahl von Maßnahmen, die auch unter dem Begriff **Sekretmanagement** zusammengefasst sind. Dazu gehören z. B. atemunterstützende Positionierungen (➤ 15.3), Maßnahmen zur Verbesserung der Sekretkonsistenz und Sekretlockerung (➤ 15.4) und Maßnahmen zur Unterstützung der Sekretentfernung (➤ 15.5).

13.1 Atemgasklimatisierung

DEFINITION

Atemgasklimatisierung *(Atemgaskonditionierung)*: Künstliches Anwärmen und Anfeuchten der Einatemluft bei Spontanatmung über eine Trachealkanüle bzw. des Atemgases bei Beatmung für die Person, wenn ihre oberen Luftwege durch eine Intubation *(Einführen eines Tubus/Endotrachealtubus über Mund oder Nase in die Trachea)* oder Tracheotomie (➤ 11.1) ausgeschaltet sind. Daneben spielt auch die Reinigung der Einatemluft eine Rolle.

13.1.1 Physikalische und physiologische Grundlagen

Physikalische Grundlagen

Die Luft ist in der Lage, Wasser aufzunehmen, ohne dass das Wasser kondensiert. Dabei gilt: je niedriger die Lufttemperatur, desto weniger Wasser kann die Luft aufnehmen, je wärmer die Luft, umso mehr Wasser kann sie aufnehmen. Bei 37 °C kann 1 l Luft ca. 44 mg Wasser aufnehmen, die Luft ist dann zu 100 % mit Wasser gesättigt.

DEFINITION

Absolute Luftfeuchtigkeit/-feuchte: Tatsächlicher Wassergehalt in der Luft bei einer bestimmten Lufttemperatur, in mg/l angegeben.
Maximale Luftfeuchtigkeit/-feuchte: Maximal mögliche Wassermenge in der Luft bei einer bestimmten Temperatur, d. h., die Luft ist dann zu 100 % gesättigt, in mg/l angegeben.
Relative Luftfeuchtigkeit/-feuchte: Sie gibt an, wie viel Prozent der maximalen Feuchtigkeit in der Luft erhalten ist. Relative Feuchtigkeit (in %) = (absolute Feuchtigkeit ÷ maximale Feuchtigkeit) × 100.

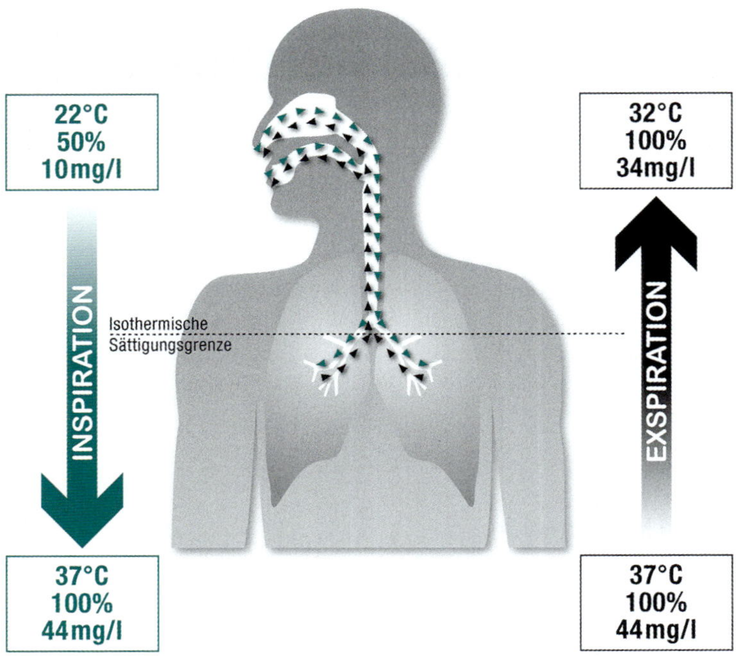

Abb. 13.1 Physiologische Anwärmung und Anfeuchtung der Einatemluft bei der Nasenatmung. Eine Raumluft von 22 °C und einer relativen Luftfeuchtigkeit von 50 % wird auf dem Weg in die Alveolen auf 37 °C angewärmt und auf 100 % Luftfeuchtigkeit aufgesättigt. Mehr als ¾ ist Leistung der Nase, das restliche Anwärmen und Anfeuchten erbringen die weiteren Atemwege. [V724]

Ein Beispiel: Enthält 37 °C warme Luft 44 mg Wasser, dann ist die Luft zu 100 % gesättigt, d. h., die **absolute Luftfeuchtigkeit** ist auch die **maximale Luftfeuchtigkeit,** nämlich 44 mg/l.
Enthält sie nur 26,4 mg/l Wasser ist die **relative Luftfeuchtigkeit** so zu berechnen:
(26,4 mg/l ÷ 44 mg/l) × 100 = 60 %.
Ein handelsübliches Thermo-Hygrometer zeigt neben der Raumtemperatur auch die relative Luftfeuchtigkeit an.

Physiologische Grundlagen

Die Hauptfunktion der Schleimhaut der oberen Atemwege ist das Anfeuchten und Erwärmen der Einatemluft sowie das Reinigen von Staub und Mikroorganismen. Ziel ist, bei einem **spontan atmenden Menschen** die Einatemluft auf 37 °C zu erwärmen und mit 100 % Wasser aufzusättigen – unabhängig von der Temperatur und der relativen Luftfeuchtigkeit der Umgebungsluft. Dann funktioniert auch die mukoziliäre Clearance (➤ 7.3.1) optimal: [1]

- **Inspiration.** Bereits im Nasenraum wird die Einatemluft auf ca. 34 °C angewärmt und auf 80–90 % relative Feuchtigkeit aufgesättigt. Das restliche Anwärmen und Anfeuchten findet dann auf dem weiteren Atemweg statt, sodass die Atemluft beim Eintritt in die Alveolen zu 100 % gesättigt und auf 37 °C angewärmt ist (➤ Abb. 13.1).
- **Exspiration.** Während der Ausatmung kühlt die Luft auf ca. 32 °C ab und gibt etwa 10 mg/l Wasser an die Schleimhäute der luftleitenden Atemwege ab. Die Luft ist im Moment der Ausatmung 32 °C warm und enthält 34 mg Wasser/l, was einer relativen Feuchtigkeit von 100 % entspricht und damit auch maximale Feuchtigkeit bedeutet.

WICHTIG

Pulmonale Perspiratio insensibilis

Insgesamt verliert ein Erwachsener 300 ml Wasser am Tag mit der Ausatmung, ein Kleinkind etwa 50 ml *(pulmonale Perspiratio insensibilis).* [1]

13.1.2 Situation bei Intubation und Tracheotomie

Die Atmung/Beatmung über einen Endotrachealtubus bei **Intubation** und über eine Trachealkanüle bei **Tracheotomie** schaltet die Funktionen der oberen

Atemwege beim Menschen, v. a. der Nase (➤ 7.2.1), aus. Das Anfeuchten und Erwärmen kann nur noch durch die unteren Atemwege erfolgen und das nur zu 10–20 %.

Eine fehlende oder unzureichende Atemgasklimatisierung führt bereits nach kurzer Zeit zu beträchtlichen **Folgen für die mukoziliäre Clearance** (➤ 7.3.1) des Betroffenen: [1, 2]

- **Schädigung des Flimmerepithels.** Die Beeinträchtigung der Zilienfunktion bis hin zur Zerstörung führt zu einem Verlangsamen der Zilienbewegung bis zum vollständigen Stillstand. Dadurch ist der Abtransport von Sekreten, Staub und Mikroorganismen behindert und kommt ggf. zum Erliegen.
- **Erhöhte Viskosität des Sekrets.** Durch die geringere Temperatur und Feuchtigkeit der Einatemluft kommt es zur vermehrten Wasserverdunstung aus den unteren Atemwegen, häufig auch in Verbindung mit einer vermehrten Sekretbildung, z. B. bei COPD oder Entzündungen. Dies führt zu einer Zunahme der Zähigkeit der Sekrete. Dies verursacht wiederum:
- **Sekretstau in den unteren Atemwegen.** Wegen der verminderten mukoziliären Clearance findet der Abtransport der zähen Sekrete nur unzureichend mund-, nasenwärts statt, wo sie abgehustet oder abgesaugt werden könnten. Dies wiederum birgt die:
- Gefahr der **Atelektasenbildung** (➤ 9.2.4) vor allem in den rückwärtigen und zwerchfellnahen Lungenbezirken, die den Gasaustausch verschlechtert und eine Hypoxämie (➤ 9.2.5) zur Folge haben kann. Aufgrund der unzureichenden Belüftung atelektatischer Lungenbezirke reduziert sich dort auch die Durchblutung der Alveolen. Die verminderte Surfactantaktivität (➤ 7.2.5) begünstigt zusätzlich die Atelektasenbildung.
- **Erhöhte Infektionsgefahr** (➤ 9.3.1), da gestaute Sekrete einen guten Nährboden für die Vermehrung von Keimen darstellen.
- **Erhöhung des Atemwegswiderstands** *(Resistance* ➤ 7.10.4) durch gestautes Sekret. Dadurch muss der spontan atmende Mensch mehr Atemarbeit leisten, um die Atemluft an den durch Sekret verlegten Atemwegen vorbei zu transportieren.
- **Weitere mögliche Folgen.** Atemnot, vermehrter Husten, Schleimhautläsionen, Tubus- bzw. Trachealkanülenobstruktion, Bronchospasmus, Scheitern der Extubation bzw. Trachealkanülenentfernung und Auskühlen der Patientin oder des Patienten.

Die Problematik verstärkt sich durch einen ineffektiven bzw. fehlenden Hustenstoß, bedingt durch den fehlenden Glottisschluss (➤ 7.3.2), durch den Endotrachealtubus/die Trachealkanüle und wenn eine Atempumpenstörung (➤ 9.2.6) vorliegt.

13.1.3 Methoden der Atemgasklimatisierung

Bei allen Menschen mit einer Trachealkanüle, ob mit oder ohne Beatmung, ist die Einatemluft künstlich anzuwärmen, um den Folgen einer trockenen und kühlen Einatemluft (➤ 13.1.2) vorzubeugen. Grundsätzlich stehen zwei **Methoden der Atemgasklimatisierung** zur Verfügung: passive und aktive Atemgasklimatisierung.

Passive Atemgasklimatisierung

DEFINITION

Passive Atemgasklimatisierung *(Atemgasbefeuchtung):* Anfeuchten und Erwärmen der Einatemluft durch das Konservieren/Speichern der Feuchtigkeit und Wärme der Ausatemluft in speziellen Filtern.

Passive Befeuchtungssysteme bestehen aus einem speziellen hygroskopischen *(wasseranziehenden)* Material, das die Feuchtigkeit und Wärme der Ausatemluft aufnehmen und speichern kann. Beim nächsten Einatmen gibt es diese an die Einatemluft ab. Deshalb heißen passive Befeuchtungssysteme auch **HME** *(engl. Heat and Moisture Exchanger, Wärme- und Feuchtigkeitsaustauscher)* oder **„künstliche bzw. feuchte Nasen“.** Moderne HME dienen auch als Partikel-, Bakterien- und Virenfilter, in diesem Fall sind es dann **HME-Filter.** Die Filtrationsleistung bezüglich Bakterien und Viren liegt i. d. R. bei über 99 %.

13

WICHTIG

Begriffe in der Praxis

In der Praxis wird der **Begriff „HME"** meist in Verbindung mit passiven Befeuchtungssystemen verwendet, die im Rahmen der Beatmung eingesetzt werden (➤ Abb. 13.2 a, b). Der **Begriff „künstliche bzw. feuchte Nase"** dagegen steht für Systeme, die bei spontanatmenden Menschen auf die Trachealkanüle aufgesetzt werden (➤ Abb. 13.2 c, d). Vom Prinzip, der Wirkungsweise sind beide gleich, beides sind HME.

Die **praktische Anwendung von HME(-Filtern):**

- Auswahl des HME bzw. der feuchten Nase nach verschiedenen Kriterien:
  - **Befeuchtungsleistung.** Sie ist gut, wenn sie höher als 30 mg H_2O/l Luft liegt. Dafür muss die Erwärmungsleistung größer als 30 °C sein, damit die Einatemluft das Wasser aufnehmen kann (➤ 13.1.1).
  - **Innen- bzw. Totraumvolumen.** So gering wie möglich, es soll 50 ml beim Erwachsenen nicht überschreiten und muss bei Kindern deutlich kleiner sein. Jeder zusätzliche Totraum vergrößert den anatomischen Totraum (➤ 7.6.6).
  - **Atemwegswiderstand.** So gering wie möglich, max. 2 mbar/l/s. Dieser Umstand ist besonders bei spontan atmenden Menschen mit einer Atempumpenstörung zu berücksichtigen, weil die Atemarbeit durch den HME erhöht ist, insbesondere wenn dieser sehr feucht geworden oder mit Sekret belegt ist.
  - **Einsatz bei Kindern oder Erwachsenen** (➤ Abb. 13.2 a, b). Herstellerangaben bzgl. des Körpergewichts bzw. des Mindest-Atemzugvolumen beachten.
  - Bei Bedarf mit Anschluss für Sauerstoffgabe (➤ Abb. 13.2 c) oder Kapnometriemessung (➤ 9.1.7, ➤ Abb. 13.2 b, c)
  - Bei Bedarf feuchte Nase mit integriertem Überdruck-, Sicherheitsventil (➤ Abb. 13.2 d), öffnet sich, wenn der Druck kurzfristig zu hoch ist, z. B. bei Husten. Oder mit Absaug-Port, einer speziellen Öffnung, die es ermöglicht, endotracheal abzusaugen, ohne die feuchte Nase zu entfernen.
  - Preis.

WICHTIG

Anbringen der HME

Damit HME ihre volle Leistung erreichen, sind sie patientennah einzusetzen, d. h. bei Beatmung zwischen Trachealkanüle und Tubusverlängerung bzw. bei Spontanatmung direkt auf der Trachealkanüle. Allerdings kann das Eigengewicht des HME einen großen Zug auf die Trachealkanüle ausüben und für die Person unangenehm sein, weshalb HME häufig auch hinter der Tubusverlängerung angebracht sind. [2]

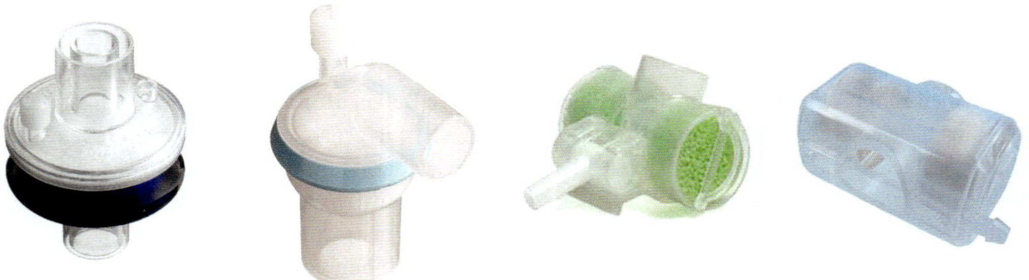

a b c d

Abb. 13.2 Verschiedene Heat and Moisture Exchanger *(HME).*
a) *Hygrovent® mit* Luer-Lock-Anschluss für CO_2-Messung, Kombination von HME und Bakterien- und Virenfilter S für die Beatmung (Totraum 55 ml, 34 g schwer, anwendbar ab 20 kg Körpergewicht oder einem Tidalvolumen ab 150 ml). [U405]
b) *Hygrovent® Child* für die Beatmung von Kindern (90°-abgewinkelter Schlauchanschluss, anwendbar bei 3–20 kg Körpergewicht oder einem Tidalvolumen von 50–250 ml, Luer-Lock-Anschluss für CO_2-Messung, Kombination von HME und Bakterien- und Virenfilter). [U405]
c) *Hydro Trach®* für die Spontanatmung über Trachealkanüle mit Anschluss für die Sauerstoffgabe und mit Absaugport. [V973]
d) *Trachvent®* plus für die Spontanatmung über Trachealkanüle mit einem Überdruckventil im Deckel, das sich öffnet, wenn der Druck beim Luftstrom/Husten zu hoch wird. [V394]

- HME niemals mit einer aktiven Befeuchtung anwenden oder während der Inhalation [3]
- HME sind Einpatienten- und Einwegprodukte und sind nach Herstellerangaben zu wechseln, i. d. R. alle 24 Std., bei zunehmender Verlegung/Durchfeuchtung auch häufiger. Erkennbar u. a. an einer abgeflachten exspiratorischen Flowkurve, abfallendem Atemhub- und Atemminutenvolumen, Zunahme des Atemwegsdrucks, Zunahme der Atemarbeit der Person bis hin zur ventilatorischen Erschöpfung. [4]

WICHTIG

Bei entblockter Trachealkanüle

Bei entblockter Trachealkanüle ist die Befeuchtungs- und Erwärmungsleistung des HME unzureichend, da ein Teil der Ausatemluft nicht über den HME geht, sondern über die oberen Atemwege. Häufigeres Inhalieren kann notwendig werden oder das zeitweise Blocken einer Trachealkanüle mit Cuff.

Mögliche **Kontraindikationen** von HME sind:

- Viel und zähes Bronchialsekret und Bluthusten/Blutkoagel, weil sich der Durchströmungswiderstand erhöht.
- Sehr niedrige Atemhubvolumina, weil sich der Totraum durch den HME überproportional erhöht.
- Langzeitbeatmung, weil die passive Befeuchtung unzureichend sein kann, hier ist die aktive Befeuchtung vorzuziehen.

Aktive Atemgasklimatisierung

DEFINITION

Aktive Atemgasklimatisierung *(Atemgasbefeuchtung):* Anfeuchten und Erwärmen der Einatemluft/des Atemgases erfolgt „aktiv" durch das Zuführen von Feuchtigkeit und Wärme in das Beatmungssystem mithilfe einer externen Befeuchtungs- und Wärmequelle. Die sog. **Aktivbefeuchter,** bestehend aus Befeuchterkammer/Wassertopf, Heizung und spezifischem Beatmungsschlauch, nutzen dabei unterschiedliche Techniken, z. B. Pass-over-Verdampfer, Dochtverdampfer oder Gegenstromverdampfer, und benötigen Strom.

Anforderungen an Aktivbefeuchter:

- Kontrolle der Atemgastemperatur durch einen patientennahen Temperatursensor und Anzeige an einem Display *(Patiententemperatur)*
- Atemgas soll am Y-Stück 37–38 °C – entsprechend der Patiententemperatur – warm sein, d. h., es kann damit eine relative Luftfeuchtigkeit von 80–100 % erreicht werden
- Optimale Befeuchtungsleistung auch bei hohem Flow und hohem Atemminutenvolumen und sich veränderten Umgebungsbedingungen
- Alarmfunktion, wenn die Temperaturgrenzwerte unter- bzw. überschritten sind und Wassermangel im System herrscht, **empfohlene Alarmgrenzen** bei 36 °C und 40 °C.

Aktivbefeuchter (➤ Abb. 13.3) können bei **Beatmungsschläuchen mit Schlauchheizung** (sog. *Heizdrahtbetrieb*) zum Einsatz kommen. Die Temperatur des Atemgases wird durch die Schlauchheizung von der Heizkammer bis zur Person gehalten, weshalb die Temperatur in der Heizkammer 1–3 °C niedriger einzustellen ist, als die gemessene Atemgastemperatur am Y-Stück, also die Patiententemperatur. Die Schlauchheizung kann auch der Kondenswasserbildung vorbeugen, weil die Temperatur auf dem Weg zur Person nicht abkühlt. [1]

Kommen **Beatmungsschläuche ohne Schlauchheizung** zum Einsatz, muss das Wasser in der Heizkammer stärker erwärmt werden (z. B. 39 °C), da die Luft auf dem Weg durch den Beatmungsschlauch abkühlt. Dadurch bildet sich Kondenswasser im Schlauchsystem (muss in Wasserfallen an der tiefsten Stelle aufgefangen werden), was den Atemwegswiderstand erhöht, eine Selbsttriggerung des Beatmungsgeräts auslösen kann und eine Keimquelle darstellt.

WICHTIG

Bei der Anwendung beachten

- Pflegefachpersonen im Rahmen der Einweisung in das Beatmungsgerät, einem sog. „Anlage-1-Gerät" (➤ 4.1.4), auch in die Aktivbefeuchtung (= Zubehör) einweisen, einschließlich Handling und Wechsel des Schlauchsystems.
- Wechselintervalle des Schlauchsystems nach Herstellerangaben durchführen, i. d. R. alle 7 Tage.
- Füllungsstand der Befeuchterkammer regelmäßig kontrollieren, ggf. Flüssigkeit nachfüllen, Sterilwasser *(Aqua dest.)* verwenden.
- Temperaturen des Atemgases am Display regelmäßig kontrollieren.
- Kondenswasser im Schlauchsystem und in den Wasserfallen regelmäßig entfernen.

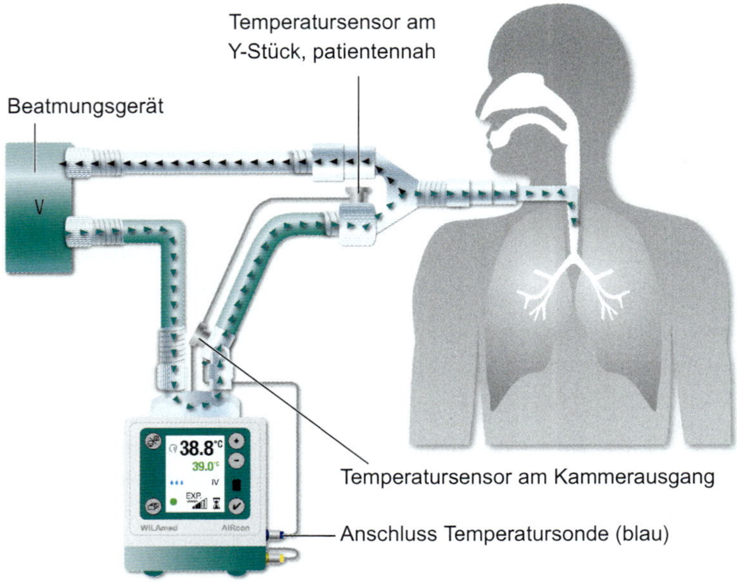

Abb. 13.3 Aktivbefeuchter *AIRcon*® der Fa. *Wilamed* in der maschinellen Beatmung. Der Beatmungsschlauch kann eine Schlauchheizung haben oder nicht. V = Ventilator/Beatmungsgerät. Am Display können die Temperaturen abgelesen werden, die die beiden Temperatursensoren ständig messen. Zudem kann eingestellt werden: IV = invasive Ventilation, NIV = nichtinvasive Ventilation [V724]

VORSICHT

Mögliche Gefahren bei der Aktivbefeuchtung

- Prinzipiell besteht die Gefahr der Überwärmung und Überwässerung.
- Kondenswasser im Beatmungsschlauch birgt die Gefahr, dass es beim Umlagern aspiriert wird.
- Kondenswasser in nicht beheizten Beatmungsschläuchen kann den Atemwegswiderstand erhöhen und eine Selbsttriggerung des Respirators auslösen. Zudem kann es eine Keimquelle darstellen. [1, 2, 3]

Passive oder aktive Atemgasklimatisierung im Vergleich

➤ Tab. 13.1 stellt die jeweiligen Vor- und Nachteile von **passiver und aktiver Atemgasklimatisierung** gegenüber.

Tab. 13.1 Vor- und Nachteile von passiver und aktiver Atemgasklimatisierung [2]

	Passive Atemgasklimatisierung	Aktive Atemgasklimatisierung
Vorteile	• Einfaches Handling • Geringe Kosten • Größere Mobilität der Betroffenen • Keine Überhitzung der Einatemluft • Unabhängig von Strom	• Optimierte Atemgasbefeuchtung und Atemgaserwärmung • Kein Erhöhen des Atemwegswiderstands • Kein Vergrößern des Totraums • Bei allen Betroffenen einsetzbar
Nachteile	• Erhöhen des Atemwegswiderstands • Totraumvergrößerung • Geringe bis mäßig Anfeuchtungsleistung • Tatsächliche Anfeuchtungsleistung nicht überprüfbar • Nicht für alle Personen geeignet, z. B. ungeeignet in der Langzeitbeatmung, insbesondere bei zähem Sekret	• Technisch aufwendiger • Teuer • Infektionsgefahr bei unzureichender Hygiene • Gefahr der Überwärmung und Überwässerung • Gefahr der Fehlbedienung bzw. von Funktionsausfall • Eingeschränkte Mobilität, da stromabhängig

WICHTIG

Fazit

Leistungsstarke HME sind in der Kurzzeitbeatmung eine adäquate Alternative zu Aktivbefeuchtern. Bei Langzeitbeatmung ist die Entscheidung über die Methode der Atemgasklimatisierung differenzierter zu treffen in Bezug auf: [1]

- Erhöhen des Strömungswiderstands
- Erhöhen des Totraums
- Effizienz der Befeuchtung.

Manche Menschen mit Beatmung wechseln zwischen beiden Verfahren der Atemgasklimatisierung, nutzen z. B. zur Mobilisierung den HME, nachts im Bett die Aktivbefeuchtung.

13.2 Inhalation

DEFINITION

Inhalation *(lat. inhalare = anhauchen):* Einatmen von Flüssigkeiten oder Gasen zur Prophylaxe und Therapie von Atemwegserkrankungen oder als spezielle Form der Medikamentenapplikation.

13.2.1 Allgemeine Grundlagen

Das Anwenden einer **Inhalationstherapie** verfolgt unterschiedliche **Ziele:**

- Medikamentenapplikation, z. B. zur Entzündungshemmung oder Bronchodilatation bei COPD (➤ 9.3.3) und Asthma bronchiale
- Verbesserung der Sekretkonsistenz, z. B. bei tracheotomierten Menschen mit zähem Sekret; ideales Bronchialsekret ist viskös (➤ 8.2.8)
- „Schleimhautpflege“ und Unterstützen der mukoziliären Clearance (➤ 7.3.1)
- Linderung von unproduktivem Hustenreiz (➤ 8.2.7).

Die Inhalation hat den **Vorteil,** dass

- der Wirkstoff direkt an den Wirkungsort in den Atemwegen gelangt,
- eine niedrigere Dosierung im Vergleich zu Tabletten möglich ist und
- Nebenwirkungen geringer sind.

Die **Wirksamkeit einer Inhalationstherapie** hängt von verschiedenen **Faktoren** ab: [5]

- **Atemfrequenz und Atemtiefe.** Je schneller und flacher die Atmung des Menschen ist, desto weniger Inhalat nimmt er auf. Es gelangt nicht an den Wirkungsort. Eine tiefe und langsame Atmung transportiert dagegen 50–60 % des Inhalats an den Wirkungsort. Dies sind in der Regel die kleineren Bronchien.
- **Lumenweite des Atemtrakts.** Bei Verengung der Atemwege, z. B. durch Tumore, Spasmen/Obstruktion, Lungenödem oder Verschleimung, kommt das Inhalat nicht an den geplanten Wirkungsort, es schlägt sich im oberen Atemtrakt an den Wänden nieder.
- **Tröpfchengröße.** Sie bestimmt die Eindringtiefe und damit den Wirkungsort. Das bedeutet, je kleiner die Tröpfchen, desto tiefer gelangen sie in die Atemwege. ➤ Tab. 13.2 verdeutlicht diesen Zusammenhang.

WICHTIG

Kochsalzlösung zur Inhalation

Kochsalzlösung *(Natriumchlorid, NaCl)* **in der physiologischen (isotonen) 0,9%-igen Konzentration** reicht häufig als Inhalat aus, um der belasteten oder erkrankten Bronchialschleimhaut bei der Reinigungsfunktion *(mukoziliäre Clearance* ➤ 7.3.1) zu unterstützen. Auch bei unproduktivem Hustenreiz und empfindlicher Bronchialschleimhaut ist physiologische Kochsalzlösung besonders gut verträglich. Das Anfeuchten der Schleimhaut kann den Hustenreiz mildern. Physiologische Kochsalzlösung hat im Gegensatz zu chemischen Wirkstoffen keine unerwünschten Wirkungen.

Hypertone Kochsalzlösung (NaCl 3 %, 6 %, z. B. *MucoClear®* 3 %) kann festsitzende Sekrete verflüssigen, je hypertoner, umso stärker. Bei der Inhalation kommt die hypertone Kochsalzlösung mit der Atemwegsschleimhaut in Kontakt. Durch den hohen Salzgehalt entsteht ein Wasserstrom aus den Epithelzellen in den Bronchialraum, dies geschieht durch Osmose. Dadurch werden zähe Sekrete verflüssigt, was die Fließeigenschaft verbessert. Zudem werden durch den Salzgehalt die Hustenrezeptoren stimuliert, was das Abhusten fördert.

Da Kochsalzlösung keine Konservierungsstoffe enthält, angebrochene Behältnisse nur 24 Std. im Kühlschrank aufbewahren. Reste sind anschließend zu verwerfen. Diese Empfehlung gilt für das Verwenden von Kochsalzlösung zu Infusions- und Injektionszwecken. Beim Einsatz von Kochsalzlösung zur Inhalation sind die Aussagen weniger klar. Pflegende vermeiden Gefahren, indem sie 10-ml-Ampullen verwenden, die nach ein oder zwei Inhalationen aufgebraucht sind.

13

Tab. 13.2 Wirkungsort und Anwendungsmöglichkeiten unterschiedlicher Inhalate [5]

	Tröpfchengröße	Wirkungsort	Anwendung bei/zur …
Dampf *(feine kondensierte Wassertröpfchen):* • Dampfbad • Nasenspray	> 30 µm *(1 Mikrometer = 1/1 000 mm)*	• Mund • Nase • Nasennebenhöhlen • Rachen • Kehlkopf	• Schnupfen • Nasennebenhöhlenentzündung • Rachenentzündung • Kehlkopfentzündung (➤ 9.3.1)
Aerosol *(mit Druckluft, Treibgas oder elektrisch aufgewirbeltes Wasser oder Medikamente):* • Druckluftvernebler (➤ 13.2.2) • Dosieraerosole (➤ 13.2.4)	10–30 µm 10–15 µm	• Luftröhre • Hauptbronchien • Große Bronchien • Kleine Bronchien	Gezielte medikamentöse Therapie bei • Bronchitis (➤ 9.3.1) • Mukoviszidose (➤ 9.3.10) • Pneumonie (➤ 9.3.2) • Asthma bronchiale • COPD (➤ 9.3.3)
Nebel *(feinste Wassertröpfchen) erzeugt durch* • Ultraschallvernebler • Meshvernebler (➤ 13.2.3)	< 10 µm (Ø 3–5 µm)	• Kleine Bronchien • Alveolen	• Sekret „verflüssigung" in den kleinen Bronchien • Gezielte medikamentöse Therapie bei Erkrankungen der tiefen Atemwege und Lunge

VORSICHT

Mögliche Komplikationen bei der Inhalation

- **Infektionsgefahr der oberen und unteren Atemwege** durch unhygienischen Umgang mit dem Vernebler, Verneblerzubehör und der Inhalationslösung. Deshalb die Hygieneprinzipien nach Herstellerangaben und Hygienestandard unbedingt einhalten. Reste der Inhalationslösung nach dem Beenden aus der Verneblerkammer entfernen. Das Verfallsdatum einer angebrochenen Inhalationslösung beachten.
- **Unerwünschte Wirkungen und Überdosierung von Medikamenten,** v. a. wenn die Dosierung und Häufigkeit der Inhalation überschritten ist. Die Person während und nach der Inhalation beobachten, besonders, wenn die die ersten Male inhaliert.
- **Sekretstau in den Atemwegen** durch unzureichendes Entfernen der Sekrete aus den Atemwegen. Nach der Inhalation immer die mobilisierten Sekrete aus den Atemwegen durch Absaugen entfernen bzw. die Person beim Abhusten unterstützen.

13.2.2 Inhalation mit Druckluftverneblern

DEFINITION

Druckluftvernebler *(Düsenvernebler, kompressorbetriebenes Inhaliergerät):* Die Druckluft, die ein Kompressor erzeugt, vernebelt Flüssigkeiten mit oder ohne Medikamentenzusatz in einer Verneblerkammer.

Elektrisch betriebene **Druckluftvernebler** sind einfache und mobile Inhalationsgeräte (➤ Abb. 13.4). Nachteil ist, dass der Kompressor geräuschintensiv ist. Die **Anwendung** erfolgt nach Herstellerangaben und sieht prinzipiell wie folgt aus:

- Gerät so aufstellen, dass die Lüftungsschlitze frei sind
- Mundstück aufsetzen, sodass das Ausatemventil nach oben zeigt. Alternativ können Menschen, die keinen festen Lippenschluss haben oder Kinder, eine Mund-Nasen-Maske verwenden und tracheotomierte Menschen einen speziellen Aufsatz für Trachealkanülen benutzen
- Verneblerkammer mit dem Kompressor verbinden
- Inhalationslösung unter hygienischen Bedingungen in die Verneblerkammer einfüllen, Menge und Dosierung nach Arztanordnung
- Person, wenn möglich, in sitzende oder halbsitzende Position bringen
- Kompressor einschalten und die Person auffordern, das Mundstück gut mit den Lippen zu umschließen bzw. Maske gut auf Mund und Nase anzupressen, Verneblerkammer senkrecht halten
- Person auffordern, langsam und ruhig einzuatmen, die ausgeatmete Luft entweicht in der Regel über ein Ausatemventil
- Inhalationsdauer ca. 15–20 Min. oder bis die angeordnete Inhalationsmenge vernebelt ist

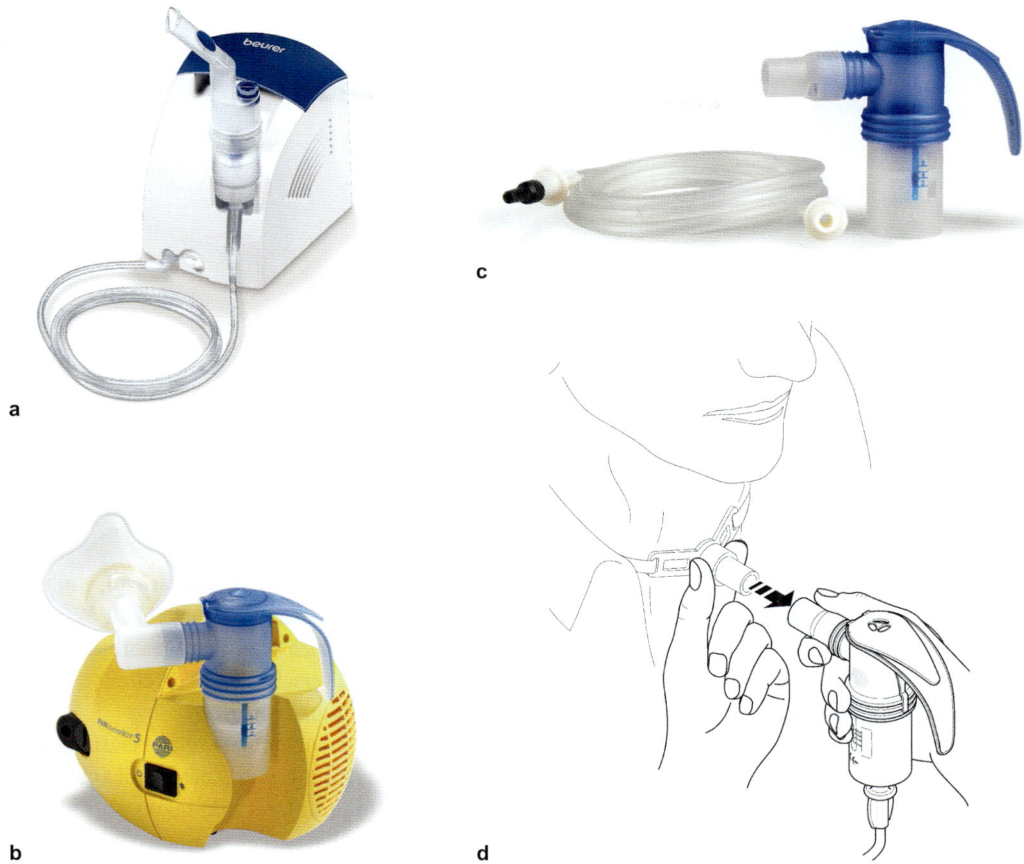

Abb. 13.4 Druckluftvernebler.
a) Mit Mundstück. [V605]
b) Mit Mund-Nasen-Maske. [V067]
c) Für Anwendung an einer Trachealkanüle. [V067]
d) Inhalation über eine Trachealkanüle. [V067]

- Im Anschluss Vernebler zerlegen und mit warmem Leitungswasser und Spülmittel reinigen. Weitere Reinigungs- bzw. Desinfektionsmaßnahmen nach Herstellerangaben.

VORSICHT

Nicht bei geschlossenem Beatmungssystem

Druckluftvernebler niemals in einem geschlossenen Beatmungssystem anwenden. Die Beeinflussung von Druck, Flow und Volumen durch die Druckluft des Verneblers (meist 1–2 bar Druck) stellt für den Menschen ein nicht kalkulierbares Risiko dar. Für die Inhalation bei Beatmungspatientinnen und -patienten gibt es spezielle Vernebler (➤ 13.2.3), die die Beatmung nicht verändern, also keinen zusätzlicher Druck und Flow aufbauen.

13.2.3 Inhalation mit Ultraschall- und Meshverneblern

DEFINITION

Ultraschallvernebler: Mithilfe von Ultraschall wird Flüssigkeit in Schwingung versetzt. Es entsteht ein Nebel aus allerfeinsten Tröpfchen, die in die kleinsten Bronchien gelangen.
Meshvernebler *(Vibrationsmembran-Vernebler):* Eine feine Siebmembran mit mikroskopisch kleinen Löchern *(Mesh)* wird in schnelle Schwingungen gebracht, was das Inhalat als feinsten Nebel durch die Löcher presst.

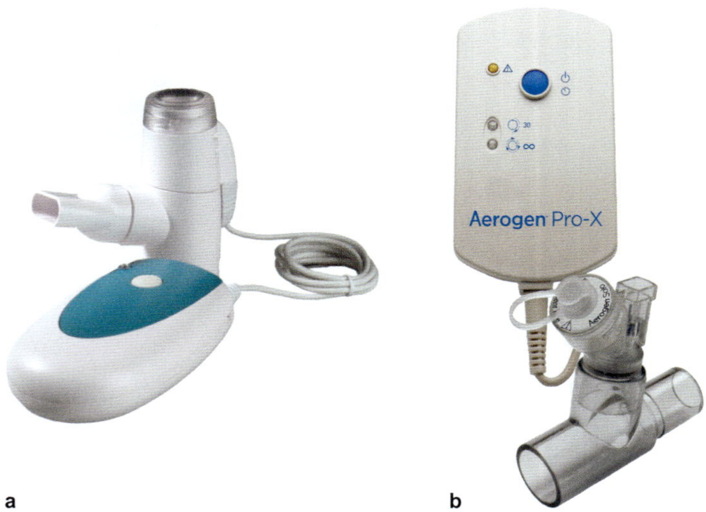

Abb. 13.5 Meshvernebler (auch *Nebulizer* genannt). [V491]
a) Mit Mundstück für Personen ohne Trachealkanüle *(Aeroneb go®)*.
b) Für beatmete Personen *(Aerogen® Pro-X)*.

Ultraschall- und Meshvernebler können im Rahmen der Beatmung zum Einsatz kommen (sog. *In-Line-Vernebler*), da sie Druck, Flow oder Volumen nicht beeinflussen (➤ Abb. 13.5). Es gibt verschiedene Hersteller, z. B. *MultiSonic®*, Aerogen ® oder Pari® mit unterschiedlichen Varianten und Zubehör. Diese Geräte können auch spontan atmende Menschen verwenden. Sie sind zudem geräuscharm.

WICHTIG

Ultraschall- und Meshvernebler als Zubehör

Pflegefachpersonen sind im Rahmen der Einweisung in das Beatmungsgerät, einem „Anlage-1-Gerät" (➤ 4.1.4), auch in die Anwendung eines Verneblers einzuweisen, einschließlich Handling und Wechsel des Systems. Sie haben zudem die Verpflichtung, die Gebrauchsanweisung zu lesen.

13.2.4 Dosieraerosole

DEFINITION

Aerosol: Mischung aus einem Gas und einer fein verteilten Flüssigkeit oder einem fein verteilten Feststoff. Ein Aerosol kann mechanisch, elektrisch oder durch Treibgas erzeugt werden.

Dosieraerosol *(DA):* Darreichungsform für Arzneimittel, die zur Inhalation bestimmt sind. Der Wirkstoff wird in portionierten Dosen als Aerosol freigesetzt, d. h. als winzige Flüssigkeitströpfchen oder Stäube in einer Gasphase. Die Tröpfchengröße liegt zwischen 0,5–6 µm und ist klein genug, um bis in die Bronchien zu gelangen.

Die Person inhaliert das **Dosieraerosol,** wodurch es in die Atemwege gelangt und so lokale Wirkungen erzielt, aber z. T. auch systemisch resorbiert wird. Die Anwendung hat verschiedene **Vorteile:**

- Schneller Wirkungseintritt
- Lokale Anwendung und geringe Belastung des Gesamtorganismus durch das Medikament
- Gezielte Dosierung am Erkrankungsort
- Leichte Handhabbarkeit, kaum technischer Aufwand.

Dosieraerosole kommen bei Atemwegserkrankungen zum Einsatz wie Asthma bronchiale (➤ 9.3.3), COPD (➤ 9.3.3), Mukoviszidose (➤ 9.3.10) oder Bronchiektasen.

Sie können folgende u. a. diese **Wirkstoffe** enthalten (➤ 22.2.3): Bronchospasmolytika *(Bronchodilatanzien)* und antientzündliche Substanzen, z. B. Glukokortikoide. Es gibt verschiedene Arten von Dosieraerosolen (➤ Abb. 13.6).

Dosieraerosol mit Treibgas ohne Inhalationshilfe

Damit der Wirkstoff des **Dosieraerosols mit Treibgas** aber **ohne Inhalationshilfe** an den Wirkort gelangt und entsprechend wirken kann, ist die korrekte Technik beim Anwenden wichtig. Pflegefachpersonen leiten die Person an und korrigieren ggf. ihr Vorgehen:

- Person nach Möglichkeit aufrecht hinsetzen lassen

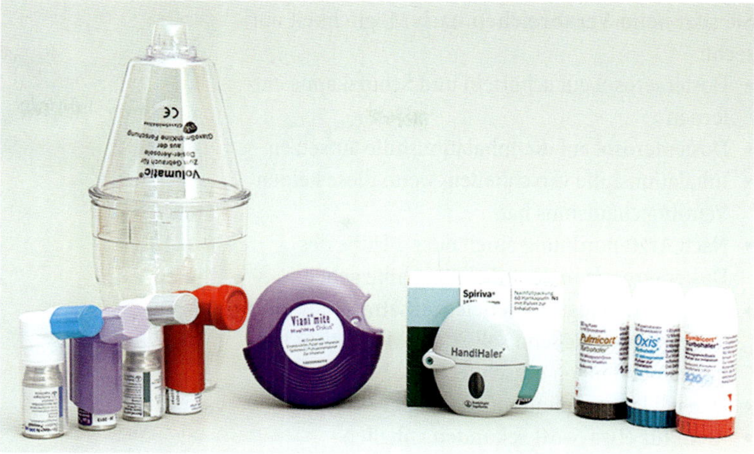

Abb. 13.6 Verschiedene Dosieraerosole. [K115]
Links: mit Treibgas, Inhalationshilfe *(Spacer).*
Mitte: Pulverinhalator.
Rechts: Pulverinhalator. Für die Bereitstellung der Dosis bzw. für die Anwendung ist die Gebrauchsanweisung zu beachten.

- Dosieraerosol (➤ Abb. 13.6) schütteln, Schutzkappe entfernen und Behälter so halten, dass der Boden nach oben zeigt
- Tief ausatmen, dann
- Mundstück fest mit den Lippen umschließen, ggf. Verabreichen mit einer Mund-Nasen-Maske
- Während langsamer, tiefer Einatmung (der Hals ist dabei, wenn möglich, leicht überstreckt) Druck auf den Kanister ausüben, um Dosis freizusetzen
- Luft für ca. 5–10 Sekunden anhalten
- Langsam über die Nase ausatmen
- Sind 2 Hübe verordnet, Vorgang wiederholen.

Pulverinhalator

Es gibt verschiedene Systeme von **Pulverinhalatoren** (➤ Abb. 13.6) auf dem Markt, sodass die jeweilige Packungsbeilage zu beachten ist, besonders was das Bereitstellen der nächsten Dosis angeht. Der Wirkstoff liegt als treibgas- und FCKW-freies Pulver vor. Die Dosis wird durch das Einatmen angefordert, dafür muss die Person rasch, kräftig und möglichst tief einatmen. Das weitere Vorgehen entspricht dem, wie es bei den Dosieraerosolen mit Treibgas beschrieben ist. Auf keinen Fall darf die Person in Pulverinhalatoren hineinatmen.

WICHTIG

Filme zum richtigen Inhalieren

Die *Deutsche Atemwegsliga* hat das richtige Handhaben der im Handel befindlichen Inhalationssysteme gefilmt. Diese Filme stehen kostenlos im Internet zur Verfügung bzw. auf der Seite der *Deutschen Atemwegsliga:*
www.youtube.com/user/Atemwegsliga
www.atemwegsliga.de/richtig-inhalieren.html

Dosieraerosole mit Treibgas und Inhalationshilfe (Spacer)

Spezielle **Inhalationshilfen** *(Spacer)* erleichtern das Anwenden von Dosieraerosolen (➤ Abb. 13.6), v. a. bei Menschen, die nicht in der Lage sind, Einatmen und Auslösen des Dosieraerosols zu koordinieren. Eine Inhalationshilfe hat folgende **Vorteile:** [6]
- Abstimmung zwischen Einatmen und Auslösen des Sprühstoßes ist erleichtert
- Wirkstoff gelangt besser in die Lunge und kann effektiver wirken, weil weniger Wirkstoff im Mund- und Rachenraum haften bleibt
- Reiz durch das Treibgas im Rachen ist vermindert
- Druck des Treibgases ist durch die Inhalationshilfe vermindert, die größeren Wirkstoffteilchen, die sonst im Mund-/Rachenraum verbleiben würden, haften jetzt als weißer Belag an der Plastikwand und die kleineren Teilchen werden tief in die Atemwege aufgenommen.

Pflegefachpersonen leiten die Person an und unterstützen ihn ggf. bei der Inhalation mit einem Spacer.

Sie sitzt beim **Verabreichen** nach Möglichkeit aufrecht:

- Dosieraerosol gut schütteln und Schutzkappe entfernen
- Dosieraerosol auf die Inhalationshilfe aufsetzen
- Inhalationshilfe verschließen, wenn diese keinen Ventilmechanismus hat
- Nach Arztanordnung einen oder 2 Hübe des Dosieraerosols in die Inhalationshilfe geben
- Person zum langsamen tiefen Ausatmen auffordern, anschließend soll er das Mundstück fest mit seinen Lippen umschließen
- Danach langsam und möglichst tief einatmen
- Atem für etwa 5–10 Sekunden anhalten
- Langsam über die Nase ausatmen, ggf. Vorgang wiederholen.

Menschen, die keinen festen Lippenschluss haben, können statt einem Mundstück eine Mund-Nasen-Maske verwenden.

WICHTIG

Korrektes Verabreichen inhalativer Glukokortikoide

Um einen **Soorbefall** im Mund- und Rachenraum zu **vermeiden:**

- Glukokortikoide **nur** mit einer Inhalationshilfe inhalieren, weil so kaum Wirkstoff im Mund- und Rachenraum verbleibt
- Vor den Mahlzeiten inhalieren
- Nach der Inhalation Mund gründlich ausspülen oder Zähne putzen.

Werden zusätzlich Bronchodilatanzien inhaliert, so sind diese immer zuerst zu nehmen. Nach einigen Minuten, wenn das Bronchialsystem erweitert ist, Glukokortikoide und andere entzündungshemmende Wirkstoffe inhalieren lassen.

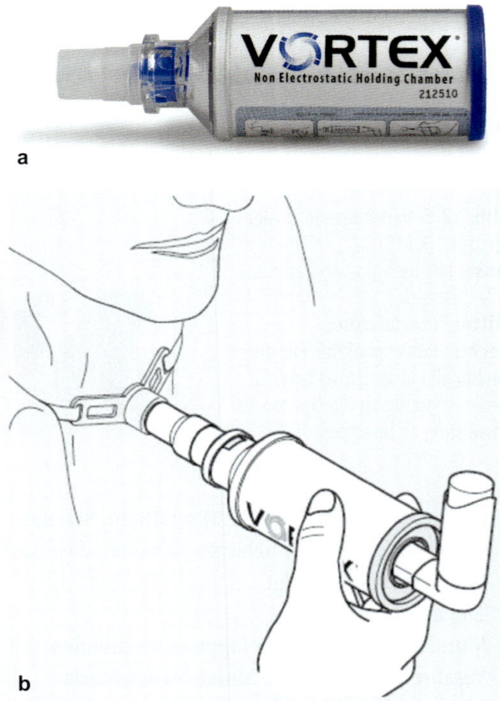

Abb. 13.7 Applikationshilfe zum Verabreichen eines DA über eine Trachealkanüle. [V067]
a) *VORTEX Tracheo®*.
b) In Anwendung.

Für das **Verabreichen von Dosieraerosolen über eine Trachealkanüle** bei spontan atmenden Menschen das Dosieraerosol auf eine Applikationshilfe aufstecken, die auf den 15 mm-Normkonnektor der Trachealkanüle passt (➤ Abb. 13.7). Weiteres Vorgehen wie oben beschrieben.

Für das **Verabreichen von Dosieraerosolen bei beatmeten Menschen** sog. In-Line-Spacer verwenden (➤ Abb. 13.8). Hierbei handelt es sich um einen speziellen Konnektor, der ins Beatmungssystem eingebaut werden kann. Den Hub aus dem Dosieraerosol mit der Inspiration des Respirators auslösen. Diese Form der Verabreichung (im Gegensatz zur Inhalation) eignet sich bei akuter Atemnot zur Gabe des schnellwirksamen Bedarfsmedikaments.

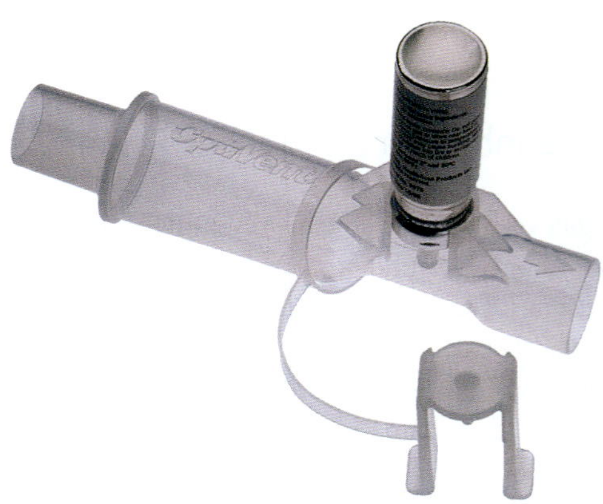

Abb. 13.8 In-Line-Spacer *OptiVent MDI®* der Fa. *Philips Respironics* [V491]

LITERATURVERZEICHNIS

[1] Oczenski W. Atmen-Atemhilfen, Atemphysiologie und Beatmungstechnik. 101. A. Stuttgart: Thieme, 2023.

[2] Schwabbauer N, Riessen R. Sekretmanagement in der Beatmungsmedizin. 2. A. Bremen: Uni-Med, 2013.

[3] Deutsche Gesellschaft für Pneumologie und Beatmungsmedizin e.V.: S2k-Leitlinie Nichtinvasive und invasive Beatmung als Therapie der chronisch respiratorischen Insuffizienz. Stand 6/2017. Aus: https://register.awmf.org/assets/guidelines/020-008l_S2k_NIV_Nichtinvasive_invasive_Beatumung_Insuffizienz_2017-10-verlaengert.pdf (letzter Zugriff: 31.5.2025).

[4] Keifert H. Das Beatmungsbuch – Invasive Beatmung in Theorie und Praxis. 7. A. Elchingen: WK-Fortbildungen, 2019.

[5] Menche N. (Hrsg.). Pflege Heute, 8. A. München: Elsevier, 2023.

[6] Deutsche Atemwegsliga: Richtig inhalieren – Dosieraerosol mit Spacer. Aus: www.atemwegsliga.de/dosieraerosol-spacer.html (letzter Zugriff: 31.5.2025).

WEITERFÜHRENDE LITERATUR UND KONTAKTADRESSEN

Arbeitsgruppe Aerosolmedizin der Deutschen Gesellschaft für Pneumologie: Empfehlung für die Auswahl von Inhalationssystemen zur Medikamentenverabreichung. In: Pneumologie. 2001 (55): S. 579–586.

Deutsche Atemwegsliga, www.atemwegsliga.de.

KAPITEL

14 Sauerstofftherapie

Friedemann Ohnmacht, Manfred Vavrinek

Ohne Sauerstoff (auch *Oxygenium,* kurz *Oxygen*) wäre kein Leben auf der Erde möglich. Sauerstoff ist das am häufigsten vorkommende Element auf der Erde. **Sauerstoff** *(O_2)* ist ein farb- und geruchloses Gas, das erstmals von *Carl Wilhelm Scheele* zwischen 1772 und 1773 entdeckt wurde. Es kommt in unserer Atmosphäre mit rund 21 % vor. Sauerstoff ist geringfügig schwerer als Luft. [1]

Entgegen der landläufigen Meinung, nimmt die Sauerstoffkonzentration in großer Höhe nicht ab. Lediglich der Umgebungsdruck (Luftdruck) sinkt und somit auch der Partial(Teil)druck von Sauerstoff, sodass in einer Höhe von ca. 5 000 m nur mehr die Hälfte der Sauerstoffatome pro Atemzug zur Verfügung steht. Aufgrund des niedrigeren Partialdrucks muss der Mensch mehr atmen, um die gleiche Menge Sauerstoff aufzunehmen.

14.1 Grundlagen der Sauerstofftherapie

DEFINITION

Medizinischer Sauerstoff: Sauerstoff für medizinische Zwecke, in einer Konzentration von mindestens 99,5 %. Er ist ein Arzneimittel und darf nur auf ärztliche Anordnung verabreicht werden. Ausnahme: Notfallsituationen.

Sauerstofftherapie: Verabreichen von O_2 in einer Konzentration, die höher ist als die Sauerstoffkonzentration der Luft mit 21 %. Sie kommt vor allem zur Behandlung einer Hypoxämie (➤ 9.2.10) zum Einsatz.

Der Arzt ordnet an:
- Sauerstoffquelle (➤ 14.1.1)
- Art der Verabreichung, z. B. mittels Sauerstoffbrille (➤ 14.1.2)
- Menge, z. B. 2 l/Min.
- Dauer der Verabreichung, z. B. kontinuierlich, bei Bedarf; der Bedarf ist festzulegen und zu definieren.

Inspiratorische Sauerstoffkonzentration *(inspiratorische O_2-Fraktion, F_iO_2):* Sie gibt an, wie hoch der Sauerstoffanteil in der Atemluft ist, Angabe in Prozent oder als Dezimalzahl. Eine Sauerstoffkonzentration von 100 % entspricht einer F_iO_2 von 1,0, bei 21 % Sauerstoff beträgt die F_iO_2 0,21.

14.1.1 Sauerstoffquellen

Im außerklinischen Bereich stehen in der Regel drei verschiedene **Sauerstoffquellen** zur Verfügung:
- Sauerstoffflaschen mit gasförmigem Sauerstoff
- Behälter mit Flüssigsauerstoff
- Sauerstoffkonzentratoren.

Die ersten beiden liefern medizinisch reinen Sauerstoff. In Krankenhäusern und Pflegeheimen speisen meist sehr große Flüssigsauerstofftanks außerhalb des Gebäudes die Wandanschlüsse zur Entnahme von Sauerstoff.

Sauerstoffflaschen

Weiße **Sauerstoffflaschen** sind fast ausnahmslos aus Stahl oder Aluminium gefertigt. Die gebräuchlichsten Größen sind 1, 2, 3, 5 und 10 Liter. Das jeweilige Flaschenvolumen ist, neben anderen Angaben, im Flaschenhals eingeprägt. Hier finden sich u. a. Angaben zum nächsten TÜV-Termin, dem Inhalt der Flasche und dem maximalen Fülldruck.

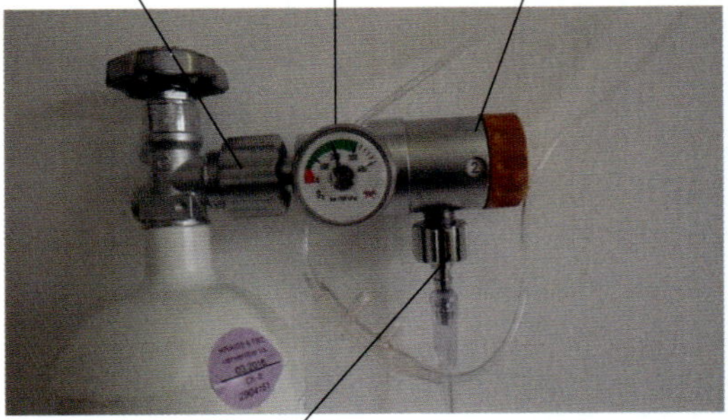

Abb. 14.1 Sauerstoffflasche mit Armatur [P243]

In den Sauerstoffflaschen wird das Gas Sauerstoff sehr stark komprimiert und mit einem Druck von 200 bar eingefüllt. Die **Flaschenarmatur** besteht aus (➤ Abb. 14.1):
- Anschluss für das Sauerstoffapplikationssystem (➤ 14.1.2)
- Manometer (Druckmessgerät zum Ablesen des aktuellen Fülldrucks in bar)
- Druckminderer, der den hohen Einfülldruck auf den Umgebungsdruck reduziert
- Flowmeter (Einstellschraube zur Durchflussregulation und Einstellung der verordneten Sauerstoffmenge, Flowmessgerät).

Diese Armatur erlaubt es, Sauerstoff mit der gewünschten Flussrate (l/Min.) zu entnehmen. Aufgrund der genormten und nur für Sauerstoffflaschen passenden Gewinde ist es nicht möglich eine andere Armatur zu montieren.

WICHTIG

Berechnungsformel für die Menge von Sauerstoff in einer Flasche

Flaschenvolumen (l) × angezeigtem Druck auf dem Manometer (bar) = Inhalt in barl (gesprochen: Liter)
Beispiel: 5 l × 150 bar = 750 barl

Am **Flowmeter** *(Durchflussregler)* kann die verordnete Flussrate von 0,5 bis 15- selten bis 25 l/Min. eingestellt werden.

WICHTIG

Berechnungsformel für die verbleibende Dauer der Sauerstoffverabreichung

Flaschenvolumen (l) × angezeigtem Druck auf dem Manometer (bar) : Sauerstoffverbrauch (l/Min.) = Zeit (in Minuten)

Beispiel: Ein Vorrat von 750 l (s. oben) reicht bei einer Verabreichung von

- 2 l/Min. 375 Min. oder 6 Std. 15 Min.
- 4 l/Min. 187,5 Min. oder etwas mehr als 3 Std.

Diese Berechnung gilt nicht beim Einsatz sog. **Sparventile.** Diese Ventile geben den voreingestellten Flow nur während der Inspiration frei. Damit reduziert sich der Sauerstoffverbrauch deutlich. Da der Verbrauch hier nicht exakt berechnet werden kann, muss der Flaschendruck öfter kontrolliert werden.

Um ein Eindringen von Feuchtigkeit in die Flasche und somit eine Rostbildung zu vermeiden, ist darauf zu achten, dass immer ein Restdruck von mindestens 5 bar in der Flasche verbleibt. Dies gilt natürlich nicht im Notfall. Hier darf die Sauerstoffflasche komplett entleert werden.

Der **Nachteil:** Sauerstoffflaschen sind häufig nachzufüllen. Eine 10 Liter-Flasche z. B. hält bei einer Entnahme von 2 l/Min. nur ca. 16 Std. Die **Vorteile:** Es ist keine Stromquelle nötig und es gibt keine Geräuschbelästigung. Sauerstoffflaschen sind vor Allem für den Notfall, den Transport und als Reservesystem geeignet.

Handhaben von Sauerstoffflaschen ➤ 14.5.2
Handhaben von Flüssigsauerstoff ➤ 14.5.3

Flüssigsauerstofftank

In einem **Flüssigsauerstofftank** ist Sauerstoff auf – 183 °C abgekühlt und dadurch verflüssigt *(LOX, engl. Liquid Oxygen)*. Damit ist es möglich, eine große Menge Sauerstoff in Behältern mit relativ kleinem Volumen zur Verfügung zu stellen. **Ein Liter flüssiger Sauerstoff entspricht ca. 860 Litern gasförmigem Sauerstoff!**

Flüssigsauerstofftanks gibt es in unterschiedlichen Größen (➤ Abb. 14.2). Ein herkömmlicher Flüssigsauerstofftank fasst 41 l Flüssigsauerstoff. Das entspricht etwa 35 300 l gasförmigem Sauerstoff mit einer Reinheit von fast 100 %. Auch wenn 15 % für Blindverdampfung und Verluste beim Umfüllen abzuziehen sind, bleiben immer noch ca. 30 000 Liter Sauerstoff pro Befüllung.

Die **Vorteile:** Ein Auffüllen ist nur 1–3-mal pro Monat notwendig, Strom ist nicht erforderlich und es gibt keine Geräuschbelästigung. Außerdem lassen sich kleine transportable Behälter am großen Tank selbst befüllen (➤ Abb. 14.2). Das macht den Betroffenen unabhängig von seiner stationären Sauerstoffquelle. Üblicherweise haben diese kleinen Behälter ein Volumen von 0,6 oder 1,2 Liter. D. h., in einem vollgefüllten 0,6 l Behälter stehen ca. 500 l Sauerstoff zur Verfügung.

Die **Nachteile:** Eine Spezialfirma muss den Flüssigsauerstofftank befüllen, was höhere Kosten verursacht. Zudem besteht die Gefahr der Kälteverbrennung beim Hantieren mit Flüssiggas.

WICHTIG

Berechnungsformel für die Dauer der Sauerstoffverabreichung aus dem transportablen Behälter

Volumen des Behälters (l) × 860 l : Sauerstoffverbrauch (l/Min.) = Zeit (in Minuten)

Beispiel: 0,6 l × 860 l : 2 l/Min. = 258 Min. : 60 Min. = 4 Std. 18 Min.

Flüssigsauerstoff verdampft bei hohen Temperaturen schneller, was bei hohen Außentemperaturen im Sommer zu beachten ist. Beim Verlassen der Wohnung muss immer ein „Sauerstoff-Puffer" vorhanden sein. D. h., der Sauerstoff im Beispiel oben reicht sicher für gut 3 Stunden. Diese Berechnungsformel gilt für einen kontinuierlichen Flow, bei einem Sparventil ist der Verbrauch geringer.

Bei Nichtverwenden entleert sich der transportable Behälter nach und nach durch Verdampfung.

VORSICHT

Vereisungsgefahr

Beim Befüllen des transportablen Behälters kann es in seltenen Fällen zum Vereisen der Ventile und zum Ausströmen von Sauerstoff kommen. Deshalb ist es ratsam, ihn im Freien oder vor dem offenen Fenster zu befüllen. Auf gar keinen Fall versuchen, etwas mit bloßen Händen zu reparieren, es würde sofort zu Kälteverbrennungen kommen. Zur schnellen Abhilfe bei Vereisen eine Tasse warmes Wasser über die vereiste Stelle gießen. Im Anschluss den Vorfall dokumentieren und den Sauerstofflieferanten verständigen.

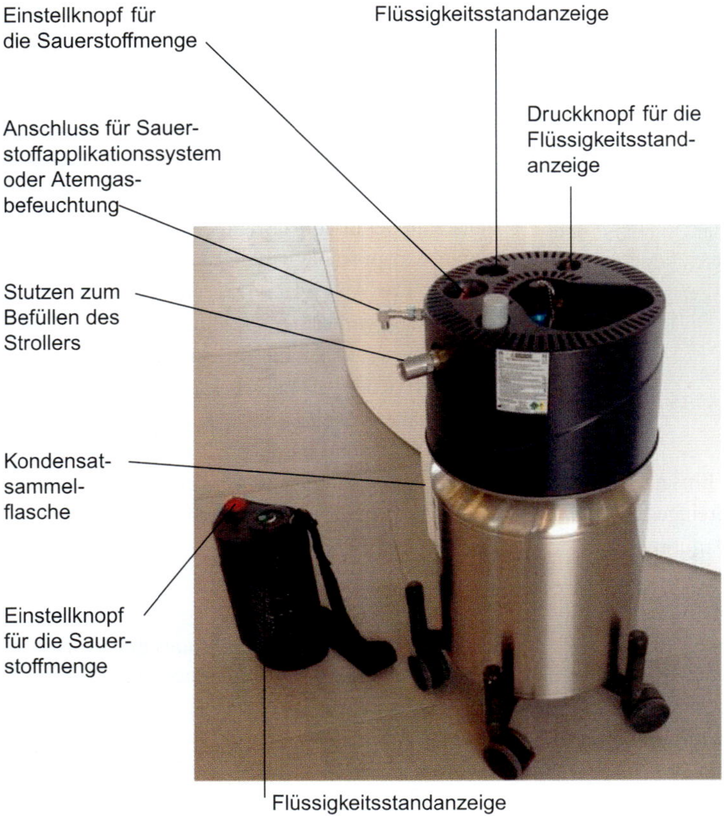

Abb. 14.2 Flüssigsauerstofftanks [P243]
Rechts: Flüssigsauerstofftank.
Links: transportabler Behälter (z. B. *Stroller*®) zum Selbstbefüllen am großen Flüssigsauerstofftank.

Sauerstoffkonzentratoren

Sauerstoffkonzentratoren (➤ Abb. 14.3) speichern keinen Sauerstoff sondern „filtern" ihn aus der Raumluft. Stark vereinfacht funktioniert das so: Ein Kompressor im Konzentrator saugt Luft über einen Grob- und einen Feinfilter (entfernen Staub, Mikroorganismen, Wassertröpfchen) aus der Umgebung an und presst sie durch ein Molekularsieb mit Zeolith *(mikroporöses Mineral)*. Zeolith bindet den Stickstoff, lässt jedoch den Sauerstoff durch. Ist der Filter „gesättigt" schaltet das Gerät auf einen zweiten Filter um und der erste Filter wird regeneriert, indem der Stickstoff an die Umgebung abgegeben wird. Der so gewonnene Sauerstoff ist bezüglich seiner Reinheit stark von Hersteller, Typ und Flussrate abhängig. Die Werte schwanken zwischen 90 % und 96 %.

Nach dem Einschalten benötigt der Konzentrator 3–5 Min., um seine volle Leistung zu erreichen. Das

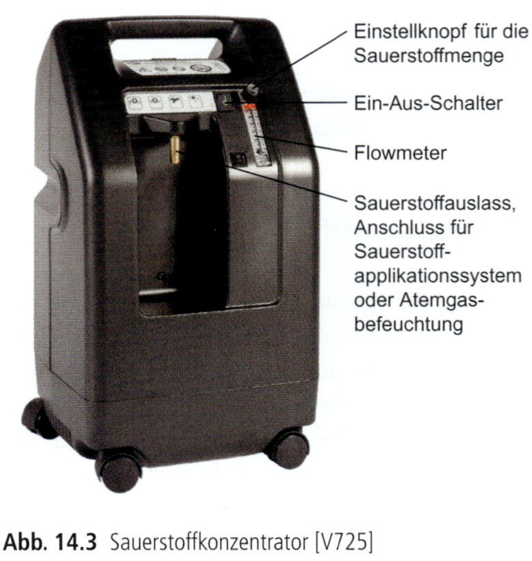

Abb. 14.3 Sauerstoffkonzentrator [V725]

heißt, die O_2-Konzentration steigt in dieser Zeit von anfangs 21 % auf maximal 96 %. Die Geräte verfügen über eine Sauerstoffmesszelle, die die Sauerstoffkonzentration überwacht. Eine Kontrollleuchte und Alarm erscheint beim Konzentrationsabfall unter 82 %. Die grüne Kontrollleuchte zeigt an, dass die Normalsituation erreicht ist, was eine Sauerstoffkonzentration von > 85 % bedeutet. In der Regel ist eine Verabreichung von 0,5–5 l/Min. möglich.

WICHTIG

Präoxygenierung und Sauerstoffkonzentration

Beim Einsatz eines Sauerstoffkonzentrators zur Präoxygenierung (z. B. zum Trachealkanülenwechsel) beginnt die Präoxygenierungszeit also erst nach 5 Min. Betrieb. Außerdem ist es nicht möglich, Betroffenen Sauerstoff mit einer F_iO_2 von 1 (➤ 14.1) zu verabreichen, da die maximale Flussrate dazu nicht ausreicht. Zusätzlich gilt: „Je höher die Flussrate, umso geringer die O_2-Konzentration".

Die **Vorteile:** Diese Geräte müssen nicht nachgefüllt werden, arbeiten selbstständig und sind recht kostengünstig. Mit Ausnahme der Reinigung bzw. dem Austausch des Grob- und Feinfilters funktionieren diese Geräte in der Regel wartungsfrei.

Die **Nachteile:** Sie benötigen Strom, sind relativ laut, unhandlich und schwer. Manche Hersteller bieten inzwischen kleine tragbare, akkubetriebene Konzentratoren an. Diese Geräte erzeugen keinen Konstantflow, sondern funktionieren ähnlich einem Demand/Spar-Ventil, es gibt nur Sauerstoff während der Einatmung ab. Das funktioniert nur bei Verwendung einer Sauerstoffbrille und Nasenatmung. Bei Mundatmung wird das Gerät nicht angetriggert. Aus dem gleichen Grund ist eine Anwendung von einem Sauerstoffkonzentrator in Verbindung mit einem Beatmungsgerät nicht möglich. Hierfür ist ein Konstantflow Voraussetzung.

VORSICHT

Stromausfall

Ist ein Mensch vital von der Sauerstoffgabe abhängig, muss für den Fall eines Stromausfalls ein redundantes System zur Verfügung stehen. Normalerweise kommen hier Sauerstoffflaschen zum Einsatz. Deren Menge ist so auszulegen, dass der Sauerstoff für mehrere Stunden reicht.

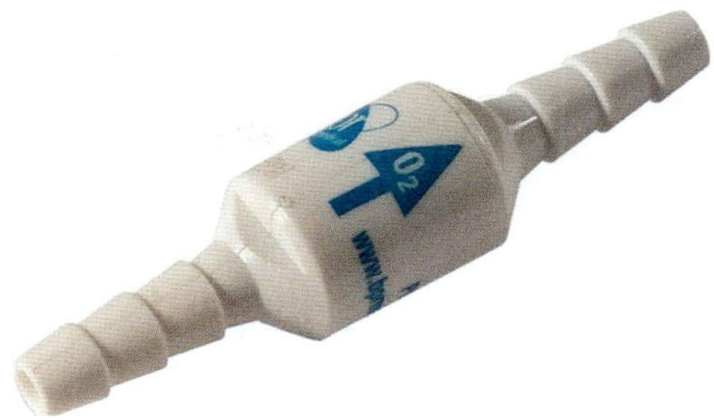

Abb. 14.4 Das Firesafe-Ventil ist ein Rückschlagventil, das den Sauerstofffluss unterbricht, wenn sich die nachfolgende Leitung entzündet hat. Das Feuer kommt zum Stillstand. [P243]

WICHTIG

Sauerstoffleitungen und Sicherheit bei Feuer

Nur vom Hersteller erlaubte Sauerstoffleitungen für alle Sauerstoffquellen verwenden, da diese weniger schnell porös werden als normale Plastikschläuche und durch eine sternförmige Innenstruktur einen Knickschutz besitzen. Die vom Hersteller angegebene maximale Schlauchlänge nicht überschreiten, da sonst die eingestellte Flussrate nicht erreicht werden kann.

Spätestens seit dem 1.7.2012 sollen neu in Verkehr gebrachte Geräte folgende Anforderungen erfüllen: [2]

- Vorrichtung, die das Eindringen von Feuer in das Gerät am Ausgangsanschluss verhindert
- System, das die Sauerstoffzufuhr automatisch bei Hitze (z. B. Feuer, Flammenrückschlag) stoppt, sog. Firesafe-Ventil *(Flammensperrventil)* (➤ Abb. 14.4), Einsatz möglichst nah am Menschen.

Firesafe-Ventile sind heute praktisch Standard, wo medizinischer Sauerstoff über Schläuche abgegeben wird – sie sind klein, unscheinbar, aber lebensrettend.

14.1.2 Sauerstoffapplikationssysteme

Um einem Menschen Sauerstoff zu verabreichen, stehen verschiedene **Applikationssysteme** zur Verfügung:

Sauerstoffsonde/Nasensonde

Eine **Sauerstoffsonde** ist ein dünner Kunststoffschlauch mit einem Schaumgummipolster am vorderen Ende, das ca. 1 cm in ein Nasenloch eingeführt wird. Der Schlauch wird meistens an der Nase oder Wange mit einem Pflaster fixiert. Um Druckstellen zu vermeiden und dem Austrocknen der Nasenschleimhaut vorzubeugen, ist das Nasenloch häufig zu wechseln.

Sauerstoffbrille/Nasenbrille

Eine Langzeitsauerstoffgabe erfolgt häufig über die **Sauerstoffbrille.** Zwei Einflussstutzen werden beidseitig in die Nasenlöcher eingeführt. Die Schlaufen der Sauerstoffbrille sind wie Brillenbügel hinter die Ohren und von dort unter das Kinn geführt, wo sie mit einem Kunststoffring aneinander fixiert sind. Eine Sauerstoffbrille sollte monatlich, bei Verschmutzung auch häufiger ausgetauscht werden – hygienische Gründe und das Entweichen von Weichmachern machen das nötig.

Oxymizer®

Der **Oxymizer®** ist ein Einweg-Sauerstoffsparsystem und wird mit einer Nasenbrille getragen (➤ Abb. 14.5). Er hat ein Reservoir, das während der Exspiration den Sauerstoff sammelt (bis zu 30 ml), um ihn bei der nächsten Inspiration zusammen mit dem eingestellten Flow abzugeben. Durch das Reservoir kommt es zu einer Einsparung von Sauerstoff bis 4 : 1. Der Oxymizer® ist kompatibel mit Sauerstoffflaschen, Flüssigsauerstoffsystemen und Konzentratoren. Die hohe Überlegenheit des *Oxymizers®* gegenüber der Sauerstoffbrille zeigt sich v. a. bei Flowraten ≥ 4 l. In einer Studie konnte bei niedrigem Flow diese Überlegenheit nicht belegt werden. [3, 4]

Sauerstoffmaske

Die **Sauerstoffmaske** wird auf Mund und Nase aufgesetzt und mit einem Gummiband am Hinterkopf befestigt (➤ Abb. 14.6). Die ausgeatmete Luft entweicht durch seitliche Löcher in der Maske. In der Anästhesie und Notfallmedizin kommen auch Sauerstoffmasken mit Reservoirbeutel zum Einsatz. Diese ermöglichen noch höhere Sauerstoffkonzentrationen.

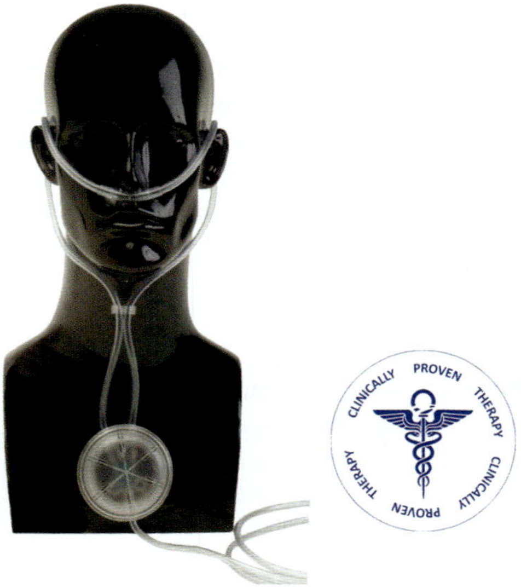

Abb. 14.5 Oxymizer®: Einweg-Sauerstoffsparsystem mit einer Nasenbrille [V725]

WICHTIG

Sauerstoffflow

Der Sauerstoffflow darf bei Maskenverabreichung nicht unter 6 l/Min. sein, da es ansonsten zu einem Stau von Kohlendioxid (CO_2) in der Maske kommen kann.

Sauerstoffapplikation über die Trachealkanüle bei spontan atmenden Menschen

Das Befeuchten der Einatemluft mittels HME *(Heat and Moisture Exchanger, „feuchte Nase"* ➤ 13.1.3) ist bei **tracheotomierten Menschen** unerlässlich. Viele HME bieten die Möglichkeit zum Verabreichen von Sauerstoff, ebenso Sprechventile (➤ Abb. 14.7). Bei Sprechventilen ist zu beachten, ob der Sauerstoff oberhalb (ein erheblicher Teil verströmt mit der Raumluft) oder unter der Membran (deutlich mehr Sauerstoff kommt in der Lunge an) zugeführt wird. Wird kein Sauerstoff verabreicht, muss der Zugang verschlossen sein, weil sonst darüber Ausatemluft entweicht, was zu geringerem Membrandruck und schlechterer Sprachqualität führt.

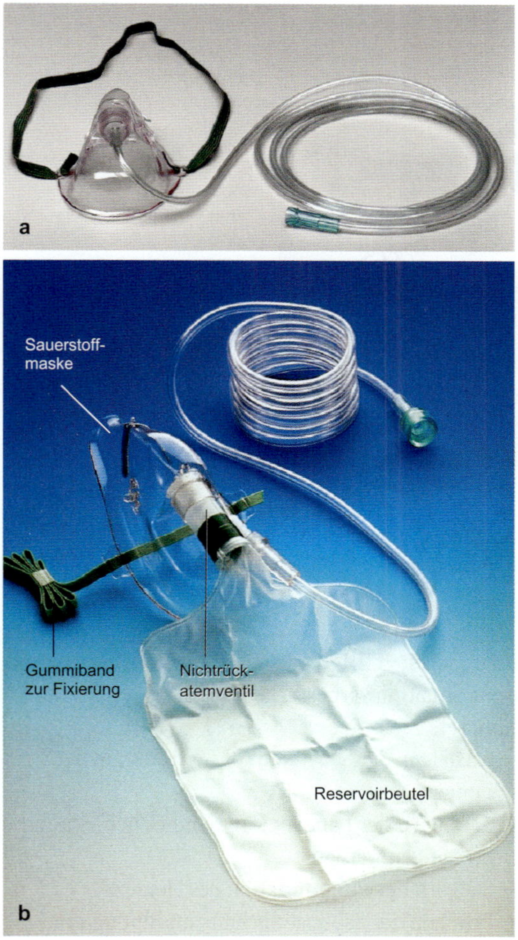

Abb. 14.6 Sauerstoffmasken.
a) Einfache Sauerstoffmaske. [K183]
b) Maske mit Reservoirbeutel, die eine Sauerstoffkonzentration von 90–100 % ermöglicht. [U244]

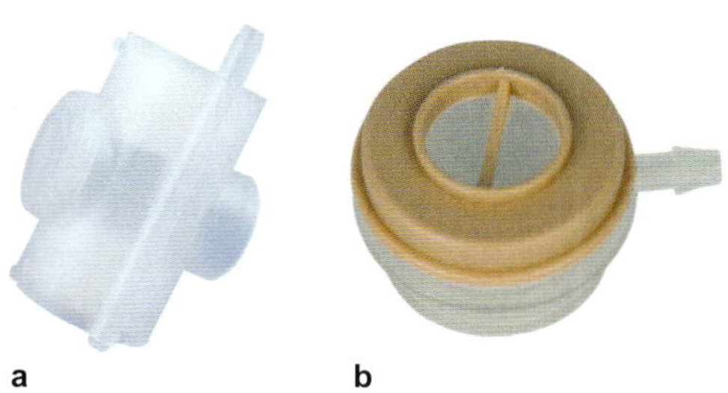

Abb. 14.7 HME. [V394]
a) „Feuchte Nase" mit Anschluss für Sauerstoff.
b) Sprechventil mit Anschluss für Sauerstoff.

Sauerstoffapplikation über die Trachealkanüle bei beatmeten Menschen

Bei **beatmeten Menschen** wird die Sauerstoffzuleitung an einem speziellen Anschluss am Beatmungsgerät angeschlossen oder mittels eines speziellen T-Stücks in den Beatmungsschlauch eingebaut.

WICHTIG

Vorgaben der Hersteller von Respiratoren

Beim Einleiten von Sauerstoff in das Beatmungsschlauchsystem sind die Vorgaben des jeweiligen Geräteherstellers zu beachten. Im Rahmen der Einweisung in das Beatmungsgerät (➤ 4.1.3, ➤ 4.1.4) ist auch die Möglichkeit der Sauerstoffzuleitung zu erläutern. Alle gängigen Heimbeatmungsgeräte haben einen Sauerstoffanschluss. Das Einleiten von Sauerstoff an anderen Stellen, z. B. ins Schlauchsystem, wird von den Herstellern mitunter ausdrücklich untersagt, da dies zur Verfälschung angezeigter Messwerte und einer Verschlechterung der Triggerqualität führt.

14.1.3 Sauerstoffbefeuchtung

Sauerstoff kommt mit einer relativen Feuchte (➤ 13.1.1) von annähernd 0 % aus den oben beschriebenen Quellen. Beim Auftreffen auf die Nasen- oder Mundschleimhaut trocknet er diese stark aus. Das **Befeuchten des Sauerstoffs** mit einem Sprudelbefeuchter kann das zwar nicht ganz verhindern, die Problematik aber etwas lindern. Ein handelsüblicher Sprudelbefeuchter (➤ Abb. 14.8) kann bei einer Raumtemperatur von ca. 20 °C dem Sauerstoff bis zu 10 mg/l Wasser zuführen. Das ergibt eine relative Feuchte von ca. 58 % und entspricht in etwa der Feuchte der Umgebungsluft (➤ 13.1.1). Bei Sauerstoff-Flussraten < 4 l/Min. ist eine Befeuchtung meist nicht notwendig – und wenn dann nur bei der Sauerstoffgabe über Nasensonde, Brille oder Maske. [5, 6]

Beim tracheotomierten Menschen übernimmt das Anfeuchten der Atemluft ein aktives Befeuchtungssystem oder ein HME. Das zusätzliche Befeuchten des Sauerstoffs ist hier überflüssig. Bei der Verwendung eines Sprechventils (➤ 11.5.11) stellt die fehlende Atemgasklimatisierung immer ein Problem dar. Hier sind neben der Sauerstoffbefeuchtung weitere Maßnahmen (z. B. Inhalationen) durchzuführen.

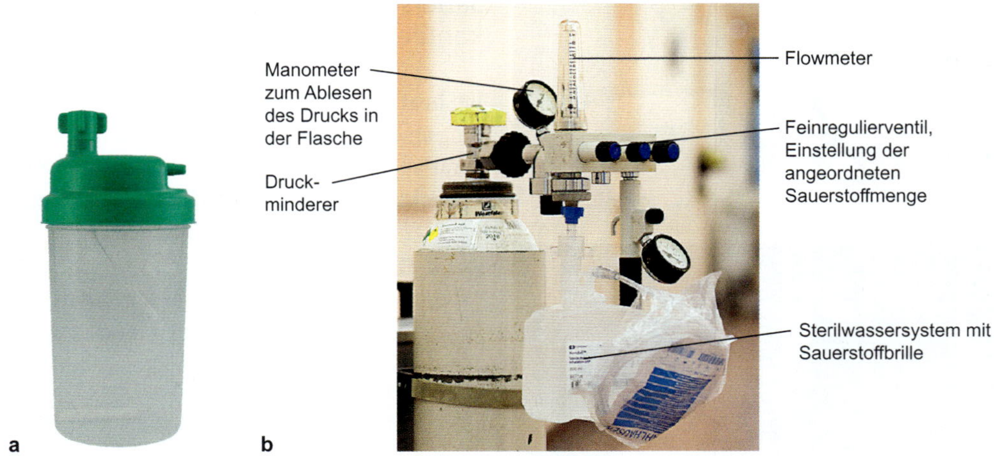

Abb. 14.8 Sauerstoffbefeuchtung.
a) Wiederauffüllbarer Sauerstoffbefeuchter für Sauerstoffkonzentrator. [A400]
b) Sterilwassersystem (Einmalsystem) mit Sauerstoffbrille, angeschlossen an einer Sauerstoffflasche. [K115]

Bei der Verwendung eines Sauerstoffbefeuchtungssystems muss das zusätzliche Infektionsrisiko beachtet werden (hohe Verkeimungsgefahr von wiederverwendbaren Behältern!), sodass nur Einmal-Sterilwassersysteme zum Einsatz kommen sollten.

Bei regelmäßiger Sauerstoffgabe zusätzlich täglich eine Nasenpflege durchführen und eine pflegende Nasensalbe auf die Schleimhaut aufbringen.

14.2 Langzeit-Sauerstofftherapie

DEFINITION

Langzeit-Sauerstofftherapie *(engl. Long Term Oxygene Therapy, LTOT):* Dauerhafte Gabe von Sauerstoff über mindestens 15 Std. täglich beim Vorliegen einer chronischen Hypoxämie.

14.2.1 Ziele

Erkrankungen, die mit einer chronischen Hypoxämie (➤ 9.2.10) einhergehen, bedeuten für die Betroffenen eine verminderte Lebensqualität und Leistungsfähigkeit und ziehen eine erhöhte Morbidität und Mortalität nach sich. Die Langzeit-Sauerstofftherapie soll diese Situation verbessern.

Konkrete **Ziele** sind:

- Ansteigen der Sauerstoffkonzentration in der Lunge
- Erweitern der Lungengefäße und Drucksenkung im Lungenkreislauf
- Steigern der Pumpfunktion des Herzens
- Erhöhen des Sauerstoffgehalts im Blut und im Gewebe
- Verbessern der Fließeigenschaften des Bluts
- Verbessern der körperlichen und geistigen Leistungsfähigkeit, auch durch einen besseren Schlaf
- Stabilisieren des Krankheitsverlaufs
- Reduzieren und Verkürzen der Krankenhausaufenthalte

Der Nutzen der Langzeit-Sauerstofftherapie bei chronischer Hypoxämie (➤ 9.2.10) hängt von der Ursache der zugrunde liegenden Erkrankung ab. Die Langzeit-Sauerstofftherapie kann bei Menschen mit COPD (➤ 9.3.3) sinnvoll sein. Weniger geeignet ist sie dagegen bei der Behandlung der chronischen Hypoxämie durch Hypoventilation, sichtbar an der Hyperkapnie, als Folge eines Versagens der Atempumpe, z. B. bei ALS (➤ 9.2.1). Hier ist meist die nichtinvasive oder invasive Beatmung zu bevorzugen bzw. notwendig. [7]

14.2.2 Indikationen

Die **Indikation** zur Langzeit-Sauerstofftherapie ist gegeben, wenn nach adäquater Therapie und Vermeiden aller inhalativen Noxen eine chronische Hypoxämie nachweisbar ist (➤ 9.2.10). Die Kooperation der Betroffenen ist Voraussetzung. Eine asymptomatische Hyperkapnie vor Einleiten oder während einer Langzeit-Sauerstofftherapie stellt keine Kontraindikation dar.

Eine behandlungsbedürftige chronische Hypoxämie (➤ 9.2.10) liegt vor, wenn der **arterielle Sauerstoffpartialdruck** *(p_aO_2)* unter Ruhebedingungen während einer stabilen Krankheitsphase von ca. 3 Wochen mehrfach, d. h., mindestens 2-mal unter 55 mmHg war. p_aO_2-Werte zwischen 55–60 mmHg indizieren ebenfalls eine LTOT, sofern eine sekundäre Polyglobulie *(zu viele Erythrozyten)* und/oder ein Cor pulmonale *(vergrößertes rechtes Herz als Folge einer Lungenerkrankung)* mit und ohne Rechtsherzinsuffizienz vorliegt. [7, 8]

14.2.3 Anwendungszeit

Empfohlen ist eine möglichst lange **Anwendung.** Es sind 24 Std./Tag anzustreben, die Mindestdauer sollte mehr als 15 Std./Tag betragen. Der Hauptanteil der Sauerstoffapplikation kann dabei während der Nacht erfolgen. Erfolgt die Langzeit-Sauerstofftherapie ausschließlich bei körperlicher Belastung ist die Dosierung symptomadaptiert durchzuführen. [7]

14.2.4 Nebenwirkungen

Die Langzeit-Sauerstofftherapie ist auch bei jahrelanger Anwendung prinzipiell frei von **Nebenwirkungen,** wenn die Betroffenen die vom Arzt oder der Ärztin verordneten Sauerstoffflussraten konsequent einhalten. Das bedeutet einerseits, die Behandlung niemals in Eigenregie zu unterbrechen, andererseits ist die Sauerstoffmenge selbst bei Luftnot niemals über einen vorgegebenen Maximalwert zu erhöhen. [8]

14.3 Nasale High-Flow-Sauerstofftherapie

DEFINITION

Nasale High-Flow-Sauerstofftherapie *(engl. High-Flow-Oxygene-Therapy, HFOT; nasale High-Flow-Therapie, NHF):* Verabreichen eines erwärmten und befeuchteten Luft-Sauerstoffgemisches in der Konzentration von 21–100 % Sauerstoff mit einen hohen Atemgasfluss von bis zu 60 l/Min. Verabreichung über eine weiche Silikon-Nasenkanüle mit großem Lumen.

Die **nasale High-Flow-Sauerstofftherapie** ist eine Atemtherapieform als Alternative zur konventionellen Sauerstofftherapie über Nasenbrille oder -maske mit bis zu 15 l/Min. und zur nichtinvasiven Beatmung (➤ 12.7). Hier wird das Luft-Sauerstoffgemisch mit einer hohen Geschwindigkeit, einem hohen Flow von mind. 15 l/Min. bis zu 60 l/Min. verabreicht.

14.3.1 Funktionsprinzip

Das **High-Flow-Sauerstoff-Insufflationssystem** besteht aus:

- Frischgasmischer oder Flowgenerator, über den die inspiratorische Sauerstoffkonzentration (FiO_2 in %) und der Frischgasfluss (l/Min.) eingestellt werden kann:
  - Im Frischgasmischer mischen sich Sauerstoff und Druckluft (über eine zentrale Anlage im Krankenhaus) im eingestellten Verhältnis.
  - Der Flowgenerator nimmt die Luft aus der Umgebung und den Sauerstoff aus einem Flüssigsauerstofftank (außerklinische Situation). Beispiele: AquaVENT® FD 140 von Fa. *Amstrong Medical, myAIRVO™ 2* und *850™* von Fa. *Fisher & Paykel* (➤ Abb. 14.9).
- Das integrierte aktive Befeuchtungssystem wärmt (37 °C) und feuchtet das mit Sauerstoff angereicherte Atemgas (100 % relative Luftfeuchtigkeit ➤ 13.1.1) an.
- Spezielle Nasenkanülen („Prongs“, ➤ Abb. 14.10 zur Verabreichung z. B. *Optiflow™* von *Fisher & Paykel;* alternativ: Mund-Nasen-Maske oder Trachealkanüle.

Der hohe Luft-Sauerstoff-Flow führt zur Durchspülung des Nasopharynx und zum „Auswaschen“

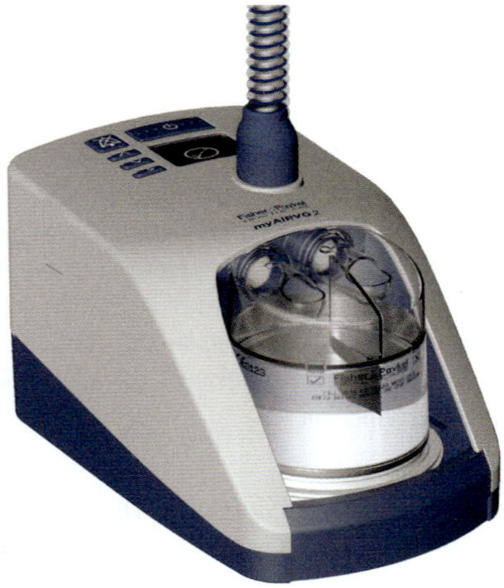

Abb. 14.9 *myAIRVO™ 2* der Fa. *Fisher & Paykel.* Die Wasserkammer wird mit Aqua dest. befüllt oder kann sich selbst aus einem Beutel/Flasche befüllen. Die Wasserkammer wird auf der Heizplatte erwärmt. Ein beheizter Beatmungsschlauch hält die Temperatur und vermeidet Kondenswasserbildung. Das Verabreichen des angewärmten Luft-Sauerstoffgemisches kann über spezielle Nasenbrillen (für Erwachsene oder Kinder), über eine Sauerstoffmaske (nur belüftete Masken!) oder Trachealkanüle erfolgen. Die Soll-Temperatur beträgt in der Regel 37 °C, bei Masken 31 °C, im Junior-Modus kann nur 34 °C eingestellt werden. Die Soll-Flussrate legt der Arzt/die Ärztin fest, im Junior-Modus ist sie auf 2–25 l beschränkt, bei Erwachsenen zwischen 10–60 l. Bei Bedarf können bis zu 15 l Sauerstoff aus einer Sauerstoffquelle über den seitlichen Sauerstoffeinlass zusätzlich verabreicht werden. [V088]

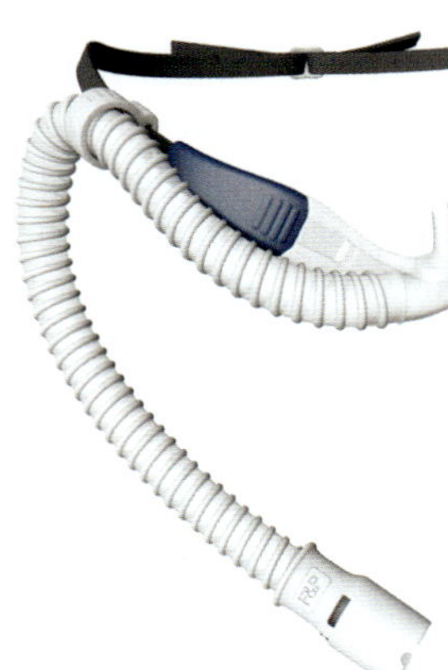

Abb. 14.10 Nasenkanüle für die High-Flow-Sauerstofftherapie (hier: *Optiflow™* und Nasenkanüle der Fa. *Fisher & Paykel*) [V088]

des Kohlendioxids aus dem anatomischen Totraum. Dadurch erniedrigt sich die alveoläre CO_2-Konzentration, die alveoläre O_2-Konzentration erhöht sich. Durch den hohen Flow entsteht ein dynamischer positiver Atemwegsdruck, der das Atmen deutlich erleichtert und Atelektasen vorbeugen kann. [9]

14.3.2 Ziele und Indikationen

Die **Ziele** der HFOT sind: [9]

- Verbessern der Ventilation, insbesondere der Inspiration durch den hohen Atemgasfluss und den positiven Atemwegsdruck
- Verbessern von Oxygenierung durch Erhöhen der alveolären Sauerstoffkonzentration
- Vermeiden eines endexspiratorischen Kollapses der Alveolen und Bronchiolen (dynamischer PEEP ➤ 12.4.5) und dadurch Vermeiden von Atelektasen (➤ 9.2.4), Wiedereröffnen von kollabierten Alveolen
- Verbessern der Sekretmobilisation durch aktive Atemgasklimatisierung, Steigern der Husteneffektivität (tussive Clearance)
- Essen und Trinken, Sprechen, Schlafen während der Atemtherapie sind möglich.

Typische **Indikationen** sind: [9]

- Lungenerkrankungen, die mit einer Hypoxämie (➤ 9.2.10) einhergehen, z. B. Pneumonie, Lungenödem
- Chronisch obstruktive Lungenerkrankungen, die mit einer Hyperkapnie einhergehen (➤ 9.3.3)
- Atemtherapie während der Pause der nichtinvasiven Beatmung (➤ 12.7)
- Im Weaning (➤ 12.10)
- Atemtherapie nach Extubation bzw. Dekanülierung.

14.4 Nebenwirkungen und Gefahren von Sauerstoff

14.4.1 Nebenwirkungen

Wie jedes andere Medikament kann auch Sauerstoff **Nebenwirkungen** haben.

Sauerstofftoxizität

Eine hohe inspiratorische Sauerstoffkonzentration (➤ 14.1) kann die Atemwege und das Lungengewebe schädigen, und zwar umso mehr, je höher die Konzentration ist. Mögliche Schäden sind:

- Ausbilden von Resorptionsatelektasen *(Obturationsaktelekasen* ➤ 9.2.4)
- Vermehrtes Bilden von Sauerstoffradikalen mit diesen Folgen: Aktivieren von Entzündungsmediatoren, Schädigen der mukoziliären Clearance (➤ 7.3.1), Erhöhen der Alveolarpermeabilität mit Ödemgefahr, Zerstören von Surfactant (➤ 7.2.5). Bei Früh- und Neugeborenen: bronchopulmonale Dysplasie (➤ 9.3.9), retrolentale Fibroplasie *(ungehemmtes Gefäßwachstum in der unreifen Netzhaut).*

Wo genau die Grenze liegt, ist nicht eindeutig geklärt. Derzeit gilt: Sauerstoffkonzentrationen ≥ 60 % über einen längeren Zeitraum sind **toxisch.** Bei Sauerstoffkonzentrationen ≤ 40 % sind wahrscheinlich keine Schäden zu erwarten. [9]

Atemlähmung durch Sauerstoffgabe

Besondere Vorsicht ist geboten bei Menschen mit chronisch-obstruktiven Atemwegserkrankungen (➤ 9.3.3). Ihr Körper hat sich an den ständig erhöhten pCO_2 „gewöhnt“, der Atemantrieb durch zu viel Kohlendioxid im Blut funktioniert nicht mehr. Ihr einziger Atemantrieb ist nur noch ein Sauerstoffmangel im Blut. Wird der aber nun mit einer Sauerstofftherapie behoben, entfällt dieser letzte Atemanreiz. Es kann zur **Atemlähmung** kommen, die Atmung wird oberflächlicher bis hin zum Atemstillstand. Im schlimmsten Fall droht eine extreme Hyperkapnie mit der Gefahr der CO_2-Narkose (➤ 9.2.10). [10]

VORSICHT

Betroffene beobachten

Trübt ein Mensch im Verlauf einer Sauerstoffbehandlung immer mehr ein, ist dies als Zeichen eines CO_2-Anstiegs zu werten. Die Sauerstoffzufuhr ist sofort zu beenden, der Arzt oder die Ärztin ist zu informieren. [10]

Weitere Nebenwirkungen

Häufig klagen die Betroffenen über:

- Trockene Atemwege (gilt nicht für nasale High-Flow Sauerstofftherapie ➤ 14.1.3)
- Reizung, Druckstellen durch das Applikationssystem
- Beklemmungsgefühl durch die Sauerstoffmaske.

14.4.2 Gefahren

Aufgrund seiner physikalischen Eigenschaften und seiner chemischen Reaktionsfreudigkeit birgt der Umgang mit Sauerstoff einiges an **Gefahren.** Sauerstoff brennt selbst nicht, es fördert als Oxidationsmittel eine Verbrennung aber massiv.

Sauerstoff: [8]

- Steigert die Verbrennungsgeschwindigkeit, sodass aus einem Glimmbrand schnell eine lebhafte Flamme werden kann
- Steigert die Verbrennungstemperatur
- Verringert die Zündtemperatur.

Potenziell gefährliche Situationen entstehen in der Regel nicht durch das Anreichern der gesamten Zimmeratmosphäre mit Sauerstoff, sondern durch das Bilden sogenannter **Sauerstoffseen oder -nester.** Sie entstehen, wenn Sauerstoff aus einer Leckage im Schlauch oder einer Diskonnektionsstelle austritt und sich in Räumen mit wenig Luftbewegung am Boden sammelt. Hier reicht dann ein Funke oder ein Stückchen Glut, um z. B. ein großes Stück Teppichboden in Brand zu setzen. Fließt der Sauerstoff immer weiter nach, dann ist der Brand nur noch schwer zu löschen.

WICHTIG

Nur geeignete Schläuche verwenden

Um Leckagen zu vermeiden, sind ausschließlich Schläuche zu nutzen, die für das Durchleiten von Sauerstoff geeignet sind. Normale Gummi- oder PVC-Schläuche werden sehr schnell porös und undicht.

14.5 Sicherheitshinweise und korrekter Umgang mit medizinischem Sauerstoff

WICHTIG

Regelwerke für den Umgang mit Sauerstoff

Für den Umgang mit Sauerstoff gelten u. a. folgende Regelwerke der *Berufsgenossenschaften:*
- DGUV Information 213-073 Sauerstoff, Stand 06/2024
- DGUV Information 312-076 Liste der Armaturen, Schläuche und Anlagenteile, Stand 12/2017
- BG Rohstoffe und chemische Industrie: Sauerstoff – Eigenschaften, Gefährdungen und sicherer Umgang, Stand 12/2018.

14.5.1 Allgemeine Hinweise

Beim Umgang mit Sauerstoff sind folgende **allgemeine Punkte** zu beachten: [11]
- Nur geschulte oder eingewiesene Personen dürfen mit Sauerstoff umgehen.
- Das missbräuchliche Verwenden von Sauerstoff, wie z. B. das Kühlen und Verbessern der Umgebungsluft, das Abkühlen und Abstauben, Anblasen von Personen, Kleidung, usw. ist besonders gefährlich und verboten.
- Beim Umgang mit Sauerstoff ist Rauchen und Hantieren mit Zündquellen und offenen Flammen verboten.
- Niemals Sauerstoff ohne Nutzung in geschlossenen Räumen ausströmen lassen.
- Nach einem Aufenthalt in möglicherweise sauerstoffangereicherter Atmosphäre ist die Kleidung sehr sorgfältig zu lüften, denn der Sauerstoff haftet sehr gut in der Kleidung. Eine Zündquelle, z. B. eine brennende Zigarette, könnte einen Kleiderbrand verursachen.
- Partikel, z. B. Kleberückstände von Pflastern, können zum Zünden des strömenden Sauerstoffs führen.
- Materialien, die sich normalerweise in Luft nicht entzünden, können sehr lebhaft oder sogar spontan in Sauerstoff oder sauerstoffangereicherter Luft brennen. Dies gilt bereits bei einer Anreicherung um wenige Prozent.
- Öl und Fett, auch Salben, Gels und Desinfektionsmittel, können bei Kontakt mit Sauerstoff explosionsartig reagieren.

14.5.2 Handhaben von Sauerstoffflaschen

Auch das **Handhaben der Sauerstoffflaschen** unterliegt Regeln: [11]
- Geräte, Armaturen, Anschlüsse und Ventile für Sauerstoff öl- und fettfrei halten, auch keine Salben oder Gels verwenden und vor Verschmutzung schützen.
- Mit Öl und Fett verunreinigte Geräte und Einrichtungen für Sauerstoff unverzüglich mit geeigneten Lösemitteln entfetten. Auf keinen Fall mit verschmutzten Händen, Handschuhen oder Tüchern Arbeiten an Sauerstoffgeräten durchführen.
- Sauerstoffflaschen nur mit zugelassenem Druckminderer nach DIN EN ISO 10524 verwenden. Beim Anschluss des Druckminderers nur zugelassene (Original-)Dichtungen und metallische Verbindungselemente verwenden.
- Ventile von Sauerstoffflaschen nur von Hand betätigen und nur langsam öffnen. Ventilöffnung und Handrad immer vom Körper weggerichtet halten.
- Sauerstoffflaschen gegen Umfallen oder Herabfallen sichern, z. B. mit Ketten oder Bügeln. Flaschen nicht werfen.
- Sauerstoffflaschen nicht zusammen mit brennbaren Stoffen lagern. Lagerort regelmäßig gut durchlüften.
- Kennzeichnung an Sauerstoffflaschen, wie Prägung, Aufkleber oder Farbmarkierung nicht beschädigen, verändern oder beseitigen.
- Sauerstoffflaschen mit Schäden, z. B. Ventil-, Brand- oder mechanische Schäden keinesfalls benutzen, Flaschen deutlich kennzeichnen und den Gaselieferanten informieren.
- Ventile von Sauerstoffflaschen auch mit angeschlossenem Druckminderer geschlossen halten, solange kein Sauerstoff entnommen wird.
- Sauerstoffflaschen nur mit zugelassenem Ventilschutz – außer bei Anwendung – und mit ausreichender Sicherung gegen Verrutschen oder Umherrollen transportieren.

- Flaschenarmatur immer nur „handfest“ auf die Sauerstoffflasche schrauben. Sie dichtet mit dem Druck. Kein Werkzeug verwenden. Niemals schwergängige Gewinde fetten oder ölen. Es besteht Explosionsgefahr!

14.5.3 Handhaben von Flüssigsauerstoff

Der **Einsatz von Flüssigsauerstoff** erfordert außerdem folgende **Vorsichtsmaßnahmen:**

- Sauerstoff in tiefkalt verflüssigtem Zustand hat eine sehr niedrige Temperatur von –183 °C, wodurch es bei Hautkontakt zu sogenannten Kälteverbrennungen kommt. Haut und insbesondere die Augen durch Schutzkleidung und Schutzbrille schützen.
- Nur zugelassenes Zubehör verwenden, da viele Materialien durch den Kontakt mit dem tiefkalten verflüssigten Sauerstoff spröde, porös und brüchig werden.
- Auslaufen von flüssigem Sauerstoff vermeiden. Aus einem Liter Flüssigsauerstoff entstehen durch Verdampfen etwa 860 l gasförmiger Sauerstoff und rasch eine gefährliche Sauerstoffanreicherung, aufgrund der kälteren Temperatur auf dem Boden.

LITERATURNACHWEIS

[1] CHEMIE.DE Information Service GmbH. Aus: www.chemie.de/lexikon/Sauerstoff.html (letzter Zugriff: 13.6.2025).
[2] Bundesinstitut für Arzneimittel und Medizinprodukte (Bfarm). Aktualisierte BfArM-Bewertung bezüglich Sauerstoffkonzentratoren. Referenz-Nr.: 2676/10. Aus: www.bfarm.de/SharedDocs/Risikoinformationen/Medizinprodukte/DE/Sauerstoffkonzentratoren_update.html (letzter Zugriff: 13.6.2025).
[3] Matthai M A. Effekte einer Sauerstoffsonde mit Reservoir (Oxymizer®) im Vergleich zu einer konventionellen Sauerstoffbrille bei Patienten mit COPD, Stadium III und IV unter körperlicher Belastung. Dissertation. Veröffentlicht über die Philipps Universität Marburg 2018. Aus: http://archiv.ub.uni-marburg.de/diss/z2018/0204/pdf/damm.pdf (letzter Zugriff: 13.6.2025).
[4] DeVibiss Healthcare. Oxymzier® Einweg-Sauerstoffsparsystem. Aus: www.linde-healthcare-elementar.de/wcsstore/DE_Homecare_CatalogAssetStore/Attachment/H2010315_Broschuere.pdf (letzter Zugriff: 13.6.2025).
[5] Landry J. What is a Bubble Humidifier?, Stand 10/2025. Aus: www.respiratorytherapyzone.com/bubble-humidifier/ (letzter Zugriff: 13.6.2025).
[6] Park W. It's time to challenge the practice of using a cold bubble humidifier during oxygen delivery, Stand 11/2024. Aus: www.canadian-nurse.com/blogs/cn-content/2024/11/18/cold-bubble-humidifier-during-oxygen-delivery (letzter Zugriff: 13.6.2025).
[7] Deutsche Gesellschaft für Pneumologie und Beatmungsmedizin e.V. Leitlinie Langzeit-Sauerstofftherapie, Stand 7/2020. Aus: www.awmf.org/uploads/tx_szleitlinien/020-002l_S2k_Langzeit_Sauerstofftherapie_2020-08.pdf (letzter Zugriff: 13.6.2025).
[8] Lungeninformationsdienst. Langzeit-Sauerstofftherapie. Aus: www.lungeninformationsdienst.de/therapie/sauerstofftherapie/ (letzter Zugriff: 13.6.2025).
[9] Oczenski, W. Atmen-Atemhilfen 11. A. Stuttgart: Thieme 2023.
[10] Menche N. (Hrsg.). Pflege Heute, 8. A. München: Elsevier, 2024.
[11] BG RCI: Sauerstoff Eigenschaften, Gefährdungen und sicherer Umgang, Stand 12/2018. Aus: https://medien-center.bgrci.de/shop/kb016_01/detail (letzter Zugriff: 13.6.2025).

WEITERFÜHRENDE LITERATUR

Kleist W. Sauerstoff – Der Stoff, der das Leben möglich macht. 7. A. 2018. Für COPD Deutschland e.V. Aus: www.lungenemphysem-copd.de/pages/public/informationen/literatur/broschueren-_-flyer/ep/band-1.pdf (letzter Zugriff: 13.6.2025).
Möckel H. Sauerstofftherapien Praxis und Theorie: Therapien, Kuren, Physiologie, Durchführung, Wirkungen. Berlin: Pro Business, 2014.

KONTAKTADRESSEN

COPD – Deutschland e.V., www.copd-deutschland.de.
Deutsche Sauerstoff- und BeatmungsLiga LOT e.V., www.sauerstoffliga.de.
Lungeninformationsdienst. Helmholtz Zentrum München – Deutsches Forschungszentrum für Gesundheit und Umwelt GmbH, www.lungeninformationsdienst.de.

KAPITEL

15 Pflegetherapeutisches Handeln

Christine Keller, Ralf Tersteegen, Paul Diesener

15

15.1 Notwendigkeit pflegetherapeutischen Handelns

In der außerklinischen Intensivpflege können die Betroffenen selbst oder die Pflegefachpersonen viel tun, um die Atemsituation zu stabilisieren, zu optimieren bzw. um Komplikationen vorzubeugen. Eine informierte und in die Maßnahmenplanung einbezogene Person kann auf die Entwicklung ihrer Gesundheit entscheidenden Einfluss nehmen. Daher kommt der Aufklärung und der gelenkten Schulung eine große Bedeutung zu.

Leider ist eine ein- oder zweimal wöchentliche Atemtherapie durch eine Physio- oder Atmungstherapeutin oder einen -therapeuten nicht ausreichend, um Komplikationen wie etwa eine Pneumonie zu verhindern (➤ Abb. 15.1). Hier sind es die Pflegefachpersonen, die sicherstellen, dass die Maßnahmen mehrmals täglich durchgeführt werden. Sie können und müssen aber auch eigenverantwortlich Maßnahmen anleiten, z. B. wenn die Person keine Atemtherapie bekommt oder sie Gefährdungen erkennen. Pflege in der außerklinischen Intensivpflege ist mehr als nur das Durchführen ärztlicher Anordnungen und das Überwachen des Beatmungsgeräts. Pflege in diesem Bereich ist auch **pflegetherapeutisches Handeln.** Das setzt ein hohes Maß an Fachwissen und Verantwortungsbewusstsein voraus.

15.2 Unterstützung und Förderung der Atmung

Viele Maßnahmen, die die **Atmung unterstützen und fördern,** sind einfach, genauso wie das Anwenden unkomplizierter apparativer Atemhilfen. Wenn möglich, arbeiten Pflegende mit Physio- oder Atmungstherapeuten zusammen und lassen sich zu geeigneten Maßnahmen anleiten.

15.2.1 Gute Raumluft

Die **Luft in Pflegezimmern** wird subjektiv oft als „verbraucht" empfunden. Sie ist aber weder sauerstoffarm noch kohlendioxidreich, jedoch mit „schlechten" Gerüchen behaftet. Sie ist, v. a. während der Heizperiode im Winter, häufig zu trocken, die Luftfeuchtigkeit liegt oft unter 40 %. Aber auch bei einer zu hohen Luftfeuchtigkeit, über 60 %, ist Vorsicht geboten: Wenn die Luft an kalten Wandoberflächen abkühlt, kann sie weniger Feuchtigkeit aufnehmen, sodass dort die relative Luftfeuchtigkeit (➤ 13.1.1) schnell auf über 70 % steigt – Schimmelgefahr droht. Fehlt der Luftaustausch, können infektiöse Aerosole, z. B. mit Grippeerregern, durch Sprechen, Husten oder Niesen in die Luft gelangen und über weite Strecken durch die Luft schweben und stundenlang infektiös bleiben.

Behaglich und gesund ist die Raumluft bei 19–21 °C und einer relativen Luftfeuchtigkeit von ca. 50 %. Im Bad darf es mit 21–23 °C etwas wärmer sein, während im Schlafbereich und in der Nacht 18 °C für einen

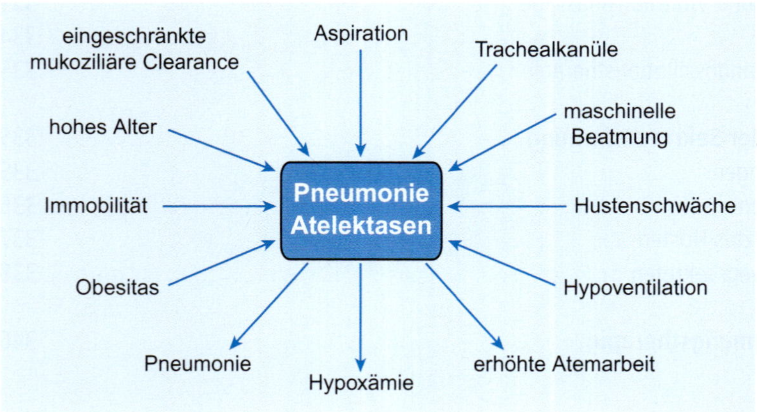

Abb. 15.1 Risikofaktoren von Menschen in der außerklinischen Intensivpflege und mögliche Folgen und Komplikationen [L143]

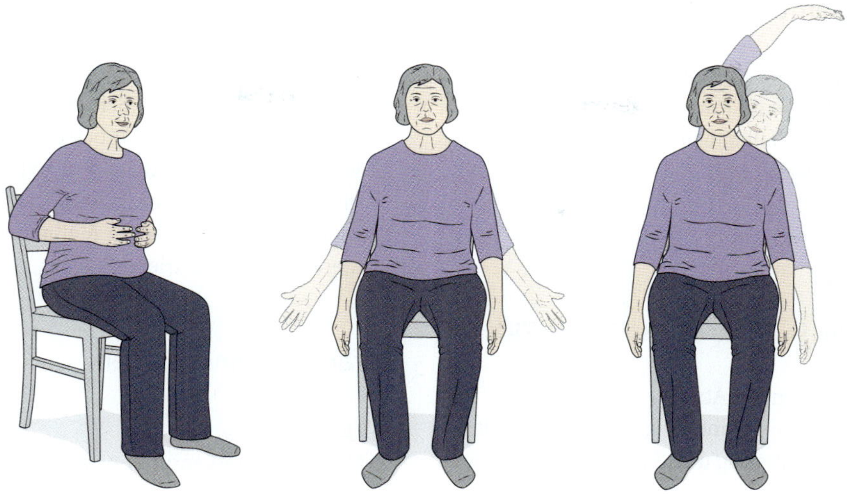

Abb. 15.2 Beispiele für aktive Bewegungsübungen zur Förderung der Atmung. Diese können auch passiv durch die Pflegefachperson ausgeführt werden, sowohl im Bett als auch im Stuhl sitzend oder im Stehen. [L264]

angenehmen Schlaf sorgen. Mit handelsüblichen Thermo-Hygrometern lassen sich Temperatur und Luftfeuchtigkeit messen. [1]

Die **Sorge für eine gute Raumluft** ist eine pflegetherapeutische Intervention:

- 2–4-mal täglich das Zimmer lüften, aber auch Flure und Gemeinschaftsräume, je nachdem, wo, wie oft und wie viele Menschen sich in einem Raum aufhalten.
- Sinnvoll ist das Lüften im Anschluss an das Kochen, Baden oder Putzen.
- Kurzes Querlüften oder Stoßlüften spart in der Heizperiode Energiekosten. Durch das Querlüften wird schnell und effektiv ein kompletter Luftaustausch ermöglicht.
- Luftbefeuchter sind in der Regel überflüssig. Regelmäßiges Lüften sorgt auch in den Wintermonaten für eine ausreichende Luftfeuchtigkeit.

15.2.2 Bewegung

Bei **Bewegung** jeglicher Art benötigt die Muskulatur mehr Sauerstoff und es fällt mehr Kohlendioxid an. Der Körper versucht diesen zu eliminieren, indem er die Atmung beschleunigt und vertieft. Dies trainiert beim Gesunden die Vitalkapazität, die Atemmittellage wird angehoben, die funktionelle Residualkapazität (➤ 7.6.5) steigt. Studien belegen, dass Bewegung bei chronischen Atemwegserkrankungen die Ausdauer und die körperliche Belastbarkeit steigern. [2]

Aktive und/oder passive Bewegungsübungen (➤ Abb. 15.2) und **Mobilisierungen** mehrmals am Tag sind eine adäquate Maßnahme zur Pneumonieprophylaxe und um die Atmung zu fördern und zu vertiefen. Sitzen und Stehen verbessert das Ventilations-Perfusions-Verhältnis (➤ 9.2.4). Außerdem hat Bewegung weitere **Ziele** und **Wirkungen:**

- Aktivieren, Stabilisieren und Verbessern der Herz-Kreislauf-Funktionen
- Verbessern der Stoffwechselfunktionen
- Prophylaxe von Dekubitus, Kontrakturen, Obstipation und Thrombose
- Vermeiden bzw. Verbessern möglicher Atrophien des Bewegungsapparats *(Muskulatur und Knochen)*
- Anregen der Sinne, Verbessern der Körperwahrnehmung
- Verbessern von Appetit und Schlafqualität.

VORSICHT

Kontraindikation Ruhedyspnoe

Bei jeder Art der körperlichen Betätigung ist es wichtig, die Allgemein- und Atemsituation des Menschen zu beachten. Leidet dieser schon in Ruhe unter Atemnot, wird sich diese unter Belastung noch verstärken. In diesem Fall muss zunächst die jeweilige Ursache der Dyspnoe *(Atemnot)* behandelt und die Atemsituation verbessert werden.

15.2.3 Atemtherapie

Atemtherapie (➤ 15.7) gehört in den Aufgabenbereich der Pflege und der Physio- bzw. Atmungstherapie. Im Idealfall haben die Berufsgruppen ihre Maßnahmen abgestimmt.

Ziele

Atemtherapie kann ganz unterschiedliche **Ziele** verfolgen:
- Bewusstmachen der Atmung
- Entspannen bei Unruhe, Angst, Schlaflosigkeit
- Vertiefen der Atmung und damit Belüften abhängiger, also basaler bzw. dorsaler Lungenbezirke je nach Position, Atelektasen- und Pneumonieprophylaxe (➤ 9.2.4)
- Stärken und Trainieren der Atemmuskulatur, Unterstützen und Anbahnen einer ökonomischen Atemarbeit und Verbessern einer respiratorischen Insuffizienz
- Verbessern des Ventilations-Perfusions-Verhältnisses (➤ 9.2.4), Verlängern der Gasaustauschzeit und damit Verbessern des Gasaustauschs (➤ 9.2.5)
- Verbessern von Sekretmobilisation (➤ 15.5) und Husteneffektivität (➤ 15.6.2)
- Verkürzen der Weaningphase (➤ 12.10), Vermeiden/Herauszögern einer maschinellen Beatmung
- Fördern des thorakalen Sogs durch eine vertiefte Atmung, der wiederum den venösen Rückfluss zum Herzen unterstützt.

Die **Art der Übungen** und die **Häufigkeit der Wiederholungen** richten sich nach dem Vermögen der Person, 5–10 Wiederholungen einer Übung sind sinnvoll. Die Übungen nach Möglichkeit mehrmals am Tag durchführen. Viele lassen sich in die morgendliche Grundversorgung mit einbauen oder beim Positionieren und Betten durchführen.

Vorbereitungen

Diese **Vorbereitungen** gelten für alle Übungen:
- Zimmer lüften
- Person nach Möglichkeit in eine Oberkörperhochlage bringen, an den Bettrand oder auf einen Stuhl setzen, auch Stehen ist möglich
- Atemwege sollen frei von Sekreten sein, ggf. vorher Maßnahmen zur Verbesserung der Sekretkonsistenz und -lockerung (➤ 15.5) und Sekretentleerung (➤ 15.6) durchführen
- Sinn und Durchführung der Maßnahmen erläutern und demonstrieren.

Einfache Atemübungen

VORSICHT

Gefahr von Hyperventilation und Überblähung

Pflegefachpersonen achten bei allen Atemübungen darauf, dass der Mensch ruhig und gleichmäßig atmet. Dies gelingt nicht, wenn er tachypnoisch wird (➤ 8.2.2). Diese Gefahr besteht immer, wenn man sich bewusst auf die Atmung konzentriert. Da die Inspiration stets ein aktiver, muskelgesteuerter Prozess ist, legen Pflegende besonderen Wert auf die passiv erfolgende Exspiration.

Es gibt eine Vielzahl von **einfachen Atemübungen** für Menschen mit erhaltener Spontanatmung. Die hier beschriebenen stellen nur eine kleine Auswahl dar:
- Tief und langsam durch die Nase einatmen und durch den Mund über die dosierte Lippenbremse (➤ 15.2.4) wieder ausatmen.
- Tief und langsam durch die Nase in den Bauch einatmen; Ausatmung wie oben.
- Tief und langsam durch die Nase in den Brustkorb einatmen; Ausatmung wie oben.
- Tief und langsam durch die Nase einatmen und dann die Luft kurz anhalten; Ausatmung wie oben.
- Beim Einatmen die Arme nach vorne oder nach oben nehmen, beim Ausatmen die Arme wieder langsam nach unten sinken lassen.
- Beim Einatmen die Schultern nach oben ziehen und den Oberkörper strecken, beim Ausatmen Schultergürtel und Oberkörper langsam senken und entspannen.
- Die Arme vor der Brust anwinkeln, sodass sich die Fingerspitzen berühren, beim Einatmen dann die Ellenbogen so weit wie möglich mit den Schultern nach hinten ziehen. Beim Ausatmen

kommen die Ellenbogen wieder nach vorne, bis sich die Fingerspitzen berühren.

- **Airstacking** *(Luftanhäufung)*. Einatmen, die Luft kurz anhalten und dies etappenweise mehrmals wiederholen. Nach dem letzten Einatmen, nochmals 2 Sek. die Luft anhalten und dann mit der dosierten Lippenbremse (➤ 15.2.4) langsam ausatmen.
- **Therapeutische Nasenstenose.** Die Nasenflügel mit zwei Fingern leicht zusammendrücken und dann tief einatmen. Alternativ: Ein Nasenloch ganz verschließen. Die Person muss kräftiger einatmen, um das gleiche Atemzugvolumen zu erreichen, weil ein höherer Atemwegswiderstand zu überwinden ist. Das trainiert die Atemmuskulatur.

Kontaktatmung

Bei der **Kontaktatmung** wird speziell die Inspiration mittels therapeutischen Handkontakts betont und in definierte Areale gelenkt. Die Pflegefachperson legt dabei abwechselnd ihre Hände auf das Abdomen, seitlich an den Brustkorb oder an die Flanken der Person(➤ Abb. 15.3). Dadurch kann sie seine Bauch- und Brustatmung intensivieren. Der taktile Berührungswiderstand während der Inspiration wird so dosiert, dass sie ihn gut überwinden kann. Gleichzeitig wird sie aufgefordert, „die Hände wegzuatmen". Während der Inspiration haben wohldosierte Dehnstimuli am Thorax nach kaudal *(fußwärts)* eine atemvertiefende Wirkung. Durch eine leichte manuelle Kompression unterstützt die Pflegefachperson die Exspiration. Die Kontaktatmung kann im Liegen, Sitzen oder Stehen durchgeführt werden. [3]

15.2.4 PEP-Atmung, Ausatmen gegen Widerstand

Bei der **PEP-Atmung** *(engl. Positive Exspiratory Pressure, positiver Ausatemdruck)* atmet der Pflegekunde gegen einen Widerstand aus, es entsteht während der Ausatmung ein erhöhter Druck in den Bronchien und der Lunge. Dadurch wird der Tracheobronchialbaum stabilisiert, einem Kollaps von Bronchien und Alveolen wird vorgebeugt und einem Bronchospasmus

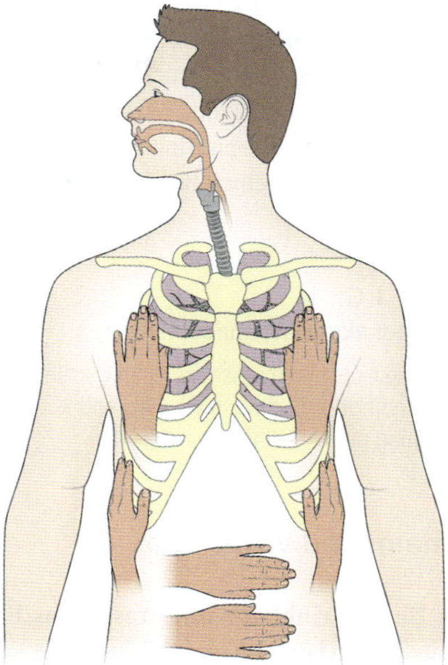

Abb. 15.3 Kontaktatmung. Durch die unterschiedliche Positionierung der Hände wird die Person angehalten, die Bauch- oder Brustatmung zu intensivieren. [L264]

entgegengewirkt. Durch die so erleichterte Ausatmung verbessern sich in der Folge auch die Einatmung und die Sauerstoffversorgung.

VORSICHT

PEP-Atmung bei Lungenerkrankung nur nach ärztlicher Anordnung

Da das Ausatmen gegen einen Widerstand den Druck in den Atemwegen erhöht, sollten diese Übungen bei atemphysiotherapeutischen Maßnahmen bei Menschen mit Lungenemphysem (➤ 9.3.3) oder anderen Lungenerkrankungen nur in Abstimmung mit pneumologischer Fachexpertise erfolgen, um mögliche Komplikationen wie z. B. einen Pneumothorax *(Luft im Pleuraspalt)* zu vermeiden.

Es gibt verschiedene Möglichkeiten für das **Ausatmen gegen Widerstand:**

Dosierte Lippenbremse

Bei der **dosierten Lippenbremse** hält die Person ihre Lippen locker geschlossen. Nach einem langsamen und tiefen Einatmen durch die Nase atmet sie durch den Mund über die locker geschlossenen Lippen ruhig aus. Das Ausatmen soll ohne Druck erfolgen und keine Ausatemgeräusche erzeugen. Wirkungsprinzip der Lippenbremse ist die Exspiration gegen eine körpereigene Verengung, um einen Bronchialkollaps zu vermeiden.

WICHTIG

Technik bei akuter Atemnot

Die dosierte Lippenbremse ist die Technik schlechthin bei akuter Atemnot, z. B. nach oder während körperlicher Anstrengung oder bei einem Asthmaanfall.

Trinkhalm und Wasserglas

Bei der Übung **Trinkhalm und Wasserglas/Flasche** atmet die Person langsam und tief durch die Nase ein und durch einen dicken Trinkhalm in ein wassergefülltes Glas aus. Die Eintauchtiefe des Trinkhalms ins Wasser bestimmt dabei den Ausatemwiderstand. Es sollen nur wenige Luftblasen entstehen, denn dann atmet die Person langsam aus und der erhöhte Widerstand kann wirken. Die Übung mit der „Blubberflasche" bringt v. a. Kindern viel Spaß.

PEP-Geräte

Einfache und kostengünstige **PEP-Geräte** wirken wie die dosierte Lippenbremse (➤ Abb. 15.4). Die Person atmet durch diese Geräte gegen einen Widerstand aus, der bei den meisten Geräten individuell einzustellen ist. Diese Hilfsmittel kommen sowohl zum Atemtraining als auch bei beginnender Atemnot zum Einsatz. [4]

15.2.5 Atemtherapie mit SMI-Trainern

Die **Atemtherapie mit SMI-Trainern** *(engl. Sustained Maximal Inspiration, anhaltend maximale Einatmung)* stellt eine einfache apparative Methode für eine langsame und möglichst maximale Inspiration

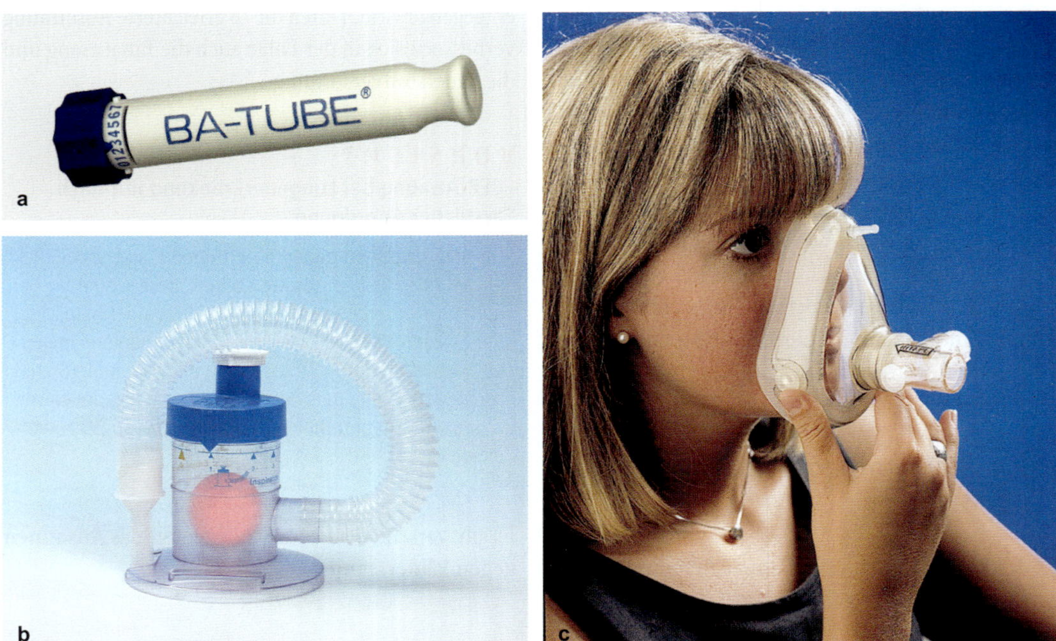

Abb. 15.4 Verschiedene PEP-Geräte.
a) *BA-Tube®*. [V479]
b) *Mediflow® duo* in Exspirationsstellung. [V474]
c) *PEP-Maske®*. [U106]

dar. Dadurch soll eine homogene Belüftung aller Alveolen erreicht werden. Damit verlängert sich auch die Gasaustauschzeit. Insgesamt verbessert dies die Oxygenierung *(Anreicherung des Bluts mit Sauerstoff,* ➤ 9.2.5) über die sog. Rekrutierung *(Wiedereröffnung)* von endexspiratorisch atelektatischen Bezirken (im Alter physiologisch) und beugt manifesten Atelektasen (➤ 9.2.4) vor. SMI-Trainer trainieren die Atemmuskulatur und verbessern die mukoziliäre und tussive Clearance (➤ 7.3). Die Person bekommt eine Rückmeldung über „ihre Leistung" und wird motiviert, diese zu steigern. Damit sie ausschließlich durch den Mund einatmet, kann die Nase mit einer Nasenklemme verschlossen werden.

Es gibt **zwei Arten** von **SMI-Trainern:**

- **Floworientierte Geräte** (➤ Abb. 15.5 a), bei denen die Einatemluft eine bestimmte Strömungsgeschwindigkeit *(Flow)* erreichen muss, um einen oder mehrere Bälle in der Schwebe zu halten, z. B. *Triflo® II, Mediflo® duo.* Dazu umschließt die Person das Mundstück fest mit den Lippen und atmet kräftig und anhaltend bis ins inspiratorische Reservevolumen ein. Nach der Einatmung nimmt sie das Mundstück aus dem Mund und atmet ruhig aus. Nach einigen normalen Atemzügen wiederholt sie die Übung. Rein floworientierte Geräte haben den Nachteil, dass der zu erreichende Flow häufig kurzfristig durch eine falsche Atemtechnik ohne Erreichen des anzustrebenden Maximalvolumens erzielt wird.
- **Volumenorientierte Geräte** (➤ Abb. 15.5 b), bei denen das zu erreichende Volumen vorgegeben wird *(z. B. Voldyne® 5.000 ml, Respiflo® 2.500/5.000 ml)* und die zusätzlich über eine Flowkontrolle verfügen. Sie stellen im Rahmen der SMI-Trainer meist die bessere Wahl dar, denn sie zeigen neben dem eingeatmeten Volumen auch den erreichten Flow an, der nicht zu hoch sein darf, da es dann zu kontraproduktivem Unterdruck in der Lunge kommt. Je mehr Luft die Person einatmet, umso höher steigt der Kolben in der großen Kammer. Sie hat so eine Kontrolle über das eingeatmete Volumen. Die Geräte bieten die Möglichkeit, das zu erreichende Volumen vorab einzustellen. Im Beipackzettel findet sich dazu eine Tabelle über Lungenvolumina, abhängig vom Alter und der Größe bei Kindern, Männern und Frauen. Nach dem Einatmen nimmt die Person das Mundstück aus ihrem Mund und atmet ruhig aus. Nach einigen normalen Atemzügen wiederholt sie die Übung mit dem Gerät. Der sichtbar gemachte steigende Trainingseffekt kann den Übenden im „sportlichen" Sinne motivieren. [4]

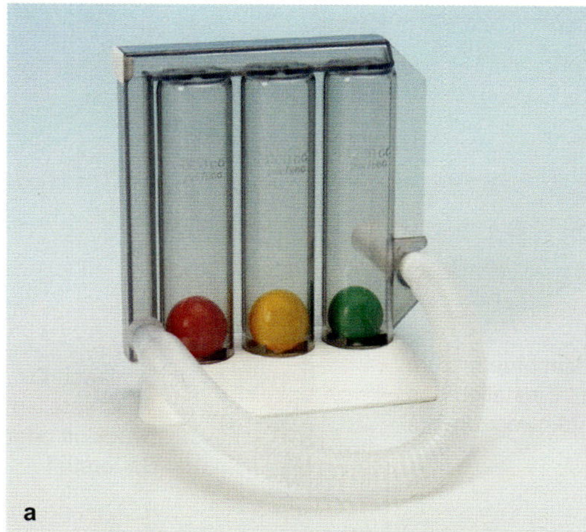

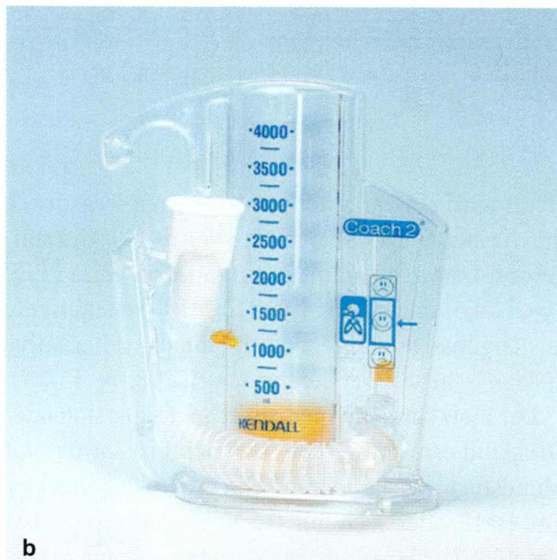

Abb. 15.5 SMI-Trainer. [V474]
a) Floworientierter Trainer *(Atemtrainer Coach 2®).*
b) Volumenorientierter Trainer *(Atemtrainer Respipro®).*

15.2.6 Atemtherapie mit EzPAP®

Das **EzPAP®-Atemwegs-Überdrucktherapiesystem** *(engl. Easy Positive Airway Pressure, leichter positiver Atemwegsdruck)* ist eine kleine, handliche und tragbare apparative Atemhilfe (➤ Abb. 15.6). Mit dem

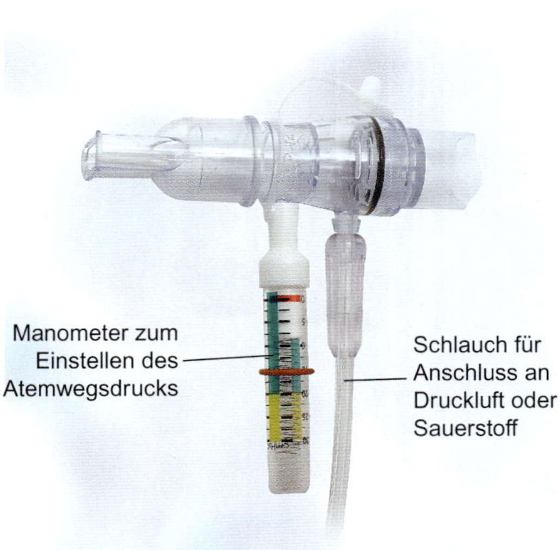

Abb. 15.6 *EzPAP™* Atemwegs-Therapiesystem, hier mit Mundstück [U408]

Gerät wird ein variabler positiver Atemwegsdruck durch einen frei wählbaren Flow von 5–15 l/Min. aufgebaut. Dadurch kommt es zum Aufbau eines PEEP (➤ 12.4.5) in der Lunge. Das EzPAP®-System ist die kostengünstige und technisch einfache Alternative zu klassischen CPAP-Geräten (➤ 12.5.8, ➤ 15.2.7).

Der Flow kann mit medizinischem Sauerstoff oder Druckluft erreicht werden. Das Gerät ist sowohl mit Mundstück, Maske oder mit einem Winkelkonnektor und HME, aber auch mit Trachealkanüle einsetzbar (➤ 15.2.7). [5, 5a]

15.2.7 Atemtherapie mit CPAP-Gerät

Die **Atemtherapie mit CPAP-Gerät** ist eine „Beatmungsform“, bei der auf die Spontanatmung des Menschen ein kontinuierlicher positiver Atemwegsdruck *(engl. Continuous Positive Airway Pressure, kontinuierlicher positiver Atemwegsdruck,* ➤ 12.5.8*)* wirkt. Atemfrequenz und Atemrhythmus bestimmt er vollständig selbst. Dieser kontinuierlich positive Atemwegsdruck, auch am Ende der Ausatmung, sorgt dafür, dass die Alveolen nicht kollabieren und sich ggf. Atelektasen in einem gewissen Umfang wieder eröffnen. Die Lunge wird insgesamt besser belüftet, die funktionelle Residualkapazität und das Lungenvolumen (➤ 7.6.5) vergrößert, die gesamte Oxygenierung verbessert. Wegen der erhöhten Atemmittellage erfolgt die Inspiration mit vorgespannter Muskulatur, die Compliance (➤ 7.6.4) wird geringer, d. h., die Person muss mehr Kraft/Atemarbeit für dasselbe Volumen aufbringen. Diese Form der apparativen Atemhilfen kommt zum Einsatz bei Frühgeborenen, Schlafapnoesyndrom (➤ 9.3.6), chronisch-obstruktiven Lungenerkrankungen (➤ 9.3.3), nicht aber bei Versagen der Atemmuskelpumpe. Für die reine CPAP-Atmung gibt es spezielle Geräte oder Beatmungsgeräte, die in den CPAP-Modus eingestellt werden können. Die Person kann über eine Maske oder Trachealkanüle atmen.

15.3 Atemunterstützende Positionierungen

Atemunterstützende Positionierungen stellen eine wirkungsvolle Maßnahme zur Pneumonie- und Atelektasenprophylaxe und -therapie dar. Gezielte Positionierungen helfen, die Lungenbelüftung zu verbessern, Atemnot zu lindern und den Sekretabfluss zu fördern. Voraussetzung ist, dass die Pflegefachperson weiß, mit welcher Positionierung sie welche Ziele erreichen kann. Sie setzt bei immobilen, bettlägerigen Menschen primär die Oberkörperhochpositionierung und das Freilagern schlecht belüfteter Lungenareale ein. Im Vergleich zu medikamentösen und technischen Maßnahmen haben diese Positionierungen in der Praxis meist nicht die Bedeutung, die aufgrund ihrer Wirkung angebracht wäre. Mobile Menschen mit Atemwegserkrankungen und Atemnot nehmen häufig von sich aus die korrekte Position ein. Bewegungseingeschränkte Menschen benötigen die Unterstützung von Pflegenden.

15.3.1 Regelmäßiges Umpositionieren

Bei bettlägerigen Menschen besteht die Gefahr, dass die dorsalen und basalen Lungenbezirke nur unzureichend belüftet sind und sich dort Sekrete stauen. **Regelmäßiges Umpositionieren** sorgt dafür, dass alle Lungenareale abwechselnd besser ventiliert und perfundiert sind. Es hilft außerdem, Sekrete zu mobilisieren, die dann in Richtung Hauptbronchien abfließen und dort abgehustet oder abgesaugt werden können. Dieses Vorgehen beugt insgesamt Atelektasen vor bzw. kann schon bestehende dystelektatische Bezirke wieder eröffnen. Typisch dafür: Viele Menschen husten nach dem Umlagern.

Als Positionierung bieten sich die Rückenlage im Wechsel mit der Seitenlage *(30°, 60°, 90°)* und der 135°-Lage sowie die Bauchlage an. Wichtig ist, dass bei allen Positionierungen die Bequemlichkeit und bestmögliche Aktivität des Betroffenen gewahrt bleiben. Zudem ist die Dekubitusgefahr zu beachten, z. B. am Ohr oder dem Trochanter major.

15.3.2 Oberkörperhochpositionierung

Die **Oberkörperhochpositionierung** (Kopfteil mindestens 30° erhöht) hat folgende **Wirkungen:** [6]

- Ein Teil des venösen Bluts wird von den zentralen Venen in die Beine verschoben. Das führt zu einer Vorlastsenkung und Entlastung des Herzens und unterstützt die Therapie beim Lungenödem und der dekompensierten Herzinsuffizienz.
- Das Zwerchfell sinkt nach kaudal und der Druck von Magen und Darm auf Zwerchfell und Thorax reduziert sich. Besonders bei adipösen Menschen verbessert sich so die Atemsituation. Das gelingt aber nur, wenn der ganze Körper ab dem Becken aufgerichtet ist. Werden nur Kopf und oberer Brustkorb angehoben, drückt der Bauch erst recht das Zwerchfell nach oben.
- Die unteren Lungensegmente sind relativ besser belüftet, während die oberen relativ besser durchblutet sind.
- Menschen mit Atemwegserkrankungen können mit erhöhtem Oberkörper auch subjektiv besser, leichter und tiefer durchatmen. Sie können die Bauchpresse besser einsetzen und so auch effektiver abhusten.
- Die Oberkörperhochpositionierung kann den gastroösophagealen Reflux und eine passive Aspiration von Mageninhalt reduzieren, Hauptursache von nosokomialen beatmungsassoziierten Pneumonien (➤ 9.3.7).

WICHTIG

Unphysiologischer Bettknick

Liegt die Person zu weit unten im Bett, dann befindet sich der Bettknick im Bereich des Oberkörpers, die Person „hängt in der Kuhle". Das schränkt die Beweglichkeit des Oberkörpers ein und behindert die Thoraxbeweglichkeit, v. a. bei der Inspiration. Eine Rutschbremse (gefaltetes Handtuch) unter den Sitzbeinhöckern oder den Fußsohlen kann das Herunterrutschen verhindern.

Da das Sitzen mit erhöhtem Oberkörper und gestreckten Beinen unangenehm ist, ist eine leichte Beugung in den Kniegelenken, z. B. durch „Knieknick" des Betts oder eine Knierolle, sinnvoll. Die Flexion der Kniegelenke reduziert auch den Tonus von Bauchdecke und -muskulatur.

VORSICHT

Risiken der Oberkörperhochpositionierung

Menschen, die ständig in Oberkörperhochpositionierung sitzen, haben ein erhöhtes **Dekubitusrisiko** im Bereich der Sitzbeinhöcker und Schulterblätter. Fehlende Mobilisation bzw. ausbleibende Positionswechsel begünstigen **Kontrakturen.** Zudem kommt es immer mehr zu einem **Wahrnehmungsdefizit** über den eigenen Körper. Deshalb ist die Oberkörperhochpositionierung immer mit anderen Positionierungen abzuwechseln, auch die Höhe des Kopfteils ist zu variieren. Häufig sind kreative Lagerungskonzepte notwendig. Die Pflegefachperson wiegt dabei die Vor- und Nachteile gegeneinander ab und passt das Konzept an die individuelle Situation des Menschen an. Eine „Lagerung nach Lehrbuch" ist meist nicht notwendig, wenn Druck, Scherkräfte und Reibung reduziert sind.

15.3.3 135°-Seiten- und Bauchpositionierung

Die **135°-Seitenpositionierung** *(inkomplette Bauchlage)* und die komplette **Bauchpositionierung** kommen bei der Behandlung von nicht kardial bedingten Lungenfunktionsstörungen zum Einsatz, um die Atemsituation zu verbessern.

Diese Lagerungen haben folgende **Wirkungen,** wobei diese durch die Bauchlagerung meist schneller eintreten: [6, 7]

- Verbessern der Belüftung der dorsobasalen Lungenabschnitte, Wiedereröffnen der atelektatischen Alveolen und bessere Durchblutung

- Optimieren des Perfusions-/Ventilationsverhältnisses (➤ 9.2.4)
- Abfließen von Sekreten aus den oben liegenden Lungenabschnitten in Richtung Hauptbronchien
- Entlasten der Lungenabschnitte, die in Rückenlage eine Kompression durch das Herz erfahren haben
- Aktivieren des Zwerchfells
- Insgesamt Verbessern der Oxygenierung und damit der Sauerstoffversorgung des Körpers.

WICHTIG

Nutzen und Risiken abwägen

Fachliche Empfehlungen für die 135°-Seiten- und die Bauchpositionierung gibt es für das **ARDS** *(engl. Acute Respiratory Distress Syndrome, akutes Lungenversagen).* Inwieweit Menschen in der außerklinischen Intensivpflege diese Positionierungen tolerieren, ist auszuprobieren. Die genannten Wirkungen entfalten sich bei allen Menschen, auch wenn nicht jede Person gleichermaßen prompt nach der Umlagerung reagiert. Auch aus Sicht der *Basalen Stimulation®* wären beide Positionierungen in regelmäßigen Abständen empfehlenswert – immer unter der Abwägung von Nutzen und Risiken.

Es versteht sich von selbst, dass Pflegende die Positionierungen geübt haben müssen, bevor sie diese an anderen Personen anwenden. Während der Positionierung ist sorgfältiges Überwachen Pflicht.

Risiken und Komplikationen

Insgesamt sind die Komplikationen bei der Bauchlagerung höher, daher wird häufiger die 135°-Seitenpositionierung durchgeführt, auch weil sie einfacher zu realisieren ist. Außerdem kann die Person im Bedarfsfall wieder schneller in die Rückenlage zurückgebracht werden.

Mögliche **Risiken und Komplikationen** sind: [7]

- Erschwertes Beobachten der Person
- Druck der Trachealkanüle auf Stoma und Trachea
- Druckschäden an Mamillen, Kopf, Knie und Füßen
- Reflux von Mageninhalt und Aspirationsgefahr
- Verlegen der Atemwege durch Sekretmobilisation
- Ödembildung im Gesicht, besonders im Augenbereich
- Verschlechtern der Herz-Kreislauf-Situation.

15.3.4 Positionierungen bei akuter Atemnot: Herzbett

Mit der **Herzbettpositionierung** (➤ Abb. 15.7) sinkt der venöse Rückfluss des Bluts zum Herzen, was die Atmung, z. B. bei dekompensierter Herzinsuffizienz, beim Lungenödem oder bei einem Asthmaanfall erleichtert. Diese Positionierung ist eine Kombination aus Oberkörperhoch- und Beintiefpositionierung. Wichtig ist, dass Bettknick und Hüftknick der Person übereinstimmen. Eine Rutschbremse z. B. mit einem zusammengelegten Handtuch unter den Sitzbeinhöckern oder mit dem „Knieknick" am unteren Bettteil verhindert das Herunterrutschen. Wenn die Person es toleriert, die Arme auf Kissen seitlich vom Oberkörper lagern. So verringert sich das Gewicht der Schultern auf den Brustkorb und der Brustkorb dehnt sich, wodurch die Atemhilfsmuskulatur unterstützt wird.

VORSICHT

Risiken der Herzbettpositionierung

Bei der Herzbettpositionierung kann der arterielle Blutdruck gefährlich abfallen, ein **kardiogener Schock** droht. Deshalb ist eine regelmäßige Puls- und Blutdruckkontrolle wichtig. Ein Blutdruck ≤ 90 mmHg und ein Puls ≥ 100/Min. sind bedenklich. Die Positionierung ist so lange zu unterbrechen, bis sich der Kreislauf wieder stabilisiert hat. Die aufrechte Position kann auch zu einer **Minderdurchblutung des Gehirns** führen. Eine schlechte Auswurfleistung des Herzens und eine niedrige Sauerstoffsättigung können zu Schwindel oder gar Bewusstlosigkeit führen. Deshalb die Person regelmäßig nach ihrem Befinden fragen und die Positionierung bei Bedarf etwas flacher ausführen.

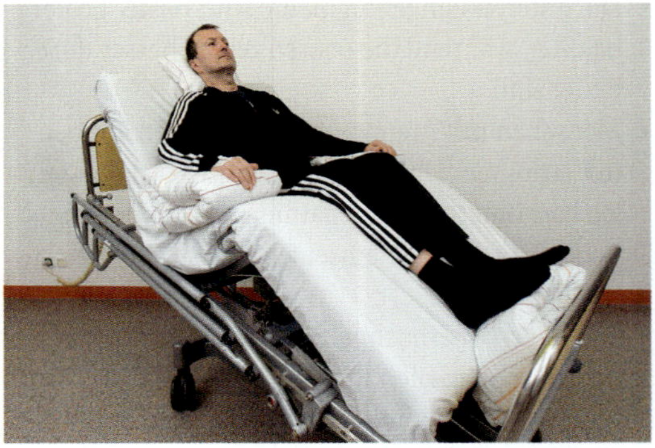

Abb. 15.7 Herzbettpositionierung. Die Einstellung im Mittelteil des Bettes („Knieknick") stellt eine Rutschbremse dar. [K115]

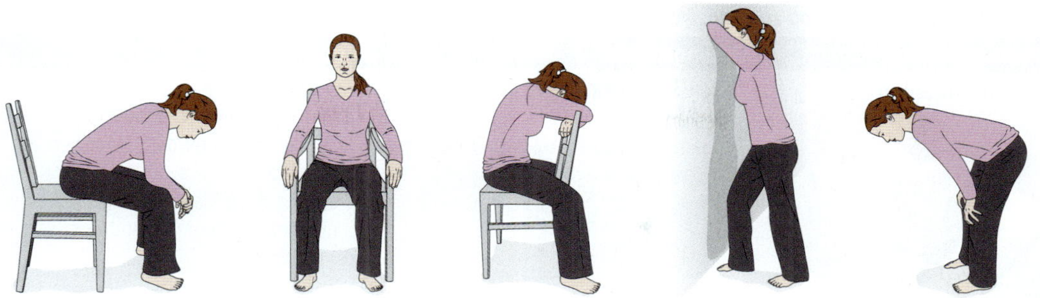

Abb. 15.8 Einfache atemerleichternde Körperpositionierungen: Kutschersitz, Paschasitz, Stuhlstütze, Wandstellung und Torwartstellung [L264]

15.3.5 Atemerleichternde Körperpositionierungen

Einfache Positionierungen

Einfache Körperpositionierungen zur Atemerleichterung (➤ Abb. 15.8) können helfen, die Ventilation (➤ 7.6.3) zu steigern. Das Wirkungsprinzip beruht auf einer Reduktion der Haltearbeit der tonischen Muskulatur von Armen und Schultergürtel und somit einer Entlastung des Brustkorbs. Dadurch sinkt der Sauerstoffverbrauch einerseits und andererseits sind die basalen Bereiche der Lunge besser belüftet. Besonders Menschen mit chronischen Atemwegserkrankungen, die immer wieder unter akuter Atemnot leiden, sollten diese Positionierungen kennen, denn mit ihnen lassen sich auch Angst und Panik reduzieren. [8]

Dehnpositionierungen

Dehnpositionierungen helfen verkürzte Muskeln wieder zu dehnen und ansatzweise auch das Lungengewebe dehnfähiger zu machen. In den gedehnten Körperbereichen kommt es zu einem Steigern der Perfusion, Vertiefen der Atembewegung, Verbessern der Ventilation des Lungenparenchyms, Reduzieren des bronchopulmonalen Strömungswiderstands und Lockern der Sekrete. Dehnpositionierungen sind therapeutische Positionierungen, die auch prophylaktisch wirken. Sie werden, abhängig von der Toleranz der Person, mehrmals am Tag für ca. 10–30 Min. angewendet.

V-A-T-I-Positionierungen

Eine einfache Möglichkeit, die Atmung durch Dehnen der Lunge zu unterstützen, sind die **V-A-T-I-Positionierungen** (➤ Tab. 15.1). Abhängig von der Positionierung der Kissen können unterschiedliche Lungenbezirke gezielt gedehnt und damit besser belüftet werden. Nötig sind hier 2 Kissen mit einer Größe von 20 × 80 cm mit einer nicht zu dicken Füllung. Für kleine Kinder kleinere Kissen oder alternativ zusammengelegte Handtücher o. Ä. verwenden. In der Regel wird man eine oder zwei Positionierungen auswählen, je nachdem, welche Lungenbezirke besser belüftet werden sollen.

Einfache Dehnpositionierung in Rückenlage

- Person in Rückenlage bringen, Kopfteil kann etwas erhöht sein
- Kopf etwas zu einer Seite drehen, mit einem kleinen Kissen unterlagern
- Arm der Gegenseite über dem Kopf ablegen. Je höher der Arm positioniert wird, umso intensiver ist die Dehnung und umso größer ist die Atemfläche auf dieser Seite (➤ Abb. 15.9).

Tab. 15.1 Durchführen und Wirkungsweise der V-A-T-I-Positionierungen [L264]

Positionierung	Wirkungsweise	Durchführung
V-Positionierung 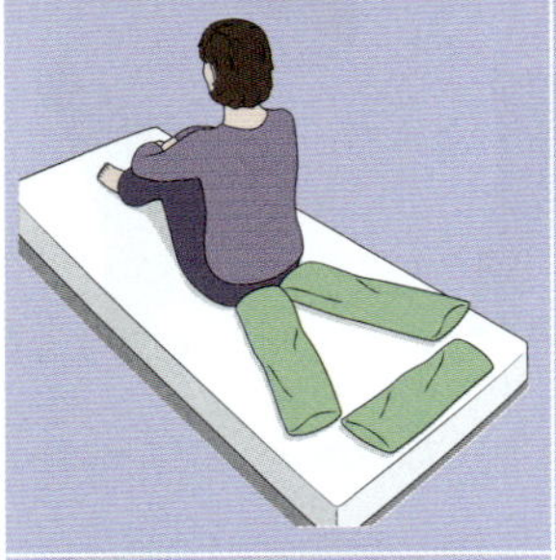	• Dehnen der basalen *(unteren)* Lungenbezirke • Fördern der Flankenatmung *(Einbeziehen der seitlichen Thoraxbereiche)*	• Person aufsetzen • Beide Kissen in V-Form positionieren, die V-Spitze liegt unter dem Sakralbereich der Person • Person auf die Kissen zurücklegen und Kopf mit einem separaten Kissen unterstützen
A-Positionierung 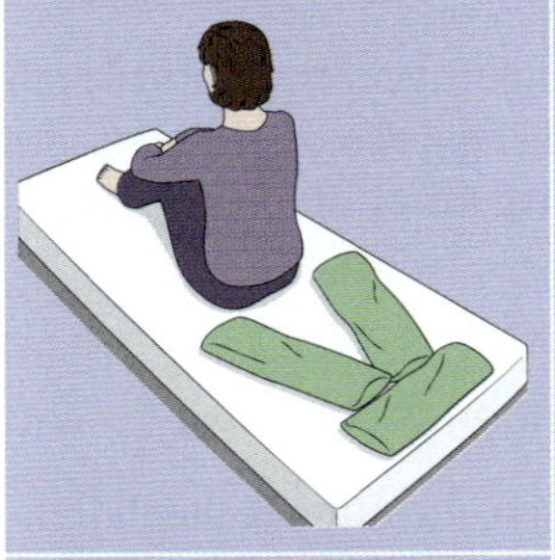	Dehnen der apikalen *(oberen)* Lungenbezirke	• Person aufsetzen • Beide Kissen in A-Form positionieren, die Spitze des A liegt zwischen den Schulterblättern • Person auf die Kissen zurücklegen und Kopf mit einem separaten Kissen unterstützen
T-Positionierung 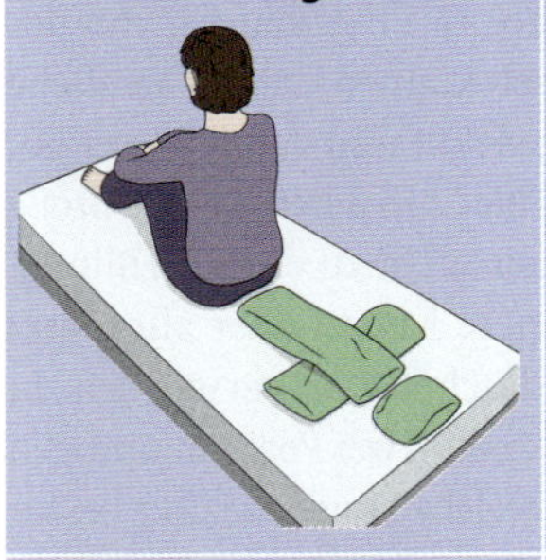	Dehnen der apikalen, mittleren und basalen Lungenbezirke, je nach Position des Querkissens	• Person aufsetzen • Beide Kissen in T-Form positionieren, das senkrechte Kissen kommt unter der Wirbelsäule zum Liegen, die Höhe des Querkissens kann beliebig gewählt werden • Person auf die Kissen zurücklegen und Kopf mit einem separaten Kissen unterstützen
I-Positionierung 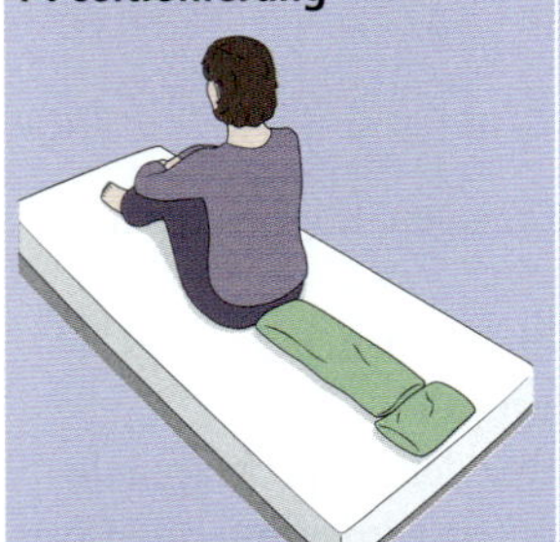	Wie bei T-Positionierung	• Bei sehr schlanken Personen anwenden • Ein Kissen unter die Wirbelsäule legen • Person auf das Kissen zurücklegen und Kopf mit einem separaten Kissen unterstützen

Einfache Dehnpositionierung in Seitenlage

- Person in 90°-Seitenlage bringen, Kopf mit einem geeigneten Kissen unterstützen, ggf. Kissen im thorakolumbalen Bereich
- Arm der oben liegenden Seite über dem Kopf ablegen (➤ Abb. 15.10)
- Hier bietet sich zusätzlich atemstimulierende Einreibung oder Vibrationsmassage an.

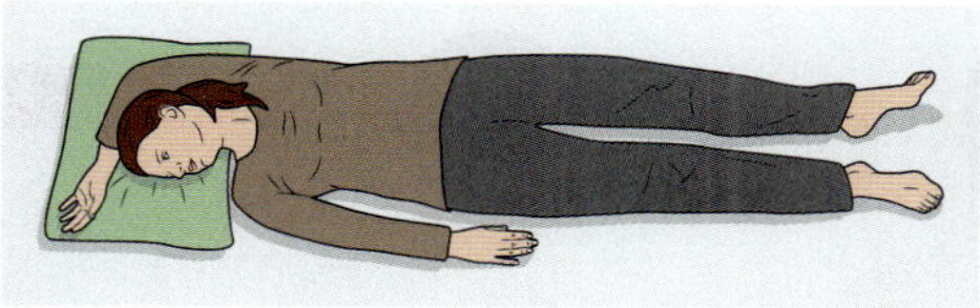

Abb. 15.9 Einfache Dehnpositionierung in Rückenlage [L264]

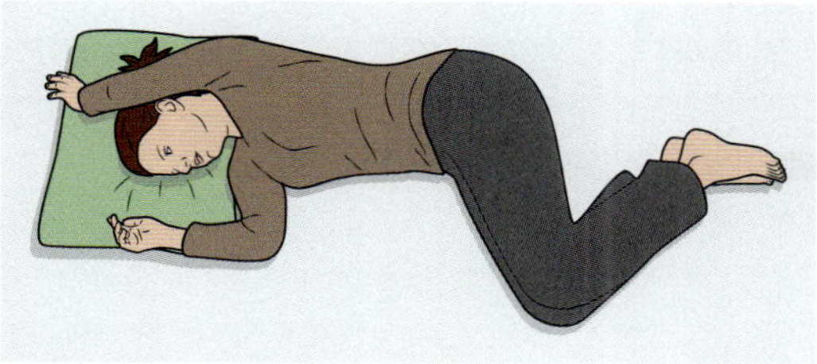

Abb. 15.10 Einfache Dehnpositionierung in 90°-Seitenlage [L264]

Halbmondpositionierung

- Person in Rückenlage bringen, Kopfteil kann etwas erhöht sein
- Kopf etwas zu einer Seite drehen und mit einem geeigneten Kissen unterlagern
- Arm der Gegenseite über dem Kopf oder auch unter dem Kopf ablegen
- Die gestreckten Beine und die andere Hand, die auf der Matratze liegt, aufeinander zu bewegen, bis die Person eine halbmondähnliche Lage einnimmt (➤ Abb. 15.11).

Drehdehnpositionierung

- Person in Rückenlage positionieren, Kopf mit einem geeigneten Kissen unterstützen
- Beide Beine anstellen
- Nun langsam beide Beine zu einer Seite ablegen, wenn möglich bis auf die Unterlage
- Arm der Gegenseite über dem Kopf ablegen (➤ Abb. 15.12).

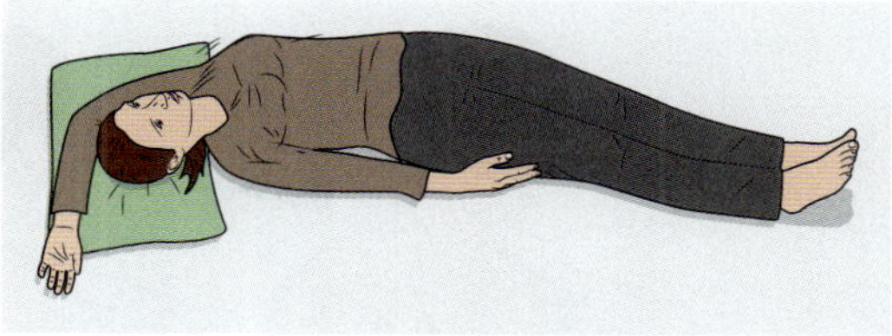

Abb. 15.11 Halbmondpositionierung [L264]

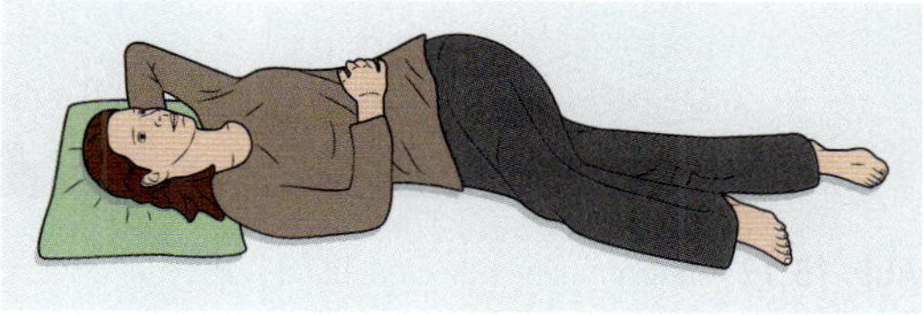

Abb. 15.12 Drehdehnpositionierung [L264]

WICHTIG

Wertvolle Lagerungsalternativen

All diese Positionierungen sind einfach und meist auch alleine durchführbar. Schwerwiegende Komplikationen sind nicht zu erwarten. Deshalb sind sie wertvolle Lagerungsalternativen in der außerklinischen Intensivpflege. Als atemtherapeutische Lagerungen werden sie mehrmals am Tag für ca. 30 Min. durchgeführt – abhängig von der Patientensituation.

15.4 Atemstimulierende Einreibung

Die **atemstimulierende Einreibung** *(ASE)* ist eine Intervention aus der *Basalen Stimulation®* und dient primär der Wahrnehmung der Atmung und des eigenen Körpers. Sie ist auch im Rahmen der Atemtherapie hilfreich, denn Wahrnehmungsstörungen, Unruhe, Schmerzen oder depressive Zustände führen oft zu einer schnellen, oberflächlichen und unregelmäßigen Atmung mit der Folge einer Minderbelüftung der basalen Lungenbezirke. Mit der ASE kann die Pflegefachperson Einfluss auf die Atmung der Person nehmen. Untersuchungen belegen die atemregulierende, beruhigende und schlaffördernde Wirkung der ASE. [9]

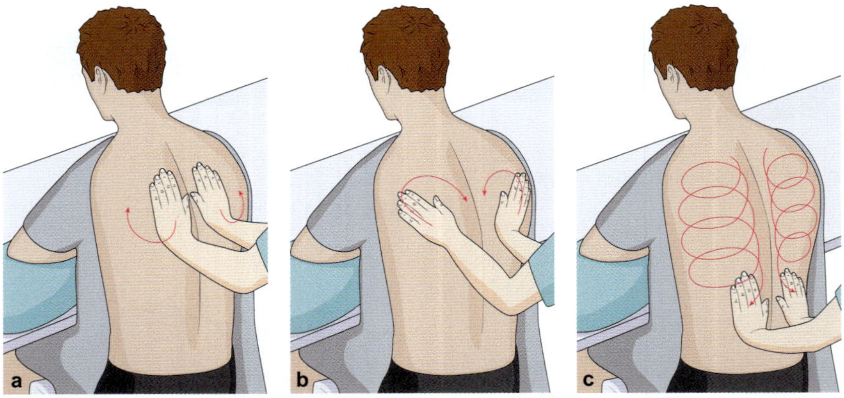

Abb. 15.13 Atemstimulierende Einreibung [L264]

Durchführung

WICHTIG

ASE – Zeit und Ruhe notwendig

Die Pflegefachperson benötigt mindestens 15 Min. ungestörte Zeit, um zu eigener innerer Ruhe zu finden, denn nur so kann die ASE auf den Menschen beruhigend wirken. Der Zeitpunkt der ASE muss sinnvoll gewählt werden und sich an den Zielen orientieren. Störungen von außen in dieser Zeit vermeiden. Wichtig ist auch, dass die Person entspannen kann. Dafür ist u. a. auch eine geeignete Positionierung wichtig.

Die **ASE** folgendermaßen **durchführen:** [9]

- Person in eine geeignete Position bringen: entweder am Bettrand sitzend, seitlich oder verkehrt herum auf einem Stuhl, im Kutschersitz oder auf einem Stuhl sitzend und mit dem Oberkörper entweder auf einem dicken Kissen, auf einem Tisch liegend, in 90°- oder 135°-Lage oder auf dem Bauch liegend.
- Pflegefachperson trägt keine Handschuhe und hat warme Hände. Die Finger sind geschlossen, damit die Person die Hand als Ganzes wahrnimmt.
- ASE in kreisenden Bewegungen durchführen. Sie beginnt am Nacken und führt nach unten (➤ Abb. 15.13):
  - Hände rechts und links der Wirbelsäule ansetzen
  - Mit der **Ausatmung** mit deutlichem Druck und der gesamten flachen Hand ein Stück an der Wirbelsäule nach unten streichen (➤ Abb. 15.13 a)
  - Während der **Einatmung** mit geringerem Druck (v. a. wenig Druck von Daumen und Zeigefinger) nach außen und oben und in einem Bogen zurück zur Wirbelsäule streichen (➤ Abb. 15.13 b)
  - Nächster Kreis beginnt mit der Ausatmung und geht am Rücken ein Stück weiter nach unten (➤ Abb. 15.13 c)
  - Sind die Hände unten angekommen, nimmt die Pflegeperson während einer Einatmung eine Hand nach oben auf den Rücken, dann die andere
  - Einreibezyklus: 5–8-mal wiederholen
  - Abschluss: Rücken seitlich der Wirbelsäule mehrmals ausstreichen, um der Person das Ende zu signalisieren
  - Person ggf. positionieren und einige Zeit nachruhen lassen.

WICHTIG

Atemrhythmus und Atemfrequenz

Pflegende achten darauf: [10]

- Das Verhältnis der Ein- und Ausatmung beträgt 1:2, d. h., die Bewegung entlang der Wirbelsäule ist etwa doppelt so lange wie der kreisförmige Bogen.
- Die Pflegefachperson gibt die Atemfrequenz vor, d. h., sie nimmt ihre ruhige und tiefe Atmung als Vorgabe, ca. 15 Atemzüge/Min.
- **Variante:** Die Pflegefachperson holt die Person zunächst bei ihrer Atemfrequenz ab. Nach und nach lässt sie ihre Bewegungen ruhiger werden und nimmt zunehmend ihre ruhige Atmung als Vorgabe. So können tachypnoische Menschen zunächst eine Akzeptanz ihrer Atmung erfahren und dann zu einer ruhigeren und tieferen Atmung kommen.

15.5 Sekretmanagement

DEFINITION

Sekretmanagement: Bezeichnung für alle Maßnahmen zur Optimierung der Sekretkonsistenz einschließlich Atemgasklimatisierung und Inhalationstherapie (➤ Kap. 13) sowie Maßnahmen zur Unterstützung der Sekretentfernung (➤ 15.6). Sputum ➤ 8.2.8.
Sekretolyse: Maßnahmen, die die Herabsetzung der Sekretviskosität zum Ziel haben.

Arzneimittel zur Unterstützung und Verbesserung der Atemsituation ➤ 22.2.3

Physiologisch besteht in den Atemwegen ein Gleichgewicht zwischen Sekretproduktion und -elimination. Eine gewisse Viskosität *(Zähigkeit)* ist unbedingt erforderlich, damit die mukoziliäre Clearance (➤ 7.3) und die Hustenaktivität (➤ 7.3.2) greifen können. Im Endeffekt führt jede Störung des Gleichgewichts zu einer regionalen oder globalen Belüftungsstörung, was das normalerweise ausgewogene Verhältnis von Durchblutung *(Perfusion)* und Durchlüftung *(Ventilation)* stört (➤ 9.2.4). Ein Sekretstau löst subjektiv Hustenreiz aus. Atemnotgefühl *(bei pCO_2-Anstieg)* und Hustenreiz unterliegen bei chronischem Leiden Gewöhnungseffekten. Die Schwellen für den Antrieb der Atmung *(normal: knapp unter 40 mmHg CO_2-Partialdruck)* und den Hustenreiz erhöhen sich langsam. Der Betroffene gewöhnt sich an die flache Atmung und toleriert immer mehr Sekret in den Atemwegen, ohne das Verlangen, es beseitigen zu müssen.

15.5.1 Ausreichende Flüssigkeitszufuhr

Eine **ausreichende Flüssigkeitszufuhr** ist Voraussetzung, damit die physiologischen und pathologischen Atemwegssekrete nicht eindicken und somit transportabel bleiben und ist grundlegend für die Wirksamkeit von Expektoranzien (➤ 15.5.2). Geeignete Getränke sind Mineralwasser, Saftschorlen, Tees, Husten- und Bronchialtees (Malve, Spitzwegerich und Thymian wirken auch schleim- und hustenlösend).

VORSICHT

Flüssigkeitsbeschränkung

Bei Herz- und Niereninsuffizienz haben Betroffene häufig eine Beschränkung der Flüssigkeitszufuhr. Diese ist natürlich zu beachten.

15.5.2 Expektoranzien

Bei **Expektoranzien** (➤ 22.2.3) handelt es sich um eine chemisch uneinheitliche Gruppe von Arzneimitteln, welche:

- Die bereits gebildeten Sekrete durch die Aktivierung von Enzymen verflüssigen und damit die Ablösung des zähen Schleims von den Bronchialwänden ermöglichen *(Sekretolytika, Mukolytika);* Wirkstoffe: Acetylcystein *(z. B. ACC®, Fluimucil®)*, Bromhexin *(z. B. Bisolvon®, Bromhexin®)*, Ambroxol *(z. B. Mucosolvan®, Ambroxol®)*, aber auch pflanzliche Öle wie Anis- und Fenchelöl
- Den Abtransport der Sekrete fördern, indem sie die Aktivität des Flimmerepithels steigern *(Sekretomotorika);* Wirkstoffe: Clenbuterol *(Spiropent®*, mit Ambroxol in *Spasmo-Mucosolvan®)*.

Voraussetzung für die Wirksamkeit von Expektoranzien ist eine ausreichende Flüssigkeitszufuhr. Nur wenn dem Körper genug Flüssigkeit zur Verfügung steht, kann er zu stark eingedickte Sekrete verflüssigen.

VORSICHT

Übermäßige Sekretolyse vermeiden

Es ist irreführend, die Sekretverflüssigung als Ziel des Sekretmanagements zu betrachten. Wird das Sekret durch sekretolytische Maßnahmen *zu flüssig*, kann es durch die Zilien genauso wenig bewegt werden wie *zu zähes Sekret*. Der Betroffene „ertrinkt" am eigenen Sekret (➤ Abb. 7.12).
Die alleinige Anwesenheit von Atemwegssekret, in Form von reichlich Auswurf oder ergiebiger endotrachealer Absaugung, darf Pflegefachpersonen nicht dazu verleiten, sekretolytische Inhalationen einzuleiten, nach dem Motto: „Der Betroffene ist stark verschleimt, also muss er jetzt inhalieren".
Die optimale Sekretkonsistenz lässt sich schwer beschreiben und ist nicht messbar. Mit dem Wissen um die zwei Seiten der „Sekretmedaille" müssen Pflegende ihren eigenen Erfahrungsschatz erwerben (➤ 8.2.8).

15.5.3 Einreibung

Sogenannte Erkältungssalben wie *Transpulmin®* oder *Stas®-Erkältungssalbe* enthalten u. a. Eukalyptusöl, Kiefernadelöl, Kampfer, Menthol, Thymianöl oder Anisöl. Die Aufnahme dieser Stoffe, die nachweislich schleimlösend wirken, erfolgt über die Haut und durch das Einatmen der Dämpfe. Die Schlagfrequenz der Flimmerhärchen in den Atemwegen erhöht sich, wodurch sich der Schleimtransport nach außen verbessert. **Einreibungen** mit Erkältungssalben sind bei zähem, festsitzendem Schleim, aber nicht generell zur Pneumonieprophylaxe geeignet. Zur Anwendung einen ca. 5 cm langen Salbenstrang auf dem vorderen und hinteren Brustkorb verteilen und leicht einmassieren.

VORSICHT

Verträglichkeit prüfen

Da die Gefahr von Hautreizungen besteht, vor der ersten Anwendung die Salbe auf einer kleinen Hautstelle auftragen und auf ihre Verträglichkeit prüfen.
Die Inhaltsstoffe können durch ihre unspezifische Reizung ein irritables Bronchialsystem außer Kontrolle bringen. V. a. bei Menschen mit einer obstruktiven Lungenerkrankung oder Asthma kann eine akute Bronchospastik ausgelöst werden.
Bei Säuglingen und Kleinkindern Salben mit ätherischen Ölen nur dann einsetzen, wenn diese ausdrücklich für Kleinkinder geeignet sind.

15.5.4 Brustwickel

Der **Brustwickel** ist eine angenehme und wirkungsvolle Maßnahme, besonders bei einer akuten Erkältungskrankheit. Die feuchte Wärme fördert die Lungendurchblutung, wirkt entspannend, beruhigend und mit den Dämpfen auch schleimlösend. Zugesetzte ätherische Öle, z. B. aus einer Erkältungssalbe, verstärken die Wirkung. Der Zusatz von Zitronensaft vertieft durch den angenehmen, frischen Geruch die Atmung. Zudem tut die Zuwendung dem Kranken gut, besonders Kindern. Jedoch speziell beim Verwenden ätherischer Zusätze auf die individuelle Hautverträglichkeit achten.

Durchführung eines Zitronenwickels

So ist der **Zitronenwickel durchzuführen:** [11]
- 1 l heißes Wasser mit 40–50 °C bereitstellen
- Saft einer halben Zitrone ins heiße Wasser geben
- Baumwoll- oder Frottierhandtuch in die Zitronenlösung legen und gut auswringen
- Person die Temperatur prüfen lassen
- Handtuch faltenfrei um den Brustkorb legen
- Zweites trockenes Tuch sofort darüberlegen, Schultern mit Jacke bedecken oder gut zudecken
- Wickel ca. 30 Min. belassen oder solange es der Person angenehm ist, währenddessen Vitalzeichen und Befinden kontrollieren
- Wickel entfernen, Haut ggf. waschen, abtrocknen
- Person nachruhen lassen.

15.5.5 Heiße Rolle

Die **heiße Rolle** ist ein unterstützendes Therapieverfahren aus dem Bereich der Hydrotherapie und vereint eine gezielte Wärmeapplikation mit gleichzeitigem Massageeffekt. Durch diese Kombination von feuchter Wärme und Druck kommt es zu einer tief wirkenden reaktiven Hyperämie *(Durchblutungsförderung)* mit entspannender Wirkung auf die Atemmuskulatur und sekretolytischem Effekt.

Durchführung

Die **heiße Rolle durchführen:** [12]
- 4 Frotteehandtücher der Länge nach falten
- Alle Handtücher nacheinander zu einer bindenartigen Rolle so aufwickeln, dass ein Trichter entsteht (➤ Abb. 15.14 a)
- 1 l kochendes Wasser in die trichterförmige Vertiefung einfüllen, welches die Rolle vollständig aufnimmt. Vorsicht: Verbrühungsgefahr beim Anwender!
- Mit kurzen kräftigen Druck-Roll-Bewegungen die heiße Rolle anschließend im Thoraxbereich applizieren (➤ Abb. 15.14 b)
- Ist die äußerste Schicht der Rolle nicht mehr heiß genug, diese bis zur nächsten darunterliegenden Schicht abwickeln und dann fortfahren, bis alle 4 Handtücher abgewickelt sind.

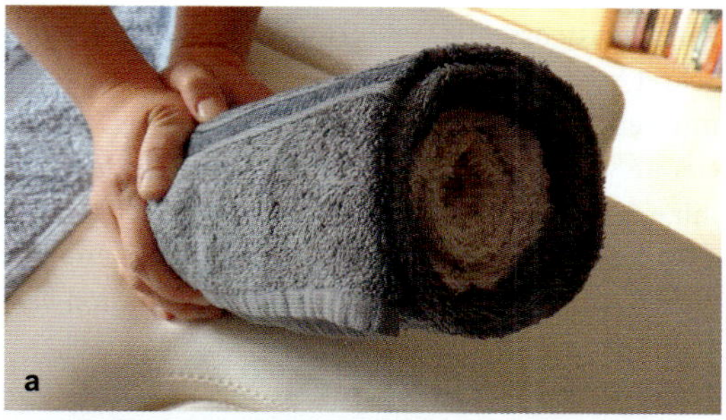
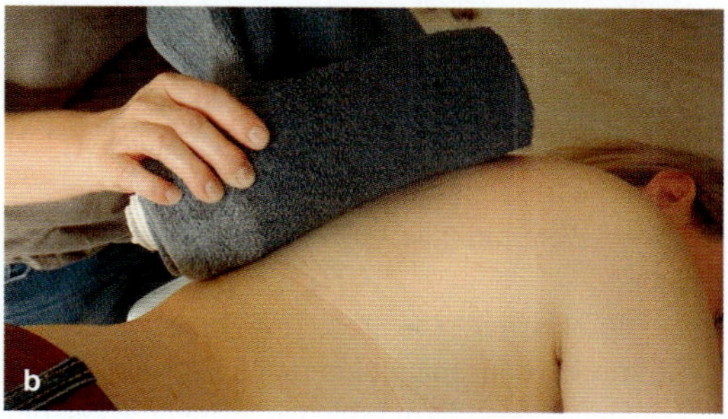

Abb. 15.14 Heiße Rolle. [M845]
a) Handtücher zu einem Trichter aufgewickelt.
b) Behandlung mit der heißen Rolle.

WICHTIG

Individuelle Dauer der Behandlung

Das Abrolltempo richtet sich nach der Abkühlungsgeschwindigkeit und der individuellen Wärmetoleranz der Person. Insgesamt nimmt die Behandlung, ohne Vorbereitung, ca. 15–20 Min. in Anspruch.
Aufgrund der gut steuerbaren Intensität der Anwendung kommt es, bei gleichzeitig hoher Effektivität, nur zu einer geringen Kreislaufbelastung der Person. [12]

15.5.6 Manuelles Abklopfen und Vibrationsmassage

Beim **manuellen Abklopfen** und der **Vibrationsmassage** übertragen sich dosierte Schwingungen, sogenannte exogene Oszillationen, über den Brustkorb auf die äußersten 1–2 cm des Lungenparenchyms. Diese lösen in den kleinen Bronchien Sekrete von den Wänden, die dann in Richtung der größeren Bronchien abfließen können. Gleichzeitig erhöht sich durch den Abtransport auch die Schlagfrequenz des Flimmerepithels. Die Maßnahme kann im Sitzen, in Rücken-, Seiten- oder Bauchpositionierung durchgeführt werden. Ist eine Inhalation angeordnet, ist es sinnvoll, diese vor dem Abklopfen oder der Vibrationsmassage durchzuführen.

Manuelles Abklopfen

Das therapeutische **manuelle Abklopfen** erfolgt mit der locker geschlossenen Hohlhand. Bei korrektem **Durchführen** dieser Technik entstehen durch Kompression der in der Hohlhand eingeschlossenen Luft feine Oszillationen, die tief ins Gewebe bis auf das Lungenparenchym vordringen. Ein- oder beidhändiges Abklopfen ist möglich. Die Pflegefachperson achtet darauf, was der Person angenehm ist. Bei Kindern die Abklopfstärke deutlich reduzieren.

Beim **Abklopfen** ist **zu beachten:**

- Rücken abklopfen, Nierenbereich und Wirbelsäule aussparen
- Mindestens 5 Min. abklopfen, um festsitzende Sekrete zu lösen
- Immer von kaudal nach kranial und von peripher nach zentral *(hiluswärts)* abklopfen
- Liegt die Person in Seitenlage, dann die oben liegende Lungenhälfte abklopfen, dann umpositionieren und die andere Lungenhälfte abklopfen
- Auf den Abklopfrhythmus achten: ruhiges, sanftes Abklopfen wirkt eher beruhigend, etwas schnelleres Abklopfen anregend.

Im Anschluss ggf. Drainagepositionierung (➤ 15.6.1) durchführen, Person zum Abhusten auffordern (➤ 15.6.2) oder ggf. absaugen (➤ 15.6.4).

Vibrationsmassage

Vibrationen mit der Hand sind durch die niederfrequenten Oszillationen noch effektiver als das manuelle Abklopfen. Manuelle Vibrationen sind die konventionellste Art der Sekretmobilisation. Die Pflegefachperson legt die Hand/Hände vorne, seitlich und hinten auf den Brustkorb und führt mit aufliegender Hand rasche Vibrationen aus.

Vibrationen mit dem Vibrationsgerät, z. B. *Vibrax®*, werden im Vergleich dazu sehr kontrovers diskutiert, da bei diesen Geräten die applizierte Frequenz häufig zu hoch eingestellt wird, sodass es nicht zum erforderlichen endobronchialen Sekretabriss kommt. Die Vibration erreicht nur bei niedriger Frequenz die äußeren Lungenschichten. [13]

VORSICHT

Kontraindikationen

Akutes Schädel-Hirn-Trauma, akute Hirnblutung, akuter Myokardinfarkt, akute Lungenembolie, Tumore und Metastasen der Wirbelsäule, ausgeprägte Osteoporose, Frakturen im Thoraxbereich und erhöhte Blutungsneigung sind Kontraindikationen für das Abklopfen und die Vibrationsmassage.

15.5.7 VRP-Geräte

VRP-Geräte *(engl. Vario Resistance Pressure, variierender Widerstandsdruck)* sind PEP-Geräte (➤ 15.2.4), die zusätzlich bei der Ausatmung Oszillationen *(Schwingungen)* erzeugen, die sich auf die großen Bronchien übertragen. Verglichen mit der Vibrationsmassage setzen diese also von der anderen Seite her an. Im Gegensatz zur dosierten Lippenbremse, den PEP-Geräten (➤ 15.2.4) und den CPAP-Geräten (➤ 15.2.7) ist der positive Ausatemdruck nicht konstant, sondern oszilliert, d. h., er wird alternierend unterbrochen und wieder aufgebaut.

Diese Schwingungen, auch **endobronchiale Perkussion** *(endogene Vibration)* genannt, lösen zähes und übermäßiges Sekret von den Bronchialwänden ab, sodass die Zilien es abtransportieren können. Hauptwirkung ist, dass die Person durch die Bewegung das Sekret bei erhöhter Hustenreizschwelle wieder spürt und reflektorisch abhustet. Gleichzeitig wirken die Geräte wie eine dosierte Lippenbremse, beugen somit einem Kollaps der kleinen Atemwege vor, senken damit den Atemwegswiderstand und können über die erhöhte Atemmittellage die Lungenfunktion verbessern.

- Der **VRP-1®-Flutter** (➤ Abb. 15.15 a) wird analog zu einer Trillerpfeife benutzt. Bei der Ausatmung verlegt eine Kugel den Ausatemweg, die Kugel gerät durch die Ausatmung in Bewegung. Die Auf- und Abwärtsbewegung der Kugel versetzt die Ausatemluft in Oszillationen. Die positiven Exspirationsdrücke liegen zwischen 10–25 mbar.
- Der **RC-Cornet®** (➤ Abb. 15.15 b) ist ein gekrümmtes Rohr mit einem innen liegenden frei schwingenden Silikonschlauch. Atmet die Person durch das Gerät aus, dann entstehen Oszillationen.
- Das **Acapella®** (➤ Abb. 15.15 c), das in verschiedenen Varianten erhältlich ist, kann sowohl mit Maske als auch mit Mundstück benutzt werden. Es gibt verschiedene Geräte mit einem unterschiedlichen exspiratorischen Atemwegswiderstand und Geräte, an denen dieser einstellbar ist. Hier erzeugt die Ausatmung mithilfe eines Magneten und eines sich auf und ab bewegenden Rockers die Schwingungen. Auch bei einem niedrigen Ausatemstrom entstehen schon effektive Oszillationen. [14]

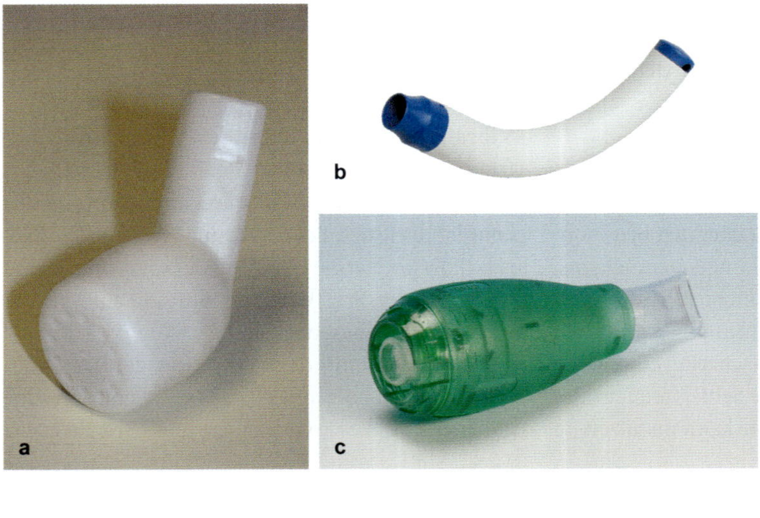

Abb. 15.15 Verschiedene VRP-Geräte.
a) *VRP-1®-Flutter.* [V606]
b) *RC-Cornet®.* [U106]
c) *Acapella®.* [V474]

Der Vorteil dieser und weiterer Geräte besteht darin, dass die Person sie unabhängig vom Pflegepersonal anwenden kann. Bei den meisten Geräten ist es möglich, den Ausatemwiderstand einzustellen bzw. es gibt sie mit unterschiedlichen Widerständen. Die Betroffenen sollten mehrmals täglich je nach subjektiver Belastungsfähigkeit mit dem oszillierenden PEP-Gerät atmen. Wichtig ist, auf eine ruhige Atmung zu achten. Sie sind verordnungsfähig, können aber auch rezeptfrei kostengünstig erworben werden.

VORSICHT

Bei Rechtsherzbelastung vorsichtig anwenden

Die PEP-Geräte und Oszillatoren können die **Atemmittellage** *(neutrale Ausgangsstellung des Thorax und der Atemmuskulatur, insbesondere des Zwerchfells; ermöglicht eine ökonomische und effiziente Atemarbeit)* beträchtlich anheben und damit künstlich einen Emphysemzustand erzeugen. Der erhöhte intrinsische Druck in der Lunge – entspricht bei der Beatmung dem PEEP – erschwert die Perfusion. Das rechte Herz muss erhöhte Arbeit leisten, was eine vorbestehende Rechtsherzschwäche verschlechtern kann.

15.5.8 Hochfrequenz-Brustwandoszillationstherapie

Die **Hochfrequenz-Brustwandoszillationstherapie** *(engl. High Frequency Chest Wall Oscillation, HFCWO)* unterstützt die Mobilisation von Sekreten durch hochfrequente auf den Thorax übertragene Oszillationen.

„Die Weste wird durch den Luftimpulsgenerator in rascher Abfolge mit Luft gefüllt und wieder entleert, wodurch die Brustwand bis zu 20-mal pro Sekunde leicht komprimiert und wieder entlastet wird. Dieser Vorgang erzeugt „Mini-Hustenstöße", um den Schleim von den Bronchialwänden zu lösen, dessen Mobilisation zu verbessern und ihn in die zentralen Atemwege zu befördern. […] Sobald der Schleim aus den kleineren Atemwegen in die größeren Atemwege transportiert wurde, kann er leicht durch Husten oder Absaugen entfernt werden." [15]

The Vest™ (➤ Abb. 15.16) gibt es in verschiedenen Größen. Sie ist einfach mithilfe von Klettverschlüssen anzulegen. Einstellung und Dauer der Behandlung sind von der Situation des Menschen abhängig und bedürfen einer ärztlichen Verordnung. Es gibt weitere Hersteller und Produkte. [16]

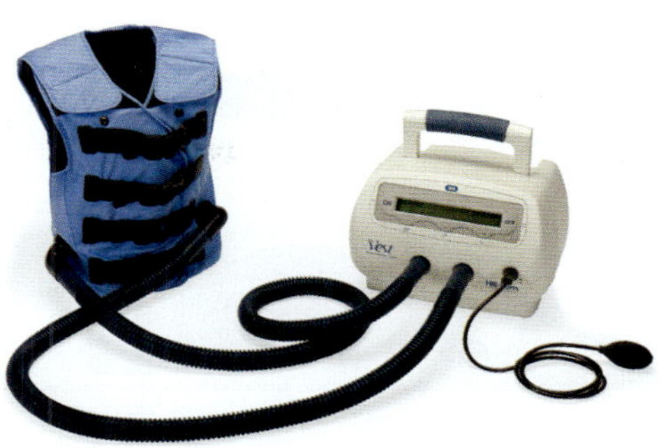

Abb. 15.16 *The Vest™:* Weste und Generator [V075]

15.6 Unterstützung bei der Sekretentfernung

Haben die Atemwegssekrete die gewünschte Viskosität, sind also weder zu zäh noch zu flüssig, kommt es nun darauf an, dass die Person diese auch effektiv entfernen kann. Gegebenenfalls benötigt er therapeutische **Unterstützung bei der Sekretentfernung.**

15.6.1 Drainagepositionierungen

Atemerleichternde Körperpositionierungen ➤ 15.3.5

Die **Drainagepositionierungen** nutzen das Prinzip der Schwerkraft und die Anatomie der Atemwege. Ziel ist, dass durch spezielle Positionierungen die Sekrete in Richtung der Hauptbronchien abfließen, um sie dann leichter abhusten oder absaugen zu können. Grundsätzlich muss der Lungenbezirk mit den gestauten Sekreten höher liegen als die Hauptbronchien. Durch die Mobilisation und Entfernung von Sekreten können minderbelüftete Lungenbezirke eröffnet und die Oxygenierung verbessert werden. Zudem werden einzelne Thoraxbereiche gedehnt, was die Belüftung zusätzlich verbessert. [6]

Für eine effektive Drainagepositionierung muss allerdings bekannt sein, in welchem Lobus und Segment die Sekrete gestaut sind. Dazu sind eine aussagekräftige **Auskultation** *(Abhören)* der Lunge durch den Arzt bzw. Atmungstherapeuten und/oder ein Röntgenbild/CT erforderlich, auf dem die sekretbelasteten und minderbelüfteten Bezirke zu hören bzw. zu sehen sind.

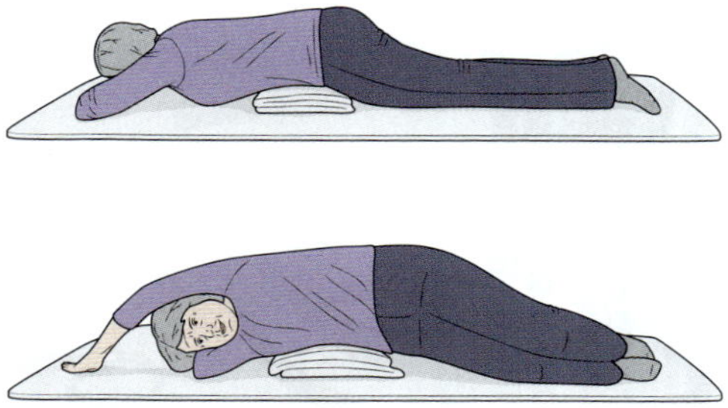

Abb. 15.17 Zwei einfache Drainagepositionierungen für den häuslichen Einsatz. [L264]
Oben: Bauchlage, zusammengelegte Decke unter die Taille.
Unten: Seitenlage, zusammengelegte Decke unter der Taille.

Leider stehen diese diagnostischen Möglichkeiten in der außerklinischen Intensivpflege oft nicht ad hoc zur Verfügung.

Da sich Sekrete meistens in den Unterlappen und den rückwärtigen Lungenarealen stauen, stellen die 135°-Lage, die Bauchlage und eine leichte Kopftieflage effektive Positionierungen zur Sekretdrainage dar. Voraussetzung ist, dass die Person sie toleriert und dass kein gastroösophagealer Reflux besteht. Sicherheitshalber sollte die Maßnahme im nüchternen Zustand erfolgen. Im häuslichen Bereich sind vereinfachte Drainagepositionierungen möglich (➤ Abb. 15.17). Vor der Positionierung geeignete Maßnahmen zur Sekretverflüssigung und -lockerung durchführen (➤ 15.5).

15.6.2 Abhusten von Sekreten

Viele Menschen wissen nicht, wie sie effektiv abhusten können. Oft ist ihnen das Abhusten unangenehm und sie vermeiden es aus Angst vor Schmerzen. Unproduktiver Reizhusten führt zu einer übermäßig mechanischen Beanspruchung des kompletten Respirationstrakts ohne wesentlichen sekreteliminierenden Effekt. Die Pflegefachperson leitet den Betroffenen zum produktiven **Abhusten von Sekreten** an, dabei achtet sie darauf, nicht von ihm angehustet zu werden. Bei infektiösen Atemwegserkrankungen trägt sie einen Mund-Nasen-Schutz. Vor dem Abhusten ist bei zähem Sekret eine Sekretolyse sinnvoll (➤ 15.5).

Technik zum effektiven Abhusten

- Person sitzt mit aufgerichtetem Oberkörper, eventuell leicht nach vorne gebeugt, damit er die Bauchpresse besser einsetzen kann.
- Sie anleiten, durch die Nase einzuatmen und dann mit kurzen, kräftigen Stößen das zuvor mobilisierte Sekret abzuhusten. Das willkürliche Husten geht durch die Sekretmobilisation oft in das reflektorische, nicht mehr beeinflussbare Husten über.
- Person kann Sekrete im Kehlkopf- und Rachenbereich durch Räuspern mobilisieren und weiter nach oben befördern und dann ausspucken/abschlucken.
- Person zum erneuten Husten erst dann auffordern, wenn sich die Atmung wieder beruhigt hat. [17]

WICHTIG

Hustenstimulation mit Cayenne-Aerosol

Aus ungeklärter Ursache können Personen mit neurologischer Erkrankung willkürlich nicht kräftig husten, auch wenn der Reflexhusten normal ist. Wurde eine **erhöhte Hustenreizschwelle** diagnostiziert (Leitsymptom: rasselnde Atemgeräusche oder feuchter Stimmklang), kann durch Vorhalten eines Glases mit kohlensäurehaltigem Mineralwasser und 1–5 (max. 10) Tropfen Cayenne-Schärfe (Wirkstoff: Capsaicin) mit 500 000 Scoville Heat Units/SHU bei den meisten Personen durch Einatmen der Aerosole ein kräftiger und reinigender Hustenreflex ausgelöst werden.
Wichtig: Die Hustenkraft muss vorhanden sein. Cayenne-Aerosol mit dem Wirkstoff Capsaicin kann schwachen Husten nicht kräftigen. [21]

Anleitung zur Durchführung: [22]
- Glas mit Mineralwasser und 1 bis max. 10 Tropfen flüssigen Cayenne-Extrakt vorbereiten
- Dem aufrecht sitzenden Patienten das Glas unter die Nase halten und ihn über die Nase atmen lassen, bis der Husten von selbst einsetzt; ggf. Flüssigkeit mit einem Löffel umrühren, um den Vorgang zu beschleunigen
- Trinkgefäß in Ausguss entleeren und mit *kaltem* Wasser nachspülen
- Handschuhe ausziehen und die Hände mit kaltem Wasser waschen

Wichtig:
Bei Personen mit Trachealkanüle kann der Hustenreflex mit Capsaicin nur ausgelöst werden, wenn die Kanüle mit einer Kappe verschlossen ist, da es nur im Pharynx und nicht in der Trachea wirkt.

Vorsichtsmaßnahmen:
- Handschuhe tragen
- Raum gut lüften
- Nicht ins Gesicht fassen, Augenkontakt vermeiden
- Reste, auch außen an der Flasche, sorgfältig abwischen
- Nicht mit heißem Wasser nachspülen, da die Dämpfe Husten und Niesen auslösen können.

Huffing

Huffing *(Hauchen)* ist ein forciertes Ausatemmanöver mit offengehaltener Glottis. Durch das Sprechen der Silbe „ha" wird die Stimmritze offengehalten, „ff" am Ende der Ausatmung wirkt wie eine Art PEP-Atmung (➤ 15.2.4) und verhindert einen Bronchialkollaps. Huffing ist weniger anstrengend für den Betroffenen als Husten. Die so entstehende dynamische Kompression befördert die Sekrete aus den kleineren in die größeren Atemwege.

Die **Durchführung:**
- Person sitzt wie beim schonenden Abhusten
- Sie bitten, langsam und tief einzuatmen
- Sie auffordern zu hauchen, also „ha" zu sprechen, zum Ende der Exspiration dann „ff" zu sprechen, danach die Luft 2–3 Sek. lang anzuhalten und den Vorgang zu wiederholen.

Die Technik kann verstärkt werden, wenn die Person die Luft 2-mal kurz und schnell aushaucht, z. B. wie zum Brille putzen. [17]

Husten gegen einen Widerstand

Das **Husten gegen einen Widerstand** fördert ebenfalls das Abhusten von Sekreten. Neben dem Einsatz von einfachen PEP-Geräten (➤ 15.2.4) ist es auch möglich, mit der dosierten Lippenbremse oder gegen den Fausttunnel zu husten. Beim Fausttunnel die Hand zur Faust machen, sodass ein kleiner Tunnel bleibt.

15.6.3 Mechanisch unterstütztes Husten

Beim **mechanisch unterstützten Husten** *(engl. Mechanical Insufflator-Exsufflator, mechanische Insufflation-Exsufflation)* erzeugen Geräte zunächst einen Überdruck und schalten dann schnell auf Unterdruck um. Der Überdruck insuffliert eine Luftmenge in das Bronchialsystem. Die elastischen Rückstellkräfte von Thoraxwand und Lungengewebe bewirken eine stärkere Sekretbewegung aus der Peripherie in die zentralen Atemwege, als Husten aus eigener Kraft. Der anschließende Unterdruck *(Sog)* zieht das Sekret aus der Trachea bestenfalls in den Rachen, von wo es ausgespuckt oder abgeschluckt werden kann. Bei manchen Geräten kann auch zusätzlich eine hochfrequente Oszillation hinzugeschaltet werden *(z. B. CoughAssist® E70)*, die die Mobilisierung der Sekrete verbessern soll. [17, 18]

Insufflation-Exsufflation-Geräte (➤ Abb. 15.18) sind bei Menschen einsetzbar, die eine verminderte oder fehlende Hustenkraft haben und das Sekret auf der letzten Strecke nicht mehr in die Trachea und den Rachen transportieren können. Typischerweise ist dies so bei neuromuskulären Erkrankungen (➤ 17.7) mit einer teilweisen oder vollständigen Lähmung der Atemmuskulatur, z. B. Muskeldystrophien, spinaler Muskelatrophie, amyotropher Lateralsklerose, Guillain-Barré-Syndrom oder hoher Querschnittlähmung (➤ 17.13.2).

Der Einsatz von apparativen Hustenhilfen bei liegender Trachealkanüle wird intensiv beworben, bedarf aber einer kritischen Reflexion – nicht zuletzt auch aus ökonomischen Gründen.

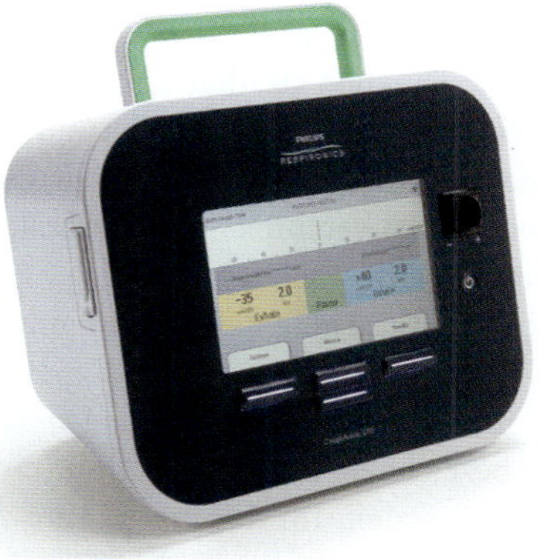

Abb. 15.18 Beispiel für ein Insufflation-Exsufflations-Gerät: *Cough-Assist® E70* [V491]

15

VORSICHT

Kontraindikationen für mechanisch unterstütztes Husten

Kontraindikationen gemäß Herstellerangabe sind:
- Bullöses Lungenemphysem (➤ 9.3.3)
- Chronisch-obstruktive Bronchitis *(COPD,* ➤ 9.3.3)
- Rezidivierender Pneumothorax *(Luft im Pleuraspalt)* oder Pneumomediastinum *(Luft im Mediastinum)*
- Kurzzeitig zurückliegendes Barotrauma (➤ 12.2).

Beim **tracheobronchialen Kollapssyndrom,** einer Instabilität der Atemwege, zieht der Unterdruck den Atemweg zusammen, sodass weder Luft noch Sekret den Verschluss überwinden können. Es besteht dann auch die Gefahr, dass die Trachealwand in die Kanülenspitze eingesogen wird.

Die Anwendung mit Mundstück oder Mund-Nasen-Maske kann bei Menschen mit einer **bulbären Symptomatik** (➤ 17.7.3) zu einer unkalkulierbaren Reaktion des Rachenraums mit Aspiration statt Elimination des geförderten Sekrets führen. Eine bulbäre oder pseudobulbäre Symptomatik entsteht durch eine Störung der Hirnnervensteuerung. Gestört sind die Zungen-, Schlund-, Gaumen- und Kehlkopfmuskulatur einschließlich ihrer Sensibilität. [18]

Nachfolgend wird die Funktion eines Insufflation-Exsufflation-Geräts exemplarisch am Beispiel des *CoughAssist®* der Fa. *Philips Respironics* erläutert. Jeder **Hustenzyklus** besteht aus drei Phasen: Einatmung, Ausatmung, Pause. Die Dauer der einzelnen Phasen jeweils am Gerät einstellen: [19]
- **Einatmung:** Festlegen des positiven Einatemdrucks *(0–70 cmH$_2$O),* des Einatemflows *(niedrig, mittel, hoch)* und der Einatemzeit *(0,1–5,0 Sek.)*
- **Ausatmung:** Festlegen des negativen Ausatemdrucks bzw. Sogs *(0–70 cmH$_2$O)* und der Ausatemzeit *(0,1–5,0 Sek.)*
- **Pause:** Festlegen der Atempause *(0,1–5,0 Sek.).*

Bei Bedarf die Funktion **Oszillation** aktivieren und festlegen, ob diese Schwingungen nur während der Einatmung, der Ausatmung oder während beider Respirationsphasen verabreicht werden sollen. Dabei auch die Schwingungsfrequenz *(1–20 Hz)* und die Amplitude/Ausschlag der Schwingungen *(1–10 cmH$_2$O)* einstellen.

Beim *CoughAssist®* kann ein als *Cough-Trak-Algorithmus* bezeichnete **Triggerfunktion** (➤ 12.4) zugeschaltet werden. Im *Advanced-Auto-Modus* können prä- und posttherapeutische Atemzüge eingestellt werden, die die Atemwegsreinigung verstärken können.

Wie bei allen Medizinprodukten gilt: Anwender müssen in der Anwendung geschult sein und die Gebrauchsanweisung gelesen haben.

Die entsprechende **Geräteeinstellung legt der Arzt fest.** Bei manchen Geräten können mehrere Einstellungen eingespeichert werden, aus denen dann ausgewählt werden kann. Der Betrag des Einatmungsdrucks darf nie höher als der Betrag des Ausatmungssogs sein. Der tatsächliche Über- und Unterdruck ist am Display „Überwachung“ abzulesen. Die Druck- und Sogwerte sind vom Atemwegswiderstand der Person unabhängig. Der Widerstand beeinflusst jedoch das insufflierte bzw. exsufflierte Volumen [19]. Beispiel tracheobronchiales Kollapssyndrom: Die Insufflation mit z. B. 30 mbar generiert, bei der gegebenen Dehnbarkeit von Thorax und Lunge, bei der Person in der vorgegebenen Zeit ein Volumen von 1000 ml. Die Exsufflation mit 30 mbar Sog generiert jedoch wegen des erhöhten Widerstands bzw. Atemwegskollaps nur ein Volumen von 50 ml.

Eine **typische Behandlungssitzung** mit einem Insufflation-Exsufflations-Gerät sieht so aus:
- 4–6 Zyklen = eine Sequenz
- 20–30 Sek. Ruhephase
- Sequenzwiederholung
- Insgesamt 4–6 Sequenzen entsprechen einer Behandlungssitzung.

Wie viele Sequenzen zu absolvieren sind, hängt von der Sekretmenge und der jeweiligen ärztlichen Verordnung ab.

Weitere Insufflation-Exsufflations-Geräte sind u. a.: *PULSAR® Cough, Pegaso® Cough, Nippy Clearway® Cough assistor.*

15.6.4 Absaugen von Atemwegssekreten

Das **Absaugen von Atemwegssekreten** und aspiriertem Fremdmaterial, z. B. Nahrung, stellt eine lebensnotwendige Maßnahme dar, v. a. wenn der Mensch nicht in der Lage ist, selbst ausreichend abzuhusten. Unterbleibt dies, kommt es regional zu Belüftungsstörungen und nachfolgend zu einer Beeinträchtigung des Gasaustauschs sowie zur Ausbildung einer Pneumonie. In den meisten Fällen bleibt das subjektive Warnsymptom einer Dyspnoe aus, so dass der klassischen Beobachtung (Atemfrequenz, Atemtiefe, rasselnde Geräusche (➤ Kap. 8), Temperaturerhöhung,

Pulsoximetrie, ➤ 9.1.6) ein erhöhter Stellenwert zukommt. In der Praxis ist für die Absaugmaßnahme auch der Begriff der **Bronchialtoilette** üblich.

Notwendigkeit des Absaugens über Trachealkanüle

Bei folgenden Symptomen und Situationen besteht die Indikation für das **endotracheale Absaugen:**
Vitale Indikation:
- Scharfes, hochfrequentes Geräusch, bei Inspiration zieht der Thorax nach innen, während sich der Bauch wölbt, zyanotische Gesichtsfarbe
- Weitere Symptome können, müssen aber nicht unbedingt vorkommen: Unruhe, Angst, erhöhte Pulsfrequenz, erhöhter Blutdruck, verminderte Sauerstoffsättigung.

WICHTIG

Sauerstoffsättigung unzuverlässig als Indikator

Die Sauerstoffsättigung (➤ 9.1.6) ist als Indikationsstellung für das Absaugen und als Monitoring während der Absaugung unzuverlässig und der klinischen Beobachtung von Hautfarbe, Atemexkursionen und -geräuschen unterlegen.
- Durch den v. Euler-Liljestrand-Reflex (➤ 9.2.3) wird ein Lungenabschnitt, der nicht mehr belüftet ist (*Totalatelektase,* ➤ 9.2.4), durch Vasokonstriktion sofort nicht mehr durchblutet. Das gesamte Körperblut fließt dann weiterhin durch belüftete Lungenbezirke, die Sättigung bleibt normal. Ist die Sättigung nach einem Absaugvorgang deutlich schlechter als davor, kann eine Atelektase geöffnet worden sein. Die Durchblutung setzt sofort wieder ein, die Belüftung hinkt hinterher. Angezeigt sind dann Anti-Atelektase-Maßnahmen, wie u. a. Atemübungen, atemunterstützende Positionierungen, Vibrationsmaßnahmen oder einfach nur Warten, nicht aber fortgesetztes Absaugen.
- Um häufige Fehlalarme, z. B. durch unruhige Bewegungen, zu vermeiden, haben die Hersteller von Pulsoximetern (➤ 9.1.6) einen Trägheitsalgorithmus eingebaut. Die Anzeige hinkt bis zu 2 Min. dem wahren Wert hinterher. Wird beim Absaugen ein Normalwert angezeigt, kann schon lange eine Zyanose vorliegen. Umgekehrt darf eine niedrige Sättigung nach dem Absaugen nicht zu erneutem Absaugen verleiten, wenn die Haut schon wieder rosig und das Blut damit wieder normal gesättigt ist.

Dringliche Indikation:
- Person wünscht Absaugmaßnahme und äußert Unruhe und Angst
- Sie hüstelt pausenlos und bemüht sich abzuhusten
- Bei rasselnden oder brodelnden Atemgeräuschen
- Bei sichtbarem Sekret in der Trachealkanüle.

Nach Pflegemaßnahmen:
- Auffällige Atemgeräusche nach dem Abklopfen oder einer Vibrationsmaßnahme
- Nach schleimlösenden Maßnahmen, z. B. Inhalieren mit Sole-Lösung, wenn Sekretmobilisation erwartet wird, aber noch nicht hörbar ist
- Nach dem Umpositionieren, weil dabei Sekretmobilisation erwartet werden kann
- Auf Wunsch der Person ohne Zeichen einer Dringlichkeit.

WICHTIG

Absaugen: so oft wie nötig, aber nicht öfter als nötig

Die Häufigkeit richtet sich nach der individuellen Situation. Ein routinemäßiges Absaugen, z. B. einmal pro Schicht, ist heute nicht mehr üblich, es sei denn, es ist als diagnostisches Absaugen verordnet, weil sich die genannten klinischen Zeichen für den Absaugbedarf bei der Person erfahrungsgemäß erst sehr spät bemerkbar machen.

Möglichkeiten und Methoden des Absaugens

Es existieren verschiedene **Möglichkeiten und Methoden des Absaugens:**
- **Absaugen der oberen Atemwege.** Absaugen von Mundhöhle, Nasenhöhle, Rachen
- **Absaugen der unteren Atemwege.** Absaugen von Kehlkopf, Trachea, Bronchialsystem
- **Orales Absaugen.** Absaugen über den Mund
- **Nasales Absaugen.** Absaugen über die Nase
- **Endotracheales Absaugen** *(griech. endo = innen, tracheal = auf die Luftröhre bezogen).* Absaugen in der Luftröhre:
  - Als blindes Absaugen über Nase oder Mund translaryngeal, d. h., es wird versucht, bei tiefer Inspiration den Katheter weit vorzuschieben. Dies gelingt auch Geübten nicht sicher und sollte nur als lebensrettende Notfallmaßnahme

vor drohendem Ersticken, z. B. bei massivem Erbrechen, in Erwägung gezogen werden. Im Zweifel wird eine Notfallbronchoskopie erfolgen müssen.
  - Über einen Endotrachealtubus oder eine Trachealkanüle
- **Bronchoskopisches Absaugen.** Absaugen im Rahmen einer Bronchoskopie
- **Bronchiallavage.** Einbringen von physiologischer Kochsalzlösung über Tubus, Trachealkanüle oder Bronchoskop, um stark eingetrocknetes Bronchialsekret zu lösen. Wegen der Gefahr, auf diesem Wege Keime aus einem Bereich in alle Lungenbereiche zu verschleppen, wird sie nicht mehr empfohlen und der instrumentellen Beseitigung der Vorzug gegeben. Die **bronchialveoläre Lavage** *(BAL)* ist hingegen eine diagnostische Maßnahme aus dem Bereich der Pulmologie zur gezielten Gewinnung von Krankheitserregern oder pathologischen Zellen.

Materialien

Absauggeräte

Es gibt verschiedene Arten von **Absauggeräten:**
- Krankenhäuser betreiben ihre Absauggeräte i. d. R. über einen zentralen Druckluftanschluss *(Sog nach dem Venturi-Prinzip).*
- In der ambulanten Pflege und stationären Altenpflege sind Elektropumpen im Einsatz (➤ Abb. 15.19). Stationäre Absauggeräte werden über das Stromnetz betrieben, mobile Absauggeräte haben einen aufladbaren Akku, der sie netzunabhängig macht.

WICHTIG

Leistungsmerkmal von Absauggeräten

Die Leistung eines Absauggeräts wird als Luftumsatz/Umluftleistung (l/Min.) angegeben. Leistungsmerkmal ist, wie schnell der Sog aufgebaut wird, und nicht der Sog selbst. Für ein effektives Absaugen brauchen Absauggeräte am Aggregat *(Vakuumpumpe)* einen Luftumsatz von ≥ 25 l/Min [20]. Die tatsächliche Umluft- bzw. Sekrettransportleistung an der Absaugkatheterspitze wird physikalisch von der dünnsten Stelle im Schlauchsystem bestimmt.

Absauggeräte sind prinzipiell baugleich und technisch einfach zu bedienen. Mithilfe einer **Vakuumpumpe** im Inneren stellen sie einen Unterdruck her. Die einzelnen **Bedienelemente** sind jeweils:
- Der **Ein-Aus-Schalter** ist i. d. R. ein Kippschalter.
- Das **Manometer** zeigt nur den im Gerät und niemals den endotracheal herrschenden Unterdruck an.
- Der **Vakuumregler** öffnet im Gerät das ansonsten geschlossene Absaugsystem, sodass Nebenluft angesaugt wird. Dadurch wird die Leistung des Gerätes am Absaugschlauch *(Luftmenge pro Zeit)* reduziert.

WICHTIG

Soganzeige am Gerät reziprok (wechselseitig) zum Sog an der Katheterspitze

Selbst testen:
- Kein Schlauch angeschlossen: niedrige Sog-Anzeige, starke Strömung am Lufteinlass.

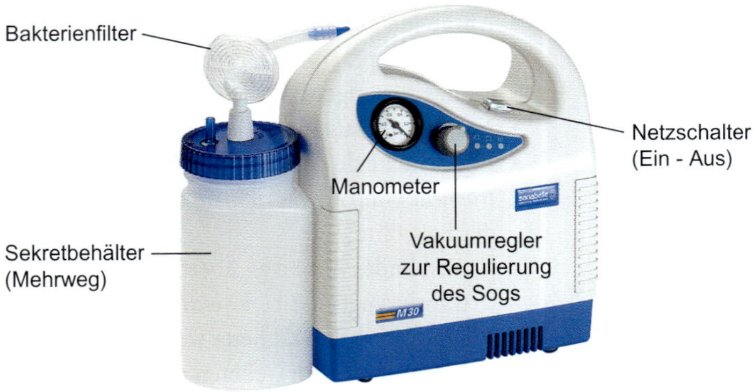

Abb. 15.19 Absauggerät mit Vakuumpumpe für die ambulante Pflege [V105]

- Finger auf Lufteinlass: maximale Sog-Anzeige, keine Strömung am Lufteinlass. Diese Verhältnisse liegen auch vor, wenn Sekret angesaugt wird - der eigentliche Zweck des Absaugens.

Somit wird durch Sogreduktion nicht die Trachealschleimhaut geschützt, sondern durch Verminderung der Sekrettransportleistung der Absaugvorgang unnötig in die Länge gezogen.

Beispiel zur Darstellung der Größenordnungen am Modell:

- 14 Ch-Absaugkatheter: Manometer zeigt 200 mbar (0,2 bar), im Modell werden nur 2 mbar gemessen.
- 8 Ch-Absaugkatheter: Manometer zeigt 400 mbar (0,4 bar), im Modell wird 1 mbar gemessen.

- Ein **Sekretgefäß,** entweder aus Glas, Kunststoff oder als Einmalsystem, sammelt die abgesaugten Sekrete. Manche Geräte haben auch ein Gefäß für Spülwasser oder eine Halterung für ein solches Gefäß.
- Ein **Bakterienfilter** verhindert das Eindringen von Aerosolen mit Krankheitserregern oder Flüssigkeiten in das Gerät und die Abgabe an die Umgebung. Den Filter regelmäßig auf Durchfeuchtung überprüfen und nach Herstellerangabe austauschen.

WICHTIG

Volumen des Sekretgefäßes beeinflusst Leistung

Bei definierter Umluftleistung eines Absauggeräts dauert es umso länger, bis sich die Saugleistung entfaltet, je größer das Sekretgefäß ist. Ein großes Gefäß, halb mit Wasser vorbefüllt, erhöht die Leistung des Absauggerätes durch rascheren Sogaufbau.

Absaugschlauch

Der **Absaugschlauch** wird an das Absauggerät angeschlossen und zwar am Sekretgefäß. Absaugschläuche aus Kunststoff sind als Rollenware erhältlich. Der Vorteil: Die benötigte Länge ist individuell wählbar. Alternativ gibt es auch einzeln verpackte Absaugschläuche unterschiedlicher Längen.

Fingertip

Mit dem **Fingertip** lassen sich Absaugschlauch und -katheter verbinden. Es sind auch Absaugkatheter mit integriertem Fingertip erhältlich.

- **Fingertip geschlossen.** Soll ein Sog an der Spitze des Absaugkatheters aufgebaut werden, muss der Fingertip (mit dem Finger oder angeschweißten Stöpsel) geschlossen werden. Jetzt kommt der Sog des Absauggeräts voll zum Tragen.
- **Fingertip geöffnet.** Ist der Fingertip geöffnet, kommt die Sogwirkung bzw. Luftströmung an der Spitze des Absaugkatheters zum Erliegen, ein Absaugen ist nicht möglich. Wird der Fingertip beim Absaugen geöffnet, kann sich ein Absaugkatheter, der sich z. B. an der Mundschleimhaut angesaugt hat, wieder lösen.
- **Fingertip intermittierend öffnen.** Beim Absaugen von sehr viel Sekret entsteht durch Öffnen und Schließen des Fingertips („Schlürfen") ein Flüssigkeits-Luftgemisch, das die Reibung an der Wand sowie den Strömungswiderstand reduziert. Dadurch beschleunigt sich der Flüssigkeitstransport.

Absaugkatheter

Es gibt verschiedene Arten von **Absaugkathetern.**

- **Standardkatheter:** In verschiedenen Größen mit zentraler Öffnung an der Katheterspitze und meist einer oder zwei kleinen seitlichen Öffnungen (➤ Abb. 15.20). Diese Katheter saugen sich trotz der seitlichen Entlastungsöffnungen an der Trachealschleimhaut fest. Hierdurch kann es zu harmlosen Schleimhautverletzung und Blutungen kommen. Im Jargon werden sie auch als *„traumatische Katheter"* bezeichnet. Vorteil: Wegen der Konzentration des Sogs auf die Katheterspitze haben sie eine bessere Distanzwirkung bei Flüssigkeiten als die atraumatischen Katheter. Nachteil: Bei der endotrachealen Anwendung muss der Fingertip geöffnet werden, um den angesaugten Katheter von der Schleimhaut zu lösen. Wird der Fingertip dann wieder geschlossen, dauert es einige Zeit bis die Saugleistung an der Katheterspitze wieder zur Verfügung steht. Dadurch wird der Absaugvorgang in die Länge gezogen. Aus wirtschaftlichen Gründen sollten diese Katheter beim Absaugen des Nasen-, Rachen- und Mundraums eingesetzt werden, weil hier die Wirkung des atraumatischen Katheters nicht funktioniert.
- **Atraumatische Katheter:** meist mehr als zwei oder hinreichend große seitliche Öffnungen *(Au-*

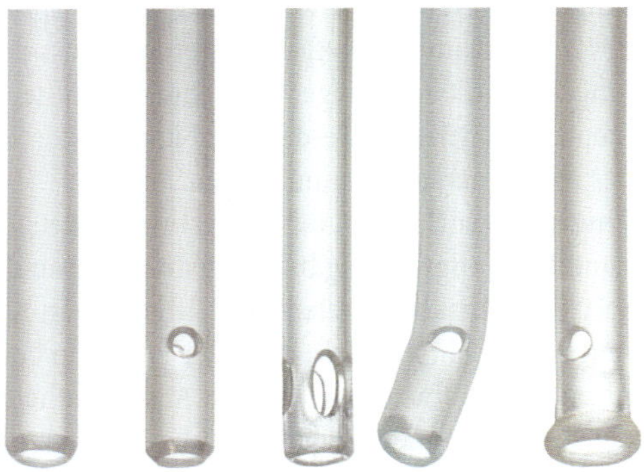

Abb. 15.20 Absaugkatheter. Von links nach rechts: Katheter ohne Augen; Standardkatheter mit 2 kleinen Augen; atraumatischer Absaugkatheter mit 2 oder mehr größeren Augen, die in der Summe größer als die zentrale Öffnung sind; gebogener Absaugkatheter in atraumatischer oder nicht atraumatischer Ausführung; atraumatischer Absaugkatheter mit Wulst an der Katheterspitze. [K115]

gen). Die Fläche der seitlichen Löcher muss größer sein als die zentrale Öffnung (➤ Abb. 15.20), Funktionsweise (➤ Abb. 15.22). Atraumatische Katheter sind z. B. Argyle™ *Gentle-Flow®*, *Trachflow®* und *ProFlo®*. Im Zweifel hilft ein einfacher Test: Die Pflegefachperson setzt den Absaugkatheter an die eigenen Lippen an und schließt den Fingertip. Ob traumatisch oder atraumatisch, wird sofort gespürt, wenn sich der Katheter ansaugt oder nicht. Manche atraumatischen Katheter haben noch zusätzlich einen Wulst an der Katheterspitze (➤ Abb. 15.20), dessen Sinn sich aber nicht recht erschließt.

- **Geschlossenes Absaugsystem** (➤ Abb. 15.21): Wird fast ausschließlich bei intubierten oder tracheotomierten Intensivpatientinnen und -patienten angewendet, die beatmet werden. Dieses spezielle System ist zwischen Tubus/Trachealkanüle und Beatmungsschlauch eingebaut. Der Patient kann abgesaugt werden, ohne ihn von der Beatmung diskonnektieren zu müssen. Zudem hat dieses System durch die Non-touch-Technik hygienische Vorteile. Der vermeintliche Vorteil, die Aerosolbelastung für die Umgebung zu vermeiden, kann auch bei der herkömmlichen Absaugung realisiert werden, wenn über ein Winkelstück mit Absaugöffnung abgesaugt wird (➤ Abb. 15.23).

Absaugkatheter gibt es in verschiedenen **Größen,** die farblich kodiert sind. Maß für das Kaliber von Kathetern ist *Charrière.* Die Größe so klein wie möglich wählen: Ein kleinlumiger Absaugkatheter, Ch 8–10, ist ausreichend und verlegt den Atemweg nicht (➤ Abb. 15.24). Die Spontanatmung ist während des Absaugens nicht behindert. Kommt eine Tubusverlängerung mit Winkelstück und Absaugöffnung zum Einsatz (➤ Abb. 15.23), muss die Beatmung nicht unterbrochen werden. Darum ist auch der Absaugvorgang nicht vorzeitig zu unterbrechen, um eine Belüftung zu gewährleisten.

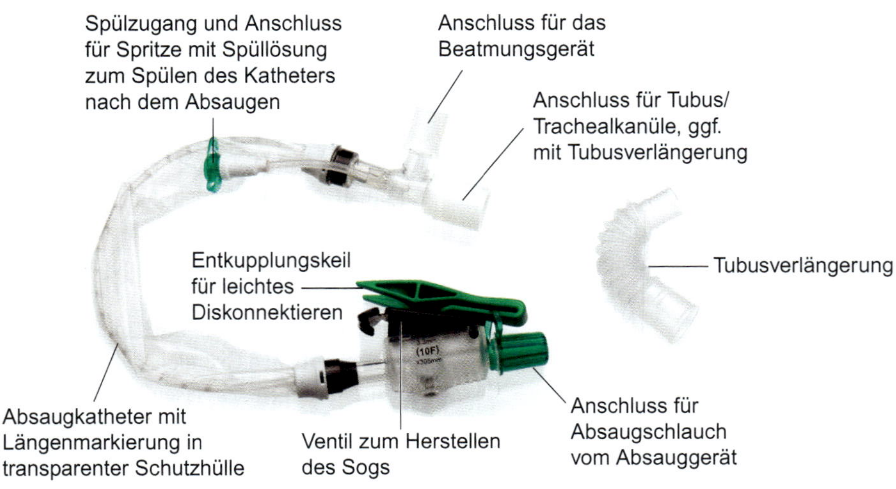

Abb. 15.21 Geschlossenes Absaugsystem [V973, M548]

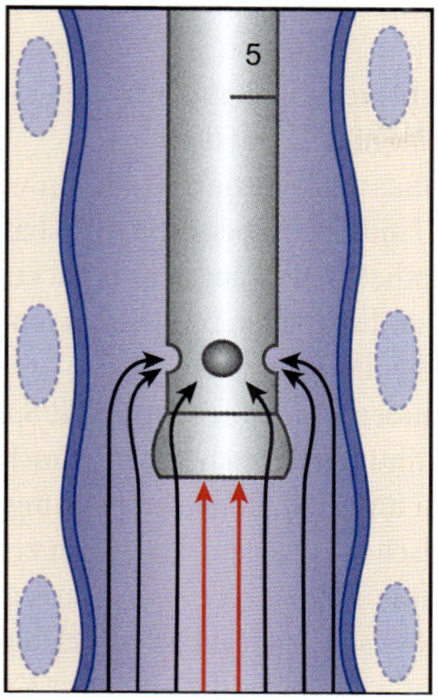

Abb. 15.22 Wirkungsweise eines atraumatischen Katheters. Durch die genügend großen oder zahlreichen seitlichen Öffnungen wird seitlich so viel Luft angesaugt, dass ein Ansaugen der Katheterspitze an die Schleimhaut verhindert wird. Der Fingertip muss im Hohlsystem (Kanüle, Tubus, Trachea) lt. Hersteller stets geschlossen sein, nicht jedoch z. B. im Mundraum. Vorteil gegenüber dem nicht atraumatischen Katheter (das Trauma kann vernachlässigt werden) ist die Verkürzung der Absaugzeit, weil der Sogaufbau durch häufiges Öffnen des Fingertips nicht ständig unterbrochen werden muss. [L143]

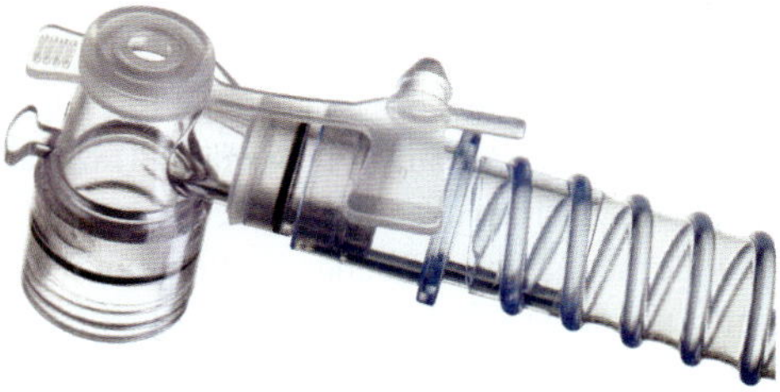

Abb. 15.23 Tubusverlängerung mit Winkelstück mit Absaugöffnung [K115]

Weitere Materialien

- Materialien für die Mund- und Nasenpflege
- Gleitmittel, ggf. mit anästhesierender Wirkung *(z. B. Xylocain-Gel®)*, zum Absaugen über Mund und Nase oder sterile physiologische Kochsalzlösung zum Anfeuchten des Katheters
- Schutzhandschuhe. Die *KRINKO* empfiehlt keimarme Handschuhe, ohne dies zu spezifizieren [20]. Wegen der unklaren Beweislast sind handelsübliche, sterile, einzeln verpackte Handschuhe zum Absaugen der unteren Atemwege als Pflegestandard einzusetzen
- Abwurfbehälter

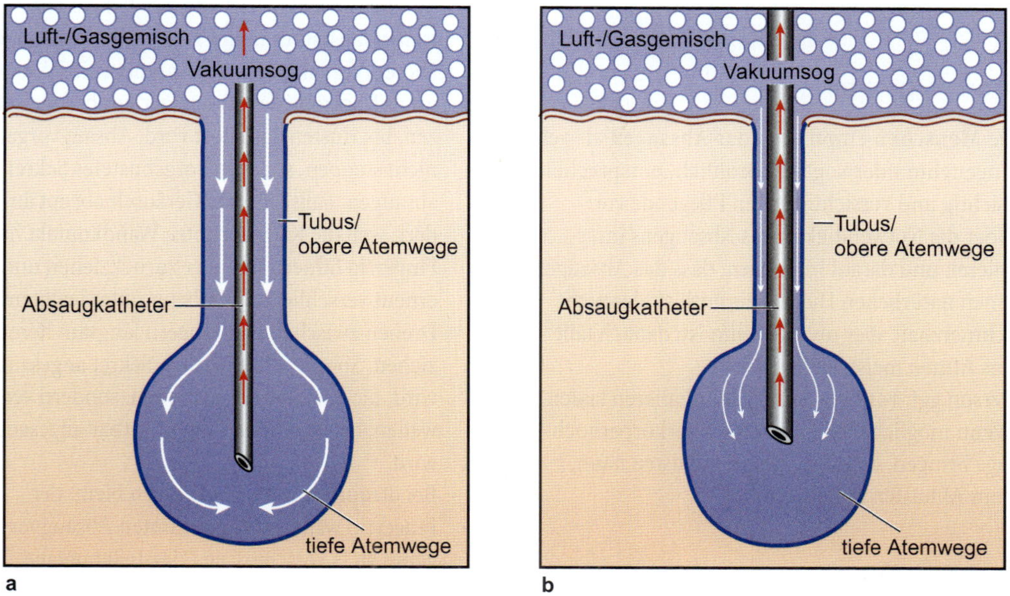

Abb. 15.24 Unterschiedlich große Absaugkatheter. [L143]
a) Beim kleinlumigen Absaugkatheter bleibt die Atmung auch während des Absaugens möglich.
a) Bei einem großlumiger Absaugkatheter ist das nicht oder nur unzureichend der Fall.

- Behälter mit Wasser zum Durchspülen des Absaugschlauchs, nicht des Katheters
- Mund-Nasen-Schutz, besser noch mit integriertem Visier, beim Absaugen über offene Trachealkanüle wegen Tröpfchenbildung beim Husten [20]. Bei aerogen übertragbaren Infektionen sind zusätzliche Schutzmaßnahmen zu ergreifen (➤ 5.2.2, ➤ 5.7.2).

Durchführung

Material vorbereiten

Zu jedem Schichtbeginn **Funktionstüchtigkeit** des Absauggeräts überprüfen:

- Absauggerät einschalten und vergewissern, dass der Vakuumregler, i. d. R. durch Drehen im Uhrzeigersinn bis zum Anschlag, geschlossen ist.
- Schlauch zwischen Gerät und Auffangbehälter abknicken. Es muss sofort ein Sog von knapp 0,8 bar (800 mbar) entstehen.
- Fingertip verschließen und Absaugschlauch an der zentralen Öffnung mit dem Finger zuhalten. Wenn der Absaugschlauch halb durchhängt, muss bei Erreichen des max. Sogs von 0,8 bar der Schlauch am Finger hängen bleiben.

Person vorbereiten

Viele **Menschen** empfinden das Absaugen als sehr unangenehm oder sogar bedrohlich, entsprechend umsichtig und vorsichtig gehen Pflegende vor:

- Über die Notwendigkeit des Absaugens informieren und darauf hinweisen, dass das Absaugen einen natürlichen Hustenreiz auslöst, der nicht schmerzhaft aber unangenehm ist; danach fällt das Atmen meist leichter.
- Person ggf. vor dem Absaugen inhalieren lassen.
- Wenn möglich, Person in eine Oberkörperhochlage bringen, damit sie besser abhusten kann, zum Abhusten auffordern.

Endotracheales Absaugen über eine Trachealkanüle: Prinzipien

- Verpackung des Absaugkatheters an der dafür vorgesehenen Stelle am hinteren Ende wenige Zentimeter öffnen, Katheter fest auf den Fingertip stecken
- Absaugschlauch mit dem noch verpackten Katheter ablegen, z. B. auf dem Bett
- Schutzhandschuhe anziehen, einzeln verpackten sterilen Handschuh über die Arbeitshand ziehen
- Absaugkatheter steril aus der Verpackung entnehmen und so greifen bzw. verkürzen, dass er anschließend nicht unsteril wird
- Mit der anderen Hand feuchte Nase, Sprechventil oder Beatmungsschlauch von der Trachealkanüle entfernen und z. B. auf der Verpackung des sterilen Handschuhs ablegen; lassen sich erfahrungsgemäß diese Teile schwer lösen, muss dies vor Anlegen des sterilen Handschuhs erfolgen
- Absaugkatheter vorsichtig und ohne Kraftaufwand mit Sog in die Trachealkanüle einführen, dabei Schlaufe zwischen Ring- und kleinem Finger nach und nach freigeben:
  - Bei **Standardabsaugkathetern** kontrolliert ein Finger die Öffnung des Fingertips. Der Finger wird erst dann kurz gelöst, wenn sich der Katheter offensichtlich an der Schleimhaut festgesaugt hat. Den Katheter **unter Sog** mit zwischen Daumen und Zeigefinger drehenden Bewegungen langsam durch die Kanüle führen, um dort so viel Sekret wie möglich zu entfernen, anstatt es in die Trachea vorzuschieben. Diesen Vorgang über die Kanülenspitze hinaus unter Kontrolle des Absauggeräusches fortsetzen, bis Husten ausgelöst wird. Absaugvorgang nicht stoppen, sondern vorgehustetes Sekret absaugen. Falls sich das Geräusch abrupt ändert, weil die Katheterspitze Wandkontakt hat, Fingertip öffnen, Katheter zurückziehen und erneut verschließen. Katheter unter leichtem Drehen zwischen den Fingern langsam herausziehen. Sobald offensichtlich Sekret angesaugt wird, nicht weiter herausziehen, sondern verweilen, bis kein Sekret mehr hörbar angesaugt wird.
  - Bei **atraumatischen Kathetern** bleibt der Fingertip während des gesamten Absaugvorgangs stets verschlossen (Herstellerangabe). Ansonsten unterscheidet sich der Vorgang nicht von dem mit Standardkatheter, ist aber effizienter.

WICHTIG

Vorteil das atraumatischen Absaugkatheters

Dieser Katheter kann sich nicht ansaugen (➤ Abb. 15.22), sodass der Fingertip durchgängig geschlossen sein kann. Das hat auch den Vorteil, dass der Absaugvorgang beträchtlich verkürzt werden kann, denn es geht keine Zeit durch Sogunterbrechung und erneuten Sogaufbau verloren.

WICHTIG

Weiteres Absaugen?

Nach dem Entfernen des Katheters Person fragen, ob weiteres Absaugen gewünscht wird bzw. das Atemgeräusch kritisch beurteilen. Mit demselben Katheter kann, wenn außen sauber, ein weiteres Mal abgesaugt werden. Wenn er außen mit Sekret belegt ist, einen neuen Katheter verwenden. In diesem Fall besteht die Indikation zur Sekretolyse.

- Absaugkatheter um die Finger wickeln, dann vom Fingertip entfernen
- Sterilen Handschuh über den aufgewickelten Absaugkatheter stülpen, verwerfen
- Absaugschlauch mit Leitungswasser durchspülen und durch Anheben des gesamten Schlauchs über das Niveau des Absaugkatheters sicherstellen, dass im Schlauch keine Wasserpfütze verbleibt
- Handschuhe ausziehen und hygienische Händedesinfektion durchführen.

WICHTIG

Beobachtungen während und nach dem Absaugen

- Kann/konnte die Person abhusten?
- Können die Atemwegssekrete abgesaugt werden?
- Wie sieht das abgesaugte Sekret aus und welche Konsistenz hat es, z. B. gelblich, blutig, weißlich, flüssig oder zäh?
- Wie toleriert die Person den Absaugvorgang?
- Gibt es Zeichen für Komplikationen, z. B. starken Hustenreiz, Zyanose, Atemstörungen, Bewusstseinsveränderungen?
- Wie hoch sind Puls und Sauerstoffsättigung während und nach dem Absaugen?

WICHTIG

Endotracheales Absaugen individualisieren

Es ist fachlich nicht korrekt, alle Menschen nach „Schema F" abzusaugen. Vielmehr bestimmt die jeweilige individuelle Situation die:

- Größe des Absaugkatheters
- Absaugtiefe
- Absaugdauer
- Notwendige Hygienemaßnahmen.

Für jede Person ist das fachlich richtige und notwendige Absaugen festzulegen und zu dokumentieren. Im Rahmen der Einarbeitung neuer Mitarbeiter **muss** das endotracheale Absaugen einen besonderen Schwerpunkt einnehmen.

WICHTIG

Weitere Prinzipien beim Absaugen

- **Das Sekret** muss viskös, also „glibberig", nicht flüssig sein, denn nur so kann der Absaugkatheter die Sekretfäden aus der Tiefe nach oben ziehen. Das bedeutet: Inhalationen und Sekretolytika nach Bedarf anwenden.
- **Sog begrenzen ja oder nein?** Nur wenn sich ein Absaugkatheter festgesaugt hat, den Bypass am Fingertip lösen. Für eine Sogbegrenzung über den Vakuumregler gibt es keine Indikation. Im Gegenteil: Durch eine Sogbegrenzung – im Gegensatz zur temporären Öffnung am Fingertip – wird die Leistung des Geräts dauerhaft herabgesetzt. Erreicht der Katheter das Sekret, bewegt sich dieses mit wenigen Zentimetern pro Sek. im Katheter Richtung Auffanggefäß, weil sich kein maximaler Sog aufbauen kann, was ja bezweckt ist. Das verlängert den Absaugvorgang für die Person unnötig.
- **Die Absaugtiefe** ist abhängig von der individuellen Situation: Bei Hustenreflex kurz unterhalb/in der Kanüle absaugen, bei fehlendem Hustenreflex dort absaugen, wo das Sekret hörbar liegt.
- **Absaugdauer?** Bei kleinen Absaugkathetern kann die Person neben dem Absaugen weiteratmen oder beatmet werden (Absaugen über Tubusverlängerung mit Winkelstück und Absaugöffnung), der Absaugvorgang kann so lange erfolgen wie erforderlich, um alles Sekret zu entfernen.
- **Häufiges Absaugen** reizt die Schleimhäute und regt die Sekretproduktion an, was bedeutet: So häufig wie nötig, aber so wenig wie möglich absaugen und den Absaugvorgang so effektiv und so schonend wie möglich durchführen.

Auch diese Aspekte machen deutlich, dass es keinen allgemeingültigen „Standard Endotracheales Absaugen" geben kann.

Komplikationen

Komplikationen (➤ Tab. 15.2) sind grundsätzlich möglich, sorgfältiges und korrektes Handeln helfen jedoch, diese weitgehend zu vermeiden. Das Absaugen muss unter Anleitung einer erfahrenen Pflegefachperson erlernt werden.

15.7 Organisation der Atmungstherapie

DEFINITION

Atemtherapie: Teilbereich der Physiotherapie. Umfasst physiotherapeutische Maßnahmen zur Verbesserung der Atmung(ssituation). Wird von Physiotherapeutinnen und -therapeuten und Pflegefachpersonen ausgeführt, ggf. nach Anleitung. Im weitesten Sinne alle prophylaktischen und therapeutischen Maßnahmen, die der Atemunterstützung und -förderung dienen (➤ 15.2, ➤ 15.3, ➤ 15.4, ➤ 15.5, ➤ 15.6).

Atmungstherapie: Gesamtheit der diagnostischen und therapeutischen Verfahren, die die Atmung, die Atmungsorgane und deren Erkrankungen betreffen. Spezialisierte interdisziplinäre Therapie, die sich auf die komplexe Betreuung von Menschen mit akuten oder chronischen Atemstörungen, insbesondere auch auf beatmungspflichtige Menschen, konzentriert.

Der rasche Fortschritt der modernen Medizin führt dazu, dass auch schwerste akute Erkrankungen immer häufiger überlebt und einer chronischen, fortschreitenden Erkrankung immer effektiver begegnet wird. Die Folge sind oft gravierende chronische, respiratorische Folgeprobleme für den Rest des Lebens, bei deren Behandlung die **Atmungstherapie** und Atmungstherapeutinnen und -therapeuten eine sehr wichtige Rolle spielen.

Berufsbild Atmungstherapeut/-in (Respiratory Therapist)

Inzwischen bieten verschiedene Anbieter für Pflegefachpersonen, Physiotherapeutinnen und -therapeuten sowie Logopädinnen und Logopäden mit Berufserfahrung eine etwa 2-jährige berufsbegleitende **Weiterbildung Atmungstherapeut/in** an. Die Stundenzahl, der Aufbau der Weiterbildung und die Kosten variieren, da die Weiterbildung zum **Respiratory Therapist** in Deutschland nicht einheitlich geregelt ist.

Seit einigen Jahren gibt es auch die Möglichkeit eines **Bachelor-Studiums** *(Abschluss Bachelor of Science/B.Sc. Schwerpunkt Atmungstherapie).* Dafür haben sich Weiterbildungsanbieter mit Hochschulen zusammengeschlossen.

Atmungstherapeuten verfügen über ein umfassendes Wissen bezüglich Atmungsphysiologie, Atmungsstörungen, diagnostischer und therapeutischer Verfahren sowie Pflege und Betreuung für klinische und außerklinische Tätigkeitsfelder. Sie arbeiten als Schnittstelle zwischen der Pflege und dem ärztlichen Dienst.

Aufgaben von Atmungstherapeutinnen und -therapeuten sind – abhängig vom Arbeitsort:

- Atemtherapie und Atemschulung
  - Durchführung von gezielten Atemübungen zur Verbesserung der Lungenfunktion, z. B. Lippenbremse, dosierte Lippenbremse, PEP-Geräte (➤ 15.2.3, ➤ 15.2.4, ➤ 15.2.5, ➤ 15.2.6, ➤ 15.2.7)
  - Unterstützung der Mobilisation von Sekret durch Lagerungstechniken, Vibrationsmassagen oder Hustentraining (➤ 15.5)
  - Vermittlung von atemerleichternden Positionen im Alltag (z. B. Kutschersitz, Torwartstellung, ➤ 15.3)
- Beatmungstherapie (➤ Kap. 12)
  - Einstellung, Anpassung und Überwachung von invasiver oder nichtinvasiver Beatmung
  - Erkennen und Beheben von Beatmungskomplikationen
  - Durchführung von Weaning-Maßnahmen (➤ 12.10)
  - Schulung von Pflegefachpersonen und Angehörigen im Umgang mit Beatmungsgeräten, z. B. bei Heimbeatmung
- Atemgasklimatisierung und Inhalationstherapie (➤ Kap. 13)
  - Auswahl und Anwendung geeigneter Inhalationsgeräte, Optimierung der Inhalationstechnik einschl. Patientenanleitung
  - Beratung zur Medikamenteneinnahme und Wirkung u. a. bei COPD, Mukoviszidose (z. B. Bronchodilatatoren, Kortikosteroide)
- Monitoring und Diagnostikunterstützung (➤ 9.1)

Tab. 15.2 Komplikationen, die beim Absaugen auftreten können und prophylaktische Maßnahmen dazu

Art der Komplikation	Prophylaktische Maßnahmen
Infektion der unteren Atemwege	• Täglich Bakterienfilter auf Durchfeuchtung und Verschmutzung kontrollieren, Wechsel nach Hygienestandard und Herstellerangaben • Für einen wiederholten Absaugvorgang bei äußerer Verschmutzung einen neuen Absaugkatheter verwenden • Absaugkatheter, mit denen bereits Mund und Nase abgesaugt wurden, nicht zum endotrachealen Absaugen verwenden • Absaugzubehör nach einrichtungsinternem Hygienestandard und Herstellerangaben ver- und entsorgen, aufbereiten und wechseln
Kontamination der Umgebung und des Personals mit Atemwegssekreten und -keimen	• Persönliche Schutzausrüstung *(PSA)* mit Schutzkittel, Handschuhen, Mund-Nasen-Schutz tragen • Mit Sekret kontaminierte Oberflächen wischdesinfizieren • Beim Entleeren des Sekretglases Schutzhandschuhe tragen, Verspritzen in die Umgebung vermeiden • Tägl. Wischdesinfektion des Absauggeräts inkl. des Absaugschlauchs durchführen
Verletzung der Schleimhaut in den Atemwegen	• Nur absaugen, wenn notwendig • Atraumatische Absaugkatheter verwenden • Absaugkatheter nicht zu groß und unflexibel wählen • Absaugkatheter nicht gewaltsam einführen und vorschieben, diesen ggf. gleitfähig machen • Bei Standardsaugkathetern Sog über Fingertip bei Schleimhautkontakt unterbrechen • Bei Blutungen insbesondere unter Antikoagulanzien-Therapie Arzt informieren (Überdosierung?)
Heftiger Hustenreiz mit Gefahr des Erbrechens und Aspirationsgefahr	• Absaugvorgang abbrechen, Person aufrecht hinsetzen und beruhigen, ggf. Absaugvorgang noch einmal wiederholen • Wenn PEG vorhanden, einen Sekretbeutel anschließen, um geschluckte Luft auszuleiten, die oft Ursache des Erbrechens ist • Grundsätzlich ist Husten erwünscht, weil Sekrete aus den tieferen Atemwegen nach oben gehustet werden und dann abgesaugt werden können.
Bei massivem Erbrechen	• Seitenlagerung, um Erbrochenes ablaufen zu lassen • Magen über PEG entleeren • Bei ungeblockter Kanüle mit Sprechventil oder Kappe ausgiebig abhusten lassen • Erst wenn sich das Husten beruhigt hat, endotracheal eine Absaugkontrolle vornehmen • Niemals bei Erbrechen reflexhaft die Kanüle öffnen und absaugen, weil auf diesem Wege die Schutzmechanismen genommen werden und Erbrochenes in die Lunge gezogen wird.
Bronchospasmus (➤ 23.1.6)	Bei Menschen mit hyperreagiblem Bronchialsystem (z. B. bei Asthma, COPD, Kinder während eines viralen Infekts) Bronchospasmolytikum (➤ 22.2.3) als Dosieraerosol bereithalten.
Laryngospasmus (bei transoraler Absaugung ohne liegende Trachealkanüle)	Entsteht durch laryngeale Reizung mit dem Katheter und macht sich durch Stridor bemerkbar. Unbedingt vermeiden! Maßnahme: Kräftiger Zug am Unterkiefer (Esmarch-Handgriff) bis sich der Spasmus löst.
Heraushusten/Herausrutschen der Trachealkanüle	Vor jedem Absaugvorgang sicheren und korrekten Sitz der Trachealkanüle überprüfen.

- Überwachung von Vitalzeichen, Sauerstoffsättigung (SpO_2), Blutgaswerten (BGA), Kapnometrie
- Unterstützung bei Lungenfunktionsprüfungen (z. B. Spirometrie)
- Dokumentation und Bewertung von Therapieerfolgen (z. B. Belastungstoleranz, Atemarbeit)
- Maßnahmen zum Sekretmanagement (➤ 15.5)
- Patientenschulung und Beratung
  - Aufklärung über die Erkrankung und deren Verlauf
  - Anleitung im Umgang mit Hilfsmitteln wie Sauerstoffgeräten, Inhalatoren, Heimbeatmungsgeräten
  - Schulung zur Selbsthilfe: Erkennen von Notfallsymptomen, richtige Reaktion bei akuter Atemnot
  - Vermittlung eines gesundheitsfördernden Lebensstils (z. B. Raucherentwöhnung, Bewegung)
- Interdisziplinäre Zusammenarbeit
  - Teilnahme an Visiten und Besprechungen im interprofessionellen Team.
  - Enge Abstimmung mit Ärzten/Ärztinnen, Pflegefachpersonen, Physiotherapeutinnen/-therapeuten, Logopädinnen/Logopäden und Sozialdiensten
  - Beratung bei der Entlassungsplanung (➤ Kap. 6) und Überleitung in die ambulante bzw. außerklinische Versorgung.

WICHTIG

Foren und Informationsmöglichkeiten für Atmungstherapeutinnen und -therapeuten

- Deutsche Gesellschaft für Atmungstherapie e. V., www.atmungstherapeuten-dga.de
- Deutsche Gesellschaft für Pneumologie e. V. – Fort- und Weiterbildung Gesundheitsfachberufe, www.pneumologie.de/fort-weiterbildung/gesundheitsfachberufe

LITERATURVERZEICHNIS

[1] Luftfeuchtigkeit-Raumklima. Aus: www.luftfeuchtigkeit-raumklima.de (letzter Zugriff: 17.6.2025).

[2] Leichter atmen bei Lungen- und Bronchialerkrankungen. Sport bei COPD – So bleiben Sie in Bewegung! Aus: www.leichter-atmen.de/copd-sport-bewegung (letzter Zugriff: 17.6.2025).

[3] van Gerstel A, Teschner H. et al. Physiotherapie bei chronischen Atemwegs- und Lungenerkrankungen. 2. A. Heidelberg: Springer, 2015.

[4] Lungentrainer.de. Portal, das eine große Anzahl von einfachen Atemtrainern vorstellt. Aus: www.lungentrainer.de (letzter Zugriff: 17.6.2025).

[5] Neubauer P. Atemtherapie mit EzPAP®. Pflegen Intensiv. 2012; (3): S. 38–41.

[5a] EzPAP™ Airway Therapy System. Aus: www.icumed.com/products/airway-management/respiratory/lung-expansion/ezpap-airway-therapy-system/ (letzter Zugriff: 17.6.2025).

[6] Keifert H. Das Beatmungsbuch. 7. A. Elchingen: WK-Verlag, 2019.

[7] Schäfer S, Kirsch F, Scheuermann G, Wagner R. Fachpflege Beatmung. 9. A. München: Elsevier Urban & Fischer, 2023

[8] Asthma.de. Kutschersitz, Lippenbremse + Co. Aus: www.asthma.de/behandlung/selbsthilfe (letzter Zugriff: 17.6.2025).

[9] Bienstein C, Fröhlich A. Basale Stimulation in der Pflege - Die Grundlagen. 9. A. Bern: Huber, 2021.

[10] Schürenberg A., Nydal P. Altes und Neues zur Atemstimulierenden Einreibung. Teil 1 und 2. Die Schwester/Der Pfleger. 2004; (7) und (8): S. 500–503 bzw. S. 586–589.

[11] Sonn A. et. al. Wickel und Auflagen – Naturheilkundliche Pflegemethoden erfolgreich anwenden, 4. A. Stuttgart: Thieme, 2014.

[12] BG Klinikum Hamburg. Anwendung heiße Rolle. Aus: www.youtube.com/watch?v=UitRDbzjd-w (letzter Zugriff: 17.6.2025).

[13] Hüter-Becker A., Dölken M. Physiotherapie in der Inneren Medizin, 3. A. Stuttgart: Thieme, 2017.

[14] Schwabbauer R, Riesen R. Sekretmanagement in der Beatmungsmedizin. 2. A. Bremen: Uni-Med., 2013.

[15] Produktinformation „The Vest™" – Therapiesystem zur Freihaltung der Atemwege der FA. Hill-Rom. Aus: hul.de/wp-content/uploads/2014/10/Prospekt_the-vest_p105-g-low.pdf (letzter Zugriff: 17.6.2025).

[16] Benutzerhandbuch The Vest ™. Aus: www.hillrom.co.uk/content/dam/hillrom-aem/emea/en/marketing/products/the-vest-system%2C-model-205/documents/150589__8_.pdf (letzter Zugriff: 17.6.2025).

[17] Krenek B. Atem-Physiotherapie. München: Elsevier, 2023.

[18] Produktbroschüre zum CoughAssist von Philips Respironics. Aus: www.philips.com/c-dam/b2bhc/de/sites/sekretmanagement/cough-assist.pdf (letzter Zugriff: 17.6.2025).

[19] Gebrauchsanweisung CoughAssist E70. Aus: hul.de/wp-content/uploads/2014/10/CoughAssist-E70-Manual-German.pdf (letzter Zugriff: 17.6.2025).

[20] Deutsche Gesellschaft für Pneumologie und Beatmungsmedizin e.V.: S2k-Leitlinie Nichtinvasive und invasive Beatmung als Therapie der chronischen respiratorischen Insuffizienz. Stand 2017. S. 22 ff.

Aus: www.awmf.org/leitlinien/detail/ll/020-008.html (letzter Zugriff: 22.7.2025).

[21] Lüthi-Müller E., Diesener P.: Capsaicin bei Schluckstörungen, Medizinische Monatsschrift für Pharmazeuten, 2024; 7(11): S. 400–406

[22] Faltblatt Klinik Valens/Schweiz: Anwendungsanleitung zur Hustenstimulation mit Capsaicin-Aerosol. Aus: https://dysphagie-netzwerk-suedwest.de/wp-content/uploads/2025/07/ManualCayenneAerosolValens.pdf (letzter Zugriff: 28.7.2025).

WEITERFÜHRENDE LITERATUR

Krenek B. Atem-Physiotherapie. München: Elsevier 2023.

Rutte R, Sturm S. Atemtherapie, 4. A. Berlin: Springer, 2024.

Alle verwendeten Quellen sind auch als weiterführende Literatur geeignet.

KAPITEL 16

Silvia Ferreira

Besonderheiten bei der Betreuung und Pflege von Kindern mit Tracheostoma und Beatmung

WICHTIG

Kinder sind keine kleinen Erwachsenen

Kinder sind eine besondere Patientengruppe in der außerklinischen Intensivpflege. Es ist notwendig die **Besonderheiten** der Anatomie, Physiologie, Pathophysiologie und die daraus folgenden therapeutischen und pflegerischen Konsequenzen zu kennen – in Abgrenzung zu Erwachsenen.

Im Mittelpunkt der pflegerischen Versorgung steht u. a. auch die Kommunikation mit den Eltern, die in der Regel die Erziehungsberechtigten und damit die Entscheidungsbefugten sind. Auch das Einbeziehen der Eltern in therapeutisch-pflegerische Tätigkeiten bzw. das Anleiten für die Entlassung nach Hause sind zentrale Aufgaben von Pflegefachpersonen in diesem Versorgungsbereich.

16.1 Anatomische und physiologische Besonderheiten des kindlichen Atemwegs

Die **Anatomie und Physiologie** von **Säuglingen und Kleinkindern** unterscheidet sich teilweise von der Erwachsener: [1]

Tab. 16.1 Länge und Durchmesser der Trachea bei Kindern [1]

Alter	Länge der Trachea	Durchmesser der Trachea
Neugeborenes	4 cm	3–4 mm
1. Lebensjahr	4,5 cm	6,5 mm
6. Lebensjahr	6 cm	9 mm
12. Lebensjahr	6,5 cm	10–12 mm

- Säuglinge und Kleinkinder sind physiologischerweise **Nasenatmer,** bei Verlegung von Nase und Nasopharynx kommt es schnell zu einer obstruktiven Ventilationsstörung (➤ 9.2.1). Aus diesem Grund ist es wichtig, den Nasenweg möglichst freizuhalten.
- Der **Kehlkopf** ist auf Höhe des 3.–4. Halswirbelkörpers und damit höher als beim Erwachsenen.
- Die engste Stelle der oberen Atemwege ist bis etwa zum 9. Lebensjahr der **Ringknorpel** *(subglottisch),* der wie ein physiologischer Cuff wirkt. Daher sind geblockte Trachealkanülen bei Kindern oft nicht notwendig.
- Die **Trachea** ist kurz, der Trachealdurchmesser ist eng (➤ Tab. 16.1).
- Das **Bronchialsystem** ist eng, was an sich schon zu einem hohen Atemwegswiderstand (➤ 7.6.4) führt. Eine zusätzliche Verengung, z. B. durch Bronchospasmus, Schleimhautschwellung (Schleimhäute sind empfindlich und reagieren schnell mit Ödembildung/Schwellung) oder Sekrete, erhöht die Atemarbeit immens und führt schnell zu einer bedrohlichen obstruktiven Ventilationsstörung.
- Die **Compliance der Lunge** *(Dehnbarkeit,* ➤ 7.6.4) ist v. a. bei Früh- und Neugeborenen noch gering und nimmt erst mit dem Alter zu. Demgegenüber ist der noch elastische Thorax sehr dehnbar. Das hat eine erhöhte Atelektasengefahr (➤ 9.2.4) zur Folge, weil durch die hohe Rückstellkraft des Thorax bei der Ausatmung, bei gleichzeitig geringer Dehnbarkeit der Lunge, ein Kollaps der kleinen Bronchien am Ende der Ausatmung schneller geschieht. Deshalb ist der alveolenstabilisierende Effekt des Surfactants (➤ 7.2.5) von besonderer Bedeutung.
- Die **Rippen** verlaufen horizontal und die Interkostalmuskulatur ist noch nicht sehr stark ausgebildet, sodass sich bei Atemnot der Thorax nicht deutlich mehr heben kann.
- Das **Zwerchfell** als Hauptatemmuskel hat einen noch geringen Anteil an Typ-1-Muskelfasern *(hohe Kapazität bei geringer Ermüdbarkeit).* Das bedeutet, sehr kleine Kinder erschöpfen schnell bei Atemnot. Das ist insbesondere der Fall, wenn die Zwerchfellatmung behindert ist, z. B. bei Überblähung des Abdomens.
- Säuglinge und Kleinkinder haben gegenüber Erwachsenen eine höhere **Atemfrequenz** (➤ Tab. 16.2), bedingt durch einen höheren Sauerstoffverbrauch *(2–3-mal höher bezogen auf das Körpergewicht),* ebenso ist die Kohlendioxidproduktion erhöht.
- Säuglinge und Kleinkinder haben ein großes Abdomen und im Verhältnis dazu kleine Lungen. Das bedingt eine kleinere **funktionelle Residualkapazität** (*FRC* ➤ 7.6.5) als beim Erwachsenen.
- Eine **normale Körpertemperatur** ist grundlegend für eine intakte zentrale Atemregulation. Eine Hypothermie führt zur Hypoventilation.
- Das **Atemzugvolumen** *(V_t)* ist in jedem Alter gleich und beträgt auch bei Kindern 6–7 ml/kg KG. Auch der **anatomische Totraum** (➤ 7.6.6) ist immer gleich und beträgt 2 ml/kg KG oder etwa ⅓ des Atemzugvolumens. [1]

WICHTIG

Zeichen der Atemnot bei kleinen Kindern erkennen

Säuglinge können – anders als ältere Kinder und Erwachsene – nicht das Atemzugvolumen steigern, sondern müssen ihre Atemfrequenz erhöhen. Der knöcherne Thorax ist noch sehr elastisch und gibt bei forcierter Atmung leicht nach, was dann die Effektivität des Zwerchfells herabsetzt. Sichtbar ist das an paradoxen Atembewegungen mit Einziehungen bei der Inspiration im Bereich Rippen und Epigastricum *(Oberbauch),* der sog. **paradoxen Atmung.** Die Folge ist eine insuffiziente Ventilation (➤ 7.6.3) mit nachfolgender Hypoxämie (➤ 7.8.1). [1]

Hinzu kommen: [1]

- Tachypnoe, altersabhängig erhöhte Atemfrequenz (➤ Tab. 16.2)
- Nasenflügeln *(Aufblähen der Nasenflügel)*
- Exspiratorisches Stöhnen durch reflexgesteuerte Einengung der Stimmritze, die dem exspiratorischen Kollaps der Alveolen entgegenwirkt
- Abgeschwächtes Atemgeräusch
- Blassgraue Hautfarbe
- Zyanose.

Tab. 16.2 Norm- und Grenzwerte für die Spontanatmung bei Kindern [1]

Alter	Norm (AZ*/Min.)	Grenzwert (AZ*/Min.)
Neugeborene (1.–28. Lebenstag, bis 5 kg)	40–50	60
Säuglinge (2.–12. Monat, 5–10 kg)	30–40	50
Kleinkind (1.–5. Lj., 10–20 kg)	20–30	40
Schulkind (6.–12. Lj., > 20 kg)	15–20	35
Jugendlicher (13.–17. Lj.)	15–18	35

* AZ = Atemzüge, Lj. = Lebensjahr

VORSICHT

Lebensgefahr bei Hypoxämie

Kinder reagieren auf eine Hypoxämie (➤ 9.2.10) gleichermaßen wie Erwachsene mit einer kompensatorischen Steigerung der Atmung. Allerdings: Je kleiner das Kind, umso schneller erschöpft es sich, durch das schnellere Ermüden des Zwerchfells. Zudem können sehr junge Kinder aufgrund des elastischen Thorax nicht wie ältere Kinder oder Erwachsene das Atemzugvolumen steigern, sie erhöhen die Atemfrequenz – was wiederum die Erschöpfung forciert.

Hinzu kommt eine geringere pulmonale Sauerstoffreserve durch einen insgesamt höheren Sauerstoffverbrauch und eine geringere Hypoxietoleranz (➤ 7.8.1) insgesamt. In der Folge kommt es schnell zu einer Hypoventilation oder direkt zu einer Apnoe. Die Hypoxie führt dann zu einer Bradykardie mit Abfall des Herzminutenvolumens. Die Apnoetoleranz ist bei kleinen Kindern aufgrund des ungünstigen Verhältnisses von FRC und Sauerstoffverbrauch sehr kurz. [1]

16.2 Häufige Erkrankungen von Kindern

Die **Erkrankungen von Kindern** (➤ 17.9, ➤ 17.10), die in der außerklinischen Intensivpflege versorgt werden, sind meistens vielschichtig und oft mit einer Mehrfachbehinderung verbunden. Viele dieser Erkrankungen bedingen eine respiratorische Insuffizienz (➤ 9.2), die in der Folge dann eine außerklinische Intensivpflege notwendig macht, weil die Eltern die intensive Versorgung nicht alleine bewerkstelligen können. Nachfolgend eine Auswahl **pädiatrischer Erkrankungen,** die mit einer respiratorischen Insuffizienz einhergehen und evtl. eine Beatmung notwendig machen können: [2]

- **Zentrale Atemregulationsstörungen** (➤ 9.2.1)
  - Erworbene Hirnstammläsionen, z. B. nach Blutung, Enzephalitis, Schädel-Hirn-Trauma
  - Atemregulationsstörungen, z. B. Undine Syndrom (*kongenitales zentrales Hypoventilationssyndrom* ➤ 9.2.1, ➤ 9.3.6)
  - Zentralnervensystem-Malformationen, z. B. Arnold-Chiari-Malformation, Syringomyelie
- **Ventilationsstörungen** (➤ 9.2.1)
  - Spinale Muskelatrophie (➤ 17.7.4)
  - Muskeldystrophie Typ Duchenne (➤ 17.7.2)
  - Mitochondriopathien (➤ 7.10.4)
  - Myopathien (➤ 17.7.1)
  - Schwere Skoliose
  - Infantile Zerebralparese (➤ 17.10.1)
  - Skelettsyndrome *(asphyxierende Thoraxdystrophie)*
  - Zwerchfellhernie
  - Hohes Querschnittssyndrom (➤ 17.13.2)
- **Lungenparenchymerkrankungen**
  - Zystische Fibrose (*Mukoviszidose* ➤ 9.3.10)
  - Bronchopulmonale Dysplasie (➤ 9.3.6)
  - Pneumonie (➤ 9.3.2), Atelektasen (➤ 9.2.4), Aspiration (➤ 9.3.7)
  - Defektzustände nach ARDS *(Acute Respiratory Distress Syndrom, akutes Lungenverssagen)* und Pneumonie (➤ 9.3.2)
- **Obstruktive Schlafapnoe und obstruktive Hypoventilation** (➤ 9.3.6)
  - Alimentäre Adipositas per magna (➤ 12.1.2)
  - Prader-Willi- Syndrom
- **Erkrankungen der oberen Atemwege** *(Obstruktion)*
  - Trisomie 21 *(Down-Syndrom)*
  - Mittelgesichtshypoplasien
  - Makroglossie *(Vergrößerung der Zunge).*

Der **Verlauf der Grunderkrankung** ist oftmals fortschreitend und die Therapie sollte vorausschauend sein. **Komplikationen** jeglicher Art verschlechtern meist die Prognose und können im schlimmsten Fall das Leben des Kindes verkürzen. Therapeu-

16

tisch-pflegerische Maßnahmen wollen auch solchen Komplikationen entgegenwirken. Beispiele sind: Infektionsprophylaxe mit Beachten der Basishygiene und der speziellen Hygiene, z. B. im Umgang mit Beatmungszubehör, Therapie einer Husteninsuffizienz (➤ 15.6), Aspirationsprophylaxe (➤ 18.4.3), ausreichende Flüssigkeits- und Nährstoffzufuhr wie z. B. durch die Anlage einer PEG (➤ Kap. 19), Maßnahmen zur Bewegungsförderung und viele andere mehr.

Hinzu kommen **weitere Besonderheiten** in der pädiatrischen außerklinischen Intensivpflege:

- Eingeschränkte bis fehlende Kommunikations- und Kooperationsfähigkeit von jüngeren und/oder behinderten Kindern
- Probleme mit den Geräten, Zubehör und Materialien, denn nicht alles ist für Kinder zugelassen oder geeignet. Die Auswahl, z. B. von Beatmungsgerät und Interfaces, erfordert gute Kenntnisse und Erfahrung von den behandelnden Personen.

16.3 Tracheostoma und Trachealkanülen bei Kindern

Die Indikationen für eine **Tracheotomie** unterscheiden sich im Wesentlichen nicht von denen Erwachsener (➤ 11.2). Es geht auch bei **Kindern** in erster Linie um das Sicherstellen der Atmung und den Schutz der unteren Atemwege. Heute ist die pädiatrische Tracheotomie meist ein elektiv-chirurgischer Eingriff und keine Notfallmaßnahme.

16.3.1 Tracheotomie im Kindesalter

Typische **Indikationen** für die Tracheotomien sind: [2]

- Veränderungen im Bereich der oberen Luftwege, z. B. Fehlbildungssyndrome im Gesichtsbereich, Stenosen im Bereich des Kehlkopfs (u. a. subglottische Stenose), Tumore, ausgeprägte Tracheomalazie
- Zur Langzeitbeatmung, z. B. nach akuten Ereignissen wie Schädel-Hirn-Trauma (➤ 17.13.1), beinahe Ertrinken, bei Querschnittssyndrom (➤ 17.13.2), neuromuskulären Erkrankungen (➤ 17.7) oder zentraler Atemregulationsstörung (➤ 9.2.1)
- Angeborene oder erworbene Lungenerkrankungen, z. B. Lungenhypoplasie und bronchopulmonale Dysplasie (➤ 9.3.9)
- Unzureichende mukoziliäre Clearance und schwacher bis fehlender Hustenstoß (➤ 7.3.1) mit immer wiederkehrenden Lungenentzündungen
- Dysphagie mit gehäuften Aspirationspneumonien (➤ 9.3.7, ➤ Kap. 18).

Bei Kindern wird i. d. R. eine **chirurgische Tracheotomie** in Allgemeinnarkose durchgeführt (➤ 11.1.2). Bei der Tracheotomie ist die Luftröhre so schonend wie möglich zu behandeln, um sie für das weitere Wachstum nicht zu schädigen. Obwohl der kindliche Kehlkopf sehr hoch steht, wird aufgrund des kurzen Halses im unteren Halsdrittel tracheotomiert. In Frage kommen grundsätzlich **zwei Techniken:** [3]

- Die konventionell-chirurgische Tracheotomie mit einer horizontalen Inzision von 1,5–2,5 cm in der Trachea; die Trachea ist so weich und elastisch, dass sie nach der Inzision problemlos weiter aufgedehnt werden kann.
- Die Sternplastik nach Koltai mit einer kreuzförmigen Inzision von etwa 1 cm, bei der 1–2 Trachealspangen durchtrennt werden.

Bei beiden Techniken findet anschließend die plastische Versorgung des entstandenen Stomas statt: Die Trachea wird mit der Epidermis verbunden, sodass ein stabiles Stoma entsteht, das problemlose Kanülenwechsel ermöglicht.

16.3.2 Trachealkanülen in der Pädiatrie

Aufgrund der anatomischen Enge bei Kindern soll die Wand der **Kinderkanüle** sehr dünnwandig sein, damit der **Innendurchmesser** *(ID)* ausreichenden Luftdurchfluss ermöglicht (➤ 11.5.2). Grundsätzlich ist die Kanülengröße von der Größe des Stomas und der Trachea abhängig. ➤ Tab. 16.3 stellt die gebräuchlichsten Größen dar.

Die Trachealkanüle füllt bei Säuglingen die Trachea praktisch aus. Erst mit zunehmendem Alter und größerem Tracheadurchmesser wird eine Belüftung von Rachen und Kehlkopf möglich. Voraussetzung:

Tab. 16.3 Gewicht des Kindes und typischerweise verwendete Kanülengröße [3]

Gewicht des Kindes	Innendurchmesser der Kanüle
Frühgeborene < 2,5 kg	2,0–3,0 mm
Neugeborene 2,5–5 kg	3,0–3,5 mm
Kinder 5–8 kg	3,5–4,5 mm
Kinder 8–10 kg	4,0–5,0 mm
Kinder 10–15 kg	4,5–5,5 mm
Kinder 15–20 kg	5,0–6,0 mm
Kinder 20–35 kg	6,0–7,5 mm

die Kanüle ist nicht geblockt! Trachealkanülen mit **Innenkanüle** („*Seele*" ➤ 11.5.8) sind in der Pädiatrie eher selten, da sie den ohnehin geringen Innendurchmesser der Kanüle noch weiter verringern würden.

Die **Länge** der Kanüle (➤ 11.5.3) ist passend, wenn die Kanülenspitze einen ausreichenden Abstand zur Carina (➤ 7.2.5) hat. Eine Kinderkanüle (➤ Abb. 16.1) ist weniger stark gebogen, der **Krümmungswinkel** beträgt ca. 110° (➤ 11.5.4).

Aufgrund des Wachstums muss im Kindesalter die Größe und Lage der Trachealkanüle regelmäßig, 1–2-mal/Jahr, kontrolliert und angepasst werden. Optimal ist, wenn Kinder an eine Klinik mit Tracheostoma-Sprechstunden, einem Weaning-Zentrum oder einem sozialpädiatrischen Zentrum angebunden sind.

VORSICHT

Kanülenobstruktion – Atemnot – Lebensgefahr

Durch das kleinere Lumen sind die Trachealkanülen viel schneller mit Sekret verlegt (➤ Abb. 16.2), der Atemwiderstand erhöht sich und es kommt häufiger zu Atemnotzuständen als beim Erwachsenen. Die Kanülenobstruktion gehört zu den häufigsten Komplikationen überhaupt. Pflegende müssen Maßnahmen zur Prophylaxe wie z. B. Atemgasklimatisierung, individuelles Sekretmanagement, endotracheales Absaugen und Überwachen des Kindes äußerst sorgfältig durchführen.

Trachealkanülen mit Cuff

Trachealkanülen mit Cuff (➤ 11.5.5) werden bei Kindern nach Möglichkeit vermieden, da Druckschäden an der empfindlichen Schleimhaut und den Knorpelspangen zu befürchten sind. Wird eine Kanüle mit **Niederdruck-Cuff** verwendet, kann das Einführen aufgrund der Enge des Stomas schwieriger sein. Wenn eine solche Kanüle nötig ist, ist auf einen dünnen und weichen Cuff zu achten, der im entblockten Zustand wenig Falten bildet (➤ Abb. 16.1).

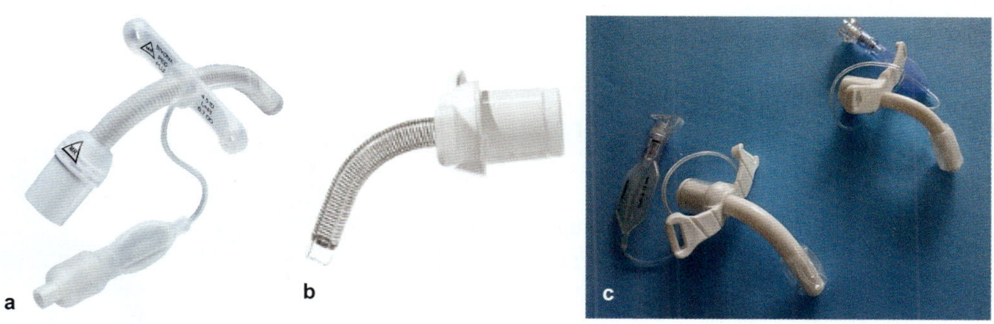

Abb. 16.1 Trachealkanülen in der Pädiatrie.
a) Portex™ *Bivona FlexTend™TTS™* der Fa. *ICU Medical,* mit Aqua/H_2O-Cuff für die intermittierende Entblockung/zum Lautieren oder Sprechen und verlängertem proximalen Schaft zur Vermeidung von Druckstellen im Kinn- und Halsbereich, in den Größen 2,5–4 mm ID erhältlich. [U408]
b) *Tracoe Silcosoft No/Ped®* der Fa. *Atos Medical,* spiralarmierte Kanüle ohne Cuff, in den Größen 2,5–5,5 mm ID erhältlich, auch mit proximaler Verlängerung und/oder Aqua/H_2O-Cuff erhältlich. [V901]
c) Links: Trachealkanüle *PEDC®* der Fa. *Primed* mit ultradünnem Niederdruckcuff, in den Größen 4,0–5,5 mm ID erhältlich.
Rechts: *Duratwix® Junior NCF* der Fa. *Fahl* mit etwas festerem Niederdruckcuff, in den Größen 2,5–4 mm ID erhältlich. [P244]

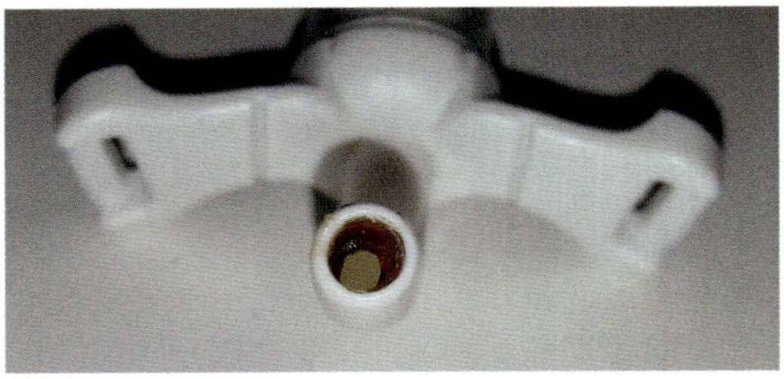

Abb. 16.2 Kinderkanüle, mit zähem Sekret verlegt [P244]

WICHTIG

Umgang mit dem Niederdruck-Cuff

- Cuffdruck soll zwischen 20–25 cmH_2O liegen
- Cuffdruck regelmäßig überprüfen
- Indikation für den Cuff regelmäßig im interdisziplinärem Team überprüfen und ggf. Wechsel auf eine ungeblockte Kanüle in Betracht ziehen.

Falls eine geblockte Trachealkanüle zum Sicherstellen der intermittierenden Beatmung notwendig ist, kann bei Kindern die Trachealkanüle *Bivona® Neonatal/Pediatric TTS (engl. tight to shaft = eng anliegend,* ➤ Abb. 16.1 a) in Frage kommen. Hierbei handelt es sich um eine Kanüle mit **Hochdruck-Cuff** *(engl. High-pressure Cuff,* ➤ 11.5.5), der mit Aqua dest. geblockt wird und im entblockten Zustand ganz eng anliegend ist, sodass es nicht zu Reizungen oder Verletzungen der Schleimhaut durch die „Cuff-Falten“ kommen kann. Mit dieser Kanüle fällt den Kindern auch das Sprechen im entblockten Zustand leichter.

Trachealkanülen mit subglottischer Absaugung

Trachealkanülen mit subglottischer Absaugung (➤ 11.5.6) kommen bei kleinen Kindern eher nicht zum Einsatz, da es diese Kanülen erst ab Größe 6 mm gibt. Bei größeren Kindern und Jugendlichen, die die entsprechenden Kanülengröße verwenden, kann eine solche Kanüle bei einer ausgeprägten Dysphagie oder Hypersalivation in Erwägung gezogen werden.

Sprechkanülen und Sprechventile

VORSICHT

Trachealkanülen mit Sieb oder Fenster in der Außenkanüle sind bei Kindern verboten!

Das Sieb oder Fenster reibt aufgrund der kindlichen Anatomie oft an der Schleimhaut und führt dann zu Verletzungen, Strikturen oder Hypergranulationen.

Bei Kindern darum nur entblockte **Kanülen/Kanülen ohne Cuff** ohne Sieb/Fenster verwenden, auf die ein **Sprechventil** (*SV* ➤ 11.5.10) aufgesetzt wird.

Voraussetzung für ein Sprechventil

Voraussetzung ist, dass genügend Platz zwischen Kanüle und Trachealwand ist, damit die Ausatemluft über den Kehlkopf und somit über die Stimmbänder gelangen kann – das aufgesetzte Sprechventil verhindert die Ausatmung über die Kanüle. Dafür ist es notwendig, die kleinstmögliche Trachealkanüle zu verwenden, die eine ausreichende Einatmung über die Kanüle zulässt. Zudem müssen die oberen Atemwege frei sein, was ggf. durch eine Nasopharyngo-Laryngoskopie gesichert wurde. Außerdem soll das Kind atmungsstabil und infektfrei sein. Bei zähem Sekret muss zunächst eine Konsistenzoptimierung stattfinden, damit die Sekrete die Kanüle nicht innen und außen belegen.

Objektive Messung des Ausatemdrucks

Vor dem Verwenden eines Sprechventils kann der **Ausatemdruck** objektiv gemessen werden (➤ Abb. 16.3).

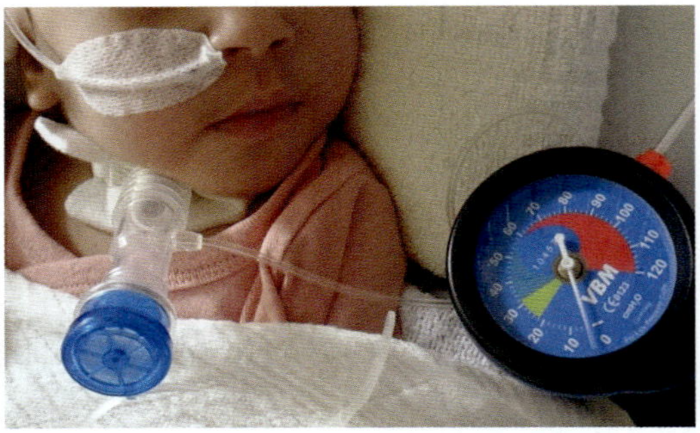

Abb. 16.3 Messung des Ausatemdrucks mit einem Cuffdruckmesser. Sie ist besonders dann sinnvoll, wenn das Kind/die Person sich nicht differenziert äußern kann, ob die Ausatmung leicht und ungehindert geht. [P244]

Die **Messung** stellt sicher, dass die Ausatmung leicht und ungehindert geschieht.

Durchführen: Zwischen Trachealkanüle und Sprechventil einen Adapter aufstecken. Über einen Verbindungsschlauch, der mit einem Cuffdruckmesser oder digitalem Messgerät verbunden wird, den Ausatemdruck messen. Die Messung soll über mehrere Minuten erfolgen, dabei soll das Kind ruhig und normal atmen (ohne Schreien oder Sprechen). Der Ausatemdruck soll für die Verwendung eines Sprechventils geringer als 5 cmH_2O (➤ Tab. 16.4) sein.

Indikation für ein Sprechventil:

- Die **Indikation** für ein Sprechventil (➤ 11.5.10) so früh wie möglich im Team besprechen (➤ Tab. 16.5). Für Kinder, die schon im Säuglingsalter tracheotomiert wurden, ist es für die Sprachentwicklung wichtig, dass sie sich hören und ihre Stimme „spüren" können.
- Für Kinder, die erst später tracheotomiert werden, ist lediglich die Sprechfunktion eingeschränkt – vorausgesetzt sie hatten eine normale Sprachentwicklung. Umso wichtiger ist es, frühzeitig das Sprechventil einzusetzen, damit die Kinder wieder etwas Selbstbestimmung erlangen.

Tab. 16.4 Messwerte und Verwendung eines Sprechventils [4]

Ausatemdruck	Einsatz Sprechventil
bis 5 cmH_2O	problemlos möglich
5–10 cmH_2O	kurzzeitig möglich
> 10 cmH_2O	nicht empfohlen

Tab. 16.5 Zusammenfassung: Gründe für ein Sprechventil und dessen Nachteile

Gründe für ein Sprechventil	Nachteile eines Sprechventils
• Lautieren und Sprechen ist möglich • Belüftung der oberen Atemwege • Verbesserung der Sensibilität im Kehlkopfbereich und Rachenraum und dadurch Verbesserung der Schluckfähigkeit • Besserer Druckaufbau beim Abhusten	• Irritationen beim Kind durch die Umstellung • Erhöhte Atemarbeit • (Einatemluft wird nicht befeuchtet und erwärmt)

- Und wenn nur ein Lautieren oder Weinen zu hören ist, auch das ist Lebensqualität und ein Stück Normalität – für das Kind und seine Eltern.

WICHTIG

Bedeutung der verbalen Kommunikation

Die verbale Kommunikation ist ein wesentlicher Meilenstein in der kindlichen Entwicklung. Deshalb soll auch bei Säuglingen frühzeitig die Nutzung eines Sprechventils geprüft werden.

Kognitive Einschränkungen sind keine Kontraindikation für das Verwenden eines Sprechventils. Auch wenn keine Sprachentwicklung erwartet werden kann, so kann das Lautieren einen wichtigen Entwicklungsschritt darstellen.

Empfehlungen im Umgang mit dem Sprechventil

- Kind unter klinischer Überwachung, evtl. Monitoring (u. a. Pulsoximetrie), an das Sprechventil heranführen
- Kind bei Anwendung auf Hautfarbe, Atemrhythmus, Ausatmung über Mund oder Nase, Anzeichen für Stress wie z. B. Schwitzen, Husten, Hinweise auf Sekretverhalten beobachten
- Eingewöhnungszeit beachten, Zeiten mit dem Sprechventil nach und nach steigern und auf das Kind anpassen
- Kind bis zu einer sicheren Anwendung des Sprechventils nie unbeaufsichtigt lassen
- Sprechventil beim Schlafen entfernen
- Eltern in die Funktion und Handhabung einweisen, auf Komplikationen hinweisen.

VORSICHT

Kind beobachten

Kind auf Erschöpfungsanzeichen beobachten. Auch auf Sekreteindickung und -verhalt achten, da durch das Sprechventil die Erwärmung und Befeuchtung der Atemluft eingeschränkt ist.

Trachealkanüle mit verstellbarem Kanülenschild

Trachealkanülen mit verstellbarem Kanülenschild (➤ 11.6.9) kommen oft unmittelbar nach der Stomaanlage zum Einsatz. Nachdem das Stoma abgeheilt ist oder spätestens wenn das Kind in die Häuslichkeit entlassen wird, ist auf eine Kanüle mit fixiertem Kanü-

16

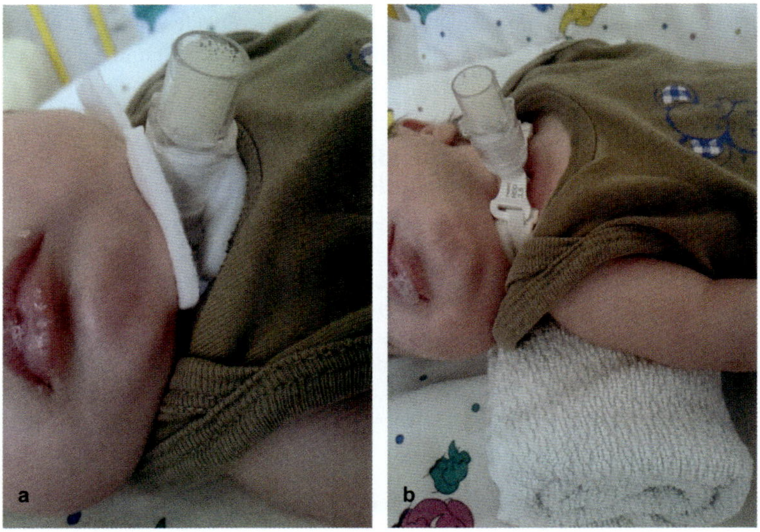

Abb. 16.4 Lagerung eines Säuglings für die Tracheostomapflege. [P244]
a) Lagerung ohne überstreckten Kopf.
b) Lagerung mit etwas überstrecktem Kopf durch ein Handtuch unter den Schultern.

lenschild zu wechseln. Das verstellbare Schild hat die Gefahr, dass sich die Arretierung lösen kann und die Kanüle entweder zu tief in die Trachea oder aus dem Stoma herausrutscht. Vor allem für Neugeborene und Säuglinge kann der vergrößerte Totraum aufgrund des sehr kleinen Atemzugvolumens zu schlechterer Sauerstoffsättigung und unzureichender Abatmung von Kohlendioxid führen.

WICHTIG

Korrekte Handhabung ist entscheidend

Hat ein Kind eine Trachealkanüle mit verstellbarem Kanülenschild:
- Korrekte Länge an der Kanüle markieren und dokumentieren
- Arretierung regelmäßig überprüfen, v. a. nach der Mobilisation und Lagerung
- Ersatzkanüle immer mit der korrekt eingestellten Länge aufbewahren.

16.3.3 Pflegerische Besonderheiten in der Pädiatrie

WICHTIG

Sorgfalt und Erfahrung notwendig

Ein sorgfältiger Umgang mit Stoma und Trachealkanüle und regelmäßige Kontrollen können die Gefahr von Komplikationen reduzieren. Dafür ist es notwendig, dass nur erfahrene und speziell geschulte Pflegefachpersonen in diesem Bereich arbeiten.

Tracheostomapflege

Grundsätzlich gelten die gleichen Bedingungen bei der **Tracheostomapflege** wie bei Erwachsenen (➤ 11.7):
- Sie erfolgt einmal täglich, bei Bedarf öfters. Wichtig ist, das Tracheostoma und die umliegende Haut trocken zu halten.
- Nach Möglichkeit vor den Mahlzeiten durchführen.
- Da die Kinder einen kurzen Hals haben, den Kopf mit einer Handtuchrolle unter den Schulterblättern etwas überstrecken (➤ Abb. 16.4).
- Das Kanülenhaltebändchen soll so eng sitzen, dass noch ein Finger zwischen Hals und Bändchen passt. Manchmal zieht das Bändchen an der Kanüle und „hebelt" diese nach vorne aus. In dieser Situation ist es wichtig, die Kanüle ohne Zug zu fixieren und sich Alternativen zu überlegen (➤ Abb. 16.5).

Komplikationen bei tracheotomierten Kindern

Komplikationen in der Verbindung mit der Trachealkanüle sind nicht selten. Besonders problematisch sind solche, die zu Atemnot führen:
- Verstopfte, mit Sekret verlegte Kanüle (➤ Abb. 16.2)
- Dislozierte, d. h. versehentlich herausgerutschte Kanüle.

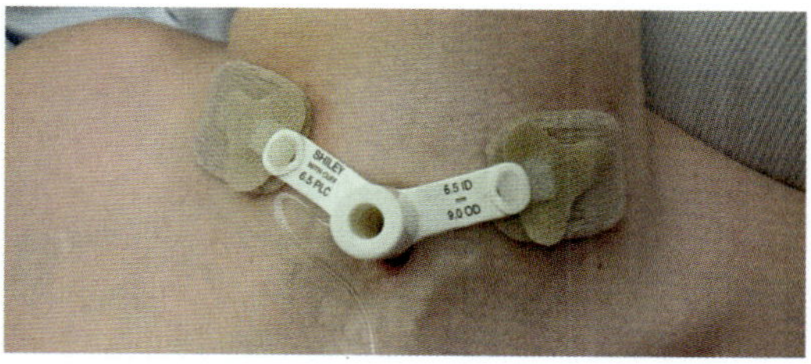

Abb. 16.5 Alternative zur Bändchenfixierung. Durch eine Pflasterfixierung (hier: *Lary Clip*® von *Provox*) entsteht kein Zug auf die Kanüle und den oberen Tracheostomarand. [P244]

VORSICHT

Atemnot bei Kindern schnell erkennen

Typische Atemnotzeichen bei Kindern sind:
- Angestrengte Atmung: Tachypnoe, die bei kleineren Kindern schnell in eine Bradypnoe übergehen kann, thorakale Einziehungen, Stöhnen, Nasenflügeln
- Unruhe, Angst bis hin zur Panik
- Schwitzen, kalte und feuchte Haut, Zyanose oder blasse, fahle Hautfarbe
- Tachykardie; Bradykardie ist ein spätes Zeichen.

Problem 1: Verstopfte, mit Sekret verlegte Trachealkanüle

Kinderkanülen können aufgrund des kleinen Durchmessers schneller mit Sekret verstopfen, dadurch kommen bei Kindern viel öfter „Kanülennotfälle" vor.

Maßnahmen bei verlegter Trachealkanüle:
- Durchgängigkeit der Trachealkanüle durch Absaugen prüfen, aber nicht zu viel Zeit dafür verwenden. Falls sich der Absaugkatheter schwer einführen lässt, Trachealkanüle sofort ziehen und eine neue legen.
- Falls Absaugen möglich war, das Kind weiterhin auf Anzeichen von Atemnot beobachten. Die Trachealkanüle dann lieber einmal zu viel als einmal zu wenig wechseln.
- Werden Trachealkanülen mit Innenkanüle verwendet, die Innenkanüle sofort entfernen und eine neue einlegen.
- Falls das Kind erschöpft wirkt oder die Sättigung nicht im Normbereich ist, obwohl die Trachealkanüle wieder durchgängig ist, kurzzeitig Sauerstoff geben, damit sich das Kind erholen kann.
- Im Falle einer Bradykardie und eines stärkeren Sättigungsabfalls ggf. Kind mit einem Handbeatmungsbeutel beatmen (➤ 23.1.3), bis sich die Vitalwerte wieder stabilisiert haben.
- Situation einschätzen und bei Bedarf zügig einen Notruf absetzen.

Problem 2: Dislokation der Trachealkanüle

Mögliche Ursachen für eine dislozierte, d. h. versehentlich herausgerutschte Trachealkanüle können sein: zu lockere Fixierung, Umlagerung des Kindes, unruhiges Kind, Manipulation am Bändchen, auf Zug fixierter Beatmungsschlauch. Eine dislozierte Kanüle ist unter der Trachealkompresse unter Umständen gar nicht gleich zu erkennen. Insbesondere kurze Kanülen rutschen schnell aus dem Tracheostoma.

Bei Alarmmeldungen des Beatmungsgeräts wie „Sauerstoffsättigung niedrig", „V_{ti} (Tidalvolumen) hoch" oder „Leckage" zuerst die Trachealkanüle kontrollieren und die korrekte Position im Stoma überprüfen.

Maßnahmen bei Dislokation der Trachealkanüle:
- Den Kopf des Kindes leicht überstrecken, so können die Kinder in den meisten Fälle Luft über das Tracheostoma bekommen.
- Trachealkanüle, wenn möglich einführen. Im Notfall kann auch die benutze Trachealkanüle wieder eingesetzt werden.
- Bei Atemnot, Panik und Sauerstoffsättigung unter 88 %, Sauerstoff verabreichen.
- War die Trachealkanüle schon eine längere Zeit disloziert, kann es sein, dass die übliche Trachealkanüle nicht mehr eingeführt werden kann, da die Stomaöffnung etwas „geschrumpft" ist. Vorgehen:
  - Kleinere (eine Größe kleiner) Trachealkanüle versuchen, wenn nicht möglich dann
  - Absaugkatheter in das Stoma einführen, über den Sauerstoff verabreicht werden kann, wenn nicht möglich dann
  - Stoma mit Pflaster abkleben und mit einem Handbeatmungsbeutel über eine Mund-Nasen-Maske beatmen.

VORSICHT

Trachealspreizer

Bei Kindern mit kollabiertem Tracheostoma ist die Verwendung eines Trachealspreizers umstritten, da den Pflegefachpersonen damit meist die Erfahrung fehlt. Das Risiko, das Kind damit schwerwiegend zu verletzen, ist groß. Pflegende können auch versuchen, das Tracheostoma mit den Fingern auseinander zu ziehen, um die Kanüle wiedereinzuführen.

Problem 3: Mazeration der Stomaumgebung mit Gefahr der Stomainfektion

Ist die Stomaumgebung permanent feucht, weil Speichel aufgrund einer Dysphagie nicht geschluckt, sondern aspiriert wird und dann parakanulär austritt, kommt es schnell zur **Rötung und Mazeration** der Epidermis. Das kohlenhydratspaltende Enzym Ptyalin im Speichel verstärkt diesen Effekt noch. In der Folge können Bakterien und Pilze zu einer Infektion der Haut mit Übergang in das Stoma führen.

Maßnahmen bei feuchter Tracheostomaumgebung:

- Trachealkompressen mit guter Sekretaufnahmefähigkeit verwenden
- Kompresse häufig wechseln
- Atmungsaktiven Hautschutz auftragen, z. B. *Cavilon®*, *Optigard®*
- Ggf. trockene Haut mit einer geeigneten Creme pflegen
- Auf prophylaktische Hautdesinfektion verzichten, um die physiologische Hautflora nicht zusätzlich zu beeinträchtigen.

Tritt mit diesen Maßnahmen keine Besserung ein, **Infektion** in Betracht ziehen:

- Hautdesinfektion durchführen, z. B. *Octenisept®*
- Ggf. Abstrich abnehmen und auf Bakterien und Pilze untersuchen lassen
- Haut nach Befund/Arztanordnung behandeln
- Sorgfältige Mundpflege durchführen
- Evtl. Kontaktallergie durch die Trachealkompresse in Erwägung ziehen.

WICHTIG

Mundpflege bei Trachealkanüle

Der Mundraum stellt bei Kindern mit Trachealkanüle und/oder Dysphagie eine Infektionsquelle dar. Eine angepasste und sorgfältige Mundpflege ist deshalb notwendig. Die Trachealkanüle hat Auswirkungen auf den gesamten orofazialen Raum. Ein achtsamer Umgang ist deshalb bei allen Maßnahmen im Mund und am Tracheostoma notwendig. Traumatisierende Erfahrungen für das Kind sind unbedingt zu vermeiden. Zum Beispiel orales und nasales Absaugen nicht generell durchführen, sondern nur bei entsprechender Indikation.

Problem 4: Granulome im Stoma

Granulome *(Hypergranulation, „wildes Fleisch“)* haben ihren Ausgang vom Granulationsgewebe im Stomakanal. Sie entstehen aufgrund mechanischer Reizung durch die Kanüle. Nässe und Infektionen begünstigen die Entstehung. Die Behandlung ist oft langwierig und muss individuell erfolgen.

Maßnahmen bei Stomagranulomen:

- Mechanische Reizung der Kanüle im Stomakanal vermeiden, z. B. durch Zug des Beatmungssystems an der Kanüle oder Verletzung beim Kanülenwechsel durch unsachgemäßes Handling
- Alternative Fixierung (➤ Abb. 16.5) ausprobieren, besonders dann, wenn das Kanülenband die Kanüle im Stomakanal deutlich nach oben zieht
- Kanülengröße in Beziehung zum Stoma überprüfen
- Sorgfältige Stomapflege, Stomaumgebung trocken halten
- Flächigen Druck auf die Stomaumgebung geben, z. B. mit Hydrokolloid oder Silikonring, um die Hypergranulation zurückzudrängen
- Kortisonhaltige Salbe nach Arztanordnung anwenden
- Möglichkeiten der Abtragung in Erwägung ziehen, z. B. Silbernitratätzung, Laserabtragung, chirurgische Abtragung.

Trachealkanülenwechsel

Der **Trachealkanülenwechsel** entspricht grundlegend dem bei Erwachsenen (➤ 11.9). Selbstverständlich ist, dass nur Pflegefachpersonen mit dem notwendigen Wissen und praktischen Können einen TK-Wechsel durchführen dürfen. Bei sehr unruhigen Kindern oder zu erwartenden Komplikationen den Wechsel immer zu zweit durchführen. Das Wechselintervall ist individuell, in der Regel wöchentlich oder alle 14 Tage. Vor allem kleinere Kanülen verborken schnell, sodass u. U. noch häufigere Wechsel notwendig sind. Da Kinder ein chirurgisch angelegtes Tracheostoma haben, bleibt das Stoma nach der Entfernung der Kanüle offen und stabil.

WICHTIG

Eltern müssen den TK-Wechsel beherrschen

Da Kinder häufig keine 24-Stunden-Versorgung haben, müssen die Eltern den Trachealkanülenwechsel ebenfalls beherrschen und entsprechend angeleitet werden. Ebenso sind mögliche Komplikationen und Lösungsstrategien mit den Eltern zu besprechen.

WICHTIG

Durchgängige Überwachung

Ein tracheotomiertes Kind nicht unbeobachtet lassen, denn Zwischenfälle sind immer möglich, z. B. kann die Kanüle herausrutschen oder mit Sekret verlegt sein. Vor allem in der Nacht und beim Schlafen das Kind mit einem Pulsoximeter überwachen. Die Notfalltasche soll immer griffbereit beim Kind liegen.

16.4 Interfaces

Ein **Interface** (➤ 12.7.3) ist die „Schnittstelle" zwischen Person und Respirator bei der nichtinvasiven Beatmung *(NIV,* ➤ 12.7). In der Regel werden Masken verwendet. Der Erfolg der NIV hängt u. a. auch von der Passgenauigkeit der verwendeten Maske ab. Meist wird zunächst eine konfektionierte Maske – eine „Maske von der Stange" – versucht. Verschiedene Hersteller bieten solche für Säuglinge, Kinder und Jugendliche an (➤ Tab. 16.6, ➤ Abb. 16.6).

Es gibt keine speziellen **Mund-Nasen-Masken** für Kinder. Soll eine Mund-Nasen-Maske ausprobiert werden, dann kann die kleinste Erwachsenenmaske versucht werden. Ist keine passende konfektionierte Maske zu finden, besteht die Möglichkeit einer maßangefertigten Maske *(Individualmaske).* Nachteile sind die lange Wartezeit bei der Herstellung, die hohen Kosten und die Notwendigkeit, sie regelmäßig mit dem Wachstum des Kindes anzupassen. Die Vorteile sind der deutlich kleinere Totraum (als bei einer Erwachsenenmaske) und der geringe Anpressdruck.

16.5 Atemgasklimatisierung

Die Grundlagen der **Atemgasklimatisierung** sind in ➤ Kap. 13 beschrieben, ebenso die Folgen, die sich durch das Umgehen der oberen Atemwege ergeben: Die Einatemluft ist nicht mehr angefeuchtet, angewärmt und gereinigt. Zudem lässt die Sensibilität in den oberen Atemwegen nach, weil keine Luft mehr durch sie strömt. Die Einatemluft kann mithilfe eines **Heat and Moisture Exchanger** *(HME, „künstliche bzw. feuchte Nase")* angefeuchtet werden, sog. **passive Atemgasklimatisierung** (➤ 13.1.3).

Tab. 16.6 Konfektionierte Masken für Kinder und Jugendliche

Hersteller	Maske	Vented*	Non-vented**	Nasenmaske	Mund-Nasen-Maske
Hoffrichter	*Cirri Mini Comfort*	×		×	
	Cirri Comfort	×		×	×
	Standard	×	×	×	×
Resmed	*Pixi™*	×		×	
Respironics	*Wisp Pediatric/Youth*	×	×	×	
	Profile lite	×		×	
Air Liquide	*Respireo Soft Baby*	×	×	×	
Sleepnet	*Mini Me*	×	×	×	
Stephan	*EasyFlow nCPAP*			×	

* Vented-Maske: hat Luftauslassöffnung für die Ausatemluft in der Maske integriert

** Non-vented-Maske: hat keine Luftauslassöffnung, müssen immer mit einem Ausatemventil (an Beatmungsschlauch oder Whisper Swivel) kombiniert werden

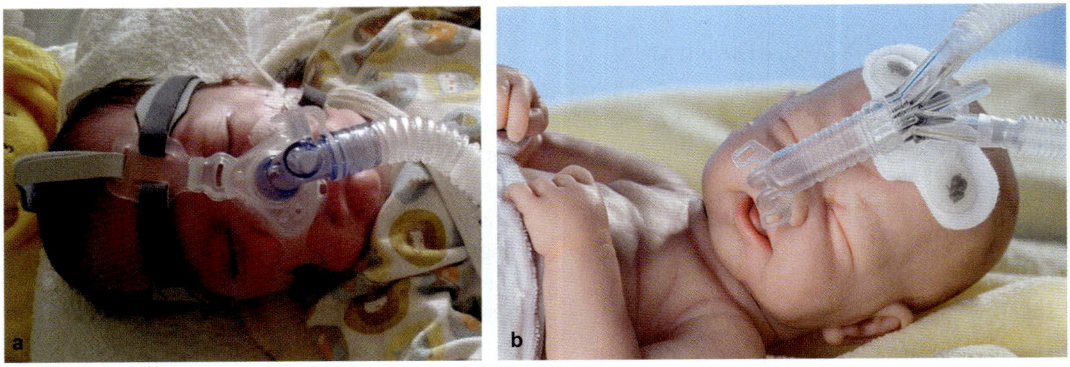

Abb. 16.6 Interfaces für Kinder.
a) *Respireo Soft Baby®* Nasenmaske der Fa. *Air Liquide* für Kinder bis 15 Monate; die *Respireo Soft Child®* Nasenmaske ist für Kinder von 1,5–6 Jahre. [P244]
b) Nasen-Prong für Neugeborene und Säuglinge der Fa. *Stephan*, erhältlich in verschiedenen Größen. Die Fixierung erfolgt mit einem Stirnauflagekissen mit Silikongel oder mit flexiblen Kopfbändern. [V918]

WICHTIG

Bei der Anwendung beachten

Bei Spontanatmung über Trachealkanüle. Auf die richtige Größe bzw. das Atemzugvolumen achten, d. h., der HME muss für Neugeborene und Säuglinge geeignet sein (➤ Abb. 16.7). Je größer der Filter, umso größer ist der Totraum, was zu einer schlechten Sauerstoffsättigung und zu einer Kohlendioxidretention führen kann. Filter bei starker Durchfeuchtung wechseln, weil dies den Atemwegswiderstand erhöht und damit die Atemarbeit, die das Kind leisten muss. Ansonsten den HME einmal täglich wechseln.

Bei Beatmung über Trachealkanüle. Den HME patientennah zwischen Tubusverlängerung und Beatmungssystem einsetzen. Es kann evtl. notwendig sein, den Beatmungsdruck um 1–2 mbar zu erhöhen, um den Widerstand des Filters zu überwinden. Oder eine Erhöhung der Atemfrequenz ist notwendig, um den Totraum des Filters zu kompensieren. Außerdem ist ggf. auch der Trigger sensibler einzustellen.

Als **weitere Maßnahme** zur Befeuchtung der Atemwege oder zur Sekret„verflüssigung" (Ziel ist ein visköses Sekret, ➤ 8.2.8) kann das Kind inhalieren, i. d. R. ist physiologische 0,9-prozentige Kochsalzlösung ausreichend. Sollen zähe Sekrete verflüssigt werden, ist eine 3-prozentige Kochsalzlösung besser geeignet. Das Inhalieren (➤ 13.2) geschieht nicht routinemäßig, sondern richtet sich nach der Konsistenz des Sekrets.

Zur **aktiven Atemgasklimatisierung** bei Beatmung kommen **Aktivbefeuchter** (➤ 13.1.3) zum Einsatz. Den Befeuchter immer unter dem Niveau des Kindes platzieren, damit kein Wasser in das Kind laufen kann, falls er umkippt. In der Regel werden Beatmungsschläuche mit Schlauchheizung verwendet, um eine Kondenswasserbildung zu verhindern. Kondenswasser im Schlauch oder in Wasserfallen, die senkrecht und an der tiefsten Stelle positioniert sind, ist regelmäßig zu entfernen. Die Befeuchter haben oft eine fest eingestellte Temperatur für den invasiven und nichtinvasiven Gebrauch, aber auch einen Modus für die individuelle Einstellung. Je nach Raum- oder Patiententemperatur kann es sein, dass die Befeuchtertemperatur zu verändern ist.

VORSICHT

Kondenswasser immer nach außen entleeren

Das Zurückführen von Kondenswasser in den Befeuchtertopf führt zur Kontamination des Befeuchterwassers. Dies darum auf jeden Fall vermeiden!

16.6 Sauerstoffgabe

Die **Sauerstofftherapie** ist in ➤ Kap. 14 beschrieben. Darüber hinaus ist auf Folgendes zu achten:

- Die Sauerstoffgabe richtet sich nach den Sättigungswerten: Es wird so viel Sauerstoff verabreicht, bis die untere Sättigungsgrenze wieder überschritten ist. Die Sättigungsgrenzen sind ärztlich anzuordnen.

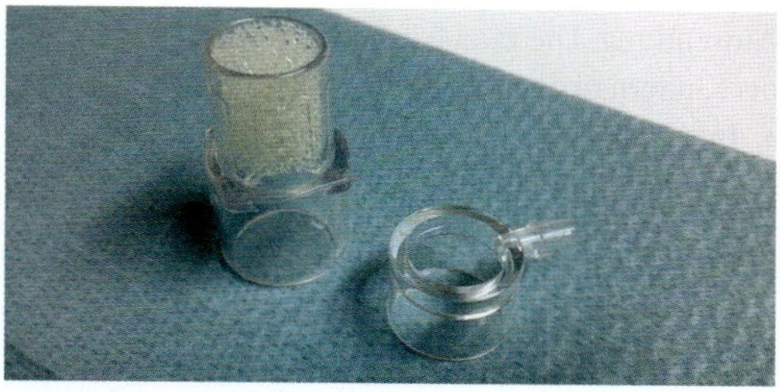

Abb. 16.7 HME für Neugeborene, Säuglinge und Kleinkinder mit Adapter (rechts) für die zusätzliche Sauerstoffgabe [P244]

- Er werden Sauerstoffsysteme benötigt, bei denen die Durchflussrate in ¼- oder ½-Liter-Schritten einzustellen ist *(ab 0,25 l/Min.)*.
- Bei nicht beatmeten tracheotomierten Kindern erfolgt die Sauerstoffgabe über HME mit integriertem Sauerstoffanschluss (➤ Abb. 16.7).
- Kinder, die Sauerstoff benötigen, immer mittels Pulsoximeter überwachen, damit der Sauerstoffbedarf individuell angepasst werden kann.
- Bei regelmäßigem Sauerstoffbedarf soll Flüssigsauerstoff verordnet werden. Diese Systeme haben neben einem stationären auch einen kleinen tragbaren Tank, mit dem Kinder jederzeit mobil sein können (➤ 14.1.1, ➤ Abb. 14.2).

Bei Kindern wird auch in der außerklinischen Intensivpflege immer häufiger eine nasale High-Flow-Sauerstofftherapie durchgeführt (➤ 14.3). Die **Vorteile** gegenüber der normalen Sauerstofftherapie sind u. a.:

- Höhere inspiratorische Sauerstoffkonzentration durch höhere Flussraten mit beheiztem, befeuchtetem Sauerstoff
- Verhindert die Austrocknung der Schleimhäute und unterstützt die mukoziliäre Clearance
- Weiche Nasenkanüle, die von den Kindern gut toleriert wird
- Reduziert die Atemarbeit, v. a. bei Kindern mit erhöhter Atemfrequenz.

16.7 Beatmung von Kindern

Besonderheiten und Schwierigkeiten bei der **Beatmung von Kindern** sind:

- Kinder haben eine ungleichmäßige Atemfrequenz und -tiefe, das Atemzugvolumen ist klein, der Beatmungsbedarf ist wechselhaft, z. B. im Schlaf anders als bei Wachheit oder bei Infekten.
- Kinder haben weniger Kraft, das Beatmungsgerät zu triggern. Daher sind nicht alle Beatmungsgeräte für Kinder geeignet und auch nicht zugelassen.
- Die Auswahl von Masken im Rahmen einer nichtinvasiven Beatmung (➤ 12.7) ist nicht einfach, denn sie haben oft einen zu großen Totraum, die Fixierung ist zu groß oder sie passen nicht auf das kindliche Gesicht. Inzwischen gibt es eine gute Auswahl an konfektionierten Nasenmasken für Kinder (➤ Tab. 16.6).

16.7.1 Anforderungen an Beatmungsgerät und Zubehör

Folgende **Anforderungen an ein Beatmungsgerät** für Kinder müssen sichergestellt sein:

- Zulassung für Kinder ab 5 kg KG
- Sensibler Trigger (➤ 12.4)
- Möglichkeit kleiner Atemzugvolumina und hoher Beatmungsfrequenzen (*bis zu 60 AF/f/bpm*)
- Möglichkeit von Doppel- und Einschlauchsystem (➤ 12.3.1)
  - Beim Doppelschlauchsystem besteht die Möglichkeit, einen Drucktrigger oder einen Flowtrigger (➤ 12.4.6) zu verwenden, der etwas sensibler ist. Es ist auch möglich, das exspiratorische Volumen zu messen, was bei einer ungeblockten Trachealkanüle nicht ganz zuverlässig ist.
  - Die meisten Kinder, auch Säuglinge ab 6 Monaten, sind in der Lage, den Drucktrigger auszulösen. Der Umgang mit dem Einschlauchsystem ist einfacher, weshalb es hier bevorzugt benutzt wird.
- Sauerstoffversorgung direkt am Gerät anschließbar, um Verwirbelungen im Schlauchsystem zu vermeiden
- Beatmungsgeräte mit Druckvorgabe/Druckkontrolle (➤ 12.5.2) können besser Leckagen kompensieren und passen sich besser an die wechselnde Atemfrequenz der Kinder an
- Limitierung der Inspirationszeit (➤ 12.4) empfehlenswert, damit bei ungewollten Leckagen die Exspiration sicher eingeleitet wird

- Bei Beatmungsdauer > 16 Std./Tag soll ein zweites, identisches Beatmungsgerät bereitstehen. Voraussetzungen: am Netz, mit angeschlossenem Schlauchsystem und auf die aktuellen Beatmungsparameter eingestellt
- Aktive Atemgasklimatisierung (z. B. *AIRcon®* der Fa. *Wilamed)* ist zwingend notwendig, unterwegs HME-Filter verwenden (➤ 13.1.3)
- Tubusverlängerung *(„Gänsegurgel")* meist 5–10 cm lang, soll sehr flexibel sein, da sich die Kinder häufig viel bewegen
- In der Regel Schlauchsysteme mit einem Durchmesser von 15 mm verwenden.

16

16.7.2 Grundlagen der Beatmung von Kindern

Die **Grundlagen der Beatmung** sind in ➤ Kap. 12 beschrieben.

Die Auswahl von Beatmungsgerät und Zubehör ist eine ärztliche Aufgabe. Außerklinisch beatmete Kinder sollen an ein Beatmungszentrum angebunden sein. Einmal im Jahr sind die Beatmungseinstellungen und das Zubehör auf Aktualität zu überprüfen. Je nach Erkrankung und wegen des Wachstums braucht das Kind mit der Zeit eine **Veränderung in der Beatmung.** Gründe dafür können u. a. sein:

- Kind kann von der Beatmung entwöhnt werden
- Bisherige Beatmung ist nicht mehr ausreichend, da sich die Erkrankung verändert hat, z. B. fortgeschritten ist
- Umstellen auf einen anderen Modus.

Diese Änderungen haben unter klinischen Bedingungen stattzufinden, ebenso der Wechsel auf eine andere Trachealkanüle, Beatmungsmaske oder einen Hustenassistenten (➤ 15.3.6).

WICHTIG

Notfall-Telefonnummer

Bei Fragen, Unsicherheiten und Komplikationen muss immer eine Notfall-Telefonnummer bereitliegen.

Beatmungsformen

In der Pädiatrie kommen sowohl kontrollierte wie auch assistierte **Beatmungsformen** (➤ 12.5) zur Anwendung. Die zwei häufigsten Beatmungsformen bei Kindern in der außerklinischen Intensivpflege sind

- **Inspiratorische Druckunterstützung** *(engl. Pressure Support Ventilation, PSV,* ➤ 12.5.7) und
- **Assistierte druckkontrollierte Beatmung** *(engl. Assisted Pressure-Controlled Ventilation, APCV,* ➤ 12.5.2, ➤ 12.5.4),

sowohl invasiv als nichtinvasiv. Mögliche Indikationen für die beiden Formen sind in ➤ Tab. 16.7 zusammengefasst.

Kinder haben oft eine ungeblockte Kanüle, darum sind die Respiratoren für die Langzeitbeatmung in der Lage, durch eine Basisflowerhöhung die ungewollte Leckage zu kompensieren.

Bei der **nichtinvasiven Beatmung** kommen sowohl die **Ventilbeatmung** *(Ausatemventil im Schlauchsystem)* als auch die **Leckagebeatmung** *(Ausatemventil in der Maske integriert)* zum Einsatz (➤ 16.4). Welche Art der Ausatemsteuerung gewählt wird, liegt in der Erfahrung der Ärztin bzw. des Arztes und hängt von der Grunderkrankung und dem zur Verfügung stehenden Interface ab.

Bei der Beatmungseinstellung sind auch die **Alarmgrenzen** (➤ 12.6.1) wichtig. Bei einer zu großen Leckage ist die Überwachung des exspiratorischen Volumens – nur im Doppelschlauchsystem möglich – nicht mehr gewährleistet, da die Luft nach oben strömt. Auch der PEEP kann möglicherweise durch die Leckage nicht ganz aufrechterhalten werden. Das führt zu unnötigen Alarmen, vor allem im Schlaf. Solange die Beatmung suffizient ist, können diese Alarmfunktionen nach ärztlicher Anordnung ausgeschaltet werden. Die Kinder müssen dann aber unbedingt mit einem Pulsoximeter (➤ 9.1.6) überwacht werden.

Beatmungsparameter

Der **PEEP** (➤ 12.4) soll den endexspiratorischen Alveolarkollaps vermeiden und die funktionelle Residualkapazität (➤ 7.6.5) erhöhen. In der Regel sind die meisten Kinder mit einem PEEP von 4–6 mbar beatmet. Kinder mit neuromuskulären Erkrankungen sind häufig ohne PEEP beatmet, sofern kein obstruktives Schlafapnoesyndrom (➤ 9.3.6) besteht. [5]

Der **Inspirationsdruck** *(IPAP, P_{insp})* wird anhand der Blutgasanalyse und den sichtbaren Thoraxbewegungen ermittelt (➤ 12.4). Eine obere Druckbegrenzung (P_{max}) maximal 10 mbar über dem Inspirations-

Tab. 16.7 Mögliche Indikationen für PSV und APCV

PSV	APCV/(A)PCV/PCV(A)
Bei chronischen Lungenerkrankungen, z. B. Mukoviszidose (➤ 9.3.10), bronchopulmonale Dysplasie (➤ 9.3.9): hoher P_{insp} und PEEP notwendig, t_{exsp} muss ausreichend lang sein	Bei zentraler Atemantriebsstörung, z. B. Undine-Syndrom (➤ 9.3.6), hohem Querschnittssyndrom (➤ 17.13.2)
Bei Kindern mit muskulärer Schwäche wie z. B. progressive Muskeldystrophie Typ Duchenne (➤ 17.7.2) und stabilem Atemmuster. Da der Atemantrieb vollständig erhalten ist, reicht die Druckunterstützung häufig aus. Je nach Progredienz der Erkrankung ist im Verlauf auf eine assistierte/kontrollierte Beatmungsform umzustellen.	Bei fortgeschrittenen neuromuskulären Erkrankungen (➤ 17.7), wenn die Ventilation nicht mehr ausreicht. In diesen Fällen die Beatmungsfrequenz etwas höher als die Spontanatemfrequenz wählen, damit das Kind nicht das Gefühl hat, mitatmen zu müssen, weil es zu wenig Luft bekommt. Die Atemmuskulatur soll durch die Beatmung regenerieren.
	Bei restriktiven Ventilationsstörungen (➤ 9.2.1), z. B. ausgeprägter Skoliose. Hier muss der P_{insp} ausreichend hoch sein, es ist ein PEEP und eine ausreichend lange t_{insp} nötig.

druck einstellen (➤ 12.6.1). Die Dauer der **Inspirationszeit** *(T/t_{insp})* definiert das Atemzeitverhältnis (➤ 12.4), also das Verhältnis der Einatmung zur Ausatmung. Bei obstruktiven Ventilationsstörungen (➤ 9.2.1) soll die t_{insp} kürzer sein, damit mehr Zeit zum Ausatmen bleibt, bei Oxygenierungsstörungen (➤ 9.2.5) sollte die t_{insp} etwas länger sein.

Im **PSV-Modus** ist es sinnvoll, bei Kindern für die Inspirationszeit eine obere und untere Grenze *(t_{insp} min und max)* einzustellen (➤ 12.6.1). Die obere Grenze dient dazu, bei Aktivität, im Wachzustand und bei Aufregung die Ausatmung ausreichend zu gewährleisten, was v. a. bei einer ungewollten Leckage *(ungeblockte Kanüle)* wichtig ist. Die untere Grenze gewährleistet eine Mindest-Einatmungszeit.

Die **Beatmungsfrequenz** *(AF/f)* altersabhängig einstellen. Eine höhere Frequenz fördert die Abatmung von Kohlendioxid:

- Neugeborene: 40–50/Min.
- Säuglinge: 30–40/Min.
- Kleinkinder: 20–30/Min.
- Schulkinder: 15–20/Min.

Der **Trigger** bzw. die **Triggerempfindlichkeit** (➤ 12.4) ist so einzustellen, dass das Kind leicht einen Atemhub auslösen kann. Sie darf aber nicht so empfindlich sein, dass das Gerät sog. Autotriggerungen auslöst, z. B. durch verschleimte Atemwege, bei Bewegung und Wasser in den Wasserfallen. Die Werte der **Blutgasanalyse** (➤ 10.4.2) entsprechen ab dem 1. Lebensjahr denen der Erwachsenen.

16.8 Besonderheiten in der Pflege von Kindern

Entwicklungsstörungen bei Kindern ➤ 17.5.5
Neuropädiatrische Erkrankungen ➤ 17.10

Die **Pflege von Kindern** mit außerklinischer Intensivpflege erfordert besondere Kenntnisse. Diese Kinder haben – neben Tracheostoma und Beatmung – oft noch eine komplexe Erkrankung mit vielschichtigen medizinischen und pflegerischen Problemen.

WICHTIG

Fachkompetenz-Netzwerk ist wichtig

Eltern und Intensivpflegedienst benötigen ein Netzwerk aus kompetenten Fachleuten mit Erfahrung in der Pädiatrie. Dazu gehören Ärzte innerhalb und außerhalb der Klinik mit Erfahrung sowohl zum Krankheitsbild als auch in Kanülenversorgung und Beatmung, z. B. in einem Beatmungszentrum. Hinzu kommen Pflegefachpersonen mit Erfahrung in der Pädiatrie, Physiotherapeutinnen/-therapeuten, Logopädinnen/Logopäden, Ergotherapeutinnen/-therapeuten, evtl. Familienhilfe, Sozialpädiatrisches Zentrum *(SPZ)*, ein ambulantes Hospizteam, Kindergarten und Schule für Kinder mit geistiger und/oder körperlicher Behinderung, Hilfsmittellieferant mit Expertise in Tracheostomaversorgung und Beatmung u. a.

WICHTIG

Eltern anleiten und Selbstständigkeit der Familie anstreben

Die Eltern im Umgang mit Tracheostomie und Trachealkanüle anleiten, damit sie kanülenassoziierte Notfälle kennen und in einer solchen Situation richtig handeln. Sie erlernen auch das Absaugen über die Kanüle.
Wird das Kind beatmet, sollen die Eltern die Beatmung durchführen und überwachen können, Probleme und Komplikationen erkennen und entsprechend handeln können. Dazu gehört auch der richtige Umgang mit dem Beatmungszubehör. Zur Schulung gehört außerdem ein Reanimationstraining, das die Klinik mit den Eltern durchführt.
Die Anleitungen finden schon in der Klinik statt und werden bei Bedarf zu Hause vom Intensivpflegedienst wiederholt. Pflegefachpersonen berücksichtigen die besondere Situation der Eltern: sie sind zum einen medizinische Laien und zum anderen in sehr großer Sorge um ihr Kind.
Ziel ist, dass die Eltern ihr Kind auch alleine versorgen können, um nicht permanent von Pflegefachpersonen abhängig zu sein (*Konzept der Rückzugspflege* ➤ 12.1.3).
Aber letztendlich entscheiden die Eltern, wie viel Unterstützung sie in Anspruch nehmen wollen.

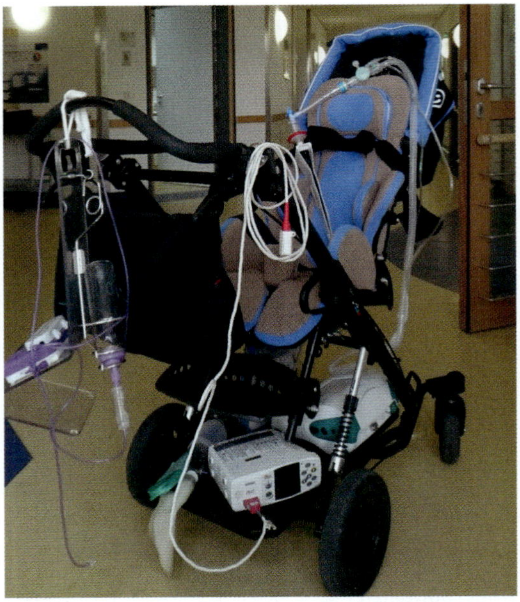

Abb. 16.8 Rehabuggy mit der Möglichkeit zum Abstellen benötigter Hilfsmittel [P244]

Die Kinder und Jugendlichen sollen die Möglichkeit haben Kindergarten oder Schule zu besuchen. Die Versorgung der Kinder ist während des Transports in die Einrichtung sowie vor Ort durch Fachkräfte sicherzustellen. Damit die Kinder mobil sein können, benötigen sie einen Rollstuhl oder Rehabuggy, auf/an dem die benötigten Geräte, z. B. Absauggerät, Platz haben (➤ Abb. 16.8).

Ambulante pädiatrische Intensivpflegedienste verfügen über Pflegefachpersonen mit Erfahrung in der Pädiatrie, in außerklinischer Beatmung und Trachealkanülenversorgung. Sie müssen an allen Tagen in der Woche 24 Std. für die Eltern erreichbar sein. In vielen Pflegediensten ist es üblich, dass eine Pflegefachperson als Ansprechpartner für die Familie, das Pflegeteam und den Pflegedienst benannt ist.

WICHTIG

Der Anfang ist entscheidend

Die Überleitung in die außerklinische Intensivpflege und der Beziehungsaufbau sind entscheidend für einen guten Start in der häuslichen Umgebung und eine dauerhafte tragfähige Beziehung zwischen allen Beteiligten (➤ Kap. 6).
Pflegefachpersonen und andere professionell Tätige sollen sich die Rechte von kranken Kindern und Jugendlichen immer wieder bewusst machen (➤ Abb. 16.9).

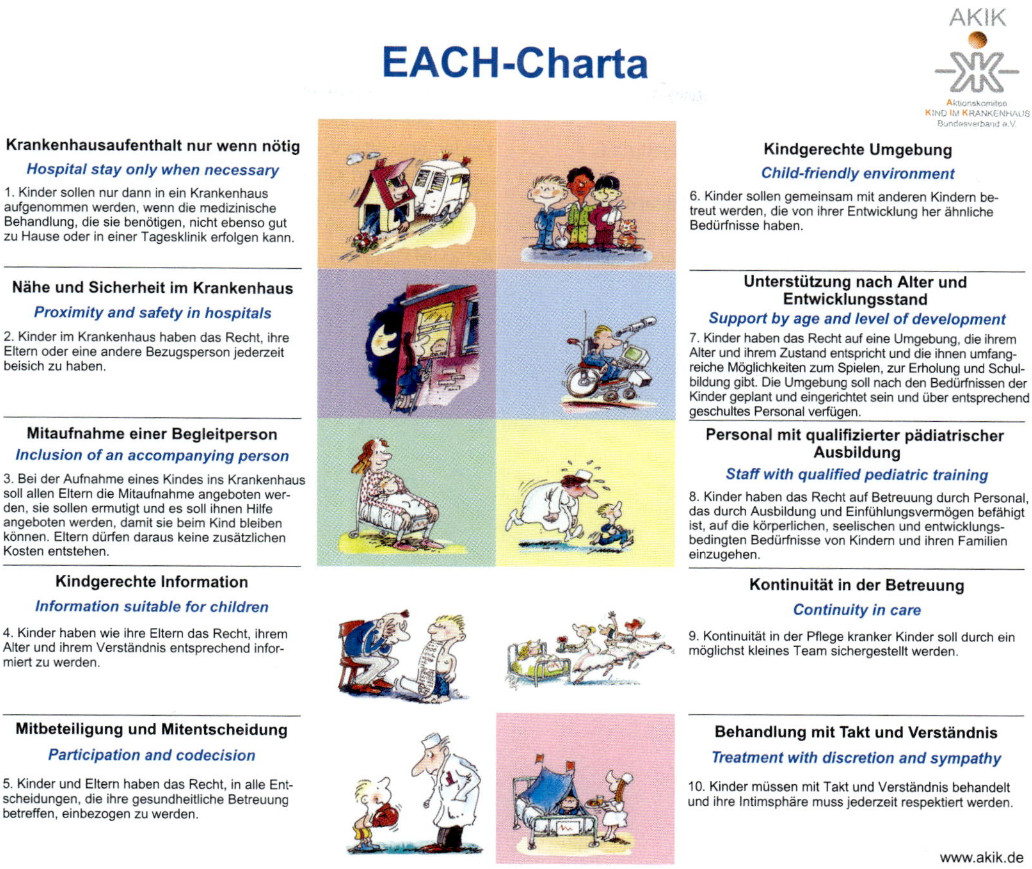

Abb. 16.9 EACH-Charta. Die *European Association for Children in Hospital* hat 1988 insgesamt 10 Artikel zu den Rechten von Kindern und Jugendlichen formuliert. Die EACH-Mitgliedorganisationen haben 2016 die Charta überarbeitet, sie ist für alle Einrichtungen im Gesundheitswesen formuliert. [W1076]

LITERATURVERZEICHNIS

[1] Oczenski W. Atmen – Atemhilfen, Atemphysiologie und Beatmungstechnik 11. A. Stuttgart: Thieme, 2023

[2] Deutsche Gesellschaft für Pneumologie und Beatmungsmedizin e.V. S2k-Leitlinie Nichtinvasive und invasive Beatmung als Therapie der chronisch respiratorischen Insuffizienz, Stand 2017. Aus: www.awmf.org/uploads/tx_szleitlinien/020-008l_S2k_NIV_Nichtinvasive_invasive_Beatumung_Insuffizienz_2017-10-verlaengert.pdf (letzter Zugriff: 25.5.2025).

[3] Klemm E, Novak A. (Hrsg.). Kompendium der Tracheotomie und Atemwege, 2. A. Heidelberg: Springer, 2018.

[4] Johnson D C et al. Tracheostomy tube manometry: evaluation of speaking valves, capping and need for downsizing. In: Schwegler H. Trachealkanülenmanagement, 3. A.. Idstein: Schulz-Kircher 2020.

[5] Humberg A. et al. (Hrsg.). Beatmung von Kindern, Neugeborenen und Frühgeborenen. Ein Leitfaden für Pädiatrie, Neonatologie und Anästhesie. 2. A. Stuttgart: Thieme, 2025

WEITERFÜHRENDE LITERATUR

Beatmungs-Karten-Set für Kinder, Säuglinge, Früh- & Neugeborene. Erkrath: Hawelka, 2013.

Feydt-Schmidt A. Pädiatrie: Kurzlehrbuch für Pflegeberufe. 4. A. München: Elsevier, 2019.

Fley G, Schneider F (Hrsg.). Pflege Heute – Pädiatrische Pflege. 2. A. München: Elsevier, 2024

Hoehl M, Kullick P. Gesundheits- und Kinderkrankenpflege. 5. A. Stuttgart: Thieme, 2019.

Humberg A, Hertig E. Beatmung von Kindern, Neugeborenen und Frühgeborenen: Ein Leitfaden für Pädiatrie, Neonatologie und Anästhesie. 2 A. Stuttgart: Thieme, 2025.

Messall A. et al. (Hrsg.). Fachpflege Neonatologische und Pädiatrische Intensivmedizin. 4. A. München: Elsevier, 2021.

Motzko M. et al. Pädiatrisches Trachealkanülenmanagement: Ein Ratgeber für Eltern, Pflegekräfte und Therapeuten. Idstein: Schulz-Kirchner, 2015.

Nicolai T, Hoffmann F. Kindernotfall ABC: Leitfaden zur Notfallversorgung von Kindern. 4. A. Heidelberg: Springer, 2025.

Nicolai T. Pädiatrische Notfall- und Intensivmedizin 6. A. Heidelberg: Springer, 2021.

Oczenski W. Atmen – Atemhilfen 11. A. Stuttgart: Thieme, 2023.

Pinquart M.: Wenn Kinder und Jugendliche körperlich chronisch krank sind. Heidelberg: Springer, 2013.

KONTAKTADRESSEN

DIGAB – Sektion Kinder und junge Menschen, www.digab.de/sektion/kinder_und_junge_menschen.de

Familien mit Intensivpflege, www.intensivpflege-familie.de

INTENSIVkinder zuhause e.V., www.intensivkinder.de.

Kinder mit Tracheostoma, www.tracheostoma-kinder.de

Kindernetzwert e.V. – Dachverband der Selbsthilfe von Familien mit Kindern und jungen Erwachsenen mit chronischen Erkrankungen und Behinderung, www.kindernetzwerk.de

RehaKIND e.V., www.rehakind.com

KAPITEL

17 Neurologie

Martin Groß, Birgit Hennig (17.15), Christine Keller, Constanze Reutlinger (17.5.5, 17.9.1, 17.10), Ina Siemer

Mindestens 50 % der Patientinnen und Patienten in der außerklinischen Intensivpflege leiden an **neurologischen Erkrankungen.** Die Symptome dieser Erkrankungen sind vielfältig. Zu den schwerwiegendsten gehören die Bewusstseinsstörungen wie Koma, Wachkoma und minimal-responsives Syndrom sowie die Störungen von Atmung, Husten und Schlucken. Einschränkungen von Bewegungsfähigkeit und -kontrolle können zu erheblichem personellem und technischem Unterstützungsbedarf führen (➤ 17.2.2, ➤ 17.2.3, ➤ 17.2.4). Spastik, Schmerzen, Angst und Depression können wiederum eine hohe Symptomlast bedingen. Zudem können gravierende Einschränkungen der Sinneswahrnehmung und der Raumwahrnehmung auftreten. Auch kognitive Fähigkeiten wie z. B. Orientierung, Denken, Gedächtnis, gezieltes Handeln und Sprache, aber auch die Gefühle können beeinträchtigt sein. Veränderungen von Persönlichkeit, Individualität und Selbstbild kommen ebenfalls vor. Solche Veränderungen stürzen die Betroffenen häufig in eine tiefe Sinnkrise. Und auch die Angehörigen sind durch die Erkrankung des Familienmitglieds oft sehr belastet. Pflegefachpersonen stellen diese Situationen ebenfalls vor große Herausforderungen. Menschen mit neurologischen Erkrankungen geben allerdings trotz gravierender Einschränkungen häufig selbst eine gute Lebensqualität an.

17.1 Aufbau des Nervensystems

Die Gesamtheit der Nervengewebe wird als **Nervensystem** bezeichnet. Seine Aufgaben sind die Erfassung, Verarbeitung, Speicherung und Aussendung von Informationen. In Zusammenarbeit mit dem Hormonsystem steuert es die Organfunktionen. Über die Sinnesorgane nimmt es Sinnesreize auf und verarbeitet sie. Zu den höheren Hirnleistungen gehören gezieltes Handeln, Denken und Sprache. Interaktion mit der Außenwelt schließlich findet in Form von Bewegung statt. Außerdem kontrolliert das Gehirn den Schlaf-Wach-Rhythmus und hormonale Regelkreise. Das Nervensystem des Menschen umfasst jeweils ca. 85 Milliarden **Neuronen** *(Nervenzellen)* und nicht-neuronale Zellen, sog. **Gliazellen.** [1]

17.1.1 Neuronen

Herausragende Fähigkeiten von **Neuronen** *(Nervenzellen* ➤ Abb. 17.1) sind Reizaufnahme, Erregungsleitung über elektrische Potenziale und die Erregungsübertragung über Transmitter *(Botenstoffe)* oder elektrische Signale. Die meisten Neuronen bestehen aus einem **Zellkörper** mit Zellkern, **Dendriten** *(Fortsätzen, überwiegend für die Reizaufnahme)* und einem **Axon,** dessen Hauptaufgabe es ist, Erregung vom Zellkörper wegzuleiten. Bei vielen Nervenzellen ist das Axon zur Beschleunigung der elektrischen Erregungsleitung von einer speziellen Biomembran, dem **Myelin,** spiralförmig umhüllt. Die Verbindungen von Nervenzellen mit anderen Nerven-, Muskel-, Sinnes- oder Drüsenzellen werden **Synapsen** genannt. Die Zahl der Synapsen im menschlichen Gehirn ist mit geschätzt 100 Billionen außerordentlich hoch. Die Zellkörper der Neuronen liegen in Gehirn und Rückenmark in der **grauen Substanz,** ihre Zellfortsätze in der **weißen Substanz.** [1]

17.1.2 Gliazellen

Die verschiedenen Arten von **Gliazellen** haben sehr vielfältige Funktionen, die noch nicht vollständig bekannt sind. Beispielsweise bilden sie das **Myelin,** modulieren die neuronale Aktivität, beteiligen sich

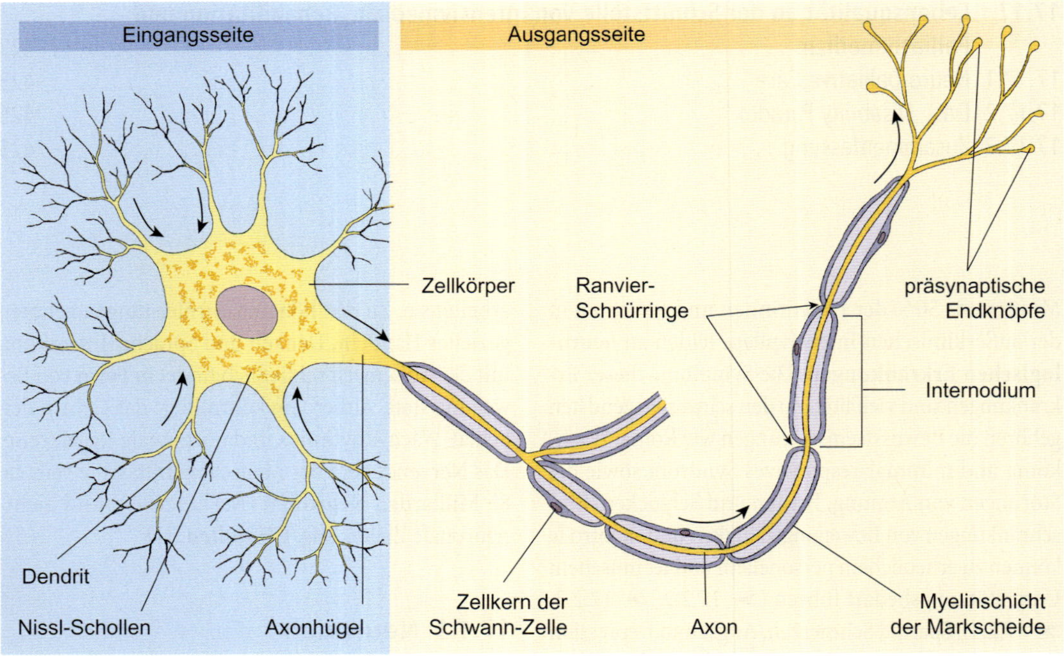

Abb. 17.1 Aufbau eines Neurons, links Zellkörper mit großem Zellkern. [L190]

an der Trennung des Blutkreislaufs von Hirngewebe und Liquor *(Blut-Hirn-Schranke),* funktionieren als Stützgewebe und erfüllen immunologische Aufgaben.

17.1.3 Zentrales und peripheres Nervensystem

Das Nervensystem gliedert sich grob in das **zentrale Nervensystem** *(ZNS)* und das **periphere Nervensystem** *(PNS).* Das ZNS umfasst das im knöchernen Schädel liegende Gehirn und das im Wirbelkanal liegende Rückenmark. Die Gesamtheit aller Nervenfasern, die außerhalb des ZNS liegen, wird als peripheres Nervensystem bezeichnet. Die peripheren Nerven sind paarig angelegt: Das Gehirn verlassen 12 **Hirnnerven,** 31 **Spinalnerven** wiederum verlassen das Rückenmark. Anhäufungen von Nervenzellen außerhalb des ZNS heißen **Ganglien.**

17.1.4 Aufbau des Gehirns

Das Gehirn besteht aus (➤ Abb. 17.2): **Großhirn** *(Telencephalon, Cerebrum),* **Zwischenhirn** *(Diencephalon),* **Kleinhirn** *(Cerebellum)* und **Hirnstamm** mit **Mittelhirn** *(Mesencephalon),* **Brücke** *(Pons)* und **verlängertem Mark** *(Medulla oblongata).* Obwohl es nur 2 % unseres Körpergewichts ausmacht, entfallen rund 20 % des Sauerstoff- und Energiebedarfs auf das Gehirn.

Das **Großhirn** ist in zwei sog. Hemisphären unterteilt, die über den Balken miteinander verbunden sind. Ganz außen liegt die **Hirnrinde** *(Cortex cerebri),* die stark gefurcht ist und aus grauer Substanz besteht. Darunter liegt weiße Substanz mit einer großen Zahl an Nervenfasern. Das Großhirn ist entwicklungsgeschichtlich der jüngste Teil des Gehirns. Es ist Sitz der sog. höheren Hirnfunktionen, z. B. Bewusstsein, bewusstes Empfinden, (selbst-)bewusstes Handeln, Wille, Kreativität, Lernen und Gedächtnis.

Im **Zwischenhirn** liegen u. a. der **Thalamus** als zentrale sensorische Schnittstelle, der **Hypothalamus** und die **Hypophyse,** welche übergeordnet hormonale Regelkreise steuern. Der Hypothalamus steuert überdies den Tag-Nacht-Rhythmus des Menschen. Das **Kleinhirn** *(Cerebellum)* liegt in der hinteren Schädelgrube und spielt u. a. eine wichtige Rolle in der Bewegungskontrolle (➤ 17.2.1).

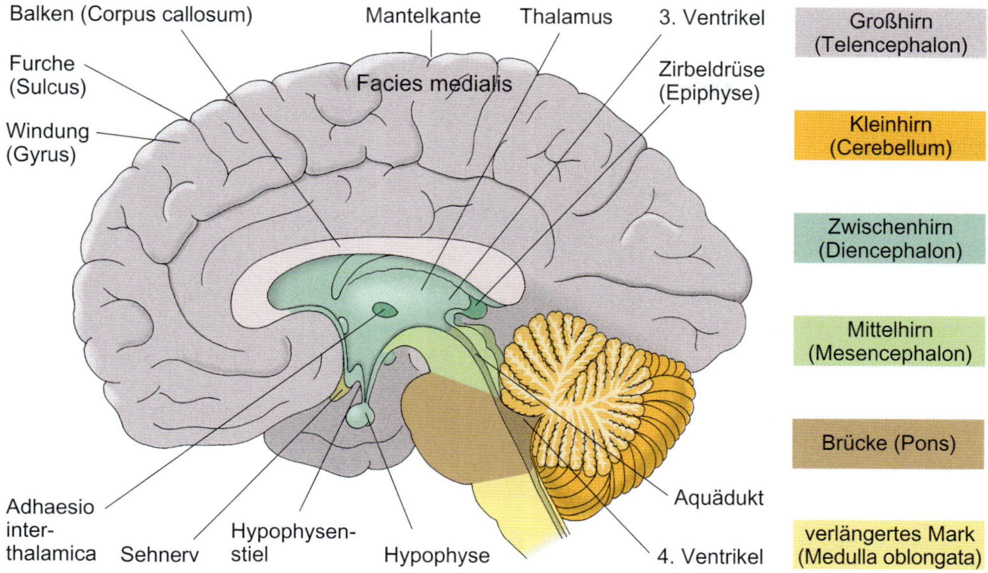

Abb. 17.2 Sagittalschnitt durch das Gehirn [L190]

Der **Hirnstamm** ist der unterste und älteste Gehirnabschnitt. Er besteht aus dem Mittelhirn, der Brücke *(Pons)* und dem verlängerten Mark *(Medulla oblongata)*. Der Hirnstamm besteht aus auf- und absteigenden Leitungsbahnen *(weiße Substanz)* und aus Ansammlungen von Nervenzellen *(graue Substanz)*. Hier liegen u. a. die Kerngebiete der Hirnnerven sowie die „Generatoren" des Atemantriebs und des Atemrhythmus.

WICHTIG

Medulla oblongata

Sie ist die Verbindung zwischen Gehirn und Rückenmark und reguliert die lebenswichtigen Funktionen des Herz-Kreislauf-Systems, die Atmung, das Schlucken, Husten, Niesen und Erbrechen. Durch die Konzentration lebenswichtiger Funktionen an diese Stelle kann eine Verletzung oder Blutung in diesem Bereich schnell tödlich sein. Auch das Einklemmen der Medulla oblongata im Hinterhauptsloch (z. B. bei Hirndrucksteigerung) kann unbehandelt rasch zum Tode führen.
80 % der Pyramidenbahnfasern *(für die Willkürmotorik)* kreuzen hier auf die jeweilige Gegenseite.

17.1.5 Häute von Gehirn und Rückenmark

Gehirn und **Rückenmark** umhüllen drei **Häute** (➤ Abb. 17.3). Die äußerste ist die **Dura mater** *(harte Hirnhaut)*, die im Schädel dem Knochen anliegt und im Wirbelkanal von gefäßreichem Fettgewebe umgeben ist. Darunter liegt die **Arachnoidea** *(Spinnwebenhaut)*, die den äußeren Liquorraum umhüllt. Als innerste Hirnhaut liegt die **Pia mater** *(innere Hirnhaut)* dem Gewebe von Gehirn und Rückenmark direkt an. Zwischen Schädelknochen, Hirnhäuten und Gehirn gibt es drei schmale Räume: Epiduralraum, Subduralraum und Subarachnoidalraum (➤ Abb. 17.3). [1]

17.1.6 Blutversorgung des Gehirns

Die **Blutversorgung des Gehirns** (➤ Abb. 17.4) erfolgt hauptsächlich über die **A. carotis interna** *(innere Halsschlagader,* sog. *vordere Strombahn)* und die **A. vertebralis** *(Wirbelschlagader,* sog. *hintere Strombahn)* beidseits, welche sich zur **A. basilaris** *(Schädelbasisschlagader)* vereinen. Vordere und hintere Strombahn sind im Bereich der Schädelbasis im **Circulus arteriosus Willisii** ringförmig miteinander verbunden,

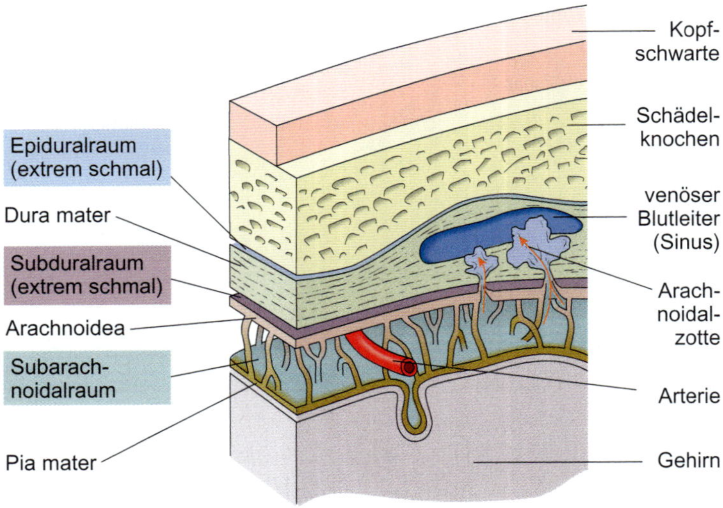

Abb. 17.3 Schädelknochen, Hirnhäute und Hirnräume. Die **roten Pfeile** zeigen den Abfluss des Liquors aus dem Subarachnoidalraum über die Arachnoidalzotten in die Sinus. [L190]

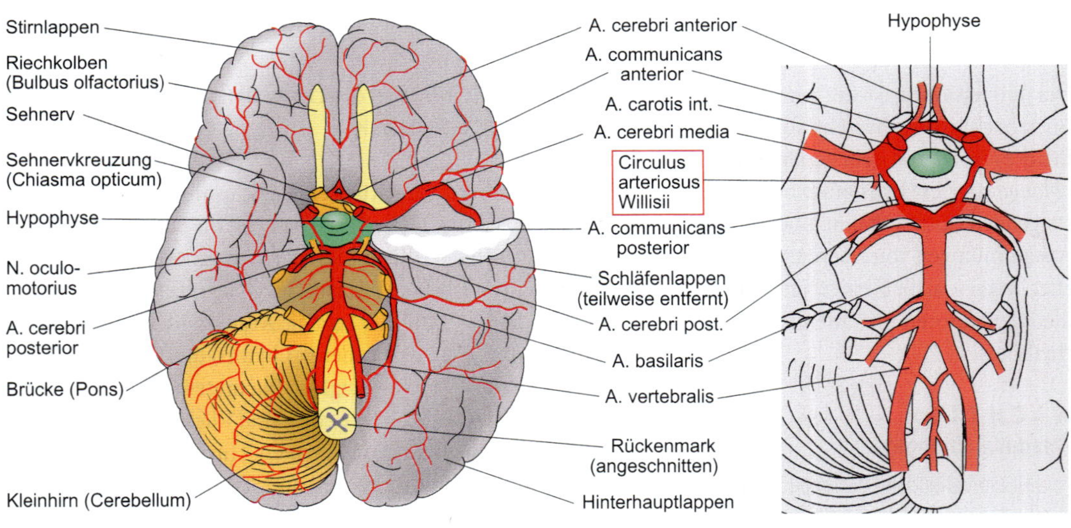

Abb. 17.4 Die Hirnarterien im Bereich der Hirnbasis. Die Äste der wichtigsten hirnversorgenden Arterien sind durch mehrere kleine Verbindungsarterien zu einem Kreis geschlossen, dem Circulus arteriosus Willisii. [L190]
Links: Hirnarterien in der Ansicht von unten.
Rechts: Circulus arteriosus Willisii im Detail.

damit Verschlüsse von den dem **Circulus arteriosus** vorgeschalteten Arterien durch Kollateralen kompensiert werden können. Dem Circulus arteriosus sind je zwei **vordere, mittlere und hintere Hirnarterien** *(A. cerebri anterior, media und posterior)* nachgeschaltet. Über oberflächliche und tiefe Hirnvenen wird das Blut schließlich in die Sinusvenen *(mit Endothel ausgekleidete Duplikaturen der harten Hirnhaut)* geleitet, welche das Blut schließlich überwiegend in die **Vv. jugularis** *(Drosselvene, Jugularvene)* beidseits drainieren. [1]

17.1.7 Ventrikelsystem und Liquor

Das Gehirn verfügt über vier spezielle Hohlräume, sog. **Ventrikel** *(Kammern)*, die mit **Liquor** *(Gehirn-Rückenmarkflüssigkeit, „Nervenwasser")* gefüllt sind und als sog. **innerer Liquorraum** bezeichnet werden (➤ Abb. 17.5). Der Liquor (etwa 150 ml) bildet sich in einem in allen vier Ventrikeln liegenden Adergeflecht, dem sog. **Plexus choroideus** und dient u. a. der Polsterung des Gehirns und des Rückenmarks. Er strömt von den Seitenventrikeln in den 3. und 4. Ventrikel, den er durch drei Öffnungen in Richtung des **äußeren Liquorraums** *(Subarachnoidalraum)* verlässt. In Granulationen der mittleren Hirnhaut wird er wieder in die Sinusvenen abgegeben, er fließt außerdem entlang der das Hirn und das Rückenmark verlassenden Nerven ab und gelangt von dort aus schließlich ins Lymphsystem. [1]

17.1.8 Rückenmark

Das **Rückenmark** *(Medulla spinalis)* ist etwa 45 cm lang. Es bildet die große ‚Autobahn' zwischen Gehirn und Peripherie. Es geht aus der **Medulla oblongata** *(verlängertes Mark)* hervor und zieht im Wirbelkanal nach unten. Über die gesamte Länge des Rückenmarks entspringen insgesamt 31 paarige Nervenfaserbündel, die vorderen und hinteren Nervenwurzeln, die sich dann jeweils zu den **Spinalnerven** vereinigen. Das Rückenmark reicht bis auf Höhe des 2. Lendenwirbels, darunter findet sich die **Cauda equina,** ein Bündel aus Spinalnervenwurzeln, die zu ihrem jeweiligen Zwischenwirbelloch ziehen (➤ Abb. 17.6).

Die Nervenwurzelabgänge unterteilen das Rückenmark in 31 **Rückenmarksegmente** (➤ Abb. 17.6):

- 8 Zervikalsegmente *(Halssegmente)*, C 1 – C 8
- 12 Thorakalsegmente *(Brustsegmente)*, Th 1 – Th 12
- 5 Lumbalsegmente *(Lendensegmente)*, L 1 – L 5
- 5 Sakralsegmente *(Kreuzbeinsegmente)*, S 1 – S 5

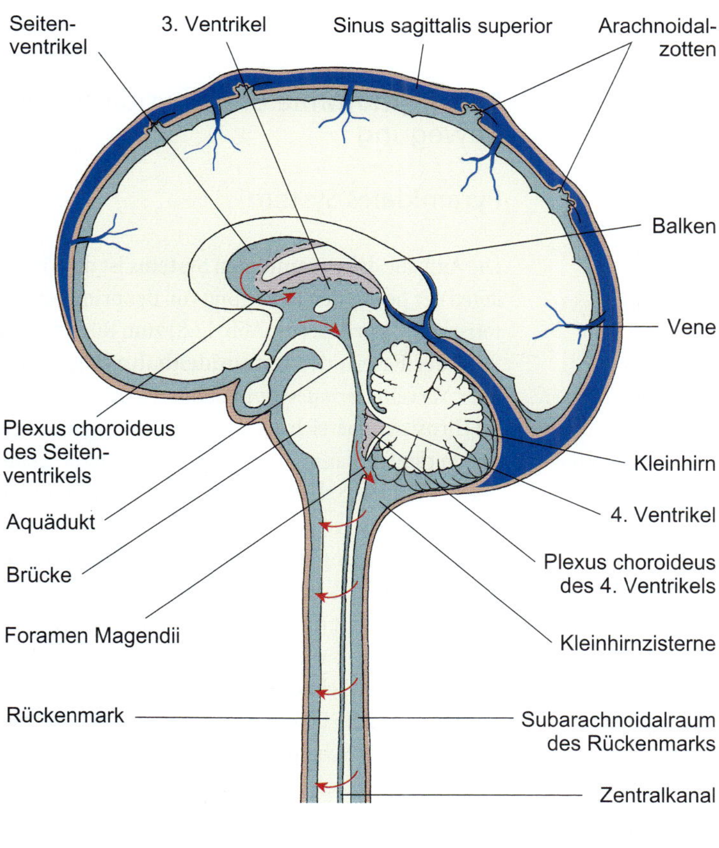

Abb. 17.5 Sagittalschnitt durch Gehirn und Rückenmark mit den Liquorräumen. Der Liquor wird im Plexus choroideus aus dem Blutplasma filtriert (etwa 500 ml/Tag). Die **roten Pfeile** geben die Flussrichtung des Liquors an. Über die Arachnoidalzotten (hier stark vergrößert) tritt der Liquor ins venöse Blutgefäßsystem über. [L190]

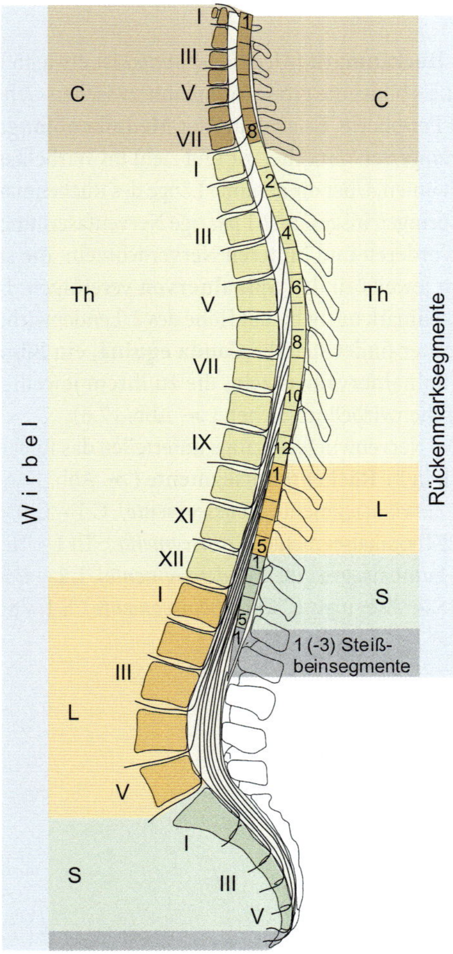

Abb. 17.6 Rückenmark und Spinalnerven. Das Rückenmark endet auf Höhe des 2. Lendenwirbels. [L190]

- 1–3 Kokzygealsegmente *(Steißbeinsegmente),* Co 1 – Co 3.

Das **Rückenmark** besteht aus grauer und weißer Substanz (➤ Abb. 17.7):

- **Graue Substanz:** Nervenzellkörper (➤ Abb. 17.1). Sie wird unterteilt in:
  - Vorderhorn: Nervenzellen für die motorischen Funktionen, auch Motoneuronen genannt
  - Seitenhorn: Nervenzellen für die vegetativen Funktionen
  - Hinterhorn: Nervenzellen für die sensiblen Funktionen
- **Weiße Substanz:** auf- und absteigende Nervenbahnen/-fasern. [1]

17.2 Motorisches Nervensystem und Störungen

DEFINITION

Motorik *(Bewegungsfähigkeit, Bewegungstechnik):* Gesamtheit der willkürlichen und kontrollierten Bewegungen. Häufig unterschieden in Grobmotorik *(Bewegungen mit dem gesamten Körper, Veränderungen der Körperposition, krabbeln, laufen usw.)* und Feinmotorik *(differenzierter Gebrauch von Händen, Fingern und Füßen).* Beobachtet und beurteilt werden können:

- Muskelkraft
- Muskeltonus
- Abnorme Bewegungen
- Koordination der Bewegung
- Beschaffenheit der Muskulatur.

Motorische Neuronen *(Motoneuronen):* Spezialisierte Nervenzellen, die für Bewegung verantwortlich sind. Sie werden unterteilt in:

- Erste (1.), zentrale oder obere motorische Neuronen
- Zweite (2.), periphere, untere motorische Neuronen.

Vor allem in Verbindung mit Erkrankungen wird oft auch die Einzahl verwendet, z. B. „das erste Motoneuron ist betroffen".

17.2.1 Anatomie und Physiologie der Bewegung

Pyramidales System

Die Aufgabe des **pyramidalen Systems** ist das Weiterleiten der bewussten Bewegung von der primären motorischen Hirnrinde (➤ Abb. 17.8) zum Rückenmark. 90 % der Fasern der **Pyramidenbahn** *(Gesamtheit aller Nervenfasern des pyramidalen Systems)* kreuzen im Hirnstammbereich auf die gegenüberliegende Seite und verlaufen dann weiter zum Rückenmark. Daher ergibt sich bei Schädigungen der Pyramidenbahn folgendes Muster:

- Bei **Schädigung oberhalb der Pyramidenbahnkreuzung,** z. B. Schlaganfall in der mittleren Hirnarterie, ist die Lähmung auf der anderen Körperseite als die Schädigung.
- Bei **spinaler Schädigung,** z. B. Rückenmarksverletzung, ist die Lähmung auf der gleichen Körperseite wie die Schädigung.

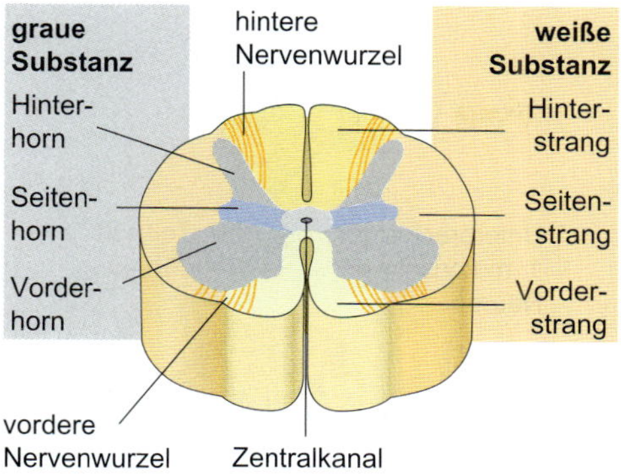

Abb. 17.7 Das Rückenmark im Querschnitt: In der Mitte liegt die schmetterlingsförmige graue Substanz mit Vorder-, Seiten- und Hinterhorn. Um die graue Substanz herum ist die weiße Substanz. Hier verlaufen die Nervenfasern nach oben und unten. Der Zentralkanal in der Mitte durchzieht das ganze Rückenmark, ist mit den Liquorräumen des Gehirns verbunden und enthält Liquor. [L190]

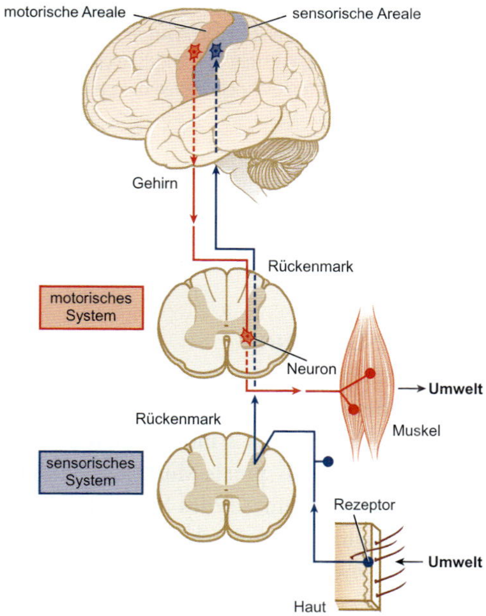

Abb. 17.8 Entstehung von Bewegung und Sensibilität. **Rot:** „Weg" von der motorischen Hirnrinde zum Muskel. „Weg" der Reizentstehung, -weiterleitung und Wahrnehmung. **Blau:** „Weg" von der Peripherie zu den sensorischen Zentren in der Großhirnrinde. [L126]

Extrapyramidales System

Die Zellkörper der am sog. **extrapyramidalen System** beteiligten Neuronen liegen unterhalb der Hirnrinde in den Basalganglien *(Stammganglien)*, im Mittelhirn und im Hirnstammbereich. Seine Nervenfasern ziehen ebenfalls zum Rückenmark.

Aufgaben des extrapyramidalen Systems sind:
- Unwillkürliche Muskelbewegungen
- Modifikation bewusster Bewegung
- Regulation des Muskeltonus
- Regulation des Gleichgewichts
- Kontrolle automatisierter Bewegungen
- Hemmung unwillkürlicher Bewegungen.

Kleinhirn

Das **Kleinhirn** *(Cerebellum,* ➤ Abb. 17.2) ist ebenfalls an der Bewegung beteiligt, es
- Reguliert Bewegungsabläufe
- Kontrolliert das Gleichgewicht
- Koordiniert den Gang
- Stabilisiert die Körperhaltung
- Kontrolliert den Muskeltonus.

Entstehung von Bewegung

Der **Bewegungsimpuls** (➤ Abb. 17.8) entsteht in den **1. Motoneuronen** in den motorischen Rindenfeldern und wird über die Pyramidenbahn zu den **2. Motoneuronen** in den **Vorderhornzellen** im Rückenmark geleitet. Ihre Axone (➤ Abb. 17.1) ziehen dann zu den Skelettmuskeln. Die Muskeln reagieren mit Kontraktion.

17.2.2 Muskelkraft und Störungen der Muskelkraft

DEFINITION

Muskelkraft: Fähigkeit eines Skelettmuskels sich ausreichend schnell und mit maximaler Kraft zu kontrahieren, als Grundvoraussetzung für Bewegung.

Lähmung: Verminderte Muskelkraft einzelner Muskeln oder Muskelgruppen. Unterschieden werden:
- **Parese** = unvollständige Lähmung
- **Plegie/Paralyse** = vollständige Lähmung.

17

Paresen/Plegien können auch nach der/den betroffenen Gliedmaßen unterschieden werden:
- **Monoparese/-plegie:** eine Extremität ist betroffen
- **Hemiparese/-plegie:** eine Körperseite ist betroffen
- **Paraparese/-plegie:** beide Beine sind betroffen
- **Tetraparese/-plegie:** alle vier Extremitäten sind betroffen.

Pflegefachpersonen sollten die **Muskelkraft** einschätzen und im Verlauf beurteilen können, z. B. mithilfe der **Kraftgrade nach Janda** (➤ Tab. 17.1).

Zentrale Lähmung

Eine **zentrale Lähmung** (➤ Abb. 17.9) entsteht durch Schädigung der **1. motorischen Neuronen** in der motorischen Hirnrinde oder durch Schädigung der dazugehörenden Nervenfasern, die ins Rückenmark ziehen. Die Schädigungsursache kann also im Gehirn sein, z. B. Schlaganfall oder auch erst auf Rückenmarksebene, z. B. Rückenmarksverletzung.

Die Schaltkreise für die Muskeleigenreflexe bleiben i. d. R. erhalten, aber hemmende Impulse aus dem Gehirn erreichen die Muskulatur nicht mehr, sodass die Betroffenen folgende Symptome haben: [2]
- Muskelhypertonie *(erhöhter Muskeltonus)*
- Spastik

Tab. 17.1 Semiquantitative Beurteilung der Kraftgrade nach Janda [2]

0/5	Keine erkennbare Muskelkontraktion, komplette Lähmung *(Plegie)*
1/5	Erkennbare und/oder Muskelkontraktion, aber noch keine Bewegung, ca. 10 % Muskelkraft*
2/5	Bewegung unter Ausschaltung der Schwerkraft in vollem Bewegungsausmaß, ca. 25 % Muskelkraft
3/5	Bewegung gegen die Schwerkraft gerade möglich, aber ohne Widerstand, in vollem Bewegungsausmaß ca. 50 % Muskelkraft
4/5	Bewegung gegen die Schwerkraft und gegen einen leichten bis mäßigen Widerstand, ca. 75 % Muskelkraft
5/5	Bewegung in vollem Umfang und gegen einen starken Widerstand, 100 % Muskelkraft = normale Muskelkraft

* Ab Kraftgrad 1 ist die Lähmung unvollständig und damit eine Parese.

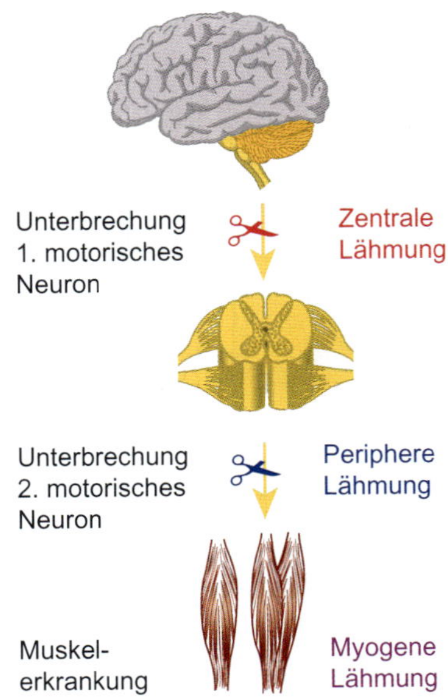

Abb. 17.9 Zentrale, periphere und myogene Lähmung: Abhängig vom Schädigungsort bzw. der Schädigungsursache haben die Betroffenen unterschiedliche Arten von Lähmungen. Eine myogene Lähmung entsteht durch Muskelerkrankungen (➤ 17.7.1). Die Symptome ähneln denen der peripheren Lähmung. [L138]

- Gesteigerte Muskeleigenreflexe
- Pathologische Reflexe, z. B. Babinski-Zeichen.

Periphere Lähmung

Eine **periphere Lähmung** (➤ Abb. 17.9) entsteht durch eine Schädigung der **2. motorischen Neuronen** im Rückenmark (z. B. spinale Muskelatrophie) bzw. im Verlauf der Nervenfaser/des Nervs zum Muskel (z. B. Neuropathien) oder durch eine Erkrankung der Muskulatur *(myogene Lähmung)*.

Es werden keine/kaum Impulse zu den betroffenen Muskeln weitergeleitet und auch die Reflexbögen sind unterbrochen, sodass die Patientinnen und Patienten folgende Symptome haben: [2]
- Muskelhypotonie *(verminderter Muskeltonus, schlaffe Lähmung)*
- Verminderte oder erloschene Muskeleigenreflexe
- Muskelatrophie
- Faszikulationen *(unwillkürliche Bewegungen kleiner Muskelgruppen ohne Bewegungseffekt)*.

Querschnittlähmung

Die **Querschnittlähmung** (➤ 17.13.2) ist eine überwiegend zentrale Lähmung mit einem peripheren Lähmungsanteil. Sie entsteht durch eine komplette oder inkomplette Unterbrechung des Rückenmarks, meist infolge eines Unfalls. Unterhalb der Schädigung fallen alle Funktionen, egal, ob motorisch, sensibel oder vegetativ, teilweise oder vollständig aus. Der Betroffene hat, bedingt durch die Schädigung der Pyramidenbahnen, eine zentrale Lähmung mit Muskelhypertonie und Spastik. Auf Höhe der Schädigung kommt es zu einer schlaffen Lähmung *(Muskelhypotonie).* [3]

17.2.3 Muskeltonus und Störungen des Muskeltonus

DEFINITION
Muskeltonus: Physiologische Grundspannung der ruhenden *(nicht in Kontraktion befindlichen)* Muskulatur.

Es gibt Abweichungen vom normalen **Muskeltonus.**

Muskelhypertonie

Bei einer **Muskelhypertonie** *(erhöhter Muskeltonus)* ist der Tonus der Skelettmuskulatur krankhaft erhöht. Ursache dafür ist eine Schädigung der 1. motorischen Neuronen, z. B. bei hypoxischem Hirnschaden, Schlaganfall oder Multipler Sklerose. Der Tonus kann sich im Krankheitsverlauf nach Schädigung des 1. Motoneurons verändern: Akut kommt es zu einer schlaffen Lähmung, die erst im weiteren Verlauf nach einigen Wochen hyperton wird. [3] Auch eine Schädigung des extrapyramidalen Systems kann zu einer Muskelhypertonie führen, allerdings kommt es hier nicht zu Lähmung oder Spastik (s. unten).

Muskelhypotonie

Bei einer **Muskelhypotonie** *(verminderter Muskeltonus)* ist der Tonus der Skelettmuskulatur gegenüber passiven Bewegungen deutlich herabgesetzt, Arme, Beine und Rumpf sind schlaff, der Betroffene kann u. U. den Kopf nicht halten. Säuglinge mit Muskelhypotonie sind insgesamt schlaff *(engl. floppy infant),* halten, z. B. beim Hochziehen zum Sitzen, Kopf und Rumpf schlechter als gesunde Gleichaltrige. Ursachen sind Schädigungen des Kleinhirns, der 2. motorischen Neuronen im Rückenmark, eines peripheren Nervs *(neurogene Hypotonie)* oder Muskelerkrankungen *(myogene Hypotonie).*

Spastik

Die **Spastik** *(lat. Krampf)* ist ein geschwindigkeitsabhängig zunehmender Dehnungswiderstand der Skelettmuskulatur bei passiven Bewegungen, der v. a. zu Beginn der Bewegung besteht. Im Verlauf der Bewegung lässt der Widerstand oft wieder nach *(sog. Taschenmesserphänomen).* Spastik an den Armen betrifft oft die Beugemuskeln, an den Beinen sind oft die Streckmuskeln betroffen. Schnelle passive Bewegungen, Angst und Stress, Schmerzen oder Anstrengung verstärken die Spastik, langsame passive Bewegungen helfen, eine Zunahme der Spastik zu vermeiden. Ursache ist immer eine Schädigung der 1. Motoneuronen, entweder im Gehirn oder im Rückenmark.

Rigor

Der **Rigor** *(lat. Steifigkeit)* ist ein geschwindigkeitsunabhängig erhöhter Dehnungswiderstand der Skelettmuskulatur während der gesamten Bewegung, Beuger und Strecker sind gleichermaßen betroffen. Besteht zusätzlich ein Tremor, spricht man vom sog. Zahnradphänomen. Ursachen sind Störungen im extrapyramidalen System, z. B. beim Parkinson-Syndrom.

17.2.4 Störungen der Bewegungskoordination und abnorme Bewegungen

DEFINITION
Bewegungskoordination: Komplexe Aufgabe, an der u. a. das Kleinhirn, das extrapyramidale System, der Vestibularapparat *(Gleichgewichtssinn)* und das Rückenmark beteiligt sind. Eine besonders wichtige Aufgabe kommt

dem Kleinhirn (➤ 17.2.1) zu: Es legt eine Kopie der in der motorischen Hirnrinde geplanten Bewegung an und gleicht diese mit dem sensorischen Feedback ab. So erkennt es Abweichungen zwischen der geplanten und der tatsächlich stattfindenden Bewegung und meldet diese zur Korrektur an die Hirnrinde zurück.

Es gibt eine Vielzahl von **Bewegungsstörungen** bei neurologischen Patientinnen und Patienten, die nicht immer einfach gegeneinander abzugrenzen sind.

Dyskinesie

Dyskinesie ist ein Überbegriff für alle nicht rhythmischen, ungeordneten, ziellosen und veränderten Bewegungsabläufe. Zu unterscheiden sind: [3]

- **Hyperkinesie.** Zunahme von Bewegungen, auch abnorme Bewegungen. Sie können körperliche und psychische Ursachen haben. Zu den Hyperkinesien werden Tremor, Dystonie, Tics, Myoklonien und medikamenteninduzierte Hyperkinesien gerechnet. Hyperkinesien kommen z. B. beim Tourette-Syndrom oder infolge einer Therapie mit L-Dopa oder hochpotenten Neuroleptika auf.
- **Hypokinesie.** Abnahme von Spontanbewegungen bei normaler Kraft, wenig Mimik und Gestik, kleinschrittiger Gang, auch monotone Sprache sowie Schwierigkeiten, Bewegungen zu beginnen. Sie ist z. B. typisch beim Morbus Parkinson.
- **Bradykinesie.** Verlangsamung der Willkürmotorik.
- **Akinesie.** Vollständiger Verlust der Bewegungsautomatie, Bewegungslosigkeit.

Tremor

Tremor *(lat. Zittern)* entsteht durch unwillkürliche, streng rhythmische und sich wiederholende Kontraktionen antagonistischer Muskelgruppen. Er kann am Rumpf, den Extremitäten und dem Kopf auftreten. Die **Ursachen** sind vielfältig: [3]

- Physiologisch: z. B. bei Angst, Schmerzen, Kälte
- Durch Medikamente oder Substanzen: Neuroleptika, Koffein
- Essenzieller Tremor: Ursache unklar, wahrscheinlich neuronale Fehlfunktion, in einigen Fällen genetisch bedingt
- Orthostatischer Tremor: tritt im Stehen an den Beinen auf und führt zu einer erhöhten Sturzgefahr
- Als Symptom bei vielen neurologischen Erkrankungen: z. B. Morbus Parkinson, hepathische Enzephalopathie, Kleinhirnschädigung
- Psychisch bedingt.

Myoklonien

Myoklonien sind blitzartige, unwillkürliche Muskelzuckungen, die lokal oder generalisiert bei einer Vielzahl von akuten und chronischen neurologischen Erkrankungen vorkommen, z. B. bei Epilepsie (➤ 17.9), Demenz oder Virus-Enzephalitis. Myoklonien kommen physiologischerweise auch in der Einschlafphase *(sog. Einschlafzuckungen)* oder während des REM-Schlafs vor.

Faszikulationen

Faszikulationen sind keine Bewegungsstörungen im engeren Sinne. Es handelt sich um spontane Kontraktionen einzelner kleiner Muskelfasergruppen, die als unwillkürliche Muskelbewegungen unter der Haut sichtbar sind, aber keine Bewegung auslösen. Faszikulationen können harmlos sein *(„benigne Faszikulationen“)*, aus einer Schädigung des 2. motorischen Neurons resultieren oder ein Symptom eines Faszikulations-Crampus-Syndroms sein.

Choreatisches Syndrom

Choreatische Bewegungen sind blitzartige, schnelle Bewegungen und Zuckungen. Am stärksten betroffen sind die distalen Körperabschnitte, aber auch Kopf- und Rumpf können betroffen sein. Diese Form der Bewegungsstörung ist das Leitsymptom der **Chorea Huntington.** Hierbei handelt es sich um eine Erbkrankheit, die um das 40. Lebensjahr ausbricht. Neben dem Verlust der Bewegungskontrolle kommt es auch zu vegetativen Symptomen, Veränderungen des Muskeltonus, zunehmendem Verlust des Sprechantriebs und Verlust von kognitiven Fähigkeiten bis hin zur Demenz. Die Betroffenen sind zunehmend pflegebedürftig und sterben 10–20 Jahre nach dem Ausbruch der Erkrankung, meist an einer Ateminsuffizienz oder Aspirationspneumonie. [3]

Ataxie

Störungen der Bewegungskoordination heißen **Ataxie.** Die **Auswirkungen** sind für die Betroffenen beträchtlich:
- Das Ausmaß und die Geschwindigkeit der Bewegung sind unkontrolliert.
- Zielbewegungen und Feinmotorik sind unsicher.
- Haltung, Stand und Gang sind unsicher, es besteht Fallneigung.
- Häufig besteht Schwindel.

Ursachen für eine Ataxie sind: [3]
- **Zerebelläre Ataxie** *(Kleinhirnataxie):* Schädigung des Kleinhirns (➤ Abb. 17.2), z. B. durch Kleinhirninfarkt oder alkoholische Kleinhirndegeneration
- **Spinale Ataxie** *(Hinterstrangataxie):* Schädigung im Bereich der sensiblen Leitungsbahnen in den Hintersträngen im Rückenmark (➤ Abb. 17.7), z. B. bei Multipler Sklerose (➤ 17.8)
- **Vestibuläre Ataxie:** Schädigung des Gleichgewichtorgans der vestibulären Kerngebiete des Hirnstamms oder der von diesen Kerngebieten ausgehenden Fasern.

17.2.5 Muskelatrophie

Eine **Muskelatrophie** *(Muskelschwund)* ist eine makroskopisch sichtbare Abnahme eines Skelettmuskels, die durch eine Volumenabnahme der Muskelfasern entsteht.

Nach den **Ursachen** werden unterschieden: [3]
- **Neurogen bedingte Muskelatrophie,** z. B. nach Verletzung eines peripheren Nervs oder durch Schädigung/Untergang der 2. motorischen Neuronen im Rückenmark. In der Folge wird der Muskel nicht mehr innerviert. Sind gleichzeitig Faszikulationen zu beobachten, so kann ein degenerativer Prozess im Vorderhorn (➤ Abb. 17.7) vermutet werden, wie z. B. bei der ALS (➤ 17.7.3).
- **Myogen bedingte Muskelatrophie** im Rahmen von Erkrankungen der Muskulatur (*Myopathie,* ➤ 17.7).

Muskelatrophie entsteht auch bei Inaktivität und **Sarkopenie** *(Abbau von Muskelmasse,* ➤ 19.4, ➤ Tab. 19.10, ➤ Tab. 19.12)

17.3 Sensibles Nervensystem und Störungen

DEFINITION

Sensibilität: Fähigkeit, Reize aus der Umwelt oder dem Körperinneren über Sinneszellen oder Sinnesorgane aufzunehmen, weiterzuleiten und adäquat zu verarbeiten.

17.3.1 Anatomie und Physiologie der Sensibilität

Zur **Sensibilität** bzw. zum **sensiblen Nervensystem** gehören:
- Berührungs-, Schmerz- und Temperaturempfinden
- Tiefensensibilität
- Geschmacks- und Geruchssinn
- Sehen
- Hören
- Gleichgewicht.

Das **Bewusstwerden eines Reizes** geschieht vereinfacht wie folgt: Ein Reiz trifft auf Sinneszellen und erregt diese. Daraufhin leiten afferente Nervenbahnen den Reiz entweder über das Rückenmark und oder direkt ins Gehirn. Dort sortiert und filtert der Thalamus *(„Tor zum Bewusstsein")* die Fülle der eintreffenden Reize außer der Riechwahrnehmung. Die Reize, die vom Thalamus ins Großhirn zu den sensorischen Rindenfeldern weitergeleitet werden, nimmt der Mensch bewusst wahr (➤ Abb. 17.8).

17.3.2 Sensible Störungen

Die **Oberflächensensibilität** *(exterozeptive Wahrnehmung)* und das **Schmerzempfinden** können herabgesetzt oder auch erhöht sein.

Folgende **Störungen** können u. a. auftreten:

- **Hypästhesie, Anästhesie.** Vermindertes bzw. fehlendes Berührungsempfinden
- **Dysästhesie, Parästhesie.** Missempfindungen wie Kribbeln, elektrisierende Schmerzen
- **Allodynie.** Ein normalerweise nicht schmerzhafter Berührungsreiz wird als schmerzhaft wahrgenommen.
- **Thermhypästhesie, Thermanästhesie.** Vermindertes bzw. fehlendes Temperaturempfinden
- **Wärme-, Kältehyperästhesie.** Überempfindlichkeit gegenüber Wärme bzw. Kälte
- **Hypalgesie, Analgesie.** Verminderte, fehlende Schmerzempfindlichkeit
- **Hyperpathie.** Übermäßige Schmerzempfindlichkeit bei gleichzeitig erhöhter Schmerzschwelle.
- **Neuralgien.** Wiederkehrende heftige Schmerzattacken im Versorgungsgebiet eines peripheren Nervs
- **Phantomschmerz.** Schmerzempfindung in einem amputierten Körperteil
- **Dissoziierte Empfindungsstörung.** Bei intaktem Berührungsempfinden kein Wahrnehmen von Schmerz- und Temperaturreizen
- **Tiefensensibilität.** Die überwiegend unbewusste propriozeptive Wahrnehmung ermöglicht die Wahrnehmung von Position und Bewegung von Extremitäten und Rumpf, von Anstrengung, Kraft und Schwere. Propriozeptive periphere Signale stammen aus Sensoren in den Muskeln, Sehnen, Gelenken und der Haut.

Störungen der Tiefensensibilität gehen häufig z. B. mit Schwindel, Gangunsicherheit und fehlender Orientierung im Raum einher. Unter dem **Verlust von Geruchs- und Geschmackssinn** leiden viele Patientinnen und Patienten mit einer geblockten Trachealkanüle. **Seh- und Hörsinn** sind beeinträchtigt, wenn Erkrankungen oder Altersprozesse am Auge bzw. Ohr vorliegen. Es kommt auch zu **Störungen von Geruch, Geschmack-, Seh- und Hörsinn,** wenn die Sinnesorgane intakt sind, aber die Reizweiterleitung oder die Wahrnehmung in den sensorischen Rindenfeldern im Großhirn gestört ist.

17

17.4 Vegetatives Nervensystem und Störungen

DEFINITION

Vegetatives Nervensystem *(VNS, autonomes Nervensystem):* Verantwortlich für die „automatische" Steuerung der lebenswichtigen Organfunktionen. Es funktioniert weitgehend ohne den Willen bzw. das Bewusstsein des Menschen. Das VNS wirkt an glatten Muskelzellen der inneren Organe, an Herzmuskel- und Drüsenzellen.

17.4.1 Anatomie und Physiologie des vegetativen Nervensystems

Das **vegetative Nervensystem** besteht aus zwei Teilsystemen, dem **Sympathikus** und dem **Parasympathikus,** die oft gegenteilige Wirkungen an den Organen haben (➤ Tab. 17.2). Der Sympathikus ist bei Aktivitäten aktiviert, die nach außen gerichtet sind, z. B. körperliche Arbeit, Stress. Der Parasympathikus ist bei Aktivitäten aktiviert, die nach innen gerichtet sind, z. B. Essen, Verdauen und Ausscheiden (➤ Abb. 17.10).

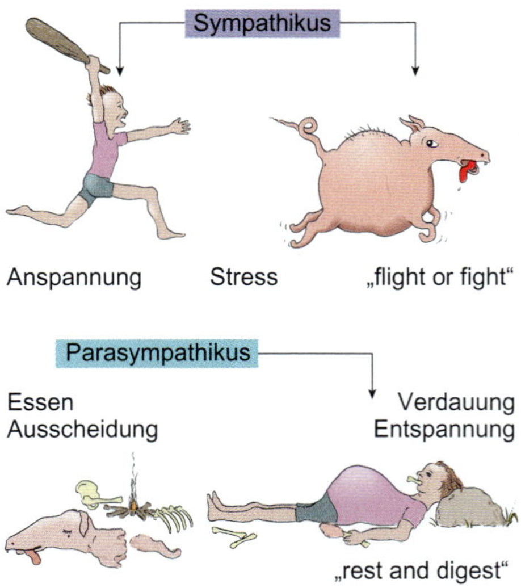

Abb. 17.10 Die gegensätzlichen Funktionen von Sympathikus und Parasympathikus am Beispiel Stress und Jagen, Essen und Verdauen. [L190]

Tab. 17.2 Wichtige Funktionen von Sympathikus und Parasympathikus an unterschiedlichen Organen [1]

Organ	Sympathikuswirkung*	Parasympathikuswirkung*
Pupille	Erweiterung (α1)	Verengung (ACh)
Herzmuskel	Zunahme von Frequenz und Kontraktionskraft (β1)	Abnahme von Frequenz, Abnahme der Kontraktionskraft der Vorhöfe (ACh)
Muskelgefäße	Verengung (α1), Erweiterung (β2), je nach Beanspruchung	Keine Wirkung bekannt
Haut-, Schleimhaut-, Eingeweidegefäße	Verengung (α1), Erweiterung (β2)	Keine Wirkung bekannt
Bronchien	Erweiterung (β2)	Verengung (ACh)
Speicheldrüsen	Produktion von wenig viskösem Sekret (α1)	Produktion von viel und wässrigem Sekret (ACh)
Magen-Darm-Trakt	Verminderung von Tonus und Bewegungen (β2), Kontraktion der Sphinkteren (α1)	Steigerung von Tonus und Bewegungen, Entspannung der Sphinkteren (ACh)
Verdauungsdrüsen	Verminderung der Sekretion (β2)	Steigerung der Sekretion (ACh)
Schweißdrüsen	Sekretion (ACh)	Keine Wirkung bekannt

* In Klammern jeweils der Rezeptortyp, über den die Wirkung vermittelt wird. α1, β1 und β2 sind wichtige Rezeptoren des Sympathikus, die über Noradrenalin oder Adrenalin zum Teil unterschiedlich stark aktiviert werden und Rezeptoren, die über Acetylcholin (ACh) aktiviert werden.

Die *Aktivierung des Sympathikus* wirkt durch den **Transmitter Noradrenalin** *(NA)* auf alle Zielorgane bis auf die Schweißdrüsen und das Nebennierenmark, dort wirkt er durch den **Transmitter Acetylcholin** *(ACh)*. Im Nebennierenmark werden wiederum die Katecholamine **Noradrenalin** und **Adrenalin** ausgeschüttet (sympatho-adreno-medulläres System). Die *Aktivierung des Parasympathikus* wiederum wirkt durch den **Transmitter Acetylcholin.**

Dies ist bedeutsam, da die Wirkungen bzw. Nebenwirkungen vieler Medikamente auf den Effekt zurückzuführen sind, den sie auf die Rezeptoren für Noradrenalin/Adrenalin und Acetylcholin haben (➤ 22.2.1).

WICHTIG

Medikamente mit Einfluss auf das VNS

Sympathomimetika: Sie stimulieren die Katecholamin-Rezeptoren des Sympathikus. Abhängig vom Wirkstoff regt dieser die verschiedenen Rezeptoren (α1-, β1-, β2-Rezeptoren) ganz spezifisch oder unterschiedlich stark an und damit die Wirkung des Sympathikus am Organ (➤ Tab. 17.2).
Sympatholytika: Sie hemmen die Katecholamin-Rezeptoren und damit die Wirkung des Sympathikus am Organ.
Parasympathomimetika/Cholinergika: Sie stimulieren die Acetylcholin-Rezeptoren des Parasympathikus und Sympathikus und damit die Wirkung am Organ.
Parasympatholytika/Anticholinergika: Sie hemmen die Acetylcholin-Rezeptoren und damit die Wirkung am Organ.
Medikamente (➤ 22.2.1, ➤ 22.2.3).

17.4.2 Störungen des vegetativen Nervensystems mit neurologischer Ursache

Neurologische Krankheitssituationen können auch zu **Störungen des vegetativen Nervensystems** führen. Folgende **Symptome** können sich u. a. zeigen:

- **Störung der Schweißsekretion.** Hyperhidrosis, Hypohidrosis, Anhidrosis
- **Orthostatische Hypotonie** *(orthostatische Dysregulation).* Blutdruckabfall beim Aufstehen aufgrund fehlender sympathischer Regulation
- **Magen-Darm-Funktionsstörungen,** z. B. Magen-Darm-Atonie, Obstipation, Wechsel zwischen Obstipation und Diarrhö, Erbrechen
- **Miktionsstörungen,** z. B. ungehemmte Blase *(Detrusorhyperreflexie)* mit ständigem Urindrang, Reflexblase mit fehlendem Harndrang und fehlender willkürlicher Motorik, denervierte

Blase *(Detrusorareflexie)* mit Urinretention und Überlaufblase
- **Sexualfunktionsstörungen.** Fehlende Erektion und Ejakulation, fehlende vaginale und uterine Kontraktionen
- **Herzrhythmusstörungen**
- **Hypertensive Krisen.**

17.5 Höhere Hirnleistungen und Störungen

DEFINITION

Höhere Hirnleistungen: Komplexe neuronale Funktionen wie Kreativität, Gedächtnis, Planung, Konzentration, Denken, Problemlösen, Orientierung und Sprache. Bei Schädigung in den entsprechenden Hirnregionen im Großhirn kommt es häufig zur Beeinträchtigung dieser Funktionen (➤ Abb. 17.11).

17.5.1 Aphasie

DEFINITION

Aphasie: Zentrale Sprachstörung, d. h., die Schädigung liegt in den entsprechenden Regionen im Großhirn (➤ Abb. 17.11).

Es gibt verschiedene **Formen der Aphasie:** [4]
- **Motorische Aphasie** *(Broca-Aphasie).* Das Broca-Sprachzentrum im Stirnlappen ist geschädigt, die Sprachproduktion dadurch gestört. Es zeigen sich z. B. verlangsamte und verknappte Sprache („Telegrammstil"), vermehrte Sprechanstrengungen und Lautverwechslungen. Nachsprechen und Lesen sind beeinträchtigt. Das Sprachverständnis ist weitgehend erhalten.
- **Sensorische Aphasie** *(Wernicke-Aphasie).* Das Wernicke-Sprachzentrum im Schläfenlappen ist beschädigt, dadurch ist das Sprachverständnis beeinträchtigt oder ganz verloren gegangen. Es kommt z. B. zu Wortneubildungen, Wortverwechslungen, Störungen des Satzbaus oder völlig sinnentleerter Sprache. Nachsprechen und Lesen sind beeinträchtigt. Die Sprachproduktion ist normal oder gesteigert.
- **Globale Aphasie.** Sprachproduktion und Sprachverständnis sind stark eingeschränkt oder fehlen vollständig.
- **Amnestische Aphasie.** Es bestehen hauptsächlich Wortfindungsstörungen. Umschreibungen des nicht erinnerten Begriffs und Satzabbrüche können den Sprachzusammenhang stören.

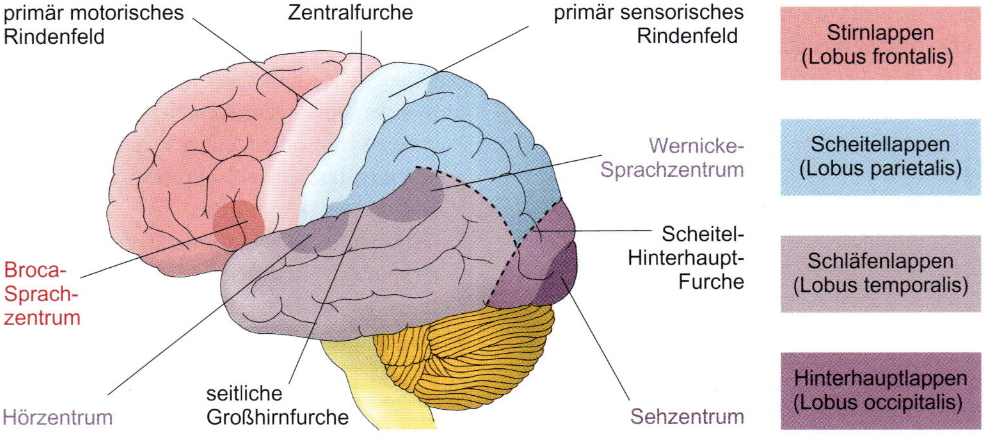

Abb. 17.11 Linke Großhirnhemisphäre: Lokalisation der verschiedenen Rindenfelder für motorische, sensible und höhere Hirnleistungen. Kommt es zu einer Schädigung in einem Rindenfeld, z. B. durch eine Hirnblutung oder einen Hirninfarkt, dann weisen die Betroffenen typische Symptome auf. [L190]

17.5.2 Apraxie

DEFINITION

Apraxie: Störung der Ausführung von zuvor beherrschten oder früher erlernten Handlungen, die nicht durch ein motorisches oder sensibles Defizit, Auffassungsschwierigkeiten oder Koordinationsstörungen erklärt werden kann.

Der betroffene Mensch kann zum Beispiel Handlungen nicht mehr ausführen, die ihm bekannt sind und auch von der Motorik möglich wären, z. B. Zähne putzen, Haare kämmen, Zunge herausstrecken, Löffel zum Mund führen. Eine **Apraxie** kann Folge von Schädigungen in Stirn-, Scheitel- und Schläfenlappen des Großhirns sein. Typische zugrunde liegende Erkrankungen sind Demenz, Parkinsonsyndrom und Hirninfarkt (➤ Abb. 17.11).

17.5.3 Agnosie und Anosognosie

DEFINITION

Agnosie: Störung des Erkennens. Nichterkennen optischer, akustischer oder taktiler Sinnesreize bei erhaltener Funktion der Sinnesorgane. Verantwortlich ist eine Schädigung in der entsprechenden Großhirnregion (➤ Abb. 17.11).

Anosognosie: Fehlende Einsicht in die eigene Erkrankung durch Störung von Hirnregionen, die für die Selbstwahrnehmung, Fehlerüberwachung und das Körperbewusstsein verantwortlich sind.

Bei **optischer** *(visueller)* **Agnosie** sieht der Betroffene einen Gegenstand, erkennt ihn aber nicht, z. B. beschreibt er einen Apfel als roten runden Gegenstand, kann ihn aber nicht als Apfel benennen. Beim Essen kann er ihn aber sofort als Apfel erkennen. Bei **akustischer Agnosie** kann er ein typisches Geräusch, z. B. Regen, als solchen nicht benennen. Bei **taktiler Agnosie** kann er einen Gegenstand nicht mit der Hand ertasten. **Bei der Anosognosie** ist der Betroffene unfähig, seine Erkrankung zu erkennen, z. B. ist ein gelähmter Mensch der Ansicht, er könne aufstehen, wenn er wolle.

17.5.4 Neglect

DEFINITION

Neglect: Vernachlässigung bzw. Nichtbeachtung einer Körper- und Raumhälfte, insbesondere der linken Körperseite bei rechtshemisphärischen Schädigungen.

Der Betroffene nimmt bei einem **Neglect** z. B. seine linke Körperhälfte trotz vorhandener Sensibilität nicht wahr *(sensibler Neglect),* bewegt sie nicht, obwohl keine Lähmung besteht *(motorischer Neglect),* nimmt visuelle Informationen aus der linken Raumhälfte nicht wahr oder reagiert vermindert auf Geräusche von der linken Seite.

17.5.5 Entwicklungsstörungen bei Kindern

DEFINITION

Entwicklung: Gesamtheit der körperlichen, geistigen und sozialen Entwicklungen. Die Entwicklung ist neben den genetischen Faktoren wesentlich durch die jeweiligen kulturellen und sozioökonomischen Faktoren geprägt. Verschiedene Modelle der Entwicklungspsychologie beschreiben und beurteilen die Entwicklung und Reifung eines Kindes durchaus unterschiedlich. Im Rahmen der Vorsorgeuntersuchungen (U1–U9, J1–J2) beurteilt der Kinderarzt bzw. die Kinderärztin die Entwicklung.

Der Weg eines Kindes von seiner Geburt bis ins Erwachsenenalter ist geprägt von Reifung und Entwicklung. Verschiedene Modelle beschreiben sog. Meilensteine in der Entwicklung (➤ Abb. 17.12, ➤ Tab. 17.3).

Bei **Kindern** in der außerklinischen Intensivpflege ist neben der körperlichen Entwicklung auch die Entwicklung von Persönlichkeit, sozialem Verhalten und Psyche zu beurteilen. Krankheit, Behinderung, lange Krankenhausaufenthalte, häufige invasive medizinische Maßnahmen u. a. können die Entwicklung eines Kindes beeinträchtigen. Nachfolgend werden einige **Entwicklungsstörungen** dargestellt.

Intelligenzminderung

DEFINITION

Intelligenzminderung *(geistige Behinderung, Minderbegabung):* Deutlich unterdurchschnittliche intellektuelle Leistungen im Vergleich zu Gleichaltrigen. Der Intelligenzquotient *(IQ)* liegt unter 70.

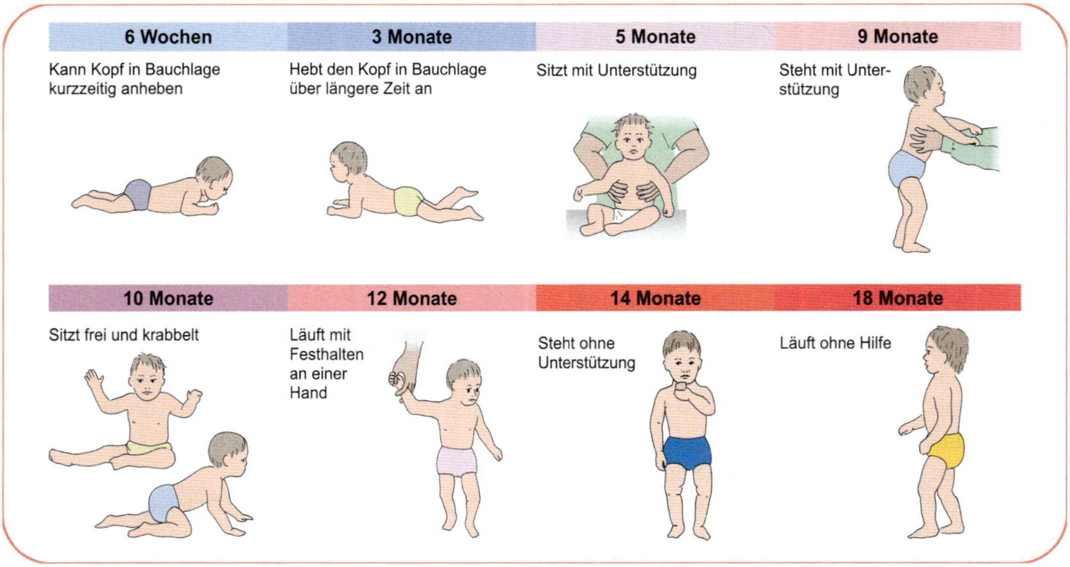

Abb. 17.12 Körperliche Meilensteine der Entwicklung [L190]

17

Tab. 17.3 Meilensteine der Entwicklung [5]

Bereich	18. Lebensmonat	3. Lebensjahr	Ende 5. Lebensjahr
Körpermotorik	• Freies Gehen mit Gleichgewicht • Treppensteigen mit Nachstellschritten • Festhalten an Hand des Erwachsenen oder Geländer	• Abspringen mit beiden Beinen von der Treppe möglich • Stabiles Gleichgewicht • Laufen mit Armschwung	• Treppensteigen im Wechselschritt möglich • Ballspielen mit ganzem Körpereinsatz möglich
Hand- und Fingermotorik	• Aufnehmen und aus der Hand geben von Objekten nach Aufforderung • Gezieltes Einsetzen des Zeigefingers	• Einzelnes Umblättern von Seiten im Buch • 3-Finger-Griff bei kleinen Gegenständen	• Basteln ist gelernt, auch Schereneinsatz • Malen alltäglicher Dinge • Erste Schreibfähigkeiten
Sprache	• Symbolsprache • Einwortsprache	• 3–5-Wort-Sätze • Präzises Artikulieren von Buchstaben	• Sinnhaftes und zeitlich korrektes Berichten von Erfahrungen • Korrektes Verwenden einfacher Grammatik • Aussprache ist fehlerfrei
Kognitive Entwicklung	• Bauen eines Bauklötzeturms • Anschauen von Büchern, Wiedererkennen von Bekanntem • Eigenbeschäftigung 20–30 Min.	• Imitiert Erwachsene • Erklärt gemalte Bilder • Spielt 30 Min. alleine	• Zuordnen von Tieren, Pflanzen usw. zu Oberbegriffen • Kennt die Farben
Soziale Entwicklung	• Kinder spielen für sich, nicht gemeinsam, sind aber gerne in Gesellschaft • Zuordnen von Nein als Verbot	• Beginnt im Haushalt zu helfen • Gemeinsames Spielen mit anderen für 30 Min. • Tauschen von Spielzeug	• Ist zum gerechten Teilen fähig • Kinder besuchen sich gegenseitig • Kann sich an Spielregeln halten • Gemeinsames Spielen
Emotionale Entwicklung	• Kontakt zu Bezugspersonen ist stabil • Aufenthalt bei bekannten Personen bis zu 2 Std. ohne Bezugsperson ist möglich	• Trennung von Bezugsperson ist mit bekannten Personen für Stunden möglich	• Trennung von Bezugspersonen über Nacht möglich • Kann von durchlebten Erfahrungen berichten, auch von negativen

Die **Ursachen für eine Intelligenzminderung** sind vielfältig:

- Genetische Erkrankungen, z. B. Trisomie 21 *(Down-Syndrom)*, Leigh-Enzephalomyelopathie, Hunter-Syndrom, Phenylketonurie, Smith-Lemli-Opitz-Syndrom
- Infektionen des ZNS vor und nach der Geburt, z. B. Zytomegalie u. a., bakterielle oder virale Infektionen
- Toxine, z. B. Drogen- oder Alkoholkonsum der Mutter in der Schwangerschaft
- Traumatische und hypoxische Geburtsschäden
- Frühgeburten
- Schwere Neugeborenengelbsucht
- Schädel-Hirn-Traumata (➤ 17.13.1)
- Kindliche Epilepsie (➤ 17.9)
- Kindliche Hirntumore
- Unbekannt, u. a.

Grad der Intelligenzminderung

Es existieren unterschiedliche Tests, die die Intelligenz messen. Messeinheit ist der **Intelligenzquotient** *(IQ)*, der in der Regel gleich 100 gesetzt wird, was einer altersentsprechenden Intelligenzreife entspricht. Ein IQ zwischen 70–84 wird als Lernbehinderung bezeichnet. [6]

Umschriebene Entwicklungsstörungen

DEFINITION

Umschriebene Entwicklungsstörungen *(Teilleistungsschwächen, Teilleistungsstörungen)*: Einzelne Leistungsbereiche liegen unter dem Niveau Gleichaltriger bei ansonsten gleicher Intelligenz. Man spricht hier nicht von einer Intelligenzminderung.

Typische **Teilleistungsstörungen** sind:

- **Artikulationsstörung** *(Lallen, Stammeln, Dyslalie)*. Fehler in der Lautbildung, z. B. Auslassen von Buchstaben, Verzerrung, Babysprache, Lispeln
- **Expressive Sprachstörung.** Schlechtere verbale Ausdrucksfähigkeit als bei Gleichalterigen, z. B. keine vollständigen Sätze, grammatikalische Fehler, eingeschränktes Vokabular
- **Rezeptive Sprachstörung** *(Worttaubheit)*. Deutlich vermindertes Sprachverständnis, Schwierigkeiten beim Verständnis grammatikalischer Strukturen, Stimmlage und Gestik
- **Stottern:** Sprechstörung mit Unterbrechen des Redeflusses und/oder Wiederholungen
- **Lese-Rechtschreibstörung** *(LRS, Legasthenie)*. Erschweren des Lesens, Lesenlernens sowie Schreibens mit häufigen Rechtschreibfehlern
- **Rechenstörung** *(Dyskalkulie, Akalkulie)*. Rechenleistung liegt deutlich unter der Gleichaltriger, Erfassen von Zahlen, Größenrelationen und Beziehungen ist erschwert.

Tiefgreifende Entwicklungsstörungen

DEFINITION

Tiefgreifende Entwicklungsstörungen: Schwere und tiefgreifende Beeinträchtigung mehrerer Entwicklungsbereiche, u. a. sind Kommunikation, Interaktion, Interessen und Aktivität stark beeinträchtigt.
Autismus-Spektrum-Störung: Verschiedene Störungen mit beeinträchtigter Fähigkeit zu sozialen Beziehungen und Kommunikation sowie eingeschränkten und stereotypen Verhaltensweisen. Alle Formen sind in diesem Begriff eingerechnet. Häufigkeit: ca. 1 % der Bevölkerung, Jungen sind häufiger betroffen als Mädchen. Die Prognose ist abhängig von der Schwere der Störung.

Typische **tiefgreifende Entwicklungsstörungen** sind:

- **Frühkindlicher Autismus** *(Kanner Syndrom)*. Vor dem 3. Lebensjahr beginnende abnorme Entwicklung. Typische Symptome sind: Abkapselung von der Umwelt, kaum soziale Kontakte, gefühlsarm, Empathie und Mitleid oder andere Gefühle fehlen, gestörte Sprachentwicklung, kaum Mimik und Gestik, stereotype Verhaltensweisen, oft intensive Bindung an Gegenstände, große Veränderungsangst, Neues wird nur schwer erlernt, Spontanität und Kreativität fehlen, Intelligenzminderung, Phobien, Schlaf- und Essstörungen. Als Ursache gelten hirnorganische Genese, eine genetische Komponente und auch psychogene Faktoren.
- **Asperger-Syndrom.** Fehlende emotionale Schwingungsfähigkeit und eingeschränkte Beziehungsfähigkeit. Die Kinder wirken ernst, scheu und introvertiert, grüblerisch und egozentrisch. Häufig bestehen Stereotypien und abwegige

Denkmuster. Gleichzeitig sind Intelligenz und Sprache normal oder auch überdurchschnittlich. Die Formen gehen fließend ineinander über und es gibt auch atypische Formen. Die Diagnose wird klinisch mithilfe spezieller Anamnesebogen und Beobachtungsinstrumente.

Expansive Verhaltensstörungen

DEFINITION

Expansive Verhaltensstörungen: Verhaltensauffälligkeiten, die sich stark im Außen zeigen bzw. nach außen wirken.

ADHS *(Aufmerksamkeitsdefizit-Hyperaktivitäts-Syndrom, Aufmerksamkeitsdefizit-Syndrom, ADS, hyperkinetische Störung):* Erkrankung mit Aufmerksamkeits-, Konzentrations- und Impulskontrollstörung, oft auch motorischer Unruhe. Betrifft etwa 5 % aller Kinder (Jungen häufiger als Mädchen) und 2,5 % der Erwachsenen.

Die wichtigste **expansive Verhaltensstörung** ist das **ADHS.** Die Kinder zeigen eine inadäquate Aufmerksamkeit, ausgeprägte motorische Hyperaktivität, erhöhte Impulsivität sowie emotional und sozial störende Verhaltensweisen. Es kommt zu Lernstörungen, Verhaltensauffälligkeiten, Störungen des Selbstwertgefühls, emotionaler Labilität und psychosomatischen Symptomen.

Emotionale Störungen

DEFINITION

Emotionale Störungen *(kindliche Neurosen, affektive Störungen):* Vor allem altersgebundene Zustände von Angst, die sich nicht schlüssig in typische psychiatrische Krankheitsbilder einpassen lassen.

Angststörung: Störung mit angesichts der Situation übersteigerter **Angst** als Leitsymptom.

Zwangsstörung: Störung mit **Zwangsgedanken** und/oder **Zwangshandlungen** sowie Angst als Leitsymptomen.

Die Kinder zeigen unterschiedlichste **Ängste:**
- Trennungsangst
- Phobien, z. B. gegen Tiere, Schule
- Ängstlichkeit gegenüber Fremden.

Begleitend können psychosomatische Beschwerden hinzukommen, wie Kopf- und Bauchschmerzen, Übelkeit und Erbrechen.

Störungen der Ausscheidung

DEFINITION

Nichtorganische *(funktionelle)* **Harninkontinenz:** Intermittierender unwillkürlicher Harnverlust am Tag ohne organische Ursache nach dem fünften Geburtstag über einen Zeitraum von drei Monaten mindestens einmal pro Monat. Häufigkeit: ca. 3–5 % der 7-Jährigen, Mädchen häufiger betroffen als Jungen. [7, 8]

Enuresis *(Einnässen, Enuresis nocturna):* Intermittierender unwillkürlicher Harnverlust im Schlaf (Nacht- oder Mittagsschlaf) ohne organische Ursache nach dem fünften Geburtstag über einen Zeitraum von drei Monaten mindestens einmal pro Monat. Häufigkeit: ca. 7–13 % der 7-Jährigen, Jungen etwa doppelt so häufig betroffen wie Mädchen, ca. 5 % der 10-Jährigen. [7, 8]

Zur Abgrenzung:
- **Physiologische Harninkontinenz** = unwillkürlicher Urinverlust bei Kindern bis 5 Jahren
- **Organische Harninkontinenz** = unwillkürlicher Urinverlust mit feststellbarer organischer Ursache, z. B. Fehlbildungen von Nieren oder Harnwegen, Spina bifida.

Bei der **kindlichen nichtorganischen Harninkontinenz** besteht eine Harnspeicher- oder Harnentleerungsstörung. Häufigste Formen und Leitsymptome sind: [7, 8]
- Überaktive Blase/Dranginkontinenz mit imperativem Harndrang, vergleichsweise häufiges Wasserlassen mit kleinen Urinmengen sowie Haltemanövern, etwa Überkreuzen der Beine, Anspannen des Beckenbodens
- Gewohnheitsmäßiges Aufschieben des Wasserlassens mit teils ausgeprägten Haltemanövern
- Detrusor-Sphinkter-Dyskoordination
- Unteraktive Blase mit verminderter Wahrnehmung von Harndrang, unzureichende Detrusoraktivität, Einsetzen der Bauchpresse bei der Blasenentleerung

Bei der **Enuresis** *(Einnässen)* spielen mit unterschiedlicher Gewichtung eine Rolle:
- Genetische Einflüsse *(familiäre Häufung)*
- Reifungsverzögerung der neurogenen Harnblasenkontrolle
- Verspätete Ausbildung des Tag-Nacht-Rhythmus der ADH-Sekretion *(erhöhte Produktion des antidiuretischen Hormons am Abend und in der Nacht, dadurch nachts geringere Urinproduktion)*
- Hohe Weckschwelle während des Schlafs

- Vor allem bei sekundären Formen: psychosoziale Probleme, belastende Ereignisse (z. B. Scheidung der Eltern, Stress in der Schule)
- Als gleichzeitige Erkrankungen v. a. Obstipation und Stuhlinkontinenz, psychische Störungen

Unterschieden werden: [7]

- **Primäre und sekundäre Enuresis.** Bei der primären Enuresis war das Kind noch nie 6 Monate am Stück „trocken“, bei der sekundären war dies der Fall.
- **Monosymptomatische Enuresis nocturna** *(MEN)* ohne Zeichen einer Blasendysfunktion und **nichtmonosymptomatische Enuresis** *(NMEN)*, Einnässen in der Nacht mit nachweisbaren Blasenfunktionsstörungen über Tag (mit oder ohne Inkontinenz) oder anderen Begleiterkrankungen.

DEFINITION

Enkopresis *(Einkoten):* Wiederholt auftretendes oder fortbestehendes Entleeren von Stuhl in die Wäsche oder einen ungeeigneten Ort (z. B. Fußboden) nach dem 4. Lebensjahr mindestens 1-mal im Monat über einen Zeitraum von mindestens 3 Monaten.
Organische Ursachen (z. B. Morbus Hirschsprung) oder abführende Medikamente dürfen für die Diagnose nicht vorliegen.

Es gibt zwei **Formen** der **Enkopresis:**

- **Primäre Enkopresis.** Das Kind war noch nicht bzw. noch nicht länger sauber
- **Sekundäre Enkopresis.** Das Kind war schon mind. 1 Jahr sauber und stuhlt jetzt wieder ein.

Als Ursachen kommen funktionelle Störungen wie z. B. Darmmotilitätsstörungen infrage, v. a. sind es aber ungünstige soziale und familiäre Faktoren, die zu einer Enkopresis führen.

17.6 Veränderungen von Bewusstsein, Persönlichkeit und psychischer Situation

Bei vielen neurologischen Krankheiten, die v. a. das zentrale Nervensystem betreffen, kann sich auch **Bewusstsein, Persönlichkeit** und **psychische Situation** des Betroffenen verändern. Bei diesen Menschen ist ein sog. **psychopathologischer Befund** zu erheben. Für Pflegende ist es wichtig zu wissen, dass diese Veränderungen zum Krankheitsbild gehören wie Lähmungen oder fehlende Sensibilität auch. Erhoben bzw. beurteilt werden: Bewusstsein, Antrieb und Psychomotorik, Affekt und Affektivität, Gedächtnis, Orientierung, Aufmerksamkeit, Wahrnehmung und Denken.

17.6.1 Veränderung des Bewusstseins

DEFINITION

Bewusstsein: Umfasst alle psychischen Vorgänge, wie Gedanken, Gefühle, Wahrnehmungen, Wissen und das eigene Ich.
Das „Bewusstsein“ ist die Funktion menschlichen Denkens, die Informationen erhält, verarbeitet und speichert oder verwirft. Die Sinne nehmen die Information auf, Vorstellungsvermögen und Gefühle verarbeiten diese, das Urteilsvermögen bewertet sie und das Gedächtnis speichert oder verwirft sie. [9]
Bewusstseinsstörungen: Oberbegriff für alle Veränderungen der Bewusstseinslage.

Bei den Bewusstseinsstörungen wird aus didaktischen Gründen zwischen quantitativen und qualitativen Bewusstseinsstörungen gesprochen. In der Praxis ist eine Kombination häufig. Bei den sogenannten **quantitativen Bewusstseinsstörungen** ist die **Vigilanz** *(Wachheit)* gestört. Sie werden wie folgt eingeteilt: [6]

- **Somnolenz:** Der Mensch weist eine abnorme Schläfrigkeit auf, ist aber durch leichte Reize zu wecken.
- **Sopor:** Der Mensch ist nur durch starke Reize wie z. B. Schmerzreize kurzzeitig zu erwecken.
- **Koma:** Der Mensch ist nicht erweckbar.

Mithilfe der **Glasgow-Koma-Skala** *(GKS, engl. Glasgow Coma Scale,* ➤ Tab. 17.4) ist der Schweregrad der Bewusstseinsstörung exakter einzuschätzen:

Bei **qualitativen Störungen des Bewusstseins** sind typischerweise die Aufmerksamkeit und die Klarheit der Wahrnehmung der Umgebung gestört.
Beispiele sind:

- **Delirium.** Ein Tag oder Wochen dauernder, meist organisch bedingter, grundsätzlich reversibler akuter Verwirrtheitszustand, der typischerweise fluktuiert, den Schlaf-Wach-Rhythmus beein-

17

Tab. 17.4 Glasgow-Koma-Skala. Die Summe der Punkte (P) ergibt den Koma-Score und ermöglicht eine standardisierte Einschätzung der Bewusstseinsstörung [F210-010]

Neurologische Funktion	Reaktion der Betroffenen	P
Augen öffnen	Spontanes Öffnen	4
	Öffnen auf Ansprache	3
	Öffnen auf Schmerzreiz	2
	Kein Öffnen der Augen	1
Verbale Reaktion	Orientiertes Antworten	5
	Verwirrtes, desorientiertes Antworten	4
	Unzusammenhängende Worte	3
	Unverständliche Laute	2
	Keine verbale Reaktion	1
Motorische Reaktion/ Reaktion auf Schmerzreize	Befolgen von Aufforderungen	6
	Gezielte Schmerzabwehr	5
	Massenbewegungen, ungezielte Schmerzabwehr	4
	Beugesynergien *(Beugehaltungen)*	3
	Strecksynergien *(Streckhaltung)*	2
	Keine motorische Reaktion	1

trächtigt und mit psychomotorischer Erregung, Angst und visuellen Verkennungen oder Halluzinationen einhergeht.
- **Dämmerzustand.** Der Dämmerzustand ist ein „gehemmter bzw. hypoaktiver, aber normo-vigilanter Verwirrtheitszustand". [10]

Die Definitionen von Bewusstseinsstörungen werden allerdings nicht einheitlich gehandhabt. Insbesondere im englischsprachigen Raum sowie im neurorehabilitativen Kontext werden unter Bewusstseinsstörungen (*Disorders of Consciousness*) das Koma, das Syndrom reaktionsloser Wachheit *(apallisches Syndrom, „Wachkoma")*, das minimal-responsive Syndrom *(minimaler Bewusstseinszustand)* und der im Rahmen der Verbesserung nach minimal-responsivem Syndrom auftretende Verwirrtheitszustand zusammengefasst (➤ 17.6.8). [11]

17.6.2 Veränderung von Antrieb und Psychomotorik

DEFINITION

Antrieb: Energie, Initiative und Aktivität eines Menschen.
Psychomotorik: Durch die Psyche geprägte Bewegungsvorgänge eines Menschen.

Störungen von Antrieb und Psychomotorik sind u. a.: [6]
- **Antriebsarmut.** Mangel an Energie und Initiative, mangelnde Eigenaktivität, auch spärliche Motorik
- **Mutismus.** Wortkargheit bis hin zum Nichtsprechen trotz intakter Sprechorgane und erhaltenem Sprachverständnis
- **Akinetischer Mutismus.** Schwere Antriebsstörung mit starker Einschränkung oder sogar Fehlen von Sprechen und Bewegung, Bewusstsein, Aufmerksamkeit, Sprache, Sensorik und Motorik sind erhalten; wichtige Differenzialdiagnose zum Syndrom der reaktionslosen Wachheit (➤ 17.6.8)
- **Psychomotorische Unruhe.** Zunahme von ungezielten Aktivitäten, der Mensch ist unruhig und in ständiger Bewegung
- **Stereotypien.** Motorische Handlungen oder sprachliche Äußerungen, die ständig wiederholt werden und nicht zielgerichtet sind.

17.6.3 Veränderung der Affektivität

DEFINITION

Affektivität: Beschreibt die meist kurz dauernden **Affekte** – „Gefühlswallungen", z. B. Zorn, Wut, Freude – und die längerfristig bestehenden **Stimmungen,** z. B. Depressionen.

Veränderungen der Affektivität sind u. a.:
- **Affektlabilität/Stimmungslabilität.** Rascher Wechsel von Gefühls- und Stimmungslagen
- **Affektarmut.** Geringe Gefühlsausdrücke, gleichgültig, wenig schwingungsfähig
- **Gereiztheit, Dysphorie.** Bereitschaft zu aggressiven Affekten, missmutig
- **Depressivität, Deprimiertheit,** Herabgesetztes, negatives Befinden, Niedergeschlagenheit, Freud- und Lustlosigkeit

- **Euphorie.** Übersteigerte Stimmung, Wohlbefinden oder Zuversicht
- **Parathymie.** Inadäquater Ausdruck von Affekten, d. h., Gefühlsausdruck und Situation stimmen nicht überein.

17.6.4 Veränderung der Gedächtnisleistung

DEFINITION

Gedächtnis: Fähigkeit des Nervensystems Informationen aufzunehmen, zu sortieren und abzuspeichern und bei Bedarf wieder abzurufen, als Voraussetzung für das Lernen.

Veränderungen der Gedächtnisleistung sind u. a.:
- **Störung der Merkfähigkeit.** Mangelnde Erinnerung an frische Inhalte und Eindrücke, betrifft das Kurzzeitgedächtnis
- **Störung der Erinnerungsfähigkeit.** Mangelnde Erinnerung an ältere Inhalte und Eindrücke, betrifft das Langzeitgedächtnis
- **Amnesie.** Inhaltlich oder zeitlich begrenzte Erinnerungslücken, z. B. im Rahmen eines Schädel-Hirn-Traumas.

17.6.5 Veränderung der Orientierung

DEFINITION

Orientierung: Kognitive Fähigkeit sich bezüglich der eigenen Person, Zeit, Ort und Situation zurechtzufinden.

Orientierungsstörungen sind u. a.: [6]
- **Desorientierung.** Mangelhafte oder fehlende Orientierung in einem oder mehreren Aspekten, z. B. weiß der Mensch nicht, wo er ist, oder er beurteilt die momentane Situation fehlerhaft.
- **Delirium.** Diese qualitative Bewusstseinsstörung geht häufig mit Desorientierung einher (➤ 17.6.1).
- **Korsakow-Syndrom.** Störung der Merkfähigkeit und weniger ausgeprägt der Erinnerungsfähigkeit, im Merken und Denken sowie weitere psychiatrische Symptome (➤ 17.6.8), häufig infolge von Thiaminmangel bei Alkoholismus, kommt aber auch bei anderen Erkrankungen des Gehirns vor.

17.6.6 Veränderung von Aufmerksamkeit und Konzentration

DEFINITION

Aufmerksamkeit und Konzentration: Fähigkeit, die Wahrnehmung in vollem Umfang und für eine gewisse Zeit einer Sache zuzuwenden.

Bei **Aufmerksamkeitsstörungen** sind Dauer und Intensität der Zuwendung zu einer bestimmten Sache beeinträchtigt. Es besteht eine schnelle Ablenkbarkeit durch äußere Reize, Aufgaben werden oft nicht zu Ende gebracht, Flüchtigkeitsfehler sind typisch (➤ 17.5.5). [6]

17.6.7 Veränderungen im Denken

DEFINITION

Denken: Entwicklung von Vorstellungen durch ein Zusammenspiel von Erinnerung, Erfahrung und Urteilen. Es ist die komplizierteste psychische Funktion.

Störungen im Denken werden unterschieden in:
- **Formale Denkstörungen** wie z. B.
  - Denkverlangsamung, umständliches Denken
  - Eingeengtes Denken
  - Perservation, also ständiges Wiederholen gleicher Denkinhalte, „Hängenbleiben“
  - Ständiges Grübeln, „Gedankenkarussell“
  - Ideenflucht, Zerfahrenheit, Gedankenabreißen
- **Inhaltliche Denkstörungen,** unkorrigierbar falsche Beurteilung der Realität, wie z. B.
  - Wahnidee, wahnhafte Überzeugung von etwas
  - Beziehungswahn, d. h. alles, was passiert, wird auf sich bezogen
  - Hypochondrischer Wahn, also wahnhafte Überzeugung, dass die Gesundheit bedroht ist
  - Verfolgungswahn, alles wird als Bedrohung und Verfolgung erlebt.

17.6.8 Syndrom der reaktionslosen Wachheit und minimal-responsives Syndrom

DEFINITION

Syndrom der reaktionslosen Wachheit *(SRW, engl. Unresponsive Wakefulness Syndrome; früher Wachkoma,*

17

lat. Coma vigile, auch apallisches Syndrom, vegetativer Status, engl. Persistent Vegetative State/PVS): Funktioneller Ausfall großer Teile der Großhirnfunktionen bei erhaltenen Funktionen von Hirnstamm, Zwischenhirn und Rückenmark und erhaltener Vigilanz (Wachheit):

- Kein erkennbares Bewusstsein seiner selbst oder der Umwelt
- Keine gezielte Reaktion auf Ansprache, keine Interaktion, keine gezielte Motorik, auch kein Fixieren des Blicks, keine Sprachproduktion
- Augen spontan oder auf Reize geöffnet
- Möglich: Automatismen und Primitivreflexe (z. B. Saugen, Schmatzen, Greifen), Massenbewegungen, Grimassieren
- Atmung und Herz-Kreislauf-Regulation erhalten

Minimal-responsives Syndrom *(minimaler Bewusstseinszustand, engl. Minimally Conscious State, MCS):* Zustand, in welchem der Mensch einfache Reaktionen und Kontaktfähigkeit als Zeichen von Bewusstsein zeigt, z. B.:

- Zielgerichtetes Verhalten, z. B. Kopf drehen bei Geräuschen
- Gezieltes Fixieren von Personen und Gegenständen mit den Augen
- Erkennen von Personen
- Ja-Nein-Kommunikation
- Befolgen von einfachen Aufforderungen, z. B. Mund öffnen
- Sprachproduktion.

Bei günstigem Verlauf kehren weitere Bewusstseinsfunktionen und Fähigkeiten zurück.

17

WICHTIG

Locked-in-Syndrom abgrenzen

Ein Koma oder Syndrom der reaktionslosen Wachheit darf nicht mit einem **Locked-in-Syndrom** *(LiS)* verwechselt werden: Beim *klassischen Locked-in-Syndrom* sind die Menschen bei Bewusstsein, wach und kontaktfähig, können sich aber wegen einer fast kompletten Zerstörung der motorischen Bahnen im Hirnstamm so gut wie nicht mehr bewegen und äußern (Ausnahme: vertikale Augenbewegungen und Lidbewegungen!). Beim *inkompletten Locked-in-Syndrom* sind noch weitere motorische Fähigkeiten erhalten. Beim *totalen Locked-in-Syndrom* wiederum ist gar keine Bewegung mehr möglich.

Das **Syndrom der reaktionslosen Wachheit** und das **minimal-responsive Syndrom** können infolge ganz unterschiedlicher schwerster neurologischer und neurochirurgischer Schädigungsbilder auftreten. Eine besonders häufige Ursache ist die **hypoxische Enzephalopathie** nach kardiopulmonaler Reanimation, die in 70–80 % der Fälle den Tod oder ein apallisches oder minimal-responsives Syndrom zur Folge hat. Die klinische Abgrenzung zwischen SRW und MCS ist schwierig: Bei Verwenden standardisierter Assessments (➤ Tab. 17.5) lässt sich bei 37–43 % der klinisch als apallisch eingestuften Menschen ein minimal-responsives Syndrom nachweisen, sie sind somit fälschlicherweise als apallisch eingestuft worden. [12, 13, 14]

Das Kontinuum neurologischer Regeneration

Am Anfang schwerster neurologischer und neurochirurgischer Krankheitsbilder steht in vielen Fällen das Koma, der Betroffene ist nicht erweckbar (➤ 17.6.1). Im weiteren Krankheitsverlauf erlangen die Betroffenen in der Regel die Wachheit wieder, jedoch können klinische Zeichen des Bewusstseins (➤ 17.6.1) weiterhin fehlen, wie beim Syndrom der reaktionslosen Wachheit, oder gering sein, wie beim minimal-responsiven Syndrom. Bei günstigem Verlauf stellen sie Stufen in einem **Kontinuum** *(Verlauf)* der **neurologischen Regeneration** dar, das bis zur vollständigen Regeneration durchlaufen werden kann. 10–24 % der apallischen Patientinnen und Patienten können auch noch nach Jahren das Bewusstsein wiedererlangen. [14]

Es gibt verschiedene Scores und Skalen, mit den versucht wird, das Bewusstsein bzw. den Verlauf einer schweren Hirnschädigung zu beschreiben und Veränderungen festzustellen [15]. Die **Coma Recovery Scale-Revised** *(SCR-,* ➤ Tab. 17.5) ist die gebräuchlichste und ermöglicht zudem eine Unterscheidung zwischen dem Syndrom reaktionsloser Wachheit/apallischem Syndrom und minimal-responsivem Syndrom.

Bewusstsein und Schmerzwahrnehmung im Syndrom der reaktionslosen Wachheit

Etliche Studien haben inzwischen gezeigt, dass das Fehlen klinischer Zeichen von **Bewusstsein** nicht mit dem Fehlen von Bewusstsein gleichzusetzen ist. Messungen der elektrischen Hirnaktivität *(EEG,*

Tab. 17.5 Coma Recovery Scale-Revised (CRS-R) [11] [F730-003]

Kriterium	Patientenreaktion	P
Auditive Funktionen	Bewegung konstant auf Aufforderung *	4
	Reproduziert Bewegung auf Aufforderung *	3
	Orientierungsreaktion auf Geräusche	2
	Schreckreaktion auf Geräusche	1
	Keine	0
Visuelle Funktionen	Objekterkennung *	5
	Objektlokalisation *	4
	Blickfolge *	3
	Fixieren *	2
	Visuelle Schreckreaktion	1
	Keine	0
Motorische Funktionen	Funktioneller Objektgebrauch **	6
	Automatisierte motorische Reaktion *	5
	Objektmanipulation *	4
	Bewegung zum Schmerzreiz *	3
	Bewegung weg vom Schmerzreiz	2
	Pathologisches Muster	1
	Keine	0
Oromotorische/ Verbale Funktionen	Verständliche Verbalisation *	3
	Vokalisation/orale Bewegung	2
	Orale Reflexe	1
	Keine	0
Kommunikation	Funktionell korrekt **	2
	Nicht funktionell *	1
	Keine	0
Arousal/ Erweckbarkeit Aufmerksamkeit	Aufmerksamkeit	3
	Augenöffnen spontan	2
	Augenöffnen mit Stimulation	1
	Nicht erweckbar	0

Patient/-in kann max. 23 Punkte (P) erreichen.

* MRS = Patient/-in ist nicht mehr im Syndrom reaktionsloser Wachheit, sondern hat das minimal-responsive Syndrom erreicht.
** MRS+ = Patient/-in hat sich über das minimal-responsive Syndrom hinaus weiter verbessert.

Elektroenzephalografie), von aus neuronaler Aktivität resultierenden Durchblutungsänderungen im Gehirn *(funktionelles MRT)* und Muskelanspannung (Oberflächen-EMG) ergaben Hinweise, dass ein bedeutsamer Anteil der aus klinischer Sicht apallischen Menschen über ein Bewusstsein verfügt. Dies zeigt sich zum Beispiel anhand der Fähigkeiten, Gedanken zu steuern oder Zusammenhänge zu lernen. Somit schließt eine klinisch fehlende Kontaktfähigkeit das Vorliegen eines Bewusstseins nicht aus. Auch kann der Mensch im apallischen Syndrom durchaus Schmerzen empfinden. [16]

Pflegerische Betreuung

WICHTIG

Annahme: Bewusstsein und Empfindungsvermögen sind da

Für das interdisziplinäre Team gilt darum immer diese Annahme: Ausnahmslos jede bzw. jeder Betroffene hat ein Bewusstsein und Empfindungsvermögen. Der Umgang mit Menschen im Syndrom der reaktionslosen Wachheit oder im minimal-responsiven Syndrom geschieht mit Respekt und Feingefühl, und alle Maßnahmen werden erklärt. Da diese Menschen Schmerzen empfinden, benötigen sie eine adäquate Schmerztherapie!

Die **Patientinnen** und **Patienten** benötigen eine Übernahme der Lebensaktivitäten in fast allen Bereichen und das meist über Monate und Jahre hinweg. Dabei ist die **pflegerische Betreuung** mehr als Waschen, Ernähren und Lagern. Sie ist vielmehr vom 1. Tag an auch individuelle Förderung. Hinter allen Maßnahmen steht der Gedanke, dem Betroffenen Angebote zu machen, auf die er reagieren kann und auch das Wissen, dass Menschen im Syndrom der reaktionslosen Wachheit wahrnehmen, empfinden und auch lernen können. Sie reagieren auf bekannte Angebote eher als auf unbekannte, denn es ist davon auszugehen, dass etwas Bekanntes leichter wiederzuerkennen und zu erlernen ist als etwas Neues. Pflegende erfragen im Rahmen der Biografiearbeit bei den Angehörigen Gewohnheiten und Vorlieben, Lieblingsgetränke oder -musik, bekannte Pflegeprodukte u. Ä. **Pflegerische Schwerpunkte** sind:

- Positionierungen und Mobilisierung nach den Konzepten von *Kinaesthecis, Bobath* und *LiN®*, Kontrakturen- und Dekubitusprophylaxe
- Maßnahmen zur Vermeidung bzw. Umgang mit Muskelhypertonie und Spastik

- Wahrnehmungsförderung und Angebote zur Körpererfahrung nach den Konzepten der *Basalen Stimulation®* und der *F. O. T.T (Facio-Orale Trakt Therapie,* ➤ 18.4.2)
- Durchführen der Körperpflege, z. B. nach den Konzepten der *Basalen Stimulation®* oder dem *Affolter-Modell®*
- Ernährung und Flüssigkeitsversorgung mittels PEG und Ernährungsmonitoring (➤ 19.3, ➤ 19.11), Maßnahmen bei Dysphagie (➤ Kap. 18), Aspirationsprophylaxe
- Unterstützen bei der Urin- und Stuhlausscheidung, Maßnahmen bei Diarrhö oder Obstipation
- Versorgen von Tracheostoma und Trachealkanüle (➤ 11.4, ➤ 11.6), Sekretmanagement, endotracheales Absaugen (➤ 15.3, ➤ 15.4)
- Überwachen der Vitalzeichen und des Bewusstseins
- Beraten, Anleiten und Begleiten von Angehörigen.

17.7 Neuromuskuläre Erkrankungen

DEFINITION

Bei **neuromuskulären Erkrankungen** handelt es sich um Erkrankungen von (➤ Abb. 17.13):
- **Muskelzellen** → Myopathien (➤ 17.7.1), z. B. Muskeldystrophie Typ Duchenne (➤ 17.7.2), myotone Dystrophie Curschmann-Steinert
- **Motorischen (neuromuskulären) Endplatten** → Überleitung des Bewegungsimpulses vom 2. Motoneuron auf den Muskel ist gestört, z. B. bei Myasthenia gravis
- **Peripheren Nerven** → Neuropathien, z. B. hereditäre motorisch-sensible Neuropathie *(HMSN)*, Critical-Illness-Polyneuropathie (➤ 17.7.5)
- **2. Motoneuronen im Rückenmark,** z. B. spinale Muskelatrophie (➤ 17.7.4), bulbospinale Muskelatrophie Typ Kennedy
- **1. Motoneuronen im Gehirn,** z. B. spastische Spinalparalyse, in komplizierten Fällen mit über die Spastik hinausgehenden Symptomen
- **1. und 2. Motoneuronen:** Amyotrophe Lateralsklerose (➤ 17.7.3).

Die **neuromuskulären Erkrankungen,** insbesondere die **Motoneuronerkrankungen** (➤ 17.7.3, ➤ 17.7.4) und die **Muskeldystrophien** (➤ 17.7.1,

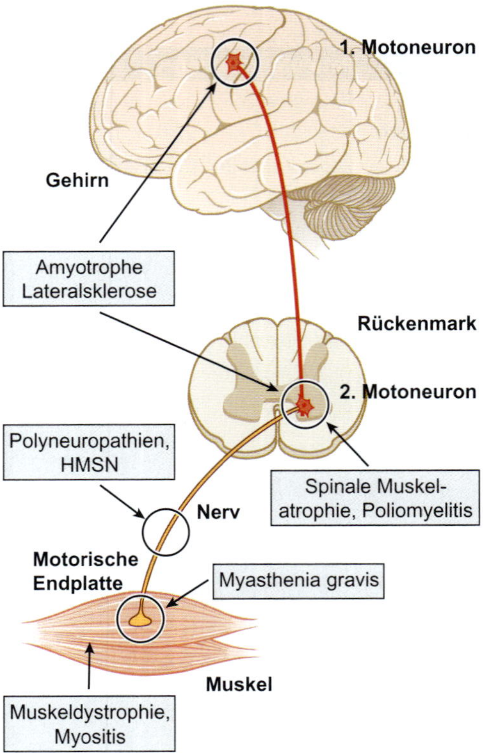

Abb. 17.13 Schädigungsorte bei neuromuskulären Erkrankungen [L126]

➤ 17.7.2), spielen eine große Rolle in der außerklinischen Intensivpflege durch das häufige Auftreten vital bedrohlicher Symptome im Verlaufe der Erkrankung, allen voran:
- **Ventilatorische Insuffizienz** durch Lähmung der Atemmuskulatur (➤ 9.2.1, ➤ 17.16.1)
- **Husteninsuffizienz** durch Lähmung der Ein- und Ausatemmuskulatur und der Muskulatur des Kehlkopfs mit konsekutiver Sekretretention (➤ 17.16.2)
- **Schluckstörung** durch Lähmung der am Schlucken beteiligten Muskulatur und konsekutive Aspiration von Speichel und Nahrung (➤ Kap. 18, ➤ 17.16.2)
- **Sekretretention** infolge von Schluck- und Hustenstörung sowie ggf. zusätzlicher pulmonaler Komorbidität (v. a. COPD), bis hin zur Indikation einer Tracheotomie.

Schwerwiegende Symptome vieler neuromuskulärer Erkrankungen sind die **Dysarthrie** *(Sprechstörung),*

Lähmungen von Extremitäten- und Rumpfmuskulatur (➤ 17.2.2) und durch **Lähmung der Sprechmuskulatur und Beatmung** gestörte **Kommunikation.**

WICHTIG

Gute Lebensqualität erreichbar

Psychosoziale Besonderheiten ➤ Kap. 2

Bei korrekter Beratung, Behandlung und Rehabilitation können viele von neuromuskulären Erkrankungen Betroffene trotz schwerer Beeinträchtigung eine Lebensqualität erreichen, die mit der Lebensqualität gesunder Menschen vergleichbar ist (➤ 17.14, ➤ 17.15, ➤ 17.16, ➤ 17.17). Der Verlauf ist in den meisten Fällen fortschreitend, was in Beratung, Behandlung und Hilfsmittelversorgung zu berücksichtigen ist. Die Angehörigen sind durch die Erkrankung oft schwer belastet und bedürfen der Unterstützung.

17.7.1 Myopathien

DEFINITION

Myopathien: Degenerative, meist erblich bedingte, entzündliche oder metabolisch-toxische Muskelerkrankungen ohne Beteiligung der zugehörigen Nerven.

Typische **Symptome** von **Myopathien** sind:
- Weitgehend symmetrischer Muskelbefall
- Muskelhypotonie ohne Sensibilitätsstörungen
- Muskelatrophie und Schwäche der Muskulatur
- Muskelkrämpfe
- Abgeschwächte oder ausgefallene Muskeleigenreflexe
- Langsames Fortschreiten der Erkrankung
- Muskelschmerzen.

Erblich bedingte primäre Myopathien

Die **erblich bedingten Muskelerkrankungen** sind äußerst vielfältig. Dazu gehören u. a.:
- **Progressive Muskeldystrophien.** Es handelt sich um Muskelerkrankungen mit fortschreitender Muskelschwäche und -atrophie. Mikroskopisch lassen sich typischerweise vermehrte Schwankungen in der Dicke der Muskelfasern, eine zeitgleich stattfindende Degeneration und Regeneration von Muskelfasern und die Ersetzung von Muskelfasern durch Bindegewebe beobachten. Das Manifestationsalter und die Verteilung der Lähmungen können bei den verschiedenen Muskeldystrophien sehr unterschiedlich sein, z. B.
  - Muskeldystrophie Typ Duchenne
  - Muskeldystrophie Becker-Kiener
  - Fazio-skapulo-humerale Muskeldystrophie.
- **Myotonien und myotone Dystrophien.** Muskelerkrankungen mit verzögerter Muskelerschlaffung nach der Kontraktion. Die nicht-dystrophen Myotonien und die Myotone Dystrophie Typ 2 spielen in der außerklinischen Intensivpflege keine Rolle. Relevant für die außerklinische Intensivpflege ist die *myotone Dystrophie Typ 1 (Morbus Curschmann-Steinert),* mit einer kongenitalen Form, die schon beim Säugling auftritt, und einer adulten Form, die erst im Erwachsenenalter auftritt. Sie kann bei schweren Verläufen eine äußerst komplexe respiratorische Beeinträchtigung zur Folge haben. Diese kann die Dysphagie mit Speichelaspiration, die Husteninsuffizienz, das obstruktive und das zentrale Schlafapnoesyndrom (➤ 9.3.6), eine Störung des kohlendioxidbedingten und sauerstoffmangelbedingten Atemantriebs und weitere schwere Störungen der Atemregulation zur Folge haben (➤ 7.9). Eine Sauerstoffgabe ist bei Menschen mit myotoner Dystrophie Typ 1 besonders stark mit dem Risiko eines hyperkapnischen Komas (➤ 14.4.1) behaftet. Neben den muskulären und respiratorischen Symptomen können außerdem kognitive Störungen, ein Diabetes mellitus, ein Katarakt und Herzrhythmusstörungen auftreten.
- **Metabolische Myopathien.** Muskelerkrankungen mit Störungen des anaeroben oder aeroben Energiestoffwechsels der Muskelzelle, z. B. Morbus Pompe. Typischerweise tritt auch bei diesen Erkrankungen eine Muskelschwäche auf, auch Muskelatrophie und -krämpfe kommen vor. Bei *Morbus Pompe* ist eine Zwerchfellparese typisch, so dass hier der Bestimmung der Vitalkapazität im Sitzen und Liegen besondere Bedeutung zukommt. Ein Abfall der Vitalkapazität beim Wechsel vom Sitzen zum Liegen deutet auf eine Zwerchfellparese hin. Anhand dieser Messung kann frühzeitig festgestellt werden, wann die Patientin oder der Patient hinsichtlich einer NIV-Indikation in einem Beatmungszentrum vorgestellt werden sollte.

Erworbene (sekundäre) Myopathien

Erworbene (sekundäre) Myopathien können nach ihrer Ursache unterteilt werden in:
- **Myositis.** Entzündliche Muskelerkrankungen durch Bakterien, Viren, entzündlich-autoimmunologisch bedingt oder im Rahmen von anderen Systemerkrankungen, z. B. Morbus Crohn, Sklerodermie
- **Endokrine Myopathien.** Z. B. bei Hyperthyreose, Cushing-Syndrom
- **Medikamentös-toxische Myopathien.** Z. B. durch Alkohol, Medikamente, Drogen.

17.7.2 Muskeldystrophie Typ Duchenne

17

Menschen mit **progressiver Muskeldystrophie Typ Duchenne** sind häufig in der außerklinischen Intensivpflege anzutreffen, deshalb wird das Krankheitsbild exemplarisch für Myopathien vorgestellt.

DEFINITION

Muskeldystrophie Typ Duchenne: Erblich bedingte fortschreitende Muskelerkrankung, beginnend im Kleinkindalter, die innerhalb weniger Jahre zum Befall der gesamten Skelett- und auch Herzmuskulatur führt.

Ursache

Ursache ist ein Gendefekt auf dem Chromosom Xp21, der X-chromosomal rezessiv vererbt wird. Es erkranken fast ausschließlich Jungen. Durch den Gendefekt fehlt das Strukturprotein Dystrophin, das für die Verankerung der Myofibrillen in der Zellwand und der extrazellulären Matrix verantwortlich ist. In der Folge degenerieren die Muskelfasern und werden durch Fett und Bindegewebe ersetzt.

Symptome und Verlauf

Symptome und **Verlauf** sind typischerweise:
- Im 2.–5. Lebensjahr. Muskelschwäche der Becken- und Beinmuskulatur, dadurch Watschelgang, Stolpern und vermehrtes Fallen, verzögertes Laufen lernen
- Im 5.–7. Lebensjahr. Aufstehen und Gehen, Treppensteigen nur noch mit Hilfe möglich, da auch die Muskulatur von Schultern und Armen befallen ist
- Ab dem 8.–12. Lebensjahr. Eintritt der Gehunfähigkeit, dann im weiteren Verlauf
  - Deformationen des Skeletts, v. a. der Wirbelsäule und Gelenkversteifungen
  - „Kugelwaden“ durch Fetteinlagerungen in die Unterschenkelmuskulatur
  - Ausgeprägte Immobilität und Pflegebedürftigkeit
  - Ateminsuffizienz, Hustenstörung
  - Dysphagie, insbesondere Kaustörung
  - Herzinsuffizienz
  - Gastrointestinale Störungen.

Therapie

Steroide und Ataluren *(Translarna™)* kommen in der medikamentösen **Behandlung** zum Einsatz. Gentherapien sind zurzeit Gegenstand der Forschung. Darüber hinaus ist die Behandlung symptomatisch mit Physiotherapie, ggf. orthopädischen Operationen (z. B. Korrektur von Kontrakturen oder Wirbelsäulenaufrichtung), nichtinvasiver oder invasiver Beatmung oder PEG. Wesentlich ist auch die genetische Beratung der Eltern mit Muskeldystrophie in der Familie. Die Mehrzahl der Patientinnen und Patienten verstirbt in der 3.–4. Lebensdekade an respiratorischer Insuffizienz, Kardiomyopathie und/oder an Infekten. Durch die Einführung der außerklinischen Beatmung haben sich Lebenserwartung und Lebensqualität der Menschen deutlich verbessert.

17.7.3 Amyotrophe Lateralsklerose

DEFINITION

Amyotrophe Lateralsklerose *(ALS, engl. Motor Neuron Disease)*: „Multisystemdegeneration mit hauptsächlich motorischen Symptomen“, welche durch eine meist rasch fortschreitende Degeneration der 1. und 2. Motoneurone verursacht wird. Die Degeneration der 1. Motoneurone führt zu Spastik, gesteigerten Muskeleigenreflexen und Pyramidenbahnzeichen, die der 2. Motoneurone wiederum zur Abschwächung der Muskeleigenreflexe, Muskelatro-

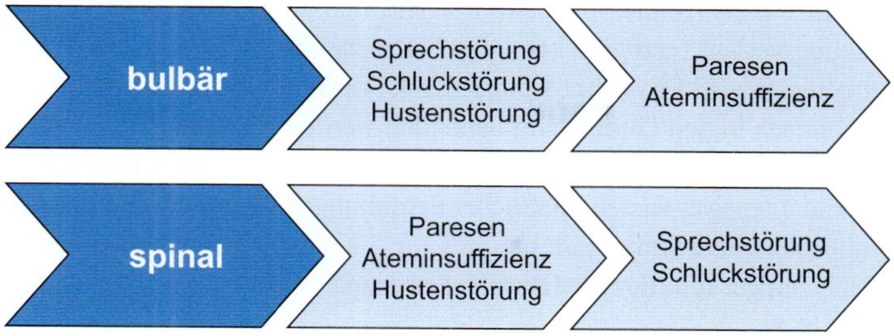

Abb. 17.14 Symptome und Verlaufsformen der amyotrophen Lateralsklerose [L143]

phie und schlaffen Paresen. Bei Befall der motorischen Hirnnervenkerne *(der Nn. V, VII, X, XII)* kommen bulbäre Symptome hinzu (➤ Abb. 17.14). [17]

Die **amyotrophe Lateralsklerose** ist eine der wichtigsten Erkrankungen in der außerklinischen Intensivpflege und stellt Pflegende, Therapeuten und Ärzte vor besondere Herausforderungen. 7–8 von 100 000 Menschen in Deutschland leiden an ihr.

Ursache

Die genauen **Ursachen** für die Degeneration der Motoneuronen sind bisher ungeklärt. 10 % der Fälle sind familiär disponiert, eine Reihe von Genmutationen sind bekannt. [17]

Symptome und Verlauf

Es lassen sich vereinfacht zwei verschiedene **Verlaufsformen** mit unterschiedlicher **Symptomatik** unterscheiden. Bei Beginn der Erkrankung im Versorgungsgebiet der Hirnnerven wird die Erkrankung als **bulbär** bezeichnet, bei Beginn im Versorgungsgebiet der Spinalnerven als **spinal.** Im weiteren Verlauf der Erkrankung zeigen jedoch nahezu alle Betroffenen bulbäre **und** spinale Symptome (➤ Abb. 17.14).

Bei der **spinalen Verlaufsform** kommt es zu zunehmenden schlaffen Lähmungen und Atrophien der Rumpf-, Extremitäten- und Atemmuskulatur bis zur Tetraplegie. Oft treten noch Zeichen der Schädigung des 1. Motoneurons wie Muskelhypertonie, Spastik, gesteigerte und pathologische Reflexe auf. Eine nichtinvasive Beatmung und eine mechanische Insufflation-Exsufflation können schon früh im Krankheitsverlauf erforderlich sein. Der **bulbäre Verlauf** wiederum führt zu einer rasch fortschreitenden Dysarthrie und Dysphagie bis zum vollständigen Verlust der Fähigkeit, zu sprechen und zu essen, und zur Trachealkanülenpflicht. Sowohl bei der spinalen als auch bei der bulbären Form kommt es zur Husteninsuffizienz und zur Sekretretention (➤ 17.16). Kognitive Symptome werden bei ca. 50 % der Menschen mit ALS beobachtet, und sie können bis hin zur **frontotemporalen Demenz** fortschreiten, die zu Veränderungen von Persönlichkeit und Sozialverhalten führt. Als weitere nichtmotorische Symptome können vegetative Störungen, sensible Störungen und gastrointestinale Störungen auftreten. [18]

Meist erst im weit fortgeschrittenen Stadium kann ein Verlust der Augen- und Lidbewegungen und damit der Möglichkeit der Kommunikation bei erhaltenem Bewusstsein auftreten. Ein solcher Zustand heißt **totales Locked-in-Syndrom** (➤ 17.6.8). Die **Lebenserwartung** nach Eintritt der Erkrankung wird mit 2–5 Jahren angegeben, variiert aber individuell stark. Sie ist v. a. durch respiratorische Komplikationen begrenzt, die sich durch eine korrekte medizinische und pflegerische Behandlung maßgeblich reduzieren lassen. Eine Tracheotomie, eine nichtinvasive oder invasive Beatmung, ein guter Ernährungsstatus, ein verheirateter Familienstand und die Anbindung an ein ALS-Zentrum sind mit einer besseren Prognose assoziiert, ein Lebensalter über 60 Jahre mit einer schlechteren. [17]

Therapie

Eine ursächliche **Therapie** der Erkrankung ist nicht möglich. Als medikamentöse Therapieoption ist die

Substanz *Riluzol (Rilutek®)* etabliert, welche den Erkrankungsverlauf verzögern kann. Die SOD1-assoziierte genetische ALS kann neuerdings durch Injektion von Tofersen in den Liquorraum behandelt werden. Die medikamentöse Therapie der ALS ist zurzeit Gegenstand intensiver wissenschaftlicher Bemühungen. Von höchster Bedeutung sind: [17]

- Rechtzeitiger funktioneller Dysphagietherapie (➤ 19.4)
- Vermeiden von Gewichtsverlust, z. B. durch eine PEG-Anlage (➤ Kap. 19.9)
- Therapie der Sekretretention, mechanische Insufflation-Exsufflation (➤ 15.6.3), offene Diskussion der Vor- und Nachteile einer Tracheotomie (➤ 11.3)
- Rechtzeitig initiierte nichtinvasive oder invasive Beatmungstherapie (➤ Kap. 12)
- Etablieren einer Unterstützten Kommunikation (*UK*, ➤ 17.15)
- Optimierung der Hilfsmittelversorgung
- Frühzeitige Beratung hinsichtlich palliativer Aspekte, wie z. B. dem Erstellen einer Patientenverfügung (➤ 3.7, ➤ 17.17, ➤ Kap. 20).

17

17.7.4 Spinale Muskelatrophie

DEFINITION

Spinale Muskelatrophie *(SMA):* Generalisierte muskuläre Hypotonie sowie proximal betonte Muskelschwäche durch Degeneration der 2. motorischen Neuronen im Rückenmark, meist genetisch bedingt, aber auch spontane Erkrankungen sind möglich.

Ursache

Ursächlich für die **spinale Muskelatrophie** ist eine genetische Veränderung im SMN1-Gen auf Chromosom 5. Dies führt zu einer Degeneration der 2. Motoneuronen und somit zu einer nicht ausreichenden Innervation der Muskulatur.

Symptome und Verlauf

Zu unterscheiden sind vier Formen, die sich nach dem Krankheitsbeginn und Verlauf unterscheiden (➤ Tab. 17.6).

Bei der schweren **infantilen Form** können schon intrauterin verminderte Kindsbewegungen auffallen, im weiteren **Verlauf** ist eine zunehmende muskuläre Hypotonie zu beobachten, die dann auch die Atemmuskulatur betrifft. Typisch sind Faszikulationen der Zunge. Die kognitive Entwicklung ist nicht betroffen, sodass die Kinder oft durch ihren wachen Blick auffallen. Die Kinder versterben meist in den ersten 2 Lebensjahren ohne Beatmung. Bei der intermediären Form und der juvenilen Form ist der Krankheitsbeginn entsprechend später, die Kinder können bei SMA Typ 2 selten oder bei SMA Typ 3 regelhaft die Gehfähigkeit erlangen. [20]

Therapie

Mittlerweile stehen mehrere Medikamente zur Verfügung, die den Krankheitsverlauf positiv beeinflussen.

Tab. 17.6 Die 4 Verlaufsformen der spinalen Muskelatrophie [19]

Manifestationstyp	Manifestationsalter und Symptome	Verlauf
Infantile Form der SMA (Typ I) Werdnig-Hoffmann	Neugeborenes, „floppy infant“, d. h., das Kind hat einen abnorm schlaffen Muskeltonus (Muskelhypotonie, ➤ 17.2.3)	Rasch progredient, Tod innerhalb von 1–1,5 Jahren, mit Beatmung deutlich länger
Intermediäre Form der SMA (Typ II)	3.–8. Lebensmonat, symmetrische atrophische Paresen, zunächst im Bereich Becken und Beine, Skoliose	Weniger rasch progredient, Lebenserwartung 2,5–30 Jahre
Juvenile Form der SMA (Typ III) Kugelberg-Welander	> 2. Lj. und < 18. Lj., symmetrische atrophische Paresen im Bereich Becken, Beine → häufiges Hinfallen mit Schwierigkeiten beim Aufstehen, „Watschelgang“	Allmählich progredient; nach Jahren auch Befall der Schultermuskulatur, später auch der Handmuskulatur; Lebenserwartung ist kaum eingeschränkt
Adulte Form der SMA (Typ IV)	> 30. Lj., symmetrisch atrophische Paresen im Bereich Becken, Beine → „Watschelgang“	Benigne, Lebenserwartung nicht eingeschränkt

Auf Grund dieser Erfolge wurde die spinale Muskelatrophie inzwischen in das Neugeborenenscreening aufgenommen. Hierdurch kann z. T. schon vor Beginn erster Symptome mit der Therapie begonnen werden. Die Behandlung erfolgt in spezialisierten Zentren. Von großer Bedeutung ist die Versorgung mit Hilfsmitteln und Physiotherapie, um Kontrakturen zu verhindern sowie die Mobilität zu erhalten. Im Verlauf der Erkrankung gewinnt das Sekretmanagement, z. B. durch Hustenhilfen und Atemtherapie (➤ Kap. 15), an Bedeutung. Die Verbesserung der Lebensqualität durch nichtinvasive Beatmung zur Behandlung der respiratorischen Insuffizienz ist belegt.

Medikamente

Nusinersen (Spinraza®). Indikation: SMA Typ 1, 2 und 3 (auch bei Erwachsenen). Verabreichung: Lumbalpunktion (intrathekale Injektion); 4 Aufsättigungsdosen, danach alle 4 Monate. Vorteile: Langjährige klinische Erfahrung, auch bei älteren Kindern/adulten SMA-Patientinnen und Patienten.

Onasemnogen abeparvovec (Zolgensma®). Indikation: Menschen mit bi-alleler SMN1-Mutation und bis zu 2 Kopien von SMN2 (Typ 1), in Europa < 21 kg Körpergewicht. Verabreichung: Einmalige intravenöse Infusion. Vorteile: Einmalige Behandlung mit potenziell dauerhafter Wirkung.

Risdiplam (Evrysdi®). Indikation: Ab 2 Monaten zugelassen; SMA Typ 1–3. Verabreichung: orale Flüssigkeit, einmal täglich. Vorteile: Orale Gabe, systemische Wirkung (auch außerhalb des ZNS).

17.7.5 Critical-Illness-Myopathie und -Polyneuropathie

DEFINITION

Critical-Illness-Myopathie und -Polyneuropathie *(CIM, CIP, Koma-Polyneuropathie):* Schädigung des peripheren Nervensystems und der Muskulatur als Folge schwerer intensivmedizinisch behandlungspflichtiger Erkrankungen, z. B. Sepsis, Multiorganversagen, Langzeitbeatmung. Schätzungsweise bis zu 70 % der Langzeitintensivpatienten sind betroffen.

Ursache

Bei der **CIP** kommt es zu einer Degeneration motorischer und sensibler Nervenzellfortsätze *(Axone,* ➤ Abb. 17.1), bei der **CIM** wiederum treten eine Atrophie und eine Nekrose der Muskelfasern auf. Die **Ursachen** hierfür sind komplex und bisher nicht vollständig verstanden. Besonders oft mit dem Auftreten einer CIP/CIM assoziiert sind ARDS *(engl. Acute Respiratory Distress Syndrome, akutes Lungenversagen/"Schocklunge"),* Sepsis, SIRS *(engl. Systemic Inflammatory Response Syndrome, Sepsis ohne Infektion)* und Multiorganversagen.

Symptome und Verlauf

Eine CIP tritt bei ca. einem Drittel aller kritisch kranken Menschen auf und 70 % aller Patienten, die mind. 7 Tage intensivpflichtig sind, entwickeln eine CIM. Somit handelt es sich um häufige Krankheitsbilder bei Intensivpatienten. Menschen mit CIP und CIM zeigen typische **Symptome:**

- Symmetrische muskuläre Schwäche (➤ 17.2.2)
- Abgeschwächte bis erloschene Muskeleigenreflexe
- Muskelatrophien (➤ 17.2.5)
- Sensible Defizite stehen meist im Hintergrund
- Bei Beteiligung von N. phrenicus, Diaphragma, interkostaler Muskulatur und Atemhilfsmuskulatur resultiert eine Husten- und eine Ateminsuffizienz, die wiederum zu einem verlängerten Weaning (➤ 12.10) oder sogar einer Langzeitabhängigkeit von maschineller Beatmung führen kann.

Viele Menschen leiden an reduzierter Kraft und beeinträchtigter Lebensqualität noch Monate bis Jahre nach dem Akutereignis.

Therapie

Im Vordergrund steht die schnelle und aggressive **Behandlung** der die CIP/CIM auslösenden Grunderkrankung, spezifische Therapien existierten nicht. Kortikosteroide und Muskelrelaxanzien sind bei Intensivpatienten nur sehr zurückhaltend einzusetzen. Der neurologisch-neurochirurgischen Frührehabilitation, insbesondere der frühen Mobilisierung der Patientinnen und Patienten, kommt entscheidende

Bedeutung zu. Ggf. ist eine Beatmungsentwöhnung in einer spezialisierten Einrichtung notwendig. [21]

17.8 Multiple Sklerose

DEFINITION

Multiple Sklerose *(MS, Ecephalomyelitis disseminata/ ED):* Häufigste immunvermittelte chronisch-entzündliche Erkrankung des Zentralnervensystems, die zu Demyelinisierung und Schäden an den Axonen führt. Häufigste neurologische Erkrankung, die im jungen Erwachsenenalter (Erkrankungsbeginn i. d. R. zwischen dem 20. und 40. Lj.) zu bleibender Behinderung und vorzeitiger Berentung führt. Frauen sind 2- bis 3-mal häufiger betroffen

Ursache

Die **Ursache der MS** ist unbekannt. Nach aktuellem Forschungsstand handelt es sich um eine Autoimmunerkrankung, bei der Immunzellen die Blut-Liquor-Schranke überqueren und das ZNS schädigen. Bei der Entstehung spielen genetische Faktoren, Umweltfaktoren und infektiöse Erreger eine Rolle. [22]

Symptome und Verlauf

Häufige **Symptome** in der Anfangsphase sind Sensibilitätsstörungen, Gangstörungen sowie eine einseitige Entzündung des Sehnervs *(Optikusneuritis)* mit Sehstörungen wie Verschwommensehen. Im weiteren Verlauf können verschiedenste neurologische Defizite auftreten wie zentral bedingte Paresen (➤ 17.2.2), Ataxie, Tremor, Koordinationsstörungen (➤ 17.2.4), Miktionsstörungen.

Es gibt verschiedene Verlaufsformen. Bei über 80 % der Betroffenen liegt initial ein **schubförmiger Verlauf** vor. Um einen **Schub** handelt es sich, wenn

- es sich um ein mind. 24 Stunden andauerndes Neu- oder Wiederauftreten neurologischer Symptome handelt und
- er mind. 30 Tage nach einem letzten Schub auftritt und
- er nicht auf Schwankungen der Körpertemperatur oder Infektionen zurückzuführen ist.

Diese Symptome klingen bei den meisten Betroffenen innerhalb von 6–8 Wochen wieder ab. Nach 10 Jahren tritt bei mind. 50 % unbehandelter Patientinnen und Patienten eine sogenannte **sekundäre Progredienz** mit schleichend zunehmender Symptomatik auf, im späten Verlauf fehlen dann Schübe oft völlig. 10–15 % der Patienten erleiden keine Schübe, es liegt von Anfang an eine chronisch-progrediente neurologische Symptomatik vor. Dieser Verlaufstyp wird als **primär progredient** bezeichnet. [23]

Therapie

Bei **Schüben** kommt eine **Behandlung** mit hoch dosierten Kortikosteroiden in Frage, bei nicht ausreichender Wirkung auch eine Plasmapherese *(Austausch des Blutplasmas)* oder Immunadsorption. Mittlerweile steht eine zunehmende Zahl an verlaufsmodifizierenden Therapien zur Verfügung, welche die Schubrate senken und die Progredienz der Behinderung vermindern können. Diese sog. immunmodulatorischen Medikamente nehmen Einfluss auf das Immunsystem, u. a. Beta-Interferone, Glatirameracetat, Fingolimod und monoklonale Antikörper. [23] Eine hohe Bedeutung kommt auch **symptomatischen Therapien** wie Physiotherapie, Ergotherapie, Logopädie, Psychotherapie und der medikamentösen Therapie von Spastik, Blasenstörungen oder psychiatrischen Symptomen zu.

In den letzten Jahrzehnten hat sich die Prognose der MS hinsichtlich des Ausmaßes der Behinderung und der Mortalität der Betroffenen wesentlich gebessert. Trotzdem bedürfen Menschen mit MS in einigen Fällen der außerklinischen Intensivpflege. Bei diesen weit fortgeschrittenen Erkrankungen ist dann eine immunmodulatorische Therapie häufig nicht mehr möglich.

17.9 Epilepsie

17.9.1 Epileptischer Anfall und Epilepsie

DEFINITION

Epileptischer Anfall: Plötzliche, zeitlich begrenzte Funktionsstörung des Gehirns mit motorischen, sensorischen,

vegetativen oder psychischen Symptomen und/oder Bewusstseinsstörungen. Verursacht durch abnorme elektrische Aktivität von Nervenzellgruppen im Gehirn.
Epilepsie: Erkrankung des Gehirns, wenn mind. zwei Anfälle im Abstand von mehr als 24 Std. auftreten oder wenn nach einem Anfall eine Wahrscheinlichkeit für einen weiteren Anfall während der nächsten 10 Jahre bei mind. 60 % liegt. [25]

Etwa 5 % aller Kinder erleiden im Laufe der Kindheit einen **epileptischen Anfall.** Am häufigsten sind Fieberkrämpfe, die bei 2–4 % aller Kinder in Westeuropa auftreten. [24]

Viele epileptische Anfälle kommen innerhalb der ersten 3 Min. zum Stillstand. Dauert ein Anfall länger als 4 Min., ist er medikamentös zu unterbrechen. Hierfür stehen im Kindesalter folgende zugelassene **Medikamente** zur Verfügung:

- *Diazepam® rectal* mit 5 mg und 10 mg
- Midazolam buccal *(Buccolam®)* mit 2,5/5/7,5/10 mg.

Wenn der Anfall hierunter nicht beendet werden kann, den Notarzt oder die Notärztin informieren und ggf. die Einweisung in die Klinik veranlassen. Dauert der Anfall länger als 5 Min., nach älteren Literaturangaben 30 Min., handelt es sich um einen **Status epilepticus** (➤ 17.9.2). Hierbei handelt es sich um einen Notfall, der einer intensivmedizinischen Therapie bedarf.

DEFINITION

Tonischer Anfall: Steife Extremitätenstreckung, bei Mitbeteiligung des Zwerchfells evtl. mit einem Stöhnen *(„Initialschrei")*.
Klonischer Anfall: Rhythmisches Zucken, das im Anfallsverlauf meist langsamer wird.
Tonisch-klonischer Anfall *(Grand-Mal-Anfall):* Oft erst tonisch, dann klonisch, aber auch Wechsel möglich, evtl. Zungenbiss, Speichelfluss, der wie Schaum vor dem Mund aussehen kann, evtl. Urin- und Stuhlabgang, evtl. nach dem Anfall längere Reorientierungsphase.
Absencen: Leeres Starren, Verlust der Kontaktfähigkeit, evtl. geringe motorische Symptome, z. B. Augenblinzeln, milde Mundbewegungen, meist kurz (< 10 Sek.), nach Anfall rasche Reorientierung.
Einfach-fokale Anfälle: Ohne Bewusstseinsstörung, der Betroffene kann später sagen, was er erlebt hat. Es gibt Anfälle:

- Mit motorischen Symptomen: Klonischer oder tonischer Anfall einer Extremität oder Körperhälfte, z. B. Armzucken
- Mit sensorischen Symptomen: Subjektive, nicht von außen objektivierbare Sinneswahrnehmungen, z. B. Sehen von Lichtblitzen, bestimmter Geschmack im Mund
- Mit psychischen Symptomen: z. B. das Gefühl, etwas vorher schon mal gesehen zu haben *(Déjà-vu)*, oder dass umgekehrt etwas an sich Bekanntes fremd vorkommt *(Jamais-vu)*
- Mit autonomen Symptomen: z. B. Husten, Erbrechen, Gänsehaut, Schwitzen, Blässe, Herzrhythmusstörungen.

Komplex-fokale Anfälle: Bewusstsein nicht mehr oder nur eingeschränkt erhalten, Beginn oft als fokaler Anfall, z. T. werden komplexe Bewegungen unbewusst ausgeführt.

Mit einer Prävalenz von 0,6–0,7 % bei Kindern und Erwachsenen gehört die Epilepsie zu den häufigeren neurologischen Erkrankungen. Allerdings handelt es sich um eine große Gruppe von Erkrankungen, sodass viele Epilepsiesyndrome den seltenen Erkrankungen zugeordnet werden müssen. Die höchste Neuerkrankungsrate liegt im 1. Lj. [24]

Die **Klassifikation** der Epilepsien erfolgt nach der **Ursache** – idiopathisch oder genetisch, symptomatisch oder strukturell/metabolisch, unbekannt – sowie der **Phänomenologie des Anfalls.** Im Kindesalter kann bzw. sollte ergänzend die Zuordnung zu einem Epilepsiesyndrom erfolgen.

Viele der im Kindesalter auftretenden Epilepsien sind gut therapierbar. Ca. 70 % aller Kinder werden unter medikamentöser Therapie (➤ 22.2.4) ohne alltagsrelevante Einschränkungen **anfallsfrei.** Aber ca. 15 % der Epilepsien erweisen sich trotz aller modernen anfallssupprimierenden Medikamente als **therapieresistent** [24]. Es handelt sich um eine **pharmakoresistente Epilepsie,** wenn nach zwei korrekt eingesetzten und ausdosierten anfallssupprimierenden Medikamenten keine Anfallsfreiheit eintritt. Dann ist die Zuweisung in ein Epilepsiezentrum unumgänglich. Ziel sollte neben einem Optimieren der medikamentösen Therapie das Abklären einer epilepsiechirurgischen Therapie bzw. eine genetische Diagnostik sein.

Idiopathische, vermutlich genetische Epilepsien

Es gibt **idiopathische** *(ohne erkennbare Ursache)* **generalisierte** und **idiopathische fokale Epilepsien.** Wissenschaftler vermuten bei diesen Epilepsieformen eine genetische Ursache aufgrund familiärer Häufung, wie z. B. bei der Rolando-Epilepsie oder der Absence-Epilepsie, bzw. es konnte eine genetische Ursache nachgewiesen werden, wie z. B. beim Dravet-Syndrom. In diese Gruppe fallen viele der grundsätzlich gut behandelbaren Epilepsien, bei denen rasche Anfallsfreiheit ohne wesentliche unerwünschte Wirkungen möglich ist.

Zu den **generalisierten Epilepsien mit vermutlich genetischer Ursache** gehören: [24]

- Absence-Epilepsie des Kindesalters
- Aufwach-Grand-Mal-Epilepsie
- Juvenile myoklonische Epilepsie
- Schwere myoklonische Epilepsie *(Dravet-Syndrom)* und frühkindliche Grand-Mal-Epilepsie, die beide als epileptische Enzephalopathien mit therapieschwierigem Verlauf einzuordnen sind
- Myoklonisch-astatische Epilepsie *(Doose-Syndrom),* die einen sehr unterschiedlichen Verlauf nehmen kann.

Zu den **selbstlimitierenden fokalen Epilepsien** *(Partialepilepsien, früher als idiopatisch fokal bezeichnet)* gehören: [24]

- Selbstlimitierende Epilepsie mit zentrotemporalen Sharp-waves *(Rolando-Epilepsie)*
- Pseudo-Lennox-Syndrom, das prognostisch wesentlich ungünstiger ist.

Wahrscheinlich handelt es sich um eine Gruppe von Epilepsien und Entwicklungsstörungen, denen der charakteristische EEG-Befund gemeinsam ist. Je nach Ausprägung finden sich Teilleistungsstörungen (➤ 17.5.5), Sprachstörungen bis hin zur epileptischen Aphasie *(Landau-Kleffner-Syndrom)* sowie mentale Retardierungen. Eine Herausforderung in der Therapie bietet in der Regel der **bioelektrische Status epilepticus im Schlaf** *(engl. Electrical Status Epilepticus During Slow Sleep, ESES).* Dieser kann auch ohne sichtbare Anfälle auftreten.

Symptomatische strukturelle Epilepsien

Zerebrale Fehlbildungen, Tumore aber auch Verletzungen des Gehirns wie Schädel-Hirn-Trauma und intrazerebrale Blutungen können zu **Epilepsien** mit überwiegend fokalen Anfällen führen. Auch hier ist der erste Schritt eine medikamentöse Therapie. Sollte diese nach einem zweiten Medikament erfolglos bleiben, wird frühzeitig eine epilepsiechirurgische Option geprüft.

Epileptische Enzephalopathien

Epileptische Enzephalopathie sind Epilepsien, in deren Verlauf eine deutliche Beeinträchtigung der kognitiven Funktionen, z. T. als Entwicklungsstillstand oder -regression und/oder Verhaltensauffälligkeiten auftreten. Ursächlich kommen genetische Faktoren, Hirnschädigungen, Hirnfehlbildungen und neurometabolische Störungen in Betracht. Sie sind gekennzeichnet durch häufige Anfälle, schwere EEG-Veränderungen, eine mentale Retardierung sowie oft einen ungünstigen Verlauf.

Zu unterscheiden ist zwischen **primär syndromalen Erkrankungen,** bei denen die Epilepsie ein zusätzliches Symptom darstellt. Hierbei ist häufig die Behandlung der Epilepsie nicht entscheidend für die kognitive Entwicklung. Dagegen stehen die epileptischen Enzephalopathien, bei denen eine erfolgreiche Behandlung der Epilepsie auch einen weiteren kognitiven Abbau verhindert.

Im Säuglingsalter ist hier insbesondere das **West-Syndrom** *(BNS-Epilepsie)* zu erwähnen, das 8 % aller kindlichen Epilepsien ausmacht. Es ist gekennzeichnet durch kurze, blitzartig auftretende tonische Anfälle, eine Hypsarrhythmie *(unregelmäßige langsame Deltawellen im EEG)* sowie einen Entwicklungsstillstand. Häufig finden sich zerebrale Vorschädigungen. Im Rahmen der Diagnostik ist eine Hirnfehlbildung, wie z. B. eine Hemimegalenzephalie oder eine fokale kortikale Dysplasie oder eine tuberöse Sklerose, nachzuweisen. Ist keine Ursache zu finden und spricht der Säugling rasch auf die Therapie an, kann die Prognose günstig sein, denn 10 % aller Kinder haben eine unauffällige kognitive Entwicklung.

Teilweise entwickelt sich aus dem West-Syndrom ein **Lennox-Gastaut-Syndrom.** Dieses kann auch erstmals zwischen dem 2. und 7. Lebensjahr auftreten, in der Regel sind eine Hirnschädigung und fokale Anfälle aber bekannt. Charakteristisch sind tonische Anfälle, astatische Anfälle sowie atypische Absencen. Tonische Anfälle treten meist als Serie auf. Die Therapie ist oft schwierig. Ziel sollten ein Reduzieren der Anfallsfrequenz sowie das Verhindern von tonischen Sturzanfällen sein. Aber auch die Summe der unerwünschten Wirkungen bei oft in Kombinationstherapie eingesetzten anfallssupprimierenden Medikamenten ist zu bedenken. Weitere Therapieoptionen stellen ketogene Ernährungstherapien *(kohlenhydratarme, eiweiß- und fettreiche Ernährung)* sowie die Vagusnervstimulation dar. [24]

17.9.2 Status epilepticus im Erwachsenenalter

DEFINITION

Status epilepticus: Verlängerter epileptischer Anfall oder rezidivierende epileptische Anfälle ohne zwischenzeitliches Wiedererlangen des vorbestehenden neurologischen Befunds. Eine pharmakologische Intervention ist nach spätestens 5 Min. erforderlich, da eine spontane Beendigung nach 5 Min. zunehmend unwahrscheinlicher wird. [26]

Ursache

Ein **Status epilepticus** ist bei Menschen in der außerklinischen Intensivpflege zumeist durch die primäre Hirnschädigung verursacht. In der Vorgeschichte ist häufig eine strukturelle Epilepsie bereits bekannt. Anfallsbegünstigend sind u. a. Infekte, Fieber, Medikamente wie z. B. Amantadin oder Theophyllin und Alkohol.

Formen und Symptome

Folgende **Formen** des Status epilepticus können unterschieden werden: [24]

- Der **konvulsive Status generalisierter tonisch-klonischer Anfälle** ist klinisch zu diagnostizieren. Es kommt zu persistierenden generalisierten tonischen und klonischen Entäußerungen *(Entladungen)* mit Bewusstseinsverlust. Diese Form des Status epilepticus ist lebensbedrohlich und fordert ein rasches und aggressives medikamentöses Management. Bei der prognostisch ungünstigen Sonderform des **„Subtle Status"** zeigt das EEG das Bild eines Status epilepticus, es bestehen jedoch nur geringe oder gar keine motorischen Entäußerungen.
- Beim **fokalen konvulsiven oder nonkonvulsiven Status epilepticus** kommt es zu einem andauernden fokalen Anfall mit oder ohne Bewusstseinsstörung. Fehlen motorische Symptome, ist es ein nonkonvulsiver Status epilepticus. Diese Form des Status epilepticus wird oft nicht erkannt, da die Symptome unspezifisch sind und das Fehlen motorischer Symptome zunächst nicht an einen Status epilepticus denken lässt. Auffallen können z. B. psychomotorische Verlangsamung, Desorientiertheit, andere kognitiven Defizite, motorische Automatismen, Sprachstörungen oder autonome Symptome.

Therapie

Der Status epilepticus ist ein **neurologischer Notfall,** ein Arzt oder eine Ärztin ist sofort zu verständigen. Da bei vielen Patientinnen und Patienten bereits eine Epilepsie bekannt ist, ist oft eine Bedarfsmedikation etabliert: Midazolam bukkal *(in die Wange gegeben)* oder intramuskulär, Diazepam rektal oder Lorazepam als Schmelztablette, wobei letzteres einen verzögerten Wirkeintritt hat. Durch den notfallversorgenden Arzt sollte die Therapie zunächst durch eine intravenöse Gabe von Benzodiazepinen erfolgen und bei Persistenz zusätzlich durch Fosphenytoin, Levetiracetam oder Valproat. Beim nicht zu durchbrechenden Status epilepticus erfolgt eine Narkose. [26]

17.10 Neuropädiatrische Erkrankungen

Myopathien ➤ 17.7.1
Spinale Muskelatrophie ➤ 17.7.4
Epilepsien im Kindesalter ➤ 17.9.1

Neuropädiatrische Erkrankungen sind Krankheiten des Gehirns, Rückenmarks und der peripheren Nerven sowie der Muskulatur (➤ 17.7) bei Kindern. Die Neuropädiatrie als Teilgebiet der Kinder- und Jugendmedizin befasst sich mit diesen Störungen und Erkrankungen und möglichen Folgen für die Entwicklung von Kindern und Jugendlichen. Neuropädiater sind auf die Neurologie spezialisierte Kinder- und Jugendärzte.

17.10.1 Infantile Zerebralparesen

DEFINITION

Infantile Zerebralparese *(ICP)*: Bewegungsstörung, die aufgrund einer Schädigung in der Prä-, Peri- oder Postnatalperiode auftritt und nicht progredient *(fortschreitend)* ist.

Formen und Ursachen

Die verschiedenen **Formen** der **Zerebralparesen** sind: [26]

- Bilaterale spastische (60 %)
- Unilaterale spastische (30 %)
- Dystone (6 %)
- Ataktische (4 %).

Das Spektrum kann von einer leichten halbseitigen Beeinträchtigung bis zu einer schwersten Spastik aller vier Extremitäten ohne Erlangung der Sitzfähigkeit, elementarer Greiffunktion oder kommunikativer Fähigkeiten reichen. Die Zerebralparese umfasst eine Gruppe von Krankheitsbildern. Eine der häufigeren **Ursachen** ist eine intrazerebrale Blutung bei extrem unreifen Frühgeborenen. Aber auch eine angeborene Fehlbildung, ein pränataler Infarkt, eine perinatale Asphyxie *(schwerer Sauerstoffmangel unter Geburt)* oder eine postnatale Hypoglykämie können Ursache der Bewegungsstörung sein.

Schweregrade

Das Vorliegen weiterer Erkrankungen wie Epilepsie (➤ 17.9), Lern- oder geistige Behinderung (➤ 17.5.5), Sehstörung sowie Verhaltensstörungen (➤ 17.5.5) ist häufig. Die Klassifikation einer Zerebralparese in **Schweregrade** hängt von der motorischen Beeinträchtigung *(GMFCS-Level)*, der Handfunktion *(MACS-Level)* sowie der kommunikativen Fähigkeiten *(CFCS-Level)* ab (➤ Tab. 17.7).

Tab. 17.7 Schweregrade eine Zerebralparese: Klassifikation von Motorik, Handmotorik und Kommunikation [26, 27, 28]

Level	GMFCS*	MACS**	CFCS***
I	• Freies Gehen, Treppensteigen, Springen, Rennen • Reduzierte Qualität und Geschwindigkeit	• Problemloses Handhaben von Objekten • Reduzierte Genauigkeit und Geschwindigkeit	Kommunizieren mit bekannten und unbekannten Personen
II	• Freies Gehen • Treppensteigen mit Festhalten, Beeinträchtigung bei Steigungen	• Qualität der Handhabung reduziert • Vermeiden einiger Handlungen, Alternativstrategien	Benötigt mehr Zeit für die Kommunikation mit Personen (bekannt und unbekannt)
III	• Gehen mit Hilfsmitteln • Für längere Strecken Rollstuhl sinnvoll	• Eingeschränkte Handhabung • Benötigt teilweise Hilfe	Wirksames Kommunizieren nur mit bekannten Personen
IV	• Im eigenen Haushalt mit Rollator mobil • Benutzt überwiegend Rollstuhl	• Benutzt nur einfache Objekte • Benötigt kontinuierliche Hilfe	Kommunizieren auch mit bekannten Personen nicht immer wirksam
V	• Keine selbstständige Mobilität • Kein freies Sitzen	• Keine selbstständige Benutzung auch einfacher Objekte	Nur selten Kommunikation mit vertrauten Personen möglich

* GMFCS: engl. Gross Motor Function Classification System
** MACS: engl. Manual Ability Classification System
*** CFCS: engl. Communication Function Classification System

Therapie

Die **Therapie** der **Zerebralparese** erfordert eine intensive krankengymnastische Behandlung, um physiologische Bewegungsmuster zu erlernen, Kontrakturen zu vermeiden und den Tonus zu regulieren. Zur Reduktion der Spastik kann Botulinustoxin injiziert oder eine intrathekale Baclofenpumpe implantiert werden. Häufig muss zusätzlich eine Versorgung mit verschiedensten Hilfsmitteln und Orthesen erfolgen. Wichtige Hilfsmittel sind Therapiestühle, Rollstühle, Stehständer und Kommunikationshilfsmittel. Bei einer **Zerebralparese GMFCS** Level IV – V kann es im Verlauf zu einer Beeinträchtigung der Atmungsfunktionen aufgrund einer progredienten Skoliose sowie zu obstruktiven Apnoen aufgrund einer Hypotonie der Rumpf- und Halsmuskulatur kommen.

17.10.2 Syndrome und genetische Erkrankungen

DEFINITION

Syndrom: Definiertes Muster multipler Anomalien/Symptome, die wahrscheinlich pathogenetisch korreliert sind.

Viele chronische Erkrankungen im Kindes- aber auch Erwachsenenalter haben eine **genetische Ursache** (➤ Tab. 17.8). Zum Teil fallen die Kinder schon direkt nach der Geburt durch sog. **Dysmorphiezeichen,** wie z. B. auffällige Gesichtsausdruck, Extremitätenanomalien oder Hautauffälligkeiten, auf. Zeigen sich diese in einer bestimmten Konstellation, z. B. bei der Trisomie 21, handelt es sich um ein **Syndrom.**

Bei einigen Syndromen sind heutzutage die genetischen Ursachen bekannt (z. B. Rett-Syndrom, Angelman-Syndrom), aber auch bei anderen Erkrankungen ist zunehmend die zugrunde liegende genetische Veränderung bekannt (z. B. Duchenne-Muskeldystrophie ➤ 17.7.2, spinale Muskelatrophie ➤ 17.7.4, frühkindliche Grand-Mal-Epilepsie ➤ 17.9.1, Neurofibromatose ➤ 17.10.3, tuberöse Sklerose). In kaum einem anderen Bereich hat es in den letzten Jahren so eine Erweiterung der diagnostischen Möglichkeiten gegeben wie in der **Genetik.** Dies hat dazu geführt, dass zunehmend mehr Erkrankungen genetisch gesichert sind. Es werden aber auch immer wieder genetische Veränderungen gefunden, die nicht sicher dem untersuchten Krankheitsbild zuzuordnen sind. Eine genetische Diagnostik erfordert daher immer zeitgleich eine ausführliche **humangenetische Beratung.**

Das Fehlen einer Diagnose führt häufig zu aufwendigen diagnostischen Prozessen, aber auch zu vermehrter Unsicherheit der betroffenen Familien. Teilweise werden scheinbare „Fehlverhalten" in der Schwangerschaft als ursächlich für die Erkrankung angesehen, die in Wirklichkeit bei der Erkrankung des Kindes keine Rolle spielen. Daneben spielt der

Tab. 17.8 Auswahl von Syndromen mit gesicherter genetischer Ursache

Syndrom	Charakteristika	Genetik
Down-Syndrom *(Trisomie 21)*	Typische Fazies *(Gesichtsausdruck),* geistige Behinderung, oft gute soziale Kompetenz, 40 % Herzfehler, häufiger Leukämien	• Numerische Chromosomenaberration • Trisomie 21
Rett-Syndrom	Anfänglich normale Entwicklung, dann Verlust der Sprache und der Handfunktion, stereotype Handbewegungen, Mikrozephalie, Epilepsie	• Betrifft nur Mädchen • Mutation im MECP2-Gen *(Lokalisation auf X-Chromosom)*
Fragiles X-Syndrom	Typische Fazies, große Ohren, mentale Retardierung, Jungen deutlich schwerer betroffen als Mädchen	Mutation im FMR1-Gen *(Lokalisation auf X-Chromosom)*
Cornelia-de-Lange-Syndrom	Typische Fazies, Kleinwuchs, Extremitätendefekte, mentale Retardierung, Hirsutismus	Heterogen *(NIPBL-Gen, SMC1A-Gen)*
Smith-Magenis-Syndrom	Typische Fazies, motorische und sprachliche Entwicklungsverzögerung, Schlafstörungen, selbstverletzendes Verhalten	Interstitielle Deletion 17p11.2

genetische Befund häufig eine wichtige Rolle bei der weiteren Familienplanung bzw. bei der Familienplanung der gesunden Geschwister. Eine Untersuchung zeigte, dass die Lebensqualität der Mütter behinderter Kinder steigt, wenn die Diagnose genetisch gesichert werden konnte. [29]

17.10.3 Neurokutane Syndrome

DEFINITION
Neurokutane Syndrome: Syndrome, bei denen Haut und Nervensystem betroffen sind.

Die **neurokutanen Syndrome** umfassen eine heterogene Gruppe von Krankheiten, die durch Fehlbildungen und Tumore der Haut und des Nervensystems charakterisiert sind. Hierzu gehören z. B.:
- Neurofibromatose Typ 1 und 2
- Tuberöse Sklerose
- Von-Hippel-Lindau-Syndrom
- Ataxia teleangiectasia
- Incontinentiapigment
- Hypomelanosis Ito
- Sturge-Weber-Syndrom
- Sowie weitere Syndrome.

Ursächlich sind Störungen in der Regulation von Wachstum und Proliferation *(Neubildung)* von Zellen anzunehmen. Einige der Erkrankungen gehen mit therapieschwierigen Epilepsien, z. B. Sturge-Weber-Syndrom, tuberöse Sklerose, oder Bewegungsstörungen wie Ataxia teleangiectasia einher. Teilweise besteht ein erhöhtes Risiko für assoziierte Tumorerkrankungen, z. B. bei Neurofibromatose Typ 1.

17.10.4 Neurometabolische und neurodegenerative Erkrankungen

In diesem Abschnitt sollen kurz grundsätzliche Merkmale der verschiedenen Krankheitsgruppen beschrieben werden. Es handelt sich bei allen Krankheitsbildern um seltene Erkrankungen, die in spezialisierten Zentren behandelt werden. Das Neugeborenen-Screening erfasst einige behandelbare Erkrankungen, sodass sofort eine entsprechende, meist diätetische Therapie eingeleitet werden kann.

Mitochondriopathien

Die Mitochondrien, als die „Kraftwerke" der Zelle, stellen grundsätzlich Adenosintriphosphat *(ATP)* bereit, dem Energieträger in Zellen. **Mitochondriopathien** sind Erkrankungen, bei denen die Synthese und Bereitstellung von ATP gestört sind. Betroffen sind neben dem zentralen Nervensystem auch Muskeln, Augen, Innenohr, Leber und Nieren. Dementsprechend ist bei Kindern mit hypotonem Muskeltonus, Epilepsien, Bewegungsstörungen, Verlust erworbener Fähigkeiten, Hinweisen auf Mitbeteiligung der Leber mit Erhöhung der Leberenzyme im Serum, der Niere oder des Herzens und ggf. weiteren assoziierten Symptomen an eine Mitochondriopathie zu denken. Der Verlauf ist unterschiedlich progredient. Die Therapie ist überwiegend symptomatisch. Die Gabe von Metaboliten und Kofaktoren sowie Antioxidanzien kann die Progredienz evtl. verlangsamen.

Peroxisomale Erkrankungen

Peroxisomen sind Zellorganellen, die bei einer Vielzahl von Stoffwechselwegen, insbesondere des Fettstoffwechsels, eine Rolle spielen. **Peroxisomale Erkrankungen** werden unterteilt in Entwicklungsstörungen von Peroxisomen, bei denen schon bei Geburt Dysmorphiezeichen auffallen und die einen raschen progredienten Verlauf nehmen, und defekte peroxisomale Stoffwechselwege, bei denen die Erkrankung meist im frühen Kindesalter beginnt. Zu dieser Gruppe gehört auch die X-chromosomale Adrenoleukodystrophie. Bei einem Drittel der betroffenen Jungen sind die ersten Symptome zunächst Verhaltensauffälligkeiten sowie ein schulischer Leistungsabfall, dem ein rascher demenzieller Abbau, der Verlust der Seh- und Hörfähigkeit und der Sprache sowie spastische Paresen folgen.

Eine fettarme Diät zusammen mit dem oralen Verabreichen von „Lorenzos Öl" können den Krankheitsverlauf mildern. Das Öl ist eine 4:1-Mischung aus Glycerin-Trioleat und Glycerin-Trierukat, den Triglyceriden der Erucasäure und der Ölsäure. Bei Betroffenen im Frühstadium mit gerade beginnenden neurologischen Symptomen wird eine Stammzelltransplantation empfohlen. [7, 22]

Neuronale Ceroid-Lipofuszinosen

Die **neuronalen Ceroid-Lipofuszinosen** gehören zu den häufigsten neurodegenerativen Erkrankungen des Kindesalters und sind gekennzeichnet durch Erblindung, Demenz, motorische Ausfälle wie zunehmende Spastik und Epilepsie. Sie zeigen meist einen raschen progredienten Verlauf. Die Unterteilung erfolgt nach dem Erkrankungsbeginn in kongenitale, infantile, juvenile und adulte Formen. Die Behandlung ist symptomatisch, alle anderen Therapieansätze sind noch experimentell.

Lysosomale Speicherkrankheiten

Die Funktion der **Lysosomen** besteht im Wesentlichen in der Zerlegung von komplexen Makromolekülen. Gelingt dieses aufgrund eines genetisch bedingten Enzymdefekts nicht, wird das nicht abgebaute Substrat in der Zelle gespeichert. Dies führt im Verlauf zur Funktionsstörung, später zur Zerstörung der Zelle. Es handelt sich um progrediente Erkrankungen, bei denen es nach zunächst unauffälliger Entwicklung, im weiteren Verlauf zur Erkrankung verschiedener Organe kommt. Hier können Leber und Milz, die Nieren, das ZNS, die Haut, die Augen und das Skelett betroffen sein. Zu den lysosomalen Speicherkrankheiten gehören die Mukopolysaccharidosen, die Glykoprotein-Speicherkrankheiten, die Sphingolipidosen wie Morbus Gaucher, Morbus Niemann-Pick oder Morbus Fabry sowie die Gangliosidosen. Für einige dieser Erkrankungen gibt es inzwischen **kausale Therapien** in Form von Enzymersatztherapien.

17.11 Degenerative Prozesse des zentralen Nervensystems

Degenerativen Erkrankungen des zentralen Nervensystems liegen umschriebene oder diffuse Prozesse zugrunde, in deren Folge kommt es zum Verlust von Nervenzellen. Am bekanntesten sind die Demenzen. In der Folge werden die Parkinson-Syndrome beschrieben, da sie oft in der außerklinischen Intensivpflege zu finden sind.

17.11.1 Parkinson-Syndrome und Morbus Parkinson

DEFINITION

Parkinson-Syndrom: Erkrankungen mit den Symptomen **Bradykinese** *(verlangsamte Bewegungen)* oder **Akinese** *(ausgeprägte Bewegungsarmut)* in Kombination mit **Rigor** (➤ 17.2.3), **Tremor** (➤ 17.2.4) oder **posturale Instabilität** *(Haltungsinstabilität)* gestellt werden.

Ursachen

Ursache eines Parkinson-Syndroms ist in ca. 75 % der Fälle das **idiopathische Parkinson-Syndrom** *(Morbus Parkinson).* Mit einer Häufigkeit von 0,3–0,5 % ist es in Deutschland die zweithäufigste neurodegenerative Erkrankung nach der Alzheimer-Demenz. Betroffen sind bevorzugt ältere Menschen. Hier kommt es zu einer Degeneration der Dopamin produzierenden Neuronen in der Substantia nigra. Dadurch wird die aktivierende Wirkung der Basalganglien auf die motorischen Areale des Cortex vermindert.

Ein Parkinson-Syndrom kann aber auch **genetisch bedingt** sein oder sekundär, z. B. infolge von zerebralen Ischämien, Medikamenten wie Neuroleptika, Schädel-Hirn-Trauma, Entzündungen oder Stoffwechselstörungen auftreten. Außerdem kann ein sog. **atypisches Parkinson-Syndrom** im Rahmen folgender neurodegenerativer Erkrankungen auftreten: Multisystematrophie *(MSA),* progressive supranukleäre Blickparese und kortikobasale Degeneration. [30]

Symptome und Verlauf

Die neurodegenerativ bedingten Parkinson-Syndrome verlaufen über Jahre langsam progredient. Typische **Symptome** sind:

- Fortschreitende motorische Symptome
- Sensorische Symptome wie Störung des Geruchssinns, Schmerzen oder Empfindungsstörungen
- Vegetative Symptome wie orthostatische Hypotonie *(Blutdruckabfall bei Lageveränderungen)*
- Psychische Symptome und kognitive Symptome bis zur Demenz

17

- Schlafstörungen.

Das Vorliegen einer Dysphagie ist beim idiopathischen und atypischen Parkinson-Syndrom gleichermaßen ein Hinweis für eine schlechte Prognose. [30]

Therapie

Die **Therapie** des idiopathischen Parkinson-Syndroms erfolgt mit dopaminerg wirkenden Substanzen wie z. B. L-Dopa oder Dopaminagonisten, z. B. Pramipexol, Ropinirol, das parenteral zu verabreichende Apomorphin und das transdermal applizierbare Rotigotin. Außerdem stehen NMDA-Antagonisten (z. B. Amantadin) und MAO-B-Hemmer (z. B. Rasagilin) zur Verfügung. Häufige Nebenwirkungen der medikamentösen Therapie sind Dyskinesien *(„Überbeweglichkeit“)*, Übelkeit, Impulskontrollstörungen und Psychosen. Als wichtiges und effektives nichtmedikamentöses Therapieverfahren hat sich die tiefe Hirnstimulation etabliert. Wichtig sind des Weiteren symptomatische Therapien wie Logopädie, Physiotherapie, Ergotherapie und Neuropsychologie. [30]

17.11.2 Multisystematrophie

DEFINITION

Multisystematrophie *(MSA)*: Fortschreitende neurodegenerative Erkrankung mit zusätzlich zu einem Parkinson-Syndrom bestehenden weiteren Symptomen, z. B. autonomen Funktionsstörungen wie der Blutdruckregulation, der Erektionsfähigkeit oder der Blasenfunktion.
Kognitive Störungen oder zerebelläre Symptome (➤ 17.2.4) kommen seltener vor.

Ursachen

Die **Ursache** der **Multisystematrophie** ist ungeklärt. Nachzuweisen ist jedoch ein Neuronenverlust in bestimmten Hirnregionen und eine Atrophie im Bereich des Kleinhirns, der Pons und der Stammganglien.

Symptome und Verlauf

Bei der Multisystematrophie lassen sich **zwei Formen** unterscheiden:

- **MSA-P** (in 80 % der Fälle). Multisystematrophie vom Parkinson-Typ
- **MSA-C.** Multisystematrophie vom zerebellären *(Cerebellum = Kleinhirn)* Typ, hier dominiert die zerebelläre Ataxie (➤ 17.2.4).

Der **Verlauf** kann durch Sprechstörung, Schluckstörung, obstruktives und zentrales Schlafapnoesyndrom sowie schweren Stridor kompliziert werden, wobei letzterer häufig eine Tracheotomie erforderlich macht.

Therapie

Eine ursächliche **Behandlung** gibt es nicht. Therapieversuche mit dopaminerg wirkenden Medikamenten wie L-Dopa sind möglich, aber weniger effektiv als beim idiopathischen Parkinson-Syndrom. Die weitere Behandlung ist symptomorientiert, z. B. mit Physiotherapie, Ergotherapie, Logopädie, Tracheotomie und Trachealkanülenversorgung.

17.12 Schlaganfall

DEFINITION

Schlaganfall *(Apoplex, Insult)*: Akutes fokales neurologisches Defizit aufgrund einer umschriebenen Durchblutungsstörung des Gehirns oder einer nichttraumatischen intrakraniellen Blutung.
Ischämischer Schlaganfall: Akutes fokales neurologisches Defizit aufgrund einer umschriebenen Durchblutungsstörung des Gehirns.

Ursache

In 78 % der Fälle ist die **Ursache** eines **Schlaganfalls** eine **akute Durchblutungsstörung des Gehirns** *(ischämischer Schlaganfall)*, 14 % der Schlaganfälle beruhen auf einer spontanen **Blutung ins Hirnparenchym** *(intrazerebrale Blutung)* und in 3 % liegt eine **Subarachnoidalblutung** vor. Die **Ursache des ischämischen Schlaganfalls** sind wiederum in den meisten Fällen kardiogene Embolien oder eine Erkrankung der großen *(Makroangiopathie)* oder kleinen hirnversorgenden Gefäße *(Mikroangiopathie)*. Der intrazerebralen Blutung liegt meist eine Hypertonie, der Subarachnoidalblutung die Ruptur einer Blutgefäß-Aussackung *(Aneurysma)* zugrunde. [31]

Symptome und Verlauf

Jährlich treten in Deutschland ca. 196 000 erstmalige und 66 000 wiederholte Schlaganfälle auf. In Deutschland ist der Schlaganfall die **dritthäufigste Todesursache** und die **häufigste Ursache bleibender mittelschwerer bis schwerer Behinderung.** Folgen des Schlaganfalls finden sich bei einer Million Bundesbürgern. Nur ca. 40 % der Überlebenden haben ein Jahr nach der Erkrankung keine Einschränkungen in den Aktivitäten des täglichen Lebens mehr.

Je nach Versorgungsgebieten der hirnversorgenden Arterien (➤ Abb. 17.4) findet sich bei größeren Schlaganfällen eine typische **Symptomatik:** [31]

- **A. cerebri media links.** Hemiparese und Hemihypästhesie rechts, Aphasie
- **A. cerebri media rechts.** Hemiparese und Hemihypästhesie links, Neglect nach links, kognitive Defizite
- **A. cerebri posterior.** Hemianopsie, kognitive Defizite
- **A. basilaris.** Bewusstseinsstörung, Hemi- oder Tetraparese, Ataxie, Schluckstörung, Schwindel, Sensibilitätsstörungen, **akut lebensbedrohlich.**

Große ischämische Schlaganfälle im Versorgungsgebiet der Arteria cerebri media oder im Bereich des Kleinhirns können durch eine Schwellung des geschädigten Hirngewebes *(Hirnödem)* raumfordernd wirken, zu einer Hirndruckerhöhung führen und durch Verdrängung das Einklemmen lebenswichtiger Hirnareale an intrakraniellen Engstellen bewirken.

Therapie

Die **Akuttherapie** des ischämischen Schlaganfalls sollte auf einer Schlaganfall-Spezialstation *(Stroke Unit)* erfolgen. In der Frühphase bis 4,5 Std. nach Auftreten der Symptome ist die Lysetherapie das Verfahren der Wahl. Ein zusätzliches Eröffnen des Gefäßverschlusses mit einem Spezialkatheter *(mechanische Thrombektomie)* wird zur Behandlung von Menschen mit akutem Schlaganfall mit klinisch relevantem neurologischem Defizit und großem arteriellen Gefäßverschluss im vorderen Kreislauf bis zu 6 Std. nach Auftreten der Symptome empfohlen. Infolge eines ischämischen Schlaganfalls kann es zu einer lebensbedrohlichen Schwellung des betroffenen Hirngewebes kommen (Infarktödem), die ein großflächiges Entfernen der knöchernen Schädeldecke *(Kraniektomie)* erforderlich macht, um das Einklemmen lebenswichtiger Hirnareale zu verhindern. [32]

Bei vielen Betroffenen ist eine multiprofessionelle **neurologische Rehabilitationsbehandlung** mit u. a. Physiotherapie, Ergotherapie, Logopädie und Neuropsychologie erforderlich. Oft besteht lebenslanger Bedarf an Therapie und pflegerischer Unterstützung. Zusätzlich kommen in vielen Fällen spezialisierte Hilfsmittel vom Rollstuhl bis zum Kommunikationscomputer zum Einsatz, um bleibende Defizite zu kompensieren und Teilhabe zu ermöglichen.

Nach schweren Schlaganfällen kann die dauerhafte Notwendigkeit einer Trachealkanülenversorgung zum Absaugen bestehen. Menschenmit Schlaganfällen im Bereich der Medulla oblongata können zudem ein erworbenes zentrales Hypoventilationssyndrom mit vermindertem CO_2-abhängigem Atemantrieb entwickeln, so dass eine kontrollierte Beatmung nachts und im Schlaf dauerhaft erforderlich ist.

17.13 Traumatische Schäden von Gehirn und Rückenmark

Verletzungsbedingte Schäden von Gehirn und Rückenmark und deren Folgen sind oft für eine Langzeitpflegebedürftigkeit verantwortlich, teilweise auch mit der Notwendigkeit einer Beatmung.

17.13.1 Schädel-Hirn-Trauma

DEFINITION

Schädel-Hirn-Trauma *(SHT)*: Sammelbezeichnung für Schädelverletzungen mit Gehirnbeteiligung. Ein Drittel aller SHT sind schwere Schädel-Hirn-Traumen. Ist die harte Hirnhaut *(Dura mater)* intakt, handelt es sich um ein

gedecktes *(geschlossenes)* **SHT,** wurde sie verletzt, dann handelt es sich um ein **offenes SHT.** Klinisch besteht dann die Gefahr einer Infektion des zentralen Nervensystems.

Geschlossenes Schädel-Hirn-Trauma

Es gibt drei **Schweregrade** des **geschlossenen Schädel-Hirn-Traumas:** [4]

- **Leichtes Schädel-Hirn-Trauma** (GKS 15–13 Punkte, ➤ Tab. 17.4). Durch Schädelprellung entstandene, akute Funktionsstörung des Gehirns ohne Substanzverlust. Typische Symptome sind: Kurze Bewusstlosigkeit und retrograde Amnesie, Kopfschmerzen, Schwindel, Übelkeit/Erbrechen.
- **Mittelschweres Schädel-Hirn-Trauma** (GKS 12–9 Punkte). Meist gut im MRT/CT zu lokalisierende substanzielle Hirnschädigung. Typische Symptome sind: Länger andauernde Vigilanzstörung, neurologische Ausfälle wie Hemiparese, Aphasie, Hirnnervenausfälle, vegetative Störungen, epileptische Anfälle, Amnesie. Oft persistieren die Symptome lebenslang.
- **Schweres Schädel-Hirn-Trauma** (GKS < 9 Punkte). Sekundäre Hirnschädigung wegen eines intrakraniellen Druckanstiegs durch eine begleitende Blutung und/oder Ausbildung eines Hirnödems. Typische Symptome sind: Zunehmende Beeinträchtigung vitaler Funktionen, schwere Vigilanzstörung bis Koma, Übelkeit/Erbrechen, veränderte Pupillenmotorik, starke Kopfschmerzen.

Traumatische intrakranielle Blutungen

Traumatische intrakraniellen Blutungen sind auf äußere Gewalteinwirkung zurückzuführen und vom Schlaganfall aufgrund einer nichttraumatischen intrakraniellen Blutung zu unterscheiden: [4]

- **Epidurales Hämatom.** Arterielle Blutung zwischen Schädelknochen und Dura mater *(harte Hirnhaut)*
- **Subdurales Hämatom.** Blutung zwischen Dura mater und Arachnoidea *(Spinnwebenhaut)*, oft durch eine unspektakuläre Verletzung und mit schleichendem Verlauf
- **Subarachnoidalblutung** *(SAB)*. Einblutung in den Subarachnoidalraum *(äußerer Liquorraum)*
- **Intrazerebrales Hämatom.** Hierbei handelt es sich um eine Kontusionsblutung in das Hirngewebe, die in die Liquorräume einbrechen kann (➤ Abb. 17.3).

Therapie des schweren Schädel-Hirn-Traumas

Der Betroffene ist unverzüglich auf eine neurologische bzw. neurochirurgische Intensivstation aufzunehmen. Die **Behandlung** dort hat v. a. zum Ziel, Sekundärschäden in den Stunden und Tagen nach einem **Schädel-Hirn-Trauma** zu vermeiden. [4] Sie umfasst die Atemwegssicherung bei GKS ≤ 8 (➤ Tab. 17.4), das Überwachen und Behandeln eines erhöhten Hirndrucks, das Einhalten von Zielbereichen für den systolischen Blutdruck (≥ 90 mmHg), den zerebralen Perfusionsdruck (≥ 50 mmHg), die Sauerstoffsättigung (≥ 90 %), den pCO_2 (35–45 mmHg, ➤ 9.1.5, ➤ 9.1.6) und die Körpertemperatur (< 37,5 °C) sowie die Normoglykämie, die ausreichende Schmerzmittelgabe, die Sedierung bei Unruhezuständen und das Entlasten bei raumfordernden, intrakranieller Verletzungen. Nach der vitalen Stabilisierung beginnt sofort der Rehabilitationsprozess, der im besten Fall zu einem vollständigen Wiederherstellen aller Funktionen führt (➤ 17.14). Bei schweren Schädel-Hirn-Traumen bleiben häufig Einschränkungen zurück, die dauerhafte Therapien und Pflegemaßnahmen notwendig machen.

17.13.2 Querschnittlähmung

DEFINITION

Querschnittlähmung: Symptomkomplex durch eine akute oder chronisch-progrediente Schädigung des Rückenmarks oder der Cauda equina.
Komplette Querschnittlähmung: Läsion des gesamten Rückenmarkquerschnitts mit unterhalb der Höhe der Läsion spastischer und auf Höhe der Läsion schlaffer Plegie, Sensibilitätsverlust, autonomen Störungen, gesteigerten Muskeleigenreflexen und Pyramidenbahnzeichen (➤ 17.2.2).

Inkomplette Querschnittlähmung: Die Läsion betrifft nicht den ganzen Rückenmarkquerschnitt, sodass die Funktionen von einzelnen spinalen Bahnen erhalten sind.
Spinaler Schock: Akute Phase einer Rückenmarkverletzung mit schlaffem Muskeltonus, Ausfall aller sensiblen und autonomen Funktionen. Intensivmedizinische Überwachung notwendig. [4, 33]

Ursachen

Jährlich kommt es in Industriestaaten zu 1–3 Fällen von akuten Rückenmarkverletzungen pro 100 000 Einwohner. Mit einem Anteil von 70 % ist das Trauma die häufigste **Ursache** der **Querschnittlähmung.** Die häufigste Ursache von weder durch ein Trauma noch durch eine Kompression des Rückenmarks bedingten Querschnittlähmungen ist die Multiple Sklerose (43 %), gefolgt von systemischen Autoimmunerkrankungen (17 %), spinaler Ischämie (14 %), infektiöser Myelitis (6 %) und Strahlenmyelopathie (4 %). [4]

Symptome und Verlauf

Leitsymptom der Querschnittlähmung ist die Lähmung beider Beine *(Paraplegie)* oder aller Gliedmaßen *(Tetraplegie).* Initial sind die Lähmungen schlaff *(spinaler Schock),* im weiteren Verlauf tritt dann eine Spastik auf. Typisch ist auch der sensible Querschnitt mit Ausfällen der Sensibilität in den Hautarealen, die vom geschädigten Rückenmarksegment versorgt werden und unterhalb davon. Wichtige autonome Störungen sind die neurogene Blasenfunktionsstörung mit dem Risiko schwerer Harnwegsinfektionen bis zur Urosepsis und die gestörte Darmmotorik mit ausgeprägter Obstipation.

Bei zervikalen oder hochthorakalen Läsionen (➤ Abb. 17.6) besteht oft eine Beatmungspflichtigkeit, welche bei Läsionen von C4 aufwärts meist dauerhaft ist. Auch der Hustenstoß ist beim hohen Querschnitt beeinträchtigt.

Therapie

Die **Akuttherapie** des traumatischen Querschnittsyndroms besteht in einer raschen chirurgischen Dekompression des Rückenmarks und Stabilisierung der Wirbelsäule. Bei nichttraumatisch bedingten Kompressionen des Rückenmarks wird in der Regel ebenfalls operativ dekomprimiert. Die Erfolge der chirurgischen Therapie sind umso größer, je schneller sie nach Eintritt der Schädigung durchgeführt wird. Autoimmun-entzündlich, infektiös und neoplastisch bedingte Schädigungen des Rückenmarks erhalten eine spezifische Therapie.

Nach dem Abschluss der Akutbehandlung ist eine oft 3–6 Monate dauernde multiprofessionelle **Rehabilitationsbehandlung** erforderlich, die in einem Querschnittgelähmten-Zentrum stattfinden sollte. **Zentrale Aspekte** der Rehabilitation sind: [34]

- Respiratorische Stabilität
- Muskulatur, Aktivität und Bewegung
- Hilfsmittelversorgung und Unterstützte Kommunikation
- Körperpflege und Selbstversorgung
- Blase und Darm und ihre Ausscheidungen
- Selbstwahrnehmung und Körperbild
- Sexualität und Reproduktion
- Umgang mit Schmerzen
- Bewältigungsverhalten und Umgang mit der neuen Situation, Verarbeitungsprozess
- Eigene Rolle und Beziehungen.

Ist die **Atemmuskulatur** von der Schädigung mit betroffen, ist oft eine lebenslange Beatmungstherapie erforderlich. In Einzelfällen kommt zusätzlich ein Zwerchfellschrittmacher (➤ 12.8) zum Einsatz. Bei Vorliegen einer Husteninsuffizienz ist zusätzlich ein mechanischer Insufflator-Exsufflator (➤ 15.5.3) einzusetzen. Die Husteninsuffizienz mit konsekutiver Sekretretention und Absaugpflicht kann zudem eine dauerhafte Versorgung mit einer Trachealkanüle erforderlich machen. **Blasenstörungen** erfordern ein spezifisches Management mit – je nach vorliegender Störung – Blasenentleerungsschema, Restharnkontrollen, intermittierendem Katheterismus und ggf. medikamentöser Therapie. Zusätzlich kommen Defäkationsschemata mit Kontrolle der Rektumampulle zum Einsatz.

Eine wichtige Rolle in der Langzeitversorgung der Patientinnen und Patienten kommt individualisierten Hilfsmitteln, insbesondere einer Rollstuhlspezialversorgung mit Spezialsteuerung und Möglichkeit zum Transport von Beatmungs- und Absauggerät, Monitoring und Notfallequipment sowie der Umfeldsteuerung zu. [33, 34]

17.14 Neurologische Rehabilitation

DEFINITION

Rehabilitation: *„Rehabilitation umfasst den koordinierten Einsatz medizinischer, sozialer, beruflicher, pädagogischer und technischer Maßnahmen sowie Einflussnahmen auf das physische und soziale Umfeld zur Funktionsverbesserung, zum Erreichen einer größtmöglichen Eigenaktivität, zur weitestgehenden Teilhabe in allen Lebensbereichen, damit der Betroffene in seiner Lebensgestaltung so frei wie möglich wird."* (WHO 1981)

Behinderung: *„Beeinträchtigung der Teilhabe als Wechselwirkung zwischen dem gesundheitlichen Problem einer Person und ihren Umweltfaktoren." (WHO 2001)* [35]

Aktivität: *„Durchführung einer Aufgabe oder einer Handlung (Aktion) durch einen Menschen."* Beeinträchtigungen der Aktivität sind Schwierigkeiten, die ein Mensch bei der Durchführung einer Aktivität haben kann.

Teilhabe: *„Einbezogensein in eine Lebenssituation."* Beeinträchtigungen der Partizipation sind Probleme, die ein Mensch in Lebenssituationen erlebt. [35]

Übereinkommen der Vereinten Nationen über die Rechte von Menschen mit Behinderungen *(UN-Behindertenrechtskonvention, UN-BRK):* Völkerrechtlicher Vertrag, der die Gesellschaft verpflichtet, Menschen mit Behinderungen eine gleichberechtigte Teilhabe in allen Lebensbereichen zu ermöglichen. Menschen mit Behinderungen sind nach *UN-BRK* Artikel 1 Satz 2 *„Menschen, die langfristige körperliche, seelische, geistige oder Sinnesbeeinträchtigungen haben, welche sie in Wechselwirkung mit verschiedenen Barrieren an der vollen, wirksamen und gleichberechtigten Teilhabe an der Gesellschaft hindern können."* [36]

International Classification of Functioning, Disability and Health *(ICF;* deutsch: *Internationale Klassifikation der Funktionsfähigkeit, Behinderung und Gesundheit*): Die *ICF* wurde 2001 von der *WHO* weltweit etabliert und klassifiziert die Auswirkungen von Gesundheitsproblemen auf die funktionale Gesundheit eines Menschen. Dabei werden Auswirkungen des Gesundheitsproblems auf die Körperfunktionen und -strukturen, die Aktivität und die Teilhabe beschrieben. Diese Auswirkungen werden wiederum durch personenbezogene Faktoren (z. B. Alter, Resilienz) und Umweltfaktoren (z. B. behindertengerechte Wohnung, soziales Netzwerk) entweder positiv („Förderfaktoren") oder negativ („Barrierefaktoren") beeinflusst. [35]

Chronisch kritische Krankheit: Krankheit, bei der Menschen von lebenserhaltenden Technologien (z. B. Trachealkanüle, Beatmung) oder von apparativer Überwachung abhängig sind [37]. In der Regel ist bei chronisch kritisch kranken Menschen *„die ständige Anwesenheit einer geeigneten Pflegefachkraft zur individuellen Kontrolle und Einsatzbereitschaft oder ein vergleichbar intensiver Einsatz einer Pflegefachkraft im gesamten Versorgungszeitraum erforderlich"* für 24 Stunden täglich oder einen Teil des Tages erforderlich, was einen Anspruch auf außerklinische Intensivpflege begründet. [38]

Neurologische Erkrankungen verursachen vielfältige Symptome: Bewusstsein, Wahrnehmung, Bewegung, höhere Hirnleistung, Sprache und Kommunikation können beeinträchtigt sein. Auch lebensbedrohliche Symptome wie Husten-, Schluck- und Atmungsstörungen können auftreten (➤ 17.16). Somit erfordert die **neurologische Rehabilitation** ein interdisziplinäres Behandlungsteam, welches durch einen Arzt oder eine Ärztin koordiniert wird und – abhängig von der Phase der neurologischen Rehabilitation – verschiedene Berufsgruppen umfassen kann (➤ Abb. 17.15).

Das **Phasenmodell der Neurologischen Rehabilitation** der *Bundesarbeitsgemeinschaft für Rehabilitation (BAR)* beschreibt folgende Rehabilitationsphasen:

- **Phase A.** Hierbei handelt es sich um die **Akutphase/Intensivphase** im Krankenhaus.
- **Phase B.** In der **neurologisch-neurochirurgischen Frührehabilitation** sind die Menschen schwer krank und pflegeabhängig, häufig auch bewusstseinsgestört und trachealkanüliert. Beatmung und andere lebenserhaltende Technologien können noch erforderlich sein.
- **Phase C.** In der **weiterführenden Rehabilitation** liegen ein geringerer Pflegebedarf und eine bessere Fähigkeit zur aktiven Teilnahme an Therapien vor.
- **Phase D.** In der **Anschlussheilbehandlung** sind die Betroffenen weitgehend selbstständig in den Aktivitäten des täglichen Lebens. Diese Rehabilitationsphase können sie auch ambulant absolvieren.
- **Phase E.** Sie bezeichnet die **Nachsorge und berufliche Rehabilitation,** die die Betroffenen ebenfalls ambulant absolvieren können.
- **Phase F.** Die **aktivierende, zustandserhaltende Langzeitpflege** findet in spezialisierten stationären Pflegeeinrichtungen statt, wenn eine anhaltend hohe Pflegebedürftigkeit besteht.

Der Übergang zwischen der Phase A und der Phase B ist mittlerweile fließend, so dass in der Phase B immer

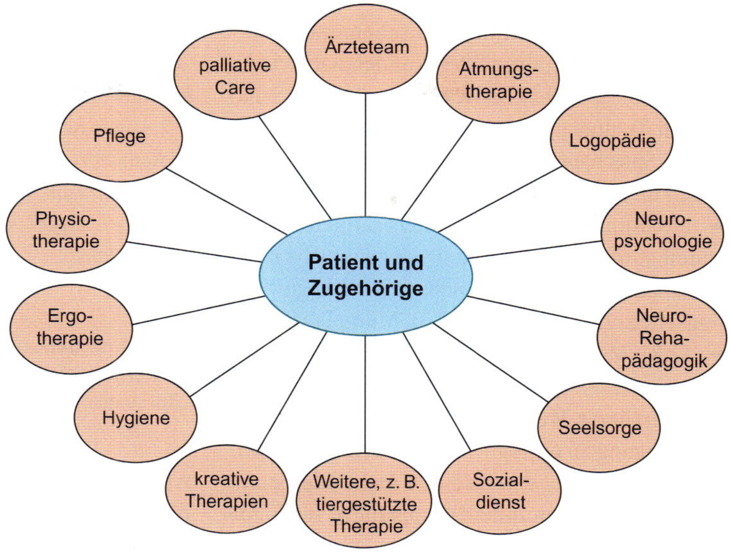

Abb. 17.15 Das interdisziplinäre Team in der neurologisch-neurochirurgischen Frührehabilitation [G979, L143]

mehr Menschen mit Abhängigkeit von lebenserhaltenden Technologien wie Beatmung, Nierenersatzverfahren oder Kunstherz behandelt werden [39]. Die Menschen haben oft lange Intensivaufenthalte in Akutkrankenhäusern hinter sich, sind psychisch und kognitiv beeinträchtigt, leiden häufig an einer Critical-Illness-Polyneuropathie/-Myopathie (*CIP/CIM* ➤ 17.7.5) und sind vielfach mit isolierungspflichtigen Erregern (z. B. MRGN, MRSA, VRE, ➤ 5.5.3) besiedelt.

Neben den ca. 60 Weaningzentren, die durch die *Deutsche Gesellschaft für Pneumologie und Beatmungsmedizin (DGP)* zertifiziert werden, ist die **neurologisch-neurochirurgische Frührehabilitation** mit ca. 1 100 Beatmungsbetten die zweite große Säule der Beatmungsentwöhnung in Deutschland [40]. Mittlerweile sind ca. 30 Zentren für Beatmungsentwöhnung in der neurologisch-neurochirurgischen Frührehabilitation durch die Deutsche Gesellschaft für Neurorehabilitation (DGNR) zertifiziert worden.

Die Patientinnen und Patienten der außerklinischen Intensivpflege leiden zu über 75 % an neurologischen Grunderkrankungen und zu über 50 % an Gehirnerkrankungen. Über 50 % der Menschen in der außerklinischen Intensivpflege sind außerdem trachealkanüliert und nicht beatmet [41]. Es ist anzunehmen, dass ein großer Teil dieser Patienten aus Einrichtungen der neurologisch-neurochirurgischen Frührehabilitation in die außerklinische Intensivpflege verlegt worden ist. Aufgrund des überregionalen Einzugsgebiets dieser Einrichtungen ist das Umsetzen von regelmäßigen Kontrollen und der lebenslangen Betreuung mit Fokus auf Lebensqualität und Teilhabe für diese Menschen nicht flächendeckend umgesetzt. Behandlungsangebote für tracheotomierte oder nichtinvasiv oder invasiv beatmete Menschen variieren regional stark, so dass der Netzwerkarbeit entscheidende Bedeutung zukommt.

17.15 Unterstützte Kommunikation bei neurologischen Erkrankungen

17.15.1 Zielgruppen und Ziele

DEFINITION

Unterstützte Kommunikation *(UK; engl. AAC: Augmentative and Alternative Communication):* Das Ergänzen oder Ersetzen von Lautsprache als Erweiterung der kommunikativen Möglichkeiten für Menschen, die sich nicht, noch nicht, nicht mehr oder nur sehr eingeschränkt lautsprachlich verständigen können. [35, 36]

Zur **Zielgruppe von unterstützter Kommunikation** zählen im Kontext der klinischen und außerklinischen Intensivpflege Pflegekunden nach einem Schlaganfall (➤ 17.12) oder einem schweren Schädel-Hirn-Trauma (➤ 17.13.1) mit Symptomen einer Aphasie, Sprechapraxie oder Dysarthrophonie, Pflegekunden im Locked-in-Syndrom oder im Wachkoma (➤ 17.6.8), intubierte oder dauerbeatmete Pflegekunden sowie solche mit neurodegenerativen Erkrankungen mit und ohne Beteiligung der kognitiven Fähigkeiten, z. B. ALS (➤ 17.7.3), Multiple Sklerose (➤ 17.8), Morbus Parkinson (➤ 17.11.1). In der UK kommen verschiedene **körpereigene oder hilfsmittelgestützte Methoden** zum Einsatz, um eine Verständigung zu ermöglichen und den Dialog zwischen den sprechenden und den nicht oder kaum sprechenden Kommunikationspartnern für beide Seiten zufriedenstellend zu gestalten.

Langfristige **Ziele** liegen im Vermitteln von Erfahrungen der Selbstwirksamkeit und der Selbstbestimmung sowie im Verbessern, dem Erhalten oder Wiederherstellen von Teilhabe (➤ 17.14) in den individuell relevanten Lebensbereichen einer Person. Studien zeigen, dass **gelingende Kommunikation** ein wichtiger Aspekt der subjektiv empfundenen Lebensqualität und der Teilhabe im Langzeitverlauf chronischer und progredienter Erkrankungen ist. [42] In der klinischen Intensivmedizin zeigen sich Effekte für den Einsatz alternativer Mittel der Kommunikation in einer angst- und stressmildernden Wirkung mit den positiven Konsequenzen einer verringerten Medikamentengabe, kürzerer Liegedauer und einem geringeren Risiko für Komplikationen. [43]

Für schwerstbetroffene Menschen sind **technische Möglichkeiten,** wie z. B. die Bedienung eines Computers über Augensteuerung, einen Lidschlag oder – zukünftig – Möglichkeiten des Brain-Computer-Interface, oftmals der einzige, alternativlose Weg aus der sozialen Isolation und ein wichtiger Zugang zum Erleben von Selbstwirksamkeit. [44]

17.15.2 Wichtige Ausgangspunkte

„Neben der Wahl der Mittel sind für das Einführen von UK bestimmte Prinzipien der Interaktionsgestaltung und das Beachten von Besonderheiten der Gesprächsführung wichtig.“ [45]

Es geht um einen **Lernprozess für alle Beteiligten,** der integriert in den Alltag stattfinden sollte.

Besonderheiten der Gesprächssituation mit schwerbetroffenen Menschen: [46]

- *„Atypische/asymmetrische Rollenverteilung*
- *Reduzierte Kommunikationsgeschwindigkeit*
- *Eingeschränktes Vokabular*

Ko-Konstruktion von Mitteilungen der nicht sprechenden Person.“

DEFINITION

Ko-Konstruktion: Das Entschlüsseln der beabsichtigten Mitteilung der unterstützt kommunizierenden Person über Rückfragen durch die sprechende Person. [46]

Ausgangspunkt für eine Intervention sind immer die individuellen Interessen einer Person. Kommunikative Bedürfnisse sind vielfältig und beziehen sich nicht nur auf Wunschäußerungen und Informationsvermittlung. Sehr wichtig sind auch das Teilen von sozialer Nähe, das Erleben von Resonanz, der Austausch von Emotionen und das Erfüllen sozialer Konventionen [48]. Die Bedeutung von „Smalltalk“ als essenzielle Form des zwischenmenschlichen Austauschs, auch für Menschen in kritisch-chronischer Lebenssituation, ist nicht zu unterschätzen. Bei schwer verständlicher Lautsprache und geringer Stimmkraft sollten Pflegende und Angehörige auf optimale Gesprächsbedingungen achten. Sonst typische Alltagssituationen für Gespräche „nebenbei“, wie z. B. bei den Mahlzeiten oder bei Spaziergängen sind seltener, wenn sich die Person stark auf die Handlungsausführung selbst, also das Schlucken oder Gehen, konzentrieren muss. Es kann daher hilfreich sein, für die Besprechung wichtiger Themen im Alltag gezielte Zeitfenster einzuplanen. **Zeit und Geduld** sind wichtige Voraussetzungen für das gegenseitige Verstehen.

17.15.3 Mittel und Strategien

Bei den **Mitteln der UK** lassen sich körpereigene Formen der Kommunikation, nichttechnische, externe Hilfen sowie einfache und komplexe technische Kommunikationshilfen unterscheiden. [45, 46 47]

Körpereigene Mittel der Kommunikation

Eine **Auswahl** von **körpereigenen Mitteln der Kommunikation:**

- Mimik, Gestik, Körperhaltung
- Ja-Nein-Code
- Vereinbarte Handzeichen und Gebärden
- Blickzeichen.

Körpereigene Formen sind eine schnelle und effektive Art der Kommunikation mit vertrauten Personen für bekannte Anliegen und Situationen. Sie sind immer verfügbar und kosten nichts [45]. Ein großer **Nachteil** liegt in der Partnerabhängigkeit der Strategien: Sie sind meist nur „Eingeweihten" zugänglich und – je nach Kreativität, Erfahrung und Vertrautheit des Kommunikationspartners – begrenzt im Hinblick auf die Möglichkeiten einer differenzierten Mitteilung.

WICHTIG

Kommunikationsknigge für die sprechende Person mit der Ja-Nein-Strategie

Folgende Punkte sind in Betracht zu ziehen: [45]

- **Thematische Offenheit:**
  - Orientiere Dich am Anliegen des Gesprächspartners, denke den Interpretationsspielraum weit.
  - Zeige Geduld und Einfühlungsvermögen. Beachte alle Ausdrucksformen.
  - Grenze das Thema systematisch ein.
  - Fasse wiederholt zusammen und hole regelmäßig eine Rückmeldung zum Verständnis ein *(= Ko-Konstruktion der Mitteilung).*
- **Frageform beachten:**
  - Stelle keine „Oder"-Fragen.
  - Vermeide doppelt verneinende Fragen
- **Strategie-Erweiterung:**
  - Vereinbare neben „Ja" und „Nein" weitere Zeichen für Antwortmöglichkeiten, z. B. für „vielleicht", „so ähnlich" oder „egal".
  - Vereinbare Zeichen zur Signalisierung einer Pause, zur Beendigung des Gesprächs oder für einen Themawechsel bzw. denke daran, danach zu fragen. Kombiniere die Ja-Nein-Strategie mit Alphabet-Techniken, z. B. Abfrage des Anfangsbuchstabens eines Namens etc.

Auswahl von nichttechnischen Mitteln der Kommunikation

- Stift und Papier
- Fotos, Bilder, Piktogramme
- Themenlisten
- Alphabet- und Kommunikationstafeln.

Themenlisten *(engl. bedside-messages)* sind eine Weiterentwicklung systematischer Fragestrategien (➤ Abb. 17.16). Sie sind hilfreich in bekannten Situationen des Alltags, die eine schnelle Klärung von Anliegen erfordern und in denen der Einsatz anderer Hilfsmittel nicht praktikabel ist. Empfehlenswert sind

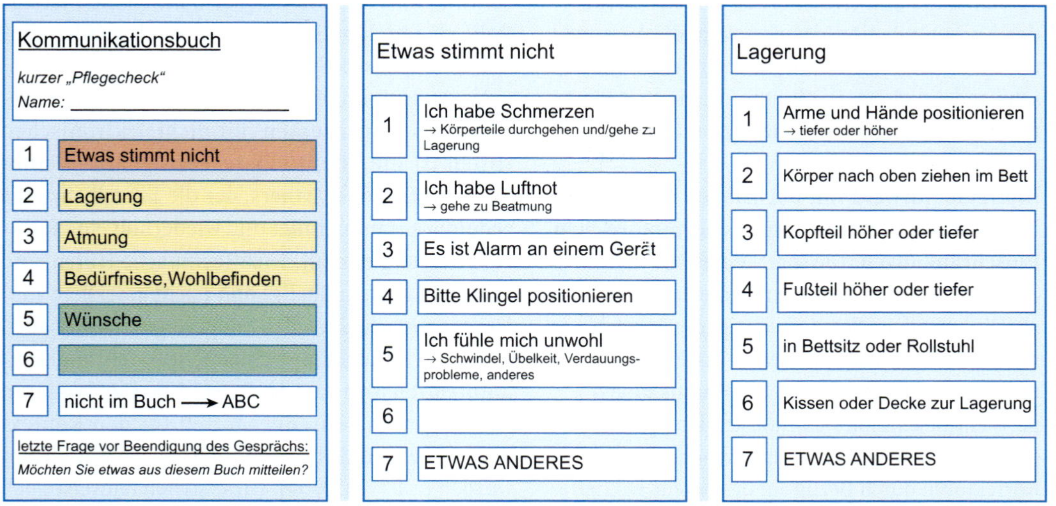

Abb. 17.16 Methoden und nichttechnische Möglichkeiten der unterstützten Kommunikation. Inhaltsverzeichnis eines Kommunikationsbuchs als Themenliste für Partnerscanning mit zusätzlicher Zahlencodierung der Items. [L126]

sie auch bei einem größeren, wechselnden Team von Bezugs- und Pflegepersonen. Potenzielle, situationsbezogene Mitteilungen werden verschriftlicht, nach Priorität geordnet und i. d. R. mit Zahlen kodiert. Die Eingrenzung und Präzisierung der Mitteilung erfolgt – je nach Voraussetzungen der unterstützt kommunizierenden Person – durch direktes Zeigen auf die Mitteilung, indirekte Auswahl durch Vermittlung des Zahlencodes oder durch systematisches Abfragen und Ko-Konstruktion mit Unterstützung des Partners.

WICHTIG

Selbstbestimmung

Autonomie und Persönlichkeit manifestieren sich in den kleinen selbstbestimmten Handlungen des Alltags!

Vorab klären: Geht es um...
→ Eine Info? → Eine Frage? → Einen Wunsch?

A	B	C	D	Neues Wort	Ende der Mitteilung
E	F	G	H	Neu starten (falsch verstanden)	PAUSE
I	J	K	L	M	N
O	P	Qu	R	S	T
U	V	W	X	Y	Z
Ä	Ö	Ü	CH	SCH	

Abb. 17.17 Alphabettafel für Partnerscanning [L126]

Alphabet-Tafeln (➤ Abb. 17.17) mit Buchstaben, Zahlen und Satzzeichen gibt es in unterschiedlicher Ausführung. Die Wahl der Tafel ist abhängig von der Auswahlstrategie, z. B. direktes Zeigen oder Abfrage im Partnerscanning. Die Anordnung der Zeichen und der Aufbau der Tafel bestimmen in entscheidendem Maß die Kommunikationsgeschwindigkeit. [49]

Verschiedene Strategien für den Einsatz:

- **Die Alphabet-Ergänzungsstrategie.** Die unterstützt kommunizierende Person zeigt begleitend zum Sprechen auf den Anfangsbuchstaben wichtiger Schlüsselwörter. Diese Strategie reguliert das Sprechtempo und erleichtert das Verstehen für den Kommunikationspartner, wenn die Aussprache der unterstützt kommunizierenden Person sehr undeutlich ist. Der Partner wiederholt Wort für Wort. Ggf. kann ein ganzes Wort buchstabiert werden.
- **Indirekte Auswahl von Buchstaben mit der Methode des Partnerscannings bei motorischen Einschränkungen.** Die sprechende Person fragt Zeile für Zeile und Spalte für Spalte das Alphabet ab. Die betroffene Person bestätigt die Auswahl mit einem vereinbarten Ja-Nein-Code. Es ist hilfreich, wenn der sprechende Kommunikationspartner mitschreibt. Das entlastet das Arbeitsgedächtnis beider Partner und ermöglicht ebenso Korrekturen durch Bezug auf das bereits Diktierte.

Auf einer **Kommunikationstafel** gibt es neben dem Alphabet auch Felder mit häufig verwendeten Sätzen. Besonders wichtig ist interaktionssteuerndes Vokabular, z. B.: „Ich meine etwas anderes" oder „Ich möchte das Thema wechseln". Ergänzt werden können auch Kommentare, Fragen oder sog. Themenstarter. Textbausteine erhöhen das Tempo des Gesprächs im Vergleich zum Einzelbuchstabieren erheblich. Weitere Varianten sind **Kommunikationstafeln oder -bücher mit Fotos und Piktogrammen** für Menschen, die nicht oder nicht mehr über Schriftsprache verfügen. Schrift, Fotos und Bilder spielen auch eine wichtige Rolle als sog. Inputstrategie bei zunehmenden Einschränkungen des Sprachverstehens.

Voraussetzungen für das **Gelingen von Kommunikationsprozessen** mit nichtelektronischen Hilfen ist die unmittelbare Verfügbarkeit eines Kommunikationspartners, der die Einzelbausteine geduldig zusammenfügt und wiederholt eine Rückversicherung einholt. Nichttechnische Hilfen sind handlich, kostengünstig, und leicht ersetzbar. [45] Für das einfache Erstellen bildgestützter Materialien gibt es im Handel unterschiedliche Arten von Kommunikationssoftware [z. B. 51, 52]. Des Weiteren gibt es Materialien, die speziell für den Kontext der Pflege und das Gesundheitswesen entwickelt wurden [z. B. 52, 53, 54]. Diese stehen teilweise auch in Form von kostenfreien Apps mehrsprachig zur Verfügung.

Technische Mittel und Hilfen der Kommunikation

Eine **Auswahl** von **technischen Mitteln der Kommunikation** (➤ Abb. 17.18):

- Einfache technische Hilfen der Kommunikation mit Sprachausgabe
- Komplexe technische Hilfen der Kommunikation mit Sprachausgabe *(synonym: komplexe elektronische Hilfen oder sog. dynamische Kommunikationshilfen).*

Eine **Auswahl weiterer technischer Hilfen der Kommunikation:**

- Stimmverstärker
- Zubehör für Umfeldsteuerung und Unterstütztes Schreiben am Computer
- Adaptionen für ein Personennotrufsystem.

Große Vorteile einer **elektronischen Kommunikationshilfe mit Sprachausgabe** liegen im Potenzial der partnerunabhängigen Kommunikation und der

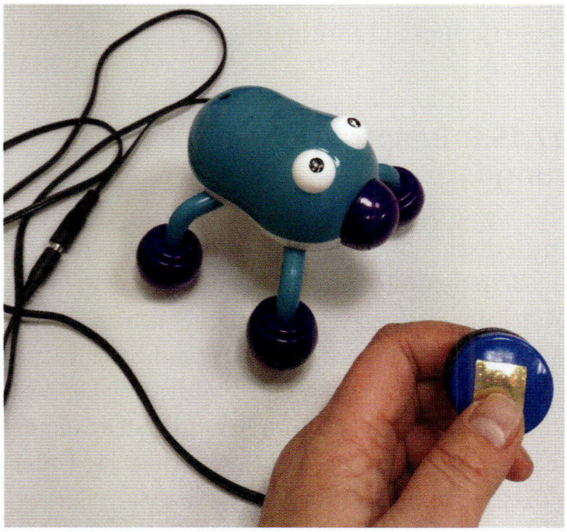

Abb. 17.18 Massagekäfer zum Erleben von Selbstwirksamkeit im Sinne von Ursache und Wirkung: Person drückt die Taste und bekommt über den Käfer Rückmeldung zur Handlung. Es können verschiedene Taster angeschlossen werden, um herauszufinden, welchen die Person am besten bedienen kann, z. B. für den Patientenruf. In Erweiterung mit einem Netzschaltadapter (z. B. Powerlink 4) können mit der Taste auch z. B. Radio oder Lampe eingeschaltet werden, aber Ursache-Wirkung ist dann weniger unmittelbar, sondern der Zusammenhang muss hergestellt werden. Es können auch sprechende Tasten angeschlossen werden. [54]
Der Käfer kann auch zur Anbahnung von Ja-Nein genutzt werden, wenn andere körpersprachliche Zeichen nicht eindeutig sind: 1 × kurz = Ja, 1 × lang = Nein oder 1 × = Ja, 2 × = Nein. [T1113]

Teilnahme an Gesprächen in einer Gruppe; auch Telefonieren und das Nutzen von Internet und sozialen Medien sind möglich. Nachteile sind die Kostenintensität, die Störanfälligkeit sowie das vorausgesetzte technische Know-how im Umfeld [45, 47]. Für die Akzeptanz komplexer elektronischer Hilfen ist immer eine Individualisierung der vorinstallierten Kommunikationsoberflächen notwendig. Mindestens eine Bezugsperson sollte bereit sein, sich in technische Details der Programmierung einzuarbeiten und die Verantwortung für den Informationstransfer, das Backup der Datensicherung und ggf. anfallende Wartungsaufgaben zu übernehmen.

Vor der Abwägung eines Antrags bei der Krankenkasse oder einer Eigenfinanzierung von komplexen elektronischen Hilfen (➤ 17.15.6) sollten Möglichkeiten der Anpassung und Einrichtung vorhandener Alltagstechnologien (Handy, Tablet, Computer) geprüft werden. Diese sind oft kostengünstiger oder kostenlos und können mittlerweile viele Bedarfe unterstützt Kommunizierender abdecken. Zu den Möglichkeiten der Anpassung zählen beispielsweise Einstellungen für die erleichterte Bedienung oder vorgehaltene Sonderformen der Ansteuerung, geeignete Apps für die Kommunikation mit Android- oder iOS-Geräten sowie Freeware für windowsbasierte Geräte. [55]

Bei einer **Mehrfachbehinderung** und neuropsychologischen Störungsbildern empfiehlt sich immer ein interdisziplinärer Beratungsprozess einschließlich des Erprobens von unterschiedlichen Hilfen mit verschiedenen Arten der Ansteuerung (➤ 17.14.7). Bei neurodegenerativen Erkrankungen sollte das ausgewählte Gerät im Idealfall Optionen zur Anpassung an die Veränderungen im Krankheitsverlauf vorhalten.

Module der Umfeldsteuerung sind i. d. R. ein integrierter Bestandteil komplexer elektronischer Hilfen. In einigen Fällen, wie z. B. bei einem Personenrufsystem, ist weiteres Zubehör erforderlich. [56]

17.15.4 Besonderheiten bei progredienten Erkrankungen

DEFINITION

Proaktives Management: Eine vorausschauende Planung im Hinblick auf die Folgen, die sich durch die unaufhaltsam fortschreitenden sprachlichen Rückschritte im Verlauf einer progredienten Erkrankung ergeben werden.

Es ist sinnvoll, alternative Formen und Strategien der Kommunikation in einem frühen Stadium der Erkrankung zu erlernen, im Idealfall vor dem Beginn sprachlicher Rückschritte. Akute **Phasen des Rückschritts** erfordern krankheitsbedingt oft wichtige Entscheidungen. Diese betreffen u. a. das Pro und Contra lebensverlängernder Maßnahmen, die Hilfsmittelversorgung, Überlegungen zur Entlastung in der Pflege oder den barrierefreien Umbau der Wohnung. Diese praktischen, aber auch emotionalen Herausforderungen in Zeiten eintretender Rückschritte können den Überschuss beschränken, sich zusätzlich umfangreich in ein neues Kommunikationssystem einzuarbeiten. Zum anderen ist es äußerst wichtig, dass zu diesem Zeitpunkt bereits ein gut funktionierendes alternatives Kommunikationssystem für die differenzierte Mitsprache in diesen essenziellen Fragen und für die Selbstbestimmung des Pflegekunden zur Verfügung steht [41, 50, 52].

Schließlich sind im Sinne des proaktiven Managements auch die Wartezeiten bis zur Genehmigung einer Kommunikationshilfe bei der Krankenkasse mit einzuplanen.

Eine besondere Form des proaktiven Managements bei erworbener bzw. zu erwartender Sprechunfähigkeit ist das sog. **„Voice Banking".** Dabei wird in Zeiten der noch vorhandenen Lautsprache mit einem Computerprogramm die eigene Stimme digitalisiert, sodass diese später auf einer elektronischen Kommunikationshilfe weiter zur Verfügung steht [53, 58]. Aber auch nur wenige ausgewählte typische Phrasen und Floskeln mit der persönlichen Stimme, das sog. **„Message Banking"**, tragen ggf. sehr viel dazu bei, ein Gefühl von Vertrautheit und Intimität zwischen den nahen Kommunikationspartnern zu erhalten.

17.15.5 Möglichkeiten bei Menschen mit schwersten neurologischen Erkrankungen

Menschen mit schwersten Folgen einer Hirnschädigung kommunizieren vorrangig über den körpersprachlichen Ausdruck und Änderungen der Vitalparamater, z. B. Mimik, Tonus, Atmung, Herzschlag, Schwitzen [60]. Für die Erfahrung von Selbstwirksamkeit ist es essenziell wichtig, dass alle Personen im Umfeld diese sehr subtilen Zeichen „lesen" können und Angehörige und Pflegefachpersonen das Erfahrungswissen zur Interpretation dieser Sprache der Körpersemantik [61] sorgfältig dokumentieren. Geeignet sind **schriftliche Handreichungen als „Übersetzungshilfe"** sowie **Absprachen bezüglich der einheitlichen Gestaltung von Pflege- und Alltagsroutinen,** z. B. Initialberührung, Reihenfolge, Tempo oder Vorlieben.

Über gleichbleibende Abläufe und Rituale kann der Aufbau von Erwartungen als Voraussetzung für eine spätere aktive Teilhabe gefördert werden. Die Entwicklung sog. **Ich-Bücher** für den biografischen Bezug [60] oder die – zeitlich aufwendigere – Bereitstellung eines **persönlichen Dialogbuchs** mit bild- und videogestützten Handlungsempfehlungen für die Interaktion [62] sind weitere Möglichkeiten. Ein anderer Bereich der UK für diese Zielgruppe ist die Erfahrung von Selbstwirksamkeit durch die Kopplung von Tastern und elektronischen Sensoren mit bevorzugten Präferenzen der Wahrnehmung, z. B. Lieblingsmusik oder Vibrationseffekte. Studienergebnisse verweisen bei einem individualisierten, systematischen Vorgehen hierbei auf Lerneffekte und einen Gewinn an Lebensqualität [61].

17.15.6 Beantragung und Finanzierung

In Deutschland gibt es **Beratungsstellen für UK,** die Betroffene und Angehörige bei der Auswahl von Mitteln und Strategien fachkundig beraten und bei der Antragstellung für die Kostenübernahme von elektronischen Kommunikationshilfen bei der Krankenkasse unterstützen. Eine Liste von Beratungsstellen findet man auf der Homepage der **Gesellschaft für Unterstützte Kommunikation e. V.** [61].

Auch Hilfsmittelanbieter beraten bei der Auswahl einer Kommunikationshilfe und bieten Fortbildungen für einzelne Gerätegruppen an. Krankenkassen, Unfallkassen oder Sozialhilfeträger übernehmen in Einzelfällen auf Antrag ggf. die **Finanzierung** einer alltagsintegrierten Einarbeitung in den Gebrauch einer komplexen Kommunikationshilfe. Möglich ist auch die Beantragung von zusätzlichen Einheiten der Sprachtherapie mit dem Schwerpunkt des Erreichens oder des Erhalts der Kommunikationsfähigkeit nach SP5 und SP6 der *Heilmittel-Richtlinie.*

Informationen zu Freeware (z. B. Mausersatz, Bildschirmtastatur, Apps) und kostengünstigen kleinen

Hilfsprogrammen zur Installation auf einem Tablet oder Computer findet man auf der Seite von *kommhelp* (www.kommhelp.de). Auf der Seite www.uk-im-blick.de gibt es neben weiterführenden Informationen viele Vorlagen und Beispiele für nichttechnische Materialien zum kostenlosen Download (z. B. ABC-Tafeln, Vorlagen für Kommunikationsbuch und Kommunikationspass).

17.15.7 Elektronische Möglichkeiten der Kommunikation für tracheotomierte Menschen

Eine **elektronische Kommunikationshilfe** mit Sprachausgabe erlaubt den Betroffenen eine partnerunabhängige Kommunikation zur Mitteilung ebenso wie das Ergreifen der Gesprächsinitiative, das Halten von Vorträgen sowie die Kommunikation mit Menschen, die mit alternativen Kommunikationsformen wenig vertraut sind. Sie ermöglicht somit mehr Selbstständigkeit und Selbstbestimmtheit als partnerbasierte Strategien mit Kommunikations- und Buchstabentafeln.

Bei der Evaluierung, ob und in welchem Umfang eine elektronische Kommunikationshilfe für die Person in Frage kommt, empfiehlt sich die Zusammenarbeit im interdisziplinären Team. Die verschiedenen Kompetenzen des Versorgungsteams sind notwendig, um die Fähigkeiten des Menschen in Bezug auf die individuellen Zugangsvoraussetzungen zur Kommunikation einzuschätzen. Hierzu zählen u. a.:

- Schriftsprachverständnis
- Symbolverständnis
- Motorische Voraussetzungen und Mobilität
- Kognition
- Hören, Sehen

WICHTIG

Spezifische Bedürfnisse des Menschen berücksichtigen

Die Kommunikationshilfe muss sich an die spezifischen Bedürfnisse der Betroffenen anpassen, nicht umgekehrt. Hierbei ist nicht nur der Leistungsumfang des Kommunikationssystems zu beachten, sondern auch die Möglichkeiten der Bedienung, die Ausbaufähigkeit bei Fortschreiten der Erkrankungen und die Montage des Gerätes.

Wichtig ist es auch, die Einstellung des Umfelds des Betroffenen zu UK im Allgemeinen und zu technisch-komplexen Hilfen im Besonderen zu berücksichtigen. Ideal ist, wenn im Vorfeld technikaffine Unterstützungspersonen identifiziert werden können. Das kann ein Familienmitglied sein, aber auch Therapeutinnen bzw. Therapeuten und/oder engagierte Pflegefachpersonen.

Nicht zuletzt muss eine Versorgungsempfehlung auch den Vorgaben der gesetzlichen Krankenkassen entsprechen. Hierzu zählen u. a. die Zweckmäßigkeit und die Wirtschaftlichkeit eines Hilfsmittels. [63]

Zu diesen Aspekten kann der Vertreter der Hilfsmittelfirma mit seiner Erfahrung beraten.

Zu prüfen ist ggf. auch, ob sich die zeitaufwendige Beantragung einer Kostenübernahme bei der Krankenkasse lohnt. So gibt es beispielsweise viele kostenfreie Anwendungen (sog. **Freeware**), die auf einem bereits vorhandenen Computer, einem Tablet oder einem Smartphone installiert werden können und das Schreiben mit Sprachausgabe und/oder das Abrufen von vorgespeicherten Satzphrasen in vergleichbarer Qualität wie ein Sprachcomputer ermöglichen. Handelsübliche Eingabehilfen (z. B. Tastatur, Trackballmaus, Vertikalmaus, Touchpad) oder eine frei erhältliche Software für eine Eingabe über Touch sind oft alltagstauglich und wenig kostenintensiv. Diese Überlegungen sind dann sinnvoll, wenn die Adaption nur vorübergehend benötigt wird oder die Lebenserwartung zu kurz für den Beantragungsweg bei der Krankenkasse ist.

Statische und dynamische Kommunikationshilfen mit Sprachausgabe

Statische Kommunikationshilfen zeichnen sich durch eine überschaubare Anzahl an Feldern aus. Jedes Feld ist mit einer Aussage belegt. Zum Einstieg kann z. B. mit zwei Feldern eine Auswahl aus zwei Angeboten ermöglicht werden. Ein Vorteil statischer Hilfen ist u. a., dass die Felder auch taktil unterscheidbar gestaltet werden können. Nachteilig ist, dass die Anzahl der Felder begrenzt ist, dass die Felder i. d. R. manuell besprochen werden müssen und dass der Wechsel auf eine zweite oder dritte Ebene i. d. R. mit einem Wechsel der Feldoberfläche erfolgen muss. Beispiele für statische Kommunikationshilfen sind der QuickTalker oder der Supertalker FT.

Dynamische Kommunikationshilfen zeichnen sich durch ein dynamisches Display mit mehreren Ebenen aus. Das Layout der Oberflächen kann bild- und/oder schriftbasiert gestaltet werden.

- Bei **bildbasierten Seitensets** kann die Zusammenstellung und die Anordnung nach unterschiedlichen Prinzipien erfolgen, z. B. thematisch oder pragmatisch, mit dem Fokus auf Spracherwerb, Grammatik und Wort- oder Satzsynthese, oder mit dem Fokus auf dem Abruf von vorgespeicherten Wörtern, Satzbausteinen und ganzen Sätzen.
- **Schriftbasierte Seitensets** bestehen i. d. R. aus einer Bildschirmtastatur mit mitlernender Wortvorhersage und einem Satzspeicher, bei denen der Nutzer häufig gebrauchte Wörter und Sätze zum schnellen Abruf selbst abspeichern kann. Hierzu zählen z. B. wiederkehrende Bedürfnisse und Anliegen im Alltag, Floskeln zum Smalltalk oder ein Skript zum Starten und Annehmen von Telefonaten.

Nachteile von Hilfen mit dynamischem Display sind die an den Nutzer gestellten Anforderungen der Kognition und des Gedächtnisses, da Navigationswege über mehrere Ebenen erlernt und gemerkt werden müssen.

Eingabemethoden und Erlernen der Ansteuerung

Dann muss die **Eingabemethode** zur Nutzung der Kommunikationshilfe für das gewählte Gerät herausgefunden werden.

Kann die Person das Hilfsmittel aufgrund von motorischen Einschränkungen nicht direkt bedienen, so kommt eine Reihe von alternativen Eingabemethoden (➤ Abb. 17.19) in Frage:

- Die meisten Kommunikationsgeräte erlauben den Anschluss von Tastern oder Sensoren.
- Bei computerbasierten Kommunikatoren ermöglichen PC-Eingabehilfen wie adaptierte Tastaturen, ein Touchpad oder Joystick- und Trackballmäuse alternative Eingabemethoden.
- Bei starker Spastik können Fingerführungen zum Einsatz kommen, die der Person ein gezieltes Auswählen von einzelnen Tasten ermöglichen.
- Bei sehr starker Bewegungseinschränkung bietet sich die Bedienung von Bildschirmtastaturen oder einer Kommunikationssoftware per Kopf- oder Augensteuerung an.
- Bei beatmeten Menschen können Systeme zum Einsatz kommen, die zusätzlich die Mimik des Anwenders interpretieren oder diese in unterschiedliche Mausklicks umwandeln können.
- Bei gravierenden motorischen Einschränkungen oder völliger Lähmung des Menschen kann auf eine Augensteuerung zurückgegriffen werden: Hier werden mit Hilfe von im Kommunikationssystem integrierten Infrarotlichtlampen und einer Kamera die Augenbewegungen des Nutzers erfasst und in Mauszeigerbewegungen umgerechnet.
- Bei Erhalt der Sprechfähigkeit unter Beatmung oder mit geblockter Kanüle könnte ggf. auch eine Spracheingabesoftware effektiv nutzbar sein.

WICHTIG

Ansteuerung erproben

Die Ansteuerung sollte vor der Beantragung einer Versorgung immer praktisch erprobt werden. Gegenüber der Krankenkasse muss die Entscheidung für eine bestimmte Art der (Spezial-)Ansteuerung begründet werden.
Einige Personen profitieren auch davon, wenn sie sich zunächst nur auf das Erlernen der Ansteuerung fokussieren können, bevor sie in der Lage sind, das Hilfsmittel auch sinngebend für die Kommunikation einzusetzen.
Die Kommunikationssoftware hält hierzu i. d. R. Übungen vor oder ein spielerisches „Übungsseitenset" kann zusätzlich bei der Krankenkasse beantragt werden (z. B. „Look to learn"). Ggf. kann eine kostenintensive Versorgung zunächst erst einmal leihweise zur Erprobung für einen Zeitraum von 3–6 Monaten zur Verfügung gestellt werden. Auch hierfür übernimmt die Krankenkasse auf Antrag die Kosten.
Für die Beantragung bei der Krankenkasse werden immer ein Hilfsmittelrezept, eine Begründung zur Antragstellung sowie der Kostenvoranschlag vom Hilfsmittelanbieter benötigt. Zusätzlich kann der Erprobungsbericht des Hilfsmittelanbieters eine hilfreiche Ergänzung sein.

Halterungen

Die Kommunikationshilfen und Eingabegeräte können in verschiedenster Weise am Rollstuhl, am Bett oder an dem Therapietisch usw. montiert werden, je nachdem, wie der Anwender positioniert ist und mit welchem Körperteil er das Gerät bedient. Bei bettlägerigen Menschen, die ihre Kommunikationshilfe mit den Augen ansteuern, ist es wichtig, dass diese flexibel und u. U. auch über Kopf installiert werden kann (➤ Abb. 17.19). Hierfür ist zur Kippsicherheit

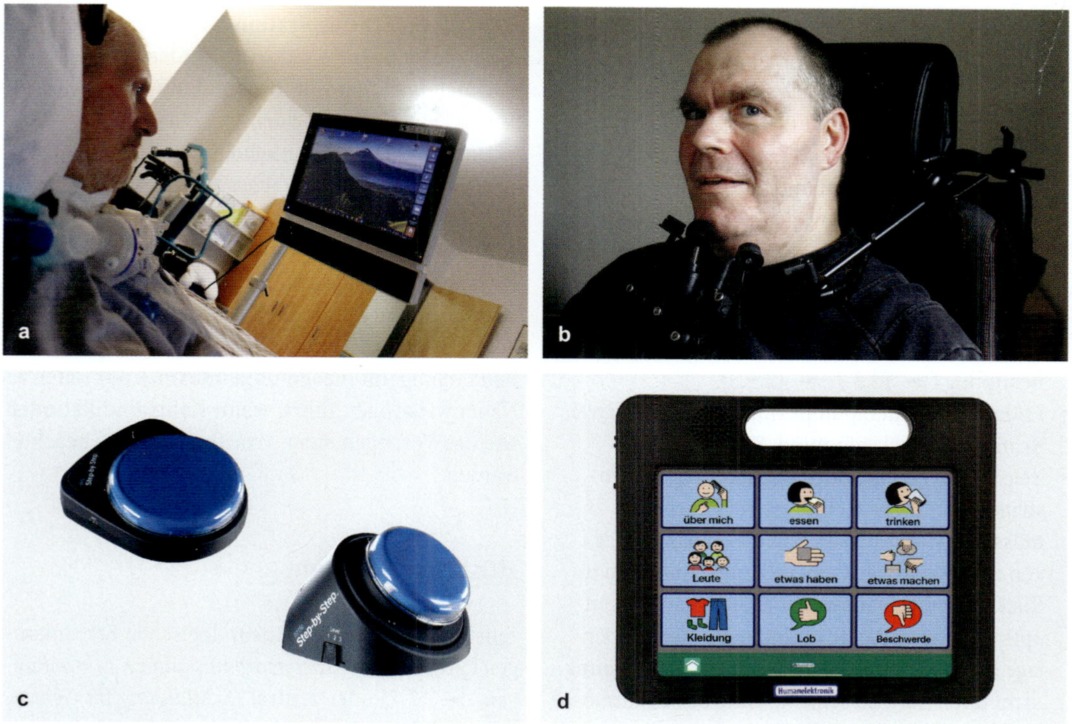

Abb. 17.19 Elektronische Kommunikationshilfen. [V727]
a) „Die ganze Welt mit einem Augenblick." Mit der Seetech® können Kommunikationsgeräte mit den Augen gesteuert werden. So können selbst Menschen ohne Stimme und sehr stark eingeschränkter Motorik mit ihren Mitmenschen kommunizieren.
b) Joystick und Taster mit Rollstuhlhalterung zur Bedienung des Rollstuhls und anderer elektronischer Geräte mit dem Kinn.
c) Die Step-by-Step-Kommunikatoren sind Taster, die beim Auslösen abgespeicherte Sprachmitteilungen oder Geräusche wiedergeben. Mitteilungen können jederzeit neu aufgenommen werden. Ebenso können mehrere Mitteilungen hintereinander wiedergeben werden, sodass z. B. eine kleine Geschichte erzählt werden kann. Mit den Step-by-Step-Kommunikatoren lassen sich auch adaptierte Spielzeuge ansteuern, sie sind so der ideale Einstieg in die Unterstützte Kommunikation.
d) „Mit Menschen sprechen, auch ohne Stimme." Der HE Kommunikator Light II ist ein iPad-basiertes, dynamisches Kommunikationsgerät. Durch eine Vielzahl unterschiedlicher Apps ist der HE Kommunikator Light II ganz individuell konfigurierbar und wird so zur optimal angepassten, persönlichen Kommunikationszentrale für jeden Nutzer.

eine Halterung mit Gegengewicht, ein sog. Floorstand, erforderlich.

17.16 Management von Atmung, Atemweg und Sekret

Das **Management von Atmung, Atemweg und Sekret** ist bei neurologischen Erkrankungen besonders komplex. Neben

- einer **Atmungsstörung** (*respiratorische Insuffizienz* ➤ 9.2) liegen oft
- eine **Husteninsuffizienz** oder
- eine **Dysphagie mit Speichelaspiration** (➤ Kap. 18) vor.

Kommt noch eine pulmonale Begleiterkrankung (z. B. COPD) hinzu, führt das oft zu einer tracheobronchialen Sekretretention in den unteren Atemwegen. Das gilt für neuromuskuläre Erkrankungen (➤ 17.7) wie für Erkrankungen des Gehirns, z. B. nach Schlaganfall (➤ 17.11) oder Schädel-Hirn-Trauma (➤ 17.12.1).

Atemstörungen

Beatmungsziele sind:

- Sichern des Überlebens und Verbesserung von Dypspnoe (➤ 12.1.3)

- Normokapnie (pCO_2 35–45 mmHg), auch hypokapnische Werte zwischen 20–30 mmHg können toleriert werden, wenn sich die Person bei höheren Werten unwohl fühlt
- Verbessern von Dyspnoe, Tagesschläfrigkeit und vegetativen, kognitiven und psychischen Symptomen sowie von Lebensqualität und Teilhabe.

Beatmungsstrategien sind:

- Möglichst nichtinvasive Beatmung (➤ 12.7).
- Druckkontrollierte assistierte Beatmung (➤ 12.5.3, ➤ 12.5.4), anstatt rein assistierter Beatmung (➤ 12.5.7, ➤ 12.5.8).
- Entlasten der Atempumpe durch einen effektiven Beatmungsdruck von mind. 8–10 cmH_20.
- Zeigen Polygraphie oder Polysomnografie Obstruktionen unter nichtinvasiver Beatmung, müssen der Maskensitz und die Abhängigkeit von der Körperlage (z. B. gehäuftes Auftreten in Rückenlage) geprüft werden. Ist durch Maskenoptimierung und ggf. Veränderung der Körperlage die Zahl der Obstruktionen unter Beatmung nicht unter 10/h zu senken, sollte das exspiratorische Druckniveau (PEEP ➤ 12.4.5) angehoben oder ein flexibler PEEP („Auto-CPAP") eingesetzt werden.
- Anlage eines Tracheostomas bei therapieresistenter Sekretretention mit konsekutiver Hypoxie, bei therapieresistenter Obstruktion der oberen Atemwege oder wenn eine nichtinvasive Beatmung nicht möglich ist. Insbesondere bei ALS mit schwerer bulbärer Beteiligung ist die nichtinvasive Beatmung häufig ineffektiv.
- Durchgängige Beatmung während des Nacht- und Tagschlafs. Bei fortschreitenden Erkrankungen, z. B. ALS, Muskeldystrophie Typ Duchenne, werden die Beatmungszeiten sukzessive an der Klinik der Patientinnen und Patienten orientiert ausgeweitet bis hin zur durchgängigen Beatmung.

Schluckstörungen

Eine **Schluckstörung** (*Dysphagie* ➤ Kap. 18) wird grundsätzlich durch funktionelle Dysphagietherapie bzw. „Schlucktherapie" (➤ 19.5) behandelt. Eine Trachealkanüle stellt keinen vollständigen Schutz vor einer Aspiration von Speichel dar [61].

Steht die **Speichelaspiration** im Vordergrund, kann diese medikamentös reduziert werden:

- Durch Injektion von Incobotulinumtoxin A *(Xeomin®)* in die Speicheldrüsen
- Durch systemische anticholinerge Therapie, z. B. Scopolamin-Pflaster *(Scopoderm®)*, Glycopyrronium enteral *(Sialanar®)*
- Parenteral mit *(Robinul®*, ➤ 22.2.1).

Die systemische anticholinerge Therapie führt allerdings häufig zu einem Eindicken des Bronchialsekrets oder zu kognitiven Symptomen, während die lokale Behandlung mit Incobotulinumtoxin A nur selten zu Nebenwirkungen führt, wenn Kontraindikationen wie das Vorliegen einer Myasthenia gravis beachtet werden.

Hustenstörungen

Eine **Hustenstörung** bei neurologischen Erkrankungen kann peripher *(bei neuromuskulären Erkrankungen,* ➤ 17.7) oder zentral *(Schädigung im Gehirn,* z. B. nach Hirnblutung) bedingt sein. Auch das Vorhandensein einer Trachealkanüle mit feuchter Nase beeinträchtigt den Hustenstoß, da der passagere Verschluss des Luftwegs durch die Glottis beim Husten ineffektiv ist und somit der Aufbau des intrathorakalen Drucks beeinträchtigt ist. Bei einer klinisch relevanten **Husteninsuffizienz** hat sich der Einsatz eines mechanischen Insufflator-Exsufflators *(„Hustenassistent")* etabliert (➤ 15.6.3).

Sekretmanagement

Zu den Maßnahmen des Sekretmanagements gehört – neben den Maßnahmen bei Speichelaspiration und Hustenstörung – auch die Optimierung der Konsistenz des Trachealsekrets mittels Inhalationstherapie (➤ 13.2), die Lagerungsdrainage (➤ 15.3,. ➤ 15.6.1), die Mobilisierung der Person, das manuell assistierte Husten (➤ 15.6.2) und das Luftstapeln („Air stacking").

Eine signifikante Reduktion des Pneumonierisikos – insbesondere bei dysphagischen Patientinnen und Patienten – wird durch das Verwenden von Trachealkanülen mit subglottischer Absaugung (➤ 11.6.4) erreicht (➤ Abb. 17.20). Bei ineffektivem nichtinva-

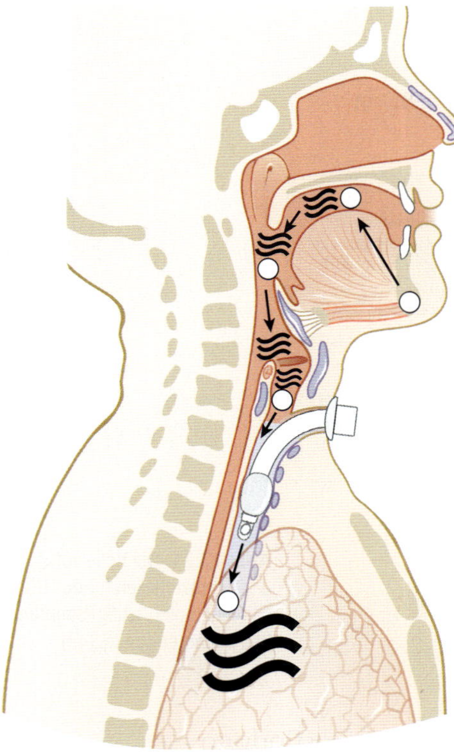

Abb. 17.20 Tracheobronchiale Sekretretention durch eine Kombination aus aspiriertem Speichel und Husteninsuffizienz. Trotz geblockter Trachealkanüle kommt es zu Mikroaspirationen entlang des Cuffs. [L126]

sivem **Sekretmanagement** (➤ 7.3) ist die Tracheotomie zum Schutz der unteren Atemwege und zum Verbessern der Absaugmöglichkeit die Ultima Ratio. Zusammenfassend müssen im Sinne des Überlebens der Menschen mit neurologischen Erkrankungen Störungen von Atmen, Schlucken und Husten diagnostisch erfasst und ggf. therapiert werden (➤ Abb. 17.21).

WICHTIG

Sekretretention

Speichelaspiration und Husteninsuffizienz führen zu einer tracheobronchialen Sekretretention, insbesondere wenn eine COPD als Komorbidität vorliegt (➤ Abb. 17.20). Da eine vital bedrohliche akute Sekretverlegung der unteren Atemwege oder eine Aspirationspneumonie drohen, hat das effektive Sekretmanagement höchste Bedeutung für schwer kranke neurologische Patientinnen und Patienten.

17.17 Lebensqualität an der Schnittstelle von Intensivmedizin, Rehabilitation und Palliativmedizin

DEFINITION

Lebensqualität: Subjektive Wahrnehmung einer Person über ihre Stellung im Leben in Relation zur Kultur und den Wertsystemen in denen sie lebt und in Bezug auf ihre Ziele, Erwartungen, Standards und Anliegen. [65]

17.17.1 Neuro-palliative Care

Palliative Care ➤ Kap. 20

Als **Neuro-palliative Care** wird die palliative Behandlung von Menschen mit neurologischen Erkrankungen bezeichnet. Die heilende kurative und die lindernde palliative Medizin stehen bei neurologischen Erkrankungen in einem besonderen Verhältnis zueinander (➤ Abb. 17.22). Der Übergang von der kurativen Therapie zur palliativen Therapie stellt zunächst einmal ein **Ändern des Therapieziels** dar. Im sog. **dichotomen Modell** wird ein Zeitpunkt definiert, an dem der kurative Therapieansatz beendet und von da an der Mensch palliativ therapiert wird. Das **überlappende Modell** hingegen geht von einem fließenden Übergang von der kurativen zur palliativen Therapie aus, wobei zunächst die medizinischen Anstrengungen auf eine Heilung der Grundkrankheit gerichtet sind. Bei Fortschreiten der Erkrankung, Zunahme der Krankheitsbeschwerden oder Verschlechterung der Prognose rücken palliative Therapieansätze in den Vordergrund.

Diese beiden Modelle für den Übergang von der kurativen zur palliativen Therapie sind auf neurologische Erkrankungen nur begrenzt anwendbar. Bei **neurologischen Erkrankungen** gibt es zwei grundsätzlich unterschiedliche Erkrankungsverläufe:

- **Chronisch-progredient verlaufende Erkrankungen,** wie z. B. die Amyotrophe Lateralsklerose oder die Alzheimer-Demenz, können zu verschiedensten palliativ behandlungsbedürftigen Symptomen wie Dyspnoe, Spastik, Schmerzen und Dysphagie mit Hunger und Durst führen.
- **Akut auftretende schwere neurologische Erkrankungen,** wie z. B. hypoxische Enzephalo-

17

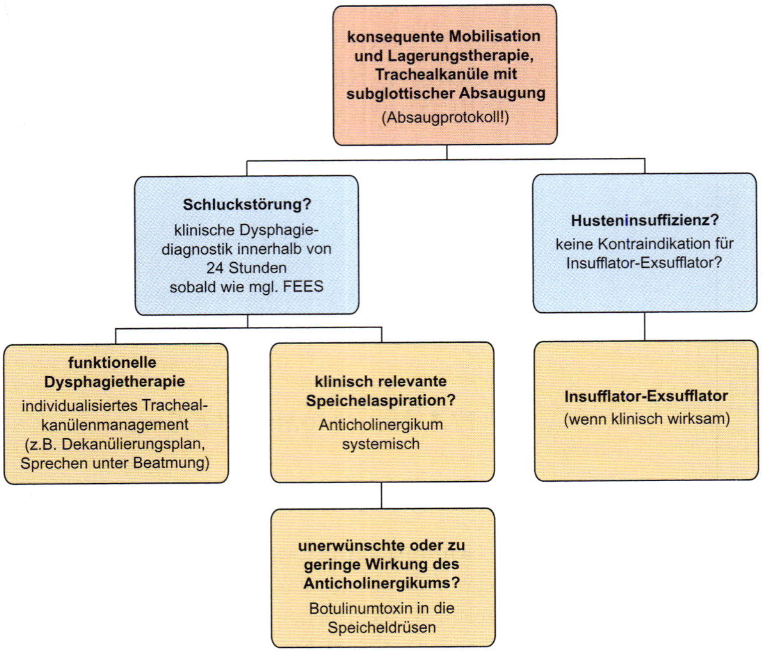

Abb. 17.21 Die Rolle von Atmung und Schutzreflexen für das Überleben neurologischer Patientinnen und Patienten [64] [L143]

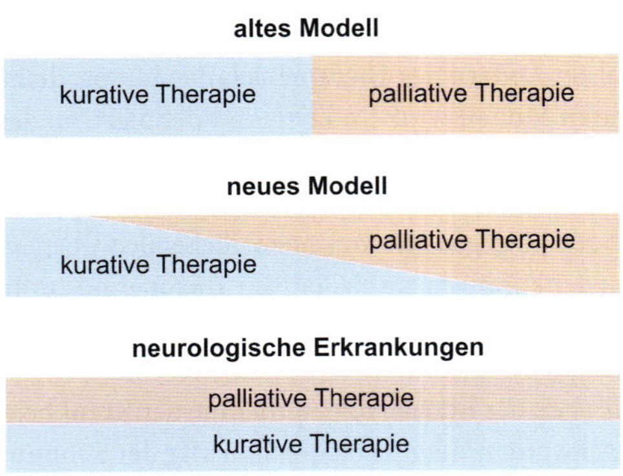

Abb. 17.22 Kurative und palliative Therapie im zeitlichen Verlauf [L126]

pathie oder schwerer Schlaganfall können dauerhaft dringend palliativ behandlungsbedürftige schwere Krankheitsbeschwerden wie Schmerzen, Luftnot, Spastik, Erbrechen, Schlafstörung und Erregungszustände zur Folge haben.

Bei beiden Verlaufsformen treten im Erkrankungsverlauf lange stabile Phasen auf, und kurative und palliative Therapieansätze müssen häufig über sehr lange Zeiträume parallel zum Einsatz kommen (➤ Abb. 17.22). [65]

Entscheidungsfindung

Patientenverfügung ➤ 3.7

Bei der **Entscheidungsfindung** ist aufgrund des Selbstbestimmungsrechts des Menschen folgende **Hierarchie** einzuhalten (➤ 3.7):

1. **Patientenwille. Oberste Priorität** hat der von der Person geäußerte Wille, der bei einwilligungsfähigen Patientinnen und Patienten uneingeschränkt bindend ist.
2. **Patientenverfügung.** Kann sich der Mensch nicht äußern, liegt aber eine Patientenverfügung vor. die auf die vorliegende Situation anwendbar ist, ist diese Patientenverfügung bindend. Bei der Entscheidungsfindung sollten Angehörige oder andere Vertrauenspersonen zwar einbezogen werden, allerdings sind für die Entscheidungsfindung weder eine Vollmacht noch eine Betreuung erforderlich.
3. **Erklärung des Bevollmächtigten bzw. Betreuers.** Ist der Mensch nicht einwilligungsfähig, und liegt auch keine Patientenverfügung vor, ist die Erklärung des Bevollmächtigten bzw. Betreuers maßgeblich. Das Beachten des früher geäußerten

Willens und der früher geäußerten Wünsche des Menschen ist verpflichtend. Falls die Patientin und der Patient diese im Vorfeld seiner Erkrankung nicht mündlich geäußert hat, sollte entschieden werden, wie es der Mensch selbst entschieden hätte *(mutmaßlicher Wille).*

4. **Notfall oder Zweifel.** Im Notfall oder im Zweifel ist die indizierte medizinische Behandlung einzuleiten.

WICHTIG

Immer Recht auf Behandlung, Pflege und Zuwendung

„Patienten mit schwersten zerebralen Schädigungen und kognitiven Funktionsstörungen haben, wie alle Patienten, ein Recht auf Behandlung, Pflege und Zuwendung. Art und Ausmaß ihrer Behandlung sind gemäß der medizinischen Indikation vom Arzt zu verantworten; eine anhaltende Bewusstseinsbeeinträchtigung allein rechtfertigt nicht den Verzicht auf lebenserhaltende Maßnahmen." [66]

Praktische Hinweise

- Eine besondere Herausforderung stellt die palliative Therapie **nicht kontaktfähiger Menschen** dar. Bei diesen sind Pflegefachpersonen und Ärzte auf klinische Beobachtung und das Beurteilen von Monitoringparametern angewiesen. Zu beachten sind Gesichtsausdruck, Schwitzen, Muskeltonus, motorische Unruhe, Atemfrequenz, Herzfrequenz und Blutdruck. Das Anwenden standardisierter Skalen zur Schmerzerfassung wird empfohlen.
- Auf eine **suffiziente Therapie** von Luftnot ist zu achten. Auch bei Menschen mit ventilatorischer Insuffizienz ist die symptomgesteuerte Anwendung von Opiaten eine sichere Therapieform [67], wohingegen die O_2-Insufflation die Dyspnoe nicht ausreichend behandelt, aber das Risiko eines hyperkapnischen Komas (➤ 14.4.1) mit sich bringt.
- Bei der **Beendigung von lebenserhaltenden Therapien** wie Ernährung, Flüssigkeitsgabe (➤ 20.4.1) oder Beatmung handelt es sich **nicht** um illegale aktive Sterbehilfe, wenn diese lebenserhaltenden Therapien nicht mehr im Sinne des Patientenwillens sind. Dieses ist juristisch und ethisch hinreichend geklärt.

17.17.2 Das „Disability Paradox"

Der Begriff des **„Disability Paradox"** bezeichnet den Sachverhalt, dass Menschen mit moderaten bis schweren Behinderungen eine gute oder exzellente Lebensqualität haben können. Begriffsprägend wirkte eine Untersuchung von *Albrecht* und *Devlieger*, die 1999 in einer Studie bei ca. 50 % dieses „Disability Paradox" beobachteten. [68] Auch bei schweren neuromuskulären Erkrankungen wie der ALS oder der Duchenne-Muskeldystrophie können trotz Tetraparese, invasiver Beatmungspflicht und schwerer Kommunikationsbeeinträchtigung eine gute Lebensqualität und eine subjektiv gute Gesundheit vorliegen. [69] Die Lebensqualität von Menschen mit ALS wird von Laien wie von Fachpersonal systematisch unterschätzt. [70]

Der Begriff des „Disability Paradox" wird jedoch auch kritisch diskutiert, da er suggeriert, dass es paradox sei, trotz Behinderung und Krankheit glücklich zu sein. Nach *Hopp* sind zwar einige Menschen *„trotz ihrer Krankheit, andere aber durch ihre Krankheit glücklich"*. [71] Eindrücklich schildert Frau *Nathalie Scheer-Pfeifer*, Vorstandsvorsitzende von *Wäertvollt Liewen e. V.* und selbst an ALS erkrankt, diesen Sachverhalt.

Nathalie Scheer-Pfeiffer: *„Mir erscheint es immer noch wie ein Wunder, dass ich lebe und dass es mir so gut geht. Die wenigsten Menschen verstehen, wenn wir sagen, dass wir ALS als Geschenk empfinden. Ohne ALS wären wir nie so zusammengewachsen. ALS maß uns eine Entscheidung auf: Entweder man reift oder man zerbricht an ihr."*

17.17.3 Zusammenfassung

Bei schwersterkrankten neurologischen Patientinnen und Patienten müssen Therapeutinnen und Therapeuten, Pflegepersonen, Ärztinnen und Ärzte sowie andere Professionen interdisziplinär als Team zusammenarbeiten. Auch müssen der ambulante und der stationäre (Krankenhaus-)Sektor eng miteinander vernetzt sein. Pflege und Behandlung sollten patientenzentriert erfolgen und die Angehörigen einbeziehen. In vielen Fällen sind Pflege und Behandlung lebenslang erforderlich („Life-long care").

Die Pflege und Behandlung neurologisch schwersterkrankter Menschen erfordert lindernde, palliative,

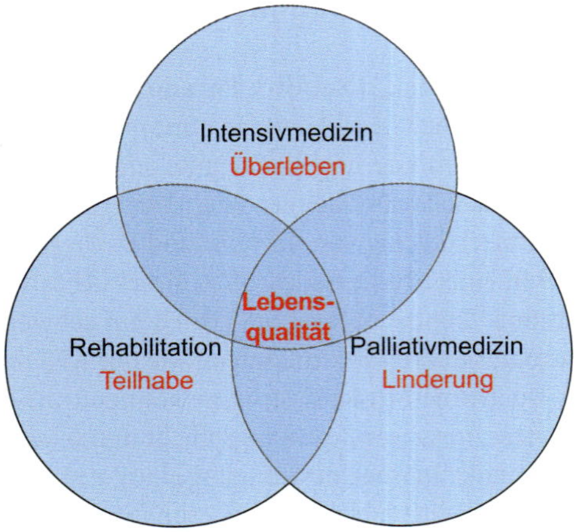

Abb. 17.23 Lebensqualität an der Schnittstelle zwischen Intensivmedizin, Rehabilitation und Palliativmedizin [68]. [L143]

teilhabeorientierte, rehabilitative und auf das Überleben gerichtete intensivmedizinische Konzepte (➤ Abb. 17.23). Diese Konzepte müssen auf das Erreichen der bestmöglichen Lebensqualität des Menschen ausgerichtet sein.

LITERATURVERZEICHNIS

[1] Huch R, Jürgens K D (Hrsg.). Mensch Körper Krankheit, 9. A. München: Elsevier, 2022.
[2] Gold K, Geiermann S (Hrsg.), Pflege konkret Neurologie Psychiatrie, 67 A. München: Elsevier, 2022.
[3] Masuhr K F, Masuhr F, Neumann M. Duale Reihe Neurologie 7. A. Stuttgart: Thieme, 2013.
[4] Menche N, Keller C, Teigeler B (Hrsg.). Pflege Heute 8. A. München: Elsevier, 2023.
[5] Fley G, Schneider F (Hrsg.). Pflege Heute Pädiatrische Pflege, 2. A. München: Elsevier, 2019.
[6] Möller H-J., Laux G, Deister A, Falkai P. Duale Reihe Psychiatrie und Psychotherapie, 7. A. Stuttgart: Thieme, 2021.
[7] Deutsche Gesellschaft für Kinder- und Jugendmedizin (DGKJ) u. a. Interdisziplinäre S2k-Leitlinie: Enuresis und nicht-organische (funktionelle) Harninkontinenz bei Kindern und Jugendlichen. Stand Mai 2021. (letzter Zugriff: 3.6.2025).
[8] von Gontard A, Kuwertz-Bröking. Enuresis und nicht-organische (funktionelle) Harninkontinenz bei Kindern und Jugendlichen – klinische Leitlinie zur Diagnostik und Therapie. Zeitschrift für Kinder- und Jugendpsychiatrie und Psychotherapie 2023; 51(5): 375–400.
[9] Vithoulkas G, Muresanu DF. Conscience and consciousness: a definition. J Med Life. 2014 Mar 15;7(1):104-8. Epub 2014 Mar 25. PMID: 24653768; PMCID: PMC3956087.
[10] Hess CW (2007). Die Verwirrung um Verwirrtheit, Stupor und Koma. Schweiz Arch Neurol Psychiatr 158(8):354–359.
[11] Giacino JT, Kalmar K, Whyte J. The JFK Coma Recovery Scale-Revised: measurement characteristics and diagnostic utility. Arch Phys Med Rehabil. 2004;85(12): 2020–2029. doi:10.1016/j.apmr.2004.02.033.
[12] Wild K, Laureys S, Dolce G. Apallisches Syndrom, vegetativer Zustand: Unangemessene Begriffe. In: Deutsches Ärzteblatt. 2012; 109(4): A-143/B-131/C-131.
[13] Deutsche Gesellschaft für Neurologie. Leitlinien für Diagnostik und Therapie in der Neurologie. S1-Leitlinie Hypoxisch-ischämische Enzephalopathie (HIE) im Erwachsenenalter, Stand 3/2023.
[14] Bender A., Jox R., Grill E., Straube A., Lulé D.: Wachkoma und minimaler Bewusstseinszustand. Systematisches Review und Metaanalyse zu diagnostischen Verfahren. In: Deutsches Ärzteblatt. 2015; 112(14): S. 235–42.
[15] Stepan C et al. Die Problematik der klinischen Verlaufsbeurteilung von Patienten mit Apallischem Syndrom anhand von Rehabilitationsskalen – ein Überblick. In: Journal für Neurologie, Neurochirurgie und Psychiatrie. 2004; 5(3), S. 14–22. Aus: www.kup.at/kup/pdf/4581.pdf (letzter Zugriff: 3.7.2025).
[16] Bender A. Schwere Bewusstseinsstörungen in der neurologisch-neurchirurgischen Frührehabilitation. In: Neurologie & Rehabilitation, 2016; 22(3): S. 192–208.
[17] Deutsche Gesellschaft für Neurologie. S1 Leitlinie Motoneuronerkrankungen, Stand Stand 8/2021. Aus: https://register.awmf.org/assets/guidelines/030-001l_S1_Motoneuronerkrankungen_2021-11.pdf (letzter Zugriff: 3.6.2025).
[18] Strong MJ et al. Amyotrophic lateral sclerosis - frontotemporal spectrum disorder (ALS-FTSD): Revised diagnostic criteria. Amyotroph Lateral Scler Frontotemporal Degener. 2017 May;18(3–4):153–174. doi: 10.1080/21678421.2016.1267768. Epub 2017 Jan 5. PMID: 28054827; PMCID: PMC7409990.
[19] Deutsche Gesellschaft für Neuropädiatrie. S2k-Leitlinie Diagnostik und Therapie der 5q-assoziierten spinalen Muskelatrophie im Kindes- und Erwachsenenalter, Stand 12/2024.
[20] Korinthenberg R, Panteliadis C. P, Hagel Ch.(Hrsg.). Neuropädiatrie, Evidenzbasierte Therapie, 3. A. München: Elsevier, 2020.
[21] Rascher A. Critical-Illness-Polyneuropathie – Ergebnisse nach neurologisch-neurochirurgischer frührehabilitativer Behandlung. Dissertation. Würzburg, 2010.
[22] Dighriri IM et al. An Overview of the History, Pathophysiology, and Pharmacological Interventions of Multiple Sclerosis. Cureus. 2023 Jan 2;15(1):e33242. doi: 10.7759/cureus.33242. PMID: 36733554; PMCID: PMC9888604.
[23] Deutsche Gesellschaft für Neurologie. S2k-Leitlinie Diagnose und Therapie der Multiplen Sklerose, Neuromyelitis Optica Spektrum und MOG-IgG-assoziierte Erkrankungen, Stand 12/2024. Aus: https://register.

awmf.org/de/leitlinien/detail/030-050 (letzter Zugriff: 3.7.2025).
[24] Neubauer B A, Hahn A. Dooses Epilepsien im Kindes- und Jugendalter, 13. A. Berlin, Heidelberg: Springer, 2014.
[25] Deutsche Gesellschaft für Neurologie. S2k Leitlinie Erster epileptischer Anfall und Epilepsie im Erwachsenenalter, Stand 9/2023.
[25] Deutsche Gesellschaft für Neurologie. S2k-Leitlinie Status epilepticus im Erwachsenenalter, Stand 3/2022. 3.6.2025).
[26] Netzwerk Cerebralparese e.V. Aus: www.netzwerk-cerebralparese.de (letzter Zugriff: 3.6.2025).
[27] Hildecker et al. Developing and validating the Communication Function Classification System for individuals with cerebral palsy. In: Developmental Medicine and Child Neurology, 2011; 53(8): S. 704–710.
[28] Eliasson A. C. et al. The Manual Ability Classification System (MACS) for children with cerebral palsy: scale development and evidence of validity and reliability. In: Dev. Med. Child Neurology. 2006.
[29] Lingen et al. Obtaining a genetic diagnosis in a child with disability: impact on parental quality of life. In: Clin Genetic. 2016.
[30] Deutsche Gesellschaft für Neurologie. S3-Leitlinie Idiopathisches Parkinsonsyndrom, Stand 12/2023.
[31] Deutsche Gesellschaft für Allgemeinmedizin und Familienmedizin e.V. S3-Leitlinie Schlaganfall, Stand 2/2020 (in Überarbeitung).
[32] Deutsche Gesellschaft für Neurologie. S2k-Leitlinie Akuttherapie des ischämischen Schlaganfalls, Stand 6/2024.
[33] Schweitzer Paraplegiker-Zentrum, Nottwill. Querschnittlähmung verstehen. Aus: www.paraplegie.ch/de/service/wissen-bildung-und-forschung/wissen-ueber-querschnittlaehmung/querschnittlaehmung-verstehen (letzter Zugriff: 3.6.2025).
[34] Haas U (Hrsg.). Pflege von Menschen mit Querschnittlähmung. Bern: Hogrefe, 2021.
[35] BfArM. Internationale Klassifikation der Funktionsfähigkeit, Behinderung und Gesundheit/ICF, Stand 10/2005. Aus: www.bfarm.de/DE/Kodiersysteme/Klassifikationen/ICF/_node.html (letzter Zugriff: 3.6.2024.
[36] Praetor Intermedia UG. Menschen mit Behinderungen. Aus: www.behindertenrechtskonvention.info/menschen-mit-behinderungen-3755/ (letzter Zugriff: 3.6.2025).
[37] Oehmichen F, Manzeschke A. Ein besonderer Zustand als Folge der Intensivmedizin: Chronisch kritisch-krank. In: Dtsch Arztebl 2011; 108(33). Aus: www.aerzteblatt.de/archiv/102566/Ein-besonderer-Zustand-als-Folge-der-Intensivmedizin-Chronisch-kritisch-krank (letzter Zugriff: 3.6.2025).
[38] Gemeinsamer Bundesauschuss. Außerklinische Intensivpflege-Richtlinie, letzte Aktualisierung 1.7.2025. Aus: www.g-ba.de/richtlinien/123/ (letzter Zugriff: 3.6.2025).
[39] Groß M (Hrsg.). Neurologische Beatmungsmedizin. Heidelberg: Springer, 2020.
[40] Platz T et al. German hospital capacities for prolonged mechanical ventilator weaning in neurorehabilitation - results of a representative survey. Neurol Res Pract. 2020;2(1):18. doi: 10.1186/s42466-020-00065-1. Epub 2020 Jul 1. PMID: 32835164; PMCID: PMC7326531.
[41] Deutsche Fachpflege. Unternehmens- und Qualitätsbericht 2023. Aus: https://deutschefachpflege.de/assets-qb23/downloads/QB2023.pdf?utm_source=webseite&utm_medium=link (letzter Zugriff: 3.6.2025).
[42] Peters B, Wiedrick J, Baylor C. Effects of aided communication on communicative participation for people with Amyotrophic lateral sclerosis. In: American Journal of speech language pathology, vol. 32 (July 2023), 1450–1465.
[43] Costello J M, Patak L, Pritchard J. Communication vulnerable patients in the pediatric ICU: Enhancing care trough augmentative and alternative communication. In: Journal of Pediatric Rehabilitation Medicine: An Interdisciplinary Approach, 2010; 3 (4): S. 289–301.
[44] Lancioni G et al. Assistive Technology. Interventions for Individuals with Severe/Profound and Multiple Disabilities. New York: Springer, 2014. S. 277–314.
[45] Kirsten U. Praxis Unterstützter Kommunikation. Eine Einführung. Düsseldorf: Verlag Selbstbestimmtes Leben, 194.
[46] Braun U. Unterstützte Kommunikation. Reihe Kinder mit cerebralen Bewegungsstörungen, Heft 3. Völlig überarb. Neuauflage. Düsseldorf: Verlag Selbstbestimmtes leben, 2015.
[47] Erdélyi A, Hennig, B. Konzeptionelle Grundlagen der Unterstützten Kommunikation. In: Groß, Martin, Hennig, Birgit, Kappel, Stefan, Wallhoff, Frank (Hrsg.). Assistive Technologien, Technische Rehabilitation und Unterstützte Kommunikation bei neurologischen Erkrankungen. Berlin: Springer, 2003, S.301–308
[48] Light J.A. Toward a definition of communicative competence for individuals using Augmentative and Alternative Communication. In: AAC Augmentative and alternative communication. 1998; 5(2): S. 137–144.
[49] Hennig, B. Eine Buchstabentafel ist eine Buchtsabentafel ist eine Buchstabentafel??? Kriterien zur Auswahl und Praxistipps für Lernprozesse beim Einsatz von Buchstabentafel. In: Zeitschrift für Unterstützte Kommunikation. 2019; 24 (4): 6–13.
[50] Kitzinger, A. METACOM. Symbolsystem zur Unterstützten Kommunikation. Aus: www.metacom-symbole.de (letzter Zugriff: 3.6.2025).
[51] Widgit Software. Aus: www.widgit-health.com (letzter Zugriff: 3.6.2025).
[52] Erdélyi A, Hennig B, Mischo S (Hrsg.). UKAPO – Unterstützte Kommunikation in der Apotheke. Die Kommunikationstafel für Arzt und Apotheke. Bad Zwischenahn: Medienhaus Rösemeier, 2016.
[53] Erdélyi A, Hennig B, Mischo S. Methodenzentrum Unterstützte Kommunikation gUG (Hrsg.) UK Pflege ©. Oldenburg: flyerheaven, 2019.
[54] Hennig B. Kollege Käfer im Einsatz. Einfache technische Hilfen in der neurologischen Frührehabilitation

mit Erwachsenen. In: Zeitschrift für Unterstützte Kommunikation. 23. Jg. (2), S. 24–29.
[55] Hennig B, Deutsch J. Adaptionen und Hilfsprogramme zur Nutzung von Computer, Tablet und Smartphone. In: Groß M, Hennig B, Kappel S, Wallhoff F (Hrsg.). Assistive Technologien, Technische Rehabilitation und Unterstützte Kommunikation bei neurologischen Erkrankungen. Berlin: Springer, 2023.
[56] Hennig B, Rosner T. Umfeldsteuerung und Personenrufsysteme. In [55].
[57] Mendel E. Meine eigene Stimme. Aus: www.meine-eigene-stimme.de (letzter Zugriff: 3.7.2025).
[58] My-Own-Voice. Aus: https://mov.acapela-group.com/de/home-de/ (letzter Zugriff: 3.7.2025).
[59] Hennig B. Beziehungsaufbau und Kommunikation in Pflegesituationen. In: Zuleger A, Maier-Michalitsch (Hrsg.). Pflege und Palliative Care Interdisziplinär bei Menschen mit komplexer Behinderung, Düsseldorf: Verlag Selbstbestimmtes Leben, 2023. S.
[60] Braun U. Wege des Verständnisses. Ein „Buch über mich" für Menschen mit schwersten geistigen Behinderungen. In: Bollmeyer H et al. (Hrsg.). UK inklusive. Teilhabe durch Unterstützte Kommunikation. Karlsruhe: von Loeper, 2011.
[61] isaac - Gesellschaft für Unterstützte Kommunikation e.V.: Aus: www.gesellschaft-uk.org (letzter Zugriff: 26.12.2020).
[62] Spastikerhilfe Berlin. Dialogbuch. Aus: www.cooperative-mnsch.de/fileadmin/Dokumente_Website/PDF/SHB_Dialogbuch_Leitfaden.pdf letzter Zugriff: 3.7.2025).
[63] Kamps N. Das richtige Hilfsmittel für mich. Mehr Lebensqualität im Krankheits- und Pflegefall, 2. A, Regensburg: Walhalla, 2021.
[64] Deutsche Gesellschaft für Neurorehabilitation e.V. (DGNR). S2k-Leitlinie Prolongiertes Weaning bei Patienten in der neurologisch-neurochirurgischen Frührehabilitation, Besonderheiten. Stand 10/2016.
[65] Groß M und Demmer T. Interdisziplinäre Palliativmedizin. Berlin: Springer, 2021.
[66] Veronese S., Gallo G, Valle A., Cugno C, Chiò, Calvo A, Cavalla P, Zibetti M, Rivoiro C, Oliver D J: Specialist palliative care improves the quality of life in advanced neurodegenerative disorders: NE-PAL, a pilot randomised controlled study. In: BMJ Supportive and Palliative Care, 2015.
[67] Clemens KE, Klaschik E. Morphine in the management of dyspnoea in ALS. A pilot study. Eur J Neurol. 2008 May;15(5):445–50. doi: 10.1111/j.1468–1331.2008.02102.x. Epub 2008 Mar 18. PMID: 18355309.
[68] Albrecht GL, Devlieger PJ. The disability paradox: high quality of life against all odds. Soc Sci Med. 1999 Apr;48(8):977–88. doi: 10.1016/s0277–9536(98)00411-0. PMID: 10390038.
[69] Pangalila RF, van den Bos GA, Bartels B, Bergen MP, Kampelmacher MJ, Stam HJ, Roebroeck ME. Quality of life of adult men with Duchenne muscular dystrophy in the Netherlands: implications for care. J Rehabil Med. 2015 Feb;47(2):161-6. doi: 10.2340/16501977–1898. PMID: 25502505.
[70] Lulé D, Ehlich B, Lang D, Sorg S, Heimrath J, Kübler A, Birbaumer N, Ludolph AC. Quality of life in fatal disease: the flawed judgement of the social environment. J Neurol. 2013 Nov;260(11):2836–43. doi: 10.1007/s00415-013-7068-y. Epub 2013 Aug 30. PMID: 23989341.
[71] Hoppe S.: Chronic Illness as a Source of Happiness: Paradox or perfectly normal? In: Health, Culture and Society. 2013; 5: S. 265–278.

WEITERFÜHRENDE LITERATUR

Bender A, Remi J.: Kurzlehrbuch Neurologie. 5. A. München: Elsevier, 2025.
Dannhardt G.: Epilepsie – Grundlagen und Therapie. Heidelberg: Springer, 2013.
Groß M. (Hrsg.): Neurologische Beatmungsmedizin. Heidelberg: Springer, 2021.
Groß M. und Demmer T.: Interdisziplinäre Palliativmedizin. Heidelberg: Springer, 2021.
Groß M, Scheer-Pfeifer N, Keller C (Hrsg.). Amyotrophe Lateralsklerose – Pflege und Therapie. Münster: DCK-Media, 2023.
Haas U.: Pflege von Menschen mit Querschnittslähmung – Probleme, Bedürfnisse, Ressourcen und Interventionen. 2. A. Bern: Hogrefe, 2021.
Korinthenberg R. et al. (Hrsg.): Neuropädiatrie: Evidenzbasierte Therapie. 3. A. München: Elsevier, 2020.
Lüke C., Vock S.: Unterstützte Kommunikation bei Kindern und Erwachsenen. Heidelberg: Springer, 2019.
Masuhr K. F. et al.: Duale Reihe Neurologie. 7. A. Stuttgart: Thieme, 2013.
Mathys R., Straub J.: Spastizität – Pflegerische Interventionen aus Sicht der Basalen Stimulation® und der Ortho-Bionomy®. Bern: Huber, 2011.
Nydahl P.: Wachkoma – Betreuung, Pflege und Förderung eines Menschen im Wachkoma. 4. A. München: Elsevier, 2016.
Riehl F.: Fördern durch Pflege bei schweren Hirnschädigungen. Heidelberg: Springer, 2013.
Steinbach A., Donis J.: Langzeitbetreuung Wachkoma – Eine Herausforderung für Betreuende und Angehörige. 3. A. Wien: Springer, 2019.
Goldschmidt B.: Zielgruppen Unterstützter Kommunikation: Fähigkeiten einschätzen – Unterstützung gestalten. Karlsruhe: Loeper, 2013.
Wilken E. (Hrsg.): Unterstützte Kommunikation: Eine Einführung in Theorie und Praxis. 5. A. Stuttgart: Kohlhammer, 2018.

KAPITEL

18 Dysphagie

Mirko Hiller

Dysphagien *(Schluckstörungen)* stellen im ärztlichen, pflegerischen und therapeutischen Alltag eine besondere Herausforderung dar. Sie führen auf zahlreichen Ebenen zu massiven Beeinträchtigungen des Betroffenen und gehen mit einem hohen Morbiditäts- und Mortalitätsrisiko einher.

Eine Vielzahl von Erkrankungen kann zur Ausbildung einer mehr oder weniger schweren Dysphagie führen. Die frühzeitige Diagnose sowie ein auf den individuellen Störungshintergrund angepasster Therapieplan sind für einen erfolgreichen Rehabilitationsverlauf essenziell.

18.1 Physiologie des Schluckakts

Der **physiologische Schluckakt** ist ein hochkomplexer Vorgang. Er dient dem Transport von Speichel, Nahrung und Flüssigkeit von der Mundhöhle in den Magen. Am Schluckvorgang sind ca. 50 Muskelpaare, 6 Hirnnerven sowie zahlreiche sensomotorische Nervenfasern und Hirnregionen beteiligt. Der gesunde Mensch schluckt im Wachzustand etwa jede Minute seinen Speichel. Im Schlaf kommen Speichelfluss sowie Speichelschlucken nahezu zum Erliegen. [1, 2]

DEFINITION

Bolus: In der Mundhöhle zum Schlucken aufbereiteter Nahrungsbrei.
Ösophagus *(Speiseröhre):* Hohlorgan, das dem Bolustransport vom Pharynx *(Rachen)* in den Magen dient. Die Schließmuskeln am oberen, dem Speiseröhreneingang und unteren Ende des Ösophagus, dem Mageneingang, heißen **obere** und **untere Ösophagussphinkter** *(OÖS bzw. UÖS, Speiseröhrenöffner).*
Triggerareale: Reflexauslösende Zonen wie Mundhöhle, Gaumenbögen, Zungenbasis, Valleculae *(paarige Grube zwischen Zungenwurzel und Kehldeckel),* Rachen, Kehldeckel und Larynxregion.

Der **physiologische Schluckakt** verläuft in vier Phasen (➤ Tab. 18.1).

Tab. 18.1 Die vier Phasen des physiologischen Schluckakts

1. Orale Vorbereitungsphase (➤ Abb. 18.1 a)	• Zerkleinern und Einspeicheln der Nahrung durch Kaubewegungen bis der Bolus eine für das Abschlucken geeignete Konsistenz aufweist • Dauer: abhängig von der Nahrung, mehrere Sek.
2. Orale Phase (➤ Abb. 18.1 b)	• Sammeln des Bolus auf der Zungenschüssel und Befördern am Gaumendach entlang in Richtung Pharynxwand durch wellenartige Bewegungen der Zungenmuskulatur • Kontakt des Bolus mit den Triggerarealen des Schluckreflexes • Dauer: ca. 1,5 Sek.
3. Pharyngeale Phase (➤ Abb. 18.1 c, d)	• Auslösen des Schluckreflexes • Transport des Bolus durch den Pharynx in den Ösophagus unter gleichzeitigem Schutz der Atemwege • Dauer: ca. 1 Sek.
4. Ösophageale Phase (➤ Abb. 18.1 e, f)	• Transport des Bolus durch die Speiseröhre in den Magen mittels peristaltischer Wellen • Dauer: altersabhängig ca. 3–20 Sek.

18.2 Der gestörte Schluckakt

DEFINITION

Dysphagien *(dys = gestört; phagein = essen):* „Essstörung", Störung des Schluckakts.
Neurogene Dysphagien: Störungen des Schluckakts aufgrund von Beeinträchtigungen in der sensomotorischen Steuerung, z. B. durch Störungen des zentralen Nervensystems bzw. der peripheren Hirnnerven oder aufgrund neuromuskulärer Erkrankungen.

18.2.1 Ursachen von Dysphagien

Die **Ursachen** für Dysphagien sind vielfältig, denn zahlreiche Erkrankungen können mit der Ausbildung einer mehr oder weniger schweren Dysphagie einhergehen. Im Wesentlichen lassen sich vier Ursachengruppen unterscheiden (➤ Tab. 18.2). Bei postoperativen tumorassoziierten Schluckstörungen kann sich nach einer Bestrahlung zusätzlich eine Dysphagie entwickeln.

Weitere mögliche Ursachen für eine Dysphagie sind: [3]

- Kognitive Störungen mit Beeinträchtigung des Bewusstseins, Aufmerksamkeitsstörungen (➤ 17.6), Apraxie (➤ 17.5.2), Wahrnehmungsstörungen (➤ 17.3.2)
- Störung der Körpermotorik, wie unzureichende Kopf- und Rumpfkontrolle (➤ 17.2.3)
- Änderung des Verhaltens, wie Antriebsminderung (➤ 17.6.2), Demenz
- Psychogene Erkrankungen.

18.2.2 Epidemiologie der Dysphagie

Aus **epidemiologischer Sicht** leiden unter Dysphagie:

- Ca. 7 % der deutschen Gesamtbevölkerung [4]
- 16–22 % aller Deutschen über 55 Jahre [4]
- Hirnstammläsionen: ca. 65 % [5]
- Schweres Schädel-Hirn-Trauma: über 70 % in der Frührehabilitationsphase [6]
- Schlaganfall: Akutphase ca. 50 %, chronische Phase ca. 25 %, ist somit häufigste Ursache für neurogene Dysphagien [6]; 55 % der Betroffenen zeigen Aspirationen [7]

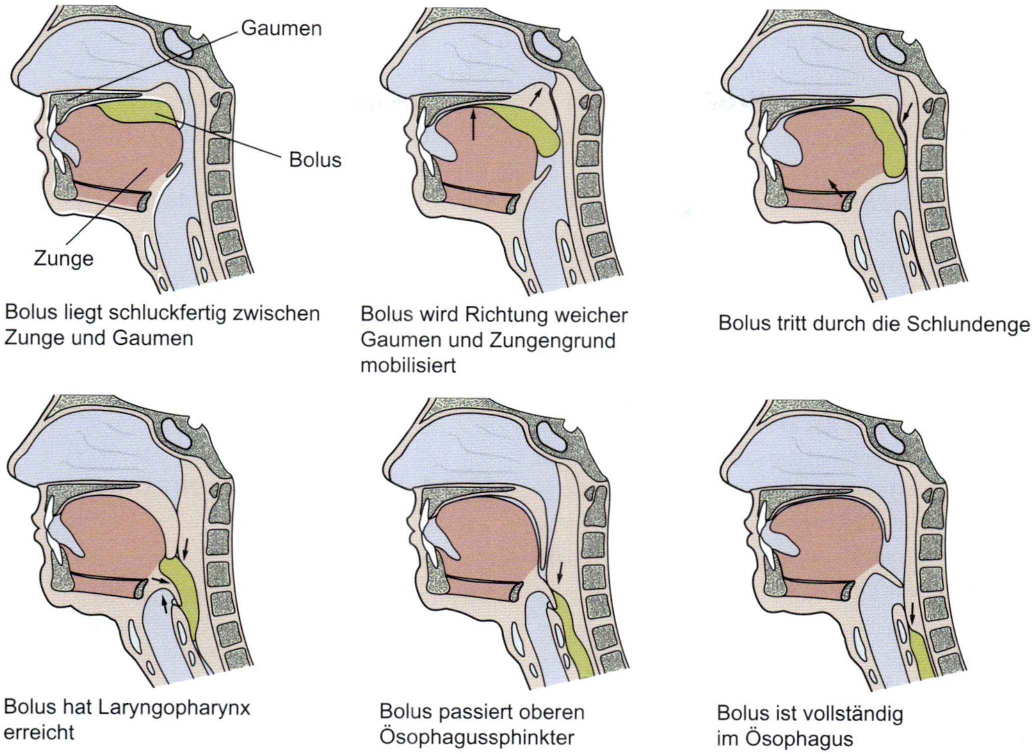

Abb. 18.1 Die Phasen des physiologischen Schluckakts. [L234]

Tab. 18.2 Hauptursachen für das Auftreten einer Dysphagie [3]

Ursache	Störungsort	Beispiele
Störungen der sensomotorischen Steuerung des Schluckvorgangs *(neurogene Dysphagien)*	Erkrankungen des Zentralnervensystems	Schlaganfall (➤ 17.12), Schädel-Hirn-Trauma (➤ 17.13.1), Tumore, degenerative Erkrankungen wie Morbus Parkinson (➤ 17.11.1) oder ALS (➤ 17.7.3), entzündliche Erkrankungen z. B. Polioenzephalomyelitis, Hypoxien (➤ 17.6.8), Intoxikationen, Medikamentennebenwirkungen z. B. Neuroleptika, Entwicklungsstörungen bei Kindern (➤ 17.5.5, ➤ 17.10)
	Erkrankungen/Schädigungen der peripheren Hirnnerven	Tumore, traumatische Läsionen, entzündliche Erkrankungen und Infektionen (z. B. Guillain-Barré-Syndrom), Polyneuropathien
	Neuromuskuläre Erkrankungen	Myasthenia gravis
	Erkrankungen der Muskulatur	Muskelcystrophien (➤ 17.7.1, ➤ 17.7.2)
	Motoneuronenerkrankungen	Amyotrophe Latereralsklerose *(ALS* ➤ 17.7.3)
Strukturelle Veränderungen der am Schluckakt beteiligten Organe und benachbarter Bereiche, wie Schädelbasis, Wirbelsäule, Brustkorböffnung und Schilddrüse	Primäre strukturelle Erkrankungen	Kongenitale Erkrankungen und Schädigungen, entzündliche Erkrankungen, Systemerkrankungen, Traumen, Divertikel, altersbedingte Strukturveränderungen, Tumore, Schilddrüsenerkrankungen, Halswirbelsäulenerkrankungen
	Strukturveränderungen durch chirurgische, radiologische und chemotherapeutische Tumorbehandlung	Veränderungen in Mundhöhle, Pharynx, Larynx, Schilddrüse und Ösophagus

18

- Innerhalb von ca. 2 Wochen versterben 25 % der dysphagischen Schlaganfallpatienten, weitere 25 % erholen sich in der gleichen Zeit spontan [8]
- Hirntumore: 26 %, lt. Studie [9]; lt. Studie: 30 % präoperativ, 30 % unmittelbar postoperativ, 40 % im weiteren Verlauf [10]
- Idiopathisches Parkinson-Syndrom: ca. 50 % [6]
- Multiple Sklerose: ca. 40 %, positive Korrelation mit Behinderungsgrad [6]
- ALS: im Verlauf fast immer [6]
- Myasthenia gravis: als Erstsymptom 17 %, im Verlauf über 50 % [11].

Dysphagien können prinzipiell in jeder Altersgruppe auftreten. Aufgrund des altersabhängig steigenden Risikos für viele dysphagieassoziierte Erkrankungen (➤ 18.2.1) sowie der mit fortschreitendem Alter einhergehenden Verstärkung bereits bestehender Grunderkrankungen sind Menschen im höheren Lebensalter häufiger von einer Schluckstörung betroffen.

18.2.3 Klinische Hinweise auf eine Schluckstörung

Klinische Hinweise auf eine Dysphagie nach den Phasen des Schluckvorgangs (➤ Tab. 18.1) sind:

Orale Phase

- Kauprobleme
- Verlängerte orale Phase
- Unkontrolliertes Austreten von Speichel/Nahrung aus dem Mund oder unkontrolliertes Abgleiten in den Rachen *(Leaking)*
- Niesen, Herausfließen von Speichel/Nahrung aus der Nase *(nasale Regurgitation)*
- Liegenbleiben von Speichel/Nahrung im Mundraum *(Retention)*.

Pharyngeale Phase

- Steckenbleiben von Speichel/Nahrung im Hals *(Residuen)*
- Eingeschränkte, fehlende Kehlkopfhebung
- Husten (vor, während, nach dem Schlucken)
- Räuspern, Rachenreinigen
- Gurgelnder Stimmklang.

Ösophageale Phase

- Druckgefühl
- Brennen und Schmerzen hinter dem Brustbein
- Saures Aufstoßen *(Reflux)* kann zu Magensaftaspiration führen
- Schmerzen in der Herzgegend.

VORSICHT

Schluckstörungen nicht übersehen

Gerade bei älteren Menschen fallen Schluckstörungen sehr oft zu spät auf, da das soziale Umfeld sie teilweise ignoriert oder als „normales" altersbedingtes Defizit deklariert.

18.2.4 Formen der Aspiration

DEFINITION

Aspiration: Eindringen von Speichel, Nahrung oder anderen Fremdkörpern in den Larynx mit Durchtritt durch die Glottis *(Stimmlippen)* in den subglottischen Raum *(Trachea,* ➤ Abb. 18.1).

Penetration: Eindringen von Speichel, Nahrung oder Fremdkörpern in den Larynxeingang ohne Durchtritt durch die Glottis *(Stimmlippen)*.

Die **Aspirationsklassifikation** erfolgt nach dem Zeitpunkt im Schluckvorgang (➤ Tab. 18.3).

VORSICHT

Husten fehlt oft

Ein großer Teil der Patientinnen und Patienten, die aspirieren, husten nicht!

18.2.5 Folgen einer Schluckstörung

Eine **Schluckstörung** kann gravierende **Folgen** nach sich ziehen. Aufgrund der erschwerten bzw. einseitigen Nahrungsaufnahme, mit z. B. nur breiiger Kost, ist mit einer Mangelernährung in Form von Gewichtsverlust und Nährstoffdefizit bzw. mit einer Dehydrierung zu rechnen. Beide Zustände begünstigen Infektionen, v. a. des respiratorischen Trakts sowie der Harnwege, gehen mit reduzierter Immunabwehr und verzögerter Wundheilung einher und führen letztlich zu einer

Tab. 18.3 Aspirationsarten und ihre pathophysiologischen Ursachen (➤ Abb. 18.1) [12]

Aspirationsart	Ursachen
Prädeglutitiv: Vor der Reflexauslösung gelangen Substanzen in den noch offenen Kehlkopf und die tiefen Atemwege.	• Gestörte orale Boluskontrolle und/oder gestörter oraler Bolustransport • Verzögerte/fehlende Reflexauslösung
Intradeglutitiv: Während des Reflexablaufs dringen Substanzen in den Kehlkopf und die tiefen Atemwege ein.	• Eingeschränkter Kehlkopfverschluss • Eingeschränkte Kehlkopfhebung • Unvollständige Öffnung des OÖS
Postdeglutitiv: Nach Ablauf des Schluckreflexes laufen unvollständig abgeschluckte Substanzen in den wieder geöffneten Kehlkopf und die tiefen Atemwege.	• Eingeschränkte Zungenbasisretraktion • Eingeschränkte pharyngeale Kontraktion • Eingeschränkte Kehlkopfhebung • Unvollständige Öffnung des OÖS

verlängerten Hospitalisation sowie einer erhöhten Mortalität.

In Mund und Rachen verbleibende Nahrungsreste begünstigen auf Dauer Zahnfleischprobleme und Pilzinfektionen. Zudem besteht aufgrund des gestörten Schutzes der Atemwege eine ernsthafte vitale Gefährdung für den Betroffenen. Mögliche Komplikationen sind Bronchitis, Lungenentzündungen (➤ 9.3.7), Dyspnoe oder Ersticken. Ebenfalls drohen Lungenabszesse und Pleuraempyeme *(Eiteransammlung in der Pleura).* [13]

Die **Auswirkungen** auf **sozialer und psychischer Ebene** sind nicht zu unterschätzen. Gemeinsame Mahlzeiten stellen eine bedeutende Form der sozialen Interaktion dar. Ist der Betroffene auf Sondennahrung (➤ 19.11) angewiesen bzw. muss er große Anstrengungen bei der Mahlzeiteneinnahme aufbringen, so entfällt ein wichtiges Element des sozialen Miteinanders. Die Lieblingsspeisen nicht mehr verzehren zu können, führt zu hohem Leidensdruck. Besteht die Notwendigkeit eines Tracheostomas (➤ Kap. 11) mit teilweise dauerhaft geblockter Trachealkanüle, führt dies außerdem zu massiven Kommunikationseinschränkungen. Hinzu kommen Gefühle von Ekel, Scham und Angst im Hinblick auf das Absondern von Speichel, das ständige Husten mit Erstickungsanfällen bzw. das Hochwürgen und Ausspucken von Schleim und Nahrungsresten. Die gesellschaftliche Isolation und der Rückzug der Betroffenen, aber auch deren Angehörigen, sind typische Konsequenzen. Infolge der enormen psychosozialen Belastung erhöht sich die Wahrscheinlichkeit für körperliche und seelische Begleiterkrankungen wie Angstzustände, Depressionen, Schlaflosigkeit, Unruhe, Herz-Kreislauf-Probleme sowie Probleme des Stoffwechsels und des Verdauungstrakts. Dies nimmt zusätzlich negativen Einfluss auf den Rehabilitationsprozess. [3]

18.3 Dysphagiediagnostik

Die **Diagnostik der Dysphagie** beschäftigt sich einerseits rein beschreibend mit dem *Erfassen der Symptome,* andererseits analytisch schlussfolgernd mit dem *Erkennen der Störungsursache.* Aufgrund der Vielzahl der am Schlucken beteiligten Strukturen und der multiplen Störungsursachen sind verschiedene Fachdisziplinen – Neurologie, Innere Medizin, HNO, Phoniatrie, Pneumologie, Geriatrie und Logopädie – am diagnostischen Prozess beteiligt. Eine umfassende multidisziplinäre klinische und instrumentelle Diagnostik bildet die Voraussetzung für das Erstellen eines auf den jeweiligen Betroffenen optimal zugeschnittenen Therapieplans. [14]

WICHTIG

Ohne Diagnostik keine Therapie

Bei Verdacht auf Schluckstörungen kann ohne eine von einem erfahrenen Logopäden/Sprachtherapeuten durchgeführte, strukturierte und standardisierte klinische und instrumentelle Diagnostik keine effiziente Therapie erfolgen!

18.3.1 Klinische Diagnostik

Erstes Glied der Diagnosekette bildet die **klinische Eingangsuntersuchung.** Anhand der beobachtbaren Symptomatik beurteilt der Logopäde, ob eine Schluckstörung vorliegt. Meist beinhaltet die Eingangsuntersuchung folgende **drei Untersuchungsebenen** [20]:

1. **Anamneseerhebung** und Erfassen relevanter Daten aus der Krankengeschichte:
   - Angaben über die Ernährungsweise: oral/Sonde/diätetische Einschränkung
   - Angaben über den Schutz der Atemwege: Trachealkanüle geblockt/ungeblockt
   - Beeinträchtigungen der Extremitätenmotorik und der Kopf-Rumpf-Kontrolle
   - Vorläufige Beurteilung der Kooperations- und Kommunikationsfähigkeit
   - Fragen zu möglichen kognitiven Beeinträchtigungen
   - Fragen zu Infektanfälligkeit und Gewichtsabnahme.
2. **Untersuchung** der am Schluckvorgang beteiligten **Organe:** [14]
   - Hals- und Gesichtsmuskulatur
   - Zunge
   - Kiefernmuskulatur
   - Pharyngeale, laryngeale und respiratorische Organe (➤ 7.2)
     Die Untersuchung der beteiligten Organe erfolgt in drei Modalitäten (➤ Tab. 18.4).
3. **Direkte Schluckprobe:** [20]
   - Proben mit kleinem Bolusvolumen von ⅓ Teelöffel, Konsistenz: breiig, flüssig, fest, evtl. Mischkonsistenzen
   - Diskrete Störungen: Beobachten einer ganzen Mahlzeit
   - Bewertungskriterien: Fähigkeit zur selbstständigen Nahrungsaufnahme, Mundschluss, Kauen, Nahrungsaustritt aus dem Mund, Dauer der oralen Phase, Kehlkopfhebung, Schluckeffizienz mit Kontrolle auf Nahrungsreste im Mundraum
   - Hinweise auf Penetration/Aspiration: Stimmveränderungen nach dem Schlucken wie gurgelnde Stimme oder Husten/Räuspern vor, während und nach Schluckreflex
   - Beurteilung soweit klinisch möglich, der reflektorischen und willkürlich intendierten Reinigungsmechanismen
   - Bei Verdacht auf schwerwiegende strukturelle Defizite oder oralmotorische Störungen sowie Wahrnehmungsdefizite oder schweren Einschränkungen der Effizienz des Hustenstoßes: zu Beginn nur Speichelschlucken und kleinste Mengen pulmotoxisch unbedenklicher Substanzen prüfen! Vorsichtig Mengen steigern. Bei unklaren Befunden Abbruch!

Derzeit stehen verschiedene **Screeningverfahren** mit unterschiedlicher Sensitivität und Spezifität für die Testung des Wasserschluckens und des Nahrungsschluckens zur Verfügung: [15]

- Wasserschlucktests: z. B. 50-ml-Wassertest, kombinierter 50-ml-Wassertest mit Pulsoximetrie, 70-ml-Wassertest nach *Daniels*, Timed-Water-Swallow-Test, 90-ml-Water-Swallow-Test nach *Suiter & Leder*
- Nahrungsschlucktests: z. B. Gugging Swallowing Screen, Semisolid-Bolus-Swallow-Test
- Schluckprovokationstest *(SPT)*.

Tab. 18.4 Untersuchung der am Schluckvorgang beteiligten Organe [14]

Statische Verhältnisse: Ruhebeobachtung	Funktion: Reflektorische, willkürliche Bewegungen	Wahrnehmung: Berührungsempfindung
Bewertung der Organe im Hinblick auf: • Oberflächenstruktur • Form • Lage • Muskeltonus • Unwillkürliche pathologische Bewegungen, z. B. Ruhetremor, Myoklonien.	1. Bewertung der Reflexauslösbarkeit: Masseterreflex, Palatalreflex, Würgreflex, Hustenreflex 2. Bewertung oralmotorischer Willkürbewegungen: – Ausführen von „schluckverwandten" nichtsprachlichen, z. B. Kieferschluss, Zungenspitzenhebung, parasprachlichen Willkürbewegungen – Kriterien: Bewegungsradius, Kraft, Zielgenauigkeit, Geschwindigkeit, Wiederholbarkeit, Muskeltonus, unwillkürliche Bewegungen, Apraxiezeichen	Bewertung der Intensität und Seitengleichheit von Empfindungen durch Betupfen mit Wattestäbchen: • Lippen • Vorder- und Hinterzunge • Wangeninnenseiten • Weicher Gaumen

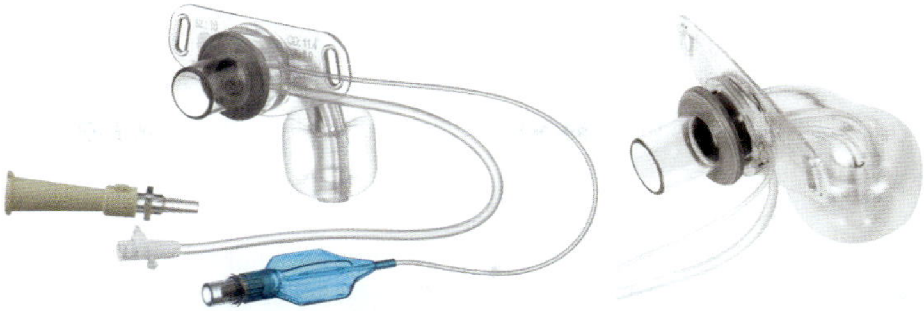

Abb. 18.2 Trachealkanüle mit optimiertem subglottischem Absaugsystem *(Dysphagiekanüle) BMV® Cuff Suction TK.* [V726]
a) Trachealkanüle im Ganzen.
b) Blick auf den Cuff und die optimierte Öffnung für die subglottische Absaugung.

VORSICHT

Kontraindikationen

Kontraindiziert ist der Einsatz dieser Tests bei bereits bekannten Aspirationszeichen, pathologischem Lungenbefund und schweren Bewusstseinsstörungen. Zudem ersetzen die Screeningverfahren keinesfalls die weiterführende klinische und instrumentelle Diagnostik!

Eine **geblockte Trachealkanüle** kann bei fehlerhafter Anlage, falscher Auswahl und unsachgemäßer Anwendung das Schlucken erschweren. Sie kann jedoch ermöglichen, Sekrete sowie aspiriertes Material tracheal abzusaugen. Folgende Tests machen sich dies zunutze:

- **Färbetest.** Einfärben der Schluckprobe und tracheales Absaugen nach dem Schlucken; gefärbtes Sekret weist auf Aspiration hin. Auch bei negativem Ergebnis kann eine Aspiration in die tiefen Atemwege nicht ausgeschlossen werden.
- **Glukose-Oxidase-Test.** Eintauchen eines Glukose-Teststreifens in das abgesaugte Trachealsekret; positiver Glukose-Nachweis deutet auf Aspiration hin.

Im Falle starker Speichelaspiration ohne effiziente Clearingfunktion und pathologischem Lungenbefund sollte zum Schutz der tiefen Atemwege eine spezielle **Dysphagiekanüle** (➤ Abb. 18.2) zum Einsatz kommen.

Sinn und Zweck. Aspiriertes Sekret kann mit einer 20-ml-Spritze über das subglottische Absaugsystem (➤ 11.5.6) abgezogen und hinsichtlich Menge und Konsistenz in einem zeitlichen Kontext beurteilt werden. Durch das subglottische Absaugen von Sekret und das mögliche Anspülen mit NaCl über den subglottischen Absaugschlauch sind ein deutlich sicheres, frühzeitiges und konsequentes Entblocken sowie das Training des Hustenstoßes möglich. Sekret, das vor dem Entblocken oberhalb des Cuffs entfernt wird, gelangt dann auch nicht in die tiefen Atemwege. Zudem kann einer Chronifizierung der Dysphagie durch mit Keimen versetztes Sekret und dadurch einer möglichen Desensibilisierung im Bereich der Trachea sowie Aspirationspneumonien vorgebeugt werden. [19].

Der Einsatz von speziellen Trachealkanülen mit subglottischem Absaugsystem bei einer zu erwartenden Beatmungsdauer von mehr als 72 Std. gehört zu den Empfehlungen der KRINKO zur *Prävention der beatmungsassoziierten Pneumonie* [19].

Bei ineffizientem Clearing des Bronchialsystems ermöglicht eine geblockte Kanüle zudem eine sichere und messbare Durchführung von Schlucktests mit Flüssigkeiten und absaugbaren Konsistenzen (honigartig angedicktes, angefärbtes Wasser). Derzeit existiert dafür eine optimierte „Dysphagiekanüle" (➤ Abb. 18.2), deren spezielle Bauweise ein für die Trachealschleimhaut ungefährliches, weitgehend restloses subglottisches Absaugen und damit eine objektive und messbare Beurteilung der Sekretaspiration oder der Testschlucke erlaubt.

Bei intaktem, ausreichendem Hustenstoß kann die Therapeutin oder der Therapeut den Schlucktest bei entblockter Kanüle durchführen. Eine Bronchoskopie kann die Effizienz der Reinigung des Bronchialsystems belegen. Bei positivem Ergebnis ist die Möglichkeit zur schrittweisen Dekanülierung zu prüfen.

WICHTIG

Aspirationsschnelltests

Aspirationsschnelltests erfordern wenig Zeit sowie Kosten und bieten Entscheidungshilfen für Sofortmaßnahmen. Sie liefern jedoch keine Informationen über die Störungsursache.

Für eine klinische Schweregradeinschätzung der Dysphagie kann z. B. der **Bogenhausener Dysphagiescore** *(BODS)* herangezogen werden. Er erfasst die alltagsrelevante Schluckbeeinträchtigung, d. h., die Fähigkeit, den Speichel und/oder die zugeführte Nahrung zu schlucken. Das Erfassen von Speichel- und Nahrungsschlucken erfolgt hier getrennt *(BODS 1 und BODS 2)*, da sie unterschiedlich beeinträchtigt sein können. [16]

18.3.2 Instrumentelle Diagnostik

Die folgende Tabelle (➤ Tab. 18.5) liefert einen Überblick über die **instrumentelle Diagnostik** bei Dysphagien.

Tab. 18.5 Übersicht über die instrumentellen Untersuchungsmethoden [14]

Endoskopie von Rachen und Kehlkopf
FEES *(fiberoptische endoskopische Evaluation des Schluckaktes)* – Goldstandard der bildgebenden Diagnostik der Dysphagie • Anwendung: Ermittlung von Störungssymptomen und Ursachen, Therapiemonitoring • Aufzeichnung auf Video • Nachteil: Schluckvorgang kann nicht vollständig erfasst werden, evtl. Beeinträchtigung des physiologischen Schluckens durch das Endoskop • Durchführung: – Einführen eines flexiblen Endoskops über die Nase in den Rachenraum, möglichst unter Lokalanästhesie der Nasenschleimhaut – Ruhebeobachtung: Beurteilen von Strukturveränderungen an Nase, Gaumensegel, Hypopharynx und Larynx, Speichelresiduen, Sekretüberlauf in den Kehlkopf oder die Luftröhre, spontane Reinigung bei Penetration oder Aspiration – Funktionsbeobachtung: Beurteilen von z. B. Stimmbandfunktion beim Atemanhalten, Husten und während der Phonation, Effektivität der Funktionen der am Schluckakt beteiligten Organe – reflektorisch und willkürlich intendiert – Funktionsuntersuchung des Schluckvorgangs: Evaluation des Schluckens mittels angefärbter Testboli in unterschiedlicher Größe und Konsistenz – Leaking, Schluckreflexauslösung, Residuen, Penetration/Aspiration in Art und Menge, Effizienz der reflektorischen oder willkürlich intendierten Reinigung und deren Effektivität, Überprüfen der Effektivität kompensatorischer Manöver • Mögliches Instrument bei trachealkanülenpflichtigen Menschen zur Kontrolle der Kanülenlage, Erkennen kanülenbedingter Schädigungen der Trachealwand, Prüfung der Voraussetzungen für die Kanülenentfernung • Dokumentation. **Transorale Endoskopie** • Einführen eines starren Lupenlaryngoskops durch den Mund in den Rachenraum • Inspektion von Pharynx und Larynx, Entfernen des Geräts während des Schluckens. **Transnasale Endoskopie ohne Aufzeichnung** • Einführen eines flexiblen Endoskops über die Nase in den Rachenraum, möglichst unter Lokalanästhesie der Nasenschleimhaut • Kein Entfernen des Geräts während des Schluckens • Vorteil: Schluckvorgang unmittelbar beobachtbar • Nachteil: evtl. Beeinträchtigung des physiologischen Schluckens durch das Endoskop, keine Video-Dokumentation der Untersuchung und somit keine Vergleichsmöglichkeit mit Erst- oder Folgebefunden **Transstomale Endoskopie** • Einführen eines Endoskops über das Tracheostoma in die Trachea • Vorteil: Überprüfen der Stimmlippenunterseiten; frische und chronische Aspiration und Aspirationstiefe beobachtbar • Nachteil: Mögliche Residuen sind nicht beurteilbar.
Radiologische Funktionsdiagnostik (Videofluorografie) Goldstandard der bildgebenden Diagnostik der Dysphagie
• Dynamisch bildhafte Darstellung, partielles Erfassen von Strukturen, Erfassen der Gesamtfunktion • Erstellen einer Profil- und Frontalansicht in Sitzposition, Aufzeichnung mittels Kamera • Kontrastmittel: z. B. *Barium* oder *Iotrolan*, ist lungenverträglicher bei Verdacht auf Aspiration • Überprüfen verschiedener Bolusgrößen und -konsistenzen • Auswerten des Schluckfilms in Echtzeit und Zeitlupe • Bewerten der oralen, pharyngealen und ösophagealen Schluckphasen Kriterien: Koordination der Bewegungen, Geschwindigkeit, Bewegungsamplitude, Leaking, Schluckreflexauslösung, Residuen, Penetration/Aspiration in Art und Menge, Effizienz der reflektorischen oder willkürlich intendierten Reinigung, Ersatz-/Begleitbewegungen, morphologische Störungen • Nachteil: Strahlenbelastung • Verfahren: Hochfrequenzkinematografie *(HFK)*, Videofluoroskopie.

Tab. 18.5 Übersicht über die instrumentellen Untersuchungsmethoden [14] *(Forts.)*

Endoskopie von Rachen und Kehlkopf
Bronchoskopie
• Endoskopisches Betrachten des Bronchialsystems • Erfassen von Art und Menge der Aspiration sowie der Aspirationsfolgen • Ggf. Freisaugen der Atemwege • Unverzichtbares Instrument bei trachealkanülenpflichtigen Menschen zur Kontrolle der Kanülenlage, Erkennen kanülenbedingter Schädigungen der Trachealwand, Prüfung der Voraussetzungen für die Kanülenentfernung • Möglichkeit der Schlucktestung in Anlehnung an das Vorgehen der FEES durch Wach-Bronchoskopie
Manometrie
• Methode zum Aufzeichnen von Druckveränderungen für die Diagnose ösophagealer und pharyngealer Funktionsstörungen • Videomanometrie: Kombination aus radiologischer Aufzeichnung und Manometrie; ermöglicht genaues Lokalisieren der Druckschwankungen
Pulsoximetrie
• Messen des Blutsauerstoffgehalts (➤ 9.1.6) • Anwenden bei schrittweiser Dekanülierung („Cuff-Weaning" ➤ 11.5.7, ➤ 18.4.5)

Weitere mögliche Diagnostikverfahren sind:

- Elektrophysiologische Diagnostik
- Sonografie
- Kernspintomografie
- Szintigrafie.

WICHTIG

Kompetente Ansprechpartner finden

Leider sind Diagnostikmöglichkeiten, die für Therapie und Pflege verwertbare Ergebnisse bringen, deutschlandweit noch immer rar. Die Internetseiten bzw. Ansprechpartner von Institutionen und Netzwerken können wertvolle Hinweise zu regionalen Strukturen und erfahrenen Therapeutinnen und Therapeuten geben. Siehe Kontaktadressen am Ende des Kapitels.

18.3.3 Dysphagie-Management-Konzept

Um im klinischen Alltag von neurologischen Akut- und Rehabilitationseinrichtungen sowie Stroke-Unit-Stationen ein standardisiertes sowie strukturiertes Vorgehen für die Dysphagiediagnostik zu forcieren, steht das **Dysphagie-Management-Konzept** *(DMK)* zur Verfügung, welches Handlungsempfehlungen für Diagnostik und Therapie bereitstellt [18]. Ziel ist das möglichst frühzeitige Identifizieren von Menschen mit Dysphagien, sodass Komplikationen wie Aspirationspneumonie und Mangelernährung bereits im Vorfeld vermieden und entsprechende Therapien zeitnah realisiert werden können. Gleichzeitig wird den wissenschaftlich fundierten Ansprüchen an eine Schluckuntersuchung auf den verschiedenen diagnostischen Ebenen Rechnung getragen. [17]

Validierte klinische und instrumentelle Diagnoseverfahren werden im DMK stufenweise strukturiert, standardisiert protokolliert und zu einer Gesamtbeurteilung vereint. Für jedes Diagnoseverfahren ist die entsprechend zuständige Fachdisziplin definiert. Mit der Aufnahme des sogenannten **modifizierten Schluckassessments** *(MSA)* ermöglicht das Konzept erstmals ein Screeningverfahren, das eigens von der zuständigen **Pflegefachperson** durchführbar ist – Pflege als „Speerspitze" der Diagnostik (➤ Abb. 18.3). Wesentliche Kriterien für das Beurteilen des Dysphagiegrads bilden das Ausmaß von Penetration und Aspiration, ebenso wie Leaking und Retentionen. Aufbauend auf den diagnostischen Ergebnissen fasst das Konzept mögliche funktionsorientierte Übungsempfehlungen, kompensatorische und adaptierende Maßnahmen zur Therapieplanung sowie verschiedene Schluckkostformen kompakt zusammen. Die effektive Durchführbarkeit des DMK in einem Team aus Pflegefachpersonen, Diätassistentinnen und -assistenten, Schlucktherapeutinnen und -therapeuten sowie Ärztinnen und Ärzten wurde wiederholt bestätigt. [17]

Modifiziertes Schluckassessment (MSA)

basierend auf Schluckassessment (SSA) 2001 – *Pflegekräfte* –

Patientenname: ____________________

Pat. Nr.: ____________________

Geb.-Datum: ____________________

Datum: ____________________

Untersucher: ____________________

Patientenaufkleber

A – FRAGEN CHECKLISTE „SCHLUCKEN" (alle Patienten)

Aspirationsgefährdung falls Antwort „Nein"	Nein	Ja	Bemerkungen
a. Ist der Patient wach und reagiert auf Ansprache?	☐	☐	
b. Kann der Patient auf Aufforderung husten?	☐	☐	
c. Kann der Patient seinen Speichel kontrollieren?	☐	☐	
d. Kann der Patient die Ober- und Unterlippe ablecken?	☐	☐	
e. Kann der Patient frei atmen (d. h. hat keine Probleme ohne Unterstützung bei guter Sauerstoff-Sättigung zu atmen)?	☐	☐	
f. Fehlen Anzeichen einer feucht/nass klingenden bzw. heiseren Stimme?	☐	☐	

B – SCHLUCKPROBE MIT 1 TEELÖFFEL STILLEM WASSER (nur durchführbar falls in „A" alle Fragen mit „Ja" beantwortet)

- Aufrechte Sitzposition mit Unterstützung des Rumpfes
- Mund auf Reste inspizieren und auf Aufforderung Speichel schlucken lassen
- Palpationsgriff und auf Symptome achten mit Phonationskontrolle

Funktionsstörung nach Perry-Kriterien: Abbruch wenn eine Funktion mit „Ja" beantwortet wird	Nein	Ja	Bemerkungen
a. Keine erkennbare Schluckaktivität?	☐	☐	
b. Wasser läuft aus dem Mund?	☐	☐	
c. Husten/Räuspern?	☐	☐	
d. Atemnot?	☐	☐	
e. Nasse/gurgelige Stimme bis 1 min direkt nach dem Schlucken?	☐	☐	
f. Haben Sie Zweifel oder einen unguten Eindruck?	☐	☐	

C – SCHLUCKPROBE MIT 90-ML-WASSERTEST (nur durchführbar falls in „B" alle Fragen mit „Nein" beantwortet)

Funktionsstörung nach Suiter & Leder-Kriterien: Abbruch wenn eine Funktion mit „Ja" beantwortet wird	Nein	Ja	Bemerkungen
a. Husten nach Schlucken? (innerhalb von 1 min)	☐	☐	
b. Erstickungsanfälle? (innerhalb von 1 min)	☐	☐	
c. Veränderte Stimmqualität? (innerhalb von 1 min /A/ phonieren lassen)	☐	☐	
d. Abbruch des Test? (bzw. nicht durchführbar)	☐	☐	

D – MSA-EINSCHÄTZUNG

a) Schluckassessment pathologisch in A, B oder C:	☐ Nein	☐ Ja	– falls „Ja", dann c bzw. d bzw. e
b) Klinischer Verdacht auf Aspirationsgefährdung gegeben:	☐ Nein	☐ Ja	– falls „Ja", dann c bzw. d bzw. e
c) Schlucktherapeut benachrichtigt:	☐ Nein	☐ Ja	
d) Arzt benachrichtigt:	☐ Nein	☐ Ja	
e) NPO (non per os) / bzw. Nasogastrale Sondenernährung (NGS) bis zur Evaluation durch Schlucktherapeut bzw. Arzt	☐ Nein	☐ Ja	

Bemerkungen: ____________________

__________ Datum __________ Unterschrift (Pflege)

Abb. 18.3 Modifiziertes Schluckassessment *(MSA)*, das von Pflegefachpersonen bei jeden Betroffenen in individuell festzulegenden Abständen durchgeführt werden soll. [17a] [T851]

18.4 Therapie der Dysphagie

Die **Therapie der Dysphagie** erfolgt immer individualisiert. Anhand der Ergebnisse der klinischen und instrumentellen Diagnostik erstellt die Therapeutin oder der Therapeut ein auf die jeweilige Person **individuell abgestimmtes Therapie- und Übungsprogramm.** Die gleichberechtigte Zusammenarbeit mit Ärztinnen bzw. Ärzten und Pflegefachpersonen unter Einbeziehen der Angehörigen ist unerlässlich. Bevorzugt fällt die Wahl auf konservative, ressourcenorientierte, evidenzbasierte Therapieverfahren. Im Einzelfall sind medikamentöse oder chirurgische Maßnahmen indiziert. Da die für das Schlucken verantwortlichen Organe maßgeblich auch an Artikulation, Stimmgebung sowie Atmung beteiligt sind, ist die interdisziplinäre Zusammenarbeit von Neurologen, Internisten und HNO-Ärzten unumgänglich. [14]

Zu Beginn beträgt die Therapiefrequenz mindestens 3–4 Therapieeinheiten à 60 Min. wöchentlich. Bei deutlicher und messbarer Verbesserung der Symptomatik kann auf 1–2 Einheiten pro Woche reduziert werden. Grundlegend lassen sich **störungsspezifische** sowie **holistische Vorgehensweisen** in der Behandlung von Dysphagien unterscheiden.

18.4.1 Störungsspezifische Verfahren

Zu den **störungsspezifischen Verfahren** zählt in erster Linie die **funktionelle Dysphagietherapie** *(FDT)*, die sich als funktions- und problemorientierte Vorgehensweise versteht. Im Rahmen der FDT kommen Methoden zum Einsatz, deren Wirksamkeit nachgewiesen oder zumindest nach pathophysiologischen Überlegungen wahrscheinlich ist. Dabei ist das Ziel der Behandlung nicht notwendigerweise das Wiederherstellen von normalen physiologischen Bewegungsabläufen. [14]

Wichtige **Planungskriterien** für die FDT sind: [14]

- Grunderkrankung der Person sowie mögliche neuropsychologische Störungen
- Anatomisch-strukturelle Schädigungen und Schluckpathologie
- Funktionsbeeinträchtigung im Alltag
- Umgebungsfaktoren sowie persönliche Faktoren.

Die **Therapiemethoden** der FDT gliedern sich in drei Komponenten:

- Restituierende Verfahren
- Kompensatorische Strategien
- Adaptive Maßnahmen.

Bei der individuellen Therapieplanung können die verschiedenen Strategien auch kombiniert werden.

Restituierende Verfahren

Die **restituierenden Verfahren** lassen sich durch ein sensomotorisches Training der am Schlucken beteiligten Muskeln charakterisieren. Zunächst stimuliert die Therapeutin bzw. der Therapeut „schluckverwandte" Einzelbewegungen oder Bewegungssequenzen beim Betroffenen. Sind erste Bewegungsreaktionen möglich, werden diese mithilfe der Willkürmotorik trainiert und in den Schluckvorgang integriert. Ziel ist das – im Idealfall – vollständige bzw. partielle Wiederherstellen der am Schluckakt beteiligten sensomotorischen Funktionen, um aspirationsfreies und effektives Schlucken zu ermöglichen. Für die angestrebten Effekte sind längere Trainingsphasen notwendig. Die Vorgehensweisen der restituierenden Verfahren sind größtenteils aus der Physiotherapie entlehnt und den Erfordernissen an die Schlucktherapie angepasst. [14]

Das Vorgehen der **restituierenden Verfahren** lässt sich in vier Stufen beschreiben (➤ Tab. 18.6).

> **WICHTIG**
>
> **Nach Anweisung üben**
>
> Pflegefachpersonen können das Erreichen der Therapieziele unterstützen, indem sie an therapiefreien Tagen oder zusätzlich zur Therapie mit den Betroffenen weiter üben. Hierzu ist es notwendig, dass die Logopädin bzw. der Logopäde die Therapieaspekte und möglichen Übungen in einem Programm festlegt und Anweisungen zum Durchführen gibt.

Kompensatorische Strategien

Kompensatorische Strategien sind willkürlich initiierte Verhaltensänderungen während des Schluckvorgangs, die das Schlucken erleichtern, ohne auf die primäre Ursache der neuromuskulären Defizite einzuwirken. Ziel ist es, aspirationsfreies und effizientes Schlucken

18

Tab. 18.6 Restituierende Therapiemethoden [14]

Stufe	Ziele	Beispiele
Optimale Ausgangslage	• Freie Beweglichkeit der am Schlucken beteiligten Muskeln • Verhindern abnormer Reaktionen • Erleichtern der Kopf-, Rumpf-, Kieferkontrolle	• Haltungsänderung • Verstellen der Liegefläche • Lagerungshilfen, -hilfsmittel
Vorbereitende Stimuli	• Stimulanz der Motorik • Wahrnehmungsförderung • Erhöhen der Aufmerksamkeit	• Manuelle Berührungsreize • Pinsel • Thermische Reize • Vibration • Dehnung • Druck
Mobilisationstechniken	• Erleichtern der Bewegungsinitiierung durch erhöhtes Feedback • Verbessern von Bewegungsausmaß, Geschwindigkeit, Koordination, Muskelkraft • Entspannen nach vorangegangener Kontraktion	• Widerstandsübungen gegen statisches Halten, z. B. Zunge gegen Spatel drücken • Widerstandsübungen im Bewegungsverlauf, z. B. Zunge gegen Widerstand herausstrecken
Autonome Bewegungsübungen	• Verbessern von Bewegungsausmaß, Geschwindigkeit, Koordination • Automatisieren der Bewegung • Schaffen der Referenzbedingungen für die Restitution des Schluckens	• Motorische Funktionsübungen, z. B. zum Stärken der Zungenkraft, der Mundboden-, der Pharynx- oder der Larynxmuskulatur • Pragmatische Übungen, z. B. Honig von Oberlippe lecken • Biofeedbacktraining

18

zu ermöglichen, selbst wenn die physiologische Bewegungsabfolge nicht wiederherzustellen ist. Die Maßnahmen sind bei jedem Schluck anzuwenden und setzen für einen erfolgreichen Therapieverlauf ausreichende kognitive Fähigkeiten des Betroffenen sowie eine hohe Therapiefrequenz zu Behandlungsbeginn voraus.

Haltungsmodifikationen regulieren unter Ausnutzen der Schwerkraft den Bolusweg. Den Kopf dabei in eine Position bringen, die es ermöglicht, den Bolus in den Rachen gleiten zu lassen *(Kopfextension)* bzw. über die gesunde pharyngeale/laryngeale Seite zu transportieren *(Kopfrotation zur Seite)*. Droht ein vorzeitiger Verlust des Bolus in den Rachen *(Leaking)*, kann der Kopf nach vorne gebeugt werden.

Schlucktechniken dienen dazu, die reflektorische Bewegungsabfolge durch Willkürmotorik zu beeinflussen [20]. ➤ Tab. 18.7 beschreibt die gängigen Schlucktechniken.

Adaptive Maßnahmen

Adaptive Maßnahmen unterstützen das Anpassen an die Störung durch externe Hilfen. Sie sollen den effektiven und sicheren Nahrungstransport und/oder das selbstständige Essen und Trinken ermöglichen:

- **Diätetische Maßnahmen** [14]
  - **Anpassen der Bolusgröße.** Meist eignet sich ein kleines Bolusvolumen besser, größere Bolusvolumen verbessern jedoch u. U. das Auslösen des Reflexes.
  - **Fließ- und Formbarkeit der Nahrung.** Dünnflüssige Konsistenzen sind schwer kontrollierbar und eignen sich nicht bei gestörter oraler Boluskontrolle, verspäteter Reflexauslösung und/oder unvollständigem Kehlkopfverschluss. In diesen Fällen sind breiige Nahrung und angedickte Flüssigkeiten zu bevorzugen. Andererseits erleichtert eine gute Fließfähigkeit den Bolustransport und ist im Falle einer Penetration/Aspiration leichter abzuhusten.
  - **Erhöhen des sensorischen Inputs durch Geschmacks- und Temperaturreize.** Bei Problemen mit der Schluckreflexauslösung erreicht der erhöhte sensorische Input, z. B. deutlich warme oder kalte Speisen, die Reflexauslöseschwelle.

Tab. 18.7 Schlucktechniken [14]

Schlucktechniken	Ziele	Durchführung
Reinigungstechniken	• Reinigen des Mundraums • Reinigen des Hypopharynx • Reinigen des Kehlkopfeingangs und der Trachea	• Nachschlucken, nachtrinken • Ggf. Rachen reinigen • Husten • Ggf. ausspucken
Kräftiges Schlucken	• Erhöhen der Zungenbasisretraktionskraft • Verbessern des pharyngealen Bolustransports	Möglichst hart schlucken
Supraglottisches Schlucken	Schutz der Luftwege durch Stimmbandschluss	Atem anhalten, schlucken ohne zwischenatmen, abhusten
Supersupraglottisches Schlucken	Schutz der Luftwege durch Verschluss des Kehlkopfeingangs	Forciert Atem anhalten, schlucken ohne zwischenatmen, abhusten
Supraglottische Kipptechnik	Füllen des Pharynx mit Flüssigkeit, dabei Ausschalten der oralen Phase	Atem anhalten, Kopf nach hinten kippen, Flüssigkeit in den Rachen kippen, mehrmals schlucken, abhusten
Mendelsohn-Technik	Verlängern der Öffnungsdauer des OÖS sowie der Dauer der Kehlkopfhebung	Schlucken, Zunge mind. 2 Sek. gegen Gaumen pressen, loslassen

- **Beeinflussen der Speichelbildung durch die Zusammensetzung der Nahrung.** Salzige und säurehaltige Speisen regen die Produktion von dünnflüssigem Speichel an und können die Bolusgleitfähigkeit verbessern. Milchprodukte und süße Speisen führen eher zur Bildung von zähem Schleim, der schwer zu transportieren ist.
- **Berücksichtigen pulmotoxischer Eigenschaften.** Bei Aspirationsgefahr Substanzen wählen, die leicht abzuhusten sind und die die pulmonalen Alveolargänge, z. B. durch hohen Säure- oder Fettgehalt, nicht schädigen.

Das Dysphagie-Management-Konzept beschreibt die in ➤ Tab. 18.8 aufgeführten **möglichen Koststufen.**

- **Ess- und Trinkhilfen** (➤ Abb. 18.4) [14]
  - Rutschfeste Unterlagen, Teller mit erhöhtem Rand und Bestecke mit verstärkten Griffen bei Störungen der Arm-/Handfunktionen
  - Direkte Platzierung der Nahrung auf der Hinterzunge mithilfe eines Schiebelöffels, spezieller Saugflaschen oder einer mit einem Schlauchstück verlängerten Spritze
  - Nasenausschnitt im Plastikbecher oder Trinkgefäße mit ausreichender Öffnungsweite verhindern beim Trinken die Kopfneigung nach hinten.
- **Prothetische Hilfen** [14]
  Sie gleichen anatomische Defizite, z. B. Substanzdefekte der Zunge aus und erleichtern den Nahrungstransport. Beispiel: Herabsetzen des Gaumenniveaus durch Obturatorprothese ermöglicht den Kontakt zwischen Zunge und Gaumen.

WICHTIG

Kompensatorische und adaptive Methoden

Kompensatorische und adaptive Methoden können bereits während der instrumentellen Untersuchung auf ihre Effektivität hin geprüft und ggf. angepasst werden.

WICHTIG

FDT – Eine Therapie für alle

Mit der funktions- und ressourcenorientierten Dysphagietherapie *(FDT)* können alle Menschen mit Dysphagie jeder Ursache effektiv, wissenschaftlich fundiert und zielorientiert behandelt werden. Ganz gleich ob mit oder ohne Trachealkanüle.

18.4.2 Holistische Verfahren

Holistische Verfahren gründen auf der Annahme, dass neurogene Beeinträchtigungen stets Teil einer ganzkörperlichen Problematik sind. Eine neurogene Dysphagie kann somit nie isoliert auftreten und selektiv behandelt werden. Dementsprechend global gestaltet sich die therapeutische Zielsetzung.

Die **Therapie des fazio-oralen Trakts** *(F. O. T. T.®)* nach *Kay Combes* ist eine multisensorisch stimulative Therapie, die auf die Bereiche Nahrungsaufnahme, Mundhygiene sowie nonverbale und verbale Kommunikation abzielt. In Anlehnung an das physiotherapeutische *Bobath-Konzept* versucht die Therapeutin oder der Therapeut, dem Menschen angemessene Haltungs- und Bewegungserfahrungen zu ermögli-

Tab. 18.8 Koststufen nach dem Dysphagie-Management-Konzept [17]

Normalkost
• Kauen und Schlucken ohne Einschränkung möglich • 100 % orale Ernährung, alle Nahrungsmittel in natürlicher, nicht modifizierter Form
Texture A *(„mit Konsistenzeinschränkung bei leichtem Verschluckrisiko")*
• Weiche Kost: weich gedünstet oder gekocht bzw. alle Speisen, die sich noch mit Zunge oder Gabel zerdrücken lassen • Nicht geeignet: grobkörnige, krümelige, faserige oder klebrige Konsistenzen • Flüssigkeiten je nach Testung; keine Mischkonsistenz mit fest-flüssig
Texture B *(„grobpüriert" bei mittlerem Verschluckrisiko)*
• Grob püriert/breiig weiche Kost, sehr leicht mit der Zunge zerdrückbare Speisen bzw. alle Speisen, die sich zu Brei verarbeiten lassen bzw. mit Gabel leicht zerdrückbar sind • Keine harten, festen, trockenen, klebrigen Stücke, keine zu saftigen Speisen • Masse mit Stücken, mit Zunge leicht zu Bolus formbar • Flüssigkeiten je nach Testung; keine Mischkonsistenz mit fest-flüssig
Texture C *(„passiert" bei schwerem Verschluckrisiko)*
• Feinst passierte Kost: homogene, glatte, weiche Breie oder „Förmchenkost" • Nicht geeignet: körnige, faserige oder klebrige Konsistenzen, zu saftige Speisen • Ohne Stücke, Kauen nicht notwendig • Flüssigkeiten je nach Testung; keine Mischkonsistenz mit fest-flüssig • Bei Zubereitung auf Konsistenzveränderung achten *(Verflüssigung, Separierung von Flüssigkeit);* ggf. Andicken
Texture D *(Sondenernährung)*
• Keine orale Ernährung möglich • Sondennahrung/Sondenkost (➤ 19.11.3)

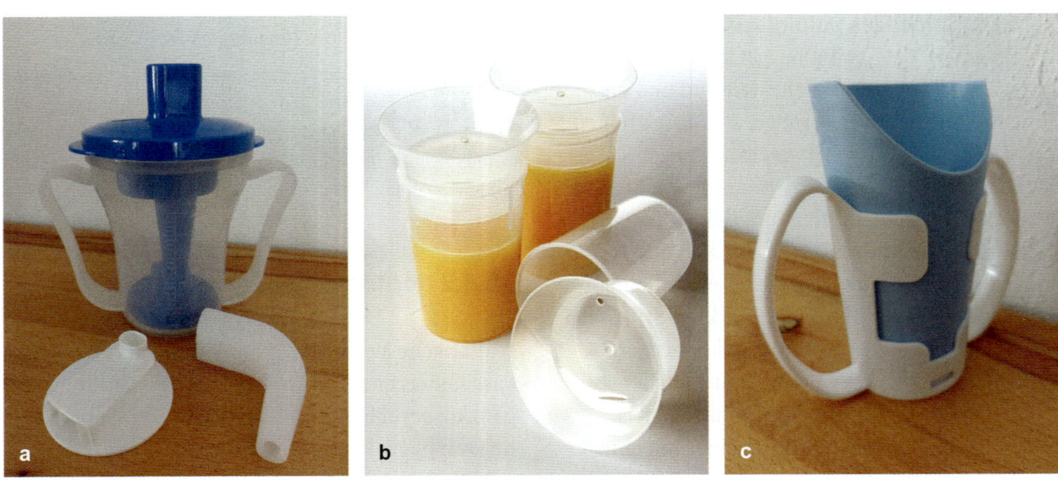

Abb. 18.4 Trinkhilfen bei Dysphagie.
a) CuraVita® Dysphagie-Trinkbecher für Erwachsene mit einstellbarer Flusskontrolle: mit dem blauen Regulator werden 10 ml pro Schluck freigeben, mit dem weißen 5 ml; der Becher kann mit zwei verschiedenen Trinkaufsätzen genutzt werden, für eine sitzende oder liegende Anwendung; er ist auslaufsicher. [M845]
b) Dysphagiebecher nach Kay Coombs: der große Durchmesser ermöglicht ein Trinken mit geradem Kopf, der breite Rand bietet eine gute Auflagefläche für die Lippen und die kleine Öffnung sorgt für einen dosierten Ausfluss der Flüssigkeit. [M845, V536]
c) Becher mit Nasenausschnitt, kann mit oder ohne Griffe verwendet werden. [M845]

chen und pathologische Muster zu hemmen. Ziel ist das Wiederherstellen des normalen, physiologischen Schluckvorgangs unter Ablehnung kompensatorischer oder adaptiver Strategien. Im Vordergrund stehen die Behandlung der präoralen Phase, mit z. B. Blickkontakt zur Nahrung, Riechen, Spüren mit der Hand, sowie der oralen Phase. Die pharyngeale Phase, die der autonomen Steuerung unterworfen ist, wird nicht berücksichtigt.

Die **orofaziale Regulationstherapie** *(ORT)* nach *Rudolfo Castillo-Morales* behandelt sensomotorische Störungen im Gesichts-, Mund- und Rachenbereich, also Saug-, Kau-, Schluck- und Sprechstörungen. Zum stimulativen Aktivieren der orofazialen Funktionen kommen Techniken wie Berührung, Druck, Zug, Streichen und Vibration zum Einsatz. Ursprünglich wurde die ORT für schluck- bzw. sprachgestörte Kinder entwickelt. Inzwischen findet sie auch bei Erwachsenen mit zerebralen Bewegungsstörungen, z. B. bei neurogenen Dysphagien, Anwendung. [14]

18.4.3 Medizinische Basisversorgung bei Dysphagien

Eine adäquate **medizinische Basisversorgung,** die die vitalen Funktionen unter Erhalt größtmöglicher Lebensqualität sicherstellt, bildet die Voraussetzung für einen erfolgversprechenden Rehabilitationsverlauf. Zu den erforderlichen **Maßnahmen** zählen:

- Erreichen eines stabilen Allgemeinzustands und der Rehabilitationsfähigkeit
- Sichern der Atemfunktion
- Sicherstellen der Ernährung.

Primär entscheidet die Ärztin oder der Arzt in enger Zusammenarbeit mit den zuständigen Therapeutinnen und Therapeuten sowie den und Pflegefachpersonen, ob ausreichende Atem- und Clearingfunktionen gewährleistet sind oder Sofortmaßnahmen zu deren Sicherung zu treffen sind. In beiden Fällen kann eine Tracheotomie indiziert sein. Je nach pathologischen Verhältnissen kommen dabei verschiedene Kanülenarten zum Einsatz. Bei Speichelaspiration *(engl. silent aspiration)* mit unzureichender Sauerstoffversorgung und/oder pathologischem Lungenbefund sind blockbare Trachealkanülen mit subglottischem Absaugsystem das Mittel der Wahl (➤ 18.3.1, ➤ Abb. 18.2, ➤ 11.5.6). Regelmäßige bronchoskopische Kontrollen und optimales Trachealkanülen-Management sind wichtig, um Komplikationen im respiratorischen Trakt zu verhindern. Bereits bestehende Aspirationspneumonien sind umgehend medizinisch zu versorgen.

Maßnahmen zum **Vermeiden von Aspiration** bei refluxgefährdeten Betroffenen sind: [18]

- Nahrungsaufnahme im Sitzen, postprandial *(nach dem Essen)* mind. 1 Std. aufrechter Oberkörper
- Letzte Nahrungsaufnahme 3–4 Std. vor dem Schlafen
- Schlafposition mit ca. 10–20 cm erhöhtem Oberkörper
- Vermeiden von säurefördernden Speisen und großen Mahlzeiten
- Motilitätsfördernde (z. B. *Motilium®*) und säurehemmende Medikamente (Protonenpumpemhemmer/PPI, z. B. Omeprazol in *Antra® MUPS*).

Maßnahmen, die in den **Zuständigkeitsbereich der Pflegefachpersonen** fallen, sind: [18]

- Optimale und konsequente Mund- und Zahnpflege
- Anfeuchten der Atemluft und hinreichendes endotracheales Absaugen bei Menschen mit Tracheotomie, ggf. auch oral und pharyngeal
- Konsequentes Durchführen der Atemtherapie
- Allgemeines Aktivieren und Mobilisieren.

Weiterhin stellt sich die Frage, ob der Betroffene eigenständig zu einer **ausreichenden Nahrungs- und Flüssigkeitsaufnahme** im Stande ist. Zuverlässige Entscheidungskriterien bilden Gewicht, Flüssigkeitszufuhr und Ausscheidung. Ist es nicht möglich, die orale Nahrungs- und Flüssigkeitsaufnahme ausreichend sicherzustellen, ist eine enterale Ernährungstherapie notwendig (➤ Kap. 19).

18.4.4 Angehörigenberatung

Obwohl sie entscheidend zum Rehabilitationserfolg beiträgt, messen Therapeutinnen und Therapeuten sowie Ärztinnen und Ärzte der **Beratung** und Betreuung der **Angehörigen** des schluckgestörten Menschen oft zu wenig Bedeutung bei. Um diesem Defizit entgegenzuwirken, entwickelte *Hiller* ein **Konzept zur strukturierten Angehörigenberatung in der funktionellen Dysphagietherapie,** das Informationen über die Erkrankung einschließlich Prognosen sowie die Rehabilitationsmöglichkeiten für Familie und Freunde bereitstellt. [4]

18.4.5 Dekanülierung

„Cuff-Weaning" ➢ 11.5.7

Im Zuge einer erfolgreichen Dysphagietherapie kann ggf. die Entscheidung zur **Dekanülierung** getroffen werden. Mögliche messbare Merkmale für eine Dekanülierung:

- Verbesserter effizienter Speichelschluck
- Ausreichende Mund-/Nasenatmung
- Ausreichende Sauerstoffversorgung und annähernd optimale O_2- und CO_2-Werte
- Unauffälliger Lungenbefund, effektives Clearing/ Abhusten.

Parameter, die zur **Entscheidung beitragen:**

- Kein Austritt von Speichel/Sekret aus dem Tracheostoma *(paratracheales Sekret)* bzw.
- Nur geringe Mengen subglottisch abzusaugen
- Komplikationsloses Entblocken möglich.

Der klinische Befund wird mittels **Bronchoskopie** gesichert:

- Geringer Aufstau, geringer Überlauf in die Glottis, effektiver reflektorischer Hustenstoß möglich oder
- Eigenwahrnehmung von gurgelndem Atemgeräusch oder Gurgelndem Stimmklang und effektives willkürliches Husten sind möglich.

18

WICHTIG

Effektives Clearing

Eine wichtige Voraussetzung für die Dekanülierung ist ein effektives Clearing des Bronchialsystems. Dazu ist auch ein effektiver Glottisschluss nötig.
Der Einsatz von manuellen (z. B. Atemunterstützung, Hustenhilfe) und mechanischen Hilfsmitteln (z. B. *cough assist, bagging*) kann ein effizientes Clearing unterstützen.

Die schrittweise Dekanülierung mit Abkleben des Tracheostomas (➢ 11.6) kann erfolgen, wenn unter sorgfältiger Beobachtung der Person alle **Voraussetzungen** erfüllt sind:

- Ausdehnen der Entblockungszeiten mit Verwenden eines Absaug- und Entblockungsprotokolls und pulsoximetrischer Kontrolle, um den Dekanülierungsprozess messbar zu machen.
- Regelmäßige videoendoskopische (z. B. FEES, Tracheoskopie ➢ 18.5) Kontrolle
- Platzhalter (➢ 11.5.12) nur bei Bedarf als Zwischenlösung notwendig.
- Einsatz von Stoma-Epithesen möglich

Bei akuten Aspirationszeichen ist eine bronchoskopische Kontrolle nötig. Später erfolgen der Verschluss des Tracheostomas (➢ 11.4) und eine Nachkontrolle durch einen HNO-Arzt bzw. -Ärztin oder Pneumologin bzw. Pneumologen nach 4–8 Wochen.

LITERATURVERZEICHNIS

[1] Bartolome G, Neumann S. Physiologie des Schluckvorgangs. In: Bartolome G, Schröter-Morasch H. (Hrsg.). Schluckstörungen. Diagnostik und Rehabilitation. 7. A. München: Elsevier, 2022.

[2] Prosiegel M. Neuroanatomie des Schluckens. In: Bartolome G, Schröter-Morasch H. (Hrsg.). Schluckstörungen. Diagnostik und Rehabilitation. 7. A. München: Elsevier, 2022.

[3] Hiller M. Dysphagie. Strukturierte Angehörigenberatung in der funktionellen Dysphagietherapie. Idstein: Schulz-Kirchner, 2008.

[4] Kuhlemeier K.V. Epidemiology and dysphagia. In: Dysphagia. 1994; (9): S. 209–217.

[5] Gordon C., Langton-Hewer R., Wade D.T.: Dysphagia in acute stroke. BMJ. 1987; (295): S. 411–4.

[6] Prosiegel M. Neurologie von Schluckstörungen. In: Prosiegel M. (Hrsg.). Praxisleitfaden Dysphagie. Bad Homburg: Hygieneplan, 2002.

[7] Alberts M J, Horner J, Gray L, Brazer S. R. Aspiration after stroke: lesion analysis by brain MRI. In: Dysphagia, 1992; (7): S. 170–173.

[8] Bath P M W et al. Cochrane-Übersicht (Cochrane Review). The Cochrane Library. 2002; (4).

[9] Mukand J.A., Blackinton D. D., Crincoli M. G., Lee J. J., Santos B. B.: Incidence of neurologic deficits and rehabilitation of patients with brain tumors. In: American Journal of Physical Medicine & Rehabilitation. 2001; (80): S. 346–350.

[10] Newton H. B., Newton C., Pearl D., Davidson T.: Swallowing assessment in primary brain tumor patients with dysphagia. In: Neurology, 1994; (44): S. 1927–1932.

[11] Prosiegel M, Buchholz D. Mit Schluckstörungen assoziierte neurologische Erkrankungen. In: Bartolome G, Schröter-Morasch H. (Hrsg.). Schluckstörungen. Diagnostik und Rehabilitation. 7. A. München: Elsevier, 2022.

[12] Wendler J, Seidner W, Eysholdt U. Lehrbuch der Phoniatrie und Pädaudiologie. Leipzig: Thieme, 2014.

[13] Baenkler H.W., Goldschmidt H., Hahn J. M.: Kurzlehrbuch Innere Medizin. Stuttgart: Thieme, 2010. S. 205.

[14] Bartolome G. Neurogene Dysphagie. Zur Frage des Zusammenhangs zwischen neurogener Dysphagie und Beeinträchtigungen nichtsprachlicher, parasprachlicher und sprechmotorischer Willkürfunktionen. Marburg: Tectum, 2004.
[15] Warnecke T., Dziewas R.: Neurogene Dysphagie: Diagnostik und Therapie. 2.A. Stuttgart: Kohlhammer, 2018.
[16] Bartolome G. Grundlagen der funktionellen Dysphagietherapie (FDT). In: Bartolome G, Schröter-Morasch H. (Hrsg.). Schluckstörungen. Diagnostik und Rehabilitation. 7. A. München: Elsevier: 2025.
[17] Ickenstein G W, Hiller M, Müller R. Management der Oropharyngealen Dysphagie (OD) unter Anwendung eines standardisierten Schluckassessments im Rahmen eines Dysphagie-Management-Concepts (DMC). Neurologie & Rehabilitation. 2014; 20 (2): S. 79–89.
[17a] Ickenstein G W, Hofmayer A, Lindner-Pfleghar B, Pluschinski P, Riecker A, Schelling A., Prosiegel M. Standardisation of diagnostic and therapeutic procedures for neurogenic oropharyngeal dysphagia (NOD). In: Neurol & Rehabil. 2009; 15 (5): S. 290–300.
[18] Schröter-Morasch H. Medizinische Basisversorgung von Patienten mit Schluckstörungen – Trachealkanülen – Sondenernährung. In: Bartolome G, Schröter-Morasch H. (Hrsg.). Schluckstörungen. Diagnostik und Rehabilitation. 7. A. München: Elsevier, 2022.
[19] Kommission für Krankenhaushygiene und Infektionsprävention am Robert Koch-Institut: Prävention der nosokomialen beatmungsassoziierten Pneumonie, Stand 2013. Aus: www.rki.de/DE/Themen/Infektionskrankheiten/Krankenhaushygiene/KRINKO/Empfehlungen-der-KRINKO/Device-assoziierte-postoperative-Infektionen/Tabelle_Pneumonie.html?nn=16779616 (letzter Zugriff: 25.5.2025).

WEITERFÜHRENDE LITERATUR

Deutsche Gesellschaft für Neurologie, Deutsche Gesellschaft für Dysphagie: S1-Leitlinie Neurogene Dysphagie, Stand 02/2020. Aus: www.awmf.org/leitlinien/detail/ll/030-111.html (letzter Zugriff: 25.7.2025).
Bartolome G., Schröter-Morasch H.: Schluckstörung: Interdisziplinäre Diagnostik und Rehabilitation. 6. A. München: Elsevier, 2018.
Prosiegel M., Weber S.: Dysphagie. Diagnostik und Therapie: Ein Wegweiser für kompetentes Handeln. 3. A. Berlin, Heidelberg: Springer, 2018.

KONTAKTADRESSEN

Arbeitsgruppe Dysphagie Mecklenburg-Vorpommern, Großraum Rostock, www.schluckstörung-mv.de.
Das Dsyphagiezentrum, Zentrum für Diagnostik und Therapie bei Schluckstörungen, www.das-dysphagiezentrum.de.
Dysphagienetzwerk Deutschland e.V., www.dnwd-ev.de.
Dysphagie-Netzwerk Südwest, www.dysphagie-netzwerk-suedwest.de.
Expertensuche Schluckstörung, www.expertensuche-schluckstörung.de.

KAPITEL

19 Grundlagen der Ernährung

Janina Falkenthal

Die Aufnahme von Nahrung und Flüssigkeit ist ein grundlegendes Bedürfnis und ist unerlässlich für die Erhaltung des Körpers, seiner Organfunktionen sowie die Erhaltung des Organismus und Stoffwechsels. Darüber hinaus haben Essen und Trinken auch kulturelle, gesellschaftliche und soziale Bedeutungen und tragen wesentlich zur Lebensqualität bei.

19

19.1 Wichtige Nahrungsbestandteile und ihre Aufgaben

DEFINITION

Ernährung: Nahrungsaufnahme einschließlich der Zufuhr von Nährstoffen, Vitaminen, Mineralstoffen und Flüssigkeit; versorgt den Körper mit der notwendigen Energie, um die Organfunktionen aufrechtzuerhalten. Sie beeinflusst maßgeblich die Körperzusammensetzung und den ständigen Auf-, Ab- und Umbau des menschlichen Körpers.
Lebensmittel: Oberbegriff für Trinkwasser und Nahrungsmittel, die dazu vorgesehen sind, in verarbeitetem, teilweise verarbeitetem oder unverarbeitetem Zustand vom Menschen verzehrt zu werden.
Nahrungsmittel: Lebensmittel, die vorwiegend der menschlichen Ernährung und damit der Erhaltung des Körpers dienen.

Lebensmittel/Nahrungsmittel bestehen überwiegend aus **Makronährstoffen** *(Nährstoffe, die der Körper in größeren Mengen benötigt)*, die den Hauptbestandteil der menschlichen Ernährung bilden und als primäre Energiequellen dienen. Jeder Makronährstoff hat spezifische Funktionen im Körperstoffwechsel. **Mikronährstoffe** *(Nährstoffe, die der Körper nur in sehr kleinen Mengen benötigt)* sind essenziell und spielen als Kofaktoren, Elektrolyte oder Antioxidanzien eine entscheidende Rolle bei zahlreichen Stoffwechselreaktionen, wodurch sie zur Erhaltung der Körperfunktionen beitragen.

- **Makronährstoffe**:
  - Kohlenhydrate *(Saccharide)*, darunter Ballaststoffe
  - Eiweiße *(Proteine)*
  - Fette *(Lipide)*.
- **Mikronährstoffe**:
  - Mineralstoffe. *Mengenelemente*, z. B. Kalzium, Magnesium, Kalium und *Spurenelemente*, z. B. Jod, Selen, Brom
  - Vitamine wie *Wasserlösliche Vitamine*, z. B. Vitamin C, B-Vitamine und *fettlösliche Vitamine*, z. B. Vitamin E, D, K, A
  - Sekundäre Pflanzenstoffe, z. B. Karotinoide, Flavonoide, Phytosterine.
- **Wasser** (➤ 19.1.1).

Für differenziertere Informationen zu den einzelnen **Nahrungsbestandteilen** wird auf einschlägige Literatur zum Thema Ernährungslehre verwiesen. Die *Deutsche Gesellschaft für Ernährung e. V. (DGE)* gibt Referenzwerte für die Nährstoffzufuhr heraus.

19.1.1 Wasser

Der menschliche Organismus besteht zu einem großen Teil aus **Wasser** und ist der bedeutendste Baustein unseres Körpers. Der genaue Anteil variiert nach Alter, Geschlecht und Körperzusammensetzung. Im Allgemeinen gilt:

- Neugeborene: etwa 75–80 % des Körpergewichts (KG)
- Erwachsene Männer: etwa 60–65 % des KG
- Erwachsene Frauen: etwa 50–60 % des KG; Frauen haben i. d. R. einen höheren Fettanteil im Körper, der weniger Wasser enthält
- Ältere Menschen: Der Wasseranteil sinkt auf etwa 50–55 % des KG, da der Körperanteil an fettfreier Masse abnimmt.

Ein ausgeglichener **Wasserhaushalt** ist für die Gesundheit und das Wohlbefinden unerlässlich. Der Wasserhaushalt des Körpers wird durch zahlreiche Stoffwechselvorgänge und Organsysteme reguliert, um ihn und den Elektrolytgehalt in engen Grenzen konstant zu halten. Hauptakteure in dem komplexen Zusammenspiel sind: Niere, Hormone, Blutdruckregulationen und der Elektrolythaushalt.

Eine der vielen Funktionen des Wasserhaushalts ist die Ausscheidung der harnpflichtigen Substanzen. Der menschliche Körper verliert täglich Flüssigkeit, nicht nur über die Urinausscheidung, sondern insbesondere auch durch die Atmung, Schwitzen und Stuhlgang. Der tägliche Wasserverlust variiert je nach Umweltbedingung, körperlicher Aktivität und Gesundheitszustand (➤ Tab. 19.1).

Die **Wasserverluste bei Kindern** sind höher, denn Kinder haben:

- Höheres Atemminutenvolumen
- Im Verhältnis zum Körpervolumen größere Körperoberfläche
- Höhere Stoffwechselrate
- Niedrigere renale Konzentrationsfähigkeit.

Das **Flüssigkeitsgleichgewicht im Magen-Darm-Trakt** (➤ Abb. 19.1) ist ein komplexer und entscheidender Aspekt der menschlichen Physiologie.

Tab. 19.1 Tägliche Wasserverluste in ml unter unterschiedlichen Bedingungen [2]

	Normalbedingungen	Warmes Wetter	Schwere körperliche Arbeit
Haut	350	350	350
Lunge	350	250	650
Urin	1 400	1 200	500
Schweiß	100	1 400	5 000
Stuhl	100	100	100
Gesamt	**2 300**	**3 300**	**6 600**

WICHTIG

Nicht messbare Flüssigkeitsverluste in der Bilanz berücksichtigen

Menschen mit Dünndarmteilresektion, einem hochsitzenden Enterostoma *(Ileostoma)*, Kurzdarmsyndrom, Malabsorptionssyndrom oder einer sehr schnellen Transitzeit im Darm (z. B. bei Darminfektionen) und dem Symptom des Durchfalles verlieren innerhalb kürzester Zeit viel Flüssigkeit, da der Darm die Flüssigkeit nicht ausreichend rückresorbieren kann.
Menschen mit einer Schluckstörung, die Speichel durch ihr Tracheostoma verlieren oder subglottisch abgesaugt werden, verlieren bis zu 1 000 ml/Tag Speichel.
Auch der Verlust der Flüssigkeit durch Schweiß, Emesis, Fieber, Atmung/Tachypnoe sowie Wundexsudat muss immer bei der Beurteilung einer **Bilanzierung (Plus-, Minus- oder ausgeglichene Bilanz)** beachtet werden. Die Einfuhr von Flüssigkeit sollte immer höher sein als die Ausfuhr, d. h., es wird eine Plusbilanz angestrebt – außer bei anderer ärztlicher Anordnung.

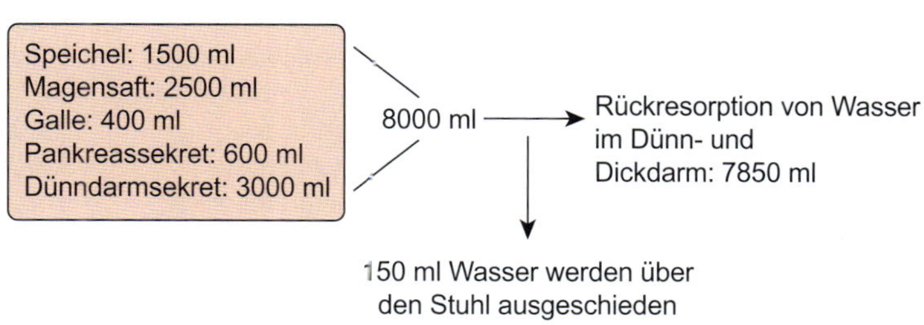

Abb. 19.1 Flüssigkeitsgleichgewicht im Magen-Darm-Trakt. Gesamtmenge der gebildeten Verdauungssäfte im Verhältnis zur tatsächlichen Ausscheidung mit dem Stuhl. Der größte Teil der gebildeten Flüssigkeiten wird im Dünndarm rückresorbiert, im Dickdarm dann noch etwa 1 l, sodass mit normalem Stuhl nur etwa 150 ml Wasser ausgeschieden werden. [L143]

19.1.2 Ballaststoffe und Darmmikrobiom

DEFINITION

Ballaststoffe: Zählen zu den Kohlenhydraten, sind aber weitgehend unverdauliche Nahrungsbestandteile, da dem Körper die dafür notwendigen Verdauungsenzyme fehlen. Sie lassen sich in lösliche und unlösliche Ballaststoffe einteilen, die unterschiedliche Aufgaben mit sich bringen. (➤ Tab. 19.2).

Darmmikrobiom *(physiologische Darmflora):* Gesamtheit aller Mikroorganismen (Bakterien > 90 %), auch Erbmaterial, Enzyme, Stoffwechselendprodukte. Jeder Mensch hat ein individuelles Mikrobiom, ähnlich einem Fingerabdruck. Hat eine zentrale Bedeutung für die Verdauung, das Immunsystem und die Gesundheit insgesamt.

Der Darm wird von mindestens 500–1 000 verschiedenen Bakterienstämmen besiedelt und die Zusammensetzung variiert individuell. Schätzungen gehen davon aus, dass die Gesamtzahl der **Darmbakterien** 10-mal so hoch ist wie die Zahl der Körperzellen. Diese Mikroorganismen leben in enger individueller Symbiose und werden **Mikrobiom** genannt. Eine gesunde Symbiose (Verhältnis „gute" und „schlechte" Darmbakterien) hat großen Einfluss auf die körperliche und psychische Gesundheit, sowohl präventiv als auch therapeutisch: [3]

- Sie wehren die Ansiedlung krankheitserregender Keime wie Bakterien, Viren, Parasiten oder Pilze ab, da sich die „guten" Darmbakterien an der Darmschleimhaut festhalten und somit verhindern, dass sich schädliche Keime anhaften können.
- Sie können Allergien und Infektionen vorbeugen, da sie verhindern, dass körpereigene, im Darm lokalisierte Immunzellen durch die Darmwand in den Organismus gelangen und schädigen.
- Sie stärken das Immunsystem allgemein und sind damit entscheidend verantwortlich für die Krankheitsabwehr des Menschen, denn rund 80 % aller Zellen des Immunsystems sind hier angesiedelt.

WICHTIG

Aufbau einer gesunden Darmflora

Viele Menschen in der außerklinischen Intensivpflege leiden unter chronischen Verdauungsproblemen wie Durchfälle und/oder Obstipation, Blähungen und Völlegefühl. Ursache kann auch ein geschädigtes Darmmikrobiom sein, bedingt z. B. durch ballaststoffarme Ernährung und häufige Antibiotikagabe, wodurch sich das Darmmilieu negativ verändert.

Der **Aufbau einer gesunden Darmflora** ist in diesem Fall eine wichtige naturheilkundliche Maßnahme: [4]

- Einsatz von verdauungsfördernden Ballaststoffen/Produkten
  - Mineralerde Bentonit, z. B. *Luvos® Heilerde mikrofein*
  - Flohsamen, -schalen gemahlen
  - Einsatz von Haferprodukten *(ß-Glucane)*
- Naturbelassene Sauermilchprodukte wie Naturjoghurt oder Kefir
- Ballaststoffreiche Ernährung, Sonden- und Trinknahrung mit Ballaststoffen
- Evtl. Einsatz eines *Probiotikums (Mikroorganismen der physiologischen Darmflora,* z. B. Bifidobakterien, Laktobakterien).

WICHTIG

Beeinträchtigung der Atmung als Folge von Magen-Darm-Störungen

Ventilationsstörungen/Ventilationsschwierigkeiten können durch Überblähung des Magens oder Darms *(z. B. durch zu große Mahlzeitportionen, Meteorismus oder*

Tab. 19.2 Arten von Ballaststoffen und ihre Aufgaben [1]

Lösliche Ballaststoffe	Unlösliche Ballaststoffe
• Wasserbindungskapazität durch Gelbildung • Vermehren die physiologischen Darmbakterien: Fermentation *(Abbau)* durch Darmbakterien → Bilden kurzkettige Fettsäuren → pH-Wert sinkt, gesundes Milieu entsteht, Vermehren der „guten" Darmbakterien • Binden Gallensäure, Ammoniak, aber auch Mineralstoffe • Enthalten in: Samenschleim, z. B. Leinsamen, Johannesbrotkernmehl; Inulin, Glucane (Hafer + Gerste), Pektin	• Quelleffekt durch Wasserbindung • Erhöhen das Stuhlvolumen, Verbessern die Stuhlkonsistenz, Verkürzen die Darmpassage → Obstipationsprophylaxe • Kein/geringer bakterieller Abbau • Enthalten in: Zellulose, z. B. Weizenkleie, Vollkorngetreideprodukte, Stärke
• Regulieren den Blutzucker • Unterstützen die normale Darmmotilität/Darmperistaltik	

zu viel Luftschlucken), durch eine Dysbiose *(Ungleichgewicht der Darmmikrobiota)* oder auch funktionelle Motilitätsstörungen *(Störung der Bewegungsabläufe im Magen-Darm-Trakt)* entstehen. In diesen Fällen muss die Ernährungssituation optimiert und die Stuhlausscheidung unterstützt werden. Motilitätsstörungen können auch Auswirkungen auf die Beatmung haben. Abhängig vom Beatmungsmodus kann sich das Atemzugvolumen verringern, der Beatmungsdruck erhöhen oder die Atemfrequenz beschleunigen.

19.2 Regulation des Stoffwechsels

DEFINITION

Stoffwechsel *(Metabolismus):* Gesamtheit aller biochemischen Vorgänge im menschlichen Organismus, beginnend mit der Spaltung der aufgenommenen Nahrung und endend mit der Verbrennung von Glukose in den Zellen. Die Regulation des Stoffwechsels erfolgt auf mehreren Ebenen, einschließlich genetischer, hormoneller und zellulärer Mechanismen.
Dieser dient dem Auf- und Abbau und der Erhaltung der Körpersubstanz *(Baustoffwechsel)*, sowie der Energiegewinnung *(Energiestoffwechsel)* für die energieverbrauchenden Prozesse der einzelnen Körperfunktionen, z. B. Herzschlag, Atmung, Stoffwechselvorgänge.
Anaboler Stoffwechsel: Alle köperaufbauenden Vorgänge.
Kataboler Stoffwechsel: Alle körperabbauenden Vorgänge.

Jede einzelne Körperzelle benötigt stabile Bedingungen, um ihre optimale Leistung zu erbringen. Ein Aufrechterhalten des **inneren Milieus** *(Homöostase)* ist die Grundvoraussetzung dafür, dass Leben und die Regelsysteme im Organismus funktionieren. Zu diesen Systemen zählen u. a. die Regulation des Kreislaufs, der Körpertemperatur, des pH-Wertes, des Wasser- und Elektrolythaushaltes oder die Steuerung des Hormonhaushaltes.

19.2.1 Stoffwechselvorgänge zur Energiegewinnung

Der Organismus kann aus den Makronährstoffen (Kohlenhydrate, Fett und Proteine ➤ 19.1) die Energie bereitstellen, die jede Körperzelle für das Erfüllen ihrer spezifischen Aufgaben benötigt. Viele der Reaktionsschritte sind untereinander abhängig und verlaufen zyklisch.

Glukose *(Traubenzucker)* ist der zentrale Energielieferant für die Zellen des Organismus. Sie wird in den Mitochondrien für die Energiegewinnung der Zelle weiter verstoffwechselt. Glukose wird aus dem Kohlenhydratstoffwechsel durch den enzymatischen Abbau der verschiedenen Kohlenhydrate *(Glykolyse)* synthetisiert und wird vom Organismus als **Glykogen** in Leber und Muskulatur gespeichert. In Hungerphasen wird Glukose durch den enzymatischen Umbau von Glykogen aufgebaut *(Glukoneogenese)*. Die Gehirnfunktion und die Erythrozyten sind abhängig von der Versorgung mit Glukose. So kann das Gehirn nur Glukose und Ketonkörper *(Abbauprodukt aus dem Fettstoffwechsel)* zur eigenen Energieversorgung nutzen.

Fettsäuren und Glyzerin können in der Lipolyse abgebaut und somit ebenfalls zur Energiegewinnung genutzt werden. Durch die Speicherung der Fettreserven in den Fettzellen, dienen die Fettsäuren in den Hungerphasen als Energielieferant. Auch werden durch die Zufuhr von Fett wichtige essenzielle Fettsäuren wie Omega-6 und -3 zugeführt.

Aminosäuren aus dem Eiweißstoffwechsel sind vielfältig am Aufbau des Körpers beteiligt und liefern essenzielle Aminosäuren, die der Körper nicht selbst herstellen kann. Sie dienen als wichtige Grundlage für viele Körperfunktionen. Am Aufbau beteiligt sind u. a.:

- Transportproteine, z. B. Hämoglobin, Albumin, Transferrin
- Muskelproteine, z. B. Myosin, Aktin
- Strukturproteine, z. B. Keratin, Kollagen
- Immunfunktionen, z. B. Akutphasenprotein
- Bestandteil von Enzymen und Hormonen, Immunglobuline, Gerinnungsfaktoren.

Wenn keine adäquate Energieversorgung über Kohlenhydrate und Fette erfolgt, wird aus Proteinen bzw. Aminosäuren Energie in Form von Glukose gewonnen und können für die eigentliche Funktion nicht mehr genutzt werden.

19.2.2 Hungerstoffwechsel

Bei absoluter Nahrungskarenz befindet sich der Körper nach 24 Std. in einer frühen Hungerphase und

nach 5 Tagen in einem adaptierten Hungerzustand. Die Glukose-Depots des Körpers sind äußerst gering: in der Leber ca. 75 g und in der Muskulatur ca. 160 g, d. h., die Glukose ist schon nach 24–36 Std. aufgebraucht.
Im **Hungerstoffwechsel** ist das Ziel des Körpers: [2]

- Glukoseverbrauch auf ein Minimum reduzieren
- Frühzeitig auf alternative „Brennstoffe" umstellen, um die Glukose lange für das Nervensystem zu sparen.
  Daraus ergibt sich für den Körper:
- Senken des Grundumsatzes (➤ 19.7) und Verlangsamen des gesamten Stoffwechsels um etwa 50 %
- Verringern des Glukoseverbrauchs im Gehirn um 30 %.

Sind auch die Fettreserven aufgebraucht bzw. kommt es zu einem Stressstoffwechsel, dann baut der Körper körpereigene Strukturen *(Bausubstanz)* bzw. Zellmasse zur Energiegewinnung ab. Anfangs gehen 50–70 g Eiweiß/Tag verloren, später 20–25 g. Zum Tod kommt es durch Organversagen nach Abbau von ⅓–½ des Eiweißes, z. B. durch die Verringerung der Herzmuskelmasse.

Die Auswirkung des Hungerstoffwechsels kann sowohl kurzfristige als auch langfristige gesundheitliche Auswirkungen haben:

- Kurzfristige: Gewichtsverlust, Muskelschwund, Schwäche, verminderte kognitive Funktionen und Veränderung des Immunsystems
- Langfristige: Mangelernährung, Organversagen, hormonelle Dysbalancen, geschwächtes Immunsystem, Wundheilungsstörungen.

VORSICHT

Mangelernährung

Eine langanhaltende zu niedrige Energiezufuhr (unterhalb des Energiebedarfs) führt zu einem Abbau der Energiereserven und damit einhergehender Mangelernährung (➤ 19.4).
Die Energiezufuhr sollte nie unter dem Grundumsatz (➤ 19.7) angesetzt werden. Durch die fehlende bedarfsdeckende Energie- und Nährstoffzufuhr baut der Organismus zunehmend Zell- und Bausubstanz ab, um dem Stoffwechsel und den Körperzellen noch weiterhin ausreichend Energie zur Verfügung stellen zu können.

19.2.3 Stressstoffwechsel

Der **Stressstoffwechsel,** auch als „Stressmetabolismus" bezeichnet, beschreibt die physiologischen und biochemischen Veränderungen im Körper als Reaktion auf Stressoren. Die Reaktion auf Stress wird hauptsächlich durch das autonome Nervensystem und das endokrine System vermittelt. Die wichtigsten Akteure sind das sympathische Nervensystem und die Hypothalamus-Hypophysen-Nebennieren-Achse *(HPA-Achse).*

WICHTIG

Vielfältige Stressoren

Patientinnen und Patienten in der außerklinischen Intensivpflege haben vielfältige Stressoren, u. a. ihre chronische Erkrankung, Schmerzen, psychische Belastung, Atemfrequenzveränderung, Infektionen, invasive Maßnahmen.

Die **Einwirkung von Stressoren:**

- Evolutionär bedingtes Aktivieren den Sympathikus: vermehrtes Ausschütten von Adrenalin, Noradrenalin, Glukagon und Cortisol, auch als *„fight or flight"*-Reaktion *(kämpfen oder flüchten,* ➤ 17.4.1) bezeichnet. Damit wird ein kurzweiliger Energieüberschuss erzielt. Allerdings kann der Mensch diese Energie nicht nutzen, weil er i. d. R. immobil/bewegungsunfähig ist.
- Der Sympathikus drosselt gleichzeitig die Insulinbildung *(Gegenspieler vom Glukagon)* und es entsteht eine Insulinresistenz an den nichtglukoseabhängigen Organen, wodurch die Glukoseverwertung erniedrigt ist. Es kommt zu einer Hyperglykämie. Die Zellen können somit nicht die Glucose als Energiegewinnung nutzen, sondern müssen auf die Fettsäuren zurückgreifen.
- Gleichzeitig erhöht sich der Bedarf an Proteinen *(Proteolyse)* besonders bei Entzündungsprozessen, damit der Körper Antikörper und andere immunkompetente Zellen bilden kann.

Im „Stress" besteht ein veränderter Stoffwechsel mit verändertem Energiebedarf bei gleichzeitig häufig reduzierter Nahrungsaufnahme/-zufuhr bzw. Nährstoffmangel wie eine zu geringe Proteinzufuhr. Diese Kombination kann häufig zu einer Proteinmangelernährung führen, die wiederum den allgemeinen Abbau von Muskel- und Zellmasse verursacht. Dies betrifft auch das Zwerchfell und die Atemhilfsmuskulatur, was deren Funktion beeinträchtigen kann.

19.3 Ernährungs- und Trinkverhalten, Ernährungszustand

Das Beobachten von **Ernährungs- und Trinkverhalten** und der **Ernährungszustand** sind zentrale Aufgaben von Pflegefachpersonen.

19.3.1 Risikofaktoren erkennen

WICHTIG

Mangelernährung in Einrichtungen im Gesundheitswesen

Obwohl Übergewicht in den Industriestaaten ein immer größeres Gesundheitsproblem darstellt, ist die Mangelernährung in Einrichtungen im Gesundheitswesen und im Alter ebenfalls ein großes Problem; nach Untersuchungen sind 20–60 % der Patientinnen und Patienten sowie der Bewohnerinnen und Bewohner mangelernährt. [5]

Der *Expertenstandard Ernährungsmanagement zur Sicherstellung und Förderung der oralen Ernährung in der Pflege* nennt eine Vielzahl an **Risikofaktoren für eine Mangelernährung.** Es ist die Aufgabe von Pflegenden, diese Risiken bzw. bestehende Ernährungsdefizite frühzeitig zu erkennen und entsprechende Maßnahmen einzuleiten.

Das **DoMAP-Modell** *(Determinants of Malnutrition in Aged Persons)* ist ein strukturierter Rahmen zur Identifikation von Risikofaktoren für Mangelernährung bei älteren Menschen. Es wurde entwickelt, um die komplexen Ursachen für Mangelernährung im Alter besser zu verstehen und daraus gezielte Interventionen abzuleiten. Es besteht aus drei ineinander liegenden **Dreiecksebenen** (➤ Abb. 19.2). Im Zentrum steht die Mangelernährung, umgeben von den drei zentralen Entstehungsmechanismen der ersten Ebene: geringe Zufuhr, erhöhter Bedarf, reduzierte Bioverfügbarkeit. Die zweite Ebene beinhaltet Faktoren, die direkt einen dieser Mechanismen verursachen, z. B. Appetitlosigkeit als Ursache für eine zu geringe Zufuhr von Nährstoffen. Die dritte Ebene beinhaltet Faktoren, die indirekt wirken und den Faktoren in der zweiten Ebene zugrunde liegen, z. B. eine Depression als Ursache für Appetitlosigkeit. [6]

Ernährungsprobleme sollten so früh wie möglich identifiziert werden. Daher raten aktuelle Leitlinien zur Nutzung unterschiedlicher Screening- und Assessmentinstrumente (➤ Tab. 19.3). Damit können Pflegefachpersonen Risikofaktoren systematisch erfassen und entsprechende Maßnahmen einleiten.

DEFINITION

Screening *(engl. für Rasterung, Aussieben):* Kurze, leicht durchführbare Erhebung, mit denen bestimmte Symptome, Risikofaktoren und Gefährdungen zu erkennen sind.
Assessment *(engl. für Bewertung, Beurteilung, Einschätzung):* Standardisierte tiefergehende Untersuchung anhand spezifischer Kriterien, Checklisten, Klassifizierungen usw.
Wichtig ist, dass diese „Checklisten" zielgruppenspezifisch zum Einsatz kommen.

Screening- und Assessmentinstrumente für Erwachsene

Alle Instrumente finden sich u. a. bei der *Deutschen Gesellschaft für Ernährungsmedizin e. V. (DGEM,* www.dgem.de) und können eingesehen werden.

Screening- und Assessmentinstrumente für Kinder

Für die **Pädiatrie** gibt es einige Scores, die aber nicht in großen Studien validiert wurden. Pflegefachpersonen können sie daher nur als „begleitende" Instrumente verwenden u. a.:

- **Paediatric Nutritional Risk Score** *(PNRS)*
- **Paediatric Yorkhill Malnutrition Score** *(PYMS)*
- **Subjective Global Nutritional Assessment** *(SGNA)*
- **Screening Tool for the Assessment of Malnutrition in Paediatrics** *(Stamp).*

Momentan liegt noch kein Score in einer deutschen Übersetzung vor.

19.3.2 Ernährungs- und Trinkanamnese

DEFINITION

Hunger *(althochdeutsch: hungar = brennendes Gefühl):* Unangenehme körperliche Empfindung, die den Menschen veranlasst, Nahrung aufzunehmen. Er ist ein biologisches

19

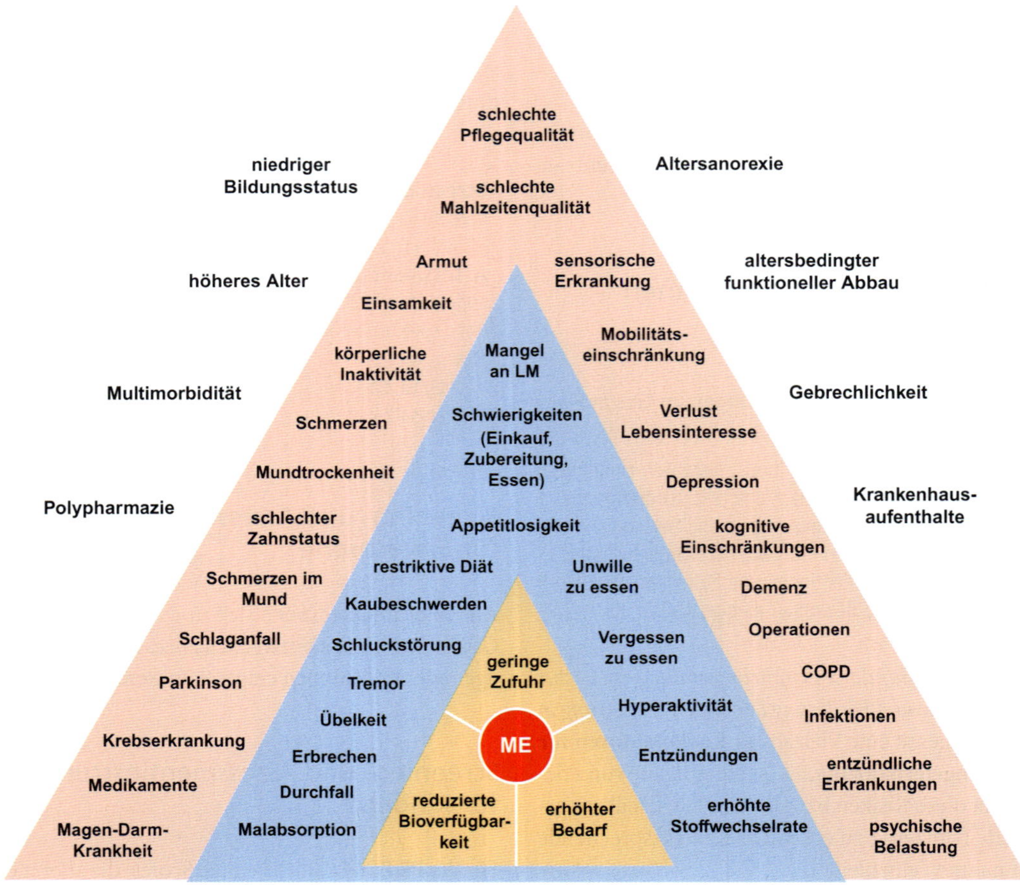

Abb. 19.2 Das DoMAP-Modell *(Determinants of Malnutrition in Aged Persons)* [F1140-001, L143]

Signal für einen Nährstoff- bzw. Energiemangel. Dieses unspezifische Verlangen nach Nahrungsaufnahme kann sich durch Symptome wie Unkonzentriertheit, erhöhte Reizbarkeit, Kopfschmerzen und Zittern äußern.
Sättigung: Gefühl, dass genügend Nahrung zugeführt wurde, der Magen ist gefüllt.
Sattheit: Phase von der Sättigung bis zum nächsten Auftreten von Hunger.
Appetit *(lat. appetitus = Verlangen nach Speise):* Lustvolles Verlangen nach bestimmten Speisen. *„Das Auge isst mit"* oder *„Der Appetit kommt beim Essen"* drückt den beschriebenen Zusammenhang aus. Auch die Psyche spielt dabei eine große Rolle. So können sich Ärger, Stress oder Einsamkeit negativ auf den Appetit auswirken.
Das Gegenteil von Appetit ist Ekel vor einer Speise.

Viele Menschen in der außerklinischen Intensivpflege können sich krankheitsbedingt nicht (mehr) ausreichend selbst ernähren. Pflegefachpersonen, Hausarzt und Ernährungsexperte kümmern sich gemeinsam um eine bedarfsgerechte Ernährung.

Ernährungsanamnese

Die **Ernährungsanamnese** zu Beginn des pflegerischen Auftrags hat verschiedene Ziele:

- Aktuelle Versorgung mit Nährstoffen ermitteln bzw. Risikofaktoren für eine Mangelernährung feststellen
- Essbiographie führen mit bisherigen Vorlieben und Abneigungen, Gewohnheiten
- Vorherige Flüssigkeits- und Energieaufnahme
- Notwendigen Unterstützungsbedarf erkennen.

Tab. 19.3 Verschiedene Instrumente zur Einschätzung des Risikos einer Mangelernährung bzw. Methoden/ Parameter zur Erfassung des Ernährungsstatus

Einschätzungsinstrument	Parameter
NRS (Nutritional Risk Screening) - 2002	• BMI < 20,5 kg/m² • Gewichtsverlust > 5 % während der letzten 3 Monate • Verminderte Nahrungsaufnahme • Schweregrad der Erkrankung
MUST (Malnutrition Universal Screening Tool)	• BMI • Gewichtsverlust • Schweregrad der Erkrankung
SGA (Subjective Global Assessment)	Anamnese: • Gewicht • Nahrungsaufnahme • Gastrointestinale Symptome • Funktioneller Status Körperliche Untersuchung: • Subkutanes Fettgewebe • Muskelmasse • Ödeme • Aszites
MNA (Mini Nutritional Assessment)	BMI oder Wadenumfang in cm Anamnese: • Abnahme der Nahrungsaufnahme in den letzten 3 Monaten durch Appetitverlust, Verdauungsprobleme, Kau- und Schluckstörungen • Gewichtsverlust in den letzten 3 Monaten • Mobilität • Akute Krankheit oder psychischer Stress • Neuropsychologische Probleme wie Demenz, Depressionen
PEMU (Pflegerische Erfassung vom Mangelernährung und deren Ursachen in der stationären Langzeit-/Altenpflege)	Anamnese: • Körperliche oder kognitive bedingte Beeinträchtigung • Grund für die Appetitlosigkeit • Umgebungsfaktoren • Essensangebote • Gründe für erhöhten Bedarf bzw. Verlust

Gegebenenfalls die Angehörigen mit in die Ernährungsanamnese einbeziehen, v. a. wenn der Mensch selbst keine adäquaten Aussagen machen kann.

Inhalte einer Ernährungsanamnese

Nachfolgende Fragen helfen bei der Erstellung einer **Ernährungsanamnese:**

- Vorlieben, Abneigungen, Unverträglichkeiten von Speisen?
- Häufigkeit und Uhrzeit der Mahlzeiten, Essenszeiten, Größe der Portionen?
- Essgeschwindigkeit: Isst die Person langsam oder schnell? Hat sie Ruhe beim Essen, wird sie oft abgelenkt, kann sie sich auf das Essen konzentrieren?
- Ort der Nahrungsaufnahme, Gesellschaft?
- Appetit? Genussmittelkonsum?
- Erkrankungen: Liegt eine medizinische Diagnose vor, welche die Ernährung beeinflusst, z. B. Diabetes mellitus, Erkrankungen des Verdauungstrakts, Herz- oder Niereninsuffizienz, Fettstoffwechselstörung, Gicht?
- Gibt es eine ärztlich verordnete Diät oder Einschränkungen bei der Nahrungs- oder Flüssigkeitsaufnahme?
- Medikamente mit Einfluss auf die Nahrungsaufnahme (Appetit fördernd/senkend)?
- Zahnstatus bzw. Gebiss?
- Schluckstörung und andere gastrointestinale Symptome?
- Mobilität und Koordination, Ess- und Trinkhilfen notwendig?
- Kognitive und psychische Situation?

Trinkanamnese

DEFINITION

Durst *(urspr. Trockenheit in der Kehle):* Physiologisches Signal für einen Wassermangel bzw. Salzüberschuss im Körper.
Polydipsie: Krankhaft gesteigerter Durst, z. B. bei Diabetes mellitus, Diabetes insipidus, starkem Schwitzen.
Adipsie: Vermindertes bis fehlendes Durstgefühl, z. B. bei Schädigung des Hypothalamus oder im Alter. Gefahr der **Dehydratation** *(Austrocknung)* des Körpers.

In der Regel wird die **Trinkanamnese** gemeinsam mit der Ernährungsanamnese zu Beginn des pflegerischen Auftrags erstellt. Ziel ist, Vorlieben und Abneigungen,

Gewohnheiten und Trinkverhalten zu erkennen. Nachfolgende Fragen sind dabei hilfreich:
- Übliche Getränke?
- Trinkmenge und -häufigkeit? Durstgefühl?
- Ärztlich verordnete Trinkmengenbeschränkung oder Mindestflüssigkeitszufuhr?

Bei einem auffälligen Trinkverhalten ist ein Trinkprotokoll, das über 3–5 Tage zu führen ist, sinnvoll, um v. a. die Trinkmenge besser einschätzen zu können.

19.3.3 Anthropometrische Methoden

DEFINITION

Anthropometrie *(Lehre von der Ermittlung und Anwendung der Maße des menschlichen Körpers):* Sie befasst sich mit der Vermessung des Körpers und liefert objektive Parameter, hier: zur Beurteilung des Ernährungszustands.

Körpergröße bestimmen

Bei bettlägerigen Menschen, kann die **Körpergröße** auch im Liegen bestimmt werden. Ist es nicht möglich, sie zu strecken, kann die Körpergröße auch indirekt über die Kniehöhe bestimmt werden. Dazu dient eine Formel, um die Körpergröße aus der Kniehöhe z. B. mit Hilfe eines Maßbandes zu berechnen (➤ Tab. 19.4).

Körpergewicht bestimmen

Das **Körpergewicht** ist von zentraler Bedeutung, um den Ernährungszustand eines Menschen zu bestimmen. Eine hohe Aussagekraft hat v. a. der **Gewichtsverlauf** über eine längere Zeit (➤ Tab. 19.5).

Tab. 19.4 Kniehöhenmessung

Die Person sitzt oder liegt mit angewinkeltem Knie (90° Winkel). Die Höhe vom Fersenboden bis zur Oberseite des Oberschenkelknochens wird gemessen.	
Männer	Körpergröße (cm) = 64,19 + (2,02 × Kniehöhe in cm)
Frauen	Körpergröße (cm) = 84,88 + (1,83 × Kniehöhe in cm)

Tab. 19.5 Bedeutende Gewichtsverluste berechnen in Abhängigkeit von der Geschwindigkeit der Gewichtsabnahme und dem bereits vorhandenen Gewicht [7]

Gewichtsverlust*	Zeitraum
5 %	In 1–2 Monaten
7,5 %	In 3 Monaten
10 %	In 6 Monaten

* Gewichtsverlust in kg : Ausgangsgewicht × 100 = Gewichtsverlust in %

VORSICHT

Unbeabsichtigte Gewichtsabnahme

Jede unbeabsichtigte Gewichtsabnahme 5–10 % in 3–6 Monaten ist ein Warnsignal! In jedem Fall ist nach der Ursache zu suchen.

Bei der **Interpretation des Körpergewichts** sind Störungen im Wasserhaushalt wie Exsikkose, Ödeme, Pleuraerguss und Aszites zu berücksichtigen, die das Gewicht deutlich beeinflussen können.

WICHTIG

Lösungen für regelmäßige Gewichtskontrolle

Auch in der außerklinischen Intensivpflege ist eine regelmäßige Gewichtskontrolle sicherzustellen. Mögliche Lösungen:
- Betten-, Rollstuhl- und Lifterwaage als Einrichtung bereitstellen, ggf. reihum damit zu den Personen gehen
- Geeignete Waage beim Provider ausleihen
- Geeignete Waage für die Person beim Kostenträger beantragen mit Verweis auf den *Expertenstandard „Ernährungsmanagement zur Sicherstellung und Förderung der oralen Ernährung in der Pflege"* und die Notwendigkeit der Gewichtskontrolle.

Body-Mass-Index bestimmen

Der **Body-Mass-Index** *(BMI)* ist Bestandteil aller Screeninginstrumente (➤ Tab. 19.3) und ist der einfache Index für das *Verhältnis von Gewicht zur Körpergröße,* um die Klassifizierung Untergewicht, Übergewicht und Adipositas vorzunehmen.

Tab. 19.6 Klassifizierung des Körpergewichts nach WHO-Vorgabe

BMI (kg/m²)	Beurteilung
< 18,5	Untergewicht
18,5–24,9	Normalgewicht
25,0–29,9	Übergewicht
> 30,0	Adipositas

Tab. 19.7 Wünschenswerter BMI, abhängig vom Alter (nach National Research Council, USA)

Alter	BMI (kg/m²)
19–24 Jahre	19–24
25–34 Jahre	20–25
35–44 Jahre	21–26
45–54 Jahre	22–27
55–64 Jahre	23–28
≥ 65 Jahre	24–29

AUS DER PRAXIS

Berechnung des BMI

Körpergewicht in kg : (Körpergröße in m)^2 = BMI in kg/m^2

Beispiel: 1,67 m, 74 kg:
74 kg : (1,67 m)^2 = 74 kg: 2,78 m^2 = 26,6 kg/m^2

Die Beurteilung des BMI kann nach verschiedenen Vorgaben erfolgen, z. B. die Klassifizierung nach der WHO-Vorgabe (➤ Tab. 19.6).

Für Menschen asiatischer Herkunft wird ein BMI von 23–27,4 kg/m^2 als Präadipositasbereich definiert und ein BMI ab 27,5 kg/m^2 wird als Adipositas betrachtet. [8]

Mit zunehmendem Alter ist ein höherer BMI wünschenswert (➤ Tab. 19.7), sodass ein „normaler" BMI auch altersabhängig beurteilt werden kann:

Danach besteht für Menschen ab 65 Jahren ein erhöhtes Risiko für eine Unterernährung ab einem BMI < 24 kg/m^2 (➤ Tab. 19.7).

WICHTIG

Biografischen BMI einbeziehen

Zur Beurteilung des BMI sollten Gewichtsverläufe und der biografische BMI mit herangezogen werden. Das ist der BMI, der für einen Menschen im Laufe seines Lebens „normal" war. So kann ein zeitlebens schlanker Mensch immer nur einen BMI von 20 kg/m^2 gehabt haben, sodass keine weiteren Maßnahmen notwendig sind. Maßnahmen zur Sicherung und Förderung der Ernährung werden aber notwendig, wenn z. B. ein erhöhter Bewegungsdrang (u. a. bei Demenz) oder ein erhöhter Energie- und Nährstoffbedarf (u. a. bei chronischer Krankheit, Diarrhoe) besteht. [7]

VORSICHT

BMI nur teilweise aussagekräftig

Der BMI dient lediglich als „Orientierungshilfe" und sollte nicht allein zur Beurteilung des Ernährungszustands herangezogen werden. Er erfasst das gesamte Körpergewicht, berücksichtigt jedoch nicht die Verteilung des Gewichts aufgrund individueller körperlicher Merkmale wie erhöhte Muskelmasse oder vermehrtes Körperfett. Auch eine bereits erfolgte Gewichtsabnahme lässt sich anhand des BMI nicht feststellen. Zudem können Wasseransammlungen, wie Ödeme oder Aszites, das Körpergewicht verfälschen. Bei Wirbelsäulenverkrümmungen ist der BMI-Wert nicht korrekt berechenbar, ebenso wenig, wenn Körpergröße und -gewicht nicht genau bestimmbar sind.
Für die BMI-Berechnung nach Amputationen existieren Anpassungsformeln, um das Körpergewicht zu ermitteln (➤ Tab. 19.8).

Bei **Kindern** gilt für das Berechnen des **BMI** dieselbe Formel. In Deutschland basieren Referenzwerte auf einer Stichprobe von 34 000 deutschen Kindern und Jugendlichen. Die Darstellung erfolgt in Perzentilen (➤ Abb. 19.3), d. h., in Kurven, die auch eine Aussage zulassen, wie das Kind im Verhältnis zu gleichaltrigen Kindern liegt. Bei der Interpretation sind auch die elterliche Statur und die individuelle körperliche Entwicklung des Kindes zu berücksichtigen.

Tab. 19.8 Korrekturformeln nach Amputation zur Einschätzung des theoretischen Gesamtkörpergewichts [9]

Amputation	Berechnung
Unterhalb des Knies	Aktuelles Körpergewicht (kg) × 1,036
Gesamtes Bein	Aktuelles Körpergewicht (kg) × 1,124
Vollständiger Arm	Aktuelles Körpergewicht (kg) × 1,042

WICHTIG

Alternativen zum Wiegen?

Menschen in der außerklinischen Intensivpflege können teilweise aus unterschiedlichen Gründen nicht gewogen werden. Alternative Messmethoden sind:

- **Taille-Hüftumfang-Verhältnis.** Damit kann weniger der Ernährungszustand bzw. -verlauf beurteilt werden. Vielmehr macht das Verhältnis Aussagen über den Fettverteilungstyp und die daraus folgende Gefahr von Folgeerkrankungen durch Übergewicht. Wichtig: immer an den gleichen Stellen messen.
- **Messung des Oberarmumfangs.** Sie ist eine einfache und dennoch effektive Methode zur Einschätzung der Muskelmasse und des Ernährungszustands. Sie allein genügt jedoch nicht zur umfassenden Beurteilung des Ernährungszustands, da individuelle Unterschiede in der Konstitution zu Fehlinterpretationen führen können. Der Arm sollte zur Messung im Ellbogen um 90° angewinkelt sein und die Messung erfolgt auf halber Strecke zwischen Ellbogen und Schulterknochen. Ein Oberarmumfang von < 23,6 cm weist auf einen BMI von unter 20 kg/m^2 hin.

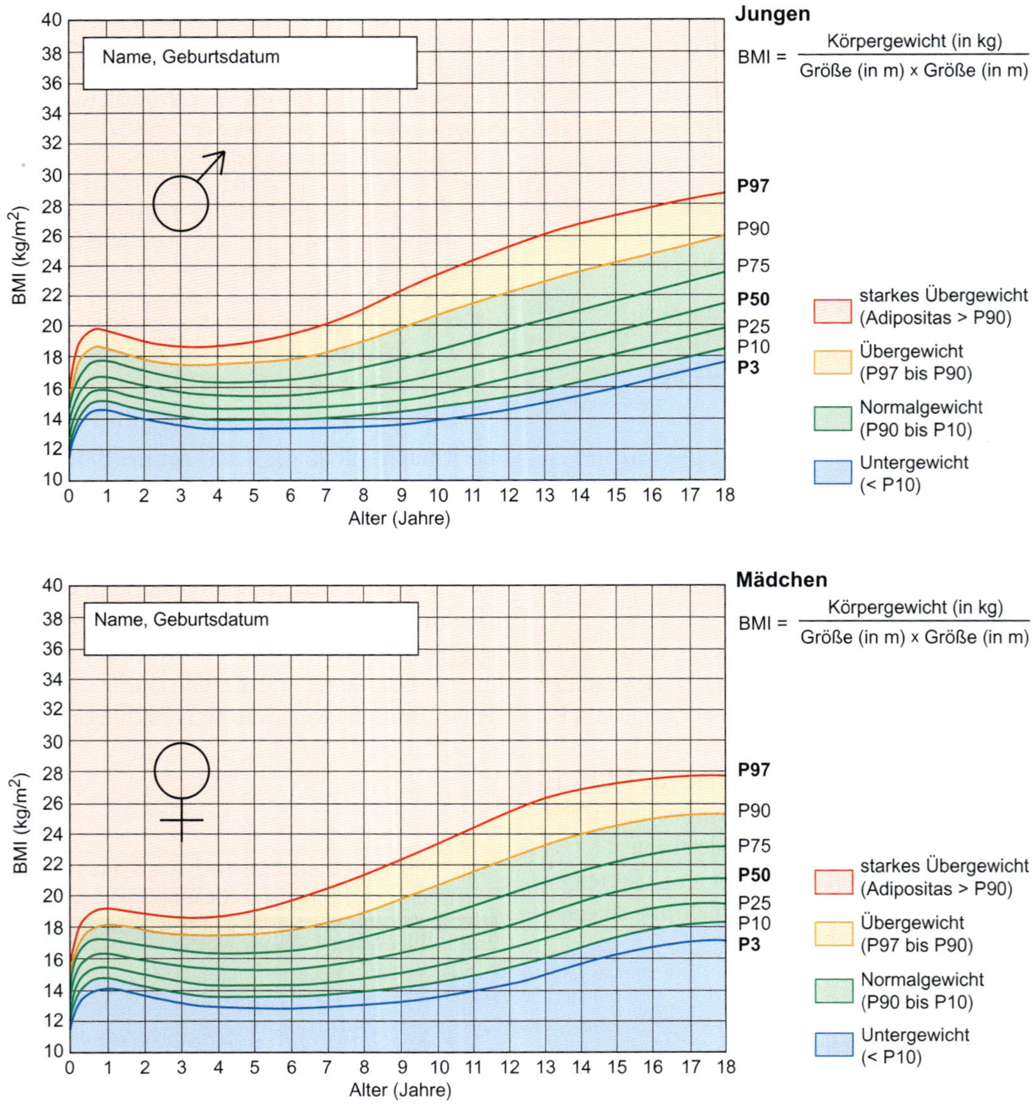

Abb. 19.3 BMI-Perzentilenkurven für Jungen (oben) und Mädchen (unten). [L143]

- **Handkraftmessung.** Sie stellt im Verlauf Details zur Ausprägung von Arm- und Handmuskulatur und somit zum Auf- bzw. Abbau der Muskelkraft dar.
- **Wadenumfang.** Er dient zur Beurteilung von Mangelernährung und Muskelmasse und kann für die sarkopenische Adipositas als ein wichtiger Anhaltspunkt dienen. Der Wadenumfang wird an der breitesten Stelle gemessen (➤ Tab. 19.9).

Bioelektrische Impedanzanalyse

Bei der **bioelektrischen Impedanzanalyse** *(BIA)* handelt es sich um eine einfache, wenig aufwendige und nichtinvasive Methode zur **Bestimmung der Körperzusammensetzung.** Die Methode basiert auf der unterschiedlichen Leitfähigkeit von Wechselstrom der Körperflüssigkeiten, Muskel- und Fettgewebe. Gemessen wird mittels eines elektrischen Wechselstromfelds, das durch Elektroden an Hand und am Fuß erzeugt wird. Durch die unterschiedlichen Widerstände der verschiedenen Gewebe kann u. a. bestimmt werden: [2]

- Körperwasser
- Fettfreie Masse/FFM (Muskeln, Zellen, Knochen)
- Fettmasse
- Körperzellmasse
- Phasenwinkel (Aussage über die Qualität der Zelle „prall" oder „welk").

Bei einem Nährstoffmangel kommt es oft – auch bei gleichbleibendem Gewicht - zu einem Rückgang der fettfreien Masse *(FFM),* die auch Einfluss auf die Atemmuskulatur hat.

Tab. 19.9 Bestimmung der verminderten Muskelmasse über den Wadenumfang [10]

Verminderter Wadenumfang	Männer	Frauen
Moderat	< 34 cm	< 33 cm
Stark	< 32 cm	< 31 cm

Anpassungen für BMI außerhalb des Normalgewichtbereich (18,5–24,9 kg/m²)
Nach Messung:
- BMI < 18,5 kg/m² + 4 cm
- BMI 25–29 kg/m²–3 cm
- BMI 30–39 kg/m²–7 cm
- BMI > 40 kg/m²–12 cm

Diese Messung darf nicht bei einem Menschen mit Herzschrittmacher durchgeführt werden.

19.3.4 Bestimmung ernährungsabhängiger Blutwerte

Auch über **Blutwerte** lassen sich einige relevante Details zum Ernährungszustand ableiten. Sie erlauben Aussagen, inwieweit eine potenzielle Mangelernährung besteht bzw. ob ernährungstherapeutische Maßnahmen erfolgreich sind, z. B.:

- Plasmaproteine: Albumin, Transferrin u. a.
- Blutfett: Cholesterin, Triglyceride
- Leberwerte: Gamma-GT, GOT, GPT
- Niere: GFR, Kreatinin
- Elektrolyte: Natrium, Kalium
- Blutzucker: Glucose, HbA1c, Tagesprofil
- Mineralstoffe und Vitamine: Eisen, Vitamin B_{12}, Folsäure
- Hämoglobin.

WICHTIG

Regelmäßig Laborwerte bestimmen

Im Rahmen einer Ernährungstherapie sollten in regelmäßigen Abständen ernährungsspezifische Laborparameter, sowie auch Elektrolyte bestimmt werden.

19.4 Dehydratation, Hyperhydratation und Mangelernährung

DEFINITION

Dehydratation *(Flüssigkeitsmangel)* oder **Exsikkose** *(Austrocknung):* Defizit an Körperwasser und Natrium. Ursachen können sowohl eine zu geringe Aufnahme als auch eine zu hohe, unausgeglichene Ausscheidung sein.

Die **Dehydratation** kann in *isotonisch (ausgeglichener Wasser- und Natriumverlust), hypoton (Natriummangel größer als Wassermangel)* und *hyperton (höherer Wasserverlust als Natriumverlust)* unterteilt werden. Kennzeichnend ist hier das Mengenverhältnis von Körperwasser zur Natriumkonzentration im Blut. Die **Folgen eines Flüssigkeitsmangels** sind relativ schnell lebensbedrohlich, während eine Mangelernährung über viele Wochen und Monate fortschreiten kann.

Symptome und Folgen einer Dehydratation

- Vermehrter Durst
- Blutdruckabfall, Pulsanstieg
- Schwäche/Schwindel mit Sturzneigung
- Lethargie, reduzierte Wahrnehmungsfähigkeit, Verwirrtheitszustände
- Trockene Haut, stehende Hautfalte
- Trockene Schleimhäute, fehlender Speichelsee unter der Zunge
- Obstipation, wenig und konzentrierter Urin
- Gefahr von Thrombosen, Lungenembolie
- Elektrolytentgleisung mit Krampfanfällen
- Anstieg von Kreatinin und Harnstoff.

DEFINITION

Hyperhydratation: Übermäßige Wassereinlagerung im Körper mit oder ohne Veränderung im Elektrolythaushalt.

Gesunde Nieren sind in der Lage, eine übermäßige Flüssigkeitszufuhr über das Harnsystem abzuleiten. Bei Herz- und Niereninsuffizienz, Nierenversagen, hormonellen Störungen, Leberzirrhose und übermäßigem Trinken von salzarmem Wasser kann es zu einer Stauung der Flüssigkeit im Organismus kommen und folgend zu Ödemen führen.

Symptome und Folgen einer Hyperhydratation

- Schnelle Gewichtszunahme/stark schwankendes Gewicht
- Ödembildung in den Beinen und Bauchraum
- Abgeschlagenheit, Schwindel
- Übelkeit und Erbrechen
- Dyspnoe bis hin zu Lungenödemen
- Tachykardie, Herzrhythmusstörungen
- Verwirrtheit, Bewusstseinseintrübung
- Krampfanfälle, Hirnödem.

WICHTIG

Wasser und Elektrolyte

Nicht nur die Menge der Flüssigkeitszufuhr ist wichtig, sondern auch die Versorgung mit Elektrolyten. Besonders kritisch kann ein Mangel an Natrium sein, beispielsweise bei einer natriumarmen enteralen Ernährung in Kombination mit natriumarmem Trinkwasser.

Symptome und Folgen einer Mangelernährung

DEFINITION

Fehlernährung: „Fehlerhafte" Ernährung, sowohl Mangel- wie auch Überernährung oder Ungleichgewicht an spezifischen Nährstoffen, Vitaminen oder Mineralstoffen. Oder anders formuliert: Fehlernährung ist ein Nahrungsverhalten, das nicht geeignet ist, den Körper bedarfsgerecht zu ernähren.
Mangelernährung *(Malnutrition):* Anhaltendes Defizit an Energie und/oder Nährstoffen im Sinne einer negativen Bilanz zwischen Aufnahme und Bedarf mit Konsequenzen und Einbußen für den Ernährungszustand, physiologische Funktionen und den Gesundheitszustand. [5]
Sarkopenie: Syndrom, das sich durch einen fortschreitenden und allgemeinen Verlust von Skelettmuskulatur *(Muskelmasse)* und Muskelkraft auszeichnet, teilweise mit dem Alterungsprozess assoziiert und mit einer schlechten Prognose verbunden ist. Es ist ein Bestandteil des Frailty-Syndroms und weist Überschneidungen mit der krankheitsbedingten Mangelernährung auf.
Frailty-Syndrom: Gebrechlichkeitssyndrom; Zustand erhöhter Anfälligkeit im Alter, bei dem körperliche, psychische und soziale Reserven vermindert sind. Mögliche Kennzeichen: Gewichtsverlust, Erschöpfung und Schwäche, herabgesetzte körperliche Aktivität, Depression, kognitive Einschränkungen, Isolation, zunehmende Pflegebedürftigkeit.

Die Mangelernährung wird weiter in drei Gruppen unterteilt mit unterschiedlichem Verlaufsmuster in der Körperzusammensetzung (➤ Tab. 19.10).

Im Januar 2016 wurde *die Global Leadership Initiative on Malnutrition (GLIM)* konstituiert, um eine einheitliche und international anerkannte Definition von Mangelernährung zu entwickeln. Diese Initiative besteht aus Mitgliedern der Fachgesellschaften für klinische Ernährung: *ESPEN, ASPEN, FELANPE* und *PENSA*. Gemeinsam haben sie ein zweistufiges Modell für das Screening und die diagnostische Bewertung

Tab. 19.10 Drei Gruppen der Mangelernährung [11, 12]

Krankheitsspezifische Mangelernährung mit Entzündungsreaktion (= erhöhte Entzündungsparameter)		Krankheitsspezifische Mangelernährung ohne Entzündungsreaktion
Akute krankheitsspezifische Mangelernährung	**Chronische krankheitsspezifische Mangelernährung**	**Krankheitsspezifische Unterernährung**
Betrifft Menschen auf Intensivstationen mit akuten Erkrankungen, Trauma oder nach großen Operationen → schneller Abbau von Eiweiß und Energie: • Abnahme der Fettmasse • Abnahme der Muskelmasse • Gewichtsabnahme	Betrifft Menschen mit chronischen Erkrankungen wie Krebserkrankung, COPD, neuromuskuläre Erkrankungen: • Fettmasse gleichbleibend • Stark verminderte Muskelmasse • Starke Gewichtsabnahme, niedriger BMI ↓ **Kachexie:** Multifaktorielles Syndrom mit ungewolltem Gewichtsverlust, Verlust von Muskel- und Fettmasse, Müdigkeit, Schwäche, Appetitlosigkeit.	Betrifft Menschen mit einer eingeschränkten Nahrungszufuhr durch Dysphagie bei Demenz u. a., oft bei adipösen Menschen: • Fettmasse gleichbleibend • Starke Abnahme der Muskelmasse • Gewicht gleichbleibend bis leichte Abnahme ↓ **Sarkopenie:** Resultat eines alters- und hypomobilitätsbedingten, fortschreitenden und generalisierten Verlusts von Skelettmuskelmasse, der in der Folge auch zum Verlust von Muskelkraft führt. Wird hauptsächlich bei immobilen und bettlägerigen Menschen beobachtet. Mangelernährung wird meist spät diagnostiziert.

Tab. 19.11 Kriterien nach GLIM für die Diagnosestellung einer Mangelernährung [13]

Kriterien			Ätiologische Kriterien	
Gewichtsverlust	**Niedriger BMI**	**Reduzierte Muskelmasse**	**Verminderte Nahrungsaufnahme**	**Krankheitsschwere**
> 5 % in den letzten 6 Monaten	< 20 kg/m² bei < 70 Jahre Asiatisch: < 18,5 kg/m² bei < 70 Jahre	Reduziert im Vergleich zu validierten Methoden zur Messung der Körperzusammensetzung	< 50 % des Energiebedarfs Verminderung > 2 Wochen	Akute(s) Krankheit/Trauma mit schweren Entzündungen
ODER				
> 10 % länger als 6 Monate	< 22 kg/m² bei < 70 Jahre Asiatisch: < 20 kg/m²	Oberarmumfang, Wadenumfang, Handkraft	Gestörte Malabsorption Gestörte Malassimilation	Chronische Krankheit mit anhaltender Entzündungsaktivität

von Mangelernährung erarbeitet (➤ Tab. 19.11). Für die Diagnose einer Mangelernährung müssen mindestens ein phänotypisches und ein ätiologisches Kriterium vorliegen.

Mangelernährung zeigt sich jedoch auch am **Erscheinungsbild und an typischen Symptomen:**

- Ungewollter Gewichtsverlust von 5–10 % in den letzten 3–6 Monaten
- Schlaffe Hautfalten an Armen, Abdomen, Gesäß
- Verlust von Unterhautfettgewebe → eingefallene Schläfen, Augen
- Markant hervorstehende Knochen, z. B. im Gesicht, an der Wirbelsäule, am Becken
- Schuppige, trockene Haut, blasse Hautfarbe
- Eingerissene Mundwinkel
- Müdigkeit, Leistungsfähigkeit ↓, Apathie
- Schlaffer Händedruck.

Die **Folgen einer Mangelernährung** sind für den Betroffenen gravierend (➤ Tab. 19.12). Oft kommt es anfangs zu einem Abbau des Funktionseiweißes und zu Einschränkungen der Organfunktionen. Erst dann folgt zunehmend der Abbau der Skelettmuskulatur.

Tab. 19.12 Mögliche Folgen einer Mangelernährung [14]

Auswirkungen auf		Symptome
Allgemeinbefinden		Verminderte Lebensqualität, beeinträchtigter Allgemeinzustand, allgemeine Schwäche, Müdigkeit, Antriebslosigkeit
Organfunktionen	**Skelettmuskulatur**	Abnahme der Muskelkraft und -masse, Schwäche, erhöhtes Sturzrisiko mit den möglichen Folgen Immobilität und Dekubitus
	Atmung	Störung der respiratorischen Funktionen durch Abnahme der Atemmuskulatur und Lungenkapazität, Folge: erhöhtes Risiko von Pneumonien
	Herz	Abnahme der Herzmuskelmasse und der Herzleistung
	Immunsystem	T-Lymphozyten erniedrigt, erhöhte Infektanfälligkeit mit der möglichen Folge eines verzögerten Infektionsverlaufs
	Haut	Erhöhtes Dekubitusrisiko, verzögerte Wundheilung
	Magen-Darm-Trakt	Durchfälle, zunehmende Atrophie der Darmschleimhaut, unzureichende Enzymproduktion, zunehmende bakterielle Besiedelung im Darm, Gewichtsverlust
	Nieren	Abnahme der Filterleistung, erhöhte Gefahr für Infektionen der Harnwege
	Gehirn, Psyche	Neurologische und kognitive Störungen mit der möglichen Folge Verwirrtheit, depressiver Verstimmung
Sozialleben		Verlust der Eigenständigkeit, Vereinsamung, erforderliche institutionelle Pflege, vermehrte Krankenhausaufhalte
Morbidität		Beeinträchtigte Wundheilung, verlangsamte Rekonvaleszenz, erhöhtes Komplikationsrisiko
Mortalität		Erhöhtes Sterblichkeitsrisiko

In der außerklinischen Intensivpflege betreuen Pflegefachpersonen Menschen mit meist chronischen Erkrankungen, fortgeschrittener Immobilität und einem hohen Risiko für funktionellen Abbau. Drei eng miteinander verbundene Syndrome rücken dabei zunehmend in den Fokus: **Mangelernährung, Sarkopenie** und das **Frailty-Syndrom.** Diese Zustände treten nicht isoliert auf, sondern bedingen und verstärken sich gegenseitig, was erhebliche Auswirkungen auf den Gesundheitszustand, die Lebensqualität und die Lebenserwartung der Betroffenen hat.

Diese drei Syndrome bilden also einen pathophysiologischen Kreislauf: Eine Mangelernährung führt zur Sarkopenie, diese wiederum verstärkt die Frailty, die dann wiederum mit einem Rückzug, Inaktivität und verminderter Nahrungsaufnahme einhergeht – und so die Mangelernährung erneut verschärft.

Um diesen Teufelskreis zu durchbrechen, braucht es ein multimodales, interdisziplinäres Vorgehen, das Ernährung, Bewegung, pflegerische Unterstützung und medizinische Überwachung integriert. Die Pflege kann hier eine Schlüsselrolle einnehmen: durch Beobachtung, Ernährungsmonitoring, Förderung von Bewegung, Erkennen von Frühwarnzeichen und enge Zusammenarbeit mit Ernährungsberatung, Ärztin/Arzt und Therapeutin/Therapeuten. Ziel ist es, Funktionalität und Selbstständigkeit so lange wie möglich zu erhalten – auch im Kontext schwerer chronischer Erkrankungen.

Refeeding-Syndrom

DEFINITION

Refeeding-Syndrom *(RFS):* Potentiell lebensbedrohlicher Zustand als Folge einer zu schnellen Wiederaufnahme einer adäquaten Nährstoffzufuhr (oral, enteral, parenteral), nach Stunden bis Tagen. Dies wird oft übersehen. [15]

Das **Refeeding-Syndrom** tritt als metabolische Reaktion auf, wenn der Stoffwechsel zu schnell von einem katabolen in einen anabolen Zustand übergeht. Es beschreibt eine lebensbedrohliche Elektrolyt- und Flüssigkeitsdysbalance und tritt meist nach längerer Hunger- oder Nüchternheitsphase auf (5–10 Tage), wenn die Nährstoffzufuhr zu schnell begonnen und/oder gesteigert wird.

- Erste Anzeichen:
  Hypophosphatämie (< 0,8 mmol/l),
  es folgt Hypokaliämie (< 3,5 mmol/l),
  Hypomagnesiämie (< 0,75 mmol/l)
- Folgend auch schwerer Thiaminmangel *(Vitamin B_1)*, dadurch Einschränkung des Kohlenhydratstoffwechsels (Thiamin dient als Coenzym)
- Typische Anzeichen: Tachykardie, Ödeme, respiratorische Insuffizienz, muskuloskelettale Einschränkung.

Wegen der Gefahr eines Refeeding-Syndroms sollte der Ernährungsaufbau stets individuell und langsam erfolgen, insbesondere nach raschem und erheblichem Gewichtsverlust (10–15 %) oder bei einem sehr niedrigen BMI (< 16–18 kg/m²).

Nicht immer ist eine große Menge in kurzer Zeit hilfreich. Ganz im Gegenteil: Langsam, aber verträglich ist wichtig. Nicht immer nach dem Motto: „Viel hilft viel".

19.5 Auffällige Gewichtsentwicklung und Ernährungsverhalten bei Säuglingen und Kindern

19.5.1 Abweichungen der Gewichtsentwicklung

Neugeborene unterscheiden sich deutlich in ihrem Geburtsgewicht. Verlässt ein Kind im Verlauf seiner Entwicklung drastisch seine bisherigen Perzentile bei Gewicht oder BMI (➤ Abb. 19.3), muss diese **Abweichung der Gewichtsentwicklung** ursächlich untersucht werden.

Gedeihstörung

Eine **Gedeihstörung** umfasst Untergewicht, eine Gewichtsabnahme und/oder einen unzureichenden Gewichts- und Längenzuwachs. Kinder unterhalb der 3. Perzentile bei Gewicht und BMI haben eine Gedeihstörung (➤ 19.4). Die Ursachen liegen in einer unzureichenden Nahrungsaufnahme (z. B. bei Inappetenz, häufigem Erbrechen, Schluckstörung), einem erhöhten Energiebedarf (z. B. bei chronischen Erkrankungen) und einer gestörten Verdauung und Resorption (z. B. Zöliakie, chronische Diarrhö, Nahrungsmittelunverträglichkeiten). [16]

Übergewicht

Übergewicht liegt vor, wenn das Kind mit seinem Gewicht oberhalb der 90. Perzentile liegt (➤ 19.4). In Deutschland sind etwa 15 % der Kinder zwischen 3 und 17 Jahren übergewichtig. Es treten schon früh ernst zu nehmende Gesundheitsstörungen auf und die Gefahr, auch als Erwachsene übergewichtig zu sein. Als Ursachen kommen genetische, aber auch soziale und soziokulturelle Faktoren infrage. Kinder mit niedrigem sozialem Status, Kinder aus Migrantenfamilien und Kinder übergewichtiger Eltern sind besonders oft betroffen [17]. Kinder in der außerklinischen Intensivpflege neigen zu Übergewicht, wenn eine normale Bewegung aufgrund der Erkrankung (z. B. neuromuskuläre Erkrankungen) nicht möglich ist.

19.5.2 Abweichendes Ernährungsverhalten

Verminderter Appetit

Verminderter Appetit *(Inappetenz, Anorexie)* zeigt sich in lustlosem Herumstochern im Essen, Widerwillen beim Anblick von Speisen, evtl. Würge- und Brechreiz bis hin zur totalen Nahrungsverweigerung. Die Ursachen können vielfältig sein. Appetitlosigkeit ist ein häufiges Symptom bei Infektionserkrankungen mit Fieber, kommt auch infolge einer chronischen Erkrankung mit Stress, Angst, Schmerzen u. a. vor. Seelische Ursachen, z. B. Einsamkeit, Streit im Elternhaus oder Schuldruck können ebenfalls für einen verminderten Appetit verantwortlich sein. Außerdem schwankt der Appetit natürlicherweise, z. B. bei Wachstumsschüben ist er stärker ausgeprägt. Oft haben Eltern auch falsche Vorstellungen, welche

Mengen ihr Kind essen sollte. Appetitlosigkeit in Verbindung mit einer Gedeihstörung und mangelnder körperlicher und geistiger Agilität muss immer ärztlicherseits abgeklärt werden.

Fütter- und Essstörungen im frühen Kindesalter

DEFINITION

Fütterstörung: Das Füttern oder die Nahrungsaufnahme wird länger als 1 Monat von den Eltern als problematisch erlebt. Objektive Hinweise sind eine durchschnittliche Fütterzeit > 45 Min. und/oder Intervalle zwischen den Mahlzeiten sind > 2 Std. Man spricht von einer Fütterstörung, wenn das Kind nicht unabhängig von einer Bezugsperson essen kann. [18]

Essstörung: In Abgrenzung zur Fütterstörung, wenn das Kind unabhängig von einer Bezugsperson essen kann.

Frühkindliche Regulationsstörung: Zusammenfassende Bezeichnung für Störungen, bei denen der Säugling Schwierigkeiten hat, sich in einem oder mehreren Bereichen (z. B. Schreien, Füttern, Schlafen) - auch mit Hilfe von Bezugspersonen - erfolgreich zu regulieren. Der Begriff umfass u. a. die Trink-, Ess- und Fütterstörung. [18]

Unter **Fütter- und Essstörungen im frühen Kindesalter** versteht man Regulationsstörungen bei Säuglingen und Kleinkindern, die nicht immer mit einer Gedeihstörung einhergehen müssen (➤ 19.5.1). Ohne krankhaften Wert sind Umstellungen, z. B. vom Stillen zur Flaschenkost, die mit etwas Geduld schnell zu überwinden sind. Leichte bis mittelschwere Störungen sind mit 25 % relativ häufig. Sie können allerdings zu einer dauerhaften Störung werden. Hiervon sind 5 % aller gesunden Kinder betroffen, aber fast 40 % der Kinder mit einer Gedeihstörung. [18]

Die **Entstehung** ist vielgestaltig. Auf der kindlichen Seite spielen körperliche Erkrankungen, sensorische Präferenzen und Empfindlichkeiten, Temperament, Konstitution und aversive Erfahrungen (z. B. heftiges Verschlucken mit massiver Atemnot, Sondenernährung, Beatmung) im Gesichts-, Mund- und Rachenbereich eine Rolle. Auf Elternseite können psychische Belastungen wie Depression, eine mütterliche Essstörung oder eine angespannte Haltung bei der Nahrungsaufnahme, Versagensängste und kulturelle/familiäre Essgewohnheiten eine Rolle spielen. Essen wird oft zum alles beherrschenden Thema in der Familie. Das Kind reagiert dann mit Unlustgefühlen, Nahrungsverweigerung und Gedeihstörung. Auch Rumination *(gezieltes Hochwürgen von Nahrung)* ist möglich. [19]

Die **Behandlung** solcher Essstörungen braucht in der Regel verhaltenstherapeutische, tiefenpsychologische und auch familientherapeutische Interventionen. Sog. *Mother Blaming* oder *Parent Blaming (Beschuldigung der Mutter oder Eltern)* sollten unbedingt vermieden werden. Wird der Mutter bzw. den Eltern die Schuld an der Essstörung gegeben, kann das die Therapeuten-Eltern-Beziehung nachhaltig negativ beeinträchtigen. [19] Eine Ernährungsberatung kann den Eltern wertvolle Hinweise zu Fütter- und Essprinzipien geben. [18]

19.6 Berechnung der notwendigen Flüssigkeitsaufnahme

Berechnung des Gesamtflüssigkeitsbedarfs für Jugendliche und Erwachsene

Verschiedene pflegerische Interventionen können die Flüssigkeitszufuhr sicherstellen. Dazu ist es notwendig, den **Gesamtflüssigkeitsbedarf** eines Menschen innerhalb von 24 Std. zu kennen.

AUS DER PRAXIS

Gesamtflüssigkeitsbedarf berechnen

Faustregel: täglicher Flüssigkeitsbedarf (ml) = Körpergewicht (KG) pro Kilogramm (kg) x 30–40
Beispiel: Person mit 98 kg
Ergebnis: 98 kg x 30–40 ml = 2 940–3 920 ml/24 Std.
ODER

Die genauere Holliday-Segar-Formel:
100 ml je kg für die ersten 10 kg KG + 50 ml je kg für die zweiten 10 kg KG + 15 ml je kg für jedes weitere kg KG
Beispiel: Person mit 98 kg.
(100 ml × 10 kg) + (50 ml × 10 kg) + (15 ml × 78 kg) = 2 670 ml/24 Std.

Die Berechnung des Gesamtflüssigkeitsbedarf legt das Ist-Gewicht zugrunde.

Tab. 19.13 Flüssigkeitsbedarf nach *D-A-CH-Referenzwerten 2015* für gesunde Säuglinge, Kinder. Bei Hitze, Fieber, Durchfall oder Erbrechen ist der Bedarf höher. [21]

Alter	ml/Tag	ml/kg KG
Säuglinge		
0–4 Monate	680 ml	130 ml
4– < 12 Monate	1 000 ml	110 ml
Kinder		
1– < 4 Jahre	1 300 ml	95 ml
4– < 7 Jahre	1 600 ml	75 ml
7– < 10 Jahre	1 800 ml	60 ml
10– < 13 Jahre	2 150 ml	50 ml
13– < 15 Jahre	2 450 ml	40 ml

Berechnung des Gesamtflüssigkeitsbedarfs für Kinder

Bedingt durch den höheren Flüssigkeitsverlust bei Kindern liegen in Relation zum Körpergewicht die Empfehlungen um einiges höher als bei Erwachsenen. Hier gibt es die **4-2-1-Regel** zur Berechnung des stündlichen Flüssigkeitsbedarfs, und sie wird häufig in klinischen Situationen angewendet. Die **4-2-1-Regel** berücksichtigt den im Verhältnis höheren Flüssigkeitsumsatz von kleinen Kindern: [20]

Laut den *D-A-CH-Referenzwerten (herausgegeben von den deutschen, österreichischen und schweizerischen Fachgesellschaften für Ernährung,* ➤ Tab. 19.13) werden oft Richtwerte nach ml/Tag oder auch ml/kg Körpergewicht angegeben und dienen zur Orientierung.

AUS DER PRAXIS

Gesamtflüssigkeitsbedarf berechnen nach der 4-2-1-Regel

4 ml je kg KG/Std. für die ersten 10 kg (bei Säuglingen 4–6 ml) + **2 ml** je kg KG/Std. für die zweiten 10 kg + **1 ml** je kg KG/Std. für jedes weitere kg Körpergewicht
Beispiel: 6-jähriges Kind mit 22 kg.
(4 ml × 10 kg) + (2 ml × 10 kg) + (1 ml × 2 kg) = 62 ml/Std. × 24 = 1 488 Gesamtflüssigkeitsbedarf/24 Std.

Der tatsächliche Flüssigkeitsbedarf kann je nach körperlicher Aktivität, Umgebungstemperatur und Gesundheitszustand unterschiedlich sein. Kinder und Erwachsene, die intensiv Sport treiben oder sich in warmen Umgebungen aufhalten, benötigen möglicherweise eine erhöhte Flüssigkeitszufuhr. Somit ist hier auch die Zufuhr immer individuell zu sehen. Bei Menschen mit enteraler Sondenlage kann die Flüssigkeit in Trinkwasserqualität regelmäßig über den Tag verteilt werden und über die Sonde appliziert werden.

Trinkmenge

Mit der Nahrung wird bereits Flüssigkeit aufgenommen, sodass die **Trinkmenge** natürlich geringer ist als die Gesamtflüssigkeitsmenge. Die *D-A-CH-Referenzwerte* geben folgende Trinkmengenempfehlung für Kinder und Erwachsene (➤ Tab. 19.14).

Berechnung der zusätzlichen Flüssigkeitszufuhr bei Sondenernährung

Die Sondennahrung besteht aus ca. 70–80 % Wasser (➤ 19.11.3). Wie viele ml Wasser genau enthalten sind, ist auf der Flasche/Verpackung oder im Ernährungsplan zu finden. Die Sondennahrung sollte in der Bilanzierung nicht mit 100 % berechnet werden, sondern nur mit der tatsächlichen Wassermenge.

WICHTIG

Individuelle Situation beachten

Bei der Flüssigkeitszufuhr muss die individuelle Situation beachtet werden.
Gegebenenfalls gibt es eine ärztlich angeordnete Höchst- oder Mindestflüssigkeitszufuhr.
Pathologische Verluste, z. B. Atemwegsekret, Speichel, Wundexsudat, Schweiß, Erbrechen oder Diarrhö erfordern eine zusätzliche Flüssigkeitszufuhr.

Tab. 19.14 Empfohlene Trinkmenge für Kinder und Erwachsene [21]

Alter	Menge
1– < 4 Jahre	820 ml
4– < 7 Jahre	940 ml
7– < 10 Jahre	970 ml
10– < 13 Jahre	1 170 ml
13– < 15 Jahre	1 330 ml
15– < 19 Jahre	1 530 ml
19– < 25 Jahre	1 470 ml
25– < 51 Jahre	1 410 ml
51– < 65 Jahre	1 230 ml
65 Jahre und älter	1 310 ml

19

19.7 Berechnung des Energiebedarfs

Der **Energie- und Nährstoffbedarf** bezeichnet die Energie- bzw. Nährstoffmenge, die nach wissenschaftlichen Erkenntnissen langfristig zur Erhaltung des Körpers und der Gesundheit notwendig ist. Die *D-A-CH-Empfehlung* entwickelt Richtlinien, die den Nährstoffbedarf von gesunden Männern und Frauen verschiedener Altersgruppen liefern. [22]

DEFINITION

Joule *(J)*: Offizielle internationale Maßeinheit für Energie, Arbeit und Wärmemenge. Joule sollte die Maßeinheit **Kalorie** *(cal)* ablösen, hat sich jedoch weltweit nicht durchgesetzt. Somit wird im täglichen Leben als Maßeinheit weiterhin kcal verwendet.

- 1 Kalorie (1 cal) = 4,187 Joule; 1 Kilokalorie (1 kcal) = 1 000 cal = 4 187 J
- 1 Joule (1 J) = 0,239 cal; 1 Kilojoule (kJ) = 1 000 J = 239 cal.

Der **Energiegehalt** *(Brennwert)* von Nahrungsmitteln wird in (Kilo-)Joule oder (Kilo-)Kalorie angegeben. Er gibt die Energiemenge an, die der Körper beim Abbau der Nahrung gewinnen kann.

Energiebedarf berechnen

Der **Gesamtenergiebedarf** eines Menschen setzt sich zusammen aus:
Grundumsatz + **Leistungsumsatz** + ggf. **Traumafaktor** (bei kranken Menschen).
Für die Berechnung stellt die Ernährungswissenschaft Formeln zur Verfügung.

Grundumsatz

Der **Grundumsatz** *(GU, Ruheenergiebedarf)*, auch **Basal Metabolic Rate** *(BMR)* genannt, ist die Menge an Energie, die der Körper in völliger körperlicher Ruhe für den Erhalt der physiologischen Körperfunktionen wie Atmung oder Herzschlag benötigt. Er macht den größten Teil (60–75 %) des Energieverbrauchs aus und ist abhängig von Alter, Geschlecht, Körpergröße, Gewicht, Körperbau und hormoneller Situation.

Im Alter nimmt der Grundumsatz ab, was mit dem Abbau der stoffwechselaktiven Körpermasse, v. a. der Muskulatur, zusammenhängt. Frauen haben generell einen geringeren Grundumsatz, da sie mehr Fettgewebe im Verhältnis zur Muskulatur haben.

Zur Berechnung des Grundumsatzes gibt es verschiedene Formeln. Ernährungsexperten berechnen ihn oft nach der Formel von *Harris und Benedict.* Für Erwachsene (➤ Tab. 19.15) und für Kinder (➤ Tab. 19.16):

Tab. 19.15 Berechnung des Grundumsatzes in Kilokalorien pro Tag nach *Harris und Benedict* [2]

Mann	66,47 + (13,7 × Körpergewicht in kg) + (5 × Körpergröße in cm) – (6,8 × Alter in Jahren)
Frau	655,1 + (9,6 × Körpergewicht in kg) + (1,8 × Körpergröße in cm) – (4,7 × Alter in Jahren)

Tab. 19.16 Grundumsatz (Kilokalorien pro Tag) für Jungen und Mädchen in einem bestimmten Alter [22]

Alter	Junge (kcal/Tag)	Mädchen (kcal/Tag)
0– < 4 Monate	550	500
4– < 12 Monate	700	600
1– < 4 Jahre	820	760
4– < 7 Jahre	970	910
7– < 10 Jahre	1 170	1 080
10– < 13 Jahre	1 340	1 230
13– < 15 Jahre	1 610	1 430
15– < 19 Jahre	1 850	1 430

WICHTIG

Adipöse Personen

Bei adipösen Menschen (BMI > 30) wird zur Berechnung des Energiebedarfs das **Soll-Gewicht** (Sollgewicht = Körpergröße –100) zugrunde gelegt.
Die tatsächliche Nährstoffaufnahme darf von der Energiemenge nie unter dem Grundumsatz liegen!

Die von der *Deutschen Gesellschaft für Ernährungsmedizin e. V. (DGEM)* empfohlene **Schätzformel für den Grundumsatz** stellt eine einfache Methode zur Berechnung des täglichen Energiebedarfs anhand des Körpergewichts dar, die besonders in der Praxis eine schnelle Berechnung des Grundumsatzes ermöglicht: *Grundumsatz (BMR): 20–25 kcal/kg Körpergewicht pro Tag.*

Tab. 19.17 PAL-Werte und körperliche Aktivitäten, modifiziert für pflegebedürftige Menschen

PAL-Werte	Körperliche Aktivitäten
1,0	Völlig bewegungsunfähig, z. B. hoher Querschnitt
1,2–1,3	Ausschließlich sitzende oder liegende Lebensweise, Bewegung im Sitzen oder Liegen, z. B. alte, gebrechliche oder immobile Menschen
1,4–1,5	Hauptsächlich sitzende Lebensweise, Gehen innerhalb der Wohnung, Durchführung der Körperpflege, Menschen mit Unruhe
1,6–1,7	Sitzende und stehende Lebensweise, häufige Aktivitäten innerhalb oder auch außerhalb der Wohnung, Menschen mit Spastiken oder deutlicher Unruhe

Leistungsumsatz

Der **Leistungsumsatz** *(Arbeitsumsatz, Aktivitätsfaktor/AF)* ist die Energiemenge, die für körperliche Aktivitäten zusätzlich zum Grundumsatz benötigt wird. Sie ist die variabelste Komponente des Energiebedarfs und kann von Person zu Person stark schwanken. Zur Berechnung des durchschnittlichen Leistungsumsatzes eignen sich die **PAL-Werte** *(engl. Physical Activity Level)*, die u. a. von der *Deutschen Gesellschaft für Ernährung e. V. (DGE)* im Rahmen der *D-A-CH-Referenzwerte* entwickelt wurden (➤ Tab. 19.17).

Gesamtenergiebedarf

Die *Deutsche Gesellschaft für Ernährung e. V. (DGE)* gibt Richtwerte für die **durchschnittliche Gesamtenergiezufuhr** heraus (➤ Tab. 19.18). Die durchschnittliche Gesamtenergiezufuhr variiert je nach Alter, Geschlecht, körperlicher Aktivität und anderen individuellen Faktoren. Diese Werte sind Durchschnittswerte und können individuell variieren. Es ist wichtig, den Energiebedarf an die persönlichen Bedürfnisse und Ziele anzupassen, sei es zur Gewichtserhaltung, Gewichtsabnahme oder Gewichtszunahme.

Bei Abweichungen vom „Normalen", insbesondere bei Übergewicht und bei geringer körperlicher Aktivität, sind ebenfalls individuelle Anpassungen notwendig. Entscheidender Kontrollparameter ist das aktuelle Gewicht bzw. der Gewichtsverlauf sowie auch die Kraft bzw. Muskelkraft.

Tab. 19.18 Richtwerte für die Energiezufuhr am Beispiel eines PAL von 1,4 in kcal/Tag nach der *DGE e. V.* [23]

Alter	PAL-Wert 1,4	
	m	w
Kinder und Jugendliche		
1– < 4 Jahre	1 200	1 100
4– < 7 Jahre	1 400	1 300
7– < 10 Jahre	1 700	1 500
10– < 13 Jahre	1 900	1 700
13– < 15 Jahre	2 300	1 900
15– < 19 Jahre	2 600	2 000
Erwachsene		
19– < 25 Jahre	2 400	1 900
25– < 51 Jahre	2 300	1 800
51– < 65 Jahre	2 200	1 700
65 Jahre und älter	2 100	1 700
m = männlich, w = weiblich		

In der Praxis sind **Schätzformeln zur Berechnung des Gesamtenergiebedarfs** einfacher:
- Stoffwechselstabiler, immobiler Mensch: 20–25 kcal pro Kg KG und Tag
- Stoffwechselstabiler, mobiler Mensch: 25–35 kcal pro kg KG und Tag

Die **aktuellen Leitlinien der Deutschen Gesellschaft für Ernährungsmedizin e. V. (DGEM)** empfehlen:
- In der **Akutphase einer Erkrankung** soll der Energiebedarf bzw. das kalorische Ziel bei nicht adipösen, kritisch kranken Menschen (BMI < 30 kg/m²) auf 24 kcal pro kg/aktuelles KG pro Tag geschätzt werden. Die Verwendung komplexer Formeln zur Berechnung des Energiebedarfs ist nicht mehr erforderlich.
- Alternativ kann bei **adipösen Menschen** das Kalorienziel (d. h. 60 % des Energiebedarfs) mit folgenden Formeln festgelegt werden:
  - Bei einem BMI zwischen 30 und 50 kg/m² mit 11–14 kcal/aktuelles KG/Tag
  - Bei einem BMI > 50 kg/m² mit 22–25 kcal/ideales KG (= Körpergröße minus 100)/Tag

WICHTIG

Energiebedarf bei Kindern und Erwachsenen mit körperlichen Einschränkungen

Menschen mit geringer körperlicher Aktivität durch Krankheit oder Behinderung haben einen geringeren Energiebedarf.

Traumafaktor bestimmen

Krankheitssituationen verbrauchen zusätzlich Energie. Dieser Bedarf muss beim Gesamtenergiebedarf hinzugerechnet werden, indem er mit dem **Traumafaktor** *(TF)*/**Stressfaktor** *(SF)* multipliziert wird (➤ Tab. 19.19).

WICHTIG

Nur grobe Orientierung

Die Richtlinien der *Deutschen Gesellschaft für Ernährung (DGE) e. V.* bieten eine allgemeine Orientierung für den Energiebedarf. Eine regelmäßige Überprüfung des Gewichts und die Messung anderer Parameter sind wichtige Kontrollmechanismen. Je nach individuellem Bedarf sollte die Energiezufuhr angepasst werden, um das Gewicht zu halten oder das gewünschte Körpergewicht zu erreichen, sei es durch Zu- oder Abnahme.

Pflegefachpersonen in der außerklinischen Intensivpflege können im Verlauf den Energiebedarf der jeweiligen Person ermitteln und bei erheblichen Abweichungen die Ärztin bzw. den Arzt informieren oder einen Ernährungsexperten hinzuziehen.

Eiweißbedarf berechnen

Wenn die Energiezufuhr unzureichend oder der Stoffwechsel verändert ist, gewinnt der Körper seine Energie aus Proteinen *(Eiweißen)*. Da Proteine die wichtigsten Zellbausteine sind, sollten sie immer in ausreichender Menge über die Nahrung zugeführt

Tab. 19.19 Beispiele für Traumafaktoren

Krankheit	Faktor
Schwere Entzündungsreaktionen, Sepsis	1,3–1,4
Erhöhte Atemarbeit, z. B. im Weaning	1,3–1,6
Chronischer Krankheitszustand, Tumorerkrankung, chronische Wunde	1,3
Akutes Schädel-Hirn-Trauma	1,6

werden. Der **Eiweißbedarf** kann je nach Stoffwechselsituation (z. B. bei Entzündungen), Erkrankungen (z. B. Nierenerkrankungen) und anderen Risikofaktoren wie Wundheilungsstörungen oder vorhandenem Dekubitus variieren.

- Im ausgeglichenen Stoffwechselzustand und bei normaler Organfunktion ist unabhängig vom Alter und Geschlecht eine Aminosäurenzufuhr von 0,8 g–1,0 g pro kg KG am Tag empfohlen.
- Bei metabolischen Erfordernissen (z. B. Wundheilungsstörung, erhöhtem Stress, Hämo- und Peritonealdialyse) ist eine erhöhte Aminosäurezufuhr von 1,2–1,5 g pro kg KG und Tag notwendig.
- In Ausnahmen (z. B. schwere Verbrennung, schwerste Entzündungen) wird eine Aminosäurenzufuhr von bis zu 2,0 g pro kg KG/Tag notwendig.

Die **biologische Wertigkeit der Proteine** spielt eine zentrale Rolle. Diese gibt an wie viel körpereigenes Protein aus 1 g Nahrungsprotein aufgebaut werden kann und beinhaltet die Kombination von pflanzlichen und tierischen Eiweißen.

WICHTIG

Proteinbedarf sicherstellen

Bei den Menschen in der außerklinischen Intensivpflege muss der tägliche Proteinbedarf durch eine adäquate Ernährungstherapie gedeckt werden. Eine dauerhafte Unterversorgung kann zu schwerwiegenden Folgen (➤ Tab. 19.10, ➤ Tab. 19.12) und erhöhter Beatmungsindikation führen.

Eiweißreiche Lebensmittel wie Milchprodukte, Fleisch, Fisch, Eier, Nüsse oder Hafer anbieten. Ist die orale Ernährung nicht möglich, können auch medizinische Proteinpulver gegeben werden.

AUS DER PRAXIS

Bei einer **Lungenerkrankung wie der COPD** (➤ 9.3.3) ist der Energie- und Proteinbedarf aufgrund der erhöhten Atemarbeit, wiederkehrender Infekte und wahrscheinlich auch eines zytokininduzierten Katabolismus gesteigert. Die Atemmuskulatur spielt als Atempumpe (➤ 7.6.2) eine entscheidende Rolle bei der Ventilation.

Mangelernährung führt unter anderem zu einer Reduktion der Zwerchfellmuskelmasse und der Atemmuskelkraft.

Die sog. pulmonale Kachexie geht mit einer erhöhten Letalität und einem rascheren Progress der Grunderkrankung einher. Das Körpergewicht korreliert insgesamt mit der Mortalität der Menschen, wobei Menschen mit schwerer COPD bei einem BMI von 27 (d. h. formal übergewichtigen Menschen) eine 5-Jahres-Überlebensquote von 48 % auswiesen, bei einem BMI unter 20 jedoch nur von 20 %. [24]

19

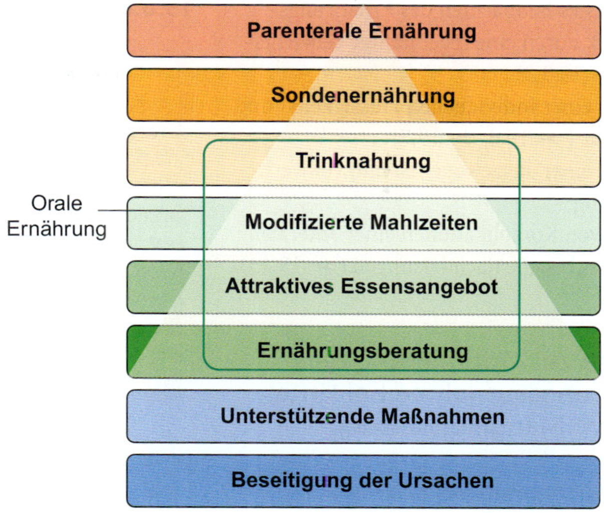

Abb. 19.4 Strategien gegen Mangelernährung [25] [L143]

19.8 Möglichkeiten der Ernährungstherapie

DEFINITION

Klinische Ernährung: Alle individuellen Ernährungs- und Verhaltensmaßnahmen bei erkrankten Personen, die durch Ärztinnen/Ärzte, Ernährungsfachleute und Pflegefachpersonen verordnet und gesichert werden (➤ Abb. 19.4). Ziel ist die Verbesserung des klinischen Verlaufs, die Steigerung und Erhaltung der Leistungsfähigkeit, die Unterstützung der Genesung sowie die Wiederherstellung und Verbesserung der Lebensqualität.

Ernährungstherapie ist eine gezielte Ernährungsintervention mit klarer therapeutischer Zielsetzung. Sie umfasst u. a. spezielle Ernährungsformen, Anpassung der Nahrungskonsistenzen (➤ Tab. 18.8, ➤ 18.4.1), den Einsatz von oralen Nahrungssupplementen (ONS, „Trinknahrung") sowie den Einsatz einer enteralen und parenteralen Ernährung (➤ 19.8.2, ➤ 19.8.3).

Das Stufenschema mit den Strategien gegen Mangelernährung bildet die Basis der Ernährungstherapie (➤ Abb. 19.4). Zunächst wird versucht, die orale Ernährung zu optimieren. Wenn zusätzliche Maßnahmen, wie die Gabe von Nahrungssupplementen (➤ 19.8.2) in Form von Trinknahrung, nicht ausreichen, sollte die Möglichkeit der künstlichen Ernährung *(enterale oder parenterale Ernährung)* in Betracht gezogen und so schnell wie möglich umgesetzt werden. [25]

Bei der praktischen Umsetzung des Stufenschemas geht es nicht darum, die einzelnen Stufen strikt abzuarbeiten, sondern darum, die verschiedenen Ernährungsformen miteinander zu kombinieren. Die enterale Ernährung sollte bei der künstlichen Ernährung bevorzugt werden, bevor auf die parenterale Ernährung zurückgegriffen wird. Die Kombination der Ernährungsformen sollte stets individuell angepasst werden.

19.8.1 Erhaltung und Förderung einer guten Ernährungssituation

Pflegefachpersonen haben vielfältige Verantwortungen und Aufgaben, um eine **gute Ernährungssituation** zu erhalten und zu fördern. Dies sollte in enger Zusammenarbeit mit einem multiprofessionellen Team erfolgen, das u. a. aus Ärztinnen/Ärzten, Logopädinnen/Logopäden und Ernährungsexperten besteht. Die einzelnen Aufgaben sind:

- Regelmäßiges Beobachten von Risikofaktoren für eine Fehlaufnahme von Nahrungsmittel und Flüssigkeit (➤ 19.3.1)
- Kontinuierliches Beobachten von Ernährungsverhalten und Nahrungsaufnahme, Ernährungsanamnese (➤ 19.3.2)
- Kontinuierliches Beobachten von Trinkverhalten und Flüssigkeitsaufnahme, Trinkanamnese (➤ 19.3.2)

- Kontinuierliches Beobachten des Ernährungszustands, z. B. durch eine regelmäßige Gewichtskontrolle (➤ 19.3.3)
- Sicherstellen einer individuellen Flüssigkeits- und Energiezufuhr (➤ 19.6, ➤ 19.7)
- Sicherstellen einer ausgewogenen und vollwertigen Ernährung
- Beobachten von Komplikationen einer enteralen Ernährung und Suche nach Lösungen (➤ 19.13).

Maßnahmen zur Optimierung der oralen Nahrungsaufnahme bei Untergewicht bzw. Mangelernährung

- Hochkalorische *(energie- und nährstoffdichte)*, ausgewogene Ernährung gewährleisten, frische Lebensmittel bevorzugen
- Individuelle energiereiche Wunschkost bevorzugen
- Auf unverträgliche Lebensmittel verzichten
- Individuelle Beratung bei Ernährungsproblemen anbieten
- Ggf. Ernährungsplan erstellen
- Appetitliche und geschmacksintensive Zubereitung der Speisen beachten, Speisen optisch ansprechend herrichten
- In ruhiger, angenehmer Atmosphäre in einem gut gelüfteten Raum speisen lassen
- Mahlzeiten gemeinsam anbieten
- Mehrere kleine Mahlzeiten bevorzugen, ausreichend Zwischenmahlzeiten oder Fingerfood zum selbstständigen Essen anbieten
- Konsistenz der Nahrung den Bedürfnissen anpassen (weiche, flüssige Kost, Brot ohne Rinde)
- Evtl. die Speise mit zusätzlichen Energieträgern und hochwertigen Proteinkonzentraten anreichern
- Auf eine ausreichende Flüssigkeitszufuhr achten
- Wenn notwendig, individuelle Esshilfen bereitstellen
- Sich Zeit nehmen für das Essen, Aufmerksamkeit schenken, Ablenkungen und Störungen vermeiden
- Mögliche Kau- und Schluckstörungen erfassen
- Körperliche Aktivität und Bewegung im Tagesverlauf aktiv fördern.

19.8.2 Orale Nahrungssupplemente

DEFINITION

Orale Nahrungssupplemente *(ONS)*: Medizinisch indizierte, energiereiche und nährstoffdefinierte Trinknahrungen oder angereicherte Lebensmittel, die zusätzlich zur normalen Ernährung verabreicht werden, um eine Mangelernährung zu verhindern oder zu behandeln. In der Regel als bilanzierte Diät zugelassen *(diätetisches Lebensmittel für besondere medizinische Zwecke – bilanzierte Diät nach Diät-Verordnung)*.
Erhältlich als normokalorisch (1,0–1,2 kcal/ml) oder hochkalorisch (1,5–2,4 kcal/ml).

Orale Nahrungssupplemente sind oral bilanzierte Ernährungen, u. a. Trinknahrung und Puddings, die ergänzend zur normalen oralen Ernährung gegeben werden. Diese bilanzierten Diäten unterstützen Menschen, die aus unterschiedlichsten Gründen den Energie- und Nährstoffbedarf durch die normale Nahrungsaufnahme nicht ausreichend decken können. ONS können den Ernährungs- und Gesundheitszustand und den Verlauf der Therapie und Krankheit positiv beeinflussen. Es gibt zwei Arten von Trinknahrungen:

- **Vollbilanzierte ONS** enthalten alle notwendigen Makro- und Mikronährstoffe und können theoretisch den gesamten Bedarf des Menschen decken. Sie ist in der Regel verordnungsfähig.
- **Teilbilanzierte ONS** enthalten nicht alle notwendigen Nährstoffe oder nur in unzureichender Menge (z. B. fettfrei) und ist normalerweise nicht verordnungsfähig, außer in Ausnahmefällen.

Bei allen oralen Nahrungssupplementen muss die Akzeptanz durch die Betroffenengetestet werden. Für eine gute Akzeptanz und Verwertung sollte das ONS über den Tag verteilt und idealerweise zu den normalen Mahlzeiten eingenommen werden. Ein zu schnelles Trinken oder zu große Mengen können zu Völlegefühl, Übelkeit und späterer Diarrhoe führen. Nach einer Eingewöhnungsphase können auch größere Mengen probiert werden, stets unter Beobachtung der Verträglichkeit. Trinknahrungen können sowohl warm als auch kalt verzehrt werden. Beim Erwärmen soll eine Temperatur von 60 °C nicht überschritten werden. Hersteller bieten verschiedene Rezeptvorschläge an, die nach Belieben ausprobiert werden können.

WICHTIG

Trinknahrung und andere ONS sind indiziert für mangelernährte Menschen, die ihren Energiebedarf nicht durch normale Nahrung und Nahrungsanreicherung decken können.
In medizinisch notwendigen Fällen sind sie verordnungsfähig.
ONS sind sehr effektiv, um die Protein- und Energiezufuhr zu erhöhen, den Ernährungszustand zu verbessern sowie die Prognose hinsichtlich Morbidität, Komplikationsraten, Lebensqualität, Krankenhausverweildauer und Mortalität zu optimieren.

Voraussetzungen für die Verordnungsfähigkeit sind nach *Arzneimittel-Richtlinie (AM-RL)* u. a., dass Maßnahmen wie Anreicherung der Nahrung mit Butter oder Sahne, Anbieten von Zwischenmahlzeiten, Behandeln einer Schluckstörung, Überprüfung von Medikamenten hinsichtlich des Appetits, Unterstützung beim Essen nicht ausreichend erfolgreich waren. [26]

19.8.3 Enterale Ernährungstherapie

DEFINITION

Natürliche Ernährung: Aufnahme von Nahrung über den Mund. Hierunter fällt auch die Speisenanreicherung, z. B. durch hochkalorische Maßnahmen wie den Einsatz von zusätzlichen Fetten und Proteinen.
Künstliche Ernährung: Einsatz von oraler Nahrungssupplementation, enteraler Ernährung und parenteraler Ernährung (➤ 19.8.2, ➤ 19.8.3).
Enterale Ernährung *(EE):* Sondenernährung. Künstliche Ernährung über eine Sonde in den Magen oder Darm.
Diät: Modifizierte angeordnete Kostform. Verordnete Nahrungs- und Flüssigkeitszufuhr, die in der Art und Menge der Lebensmittel wie auch in Art und Zeitpunkt der Aufnahme therapeutische Gründe hat.

Die **enterale Ernährung(stherapie)** wird notwendig, wenn bei Menschen keine orale Nahrungsaufnahme selbstständig mehr bedarfsdeckend möglich ist, wie z. B. Dysphagie, Wachkoma, Kopf-Hals-Tumoren und vielen mehr. Der individuelle Nutzen einer enteralen Sondenernährung sollte unter Berücksichtigung des klinischen Verlaufs, der Prognose, ethischer Aspekte und des Patientenwunsches abgewogen werden.

Bei Sicherung dieser Punkte sollte eine frühzeitige (begleitende) enterale Ernährung erwogen werden, um die Verdauungsfunktionen aufrechtzuerhalten.

Der Vorteil der enteralen Ernährungstherapie ist u. a. die Stimulation der Peristaltik des Verdauungstraktes, die Aufrechterhaltung der Darmmukosa und des Darmmikrobioms sowie die Stressulkus-Prophylaxe bei gastraler Sondierung.

WICHTIG

Die orale Ernährung hat Vorrang

Die Erhaltung bzw. Förderung der oralen Nahrungsaufnahme sollte trotz enteraler Sonde gefördert werden. Die orale Nahrungsaufnahme muss immer im Vordergrund stehen, auch wenn es einfacher, komplikationsärmer und zeitsparender ist über eine Sonde zu ernähren. Essen und Trinken ist mehr als nur Erhaltung des Körpers, es steht vor allem auch für Genuss und Lebensqualität.

19.8.4 Parenterale Ernährungstherapie

DEFINITION

Parenterale Ernährung *(PE):* Eine Form der künstlichen Ernährung, bei der eine Infusionslösung (idealerweise eine All-in-One-Nährlösung oder individuelle Mischbeutelmischung) direkt in die Vene *(intravenös/i. v.)* verabreicht wird, wodurch der Magen-Darm-Trakt umgangen wird. Subkutane/s. c. Ernährung, die beispielsweise in der Geriatrie und Palliativpflege verwendet wird, dient ausschließlich der Flüssigkeitstherapie.
Heimparenterale Ernährung *(Heim-PE):* Etabliertes Verfahren für die langfristige parenterale Ernährung zu Hause.

Die **parenterale Ernährung(stherapie)** kommt in der außerklinischen Intensivpflege eher selten vor, was sich schon aus den Indikationen ergibt. Es gibt aber auch hier Situationen, in denen eine enterale Ernährung nicht möglich oder nicht ausreichend ist. **Indikationen** sind:

- Frühgeborene und schwerwiegend erkrankte Neugeborene, die nicht bedarfsdeckend enteral ernährt werden können, z. B. Unreife des Magen-Darm-Trakts, nekrotisierende Enterokolitis u. a.
- Ältere Kinder und Jugendliche mit Normalgewicht, wenn die enterale Ernährung nicht/nicht ausreichend > 7 Tage möglich ist
- Nach Operationen am Verdauungstrakt
- Nicht ausreichende Resorptionsfähigkeit des Darms, z. B. beim Kurzdarmsyndrom

- Schwere Mangelernährung bei gleichzeitig nicht funktionierendem Magen-Darm-Trakt
- Schwere Enterokolitis, schwerer Schub einer chronisch-entzündlichen Darmerkrankung
- Hoch dosierte Chemotherapie oder Strahlentherapie, Strahlenenteritis
- Schweres Erbrechen, nicht beherrschbare Diarrhöen.

Nach **Art und Menge der Infusionslösung** werden unterschieden:

- **Teilweise (partielle) parenterale Ernährung.** Der Nährstoff- und Flüssigkeitsbedarf ist nur teilweise gedeckt, zusätzlich wird oral oder über eine enterale Sonde Energie zugeführt.
- **Totale (komplette) parenterale Ernährung (TPE).** Die Person wird ausschließlich parenteral ernährt.

Zugangswege für die parenterale Ernährung:

- Periphere Venenverweilkanüle: Infusionslösungen mit max. 800 mosmol/l
- Zentraler Zugang, u. a. zentraler Venenkatheter, Port: Infusionslösungen > 800 mosmol/l

Im ambulanten Bereich haben sich manche Versorger/Provider oder ambulante Pflegedienste auf die heimparenterale Ernährung spezialisiert, die diese dann übernehmen und ggf. Pflegefachpersonen vor Ort anleiten.

WICHTIG

Schnellmöglich enterale Ernährung beginnen

Da die parenterale Ernährung keine physiologische Ernährungsform ist, wird, sobald wie möglich, mit der enteralen Ernährung begonnen (5–10 ml/Std.) und schrittweise gesteigert. Das Absetzen der parenteralen Ernährung kann dann erfolgen, wenn eine bedarfsdeckende Energiezufuhr durch die enterale Ernährung erreicht werden konnte.

19.9 Arten von enteralen Sonden und Auswahlkriterien

DEFINITION

Enterale Sonde: Sonde, die im Magen-Darm-Trakt liegt. In der außerklinischen Intensivpflege typischerweise zur Ernährung, seltener zur Ableitung von Sekret.

Bei der **enteralen Ernährung** (➤ 19.8.2) wird der Organismus über eine **enterale Sonde** mit Nährstoffen versorgt. Die enterale Ernährung ist in der außerklinischen Intensivpflege die am häufigsten gewählte Ernährungsform (Auswahlkriterien ➤ Tab. 19.20, ➤ Abb. 19.6), weil in der Regel der Magen-Darm-Trakt funktionsfähig ist, es jedoch Schwierigkeiten bei der oralen Nahrungsaufnahme gibt, z. B. bei Dysphagie (➤ Kap. 18).

Die meisten Sonden sind in verschiedenen Größen erhältlich, die in Charrière (Ch) gemessen werden und den Schlauchdurchmesser angeben. Bei Erwachsenen werden Sonden mit einer Größe von 14–18 Ch verwendet, bei Kindern kommen Sonden mit 8–14 Ch zum Einsatz.

Welche Sonde gelegt wird, ist von einigen Faktoren abhängig. Das Ablaufschema in ➤ Abb. 19.6 macht die **Auswahlkriterien** deutlich.

19.9.1 Indikationen für verschiedene enterale Sonden

Eine **Indikation für eine PEG** besteht, wenn eine längere enterale Ernährung notwendig ist, z. B. bei:

- Neurogen oder mechanisch bedingter Schluckstörung
- Bewusstseinsstörung, z. B. Syndrom der reaktionslosen Wachheit
- Schwerer Mangelernährung oder Kachexie.

Eine **Indikation für eine Jet-PEG und PEG/J** besteht z. B. bei:

- Erhöhtem Refluxrisiko und nachfolgender Aspirationsgefahr
- Magen-Darm-Motilitätsstörung.

Eine **Indikation für eine Ballonsonde** *(Gastrotube, Botton)* besteht bei: [25]

- Kindern oder sehr mobilen Menschen, die eine große Bewegungsfreiheit und geringe Auffälligkeit der Sonde wünschen
- Häufigen Manipulationen an der Sonde
- Zusätzlich für *Freka® Pexact:* bei Stenosen in Ösophagus und Mageneingang, die eine Magenspiegelung erschweren/unmöglich machen ebenso den Durchzug der relativ großen Halteplatte der PEG; kein weiterer Eingriff zum Austausch der PEG auf Ballonsonde notwendig. [26, 26a]

Eine **Indikation für eine PEJ** besteht z. B. bei:

Tab. 19.20 Sondenarten mit Indikation und Besonderheiten (➤ Abb. 19.5). Nasogastrale und nasojenunale Sonden kommen in der außerklinischen Intensivpflege praktisch nicht zum Einsatz.

Sondenart	Indikation	Besonderheiten
Lage im Magen • PEG (perkutane endoskopische Gastrostomie, ➤ Abb. 19.7) • Direktpunktion (mittels Gastropexie = Pexact) • Button/Gastrotube (von innen mit einem Ballon geblockt ➤ Abb. 19.8)	• Enterale Ernährung > 4 Wochen notwendig • Button: häufig kosmetische Gründe, bei Kindern • Wechsel von PEG/Pexact auf Button/Gastrotube nach ca. 4 Wochen möglich	• Am Tag der Anlage 500 ml Wasser • 3 Std. nach Anlage kann der Kostaufbau begonnen werden • PEG- Mobilisation: ca. 1 cm in den Magenraum schieben und drehen • Ballonkontrolle alle 1–2 Wochen
Lage in Magen und Jejunum Jet-PEG (PEG/J) → spezielles System mit zwei getrennten Lumen; z. B. jejunale Ernährung und gastrale Dekompensation	• Magen-Darm-Mobilitätsstörungen, Stenosen am Pylorus, hohe Aspirationsgefahr • Erhöhtes Refluxrisiko	• Mobilisation der Sonde: 1–2-mal/Woche ca. 1 cm in den Magenraumschieben, aber nicht drehen, da sonst der jejunale Schenkel dislozieren kann • Keine Medikamente über den jejunalen Schenkel, verstopft sehr schnell • Jejunale Applikation immer über eine Pumpe, max. 120 ml/Std.
Lage im Jejunum PEJ (perkutane endoskopische Jejunostomie)	• Wie Jet-PEG • Nach Operationen am Magen	Mobilisation: wie PEG
Lage im Jejunum FKJ (Feinnadel-Katheterjejunostomie = chirurgisch angelegte Dünndarmsonde)	• Ösophagektomie • Gastrektomie	Verstopft oft, Medikamente schwierig zu verabreichen

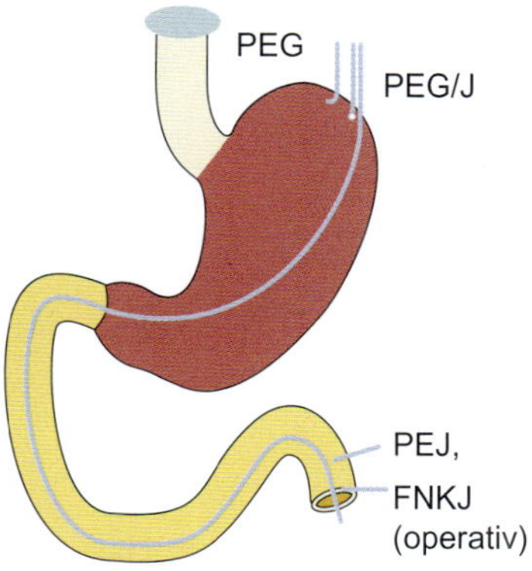

Abb. 19.5 Lokalisation verschiedener enteraler Sonden [L143]

- Operationen am Magen, z. B. Magenteilresektion oder vollständige Entfernung
- Magenausgangsstenose.

Eine **Indikation für eine FKJ** besteht im Rahmen einer abdominalen Operation, u. a. bei Ösophaguskarzinom oder Magenoperationen.

19.9.2 Anlage einer PEG und Jet-PEG

Die Schritte der **Anlage einer PEG** nach der Fadendurchzugsmethode:

1. Person wird leicht sediert.
2. Gastroskopie. Magen wird aufbläht und die Punktionsstelle von innen und außen festgelegt.
3. Magen wird von außen mit einer dicken Kanüle und unter endoskopischer Sicht punktiert.
4. Fadenschlinge wird über die Punktionskanüle von außen *(perkutan)* eingefädelt, mit der Endoskopzange gefasst und mit dem Endoskop in den Magen und weiter über die Speiseröhre und den Mund herausgezogen.
5. Über die Fadenschlinge wird die Sonde mit der inneren Halteplatte über Mund und Speiseröhre in den Magen gezogen.
6. Sonde wird so weit nach außen gezogen, dass sich die innere Halteplatte mit leichtem Widerstand an der Magenschleimhaut befindet, dann wird die äußere Halteplatte recht eng angeschlossen,

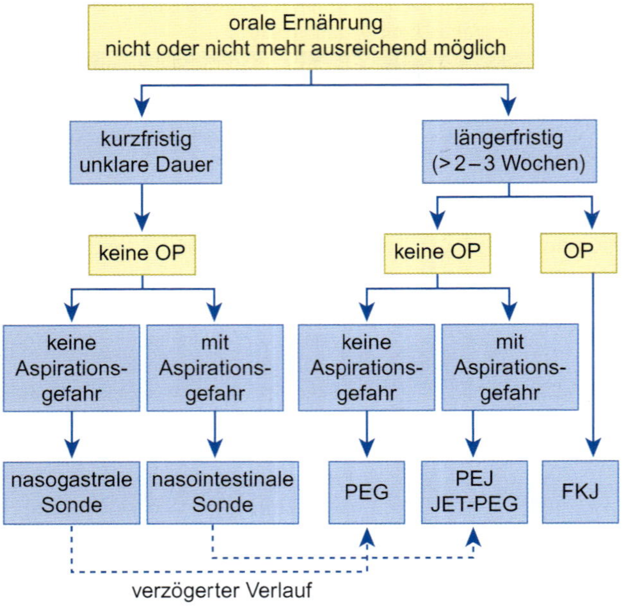

Abb. 19.6 Kriterien zur Auswahl der geeigneten Sonde für die enterale Ernährung [L234]

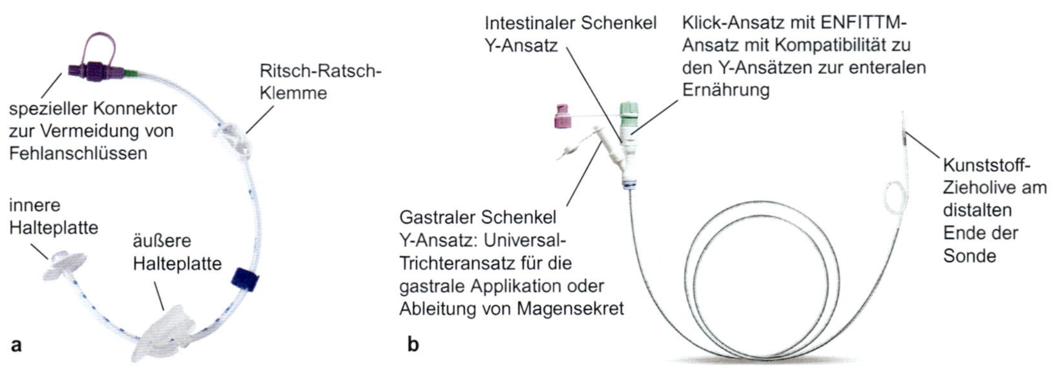

Abb. 19.7 a) PEG (hier: *Flocare®* PEG von *Nutricia,* in Ch 10, 14, 18 erhältlich). [V514]
b) Jet-PEG, hier: *Freka®* gastrale PEG mit intestinaler Sonde von *Fresenius*). [U222]

um Magen- und Bauchwand eng aneinander zu bringen (➤ Abb. 19.7 a).

Die **Anlage einer Jet-PEG** unterscheidet sich in einigen Punkten:

- Zunächst wird eine größere PEG gelegt an dieser wird ein Y-Ansatz befestigt (➤ Abb. 19.7 b)
- Über den geraden Schenkel des Y-Ansatzes („i" = intestinal) wird die dünnere intestinale Sonde bis ins Jejunum geschoben, dann an der gastralen Führungssonde sicher befestigt
- Über einen Y-Ansatz kann „i" = intestinal und „g" = gastral verabreicht werden.

Bei der Jet-PEG werden Medikamente i. d. R. gastral und Ernährung intestinal getrennt gegeben. Medikamente dürfen über den intestinalen Schenkel nur in flüssiger Form und nach Abklärung der Resorptionsstelle des Medikamentes appliziert werden.

Ein Vorteil der jejunalen Ernährung kann in der Umgehung des Magens bestehen. Verschiedene Metaanalysen haben gezeigt, dass bei Intensivpatienten die jejunale Ernährung im Vergleich zur gastralen

Ernährung zu einer signifikant niedrigeren Rate an ventilatorassoziierten Pneumonien führt [27]. In der Regel sollte jedoch immer mit einer gastralen Ernährung begonnen werden, wobei regelmäßig Anzeichen für gastrointestinale Intoleranzen oder ein erhöhtes Aspirationsrisiko evaluiert werden sollten.

Eine Alternative zu dieser Methode stellt die **primäre PEG-Anlage** mit dem *Freka® Pexact-System* (Direktpunktion) dar, bei der ein Ballonkatheter eingeführt wird. Vorteil ist, dass Sonde und innere Halteplatte nicht durch die Speiseröhre und die Sonde nicht durch die frische Wunde in der Bauchwand gezogen werden muss. [28, 29]

19.9.3 Gastrotube und Button

Gastrotube und **Button** stellen Alternativen zur PEG dar (➤ Abb. 19.5, ➤ Abb. 19.8). Diese Sonden sind sogenannte Ballonsonden, d. h., dass die Sonde an der Magenwand durch einen Ballon (geblockt mit Aqua dest.) und nicht durch eine Halteplatte gesichert ist.

Möglichkeiten der Anlage: (➤ 19.9.2) [28]

- Fadendurchzugsmethode: nach etwa einem Monat erneute Gastroskopie mit Entfernung der PEG und Umstellung auf Gastrotube oder Button
- Direkte Punktion mit einem speziellen Set: nach etwa 4 Wochen kann der Ballonkatheter gegen einen Gastrotube oder Button getauscht werden.

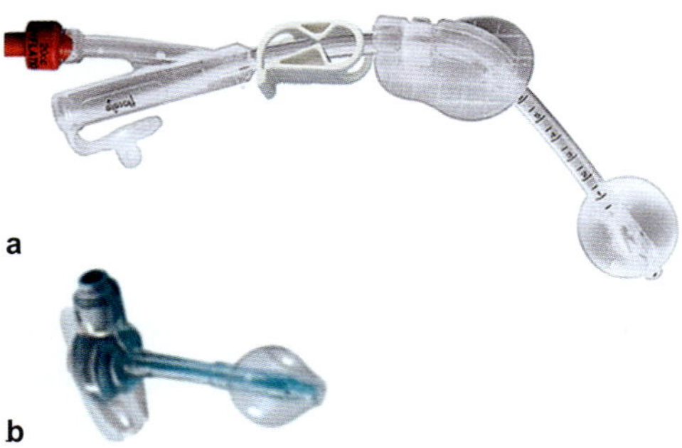

Abb. 19.8 Ballonsonden: [V514]
a) Gastrotube: Fixiert durch einen Ballon, mit einer beweglichen Halteplatte.
b) Button: Fixiert durch einen Ballon, jedoch muss das Maß der Bauchwand beachtet werden, da Haltplatte nicht flexibel ist.

Der Gastrotube und Button sollen in der Regel etwa alle 6 Monate gewechselt werden, abhängig von der Art des Tubus und den Empfehlungen des Herstellers. Bei Bedarf kann der Wechsel nach ärztlicher Anweisung durch Pflegefachpersonen auch häufiger oder seltener erfolgen. Besonders bei Problemen wie Verstopfungen, Undichtigkeiten oder Infektionen ist ein schneller Austausch notwendig. Regelmäßige Kontrollen sind wichtig, um den Zustand des Gastrotubes und des Buttons zu überwachen und rechtzeitig Maßnahmen zu ergreifen.

19.10 Pflege und Umgang enteraler Sonden

Die **Pflege und der Umgang** mit der Sonde müssen regelmäßig und sorgfältig geschehen. Unsicherheiten der Pflegefachpersonen und der Betroffenen zum optimalen Umgang mit Sonden basieren auf unterschiedlichen Meinungen zu Handhabung von Ernährungssonden. Das Ziel in den ersten Wochen nach der Anlage einer enteralen Sonde besteht darin, eine Infektion zu vermeiden.

WICHTIG

Grundsätzliche Überlegungen zum Verbandswechsel bei PEG

Neben den grundsätzlichen Prinzipien, die auch im einrichtungsinternen Standard festgelegt sind, stellen die Pflegenden folgende Überlegungen an:

- Handelt es sich um eine neue PEG-Anlage?
- In welcher Umgebung lebt die Person?
- Wie ist die Immunlage der Person?
- Gibt oder gab es schon Komplikationen mit der PEG-Eintrittsstelle?

Differenzierte Aussagen finden sich in der **Empfehlung „Infektionsprävention in Heimen"** von der *Kommission für Krankenhaushygiene und Infektionsprävention* beim *Robert Koch-Institut (RKI).* Im Geltungsbereich dieser Empfehlung wird auch die ambulante Pflege genannt. Die nachfolgenden Aussagen stammen aus dieser Empfehlung [30] und von Herstellern:

- In den ersten 1 bis ca. 10 Tagen nach der Anlage soll täglich ein steriler Verbandwechsel erfolgen. Nach Abheilung des Stomakanals genügen Verbandwechsel in 2–3-tägigen Abständen, die ebenfalls steril zu handhaben sind. Später (nach ca. 4 Wochen) kann bei unauffälliger Stomaeintrittsstelle auf einen Verband verzichtet werden.
- In den ersten Tagen nach der Anlage soll beim Verbandwechsel die Sonde mobilisiert werden (1–2 cm in den Magen/das Jejunum schieben und drehen. PEG/J und Jet-PEG nicht drehen.
- Es sollen keine Salben auf die Eintrittsstelle aufgebracht werden. Nach initialer Wundheilung und unauffälliger Eintrittsstelle ist eine routinemäßige Desinfektion nicht erforderlich. Die Pflege der äußeren Haut kann mit milder Seife und Wasser in Trinkwasserqualität gereinigt werden.
- Eine Spülung der Ernährungssonde mit frischem Trinkwasser bzw. Leitungswasser. Die Empfehlung will abgekochtes Leitungswasser, ist aber noch von 2005! Vor und nach der Nahrungszufuhr oder mindestens einmal täglich bei Nichtgebrauch soll routinemäßig erfolgen. Es kann jedes stille Wasser genutzt werden, welches auch zu Trinkzwecken geeignet ist.

WICHTIG

Zu viel ist selten gut!

Bei der Versorgung ist darauf zu achten: [31]

- Häufige Manipulationen durch intensive und tägliche Versorgung der Eintrittsstelle und zu häufige Mobilisierung fördern vermehrt die Exsudatbildung und Hypergranulation (*„wildes Fleisch"* ➤ 19.13.1). Um gleichzeitig das Risiko einer ungewollten Fixierung der Sonde (*Buried-Bumper-Syndrom* ➤ 19.13.2) zu verringern, ist ein Verbandwechsel und die Mobilisierung (nur) alle 2–3 Tage empfehlenswert.
- Die Hautdesinfektion sollte nicht prophylaktisch/routinemäßig durchgeführt werden. Sie zerstört die physiologische Keimflora der Haut, die eine wichtige Schutzfunktion zur Abwehr von pathogenen Keimen ist.
- Hautdesinfektion (wenn notwendig) mit alkoholischen Hautdesinfektionsmittel oder Schleimhautdesinfektionsmittel auf Polyhexanid-Basis (z. B. *Lavasept®*, *Prontoderm® C*). Herstellerangaben beachten. In der Regel sollen keine Povidon-Jod-Produkte und *Octenisept®* verwendet werden.

WICHTIG

Sondenwechsel

Ein routinemäßiger Sondenwechsel ist nicht erforderlich, eine gut gepflegte Sonde kann mehrere Jahre verbleiben.

Für die **Pflege von Gastrotube und Button** gelten dieselben Vorgaben. Zusätzlich:

- Den Ballon mit sterilem Aqua dest. (je nach Ballon und Hersteller variabel) über das seitliche Ventil blocken
- Die Blockung 1-mal wöchentlich kontrollieren
- Ersatz-Gastrotube oder Ersatz-Button soll immer vor Ort sein, um eine defekte Ballonsonde schnellstmöglich ersetzen zu können, damit sich der Stomakanal nicht verschließt
- Ballonsonde vor und nach der Nahrungsgabe und Medikamentengabe mit mindestens 20 ml abgekochtem Wasser spülen
- Ballonsonde um 360° mobilisieren
- Ein Verband ist in der Regel nicht notwendig, Duschen ist möglich
- Liegezeit: Je nach Haltbarkeit

19.11 Prinzipien der enteralen Ernährung

19.11.1 Möglichkeiten der Nahrungsapplikation

Es können unterschiedliche **Nahrungsapplikationen** je nach Verträglichkeit und Sonde ausgewählt werden:

Kontinuierliche Applikation

Die kontinuierliche Verabreichung der Ernährung kann durch Schwerkraft oder mithilfe einer Ernährungspumpe erfolgen. Mit einer Pumpe kann die Nahrung präzise in der gewünschten Geschwindigkeit, beispielsweise 120 ml/Std., verabreicht werden. Dieses Vorgehen hat **Vor- und Nachteile:**

- Häufig besser verträglich für den Magen-Darm-Trakt, wodurch Symptome wie Völlegefühl und Durchfall verringert werden.

- Auch bei instabiler Stoffwechsellage sinnvoll, z. B. Diabetes mellitus
- Bei jejunaler Ernährung notwendig, um die Gefahr von osmotisch bedingten Unverträglichkeiten zu reduzieren
- Geringerer personeller Einsatz.

Je nach Laufgeschwindigkeit kann es unphysiologisch sein, da dauerhaft intestinale Hormone ausgeschüttet und kontinuierlich Verdauungsenzyme gebildet werden.

Wichtig: Den Oberkörper der Person während der Sondierung und mindestens 30 Min. danach in einer Hochlagerung von 30–45° positionieren.

Intermittierende Verabreichung (Bolusgabe)

Regelmäßige über den Tag verteilte Nahrungsgaben (mittels Blasenspritze oder Bolusfunktion der Ernährungspumpe).

Dieses Vorgehen hat **Vor- und Nachteile:**

- Nur bei gastraler Sonde möglich
- Entspricht der physiologischen Ernährungs- und Mahlzeitenfolge
- Schutzfunktion des Magens durch Absinken des PH-Wertes in den Pausen möglich
- Fettverbrennung durch Nahrungspausen können angekurbelt werden, keine dauerhafte Insulinausschüttung
- Gefahr einer zu schnellen Verabreichung und damit verbundene Unverträglichkeiten
- Applikationszeit max. 100 ml in 5–10 Min., normale Applikationszeit der normalen Nahrungsaufnahme beachten (200 ml in 10–20 Min.).

Wichtig: Den Oberkörper der Person während der Sondierung und für 30–60 Min. danach aufrecht positionieren, um Reflux und Aspiration zu verhindern.

Methoden der Nahrungsapplikation:

Mittels Blasenspritze

- Zeitaufwendig und personalintensiv
- Hygienerisiken bei unsachgemäßem Arbeiten
- Gefahr von Übelkeit, Völlegefühl, Durchfall, Dumpingsyndrom bei zu schnellem Verabreichen, max. 100 ml während 5–10 Min. geben
- Häufiger bei Kindern.

Mittels Schwerkraft

- Einstellen der Tropfgeschwindigkeit über Rollklemme mit der Gefahr, dass die Sondennahrung zu schnell oder zu langsam läuft
- Weniger hygienische Gefahrenmomente
- Verabreichen von 500 ml mindestens in 30–45 Min. möglich, dabei engmaschige Kontrolle der Einlaufgeschwindigkeit.

Mittels Ernährungspumpe

- Unkontrolliertes Einlaufen der Sondenkost praktisch nicht möglich
- Deutliche Reduzierung der Komplikationen, z. B. Erbrechen
- Wenig personal- und zeitintensiv
- Genaues Einstellen von ml/Std. oder Bolus möglich.

19.11.2 Nahrungsaufbau

Der **Nahrungsaufbau** muss stufenweise und sorgfältig geschehen, um Komplikationen zu vermeiden. Je länger die Phase der Nüchternheit, desto langsamer erfolgt der Kostaufbau. Erstes Ziel ist die Ernährung der Darmzotten und das langsame Steigern der Darmperistaltik. Darum:

- Die Gabe der Sondennahrung bei jeder Applikationsform langsam einschleichen.
- Die Mahlzeitenhäufigkeit und -menge erst dann steigern, wenn die vorangegangene Menge über 24 Std. gut vertragen wurde.

WICHTIG

Kostaufbau abhängig von Sondenlage und Applikationsart

- Bei gastraler und kontinuierlicher Pumpenapplikation ist eine Steigerung um 25 ml/Std. täglich möglich. Endvolumen 150 bis max. 250 ml/Std.
- Bei jejunaler Sondenlage ist eine Steigerung um 10 ml/Std. alle 12–24 Std. möglich (angefangen auch nur mit 10 ml/Std.). Endvolumen 100–120 ml/Std.
- Bei gastraler Sonde mit Bolusapplikation mit 5 × 50–75 ml pro Tag starten. Ausbaubar auf 200 ml pro Gabe.

Bei pflegebedürftigen Menschen wird meist eine Laufrate von 80–120 ml/Std. gewählt, wenn eine Aspirationsgefahr und Motilitätsstörung besteht.

19

19.12 Erstellen eines enteralen Ernährungsregimes

Die **Erstellung eines Ernährungsregimes** erfolgt durch die Ärztin oder den Arzt, im Idealfall gemeinsam mit einer Ernährungsfachperson. Folgende Informationen sind dafür notwendig:

- Krankheit und Krankheitsstadium, insbesondere Beeinträchtigung der Verdauungsleistung, Dysphagie, Magen-, Darmerkrankungen
- Größe und aktuelles Gewicht einschließlich Gewichtsverlauf, Screening auf Mangelernährung, ggf. Durchführung einer BIA-Messung und Handkraftmessung
- Klärung der Zielsetzung: Gewichtszunahme? Gewichtshaltung? Gewichtsabnahme?
- Ist eine orale Nahrungsaufnahme möglich? Wenn ja, in welchem Umfang?
- Ist eine orale Flüssigkeitsaufnahme möglich? Wenn ja, in welchem Umfang?
- Besteht ein erhöhter Energie-, Nährstoff- und/oder Flüssigkeitsbedarf? Warum?
- Gibt es Begleiterkrankungen mit Auswirkungen auf die Ernährung und Flüssigkeitszufuhr, z. B. Ödeme, Aszites, schwere Herzinsuffizienz, Diabetes mellitus, Dialysepflicht?
- Wo liegt die enterale Sonde?
- Hat schon ein Kostaufbau stattgefunden?
- Wie ist die Verträglichkeit bzw. gibt es Nebenwirkungen oder Komplikationen?

19

19.12.1 Arten von Sondennahrung

Selbst gefertigte Sondennahrung

Ernährungsexperten lehnen die **eigene Herstellung von Sondennahrung** *(Home-made-Sondennahrung)* durch Verdünnen von üblicher Küchenkost aus verschiedensten Gründen ab: [32]

- Hoher Arbeitsaufwand, technisch anspruchsvoll
- Gefahr von bakterieller Belastung, wenn nicht hygienisch wirklich einwandfrei gearbeitet wird
- Speisen müssen stark verdünnt werden, damit sie sondengängig sind; das kann zu hoher Flüssigkeitsbelastung und geringer Nährstoffzufuhr führen
- Selbst gefertigte Sondennahrung ist bzgl. der Zusammensetzung nicht bilanziert, es ist daher nicht überprüfbar, was und wie viel die Person an Nährstoffen, Mineralstoffen, Vitaminen bekommt.

Trotz aller Bedenken kann im Einzelfall das Herstellen von Sondennahrung in der ambulanten Versorgung erwogen werden. Häufig ist es für Eltern oder Angehörige sehr bedeutend, dem Kind oder der Person etwas kochen zu können.

Industriell hergestellte Sondennahrung

Sonden- und Trinknahrung gehört nach der *Diätverordnung* zu den Lebensmitteln, die für eine besondere Ernährung bestimmt sind. Die Hersteller müssen diese umfangreich kennzeichnen und z. B. den Gehalt an Nähr- und Mineralstoffen und Vitaminen darlegen (➤ Abb. 19.9). Sondennahrungen können nach verschiedenen Aspekten kategorisiert und unterschieden werden:

Gastrointestinale Funktion

Unterscheidung nach der Größe der Nährstoffe:

- **Nährstoffdefinierte Diäten** *(NDD, früher: hochmolekular)*. Eiweiß, Fett und Kohlenhydrate liegen in natürlicher Form vor. In der Regel sind Ballaststoffe enthalten. Voraussetzung für das Verabreichen ist eine ausreichende Verdauungs- und Resorptionsleistung des Magen-Darm-Trakts. Diese Produkte eignen sich für alle gastralen und intestinalen Sonden und als Trinknahrung. Für Kinder gibt es Nahrungen mit altersangepasster Nährstoffzusammensetzung.
- **Chemisch definierte Diäten** *(CDD, früher: niedermolekular)*. Die Nährstoffe liegen in resorbierbaren, ballaststofffreien Bestandteilen vor, sodass der Darm keine Verdauungsarbeit leisten muss, dessen Resorptionsfähigkeit muss aber erhalten sein. Der Energie- und Sauerstoffverbrauch ist verringert, da keine Verdauungsarbeit notwendig ist. Geeignet z. B. nach langer Nahrungskarenz und parenteraler Ernährung, bei Kurzdarmsyndrom, chronisch-entzündlicher Darmerkrankung oder akuter Pankreatitis.

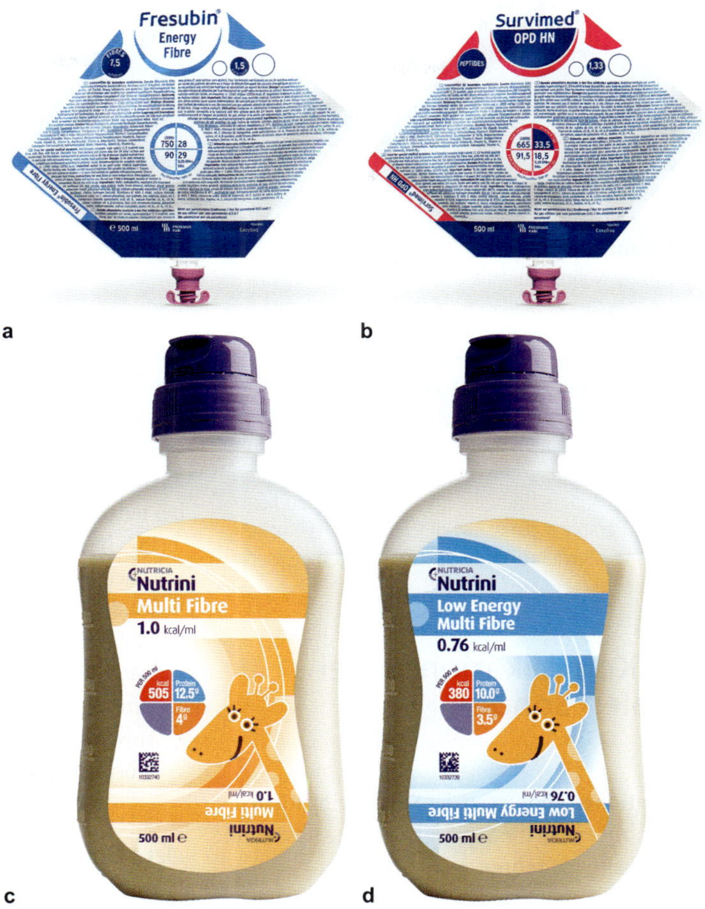

Abb. 19.9 Verschiedene Sondennahrungen.
a) *Fresubin*® Energy Fibre: nährstoffdefinierte, hochkalorische (1,5 kcal/ml) Sondennahrung mit Ballaststoffen bei erhöhtem Energiebedarf und limitierter Flüssigkeitszufuhr; zur ausschließlichen Ernährung bei ≥ 1500 ml. [U222]
b) *Survimed* OPD HN: chemisch definierte, hochkalorische (1,33 kcal/1 ml) Sondennahrung, ballaststofffrei bei Malassimilation; zur ausschließlichen Ernährung bei ≥ 1000 ml. [U222]
c) *Nutrini*® Multi Fibre: nährstoffdefinierte, normokalorische Sondennahrung für Kinder mit einem Gewicht von 8–20 kg und nach dem 1. Lebensjahr, z. B. bei Schluckstörung, Gedeihstörung. [V514]
d) *Nutrini*® Low Energie Multi Fibre: nährstoffdefinierte, hypokalorische (0,76 kcal/1 ml) mit Ballaststoffen für Kinder von 8–20 kg mit einem geringeren Energiebedarf, z. B. bei Behinderung mit geringer körperlicher Aktivität. [V514]

Energiebedarf

Unterscheidung des Energiegehaltes in:
- **Isokalorisch/normokalorisch:** 0,9–1,2 kcal/ml, ist verordnungsfähig
- **Hochkalorisch:** > 1,2–2 kcal/ml, ist verordnungsfähig
- **Niederkalorisch:** < 0,9 kcal/ml, ist nicht verordnungsfähig.

Stoffwechsel und Krankheitssituation

Stoffwechseladaptierte Nahrung sind z. B. spezielle Nahrungen für Intensivpatienten, Diabetiker, bei Leber- und Niereninsuffizienz, bei Kuhmilcheiweißallergie, Eiweißmangelernährung oder Flüssigkeitsrestriktion.

Alter

- Sondennahrungen für Erwachsene
- Sondennahrungen für Säuglinge, Kleinkinder, Kinder (alters- und/oder gewichtsabhängig).

19.12.2 Verordnungsfähigkeit von Sondennahrung

WICHTIG

Verordnung von Sondennahrung

Für Personen in häuslicher Umgebung und in Langzeitpflegeeinrichtungen kann Trink- und Sondennahrung unter bestimmten Voraussetzungen verordnet werden.

Gemäß § 31 Abs. 5 SGB V der Arzneimittelrichtlinie (AM-RL) haben Versicherte Anspruch auf bilanzierte Diäten zur enteralen Ernährung, wenn eine solche diätetische Intervention notwendig, zweckmäßig und wirtschaftlich ist. Das bedeutet, die Ärztin bzw. der Arzt und die Pflegepersonen müssen ggf. nachweisen, dass sie alles unternommen haben, um eine ausreichende orale Nahrungsaufnahme zu gewährleisten (➤ 19.8.2).
Ein weiterer Aspekt der Verordnungsfähigkeit ist, dass es sich um eine bilanzierte Diät handelt: [26]

- **Vollbilanzierte Diäten,** d. h. Sondennahrung, die als einzige Nahrungsquelle geeignet ist. Die *D-A-CH*-Referenzwerte der deutschen, österreichischen und schweizerischen Fachgesellschaften sind die Grundlage für die Zusammensetzung der Sondenkost.
- **Krankheitsspezifische Diäten,** die als einzige Nahrungsquelle geeignet ist, z. B. bei Niereninsuffizienz, Kurzdarmsyndrom, Diabetiker.

Bei besonderen Wünschen oder krankheitsspezifischen Sonden- oder Trinknahrungen, kann es auch dazu kommen, dass Personen diese auf dem Markt erhältlichen Sonden- und Trinknahrungen selbst finanzieren müssen.

19.13 Komplikationen bei enteralen Sonden

19

Komplikationen können an der Sondeneintrittsstelle entstehen, aber auch die Sondennahrung selbst kann zu Komplikationen führen.

19.13.1 Hypergranulation

Hypergranulation *(Gewebeneubildung, „wildes Fleisch")* an der Sondeneintrittsstelle ist relativ häufig. Als verantwortlich für deren Entstehen gelten übermäßige Manipulationen, intensive mechanische Reinigungen, zu feste Dauerfixierung und permanenter Zug an der Sonde.

Mögliche **Maßnahmen** sind dann:

- Fixierung überprüfen
- Zug und Manipulation an der Sonde vermeiden
- Einstichstelle trocken halten.

Ansonsten gibt es keine „Patentlösung", unterschiedliche Erfolge haben folgende Maßnahmen:

- Kochsalzlösung 5,85 % aufbringen
- Steroidhaltige Salben aufbringen, z. B. *Diprogenta*®-Salbe mit Antibiotikum Gentamycin
- Oberfläche mit einem Silbernitrat-Ätzstift *(Höllensteinstift)* bestreichen. Nach einiger Zeit verschorft die Oberfläche und fällt ab. Allerdings wird durch diese Maßnahme wieder ein Reiz gesetzt, mit dem der Körper auf Gewebeneubildung reagieren kann
- Chirurgisches Abtragen.

19.13.2 Buried-Bumper-Syndrom

Beim **Buried-Bumper-Syndrom** *(engl. für vergrabene Halteplatte)* ist die innere Halteplatte teilweise oder komplett in die Magenschleimhaut eingewachsen und von dieser überwuchert. Die Sonde lässt sich nicht mehr oder nur noch erschwert mobilisieren.

Die entscheidende **Prophylaxe** ist die Mobilisation bei jedem Verbandswechsel, also mindestens jeden 3. Tag. In der Zwischenzeit ist selten mit einem Einwachsen zu rechnen:

- Sonde 2–3 cm hin und her schieben und um 180°/360° drehen
- Sonde zurückziehen, bis ein leichter Widerstand spürbar ist
- Äußere Halteplatte ca. 0,5 cm über Hautniveau anbringen. [30]

VORSICHT

Jet-PEG und PEG/J nicht drehen

Eine Jet-PEG bzw. PEG/J niemals drehen, da dadurch der jejunale Schenkel dislozieren kann. Sie darf nur hinein und heraus geschoben werden.

Besteht ein Buried-Bumper-Syndrom, hilft nur eine endoskopische oder chirurgische Intervention.

19.14 Medikamentengabe über enterale Sonden

Bei der **Medikamentengabe über eine enterale Sonde** ist einiges zu beachten: [33, 34]

- Arzneimittel, wenn möglich, schlucken lassen
- Flüssigkeiten wie Tropfen, Säfte, sowie aufgelöste Granulate und Brausetabletten bevorzugen

- Medikamente niemals mit der Sondennahrung vermischen
- Medikamente einzeln auflösen und verabreichen, Sonde dazwischen mit 10 ml Wasser spülen, vor und nach der Gabe mit 20 ml Wasser durchspülen
- Medikamente immer auch vor, zu oder nach den Mahlzeiten verabreichen. **Nüchtern** heißt, dass die Person mindestens 30 Min. nach dem Verabreichen keine Sondennahrung erhält bzw. die Sondennahrung mindestens 60 Min. gestoppt sein muss. Medikamente, die unabhängig von der Nahrungsaufnahme (nüchtern) verabreicht werden müssen, sind u. a. Schilddrüsenhormone, Eisenpräparate und einige Parkinson-Medikamente. Werden sie nicht nüchtern verabreicht, kann die Wirksamkeit verringert sein.
- Medikamente erst unmittelbar vor dem Verabreichen herrichten
- Beim Verabreichen möglichst wenig Luft mit einbringen
- Prüfen, ob und wie die Medikamente über Sonde zu verabreichen sind, z. B. Beipackzettel lesen, ggf. Rücksprache mit Apothekerin oder Apotheker halten.

Geeignete Arzneiformen und deren Aufbereitung

Verschiedene **Arzneiformen** sind für die Verabreichung über eine enterale Sonde geeignet:

- **Brausetabletten** mit 50–100 ml Flüssigkeit verdünnen, sonst schleimhautreizend
- **„Einfache" Tabletten** pulverisieren und mit 10–15 ml Wasser suspendieren oder nur in Wasser auflösen
- **Dragees** sind durch die Zuckerumhüllung sehr hart, dürfen aber ebenfalls pulverisiert werden (Ausnahmen: siehe Kasten)
- **Hartgelatinekapseln** öffnen und den Inhalt mit 10–15 ml Wasser suspendieren
- **Weichgelatinekapseln** anstechen und den Inhalt mit Spritze und Kanüle abziehen oder ganze Kapsel in Wasser auflösen, evtl. Kapselreste entfernen. Sie sind nur bedingt für die Verabreichung über die Sonde geeignet!

VORSICHT

Nicht für eine enterale Sonde geeignete Medikamente

- **Magensaftresistente Arzneiformen.** Der Überzug dient dem Schutz der Magenschleimhaut/der Wirkstoff darf nicht mit dem sauren Magensaft in Kontakt kommen, da er sonst zerstört würde. Diese Arzneiformen dürfen Pflegende nicht mechanisch zerstören *(mörsern)*. Einige Präparate mit der Bezeichnung **MUPS** *(Multi Unit Pellet System)* dürfen in 20 ml Wasser suspendiert werden, ohne dass der Schutzfilm um die einzelnen Wirkstoffpellets zerstört wird. Problem ist, dass die Pellets für die Verabreichung über eine kleine Sonde zu groß sind.
- **Retardformen/Depotformen.** Ein spezieller Überzug soll den Wirkstoff langsam über den Tag freigeben. Wird die Tablette mechanisch zerkleinert, ist die Retardierung zerstört. In der Folge ist eine zu hohe Initialdosis möglich, später ein zu niedriger Spiegel. Eine Einzelbeurteilung anhand des Beipackzettels ist notwendig, da es unterschiedliche Retardierungsprinzipien gibt, ggf. wird der Wirkstoff in unretardierter Form in häufigeren Abständen gegeben.

WICHTIG

Apotheker/-in fragen

Immer eine Apothekerin oder einen Apotheker befragen, wenn Unsicherheiten bestehen, auch zur Art und Weise der Applikation.
Dieser kann auch sagen, welche Arzneimittel getrennt voneinander zu verabreichen sind.

LITERATURVERZEICHNIS

[1] Huch R, Jürgens KD. Mensch Körper Krankheit, 9. A. München: Elsevier, 2022.
[2] Biesalski H K et al. Ernährungsmedizin, 5. A. Stuttgart: Thieme, 2017.
[3] Zentrum für Gesundheit. Ballaststoffe für eine bessere Verdauung, Stand 6/2025. Aus: www.zentrum-der-gesundheit.de/ernaehrung/naehrstoffe/ballaststoffe-uebersicht/ballaststoffe (letzter Zugriff: 1.7.2025).
[4] Zentrum für Gesundheit. Darmflora aufbauen – Anleitung und Tipps, Stand 3/2025. Aus: www.zentrum-der-gesundheit.de/bibliothek/koerper/darmflora-uebersicht/darmflora (letzter Zugriff: 1.7.2025).
[5] Deutsches Netzwerk für Qualitätsentwicklung in der Pflege (DNQP) (Hrsg.). Expertenstandard Ernährungsmanagement zur Sicherstellung und Förderung der oralen Ernährung in der Pflege. 1. Aktualisierung 2017.
[6] Volkert D, Kiesswetter E, Vissner M. DoMAP - a Determinant Model for the Development of Malnutrition in Old Age. Ernährungsumschau, 67(9), M530-M535. 2020. https://doi.org/10.4455/eu.2020.047.

[7] Medizinischer Dienst der Spitzenverbände der Krankenkassen e.V. (MDS) (Hrsg.). Ernährung und Flüssigkeitsversorgung älterer Menschen. Grundsatzstellungnahme. Mai 2014. Aus: www.mds-ev.de/fileadmin/dokumente/Publikationen/SPV/Grundsatzstellungnahmen/_EssenTrinken_im_Alter_Lesezeichen.pdf (letzter Zugriff: 1.7.2025).
[8] WHO Expert Consultation. Appropriate body-mass index for Asian populations and its implications for policy and intervention strategies. Lancet 2004 Jan 10;363(9403):157–63. doi: 10.1016/S0140–6736(03)15268-3.
[9] Osterkamp LK. Current perspective on assessment of human body proportions of relevance to amputees. Journal of the American Dietetic Association. 1995; 95(2):215–218. https://pubmed.ncbi.nlm.nih.gov/7852687/.
[10] Maeda K, Koga T, Nishioka S, Wakabayashi H. Calf circumference as a surrogate marker of muscle mass for diagnosing sarcopenia in Japanese older adults: a community-based validation study. BMC Geriatrics. 2023;23:92. https://doi.org/10.1186/s12877-023-04543-4.
[11] Deutsche Initiative für gesunde Ernährung und Bewegung. Was versteht man unter Mangelernährung? Aus: www.station-ernaehrung.de/fachinformationen/spezielle-kostformen/mangelernaehrung (letzter Zugriff: 1.7.2025).
[12] Deutsche Gesellschaft für Ernährungsmedizin (DGEM) e.V. Leitlinie DGEM-Terminologie in der Klinischen Ernährung, Stand 2013. Aus: www.dgem.de/sites/default/files/PDFs/Leitlinien/Terminologie.pdf (letzter Zugriff: 1.7.2025).
[13] Cederhol T et al. GLIM criteria for the diagnosis of malnutrition - A consensus report from the global clinical nutrition community. Clinical Nutrition 38 (2019) 1–9.
[14] Löser C. (Hrsg.): Unter- und Mangelernährung. Stuttgart: Thieme, 2011.
[15] Aubry et al. Refeeding- Syndrom: Ein konsensusbasierter Algortihmus für stationäre Patienten. In: Aktuelle Ernährungsmedizin Thieme, 2019 (44): S. 33–42.
[16] Nützenadel W.: Gedeihstörungen im Kindesalter. In: Dtsch Arztebl. 2011, 108(38): S. 642–649. Aus: www.aerzteblatt.de/archiv/gedeihstoerungen-im-kindesalter-22f52395-ffc5-4595-8bbb-c46278e1fc39 (letzter Zugriff: 1.7.2025).
[17] Bundesinstitut für öffentliche Gesundheit. Übergewicht bei Kindern und Jugendlichen. Aus: www.uebergewicht-vorbeugen.de/ letzter Zugriff: 1.7.2025).
[18] Fley G, Schneider F (Hrsg.). Pflege Heute. München: Elsevier, 2019.
[19] Hommel S. Klassifikation und Diagnostik von frühkindlichen Fütter- und Essstörungen. In: Pädiatrie, 2010 (4+5): S. 8–16. Aus: www.rosenfluh.ch/media/paediatrie/2010/04-05/Klassifikation_und_Diagnostik_von_fruehkindlichen_Fuetter_und_Essstoerungen.pdf (letzter Zugriff: 1.7.2025).
[20] Osthaus W.A et al. Präklinische Flüssigkeitstherapie im Kindesalter. In: Pädiatrie up2date. 2013.
[21] Deutsche Gesellschaft für Ernährung e.V. (DGE). Richtwerte für die Zufuhr von Wasser. Aus: www.dge.de/wissenschaft/referenzwerte/wasser/ (letzter Zugriff: 1.7.2025).
[22] Deutsche Gesellschaft für Ernährung e.V. (DGE) et al. (Hrsg.). Referenzwerte für die Nährstoffzufuhr 2024.
[23] Deutsche Gesellschaft für Ernährung e.V. (DGE). Energie. Aus: www.dge.de/wissenschaft/referenzwerte/energie/?L=0 (letzter Zugriff: 1.7.2025).
[24] Cao C, Wang R, Wang J, Bunjhoo H, Xu Y, Liu Q. Body mass index and mortality in chronic obstructive pulmonary disease: a meta-analysis. PLoS One. 2012;7(8):e43892. https://doi.org/10.1371/journal.pone.0043892
[25] Deutsche Gesellschaft für Ernährungsmedizin (DGEM) e.V. S3 Leitlinie Klinische Ernährung und Hydrierung im Alter, Stand 2/2025. Aus: https://register.awmf.org/assets/guidelines/073-019l_S3_Klinische-Ernaehrung-Hydrierung-im-Alter_2025-02.pdf (letzter Zugriff: 1.7.2025).
[26] Gemeinsamer Bundesausschuss. Arzneimittel-Richtlinie/AM-RL I., Stand 5/2025. Aus: www.g-ba.de/downloads/62-492-3844/AM-RL-2025-05-15_iK-2025-06-27_AT-26-06-2025-B4.pdf (letzter Zugriff: 1.7.2025).
[27] Alhazzani W, Almasoud A, Jaeschke R, Lo BW, Sindi A, Altayyar S et al. Small bowel feeding and risk of pneumonia in adult critically ill patients: A systematic review and meta-analysis of randomized trials. Crit Care. 2013;17:R127. doi:10.1186/cc12949. Aus: https://ccforum.biomedcentral.com/articles/10.1186/cc12949 (letzter Zugriff: 1.7.2025).
[28] Universitätsklinikum Essen. Primäre Buttonanlage nach endoskopisch kontrollierter Gastropexie als Methode zur herkömmlichen PEG mittels Fadendurchzugmethode. Aus: www.uk-essen.de/fileadmin/Kinderklinik_zwei/gastro/Poster/Prim%C3%A4re_Buttonanlage__Freka_Pexact__GPGE_2013.pdf (letzter Zugriff: 1.7.2025).
[29] Universitätsklinikum Essen. PEG-Anlage mittels Direktpunktion als Alternative zur herkömmlichen Fadendurchzugsmethode. Aus: www.uk-essen.de/fileadmin/Kinderklinik_zwei/gastro/Poster/Direktpunktion_Button_Frekapexact__GPGE_2012.pdf (letzter Zugriff: 1.7.2025).
[30] Kommission für Krankenhaushygiene und Infektionsprävention. Infektionsprävention in Heimen. Stand 2005. Aus: www.rki.de/DE/Themen/Infektionskrankheiten/Krankenhaushygiene/KRINKO/Empfehlungen-der-KRINKO/Infektionspraevention-speziell/Downloads/Heimp_Rili.pdf?__blob=publicationFile&v=1 (letzter Zugriff: 1.7.2025).
[31] Eberlein T. et al. Versorgung und Pflege der Eintrittsstellen von PEG/PEJ-Sonden. In: Die Schwester/Der Pfleger. 10/2007; 46 (10): S. 902–906.

[32] ESPEN Guidelines on Home enteral Nutrition, 4/2019. S0261–5614(19)30198-0 DOI. Aus: www.espen.org/files/ESPEN-Guidelines/ESPEN_guideline_on_home_enteral_nutrition.pdf (letzter Zugriff: 28.7.2025).

[33] Pues M. Auf das Arzneimittel kommt es an. In: PTA Forum Ausgabe 14/2017. Aus: ptaforum.pharmazeutische-zeitung.de/ausgabe-142017/auf-das-arzneimittel-kommt-es-an/ (letzter Zugriff: 1.7.2025).

[34] Warlich R, Dörje F, Porzel S. Medikamentenapplikation bei Sondenernährung, Stand 5/2019. Aus: https://backend.dolpedia.de/uploads/N_Lila_Reihe_Medikamentenapplikation_b337ec4155.pdf (letzter Zugriff: 1.7.2025).

WEITERFÜHRENDE LITERATUR

Arens-Azevedo U.: Ernährungslehre – praxisnah, zeitgemäß, 13. A. München: Bildungsverlag Eins, 2018.

Bergmann J. Darmsanierung & Leberreinigung. Independently published, 2019.

Biesalski HK. et al. Taschenatlas Ernährung, 8. A. Stuttgart: Thieme, 2020.

Deutsches Netzwerk für Qualitätsentwicklung in der Pflege (DNQP) (Hrsg.). Expertenstandard Ernährungsmanagement zur Sicherstellung und Förderung der oralen Ernährung in der Pflege 1. Aktualisierung. Osnabrück, 2017.

Elmadfa I. Ernährungslehre, 5. A. Stuttgart: utb, 2024.

Endres G. Darm mit Charme – Alles über ein unterschätztes Organ. Berlin: Ullstein, 2017.

Kast B. Der Ernährungskompass. München: Penguin, 2022.

Keller C. (Hrsg.). Pflegen – Grundlagen und Interventionen, 4. A. München: Elsevier, 2025.

Löser C (Hrsg.). Unter- und Mangelernährung. Stuttgart: Thieme Verlag, 2011.

Löser C et al. Mangel- und Unterernährung – Strategien und Rezepte – wieder zu Kräften kommen und zunehmen. Stuttgart: Trias, 2019.

Rubin D, Winckler K (Hrsg.). Praxishandbuch Ernährungsmedizin. München: Elsevier 2023.

Smollich M. et al.: Ernährungspraxis Säuglinge, Kinder, Jugendliche. Stuttgart: WVG, 2020.

Zimmermann B. Enterale Ernährung und Medikamentengabe über Sonde. Stuttgart: Kohlhammer, 2011.

KONTAKTADRESSEN

Arbeitsgemeinschaft Klinische Ernährung (AKE): www.ake-nutrition.at

Bundesamt für Verbraucherschutz und Lebensmittelsicherheit (BVL): www.bvl.bund.de

Bundesinstitut für öffentliche Gesundheit (BIÖG): www.bioeg.de

Deutsche Gesellschaft für Ernährung e.V. (DGE): www.dge.de

Deutsche Gesellschaft für Ernährungsmedizin e.V. (DGEM): www.dgem.de

Deutsches Netzwerk für Qualitätsentwicklung in der Pflege (DNQP): www.dnqp.de

ESPEN (Europäische Gesellschaft für Ernährung und Stoffwechsel): www.espen.org

Fachgesellschaft für Ernährungstherapie und Prävention e.V. (FET): www.fet-ev.eu

Forschungsdepartment Kinderernährung e.V. (FKE): www.fke-do.de›

KAPITEL

20 Palliative Care

Tobias Brentle, Agnetha Radatz

DEFINITION

Palliative Care *(Palliativversorgung): „... ein Ansatz zur Verbesserung der Lebensqualität von Patienten und ihren Familien, die mit Problemen konfrontiert sind, welche mit einer lebensbedrohlichen Erkrankung einhergehen. Dies geschieht durch Vorbeugen und Lindern von Leiden durch frühzeitige Erkennung, sorgfältige Einschätzung und Behandlung von Schmerzen sowie anderen Beschwerden körperlicher, psychosozialer und spiritueller Art."* [1]

Palliativ: lat. *palliare* = umhüllen, mit einem Mantel bedecken. [2]

Care: engl. für Versorgung, Betreuung Aufmerksamkeit.

Hospiz: lat. *hospitium* = Herberge, Ruhelager, Gastfreundschaft. Im Kontext von Medizin, Einrichtung, in der unheilbar Kranke und Sterbende umfassend entsprechend ihren Bedürfnissen versorgt werden. [2]

Moderne Hospizbewegung: Begründet durch die Engländerin *Cicely Saunders* (1918–2005, Krankenschwester, Ärztin, Sozialarbeiterin) in den 1960er Jahren, mit dem Ziel, sterbenden Menschen ein würdevolles Sterben zu ermöglichen. [2]

Neuro-palliative Care ➤ 17.17.1

Obgleich rehabilitative Pflege im Kontext der außerklinischen Intensivpflege von großer Bedeutung ist, werden oft Menschen betreut, die an einer unheilbaren und/oder lebenslimitierenden Erkrankung leiden und bei denen ein kurativer Ansatz nicht (mehr) möglich ist. Es werden z. B. Menschen mit ALS und spinaler Muskeldystrophie versorgt, aber auch Menschen mit COPD, Multipler Sklerose und Morbus Parkinson oder Kinder mit genetischen Syndromen. Die betroffenen Menschen leiden oft unter linderungsbedürftigen Krankheitssymptomen, wie Schmerzen, Spastiken, Dyspnoe, Verdauungsbeschwerden, Nausea und Emesis oder Schluckstörungen. Ein zentrales Ziel der Palliativpflege ist es, Symptome zu erkennen und diese so weit wie möglich zu lindern, um eine bestmögliche Lebensqualität für die Betroffenen zu gewährleisten und aufrechtzuerhalten. Daher sind die

Grundsätze und das entsprechende Fachwissen der **Palliativpflege** von großer Bedeutung für Pflegefachpersonen in der AKI.

20.1 Ziele und Grundannahmen von Palliative Care

In der **Palliativmedizin und -pflege** können sich die Therapie- und Pflegeziele ändern. Vorrangige **Ziele** sind Interventionen, die die individuelle Lebensqualität, aber auch eine qualitative Lebensverlängerung sicherstellen können – ganz im Sinne von *Cicely Saunders:*

„Es geht nicht darum, dem Leben mehr Tage zu geben, sondern den Tagen mehr Leben."

„Du bist wichtig, weil du eben Du bist. Du bist bis zum letzten Augenblick deines Lebens wichtig, und wir werden alles tun, damit du nicht nur in Frieden sterben kannst, sondern auch bis zuletzt leben kannst."

Das Konzept von **Palliative Care** und die Grundannahmen und Bedeutungen sind gute „Werkzeuge", um Menschen in palliativen Lebenssituationen zu begleiten.

Palliative Care: [1, 2, 3, 4]

- Ermöglicht Linderung von Schmerzen und allen weiteren belastenden Symptomen. Die Symptomlast soll so weit wie möglich reduziert werden.
- Bejaht das Leben und erkennt das Sterben als normalen Prozess an.
- Möchte den Tod weder beschleunigen noch verzögern. Sterben und Tod werden als ein natürlicher Teil des Lebens begriffen, d. h., Sterben soll weder beschleunigt noch verlängert werden.
- Berücksichtigt neben medizinischen zusätzlich psychologische und spirituelle Aspekte.
- Will den Betroffenen helfen, ihr Leben so aktiv und selbstbestimmt wie möglich bis zum Tod zu gestalten.
- Sichert den Betroffenen ein Recht auf ein Sterben in Würde zu unter Achtung der persönlichen Werte und Bedeutung. Jeder Mensch kann würdevolles Sterben nur für sich definieren.
- Sieht unheilbar Kranke und Sterbende als Teil des Teams. Sie werden aktiv an der Gestaltung der Betreuung beteiligt.
- Bietet Angehörigen Unterstützung während der Erkrankung und in der Trauerzeit, wenn gewünscht.
- Ist ein multidisziplinärer Ansatz. Interdisziplinäre Zusammenarbeit findet zum Wohl des Menschen statt und braucht: ein gemeinsames Grundverständnis aller Beteiligten, gemeinsam vereinbarte Ziele, Zusammenarbeit aller Beteiligten auf Augenhöhe, eigene Perspektiven, Gedanken im Team darlegen können.
- Soll frühzeitig zur Anwendung kommen, auch in Verbindung mit Therapien, die eine Lebensverlängerung beabsichtigen (z. B. maschinelle Beatmung, enterale Ernährung bei Dysphagie und Anwendung von Kommunikationshilfen).
- Schließt Untersuchungen ein, die dazu dienen belastende Symptome zu verstehen und zu behandeln.

Radikale Patientenorientierung

Medizin, Pflege und Betreuung sind maximal auf die **aktuellen Bedürfnisse des Menschen** ausgerichtet, ihm darf kein Schaden zugefügt werden. Der Mensch bestimmt die Ziele, aus denen sich eine individualisierte Pflege ergibt. Das kann auch bedeuten, dass Pflegefachpersonen in einigen Situationen nicht immer nach dem aktuellen Stand des Wissens arbeiten können, um die Wünsche des Betroffenen umzusetzen. Zum Beispiel möchte eine Person mit einer ausgeprägten Dysphagie unbedingt einen Kaffee trinken oder sie möchte lieber durchschlafen als positioniert zu werden, obwohl eine potenzielle Dekubitusgefahr vorhanden ist.

Wichtig ist eine fachlich neutrale Aufklärung über die potenziellen Risiken. Möchte der Mensch diese Risiken in Kauf nehmen und seine *eigene* Lebensqualität fördern, dann wird das in einem Beratungsprotokoll dokumentiert und toleriert. Es gibt einige Betroffene, die eine Verkürzung der Lebenszeit eher akzeptieren als strikte Einbußen in ihrer individuellen Lebensqualität, um evtl. z. B. 2–3 Monate länger zu leben.

WICHTIG

Kommunikation als zentraler Aspekt

Die Kommunikation mit den Betroffenen und Angehörigen ist anspruchsvoll und sehr entscheidend für den Beziehungsprozess. Krankheit, Leiden oder das nahe Lebensende lösen bei jedem Menschen andere Reaktionen aus. Gelingende Kommunikation zeichnet sich aus durch:

- Gespräche über Sterben und Tod anbieten, wenn der Impuls von Betroffenen ausgeht, nichts erzwingen wollen, denn jeder Mensch hat ein Recht auf Nichtwissen-Wollen, aber immer Gesprächsbereitschaft signalisieren.
- Offen, vollständig und ehrlich kommunizieren und Fragen beantworten, aber: jeder hat seine eigene Wahrheit, v.a. in schweren und existentiellen Situationen, deshalb Betroffene und Angehörige in ihrer Realität belassen. Das bedeutet auch, die wahrgenommene Realität der Betroffenen nicht zu werten oder sogar abzuwerten. Inflationäre Ratschläge sind nicht zielführend oder unterstützend. Worte wie z.B. „Sie müssen ihren Angehörigen loslassen und nach vorne schauen" oder „Das Leben geht weiter" gehören nicht zu einer empathischen bzw. begleitenden professionellen Kommunikation und reden quasi an den Betroffenen vorbei.
- Einheitliche Kommunikationsstrategien im Team, denn Betroffene und Angehörige suchen immer wieder Ansprache, fragen dasselbe bei unterschiedlichen Teammitgliedern – und unterschiedliche Aussagen verwirren.
- Die „schützende Realität" der Betroffenen und Angehörigen respektieren. Betroffene und ihre Angehörigen sind zum Teil traumatisiert und die Psyche verdrängt zum Schutz. Das zeigt sich u.a. dadurch, dass Erkrankte und Angehörige, die über ihre Erkrankung das „noch nie" gehört haben, obwohl bereits des Öfteren mit ihnen darüber gesprochen wurde. Dieses Phänomen beobachtet man nicht selten bei Angehörigen von Menschen in wachkomatösen Situationen. Die Realität kann abgewehrt werden und Hoffnung wird gelebt, dass der geliebte Mensch doch wieder wacher, ansprechbarer, selbstständiger wird, obwohl über die Diagnose und Prognose mehrfach durch Ärztinnen und Ärzte aufgeklärt wurde.
- Ausreichend Zeit für Gespräche einplanen und in Ruhe führen, also nicht zwischen Tür und Angel. Aber auch die Aufnahmefähigkeit und Reaktionsgeschwindigkeit beachten, v.a. bei erschöpften Menschen. Sachverhalte müssen auch manchmal mehrmals erklärt werden, da die Aufnahmefähigkeit in Stresssituationen eingeschränkt sein kann.

Palliative Care bedeutet also die beschützende, allumfassende und zugewandte Versorgung des Menschen und seiner Angehörigen. Es ist der Oberbegriff für alle Bereiche der Versorgung unheilbar Schwerkranker und Sterbender und umfasst beispielsweise die Medizin, die Pflege und auch die Hospizarbeit – die Wünsche und der Wille des Betroffenen stehen immer im Vordergrund. [5]

WICHTIG

Medizinische Maßnahmen werden durchgeführt

Die Palliativmedizin versagt den Betroffenen keine sinnvollen Therapieoptionen. Sie erhalten alle Therapien und medizinischen Maßnahmen, die für sie gut und sinnvoll sind und zur individuellen Förderung der Lebensqualität beitragen können.

WICHTIG

Palliative Kultur

Überall dort wo pflegebedürftige Menschen versorgt werden, sollte eine palliative Kultur implementiert werden. Hierunter versteht man eine wertschätzende Gesprächskultur, ein menschenfreundlicher Umgang miteinander als Voraussetzung für eine menschenwürdige Versorgung von Personen, aber auch eine Abschieds- und Trauerkultur, z.B. in Form von gelebten Ritualen.
Verantwortliche in Einrichtungen müssen dafür personelle Ressourcen bereitstellen, Pflegefachpersonen in Palliative Care qualifizieren und ihnen Möglichkeiten anbieten, mit belastenden Situationen umzugehen, um ihre Motivation und ihr Wohlbefinden zu erhalten.

20.2 Rechtliche Grundlagen und Angebote

In Deutschland war die Versorgung mit palliativen Angeboten über viele Jahre sehr unzureichend. Einen Schub hat 2015 das **Gesetz zur Verbesserung der Hospiz- und Palliativversorgung in Deutschland** *(Hospiz- und Palliativgesetz - HPG)* gegeben. Dadurch wurde die Palliativversorgung ausdrücklich Bestandteil der Regelversorgung in der gesetzlichen Krankenversicherung (§ 27 Abs. 1 S. 3 SGB V). Außerdem wurde der flächendeckende Ausbau der Palliativ- und Hospizversorgung gefördert. Und nicht zuletzt erfuhr die Palliativversorgung im Rahmen der häuslichen Krankenpflege eine Stärkung, was gerade für die außerklinische Intensivpflege besonders wichtig ist.

Versicherte haben gegenüber ihren Kassen folgende **Rechte:**

- Anspruch auf häusliche Krankenpflege umfasst auch die ambulante Palliativversorgung (§ 37 Abs. 2 b SGB V)
- Anspruch auf spezialisierte ambulante Palliativversorgung (§ 37 b SGB V)
- Anspruch auf ambulante und stationäre Hospizleistungen (§ 39 a SGB V)
- Hospiz- und Palliativberatung durch die Krankenkassen (§ 39 b SGB V)
- Gesundheitliche Versorgungsplanung für die letzte Lebensphase (§ 132 g SGB V).

Unterstützt werden die rechtlichen Regelungen durch die *Charta zur Betreuung schwerstkranker und sterbender Menschen* aus dem Jahr 2010 (Drei Träger: Bundesärztekammer, Deutscher Hospiz- und PalliativVerband e. V., Deutsche Gesellschaft für Palliativmedizin e. V.), www.charta-zur-betreuung-sterbender.de. Die Charta ist zwar rechtlich nicht verbindlich, hilft aber dabei, eine bedarfsgerechte, qualitativ hochwertige und für alle Betroffenen zugängliche Hospiz- und Palliativversorgung zu erreichen.

In Deutschland gibt es inzwischen eine **Vielzahl von Angeboten,** die sowohl in Krankenhäusern, stationären Pflegeeinrichtungen und im häuslichen/ambulanten Umfeld erbracht werden können: [3, 4]

- **Allgemeine ambulante palliative Versorgung** *(AAPV),* z. B. durch Hospizgruppen und –vereine, ambulante Hospiz- und Palliativberatungsdienste. AAPV wird von Pflegefachpersonen erbracht, die mit Hausärzten zusammenarbeiten, um die Betroffenen gut zu versorgen. Es gibt keine 24-Std.-Rufbereitschaft. Qualifizierte Ehrenamtliche sind häufig an der Palliativversorgung beteiligt.
- **Spezialisierte ambulante palliative Versorgung** *(SAPV)* und **spezialisierte ambulante pädiatrische palliative Versorgung** *(SAPPV),* bestehend aus einem multiprofessionellen Team aus Ärztinnen bzw. Ärzten, spezialisierten Pflegefachpersonen, teilweise auch Psychologinnen, Psychologen sowie Sozialarbeiterinnen und -arbeitern. Diese Teams sind 24 Std. und 7 Tage/Woche erreichbar. Sie kommen dann, wenn die Symptome und die psychosoziale Situation sich soweit verschlechtern, dass die allgemeine palliative Versorgung nicht mehr ausreicht. Mitarbeitende des SAP(P)V-Teams kommen sowohl in die Häuslichkeit als auch in stationäre Pflegeeinrichtungen. Ziel ist u. a. auch, dass der Betroffene in seiner gewohnten Umgebung bleiben kann, wenn dies gewünscht und möglich ist.
- **Stationäre palliative Versorgung:**
  - Stationäres Hospiz. Kleine familiäre Einrichtung, die sich auf die Pflege und Begleitung schwerstkranker und sterbender Menschen spezialisiert hat, die nicht in der häuslichen Versorgung bleiben können oder wollen und keinen Krankenhausaufenthalt benötigen.
  - Palliativmedizinischer Konsiliardienst im Krankenhaus. Team aus spezialisierten Ärzten und Pflegefachpersonen, das vom Stationsteam hinzugezogen werden kann.
  - Palliativstation im Krankenhaus als eigenständige spezialisierte Station. Ziel ist hier, dass die Patientinnen und Patienten in einer Krise behandelt und stabilisiert werden, um dann, wenn möglich, wieder entlassen werden zu können, z. B. nach Hause, in ein Pflegeheim oder ins Hospiz. Aber natürlich versterben auch immer wieder Menschen auf diesen Stationen.

Trotz des gesetzlichen Anspruchs gibt es in vielen Gegenden in Deutschland (bes. in ländlichen Regionen) noch keine flächendeckende Versorgung mit SAPV, insbesondere nicht für Kinder und Jugendliche, deren besondere Bedürfnisse zu berücksichtigen sind. Hier gibt es noch viel zu tun!

20.3 Die palliative Lebensphase

Wenn das Therapieziel nicht mehr die Heilung ist, muss sich die Grundausrichtung in Medizin und Pflege verändern. Im Vordergrund steht jetzt die höchstmögliche Lebensqualität für den Betroffenen und unter Umständen auch eine gewünschte qualitative Lebensverlängerung (➤ Abb. 20.1).

80 % der Menschen sterben heute als Folge einer chronischen und damit unheilbaren Krankheit. Wann die letzte Lebensphase beginnt, ist schwer zu benennen. Sie kann wenige Stunden oder viele Jahre umfassen. Deshalb ist es hilfreich, die Phase weiter zu unterteilen: [6]

- **Palliative Phase.** Sie beginnt, wenn eine progrediente Krankheit als nicht (mehr) heilbar

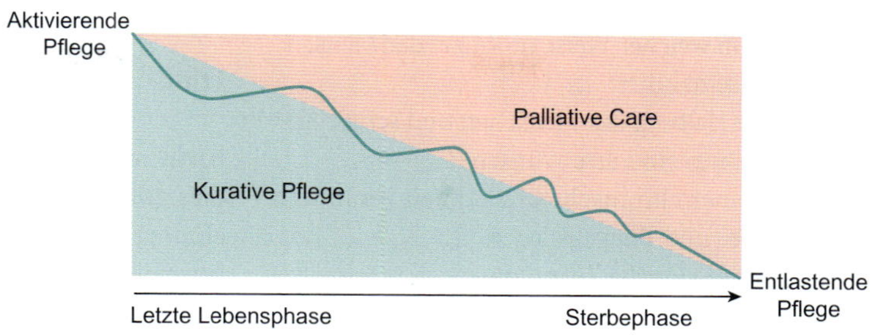

Abb. 20.1 Mit dem Fortschreiten der Erkrankung können sich die aktivierenden Pflegemaßnahmen reduzieren und der Bedarf an entlastenden, lindernden Maßnahmen kann zunehmen. Der Verlauf ist aber nicht kontinuierlich, sondern abhängig von der Tagesverfassung des Menschen. Pflegefachpersonen müssen täglich sensibel erkennen, wie viel Unterstützung die Betroffenen brauchen und sie dann mehr aktivieren oder entlasten. [L143]

eingestuft wird – unabhängig von der voraussichtlichen Lebenszeit. Ziel: bestmögliche Lebensqualität für den Betroffenen.

- **Sterbephase.** Stadium, in dem das körperliche Sterben beginnt, die letzten Lebenstage bis -wochen. Die körperlichen und psychischen Fähigkeiten sind zunehmend eingeschränkt:
  - **Präterminalphase.** Deutliche Symptome, die das aktive Leben einschränken, z. B. Abmagerung, Schwäche, Müdigkeit, größeres Schlafbedürfnis
  - **Terminalphase.** Die letzten Tage vor dem Tod; Bettlägerigkeit, Unruhe, Ängstlichkeit, Verwirrtheit, deutliche Appetitlosigkeit, Inkontinenz u. a.
  - **Finalphase.** Der voraussichtliche Tod tritt innerhalb von Stunden bis 1 Tag ein; nach und nach Versagen aller Organe, Halluzinationen, Atemstörungen, Zyanose, Bewusstseinseintrübung (90 % sind scheinbar bewusstlos) u. a.

WICHTIG

Arten von Sterbehilfe

Aktive Sterbehilfe. Tötung auf Verlangen, z. B. durch Gabe einer tödlich wirkenden Substanz auf ausdrücklichen Wunsch des Menschen. In Deutschland verboten bzw. strafbar (§ 216 StGB), in anderen europäischen Ländern unter bestimmten Voraussetzungen erlaubt.

Assistierter Suizid. Beihilfe zur Selbsttötung, z. B. Beschaffung einer tödlich wirkenden Substanz, die der Sterbewillige dann selbstständig einnimmt. Grundsätzlich ist Suizidbeihilfe nicht strafbar. Bis Februar 2020 war das geschäftsmäßige Anbieten einer Selbsttötung nach § 217 StGB strafbar. Das Bundesverfassungsgericht hat am 26.2.2020 entschieden, dass dieses Verbot gegen das Persönlichkeitsrecht Art. 2 Abs. 1 in Verbindung mit Art. 1 Abs. 1 Grundgesetz verstößt. „*Das allgemeine Persönlichkeitsrecht umfasst ein Recht auf selbstbestimmtes Sterben. Dieses Recht schließt die Freiheit ein, sich das Leben zu nehmen und hierbei auf die freiwillige Hilfe Dritter zurückzugreifen. Die in Wahrnehmung dieses Rechts getroffene Entscheidung des Einzelnen, seinem Leben entsprechend seinem Verständnis von Lebensqualität und Sinnhaftigkeit der eigenen Existenz ein Ende zu setzen, ist im Ausgangspunkt als Akt autonomer Selbstbestimmung von Staat und Gesellschaft zu respektieren.*" [7]

Indirekte Sterbehilfe. Therapie am Lebensende, z. B. eine Schmerztherapie oder die Behandlung von Atemnot, auch wenn nicht auszuschließen ist, dass dadurch der Sterbeprozess beschleunigt wird. Sie ist erlaubt bzw. nicht strafbar, solange die Intention Leidenslinderung und nicht Lebensverkürzung ist. In der Praxis spielt das aber kaum eine Rolle, da eine gute Symptomkontrolle die Lebenszeit eher verlängert als verkürzt.

Passive Sterbehilfe. Sterben (zu-)lassen, d. h., unterlassen oder begrenzen von lebenserhaltenden oder -verlängernden Maßnahmen, wie etwa eine Beatmung, künstliche Ernährung oder Dialyse. Das ist straffrei, wenn es dem Patientenwillen entspricht oder die Maßnahmen medizinisch nicht (mehr) indiziert sind. So kann der natürliche Sterbeprozess eingeleitet oder wiederhergestellt werden.

20.3.1 Therapieziele und Indikation für Therapien

Die **Indikationsstellung für Therapien** ist eine ärztliche Aufgabe. Dabei hat die Ärztin oder der Arzt folgende Fragen in Betracht zu ziehen: [2]

- Was ist angemessen und sinnvoll für den Menschen in seiner individuellen Situation?
- Wie ist sein Gesamtzustand?

- Welche positiven und negativen Folgen hat die geplante Therapie? Ist der Nutzen größer als der Schaden? In welcher Weise profitiert der Mensch von der Maßnahme?
- Wie ist die Haltung des Menschen und seiner Angehörigen, was sind ihre Wünsche?

Im Verlauf einer chronischen Krankheit verändern sich Therapie- und Pflegeziele (➤ 2.1.2, ➤ 2.1.3). Das multiprofessionelle Team muss sich regelmäßig die Frage stellen, ob diese noch richtig sind – nur so lässt sich ein guter Weg im Sinne des Betroffenen und seiner Familie finden:

- Was sind die aktuellen Therapie- und Pflegeziele? Geht es um Heilung und Lebensverlängerung oder steht die Erhaltung oder Steigerung der Lebensqualität, Symptomkontrolle und Minderung von Leiden im Vordergrund?
- Welche Ziele hat der Betroffene, welche die Angehörigen? Sind die im Moment formulierten Therapie- und Pflegeziele sinnvoll und realistisch?
- Sind Betroffene, Angehörige und alle an der Versorgung Beteiligten umfassend aufgeklärt?
- Sind die notwendigen Strukturen zum Erreichen der aktuellen Therapie- und Pflegeziele vorhanden, z. B. auch SAPV?
- Welche Therapien und medizinischen Maßnahmen sind für ihn gut und sinnvoll?

20

WICHTIG

Gemeinsam getroffene Ziele und Maßnahmen

Shared Decision Making *(SDM, gemeinsame Entscheidungsfindung):* Partizipativer Entscheidungsprozess in der Gesundheitsversorgung, bei dem Betroffene und medizinische Fachpersonen gemeinsam auf Basis der besten verfügbaren Evidenz und der persönlichen Werte, Wünsche und Lebensziele des Menschen eine informierte Entscheidung treffen. Dies setzt transparente Informationen über (Behandlungs-)Optionen, Nutzen, Risiken und Alternativen voraus. Auch Pflegemaßnahmen und -ziele sind immer wieder auf Aktualität und im Rahmen einer gemeinsamen Entscheidungsfindung zu evaluieren und ggf. anzupassen.

Der Mensch oder ggf. sein gesetzlicher Vertreter müssen allen Maßnahmen zustimmen. Im Rahmen einer Patientenverfügung kann der Betroffene im Vorfeld seinen Willen kundtun für den Fall, dass er es später in einer Situation nicht mehr wirksam tun kann (➤ 3.6, ➤ 3.7). Das schließt auch eine Therapiezieländerung in bestimmten Situationen ein.

20.3.2 Ethische Entscheidungen treffen

Ethik ➤ Kap. 21

Nicht immer lässt sich der Wille eines Menschen, dies gilt besonders für den mutmaßlichen Willen, eindeutig eruieren. Dazu kommt, dass häufig viele verschiedene Personen involviert sind. Daraus ergibt sich, dass gerade in der außerklinischen Intensivpflege oft **ethisch schwierige Entscheidungen** getroffen werden müssen.

Einrichtungen in der außerklinischen Intensivpflege sollte dies bewusst sein. Sie sind dann dazu angehalten, zusammen mit allen Beteiligten die ethischen Entscheidungsfindungen zu unterstützen. Dabei ist immer ein gewisses Fachwissen zum Thema nötig. Es gibt verschiedene Möglichkeiten wie Einrichtungen ihre Kompetenz erhöhen oder sich Unterstützung holen können:

Fort- und Weiterbildungen, in denen Ethik ein Thema ist: Ethik im Gesundheitswesen, Ethikberaterin, Qualifikation für Palliativ Care, Pain Nurse.
Durch die Qualifikation können sie:

- Beratung für Betroffene oder Angehörige durchführen, z. B. zur Patientenverfügung, Vorsorgevollmacht
- Ethische Fallbesprechungen durchführen oder sich an ein Ethikkomitee wenden
- Bei Bedarf ein SAPV-Team einschalten
- Beratung zum Umgang mit Notfallsituationen durchführen, z. B. Einweisung ins Krankenhaus ja/nein, Reanimation ja/nein.

Um angemessene ethische Entscheidungen fällen und auch umsetzen zu können, braucht es immer auch eine gute ärztliche Versorgung. Der begleitende Arzt oder die Ärztin sollte im Bereich Palliativ- und Medizinethik erfahren und kompetent sein.

WICHTIG

Ethische Fallbesprechung

Verfahren zur Lösung einer ethischen Fragestellung. Teilnehmer können sein: Betroffene und Angehörige, Pflegefachpersonen, SAPV-Team, behandelnder Arzt, ggf. Therapeuten, Seelsorger, ggf. externer Ethikexperte.

Vier **ethische Prinzipien** haben sich weltweit zum Standardmodell entwickelt, nach denen ethisch schwierige Situationen beurteilt und entschieden werden können. Diese sind von den Medizinethikern *Tom I. Beauchamp* und *James F. Childress* in der *Georgetown University* entwickelte Grundsatzprinzipien des ärztlichen Handelns (➤ 21.2.1). Auch als **Georgetown-Mantra** bezeichnet: [8]

- **Autonomie und Selbstbestimmung.** Jeder hat das Recht über sich selbst zu bestimmen und soll darin bestärkt und unterstützt werden. Ärztin/Arzt und Pflegende respektieren dieses Selbstbestimmungsrecht.
- **Schadensvermeidung.** Medizinische und pflegerische Maßnahmen dürfen dem Betroffenen keinen Schaden zufügen.
- **Nutzen und Fürsorge.** Ärztin/Arzt und Pflegende handeln immer zum Wohl des Menschen, die Maßnahmen sollen ihm Nutzen und gut tun.
- **Gerechtigkeit.** Ärztin/Arzt und Pflegende behandeln alle Menschen gleich, unabhängig von Herkunft, Geschlecht, Alter, Religion, Bildung u. a.

20.4 Begleitung in der letzten Lebensphase und im Sterben

Der **Sterbeprozess** ist zunächst einmal etwas völlig Natürliches. Oft ist eine fachärztliche Intervention dabei gar nicht erforderlich. Viele Menschen haben recht genaue Vorstellungen davon, wie ein gutes Sterben auszusehen hat. Aber die Erfahrung zeigt, dass Menschen oft so sterben, wie sie gelebt haben, z. B. sehr sanft und ruhig oder auch schwerer und langdauernder. Für Angehörige oder auch Pflegende kann ein langer Sterbeprozess über Tage oder Wochen oft sehr belastend sein. Sterben ist etwas sehr individuelles (➤ Abb. 20.2). Das bedeutet, dass niemand vorhersagen kann, wie lange es dauert oder ob Unruhezustände, rasselnde Atmung o. Ä. in der letzten Phase auftreten.

Für Angehörige, aber auch Pflegende sind manche Symptome häufig schwer auszuhalten. Hinzu kommt, dass falsches oder unzureichendes Wissen, eigene Ängste (z. B. vor dem Tod) oder nicht loslassen können, häufig mit hinzukommen. [9]

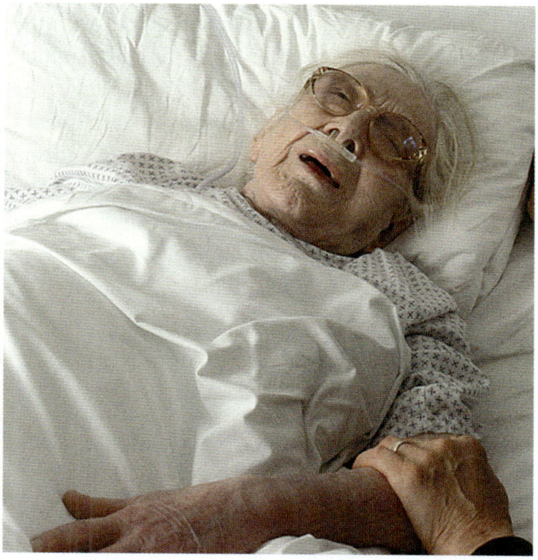

Abb. 20.2 Irgendwann kommt die Zeit zum Abschiednehmen. Menschliche Nähe und Körperkontakt wirken meist beruhigend auf die Sterbenden. Gibt es Angehörige, dann sollten diese so oft und so lange wie möglich da sein. Gibt es keine Angehörigen, dann übernehmen diese Aufgabe Ehrenamtliche oder Pflegende. „Nicht alleine sterben lassen" meint nicht, dass immer jemand anwesend sein muss, vielmehr muss die oder der Sterbende das Gefühl haben, dass es Hilfsangebote gibt, dass sie/er nicht alleine ist, dass nach ihr/ihm geschaut wird und dass ihre/seine Bedürfnisse immer wieder neu erfasst und ihre/seine Wünsche beachtet werden. [K115]

WICHTIG

Genau hinschauen und abwägen

Eine gute Möglichkeit, eigenes Leid von dem des Menschen abzugrenzen, ist für Pflegende und Angehörige diese Frage: „Nehme ich beim Sterbenden Leid wahr oder nicht?" Wenn leidvolle Symptome vorhanden sind, muss durch geeignete Maßnahmen versucht werden, diese zu lindern oder zu beseitigen. Wenn der Sterbende aber ruhig und entspannt wirkt, sollten Pflegende da sein, Gespräche mit Angehörigen anbieten und den Weg gemeinsam beschreiten.

20.4.1 Nahrung und Flüssigkeit

Die Versorgung mit **Nahrung und Flüssigkeit** ist ein Grundrecht jedes Menschen und folgerichtig ist die Einstellung der Ernährung ein sehr emotional besetztes Thema. Normalerweise sind Hunger und Durst die Motivation von Menschen, Nahrung und Flüssigkeit zu sich zu nehmen. Diese Empfindungen sind jedoch subjektiv und dementsprechend auch Veränderungen unterworfen. Dies gilt insbesondere für schwerstkranke und sterbende Menschen. Untersuchungen zeigen: der Körper eines Menschen kann am Lebensende Tage und Wochen mit wenig Nahrung und Flüssigkeit auskommen, ohne dass dies scheinbar negative Auswirkungen hat – im Gegenteil: oft steigt die Lebensqualität sogar. [9]

WICHTIG

Essen und Trinken im Sterben

Sterbende hören auf zu essen und zu trinken. Das ist völlig normal und richtig so. Sie tun das, weil sie sterben – sie sterben nicht, weil sie nicht mehr essen oder trinken. [9]

Katabole Stoffwechsellagen:
In der letzten Lebensphase hin zum Sterben stellt sich der Stoffwechsel um, d. h., der Körper benötigt kaum/keine Kalorienzufuhr von außen, sondern zehrt von der Substanz. Daher ist ein Gewichtsverlust nicht zu verhindern. Und wenn noch Nahrung zu sich genommen wird, reichen kleinste Mengen aus, um Hunger zu stillen. Größere Mengen könnte der Körper nicht mehr verdauen und verstoffwechseln. [9]

Terminale Dehydratation:
Der langsame Verlust von Flüssigkeit und Mineralien gehört zum Sterbeprozess. Schon Monate bzw. Wochen vor dem Tod kann das Durstgefühl abnehmen, manches Mal auch nur Stunden vorher. Und, Mundtrockenheit ist dann nicht gleichbedeutend mit Durstgefühl. Unruhe oder Verwirrtheit können Symptome einer zunehmenden Exsikkose sein. Hier bedarf es angemessener Symptomlinderung, je nachdem wie stark das Leid des Betroffenen ausgeprägt ist. Es sollen regelmäßig Getränke angeboten und gute Mundpflege durchgeführt werden.
Menschen in dieser Phase mehr Flüssigkeit über Infusion oder enterale Sonde zu verabreichen, ist fachlich inkorrekt und kontraindiziert. Das erste Organsystem, das i. d. R. in der Sterbephase die Funktion einstellt, ist das Nieren- und Urogenitalsystem. Das heißt, die Flüssigkeit, die verabreicht wird, kann nicht mehr ausgeschieden werden und führt somit zu Ödemen, vor allem zum Lungenödem mit Atemnot, da zudem das Herz überfordert wird. [9]

Beenden der Nahrungs- und Flüssigkeitszufuhr

Wenn es in der Endphase des Lebens um das **Beenden der Nahrungs- und Flüssigkeitszufuhr** geht, kommt von Pflegenden und Angehörigen oft diese Aussage: „Man kann doch den Betroffenen nicht verhungern und verdursten lassen." Diese Angst steckt ganz tief in jedem Menschen. Hunger und Durst sind existenzielle Bedürfnisse. Den Angehörigen, das eigenen Kind oder auch den anvertrauten Patientinnen und Patienten mit Nahrung und Flüssigkeit zu versorgen, gehört zu den grundlegenden Aufgaben von Menschen.

Darum ist das Stillen von Hunger und Durst auch palliativmedizinische Basisversorgung. Jeder Mensch hat das Recht auf Ernährung und adäquate medizinische Behandlung. Das Wissen darum ist oft sehr hilfreich für Betroffene und Angehörige. Bekanntlich geht es in der Palliativ Care um Leidminderung und Symptomkontrolle und nicht mehr um die Heilung von Krankheiten.

Folgende Fragen helfen allen Beteiligten:

- Hat der Betroffene überhaupt noch Hunger oder Durst?
- Leidet der Betroffene?
- Wer leidet? Der Betroffene, die Angehörigen oder vielleicht die Pflegenden?

Gerade bei nicht oder nur eingeschränkt kommunikationsfähigen Menschen ist die Einschätzung, ob ein Leiden durch Hunger und Durst vorhanden ist oder nicht, oft recht schwierig. Die Erfahrung und die wissenschaftliche Forschung zeigen aber, dass insbesondere in der Lebensend- bzw. Sterbephase Hunger und Durst i. d. R. keine Rolle mehr spielen, weil der sterbende Körper keine Nahrung und Flüssigkeit mehr braucht und deshalb auch nicht verarbeiten und verstoffwechseln kann.

WICHTIG

Ein Mensch, der keinen Hunger und/oder Durst verspürt, kann auch nicht verhungern oder verdursten.

DEFINITION

Sterbefasten: Freiwilliger Verzicht auf Nahrung und Flüssigkeit als eine Möglichkeit des selbstbestimmten Sterbens. [10]

Sterbefasten ist in der letzten Zeit häufiger in den Medien und stößt auf zunehmendes Interesse in der Bevölkerung. Von Sterbefasten spricht man, wenn folgende drei Bedingungen gegeben sind: [11]

1. Eine einwilligungsfähige Person entscheidet sich in einem Zustand, in dem sie noch Nahrung und Flüssigkeit zu sich nehmen könnte, dies nicht mehr zu tun.

2. Die Person beabsichtigt dadurch, den Tod zu beschleunigen.
3. Die Entscheidung wird frei verantwortlich, bei Einsichtsfähigkeit und ohne äußeren Druck getroffen. Die Person weiß um die Tragweite der Entscheidung.

Sterbefasten darf also nicht verwechselt werden mit in der Sterbephase vielfach anzutreffende Verweigerung der Nahrungsaufnahme, z. B. durch Mundzukneifen. Gegen Ende des Fastenprozesses kann die Person eintrüben und in einen komatösen Zustand geraten, in dem sie nicht mehr ansprechbar ist. Es ist sinnvoll, dass Sterbefastende im Vorfeld das Vorhaben in einer detaillierten Patientenverfügung schriftlich darlegen und einen oder mehrere Vertrauenspersonen in den Plan einbeziehen. Damit wird sichergestellt, dass weder Pflegefachpersonen noch die Ärztin oder der Arzt sie nach Auffinden in einer bewusstlosen Situation medizinischen Maßnahmen zuführen.

WICHTIG

Andere Ursachen ausschließen

Wenn ein Mensch die Nahrung und Flüssigkeit verweigert, ist es für die Pflegefachpersonen – zusammen mit der Ärztin oder dem Arzt – wichtig andere behandelbare Ursachen auszuschließen, z. B. Mundsoor, Schluckstörung, Schmerzen, auch Zahn- oder Magenschmerzen.
Sind andere Ursachen ausgeschlossen und wirkt der Betroffene dabei ruhig und zufrieden, ist das ein sicheres Zeichen dafür, dass es auch so akzeptiert werden sollte.

Besonderheit: künstliche Ernährung

Menschen, die **künstlich ernährt** werden i. d. R. über eine enterale Sonde, (➤ Kap. 19), können die Nahrungs- und Flüssigkeitszufuhr nicht selbst einstellen. Das kann zu massiven Unsicherheiten und Konflikten mit Angehörigen, aber auch im Pflegeteam führen. Um auch für diese Menschen eine gute Entscheidung treffen zu können, gilt es sich folgendes in Erinnerung zu rufen:

- Künstliche Ernährung und Flüssigkeitszufuhr ist grundsätzlich eine medizinische Therapie. Wie bei jeder anderen Therapie benötigt sie sowohl eine Indikation als auch eine Einwilligung. Und auch hier gilt der Grundsatz: jede Therapie, die begonnen wurde, kann auch unterlassen bzw. abgebrochen werden.
- Als palliative Maßnahme im Sterben ist die Ernährung und Flüssigkeitszufuhr i. d. R. unphysiologisch. Eine künstliche Ernährung und Flüssigkeitszufuhr können einerseits eine Verlängerung von Leiden zur Folge haben, andererseits kann sie aber auch selbst Leiden verursachen, z. B. Übelkeit und Erbrechen, Diarrhö und Atemnot. Denn die Pumpleistung des Herzens und die Filtrationsleistung der Nieren nehmen ab.
- **Rechtzeitiges Einstellen der künstlichen Ernährung** kann teilweise zur Symptomkontrolle sogar hilfreich sein und positive Effekte für die Sterbenden haben:
  - Minderfunktion der Nieren und weniger Urinproduktion, dadurch ist oft kein Blasenkatheter notwendig
  - Reduzierte Magensaftbildung, dadurch weniger Übelkeit und Erbrechen
  - Weniger pharyngale Sekretion, dadurch weniger Aspirationsgefahr
  - Reduzierte mukoziliäre Clearance, dadurch weniger Verschleimung und Husten
  - Weniger periphere Ödeme, geringere Gefahr von Lungenödem und Aszites
  - Produktion von Endorphinen, die Angst und Schmerzen reduzieren können.

Zusätzlich kann es in der letzten Lebensphase noch zu folgenden Erscheinungen kommen:

- Appetitlosigkeit
- Verlust des subkutanen Fettgewebes
- Reduzierter Spannungszustand der Haut
- Ödeme
- Bradykardie, Hypotonie
- Dekubitus
- Schwäche/Kraftlosigkeit
- Mundtrockenheit
- Obstipation
- Somnolenz und Verwirrtheit.

20.4.2 Übelkeit und Erbrechen

Übelkeit und Erbrechen treten häufiger bei neurologisch erkrankten Menschen auf. Neben Schmerzen schränken Übelkeit und Erbrechen die Lebensqualität stark ein.
Mögliche Ursachen sind:

- Zentrales Nervensystem: erhöhter Hirndruck durch Raumforderung, Hirnödem, Metastasen,

20

die das Brechzentrum reizen, Störungen des Vestibularapparates mit u. a. Schwindel

- Medikamente: Nebenwirkungen von z. B. Opioiden, Zytostatika, Steroiden, nichtsteroidalen Antiphlogistika, Antibiotika, Carbamazepin, aber auch die Kombination aus mehreren Präparaten und die Einnahme von zu vielen Medikamenten
- Gastrointestinal: defekte Mundschleimhaut, Soor, Ösophagusobstruktion, Gastroparese, Magenulkus/Magentumor, Raumforderungen im Abdomen durch Tumoren oder Aszites, Obstipation und Ileus, Stauung der Pfortader und der Gallenwege und Infektionen
- Metabolische Veränderungen: Hyperkalzämie, Urämie, Infektionen sowie Elektrolytstörungen
- Ernährung: Unverträglichkeiten, unangepasste Nahrungszufuhr wie z. B. zu schnelle Laufrate
- Psychische Faktoren: Schmerzen, Angst, Stress, Niedergeschlagenheit oder Ekel und Scham.

Die komplexen Zusammenhänge der unterschiedlichen Ursachen für Übelkeit und Erbrechen machen eine differenzierte Therapie notwendig. Grundsatz ist immer: Ursachenbekämpfung vor Symptombekämpfung. Können die Ursachen für die Übelkeit nicht oder nur zum Teil behoben werden, wird eine Symptomlinderung notwendig.

Die Auswahl der medikamentösen antiemetischen Therapie richtet sich nach der Ursache und der Wirkweise der Antiemetika (➤ Tab. 20.1).

Teilweise kann eine Kombination von medikamentösen Therapien notwendig sein, aber auch bei diesen Medikamenten müssen die Nebenwirkungen beobachtet werden. [12]

WICHTIG

Übelkeit und Erbrechen Beachtung schenken

Es ist wichtig, dem Symptom Übelkeit und Erbrechen genauso viel Beachtung zu schenken wie z. B. Schmerzen und Atemnot, denn beides kann für die Betroffenen sehr quälend sein. Im schlimmsten Fall können sich alle Symptome verstärken oder sogar gegenseitig auslösen.

Pflegerische Maßnahmen

Vermeiden von Faktoren, die Übelkeit und Erbrechen begünstigen:

- Hektik in jeder Hinsicht vermeiden, wie z. B. bei der Körperpflege oder Mobilisation, d. h., alle Maßnahmen langsam und mit Pausen ausführen.

Tab. 20.1 Angriffspunkte von Medikamenten gegen Übelkeit und Erbrechen

Rezeptoren im Verdauungstrakt	Chemorezeptoren-Triggerzone (CTZ) = Region im Gehirn, die bei Übelkeit und Erbrechen eine Rolle spielt → erkennt Medikamente und Giftstoffe	Gleichgewichtssystem
• Metoclopramid (Prokinetikum, u. a. in *Paspertin®*, *MCP® rationpharm*) • Domperidon (Prokinetikum, u. a. in *Motilium®*) • Butylscopolamin (Parasympatholytikum, u. a. in *Buscopan®*)	• Haloperidol (Antipsychotikum, auch Antiemetikum in niedriger Dosierung bei Ü/E aufgrund von Opioiden, u. a. in *Haldol®*) • Metoclopramid • Ondansetron (blockiert zentral Serotonin-Rezeptoren, insbes. bei Zytostatika-induziertem Erbrechen, u. a. in *Ondasetron® Hexal*) • Levomepromazin	• Dimenhydrinat (Antihistaminikum, auch antiemetisch, sedierend, u. a. *Vomex A®*) • Levomepromazin (Psychopharmaka, Off-Label-Use in der Palliative Care in niedriger Dosierung bei Ü/E, u. a. in *Neurocil®*)
Brechzentum im Stammhirn		
• Dimenhydrinat • Butylscopolamin • Levomepromazin • Glukokortikoide (verstärken die Wirkung anderer Antiemetika, u. a. bei Zytostatika-induziertem Erbrechen; z. B. Dexamethason, u. a. in *Fortecortin®*) • Tranquilizer (*= Beruhigungsmittel mit unterschiedlichen Wirkungen, z. B. angstlösend, beruhigend, sedierend*) z. B. Benzodiazepine		
Ü/E: Übelkeit und Erbrechen		

- Wenn möglich mit der Person Entspannungstechniken zur Reduktion von Übelkeit und Angst durchführen.
- Art der Sondennahrung und Laufrate ggf. anpassen.

Bei Menschen, bei denen eine orale Nahrungsaufnahme möglich ist:

- Leichte Kost auf mehrere kleine Mahlzeiten am Tag aufteilen (ca. 5–8 Mahlzeiten).
- Zum Essen nichts trinken, um einem Völlegefühl vorzubeugen; ggf. mit einem Strohhalm trinken lassen, um einer Überdehnung des Magens vorzubeugen.
- Während der Phase der Übelkeit bzw. des Erbrechens eher Verzicht auf Essen. Lieblingsspeisen empfehlen, damit kein Ekel gegen Lebensmittel entwickelt wird.
- Trockene, stärkehaltige Lebensmittel wie Toast, Kräcker oder Zwieback können Erbrechen reduzieren.

Für alle Personen mit Übelkeit und Erbrechen gilt:

- Positionierungen anpassen, meist kann eine sitzende oder seitliche Position hilfreich sein, kein schnelles Drehen der Betroffenen im Bett.
- Lockere, speziell am Bauch und Oberkörper nicht einengende Kleidung.
- Ggf. Antiemetikagabe vor pflegerischen Interventionen.
- Bei Übelkeit kann Ingwertee helfen, jedoch Rücksprache mit der Ärztin oder dem Arzt nehmen bzgl. Wechselwirkungen mit Medikamenten.
- Für frische Luft im Zimmer sorgen.
- Obstipationsprophylaxe durchführen, regelmäßige Stuhlausscheidung sicherstellen.

20.4.3 Mundtrockenheit

Mundtrockenheit *(Xerostomie)* entsteht u. a. durch Dehydratation, Mundatmung, als Nebenwirkung von Medikamenten, Mundsoor oder Sauerstoffgabe und verursacht dann auch ein Durstgefühl beim Sterbenden.

Eine konsequente Mund- und Lippenpflege lindert Mundtrockenheit (➤ Abb. 20.3) und auch ein Durstgefühl. Hierbei sind der Kreativität kaum Grenzen gesetzt. Entscheidend ist, was der Sterbende gerne mag oder mochte. Die Angehörigen sind meist sehr dankbar, wenn sie miteinbezogen werden, etwas aktiv tun können.

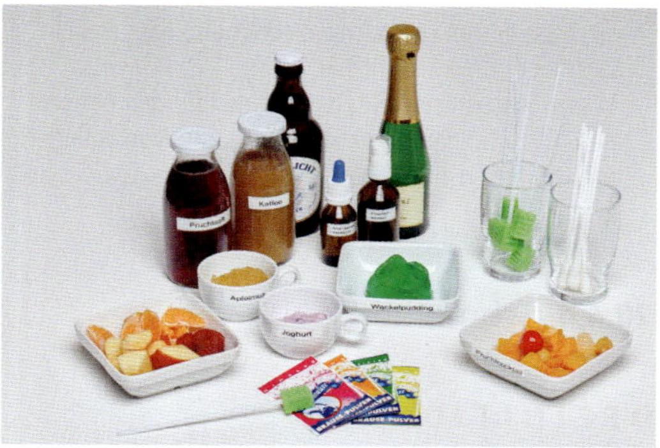

Abb. 20.3 Bei der Mundpflege unter palliativen Aspekten kommt alles in Frage, was die Mundtrockenheit lindert und von Betroffenen als wohltuend und positiv erlebt wird. Lieblingsgetränke können auch als Spray oder mittels Pipetten auf die Schleimhaut aufgebracht werden. [K115]

WICHTIG

Mundpflege mit veränderten Zielen

Bei der Mundpflege eines sterbenden Menschen steht die Mundhygiene nicht mehr im Vordergrund. Vielmehr geht es hier um das individuelle Wohlbefinden.

Geeignet sind: kleine Eiswürfel mit Lieblingsgetränk, die Gabe kleinster Flüssigkeitsmengen (1–2 ml alle 30–60 Min.), Kausäckchen mit Lieblingsgeschmacksrichtungen, Sprühfläschchen mit Lieblingsgetränk (z. B. Säfte, Bier, Tee, Zitronenwasser) und damit regelmäßig die Mundschleimhaut einsprühen, künstlicher Speichel, Mundwasser zur Geschmacksverbesserung. Für die **Zahnpflege** eine weiche Zahnbürste und Zahnpasta ohne Schaumbildner verwenden.

WICHTIG

Lebensqualität

Angehörige und Pflegefachpersonen wünschen sich eine bestmögliche Lebensqualität für den palliativen Menschen. Doch wie ist es möglich, die Lebensqualität und Lebensfreude zu beurteilen, wenn sich der Betroffene nicht und nur bedingt selbst dazu äußern kann?

Folgende Fragen können helfen:

- Sind Emotionen erkennbar, z. B. Freude, Interesse am Geschehen?
- Zeigt der Betroffenen annehmende oder ablehnende Reaktionen bzw. kann man ihm etwas Gutes tun?
- Ist die Person gut symptomkontrolliert?
- Was sagen Angehörige/nahe Bezugspersonen, wie nehmen sie den Betroffenen wahr? Warum merken

sie, dass es ihm gut oder schlecht geht, dass er sich wohl oder unwohl fühlt?
- Was wünschen sich die Angehörigen für den Betroffenen? Was können sie aktiv tun, um das Wohlbefinden und die Lebensqualität zu steigern?

20.4.4 Schmerzen

DEFINITION

Schmerz: *„Schmerz ist ein unangenehmes Sinnes- und Gefühlserlebnis, das mit aktueller oder potentieller Gewebsschädigung verknüpft ist oder mit Begriffen solcher Schädigung beschrieben wird. Das heißt, Schmerz ist in aller Regel mehr als eine Sinnesempfindung, sondern vielmehr ein Sinnes- bzw. unlustbetontes Gefühlserlebnis." (Internationale Gesellschaft zum Studium des Schmerzes, IASP/International Association for the Study of Pain)*

Akuter Schmerz: Durch ein aktuelles Ereignis (z. B. Verletzung, Entzündung) ausgelöst, dient als Warnsignal und ist in der Regel gut behandelbar und zeitlich begrenzt. Wenn dieser nicht oder nur begrenzt behandelt wird, kann sich der akute Schmerz chronifizieren.

Chronischer Schmerz: Langandauernde oder wiederkehrende Schmerzen, deren Ursache oft nicht (mehr) ergründbar ist. Ziel ist meist eine stabile und akzeptable Schmerzsituation zu erreichen.

Schmerzen sind ein führendes Symptom in der Palliative Care. Chronische Schmerzen belasten den Menschen und sein soziales Umfeld. Die Folgen sind weitreichend: Bewegungseinschränkung, Schlafstörung, Appetitminderung, verminderte Leistungsfähigkeit, Aggression und Wut, sozialer Rückzug, Persönlichkeitsveränderung bis hin zur Depression, eingeschränktes Selbstwertgefühl und insgesamt verminderte Lebensqualität bis hin zum Sterbewunsch.

Total Pain ist ein zentrales Konzept von *Cicely Saunders.* Es umfasst vier miteinander verflochtene Dimensionen des Schmerzes (➤ Abb. 20.4):

- **Körperlicher Schmerz,** u. a. durch die Erkrankung selbst, Nebenwirkungen von Therapien, Atemnot, Immobilität
- **Psychischer Schmerz,** u. a. durch Depression, Angst (z. B. vor dem Sterben), Trauer, Verzweiflung, Sorge um die Angehörigen
- **Sozialer Schmerz,** u. a. durch Verlust von Rollen, Abhängigkeit, Pflegebedürftigkeit, Einsamkeit, finanziellen, beruflichen und familiären Belastungen
- **Spiritueller Schmerz,** u. a. durch die Frage nach dem Sinn des Lebens, Schuld, religiöse Zweifel, Angst vor dem, was nach dem Tod kommt.

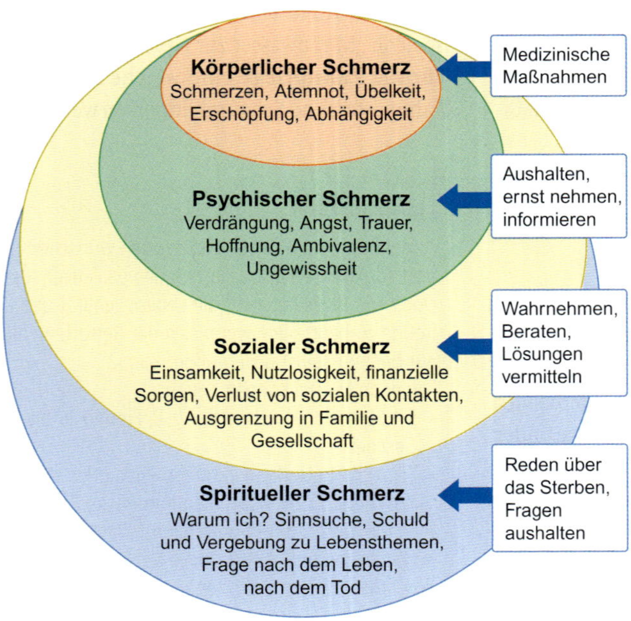

Abb. 20.4 Total Pain nach *Cicely Saunders* beschreibt den ganzheitlichen Schmerz, insbesondere von Menschen in der letzten Lebensphase bzw. im Sterbeprozess. [L143]

Durch dieses Konzept wird deutlich, dass eine alleinige Behandlung der körperlichen Schmerzen nicht ausreichend ist. Die Betroffenen benötigen eine interdisziplinäre, empathische und ganzheitliche Versorgung, die alle Aspekte von Total Pain berücksichtigt. Das sind z. B. Nähe und Gesprächsbereitschaft, praktische Entlastung, aber auch psychische Begleitung von Angehörigen, Unterstützungsmöglichkeiten bei finanziellen Nöten und spirituelle/religiöse Begleitung.

Schmerz besteht aus vier **Komponenten,** die weitgehend unabhängig voneinander sind:

1. Schmerz ist eine Sinnesempfindung, deren Lokalisation, Dauer und Stärke wahrgenommen werden kann.
2. Schmerz kann die komplette Lebensqualität mit all ihren Facetten negativ beeinflussen (➤ Abb. 20.4).
3. Schmerz führt zu körperlichen/motorischen Reaktionen, z. B. verzerrtes Gesicht, Wehklagen, Wegzieh- oder Fluchtreflexen oder Totstellreflex.
4. Schmerz führt zu vegetativen Reaktionen, z. B. Schweißausbrüchen, Tachykardie, Veränderung von Atmung und Blutdruck.

Schmerzempfinden

Schmerz wird immer subjektiv erlebt (➤ Abb. 20.5). Schmerz ist ein biopsychosoziales Ereignis, in das zahlreiche individuelle Faktoren einfließen.

Schmerzschwelle: Der Punkt, ab dem ein Schmerzreiz als schmerzhaft empfunden wird.

Schmerztoleranz: Der Punkt, bis zu dem eine Person bereit ist, Schmerzen auszuhalten.

Schmerzschwelle und -toleranz sind bei jedem Menschen anders. **Schmerzerleben** und die **emotionale Situation** beeinflussen sich gegenseitig, z. B.:

- Annahme oder Ablehnung der Schmerzursache
- „Sich in den Schmerz hineinsteigern“ oder „Mit dem Schmerz fertigwerden“
- Schmerz als Schulderlebnis
- Erziehung und Kultur
- Alte Menschen machen oft „kein Aufheben um ihre Schmerzen“
- Je länger Schmerzen dauern, umso schlechter werden sie toleriert
- Seelische Überlastung kann Schmerzen auslösen oder sie verstärken.

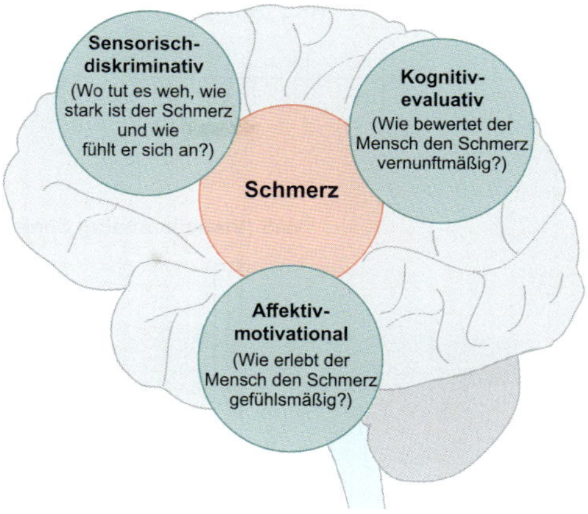

Abb. 20.5 Dimensionen des Schmerzempfindens [L143]

Schmerzerfassung

Wie können Schmerzen erfasst, objektiviert und dokumentiert werden, wenn sie doch immer subjektiv sind? Die **Schmerzerfassung** beginnt immer mit einem **differenzierten Schmerzassessment** *(= mehrdimensionales Assessment),* dass mind. folgende Aspekte enthält:

- Lokalisation und ggf. Ausstrahlung. Wo sind die Schmerzen?
- Intensität. Wie stark sind die Schmerzen?
- Qualität. Wie fühlen sich die Schmerzen an, z. B. brennend, ziehend, klopfend, krampfartig?
- Zeitliche Dimension. Wann treten die Schmerzen auf, z. B. zu bestimmten Tageszeiten, dauerhaft oder in Intervallen?
- Verstärkende oder lindernde Faktoren. Was verschlechtert die Schmerzsituation, z. B. Bewegung, nach dem Essen, Kälte? Was verbessert die Situation, z. B. Ablenkung, Wärme?
- Auswirkungen auf das Alltagsleben. Wie schränkt er den Menschen ein, z. B. Appetitlosigkeit, Schlafstörung, Unruhe, kaum noch soziale Kontakt?

Es gibt inzwischen eine Vielzahl von **Schmerzeinschätzungsinstrumenten** (➤ Abb. 20.6). Die bekanntesten sind die numerische Ratingskala *(NRS)* oder die Gesichterskala. Mit ihnen kann der Mensch die Schmerzintensität/-stärke objektivieren *(= eindimensionale Skalen).* [2]

20

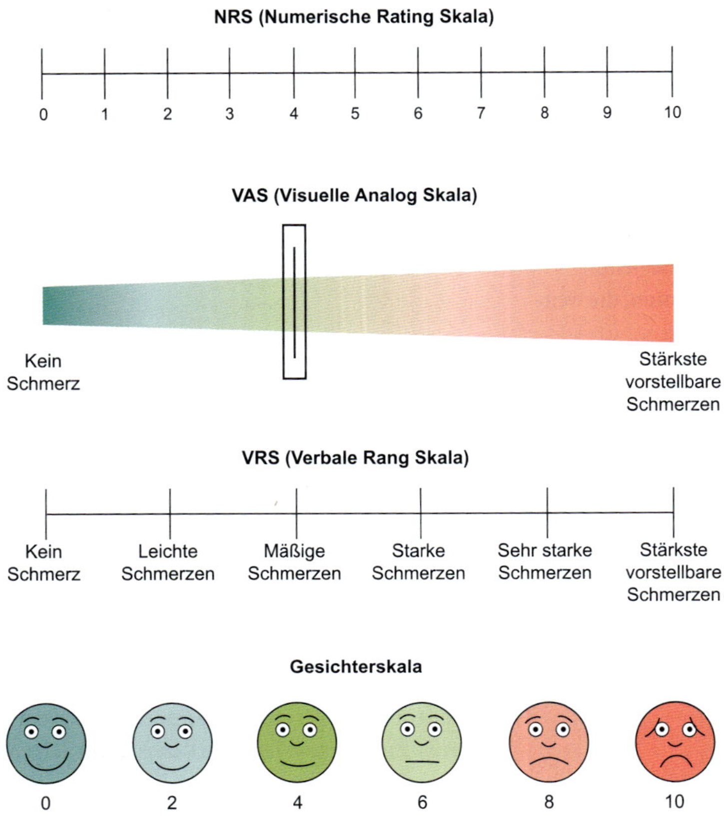

Abb. 20.6 Eindimensionale Skalen zur Schmerzerfassung [L143]

Die verschiedenen Assessments sind in den beiden Expertenstandards zu akutem und chronischem Schmerz beschrieben. Es gibt Assessments für spezifische Patientengruppen, z. B. Kinder, alte Menschen, Menschen, die sich nicht verbal und nonverbal äußern können, oder Menschen mit Demenz.

Kann sich der Betroffene nicht äußern, kommen **Fremderfassungsinstrumente** zum Einsatz. Mit ihnen werden z. B. Veränderungen der Vitalzeichen, Mimik und Gestik, Lautäußerungen, Körperbewegungen und Körperhaltungen sowie Veränderung von Persönlichkeit und zwischenmenschlichen Interaktionen beurteilt, um daraus Rückschlüsse auf Schmerzen zu ziehen.

WICHTIG

Zurich Observation Pain Assessment (ZOPA©)

Exemplarisch wird hier ein Assessment vorgestellt, das für beatmete, sedierte und temporär kognitiv beeinträchtigte Menschen geeignet ist.

Die Verwendung eines Assessments unterstützt die ansonsten rein subjektive Einschätzung von Pflegefachpersonen durch die systematische Objektivierung von Verhaltensmerkmalen.

Das *ZOPA©* erfasst den Schmerz in vier Kategorien: Lautäußerungen, Gesichtsausdruck, Körpersprache und physiologische Indikatoren. Diese vier Kategorien enthalten 13 Verhaltensmerkmale, die genau definiert sind.

Das *ZOPA©* erhebt eindimensional, ob Schmerz vorhanden ist. Es nimmt keine Gewichtung der Verhaltensmerkmale und Bestimmung der Schmerzintensität vor. Wird Schmerz festgestellt, muss eine Schmerzbehandlung beginnen.

Zur Schmerzdokumentation gibt es ein Schmerzprotokoll. Das *ZOPA©* soll mindestens einmal pro Schicht angewendet werden. 45 Min. nach einer Schmerzmittelgabe wird mittels des *ZOPA©* die Wirksamkeit geprüft. [13a]

Schmerzbehandlung

Arzneimittel gegen Schmerzen

➤ 22.2.2

Zielsetzung ist: *„Jeder Mensch mit akuten, chronischen oder zu erwartenden Schmerzen erhält ein individuell angepasstes Schmerzmanagement, das der Entstehung sowie der Chronifizierung von Schmerzen und schmerzbedingten Krisen vorbeugt oder Schmerzen beseitigt sowie zu einer akzeptablen Schmerzsituation und zu Erhalt oder Erreichung einer bestmöglichen Lebensqualität und Funktionsfähigkeit beiträgt.“* [13]

Liegt eine chronische Schmerzsituation vor, ist zu beurteilen, ob diese stabil oder instabil ist (➤ Tab. 20.2).

Die **Schmerzbehandlung** besteht aus zwei Säulen:
- Medikamentöse Schmerztherapie (➤ 22.2.2)
- Nicht-medikamentöse Maßnahmen.

Medikamentöse Schmerztherapie

AUS DER PRAXIS

Fallbeispiel 1

Fr. Maier ist 82 Jahre alt und lebt seit 2 Jahren im Zustand der reaktionslosen Wachheit, aufgrund **einer frustranen Reanimation nach einem Herzinfarkt.** Nun leidet sie unter Spastiken und Kontrakturen aller vier Extremitäten. Seit ein paar Tagen beobachten die Pflegenden Unruhephasen bei Fr. Maier, die sich durch Zähneknirschen, eine leichte Tachypnoe sowie eine leichte Tachykardie und Bildung einer Stirnfalte und aufgerissene Augen äußern. Obwohl Fr. Maier bereits Opioide und Novalgin® bekommt und Maßnahmen der basalen Stimulation durchgeführt werden, kann keine Besserung beobachtet werden. Der Ehemann von Fr. Maier macht sich große Sorgen und ist verzweifelt, da insbesondere das Zähneknirschen immer lauter und stärker wird.
Die zuständige Pflegefachperson informiert den Hausarzt oder die -ärztin und dieser bespricht sich mit einem Schmerzspezialisten. Dieser verordnet Pregabalin (*Lyrica®*), ein Antikonvulsivum, das auch für neuropathischen Schmerz zugelassen ist. Danach knirschte sie nicht mehr mit den Zähnen, Atem- und Pulsfrequenz normalisierten sich und Fr. Maier hatte wieder einen entspannteren Blick.

Neben den klassischen Analgetika (*Schmerzmittel* ➤ 22.2.2) werden häufig auch sog. **Co-Analgetika,** die z. B. auch durch die Schmerzverarbeitung schmerzlindernd wirken, therapeutisch eingesetzt. Typische Co-Analgetika sind Antidepressiva, Antiepileptika, Glukokortikoide (bei entzündlichen Reaktionen) oder Spasmolytika (bei Verkrampfung von glatter Muskulatur).

Begleitmedikamente sollen Nebenwirkungen von Analgetika mindern, z. B. Übelkeit oder Obstipation.

Bei der Wahl der **Medikamentenapplikation** immer die individuelle Situation des Menschen beachten. Grundsätzlich wird eine größtmögliche Selbstständigkeit angestrebt. Neben einer oralen Einnahme (Lösungen/Tropfen, Tabletten, Granulate, Expedits) oder via PEG sind auch parenterale Applikationen als Nasenspray, TTS (*transdermales therapeutisches System, „Schmerzpflaster“,* ➤ Abb. 20.7), s. c., oder

20

Tab. 20.2 Unterscheidung von stabiler und instabiler Schmerzsituation [13]

Stabile Schmerzsituation	Instabile Schmerzsituation
Wenn: • Subjektiv akzeptable Schmerzsituation ohne Überschreiten des individuellen Schmerzmaßes • Abhängig von der Krankheitssituation akzeptable Funktionalität und Mobilität besteht • Strategien für mögliche Krisen und Komplikationen bekannt sind • Keine unerwünschten Nebenwirkungen der Therapie und Komplikationen der Erkrankung auftreten	Wenn: • Schmerzsituation und -linderung dauerhaft einer nicht akzeptablen Situation entspricht • Gesundheitsbezogene oder alltagsbezogene Krisen länger auftreten und nicht gelöst werden können • Versorgungseinbrüche bestehen, die nicht ausreichend kompensiert werden können • Einbußen an Lebensqualität, Funktionalität und sozialer Teilhabe entstanden sind • Nebenwirkungen der Medikamente, die die Lebensqualität des Betroffenen einschränken, z. B. Schmerzen sind reduziert, jedoch leidet Person jetzt an sehr starker Übelkeit und/oder Obstipation Der Prozess einer langsamen Verschlechterung hinsichtlich der Schmerzsituation muss Pflegefachpersonen hellhörig machen.

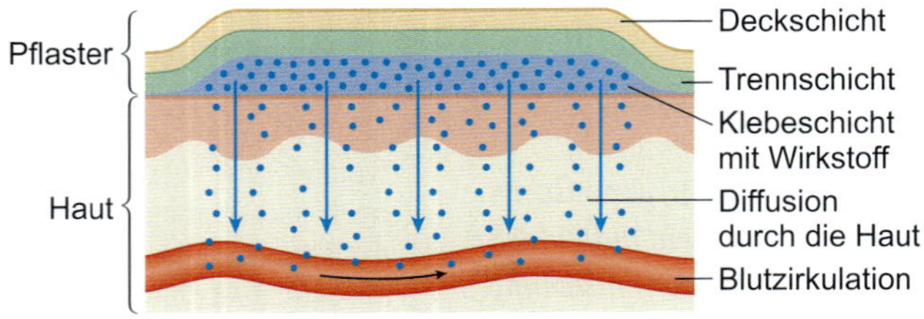

Abb. 20.7 Transdermales therapeutisches System (TTS). Der Wirkstoff umgeht den Magen-Darm-Trakt, er wird über die Haut direkt ins Blutgefäßsystem aufgenommen. Es wird auf eine intakte Hautstelle (bevorzugte Stellen sind die Oberarme, der Schulterbereich und die Oberschenkel) aufgeklebt und etwa 1 Min. mit der flachen Hand angedrückt. Ggf. werden Haare gekürzt (nicht abrasiert). Beim Pflasterwechsel ist die Hautstelle zu wechseln. TTS dürfen nicht zerschnitten werden. Sie sind bei stark schwitzenden und sehr kachektischen Menschen nicht geeignet. Wichtig zu wissen: Die schmerzlindernde Wirkung tritt erst nach 12 Std. ein und kann ebenso lange nach der Pflasterentfernung noch anhalten. Pflegefachpersonen tragen beim Umgang mit opioidhaltigen TTS immer Handschuhe zum Eigenschutz. [L234]

intrathekal (Baclofenpumpe ➤ 22.2.4, ➤ Abb. 22.2) möglich und denkbar.

Eine Sonderform ist die sog. **patientenkontrollierte Analgesie** (kurz: *PCA*), umgangssprachlich auch als Schmerzpumpe bezeichnet. Der Katheter liegt außerklinisch subkutan oder intravenös bei einem bereits liegenden Port. Der Betroffene kann über eine spezielle Pumpe, meist zusätzlich zu einer eingestellten Basisrate, noch Schmerzmitteldosen selbst abrufen. In der Regel gibt es eine einprogrammierte Sperrzeit und eine Höchstdosis pro Tag. Solche Pumpen sind selten in der AKI.

Nicht-medikamentöse Schmerztherapie

WICHTIG

Kommunikation und Information

Zuwendung und Empathie, Gespräche und Zeit und Mitgefühl sowohl für den Betroffenen als auch seine Angehörigen sind zentrale Aspekte in der Begleitung von Menschen mit Schmerzen in einer Palliativsituation.
Information und Beratung kann die Selbstmanagementfähigkeit, Eigenverantwortung und Eigenaktivität stärken, z. B. zu Möglichkeiten und Grenzen des Schmerzmanagements, zum Vermeiden von schmerzauslösenden und -verstärkenden Situationen, zu möglichen nicht-medikamentösen Maßnahmen, Kraftquellen (z. B. Glaube, Zeit mit der Familie) und angepasstem Alltag. Die Betroffenen haben das Gefühl, selbst etwas tun zu können, Ängste und Unsicherheiten reduzieren sich wodurch insgesamt die Lebensqualität steigt. [13]

Gerade bei chronischen Schmerzen unterstützen oft **nicht-medikamentöse Maßnahmen.** Sie wirken nur z. T. auf die Schmerzstärke, verbessern aber häufig das Allgemeinbefinden. Sie vermitteln insbesondere Zuwendung. Der Schmerzpatient muss die Maßnahme als hilfreich erleben, ist sie ihm unangenehm, dann ist sie nicht sinnvoll. Zunächst ausprobieren, was als wohltuend erlebt wird. Denkbar sind:

- **Berührung** wirkt beruhigend, lindernd, wärmend, vermittelt Zuwendung.
- **Kälte** hemmt entzündliche Stoffwechselprozesse, leitet Wärme ab, verengt die Gefäße und senkt die Durchblutung, reduziert Ödeme. Vorsicht bei arterieller Verschlusskrankheit und unbekanntem Organstatus, z. B. V. a. Cholezystitis.
- **Wärme** erweitert die Gefäße und entspannt die Muskulatur, verbessert die Durchblutung und transportiert Sauerstoff und Abwehrzellen zum Ort des Geschehens, verbessert auch die Organdurchblutung, beruhigt den Menschen und den Körper und schafft Wohlbefinden. Vorsicht: wie unter Kälte beschrieben.
- **Einfache Massagen** unterstützen die Entspannung und die Muskelanspannung.
- **Transkutane elektrische Nervenstimulation** *(TENS)* hemmt die Schmerzübermittlung im Rückenmark durch das Ausschütten von Endorphinen, kann dadurch nachgewiesenermaßen den Analgetikabedarf reduzieren
- **Akupunktur/Akupressur** aktiviert die körpereigene Endorphinproduktion und schmerzhemmende Mechanismen, kann Schmerzen reduzie-

ren, aber auch weitere Symptome, z. B. Übelkeit und Erbrechen.

- **Körperliche Aktivität und Betätigung** stärken das Selbstwert- und Lebensgefühl durch Aktivieren des körpereigenen Endorphinsystems, entspannen und kräftigen die Muskulatur und beugen Komplikationen durch Immobilität vor.
- **Maßnahmen zur veränderten Aufmerksamkeit** lenken die Aufmerksamkeit des Betroffenen vom Schmerz weg, reduzieren Schmerzintensität und Stress, z. B. Gespräche, Radio/Fernsehen, Musik, Singen, Beten, Fantasiereisen und Meditation, Atemübungen, Haustiere, Entspannungstechniken wie Autogenes Training oder Muskelentspannung nach *Jacobson* u. a.

WICHTIG

Schmerzerfassung im Verlauf als Wirksamkeitskontrolle

Pflegefachpersonen beurteilen regelmäßig den Erfolg der Schmerzbehandlung: [13]

- Tägliches Beurteilen der Schmerzsituation durch die Betroffenen, Pflegefachperson fragt nach, Dokumentation im Pflegebericht, alternativ führen Betroffene ein Schmerztagebuch
- Beurteilung der individuell festgelegten Ziele, z. B. alle 4 Wochen, die individuelle Situation entscheidet hier:
  - **Stabile Schmerzsituation:** Ist die Situation weiterhin stabil? Wurden die Ziele erreicht? Gibt es neue Ziele?
  - **Instabile Schmerzsituation** (engmaschiger evaluieren): Ist die Schmerzsituation nun stabil? Wenn nicht, gibt es Gründe? Welche Maßnahmen können optimiert, ergänzt werden?
  - **Anlassbezogene Überprüfung,** z. B. wenn die Krankheit fortschreitet, der Mensch neue Schmerzen angibt, sich die Lebensumstände ändern, neue Komplikationen aufgetreten sind.

20.4.5 Atemnot

DEFINITION

Atemnot *(Dyspnoe):* Subjektives Gefühl nicht genug Luft zu bekommen und die Atmung steigern zu müssen (➤ 9.2.10). Atemnot ist für den Betroffenen immer bedrohlich, die Vitalzeichen oder Sauerstoffsättigung müssen nicht zwangsläufig schlecht sein.

Orthopnoe: Zustand höchster Atemnot, bei der der Mensch nur noch aufrecht sitzend und mit Einsatz der Atemhilfsmuskulatur atmen kann.

Auch hier gilt, wenn der Mensch Atemnot angibt, dann hat er Atemnot.

Neben Schmerzen ist **Atemnot** das häufigste Symptom in einer Palliativsituation. Atemnot führt schnell zu einem Teufelskreis aus Angst und sich verstärkender Atemnot, der schnell durchbrochen werden muss (➤ Abb. 20.8). Dazu gehört die Ursachenabklärung, damit eine sachgerechte Therapie der Atemnot angeordnet und durchgeführt werden kann. Atemnot kann auch immer eine akute und behandelbare Ursache haben, z. B. Sekret in der Trachealkanüle.

WICHTIG

Maßnahmen bei akuter Atemnot

- Den Menschen nicht alleine lassen, selbst Ruhe ausstrahlen
- Kleidung lockern, für frische Luft sorgen/Fenster öffnen (hat eine psychische Wirkung)
- Atemerleichternde Lagerung anbieten, z. B. Herzbettlagerung, VATI-Lagerungen, Kutschersitz (➤ 15.3.4)
- Auffordern, sich auf die Ausatmung zu konzentrieren, Schultern fallenzulassen, Unterkiefer zu lösen
- Gabe von angeordneten Bedarfsmedikamenten (z. B. Salbutamol, Opioide), ggf. Sauerstoffgabe bei hypoxämischem Geschehen
- Bei Bedarf endotracheales Absaugen, TK-Wechsel, Beatmungsparameter und Sekretmanagement optimieren

Zu beachten

Es gibt Menschen, die in Atemnotepisoden darauf angewiesen sind, ihre laterale und dorsale Atem- und Atemhilfsmuskulatur einzusetzen. Dann kann es vorkommen, dass die Betroffenen alle angebotenen Rückenlagerungen ablehnen und noch panischer werden können. Insbesondere wenn die Betroffenen zu schwach sind, selbstständig den Kutschersitz einzunehmen, unterstützen ihn Pflegefachpersonen dabei. Sie bringen den Betroffenen auch im Bett oder an der Bettkante so gut es geht in den Kutschersitz, damit die gesamte Atemmuskulatur in Kraft treten kann.

Sauerstoffgabe

Bei nicht hypoxämischen neurologischen Menschen mit neuromuskulärer Ventilationsstörung (➤ 9.2.1) kann eine Sauerstoffgabe durch Reduktion des zentralen Atemantriebs ein hyperkapnisches Koma hervorrufen (➤ 14.4.1). Eine Sauerstoffgabe wird nur empfohlen, wenn der Betroffene unter Atemnot leidet, die aufgrund einer hypoxämischen Ursache entsteht.

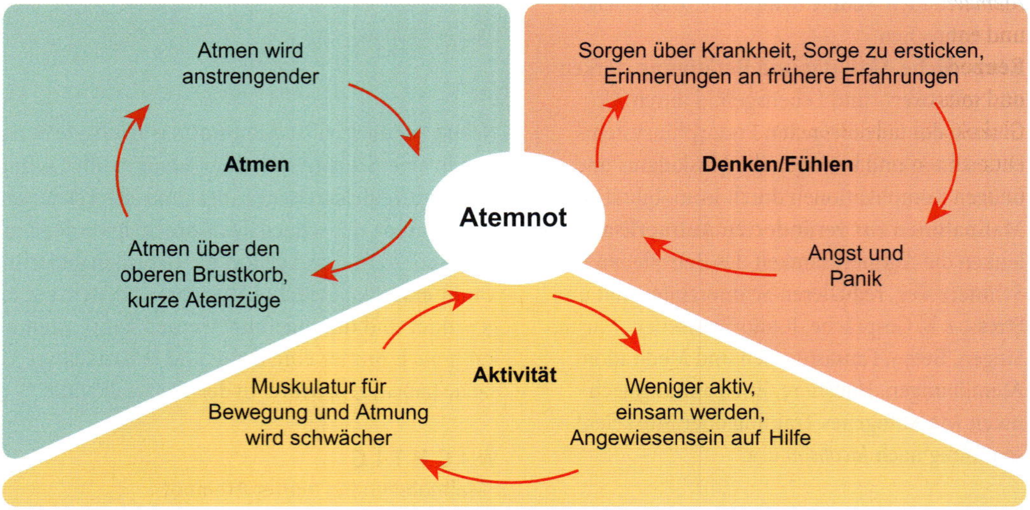

Abb. 20.8 Die drei Teufelskreise Atmen, Denken und Fühlen – Aktivität ((Modell nach *Spathis und Booth* 2017, licensed CC BY 4.0), die unbehandelt die Atemnot aufrechterhalten bzw. weiter verstärken. [8] (Reproduced with permission of the Cambridge Breathlessness Intervention Service) [H531-001, L143]

In den letzten Tagen und Stunden vor dem Tod verändert sich die Atmung allmählich. Relativ häufig ist eine oberflächliche Atmung oder Cheyne-Stokes-Atmung (➤ 8.2.4) zu beobachten, ganz am Ende oft eine Schnappatmung. Nach und nach sinkt der Sauerstoffgehalt im Blut und das Kohlendioxid steigt an. Diese Situation ist physiologisch im Sterben und meist keine behandlungsbedürftige Not, d. h., die Betroffenen empfinden sie nicht als Atemnot und leiden nicht darunter.

WICHTIG

Situation konkret einschätzen

Frühestmöglich mit der Ärztin bzw. dem Arzt abklären, welche Alarme an der Beatmungsmaschine und am Pulsoximeter noch wirklich einer Intervention bedürfen. Das bedeutet, es soll genauestens festgelegt werden, welche Alarme ausgestellt werden können, um den Geräuschpegel für den Betroffenen zu reduzieren.
Liegt der Sterbende ruhig und entspannt da – unabhängig davon, was die Sauerstoffsättigung am Pulsoximeter anzeigt – ist es oft besser, sich auf den beobachtbaren Zustand zu verlassen. Eine Rasselatmung entsteht beim Sterbenden, wenn der Schluck- und Hustenreflex erlischt, was i. d. R. nicht als Atemeinschränkung empfunden wird. Pflegefachpersonen lassen den natürlichen Lauf geschehen und begleiten den Sterbenden mit z. B. beruhigenden Ausstreichungen oder/und Handhalten.

Eine Gabe von Sauerstoff nimmt dem Körper die Möglichkeit, sich nach und nach an einen niedrigeren Sauerstoffgehalt zu gewöhnen (CO_2-Narkose ➤ 14.3.1). Zusätzlich gibt es noch weitere Nachteile einer Sauerstoffgabe wie Geräteabhängigkeit und Austrocknung der Schleimhäute.

Atemnot an der Beatmung

Wenn ein beatmeter Mensch Zeichen einer Atemnot zeigt, handelt es sich oft um eine akute Situation. Diese kann in der Regel mit den klassischen Methoden behoben werden: Inhalieren, Absaugen, Kanülenpflege, ggf. -wechsel, Positionierungen, Beatmungseinstellung anpassen u. a.
Eine langjährige Heimbeatmung, die fortschreitende Grunderkrankung mit mannigfaltigen Folgen, wie z. B. eine zunehmende Husteninsuffizienz und das damit verbundene Risiko von Sekretverlegungen, verschlechtern des Öfteren die Lungenfunktion. Dies kann zu einer allgemeinen Verschlechterung der pulmonalen Situation führen. In solchen Fällen kann es notwendig sein, den Betroffenen Medikamente zu verabreichen, um die Symptomlast der Dyspnoe zu lindern.

Gabe von Medikamenten bei Atemnot

Leidet die Person unter Atemnot, Angst- und Unruhezuständen oder Krämpfen können Medikamente die Situation verbessern:

- **Opioide** erniedrigen die Empfindlichkeit des Atemzentrums auf Kohlendioxid *(Dämpfung des*

Atemzentrums), der Menschatmet dann ruhiger und entspannt sich, der Sauerstoffverbrauch sinkt
- **Benzodiazepine** wirken sedierend, angstlösend und muskelrelaxierend
- Glukokortikoide, Bronchodilatatoren, Antitussiva, Diuretika können je nach Situation die Atemnot lindern.

Sterben mit einem Heimbeatmungsgerät

Nach vielen Jahren einer progredienten Erkrankung mit einem **Heimbeatmungsgerät** kommt der Betroffene in die **Sterbephase.** Für Pflegefachpersonen und Angehörige ist es nicht einfach, diese Situation zu erkennen und auch anzunehmen. Oft zeigt sich das am Nachlassen anderer Körperfunktionen, z. B. Blutdruck und Puls werden schwächer, die Urinausscheidung lässt nach, es kann zu Verdauungsproblemen kommen, die Extremitäten werden schlechter durchblutet, sind kalt und blass.

Die Beatmung kann u. U. die Sterbephase unnötig verlängern, zum anderen ist es schwierig, überhaupt den Todeszeitpunkt klar zu erkennen. Das Abschalten eines Beatmungsgeräts nach der Todesfeststellung darf nur die Ärztin oder der Arzt vornehmen, da auch nur ein Arzt den Tod feststellen darf. Die Situation ist emotional sehr belastend, denn es fühlt sich so an, als würde der Mensch 2-mal sterben – einmal tatsächlich und beim 2. Mal, wenn das Beatmungsgerät ausgestellt wird und sich dann der Thorax sichtbar nicht mehr hebt und senkt.

Beendigung einer Heimbeatmung

Patientenverfügung ➤ 3.7

Die **Beatmung** ist eine **medizinische Therapie,** die lebensverlängernd wirkt. Wie unter ➤ 20.3.1 beschrieben, sind für eine Therapie immer eine Indikation und die Zustimmung der Person oder des Betreuers notwendig. Wenn diese Vorrausetzung fehlt, muss die Therapie beendet werden.

AUS DER PRAXIS

Fallbeispiel 2 und 3

Ein **72-jähriger Mann** ist seit einem Autounfall vor 3 Jahren beatmungspflichtig, da er ein hohes Querschnittsyndrom erlitt. Er ist kognitiv adäquat und kommuniziert über eine Kommunikationshilfe, dass er sterben und nicht mehr beatmet werden möchte. Zudem teilt er mit, dass er eigentlich nie in „so einem Zustand" enden wollte und dies nur auf sich genommen habe, um seiner Frau die Trauer zu ersparen. Seine Ehefrau ist jetzt aber psychisch-emotional so weit, dass sie ihren Mann gehen lassen kann. Sie möchte ihn auf diesem Weg begleiten. Die Frau organisiert einen Termin mit dem Hausarzt oder der -ärztin, der das SAPV-Team einschaltet.

Eine **62-jährige Frau** wird seit 1,5 Jahren im Zustand der reaktionslosen Wachheit nach einem großräumigen Schlaganfall und drei schweren Pneumonien beatmet und zu Hause versorgt. Die Tochter ist die Betreuerin und beschreibt glaubhaft, dass ihre Mutter so nicht hätte leben wollen. Ihre Mutter sei immer eine Frau voller Tatendrang und viel unterwegs gewesen. Sie habe gern Sport gemacht und sich regelmäßig mit ihren Freunden für Unternehmungen getroffen. Ein Leben „ans Bett gefesselt", das hat die Mutter öfters verlauten lassen, wäre eine Qual für sie. Die Tochter setzt sich mit dem Hausarzt und einem SAPV-Team zusammen, um den mutmaßlichen Willen ihrer Mutter zu besprechen und die Beendigung der maschinellen Beatmung zu ermöglichen.

Aber was wäre gewesen, wenn es zwischen Hausarzt und Betreuerin hierüber zu einem Dissens gekommen wäre und sie sich nicht hätten einigen können? Dann hätte das Betreuungsgericht angerufen werden müssen und eine Entscheidung treffen müssen.

„Der Verzicht auf eine Beatmungstherapie, die Beendigung einer bereits begonnenen Beatmungstherapie sowie die terminale Dekanülierung sind ethisch und rechtlich unbedenklich, wenn das Vorgehen dem Patient:innenwillen entspricht. Dies wird in der Medizinethik als **Sterben Zulassen** *(früher: passive Sterbehilfe) bezeichnet.* [14]

Natürlich muss das Beenden einer Heimbeatmung gut geplant und begleitet werden. In vielen Fällen ist im häuslichen Setting ein SAPV-Team involviert. Die Person wird hier mit Morphin und Midazolam oder Propofol sediert, um anschließend die Beatmung zu beenden. Dabei ist der Sterbende immer gut zu beobachten, um die Medikamente dem Bedarf anzupassen. Keinesfalls darf die Person dabei leiden.

Die **Beendigung einer lebenserhaltenden Beatmung** kann durch das beispielhafte Vorgehen anhand dieser Schritte beschrieben werden. Es versteht sich von selbst, dass bei diesem Vorgehen eine erfahrene Ärztin oder ein erfahrener Arzt vor Ort sein muss und erfahrene Pflegefachpersonen diesen Weg begleiten. [14]

- Legen eines peripher venösen Venenkatheters.
- Anschließen eines Morphin- und eines Midazolamperfusor (in der Regel). Als Alternative zu Midazolam kann auch mit Propofol sediert werden. Zu Beginn wird eine niedrige Laufrate an den Perfusoren eingestellt.
- Bolusgabe von Morphin und Midazolam (oder Propofol), wenn eine ruhige und entspannte Atmung bei der Person vorliegt. Dadurch erfolgt eine tiefe Sedierung.
- Person vom Beatmungsgerät diskonnektieren. Bei invasiv beatmeten Menschen sollte nach der Diskonnektion die Trachealkanüle in situ belassen werden.
- Durchführen von weiteren palliativmedikamentösen Therapien, abhängig vom Verlauf und den Symptomen des Sterbenden, mit dem Ziel, Dyspnoe und Angst zu lindern.

Bei trachealkanülierten, nicht beatmeten Menschen kann die terminale Entfernung der Trachealkanüle zu einem raschen Auftreten akuter Luftnot führen. Aus diesem Grund wird diese vorerst belassen, bis die Ärztin oder der Arzt den Tod diagnostiziert hat.

20.5 Palliative Sedierung

Eine **palliative Sedierung** zur Linderung von Leiden ist in rechtlicher, ethischer und medizinischer Hinsicht ein wesentlicher Bestandteil der palliativmedizinischen Versorgung. Sie bringt aber auch Herausforderungen mit sich, u. a. fachliche sowie psychisch-soziale und ethische Kompetenzen aller an der Versorgung Beteiligten.

Darüber hinaus kann ein erhebliches Potenzial für eine missbräuchliche Indikationsstellung und Durchführung von Sedierung entstehen – insbesondere dann, wenn diese nicht als *letztes Mittel zur Leidenslinderung* eingesetzt wird, unreflektiert mit dem Verzicht auf lebenserhaltende Maßnahmen verbunden ist oder nicht ausreichend engmaschig überwacht wird.

WICHTIG

Rechtlicher und ethischer Rahmen beachten

Es besteht die Verpflichtung, Betroffenen bei großem Leid im Rahmen des geltenden Rechts und der ethischen Verantwortung zu helfen. Gleichzeitig muss der Prozess der palliativen Sedierung ausgiebig besprochen, organisiert, dokumentiert und evaluiert werden.
Bei ethischen Konflikten soll die Entscheidungsfindung für eine palliative Sedierung durch eine Ethikberatung oder ein ethisches Fallgespräch unterstützt werden.
Wenn in einer akuten Krisensituation/Symptomverschlimmerung eine gezielte Sedierung notwendig und keine Aufklärung möglich ist, muss diese so bald wie möglich nachgeholt werden, ggf. unter Einbeziehung des gesetzlichen Vertreters.

- Die Entscheidung für eine palliative Sedierung erfolgt unter Beachtung des (mutmaßlichen) Willens des Menschen.
- Die Ärztin oder der Arzt klärt den Betroffenen und/oder seinem rechtlichen Betreuer über Indikation, Ziele, Wirkung, geplante Dauer, Nebenwirkung, Risiken, potentielle Auswirkung auf die Lebenszeit (sowohl hinsichtlich einer Verkürzung als auch einer Verlängerung), möglichen Verlauf ohne Sedierung und Freiwilligkeit der Inanspruchnahme auf.
- Sie klären auf, dass die Sedierung mit einer Wahrnehmungsreduzierung einhergeht, was auch die Möglichkeit für letzte gemeinsamen Erinnerungen mit An- und Zugehörigen verringern kann. Ebenso wird die Fähigkeit, sich auszudrücken und autonom zu handeln, stark eingeschränkt oder aufgehoben, ebenso wie die Bewegungsfähigkeit.
- Die Sedierung erfolgt in der Regel zunächst als vorübergehende Sedierung und nach einem vorab festgelegten Zeitraum evaluiert.
- Ärztin oder Arzt und Pflegefachpersonen treffen mit dem Menschen und/oder seinem Betreuer Absprachen für die Zeit der Sedierung, z. B. Rituale, pflegerische Maßnahmen, Dauer der Gabe sedierender Medikamente, angestrebte Tiefe der Sedierung, eventuelle Aufwachversuche.
- Die Ärztin, der Arzt oder das SAPV-Team evaluiert die Sedierung regelmäßig und passt die Dosis an, sodass das Leiden auf ein erträgliches Maß gelindert und die Sedierung nicht tiefer ist als notwendig.

Indikationen

Der Wunsch nach gezielter palliativer Sedierung muss das Ziel einer Symptom- und Leidenslinderung haben, sie darf nicht zur Beschleunigung des Todes eingesetzt werden. Es ist auch festzulegen, ob die palliative Sedierung intermittierend, kontinuierlich oder im Fall einer Krisensituation (z. B. unstillbare akute Blutung, Asphyxie, terminale Sterbephase) durchgeführt werden soll.
Indikationen sind u. a.

- Situationen mit starker Atemnot oder Erstickungsgefahr
- Therapieresistente Schmerzen
- Situationen mit akuter starker Blutung bzw. wenn damit gerechnet werden muss
- Schwere, nicht behandelbare Verwirrtheitszustände mit Unruhe, Angst, oft verbunden mit Selbstgefährdung
- Extreme psychische Qualen mit Angst, Panik, Hoffnungslosigkeit (in Ausnahmefällen)
- Epileptische Anfälle oder Muskelkrämpfe, die nicht mehr kontrollierbar sind

WICHTIG

Das Leid des Menschen steht im Mittelpunkt

Bei der Entscheidung für eine palliative Sedierung steht das Leid des Menschen im Fokus. Das bedeutet, sedierende Medikamente werden nicht zur Entlastung von Angehörigen oder Pflegefachpersonen eingesetzt.

Medikamente und Dosierung

Folgende Prinzipien gelten: [15]

- Die Dosis des Medikaments bzw. die Sedierungstiefe wird vom Palliativarzt so gewählt, wie es für die Linderung des Leidens gebraucht wird, d. h., es wird nicht tiefer als notwendig sediert.
- In akuten Krisensituationen (z. B. akute Atemwegsverlegung, starke Blutung) kann vorab eine Medikamentendosis angeordnet werden, um bereits initial eine tiefere Sedierung zu erlangen.
- Ambulant werden Benzodiazepine (z. B. Midazolam u. a. in *Dormicum®*, Oxazepam u. a. in *Adumbran®*) zur gezielten Sedierung eingesetzt. In der Regel sind sie Mittel der ersten Wahl, insbesondere bei Menschen, bei denen auch Angst gelindert und/oder ein antiepileptischer Effekt erzielt werden soll.
- Das Anästhetikum Propofol ist im außerklinischen Setting eher ungeeignet, u. a. wegen der möglichen Nebenwirkungen.
- Bei Betroffenen, die unter akuter Verwirrtheit *(Delir)* leiden, werden Benzodiazepine in Kombination mit einem Antipsychotikum (z. B. Haloperidol u. a. in *Haldol®*, Clozapin u. a. in *Leponex®*) gegeben.
- Opioide oder eine Dosiserhöhung einer bereits bestehenden Opioidtherapie sind keine geeignete Maßnahme zur gezielten palliativen Sedierung. Zur Schmerzbehandlung und bei Dyspnoe wird die Therapie mit Opioiden fortgesetzt und die Dosis entsprechend im Verlauf angepasst.

20.6 Palliative Care bei Kindern und Jugendlichen

Betreuung und Pflege von Kindern mit Tracheostoma und Beatmung ➤ Kap. 16
Häufige Erkrankungen von Kindern ➤ 16.2
Neuropädiatrische Erkrankungen ➤ 17.10

Die **Palliativversorgung für Kinder und Jugendliche** ist ein kleiner, aber hochspezialisierter Bereich, der sich von der Palliativversorgung für Erwachsene unterscheidet, jedoch den gleichen grundlegenden Prinzipien folgt.

Im Idealfall beginnt die Unterstützung der Kinder und ihrer Familien mit der Diagnosestellung einer unheilbaren Erkrankung. Manchmal beginnt die palliative Versorgung bereits vor der Geburt des Kindes, wenn schon im Mutterleib eine lebensbegrenzende Erkrankung festgestellt wurde. Doch bei vielen Kindern, die später in der außerklinischen pädiatrischen Intensivpflege versorgt werden, dauert die Diagnosestellung sehr lange. Insbesondere bei genetischen Syndromen kann nicht immer eine Diagnose gesichert werden.

Im besten Fall wird die Versorgung der Kinder von spezialisierten Kinderintensivpflegediensten übernommen, denn Kinder sind keine kleinen Erwachsenen. Deshalb ist es sehr wichtig, dass Kinder, Jugendliche und ihre Familien in dieser Situation

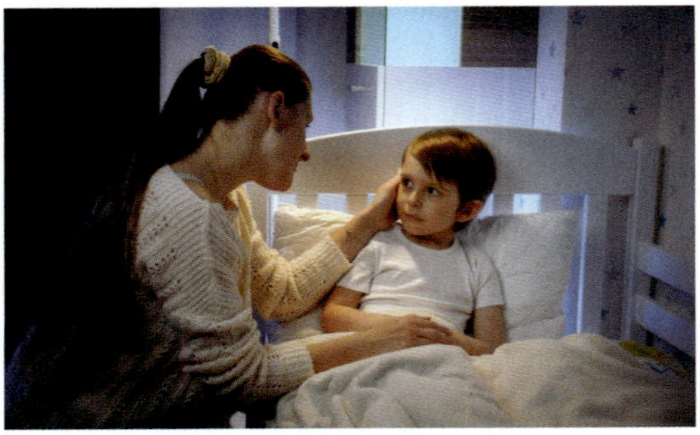

Abb. 20.9 Schwererkrankte Kinder brauchen eine altersentsprechende Aufklärung und Gespräche. Kinderärzte und Pflegefachpersonen mit Pädiatrieerfahrung oder aus einem Kinder-SAPV-Team können Eltern beraten, wie sie Gespräche führen und auf Kinderfragen reagieren können. [J787-241]

passende Angebote der Versorgung vorfinden. Aus diesem Grund gibt es Kinder- und Jugendhospize, pädiatrische Palliativstationen und SAPV-Teams mit einer Spezialisierung auf Kinder und Jugendliche. Kinder in palliativen Lebenssituationen brauchen insbesondere auch Normalität und Kontakt zu Gleichaltrigen (➤ Abb. 20.9).

Eine Task Force der *European Association for Palliative Care (EAPC)* konkretisierte 2007 die Definition und den Anspruch der **pädiatrischen Palliativversorgung:** „*Unter Palliativversorgung von Kindern und Jugendlichen versteht man die aktive und umfassende Versorgung, die Körper, Seele und Geist des Kindes gleichermaßen berücksichtigt und die Unterstützung der betroffenen Familien gewährleistet. Sie beginnt mit der Diagnosestellung und ist unabhängig davon, ob das Kind eine Therapie mit kurativer Zielsetzung erfährt. Es ist die Aufgabe der professionellen Helfer, das Ausmaß der physischen, psychischen und sozialen Belastungen des Kindes zu erkennen und zu minimieren. …*“ [16]

20

Kinder und Jugendliche mit einer palliativen Erkrankung und ihr soziales System in der außerklinischen Intensivpflege

Kinder oder Jugendliche, die eine Trachealkanüle haben und absaugpflichtig sind und/oder beatmet werden müssen und das Beatmungsgerät nicht selber bedienen können, haben in der Regel Anspruch auf außerklinische Intensivpflege nach § 37c SGB V (➤ 1.5).

Die häufigsten Versorgungsformen in der außerklinischen Kinderintensivpflege sind die elterliche Wohnung (1:1-Intensivpflege) und pädiatrische Intensivpflege-Wohngemeinschaften.

Der personelle und finanzielle Aufwand, um eine 1:1-Pflege rund um die Uhr zu gewährleisten, ist hoch. Durch Pflegepersonalmangel kommt es vor, dass die Eltern selbst Schichten übernehmen müssen und z. B. bei krankheitsbedingten Ausfällen spontan bei ihrem eigenen Kind einspringen müssen. Zudem ist der organisatorische Aufwand bei der Beschaffung von Materialien und Hilfsmitteln und die Auseinandersetzung mit Kranken- und Pflegekassen wegen der Finanzierung von Pflege- und Hilfsmitteln sehr hoch. [18]

Die Herausforderungen, der Arbeitsaufwand, die Sorge um das eigene Kind oder sogar Schuldgefühle seitens der Eltern können psychisch und physisch sehr belastend sein. Insbesondere Schuldgefühle der Eltern wie z. B. nicht genug auf das Kind aufgepasst zu haben oder dass das Kind durch die eigene Genetik erkrankt ist oder die Angst, dem Kind beim Sterben zuzusehen, begleiten nicht selten den Alltag und die Nächte der Eltern.

Es kann vorkommen, dass Pflegefachpersonen manchen Wunsch von Seiten der Eltern nicht immer nachvollziehen können bzw. einige Maßnahmen nicht dem aktuellen Stand des Wissens entsprechen. Umso wichtiger ist es, sich vor Augen zu führen, dass hier zumeist Sorgen und Ängste der Grund sind und es meist nicht um eine Nichtachtung der Pflegefachperson geht. Es kann z. B. vorkommen, dass Eltern Medikamente für ihr Kind ablehnen, aus Angst vor den Nebenwirkungen. Geduldige Aufklärungsgespräche, Wertschätzung und eine empathische, verständnisvolle Kommunikation durch die Pflegefachpersonen sind hier wichtig.

WICHTIG

Einbeziehung des Kindes und der ganzen Familie

Im Mittelpunkt stehen auch bei Kindern und Jugendlichen die Symptomlinderung und der Erhalt der Lebensqualität. Pflegefachpersonen und andere professionelle Helfer müssen die Familiensituation ganzheitlich wahrnehmen und die individuellen Bedürfnisse des Kindes und seiner Familie beachten – unabhängig von einer professionellen Pflegeperspektive!

Prinzipien, die immer individuell angepasst werden müssen: [16]

- Das betroffene Kind altersgemäß informieren, nicht belügen oder beschönigen, Wünsche erfragen und nach Möglichkeit erfüllen, größtmögliche Autonomie und Würde erhalten.
- Die Familien einbeziehen und aktiv werden lassen. Wenn Eltern und Großeltern handlungsfähig bleiben, minimiert sich das Gefühl der Hilflosigkeit, was auch für den Trauerprozess bedeutsam ist.
- Geschwisterkinder nicht ausschließen, sondern in den Prozess des Abschiednehmens aktiv einbeziehen.
- Kulturelle und religiöse Aspekte der Familie berücksichtigen, Wünsche erfragen und Rituale gemeinsam gestalten.
- Die Familien darin unterstützen, den für sie richtigen Weg des Abschiednehmens und der Trauer zu finden.

Für Pflegende ist die Sterbebegleitung eines Kindes und seiner Familie selbstverständlich mit Angst besetzt. Oft ist es aber die Angst vor der eigentlichen Sterblichkeit. Pädiatrische Pflegedienste und Kinderhospize sollten regelmäßig Supervisionen für ihre Mitarbeitenden anbieten. Teaminterne Rituale, wenn ein Kind gestorben ist, helfen, das Erlebte zu verarbeiten, und schaffen individuelle Entlastung.

LITERATURVERZEICHNIS

[1] WHO: Definition of Palliative Care, 2002. Aus: www.dgpalliativmedizin.de/images/stories/WHO_Definition_2002_Palliative_Care_englieng-deutsch.pdf (letzter Zugriff: 12.05.2025).

[2] Baumgartner J. Hospiz – und Palliative Care- Definitionen, abgestufte Versorgung, Organisationsformen und Bedarf. In: Bernatzky G. et al. Schmerzbehandlung in der Palliativmedizin. 4. A. Springer: Berlin, 2023.

[3] Heller U. et al. Hospizbewegung und Palliative Care. In: Palliative Care und Pflege in der letzten Lebensphase. In: Menche N. at al (Hrsg.). Pflege Heute. 8 A. München: Elsevier, 2023.

[4] Gerhard C. (Hrsg.). Palliative Care und Neurologie. In Gerhard C. Neuro-Palliative Care. Interdisziplinäres Praxishandbuch zur palliativen Versorgung von Menschen mit neurologischen Erkrankungen. 2 A. Zürich: Hogrefe, 2024.

[5] Geleitwort von Prof. Dr. med. H. Christof Müller-Busch. In: Bausewein C. et al. Leitfaden Palliative Care: Palliativmedizin und Hospizbegleitung, 6. A. München: Elsevier, 2018.

[6] Heller U. et al. 20.1 Hospizbewegung und Palliative Care. In: Palliative Care und Pflege in der letzten Lebensphase. In: Menche N. at al (Hrsg.). Pflege Heute. 8 A. München: Elsevier, 2023.

[7] Bundesverfassungsgericht: Verbot der geschäftsmäßigen Förderung der Selbsttötung verfassungswidrig, Pressemitteilung Nr. 12/2020 vom 26. Februar 2020. Aus: www.bundesverfassungsgericht.de/SharedDocs/Pressemitteilungen/DE/2020/bvg20-012.html (letzter Zugriff: 22.7.2025).

[8] Heffels W. 49.3 Pflegeethik. In: Ethische Prinzipien in der Pflege. In: Menche N. et al (Hrsg.). Pflege Heute. 8 A. München: Elsevier, 2023.

[9] Borasio D.G. Über das Sterben. München: dtv, 2011.

[10] Boudewijn C, Walther C. Ausweg am Lebensende: Sterbefasten – Selbstbestimmtes Sterben durch Verzicht auf Essen und Trinken. 5. A. München: Reinhardt, 2015.

[11] Birnbacher D. Veröffentlichung des Humanistischen Pressedienstes im Oktober 2014 – Sterbefasten-eine ethische Bewertung.

[12] Gerhard C (Hrsg.). Häufige Symptome 3.14.: Übelkeit und Erbrechen. In Gerhard C. Neuro-Palliative Care. Interdisziplinäres Praxishandbuch zur palliativen Versorgung von Menschen mit neurologischen Erkrankungen. 2. A. Zürich: Hogrefe, 2024.

[13] Deutsches Netzwerk für Qualitätsentwicklung in der Pflege (DNQP). Expertenstandard Schmerzmanagement in der Pflege. Osnabrück 2020.

[13a] Handel E (Hrsg.). Praxishandbuch ZOPA©. Bern: Huber, 2010.

[14] Deutsche Gesellschaft für Neurologie u. a. S2k-Leitlinie Palliativmedizinische Versorgung neurologischer Erkrankungen. Stand 2023. www.dgn.org/leitlinien (letzter Zugriff: 14.5.2025).

[15] Forschungsverbund SedPall in Kooperation mit der Deutschen Gesellschaft für Palliativmedizin e. V (Hrsg.). Handlungsempfehlung Einsatz sedierender Medikamente in der Spezialisierten Palliativversorgung, 2021. Aus: www.dgpalliativmedizin.de/images/210422_Broschu%CC%88re_SedPall_Gesamt.pdf (letzter Zugriff 30.6.2025)

[16] Fley G, Schneider F (Hrsg.). Pflege Heute Pädiatrische Pflege. 2. A. München: Elsevier, 2024.

WEITERFÜHRENDE LITERATUR

AWMF das Portal der wissenschaftlichen Medizin, 2021: PATIENTENINFORMATION, FÜRSORGLICHE BEGLEITUNG: MEDIZIN AM LEBENSENDE. Aus: https://register.awmf.org/assets/guidelines/128_D_Ges_fuer_Palliativmedizin/128-001OLki_S3_Palliativmedizin_2024-09-abgelaufen.pdf (letzter Zugriff am 30.6.2025).

Bausewein C et al. Leitfaden Palliative Care: Palliativmedizin und Hospizbegleitung. 6. A. München: Elsevier, 2021.

Boudewijn C, Walther C. Ausweg am Lebensende Sterbefasten – Selbstbestimmtes Sterben durch Verzicht auf Essen und Trinken. 6. A. München: Reinhardt, 2021.

Feichtner A. Palliativpflege für Pflege- und andere Gesundheitsberufe. 6. A. Wien: Facultas, 2022.

Kränzle S et al. (Hrsg.). Palliative Care: Praxis, Weiterbildung, Studium. 7. A. Berlin: Springer, 2023.
Keller C et al. (Hrsg.). Fachpflege Palliative Care. München: Elsevier, 2025.
Putz W, Steldinger B. Patientenrechte am Ende des Lebens. 7. A. München: dtv, 2021.
Zernikow B. Pädiatrische Palliativversorgung. 3. A. Berlin: Springer, 2021.
Es gibt Palliativnetze für viele Bundesländer, Städte bzw. Landkreise in Internet.

KAPITEL

21 Ethik, Pflegeethik

Christine Keller

21.1 Einleitung

Ethik befasst sich mit der Frage, was in einer bestimmten Situation als moralisch richtiges Handeln gilt. In der Pflege beschreibt sie die Grundsätze und Werte, die pflegerische Entscheidungen und Handlungen leiten.

Ethische Fragestellungen und Situationen sind häufig im pflegerischen Alltag und führen nicht selten zu einer moralischen Unsicherheit und der Frage: „Was ist hier das Richtige? Was soll ich tun?" Instinktive Entscheidungen „aus dem Bauch heraus" von Pflegefachpersonen ohne kompetentes Nachdenken über das richtige Handeln sind für die Profession Pflege nicht angemessen. Um ethische Probleme zu lösen, braucht es eine systematische Reflexion auf der Basis einer professionellen Ethik. [1]

Ethik gibt also eine Orientierung in komplexen Situationen, in denen rechtliche Vorgaben allein nicht ausreichen.

„Ethik ist ein Instrument, um moralisch begründete Entscheidungen nachvollziehbar und reflektiert zu treffen." [2]

Dieses Kapitel kann nicht annähernd das Thema Ethik in der Medizin und Pflege umfassend darstellen und auch die Anwendungen in der außerklinischen Intensivpflege nur anreißen. Es will sensibel machen und Pflegefachpersonen und Einrichtungen in der AKI motivieren, Ethik als Basis jeden Handelns deutlicher im Alltag zu thematisieren.

Warum ist Ethik in der Pflege unverzichtbar?

Die Notwendigkeit einer professionellen Pflegeethik begründet sich hieraus:

- **Nähe zu vulnerablen Menschen.** Pflegefachpersonen arbeiten mit Menschen in Abhängigkeitssituationen und haben damit ein hohes Maß an Verantwortung.
- **Komplexität.** Moderne Pflege ist geprägt von technischen, medizinischen und organisatorischen Herausforderungen, die ethische Abwägungen erfordern (z. B. lebensverlängernde Maßnahmen vs. Lebensqualität).
- **Schutz der Menschenwürde.** Eine Pflegeethik stellt sicher, dass pflegerische Entscheidungen den Wert jedes Menschen respektieren – unabhängig von Alter, Behinderung oder Prognose.
- **Orientierung bei Dilemmata.** Sie hilft bei Konflikten zwischen Autonomie *(Selbstbestimmung)* und Fürsorge *(Schutz)* oder bei abweichenden

Interessen von Patientinnen und Patienten, Angehörigen und dem multiprofessionellen Team.
- **Stärkung der professionellen Identität.** Pflege wird nicht nur als „technische Dienstleistung", sondern als Beruf mit eigenen Werten und Haltung verstanden.

Besonderheiten in der außerklinischen Intensivpflege

Der Kontext in der außerklinischen Intensivpflege begründet weiter die Notwendigkeit einer Pflegeethik:
- **Langzeitbetreuung.** Pflegefachpersonen begleiten Patientinnen und Patienten und deren Angehörige oft über Jahre. Das bedingt eine hohe Beziehungsintensität, aber auch potenzielle Rollenkonflikte.
- **Häuslicher Kontext.** Pflege findet im häuslichen Kontext statt, z. T. in der Privatwohnung, und muss deshalb auch die Privatsphäre und die Rolle von Angehörigen berücksichtigen.
- **Autonomie bzw. fehlende Autonomie.** Menschen können häufig nicht selbstbestimmt handeln, z. B. im Syndrom der reaktionslosen Wachheit. Entscheidungen müssen stellvertretend getroffen werden. Oder Menschen können und wollen trotz hohem Unterstützungsbedarf selbstbestimmt handeln, z. B. mit einer Muskelerkrankung und Beatmungspflichtigkeit. Dann kommen manches Mal Patientenwünsche in Widerspruch mit (pflege-)wissenschaftlichen Standards.
- **Ressourcenknappheit.** Pflegefachpersonen stehen in einem ‚Konfliktfeld' zwischen Patientenwünschen und -notwendigkeiten, Personalmangel und Zeitdruck sowie Kostenträgerinteressen.

Abgrenzung von Ethik zu rechtlichen Grundlagen

Rechtliche Grundlagen ➤ Kap. 3

Ethik und Recht verfolgen unterschiedliche, sich jedoch ergänzende Ziele. Während das **Recht** verbindliche Regeln vorgibt, die das Zusammenleben in einer Gesellschaft ordnen sollen, beschäftigt sich die **Ethik** mit der Frage, was moralisch richtig oder falsch ist. Rechtliche Vorgaben sind einklagbar und sanktionierbar. Ethik hingegen stellt einen Reflexions- und Orientierungsrahmen dar, der über das juristisch Zulässige hinausgeht (➤ Tab. 21.1). [3]

Nicht alles, was rechtlich erlaubt ist, ist zugleich ethisch richtig, und nicht alles ethisch Gebotene ist gesetzlich vorgeschrieben. Ein Beispiel ist die Fortführung einer intensivmedizinischen Therapie, die medizinisch nicht mehr indiziert ist: Sie kann rechtlich erlaubt sein, aber ethisch als Übertherapie oder Leidensverlängerung bewertet werden. Umgekehrt kann es ethisch geboten sein, Angehörigen in belastenden Situationen mehr Zeit und Aufmerksamkeit zu widmen, obwohl dies rechtlich nicht explizit vorgeschrieben ist. [4]

Das Recht setzt somit einen Mindeststandard für pflegerisches Handeln. Die Ethik ergänzt diesen Rah-

Tab. 21.1 Unterschiede zwischen Recht und Ethik in der Pflege und Medizin

Aspekt	Ethik	Recht
Grundlegende Definition	Normativer Orientierungsrahmen, fragt nach moralisch richtigem Handeln	System verbindlicher Regeln, die staatlich festgelegt und sanktionierbar sind
Funktion	Gibt Orientierung in komplexen, nicht eindeutig geregelten bzw. regelbaren Situationen	Setzt rechtlich Mindeststandards und definiert, was erlaubt, geboten oder verboten ist
Verbindlichkeit	Nicht einklagbar, basiert auf Werten und Prinzipien	Einklagbar, bei Verstößen drohen rechtliche Konsequenzen
Beispiele	Respekt vor Patientenwünschen auch bei Kommunikationsunfähigkeit, Zeit für Angehörige	Schweigepflicht, Patientenrechtegesetz, Vorgaben zur Dokumentation
Rolle im Alltag	Ergänzt rechtliche Vorgaben, ermöglicht reflektierte Entscheidungen über Mindeststandards hinaus	Schafft den rechtlichen Rahmen für pflegerisches Handeln

men, indem sie Orientierung in Situationen bietet, die rechtlich nicht eindeutig geregelt sind oder in denen mehrere rechtlich zulässige Handlungsoptionen bestehen. [3, 4]

21.2 Ethische Grundlagen

DEFINITION

Ethik: Teilgebiet der Philosophie. Wissenschaftliche Disziplin, die sich mit den Grundlagen und Prinzipien des moralischen Handelns befasst. Im Kern geht es bei der Ethik darum, Normen und Werte zu untersuchen, zu begründen und kritisch zu hinterfragen. Kurz gesagt: Ethik ist die systematische Reflexion über Moral.
Werte: Allgemeine Vorstellungen davon, was als gut, erstrebenswert oder wichtig gilt, z. B. Gerechtigkeit, Freiheit, Respekt. Werte sind abstrakt. Sie zeigen nicht direkt, wie Menschen handeln sollen.
Normen: Konkrete Verhaltensweisen/Handlungsregeln, die sich aus Werten ableiten. Sie sagen, was Menschen tun oder lassen sollen, um den zugrundeliegenden Wert zu achten. Nomen sind verbindlicher und konkreter als Werte. Sie regeln das soziale Miteinander und können auch rechtlich oder gesellschaftlich sanktioniert sein.
Moral: Das tatsächliche Regel- und Wertesystem, nach dem Menschen in einer Gesellschaft oder Gemeinschaft handeln – also das, was in einer Kultur oder (Berufs)Gruppe als „richtig" oder „falsch", „gut" oder „böse" gilt.
Pflegeethik: Teil der Gesundheitsethik mit Überschneidungen zur Medizinethik. Ethische Reflexion über pflegerisches Handeln wie auch über das Verhalten von Pflegenden und ihre Haltung gegenüber den zu pflegenden Personen (➤ Abb. 21.1). Pflegeethische Reflexion findet in den Handlungsfeldern Pflegepraxis, -management, -pädagogik und -wissenschaft statt.

Ethik fragt danach, welche Werte und Normen unser Handeln leiten sollen und wie Entscheidungen in Konfliktsituationen begründet werden können. Sie stellt Fragen, u. a.
- Was ist richtig oder falsch?
- Wie sollen Menschen miteinander umgehen?

In der Pflege bietet Ethik einen Orientierungsrahmen, um in komplexen Situationen die Würde und Rechte der Menschen zu wahren.

Moral bezeichnet die Gesamtheit der Handlungsvereinbarungen, nach denen das zwischenmenschliche Verhalten in der Gesellschaft bewertet wird.

Wichtige Merkmale von Moral:
- Sozial geprägt. Moral entsteht in einer Gesellschaft und wird meist durch Erziehung, Religion, Kultur und Tradition vermittelt. Sie entwickelt und verändert sich.
- Verhaltensorientiert. Sie betrifft unser Handeln, z. B. wie wir mit anderen umgehen, was als gerecht oder ungerecht gilt.
- Nicht unbedingt begründet. Moralische Regeln werden oft als selbstverständlich hingenommen („Man tut das einfach so"), ohne sie kritisch zu hinterfragen.

WICHTIG

Unterschied von Moral und Ethik

Moral ist das, was Menschen für richtig halten *(Faktenebene).* Ethik ist die philosophische Reflexion/das Nachdenken über moralische Fragen bzw. Aussagen *(Begründungsebene).*

Ein Beispiel soll die beiden Begriffe verdeutlichen:
- **Moralische Perspektive (Moral).** In den meisten Gesellschaften gilt das Stehlen als falsch. Diese Regel ist Teil der herrschenden Moral: Sie wird meist als selbstverständlich angenommen und über Erziehung, Religion oder Tradition weitergegeben. Menschen sagen einfach: „Stehlen ist falsch – das macht man nicht."
- **Ethische Perspektive (Ethik).** Sie fragt nun weiter:
  - Warum ist Stehlen falsch?
  - Gibt es Situationen, in denen Stehlen moralisch gerechtfertigt sein könnte? Beispielsweise wenn ein Mensch am Verhungern ist.
  - Was wiegt schwerer: das Eigentumsrecht oder das Überleben eines hungernden Menschen?

Eine ethische Aussage könnte so lauten: „Stehlen ist in der Regel falsch, weil es die Eigentumsrechte anderer verletzt. Aber wenn jemand Brot stiehlt, um nicht zu verhungern, könnte es moralisch gerechtfertigt sein."

Werte sind allgemeine Zielvorstellungen wie Freiheit, Gerechtigkeit oder Gleichheit. Sie sind relativ stabil, können sich jedoch im Laufe der Zeit und je nach kulturellem Kontext verändern.

Normen sind aus diesen Werten abgeleitete, verbindliche Handlungsregeln. Sie beschreiben, wie man sich in bestimmten Situationen verhalten soll, um den zugrunde liegenden Wert zu verwirklichen.

Normen können rechtlicher *(Gesetze, Verordnungen)* oder sozialer Natur *(ungeschriebene Verhaltensregeln, berufsethische Standards)* sein.

„Normen sind die Operationalisierung von Werten; sie übersetzen abstrakte Wertvorstellungen in konkrete Handlungsanweisungen." [4]

Es ist sinnvoll, häufig in der Pflege genannte Werte auf ihre Normen hin zu untersuchen und konkretes Handeln daraus abzuleiten (➤ Tab. 21.2, ➤ Abb. 21.1):

Berufsethische Grundlagen

Die Profession Pflege braucht eine **professionelle Ethik,** weil sie jeden Tag direkt u. a. mit Gesundheit und Krankheit, Leid und Bedürftigkeit, Sterben und Tod, Selbstbestimmung und fehlender Autonomie von Patientinnen und Patienten konfrontiert ist – hier gibt es immer ethische Aspekte zu beachten.

Tab. 21.2 Werte – Normen – Handlungen

Werte	Normen (Bsp.)	Konkrete Umsetzung im Pflegealltag (Bsp.)
Wertschätzung	• Jede Person unabhängig von Herkunft, Alter, Behinderung oder Prognose mit Achtung behandeln und achten • Jede Person mit ihren eigenen Stärken und Ressourcen wahrnehmen und nicht über Defizite definieren • Jede Person mit ihren individuellen Leistungen anerkennen und fördern	• Positive Rückmeldung zu jeder Leistung geben • Individuelle Wünsche und Bedürfnisse erfragen und ernst nehmen • Kleine Fortschritte wertschätzen • Mit allen Mitgliedern des Familiensystems respektvoll kommunizieren, allparteilich und neutral sein, nicht bewerten
Respekt	• Privatsphäre und persönliche Grenzen von Personen und Angehörigen wahren • Unterschiedliche Meinungen und Lebensentwürfe akzeptieren, auch wenn sie sich von den eigenen unterscheiden • Höfliche, ‚gewaltfreie' und diskriminierungsfreie Sprache und Verhalten	• Vor dem Betreten eines Zimmers anklopfen und auf Zustimmung warten • Vertrauliche Gespräche in geschützter Umgebung führen • Patientinnen und Patienten in Entscheidungen einbeziehen • Respektvolle Sprache, keine herablassenden Bemerkungen, Spitznamen („Opi"), Duzen
Selbstbestimmung/ Autonomie	• Patientinnen und Patienten das Recht einräumen, Entscheidungen über ihr Leben und ihre Behandlung zu treffen • Informationen so vermitteln, dass Menschen und ihre Angehörigen eine informierte Entscheidung treffen können • Mutmaßlichen Willen nicht einwilligungsfähiger Menschen berücksichtigen (Patientenverfügung, Vorsorgevollmacht, Angehörigenbefragung)	• Patientenwillen erfragen und beachten • Behandlungsoptionen verständlich erklären • Alternativen und Wahlmöglichkeiten aufzeigen • Fragen beantworten • Patientenverfügung einsehen und danach handeln • Angehörige als Vertreter der Betroffenen einbeziehen
Mitgefühl/ Empathie	• Leiden, Ängste und Bedürfnisse von Betroffenen und Angehörigen wahr- und ernstnehmen • Ohne Vorurteile auf Verhalten und Emotionen reagieren • Emotionale Unterstützung anbieten, nicht nur „körperliche" Unterstützung	• Sich Zeit nehmen • Gefühle anhören und ansprechen • Empathische Sprache verwenden: „Ich sehe, dass Ihnen die Situation Angst macht." • Nähe und Trost anbieten, soweit gewünscht • Bei Anzeichen von Überforderung aktive Hilfsangebote machen bzw. vermitteln

Tab. 21.2 Werte – Normen – Handlungen *(Forts.)*

Werte	Normen (Bsp.)	Konkrete Umsetzung im Pflegealltag (Bsp.)
Ehrlichkeit	• Informationen vollständig, verständlich und ohne bewusste Täuschung vermitteln • Eigene Grenzen, Fehler oder Unsicherheiten offen zugeben • Betroffene und Angehörige nicht mit falschen Hoffnungen beruhigen, sondern realistisch und empathisch informieren	• Bei Veränderungen des Gesundheitszustands klar und sensibel informieren • Wenn eine Frage nicht beantwortet werden kann, dies offen sagen und sich um eine verlässliche Antwort bemühen • Eigene Fehler nicht vertuschen, sondern konstruktiv aufarbeiten (z. B. mit dem Team und Betroffenen sprechen • Auch unangenehme Themen wie Prognose oder Therapieeinschränkungen nicht vermeiden, sondern einfühlsam ansprechen
Gerechtigkeit	• Alle Menschen unabhängig von Herkunft, sozialem Status, Diagnose oder Sympathie dieselbe Pflegequalität und Zuwendung zukommen lassen • Ressourcen (Zeit, Personal, Hilfsmittel) nach objektiven Kriterien verteilen und nicht nach persönlichen Vorlieben • Chancengleichheit bei Informationen und Beteiligung an Entscheidungen sicherstellen	• Bei knappen Ressourcen Prioritäten sachlich und nachvollziehbar setzen (z. B. nach Dringlichkeit des Bedarfs) • Menschen gleich behandeln, auch wenn sie herausforderndes Verhalten zeigen • Allen Betroffenen den gleichen Zugang zu Informationen ermöglichen (z. B. Übersetzer einbeziehen, wenn Sprachbarrieren bestehen) • Pflegepläne regelmäßig überprüfen, um eine ausgewogene Verteilung von Zeit und Aufmerksamkeit sicherzustellen.

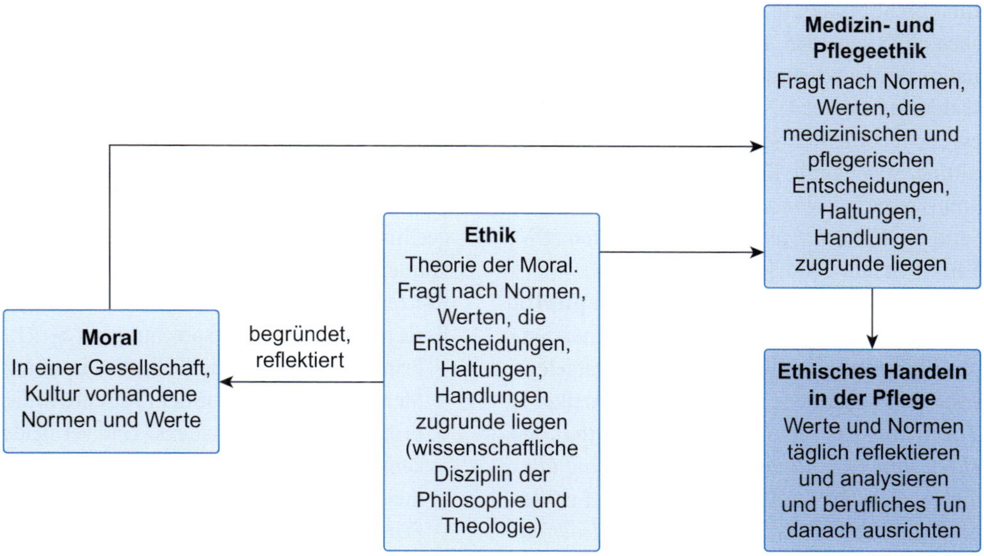

Abb. 21.1 Moral, Ethik, Medizin- und Pflegeethik und wie die Begriffe miteinander zusammen hängen. [L190]

WICHTIG

Pflegeethik ist grundsätzlich notwendig

Die Profession Pflege erfordert, dass Pflegefachpersonen ihr eigenes Handeln ethisch und verantwortlich reflektieren und bei medizinethischen Fragen eine wertvolle Perspektive beitragen können.
Drei Schwierigkeiten:

- Pflege hat im Vergleich zur Medizinethik keine lange Ethiktradition, auf die Pflegende zurückgreifen können.
- Die „Sprachlosigkeit" von Pflegenden, wenn es um Ethik geht.
- Unterschiedliche Positionen, die Pflegende bei ethischen Fragestellungen gegenüber den Ärztinnen und Ärzten einnehmen. [1]

Wo finden Pflegefachpersonen grundlegende und wissenschaftlich basierte Aussagen zu Ethik und Pflegeethik?

Grundlegende Regelwerke zur Ethik

Über alle Kulturen und Religionen hinweg kann die **Allgemeine Erklärung der Menschenrechte (Menschenrechteerklärung)** als Wertesystem gelten, eine rechtlich nicht bindende Resolution der *Vereinten Nationen (UN)* von 1948. Darauf basiert der heutige internationale Menschenrechtsschutz, die **Menschenrechtsabkommen der UN.** Länder, die diese unterschreiben, verpflichten sich rechtsverbindlich zur Einhaltung. Sogenannte Konventionen sind u. a. die *UN-Kinderrechtskonvention (UN-KRK)* aus dem Jahr 1990 und die *UN-Behindertenrechtskonvention (UN-BRK)* aus dem Jahr 2006. [6]

Im **Grundgesetz (GG) der Bundesrepublik Deutschland** sind die wesentlichen staatlichen System- und Werteentscheidungen der BRD festgelegt. Der erste und bekannteste Artikel ist der Artikel 1, (1) *„Die Würde des Menschen ist unantastbar. Sie zu achten und zu schützen ist Verpflichtung aller staatlichen Gewalt."* Im Gesundheitswesen ist der Artikel 2 von besonderer Bedeutung: (1) *„Jeder hat das Recht auf freie Entfaltung seiner Persönlichkeit […]"*. (2) *„Jeder hat das Recht auf Leben und körperliche Unversehrtheit. Die Freiheit der Person ist unverletzlich. […]."*

WICHTIG

Die Grundrechte als Basis der Medizin- und Pflegeethik

Keine Maßnahme, insbesondere bei vulnerablen Patientengruppen, z. B. Menschen im Wachkoma oder mit Behinderung, darf die Würde dieser Menschen unterlaufen. Es verpflichtet Akteure im Gesundheitswesen zu einem respektvollen und individuellen Umgang.
Alle medizinisch-pflegerischen Maßnahmen erfordern unbedingt die Zustimmung des Betroffenen. Jede Maßnahme muss ärztlich und pflegerisch auf ihren Nutzen geprüft werden. Übertherapie kann sonst als Verletzung der Unversehrtheit empfunden werden.
Die Prinzipien Autonomie, Nicht-Schaden, Fürsorge und Gerechtigkeit fußen direkt auf den Artikeln 1 und 2 der im GG garantierten Rechte. Akteure im Gesundheitswesen sind aufgefordert, Entscheidungen nicht nur „technisch", sondern auch unter moralischen Gesichtspunkten in einer individuellen Patientensituation zu reflektieren.

- **ICN-Ethikkodex für Pflegefachpersonen (International Council of Nurses, 2021):** [7]
  - Weltweit anerkannter berufsethischer Kodex für Pflegefachpersonen in allen Bereichen der Pflege.
  - Enthält die zentralen Werte und Verpflichtungen der Pflege: Respekt der Menschenrechte, Patientenwohl, Gerechtigkeit, Verantwortung und professionelle Integrität.
- **Die vier ethischen Prinzipien nach Beauchamp und Childress (➤ 21.3.2)** [8]
  Fundamentale und weltweit anerkannte Prinzipien der medizinischen Ethik, die auch für pflegeethische Entscheidungen angewendet werden können. Sie sind Grundlage von vielen Ethik-Konzepten und Entscheidungsmodellen und die Basis für ethische Fallbesprechungen (➤ 21.3.2):
  - Prinzip der Autonomie (Selbstbestimmung des Menschen, Respekt vor dem Patientenwillen)
  - Prinzip des Nicht-Schadens (Leid vermeiden, keinen Schaden zufügen, unnötige Risiken vermeiden)
  - Prinzip des Wohltuns (Gutes tun, Wohlergehen fördern, fürsorglich sein)
  - Prinzip Gerechtigkeit (faire Verteilung von Ressourcen und Chancen)
- **Deutscher Ethikrat**
  Beratendes Gremium mit gesetzlichem Auftrag *(Ethikratgesetz)* in Deutschland, das unabhängig

ethische Richtlinien für Gesellschaft, Recht, Naturwissenschaften, Medizin und Pflege entwickelt. Unter anderem gibt es Stellungnahmen und Empfehlungen zu Patientenverfügung, Therapiebegrenzung sowie Umgang mit Sterben und Tod. Es gibt auch Publikationen für die Pflege: www.ethikrat.org/ – Themen – Medizin und Gesundheit – Pflege. [9]
- **Ratgeber für Patientenrechte**
  Herausgegeben von der Bundesregierung. Grundlage sind die Patientenrechte, die seit 2013 im Patientenrechtegesetz festgeschrieben sind. Der Ratgeber spricht insbesondere Ärztinnen und Ärzte an, hat aber auch Aussagen, die für Pflegende bedeutsam sind. [10]
- **Charta der Rechte hilfe- und pflegebedürftiger Menschen (Pflege-Charta)**
  Herausgegeben vom Bundesministerium für Gesundheit und vom Bundesministerium für Familie, Senioren, Frauen und Jugend sind hier seit 2005 acht grundlegende Prinzipien beschrieben und kommentiert, die die Rechte hilfe- und pflegebedürftiger Menschen stärken und allen an der Pflege Beteiligten eine Orientierung für eine angemessene Pflege geben. [11]
- **Charta zur Betreuung schwerstkranker und sterbender Menschen**
  Herausgegeben vom *Deutschen Hospiz- und PalliativVerband, der Deutschen Gesellschaft für Palliativmedizin e. V.* und der *Bundesärztekammer.* Sie besteht aus 5 Leitsätzen mit Zielen, Aufgaben und Handlungsbedarf für die Versorgung von Menschen am Lebensende. [12]

Menschenbild und Würde

DEFINITION

Menschenwürde: Unverlierbarer und absoluter, geistig-sittlicher Wert eines Menschen allein aufgrund seines Menschseins. Jeder besitzt sie von Geburt an. Die philosophischen Wurzeln der Menschenwürde gehen auf Immanuel Kant zurück.
Menschenwürde ist ein zentrales Prinzip in der Medizin- und Pflegeethik.

Das **Menschenbild** beschreibt die grundlegende Vorstellung davon, was einen Menschen ausmacht und welchen Wert er besitzt. In der Pflege steht dabei die Überzeugung im Mittelpunkt, dass jeder Mensch unabhängig von Krankheit, Behinderung, Herkunft oder sozialem Status **einzigartig und gleichwertig** ist. Diese Haltung leitet das professionelle Handeln und prägt das Verhältnis zu Patientinnen und Patienten und deren Angehörigen, aber auch zu Kolleginnen und Kollegen.

Ein zentraler Aspekt des Menschenbildes ist die **Wahrung der Menschenwürde.** Sie umfasst den Anspruch jedes Menschen, als eigenständige Person respektiert zu werden – auch dann, wenn er aufgrund schwerer Krankheit oder Bewusstseinsstörung seine Wünsche nicht mehr selbst äußern kann. Dies ist besonders bedeutsam in der außerklinischen Intensivpflege, wo Menschen oft über einen langen Zeitraum stark von Unterstützung abhängig sind und sich in einer privaten, häuslichen Umgebung befinden. Hier gilt es, sowohl die Würde der zu Pflegenden als auch die der Angehörigen zu achten. [3, 7, 9]

Einrichtungen der außerklinischen Intensivpflege sollten ihr Menschenbild und das Verständnis von Menschenwürde klar in ihrem Leitbild festhalten. Dieses **Leitbild** dient als Orientierung für alle Mitarbeitenden und macht nach außen deutlich, welche Werte und Haltungen die Pflege prägen. Dazu gehört auch, wie Selbstbestimmung, Teilhabe und individuelle Lebensqualität im Alltag gefördert werden. Ein solches Leitbild darf aber nicht nur auf dem Papier existieren. Es muss vielmehr tagtäglich gelebt werden, sich in der Organisation und in Haltung und Handlungen von Pflegenden und den Leitungspersonen widerspiegeln. Dazu gehört auch, in Leitungs- und Teambesprechungen dieses Thema immer wieder aufzugreifen.

WICHTIG

Leitbild täglich leben

Ein Leitbild muss gelebt, immer wieder diskutiert und reflektiert werden. Es muss in der Einarbeitung von Pflegenden eine Rolle spielen, aber auch in Teambesprechungen. Herausfordernde Situationen jeglicher Art sind immer geeignet, das Menschen- und Pflegebild zu reflektieren.

Ethisches Handeln beginnt beim Einzelnen

Ethisches Handeln beginnt bei jedem Einzelnen und deren Reflexion:

21

IN DER PRAXIS

Die allermeisten in der Pflege Tätigen sind sehr bewusst und mit einer bestimmten **Motivation** in den Beruf gegangen. Pflegende stellen sich immer wieder diese Fragen:

- Aus welchen Motiven heraus habe ich den Pflegeberuf ergriffen?
- Was sind nach Jahren der Berufstätigkeit meine Motive, den Beruf weiter auszuüben?
- Wie haben sich meine Berufsauffassung und mein Berufsethos möglicherweise gewandelt?

Gerade die **Motivation zur Fürsorge („gute Absicht")** kann dazu führen, dass die Autonomie von Betroffenen verletzt wird, dass sie bevormundet oder manipuliert werden. Stellen Sie sich immer wieder diese Frage:

- Wo meldet sich mein Bedürfnis nach Anerkennung?
- Wo meldet sich mein Bedürfnis nach Macht und Rechthaben?

Pflegende bringen eine **Vorstellung von „guter Pflege"** mit, die sich im Berufsalltag nicht immer realisieren lässt und auch von den Vorstellungen der Kollegen abweichen kann. Folgende Fragen sind hier hilfreich:

- Was ist mein Idealbild von Pflege und wie weit lässt sich dieses im beruflichen Alltag tatsächlich umsetzen?
- Wie bewältige ich Situationen, in denen meine Vorstellung von „guter Pflege" nicht/nur bedingt umsetzbar ist? Wie gehe ich mit Schuldgefühlen um?

Mitgefühl gilt als ein wichtiger Aspekt im Umgang mit Patientinnen und Patienten und Angehörigen. Die Gefahr von Mitleid und fehlender Abgrenzung ist groß. Wie eine *distanzierte Nähe* aussieht, lässt sich nicht leicht beantworten. Pflegende stellen sich immer wieder folgende Fragen:

- Welchen Stellenwert haben Mitgefühl und Emotionen für meine Berufsauffassung?
- Kann ich mich emotional ausreichend gegenüber den Betroffenen und ihren Angehörigen abgrenzen – ohne ablehnend zu sein?

Verantwortung gilt als wichtige pflegerische Kompetenz. Doch wem gegenüber? Verantwortung wird von vielen Seiten gefordert. Pflegende stellen sich immer wieder folgende Fragen:

- Wem gegenüber fühle ich mich moralisch verantwortlich?
- Wie verhält sich meine moralische Verantwortung zu den rechtlichen und formalen Grundprinzipien?
- Übernehme ich moralische Verantwortung oder versuche ich, auszuweichen oder die Verantwortung auf andere abzuschieben?

Das **Recht auf Selbstbestimmung** begründet auch die Eigenverantwortung von Menschen. Wie stark müssen Pflegefachpersonen Verantwortung für andere übernehmen? Pflegende stellen sich immer wieder folgende Fragen:

- Wie weit reicht meine Verantwortung für die Patientin, den Patienten?
- Wie weit ist sie/er selbst für sich verantwortlich? Und was kann ich tun, wenn sie/er keine Verantwortung übernehmen will oder kann?
- Was ist zu tun, wenn eine Patientin oder ein Patient in meinen Augen unverantwortlich entscheidet oder handelt?
- Wie gehe ich mit Konflikten um, die zwischen der Eigenverantwortung des Patienten und der Verantwortung der Pflegenden entstehen?

Wer sich immer wieder ehrlich mit diesen Fragen auseinandersetzt – alleine, im Team, innerhalb der Einrichtung – hat ein pflegerisch-ethisches Berufsverständnis.
Wenn Pflegende ihr Tun und Lassen vor dem Hintergrund ethischer Prinzipien reflektieren, handeln sie ethisch verantwortlich. [1, 13]

Möglichkeiten einer institutionellen Ethik

Idealerweise haben Einrichtungen der außerklinischen Intensivpflege systematische Strukturen, Formate und Verfahren etabliert, um ethische Fragestellungen regelhaft, teamorientiert und nachvollziehbar zu bearbeiten. Je nach Kontext können diese

- prospektiv (vor einer Entscheidung) oder retrospektiv (nach einem kritischen oder herausfordernden Ereignis),
- intern (durch das eigene Team) oder extern (mit externer Expertise)

durchgeführt werden.
Solche Strukturen schaffen nicht nur Orientierung im Einzelfall, sondern fördern auch eine ethikgeleitete Einrichtungskultur, stärken die professionelle Identität der Mitarbeitenden und schützen Patientinnen und Patienten sowie Entscheidungsträger vor belastenden Alleinentscheidungen.

Das **Vier-Quadranten-Diagramm zur institutionellen Ethik** (➤ Abb. 21.2) ordnet verschiedene Beratungs- und Reflexionsformen systematisch entlang der Dimensionen „intern – extern" und „retrospektiv – prospektiv". Es hilft Einrichtungen, ihre ethischen Unterstützungsstrukturen zu erfassen, gezielt weiterzuentwickeln und bewusste Entscheidungen über passende Formate in konkreten Fällen zu treffen. [15]

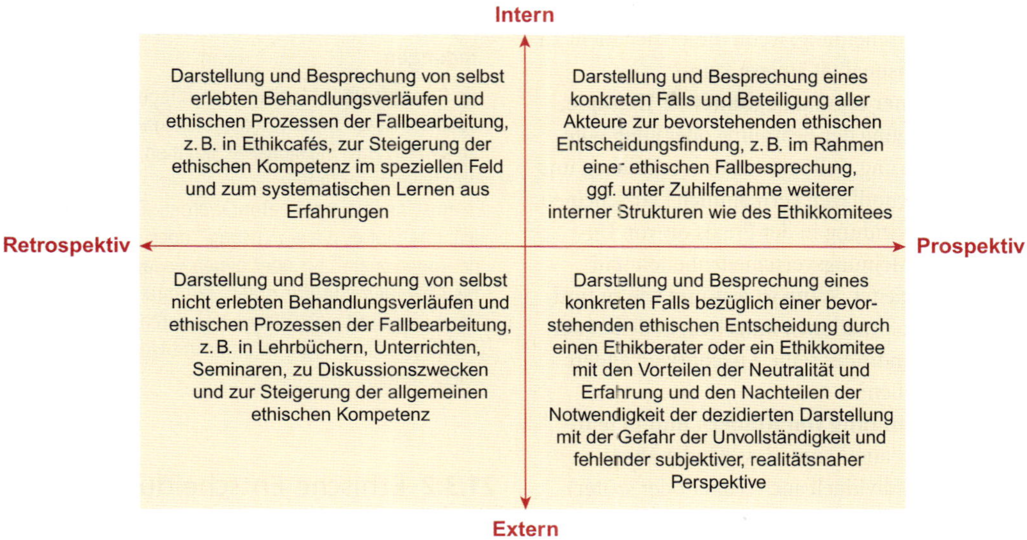

Abb. 21.2 Vier-Quadranten-Diagramm zur institutionellen Ethik [L143/P554]

21.3 Ethische Herausforderungen in der außerklinischen Intensivpflege

21.3.1 Ethische Dilemmata

DEFINITION

Ethisches Dilemma: Zwei oder mehr moralisch begründete Handlungsoptionen stehen in Konkurrenz zueinander. Das bedeutet, jede Option verstößt gegen ein hochstehendes anderes Prinzip bzw. einen Wert, jede Handlung hat auch einen Nachteil. Ein typisches Dilemma: Respekt vor der Selbstbestimmung eines Patienten versus Fürsorgepflicht, wenn dieser sich „gesundheitsschädlich" verhält.

Die **außerklinische Intensivpflege** (➤ 1.1, ➤ 1.2) hat durch die hier versorgten Menschen viele **ethische Herausforderungen.** Dank moderner Medizin und Medizintechnik (z. B. Beatmung) überleben heute Menschen mit Erkrankungen, an denen sie noch vor wenigen Jahrzehnten frühzeitig gestorben wären. Die Entwicklung der außerklinischen Intensivpflege, insbesondere in Deutschland, ist maßgeblich daran beteiligt, dass Menschen mit schweren Erkrankungen und einem hohen Unterstützungsbedarf heute länger und mit besserer Lebensqualität leben können.

Alle Beteiligten – Betroffene und ihre Angehörigen, Pflegefachpersonen, Ärztinnen und Ärzte, das Gesundheitssystem insgesamt – kommen hier aber nicht selten in ethische Zwänge und Herausforderungen. Allen Situationen ist gemeinsam, dass sie sich nicht einfach mit „ja" oder „nein" beantworten lassen. Das ist das Wesen von ethischen Herausforderungen bzw. **ethischen Dilemmata.**

Nachfolgend sind einige dieser Herausforderungen kurz, sachlich und ohne Bewertung dargestellt, die nicht selten ein ethisches Dilemma darstellen.

- **Diagnose- und Prognoseunsicherheit,** u. a. bei Menschen im Syndrom der reaktionslosen Wachheit, Kindern mit genetischen Defekten, erschwert die Entscheidung über Fortführung oder Beendigung von Therapien. Das ist insbesondere der Fall, wenn der Wunsch und Wille des Betroffenen nicht klar sind bzw. nicht ausgedrückt werden können.
- Frage nach **Lebensqualität und Würde versus Lebensverlängerung.** Häufig ist es schwierig, zu bestimmen, welche Lebensqualität wirklich erreicht werden kann und unter welchen Bedingungen und Belastungen (Disability Paradox

➤ 17.17.2). Und wer trifft für den Betroffenen hier eine Entscheidung, wenn dieser sich nicht zu seiner Lebensqualität äußern kann?
- **Beenden einer einmal begonnenen Therapie,** z. B. Beendigung der Beatmung oder einer enteralen Ernährung. Selbst wenn die rechtlichen und ethischen Grundlagen vermeintlich klar scheinen, ist die Entscheidung in der Praxis oft von Unklarheiten, Meinungsverschiedenheiten und Ängsten begleitet. Wann ist was und wie zu tun? Und wie mit Situationen umgehen, in denen der Betroffene und/oder seine Angehörigen andere Wünsche haben?
- **Selbstbestimmung von Kindern und Jugendlichen.** Es ist anerkannt, dass Kinder ab etwa 14 Jahren (individuell auch früher oder später) einsichtsfähig sind und Entscheidungen treffen können. Wie damit umgehen, wenn das Kind andere Vorstellungen von seiner Behandlung hat als seine Eltern?
- Konflikte zwischen **kulturellen und religiösen Aspekten und Patientenwünschen** und evidenzbasierter Medizin- und Pflegepraxis und den Möglichkeiten in Zeiten von Personalmangel. Hierunter fällt u. a. der Wunsch, dass nur bestimmte Pflegefachpersonen eine pflegerische Versorgung übernehmen sollen/dürfen.
- **Moralische Belastungen und Teamkonflikte** bei Unsicherheiten, z. B. bei potentiell übertherapeutischem Handeln, unterschiedlichen Sichtweisen auf eine Situation, differenten Patienten- und Angehörigenwünschen bzw. -bedürfnissen.
- Frage nach **Ressourcenverteilung und Gerechtigkeit.** Teure und langfristige Therapien und Pflege lösen Fragen nach Gerechtigkeit im Gesundheitswesen aus: Wer erhält Zugang dazu, und wie beeinflusst das Solidarprinzip die Versorgung anderer? Auch die Frage, wie stark betroffene Familien finanziell belastet werden können und dürfen, fällt hier hinein.

Diese und weitere Situationen stellen Pflegefachpersonen und das ganze interdisziplinäre Team tagtäglich vor Herausforderungen. Oft werden intensive Diskussionen „aus dem Bauch heraus“ und mit unterschiedlichen Werten und Blickrichtungen geführt.

21

WICHTIG

Professionelle Ethik hilft bei Entscheidungsfindungen

Die Prinzipien der Medizin- und Pflegeethik helfen Akteuren im Gesundheitswesen, professionell zu reflektieren, um dann in einer individuellen Situation die bestmögliche Entscheidung zu treffen.
Es muss noch einmal betont werden: Bei ethischen Dilemmata gibt es nie ein „richtig" oder „falsch" oder ein „ja" oder „nein" für oder gegen etwas. Es ist vielmehr das Abwägen von Prinzipien, die miteinander konkurrieren – wie mit einer Waage, auf deren beide Seiten die jeweiligen Argumente in einer individuellen Situation gelegt werden.

21.3.2 Ethische Entscheidungsfindung

Ethische Entscheidungsfindungen in der Medizin folgen heute weltweit den medizinethischen Prinzipien von Beauchamp und Childress (➤ 21.2.1). Die amerikanischen Philosophen und (Medizin-)Ethiker Tom L. Beauchamp und James Franklin Childress haben 1979 die Prinzipien in ihrem Buch „*Principles of Biomedical Ethics*“ veröffentlicht. Sie geben Orientierung und sind handlungsleitend, u. a. in ethischen Fallbesprechungen (➤ 21.3.3). [1, 2, 8]

1. **Prinzip der Autonomie bzw. Selbstbestimmung (respect of autonomy)**
   Dieses Prinzip fordert, Wünsche, Ziele und Wertvorstellungen von Patienten und Patientinnen zu respektieren. Es wendet sich gegen die „wohlwollende ärztliche Bevormundung“ oder gar manipulative Einflussnahme. Die Entscheidungsfähigkeit von Betroffenen soll durch eine auf ihn abgestimmte Beratung gefördert werden *(informierte Einwilligung, engl. informed consent).*
2. **Prinzip des Nicht-Schadens (non-maleficence)**
   Ein Arzt oder eine Ärztin darf seinen Patientinnen und Patienten keinen Schaden zufügen. Er ist verpflichtet, Krankheiten zu behandeln oder präventiv zu vermeiden, Beschwerden zu lindern und das Wohlergehen der Menschen zu fördern. In jedem Fall sind Nutzen, Schaden und Risiken einer Maßnahme (z. B. Medikamentengabe, invasive Untersuchungen, Beatmungstherapie, enterale Ernährung) für den Patienten zu analysieren, zu bewerten und abzuwägen. Dieses Prinzip geht

auf die Antike zurück und stellt den Kern des hippokratischen Eids dar.

3. **Prinzip des Wohltuns (beneficence)**
   Dieses Prinzip beinhaltet das Gebot, Schaden bei den Patientinnen und Patienten zu verhindern und zu beseitigen, und darüber hinaus, sein Wohl aktiv zu fördern. Um die Nützlichkeit einer (invasiven) Maßnahme, die zunächst einen „Schaden" darstellt, im Einzelfall zu bestimmen, müssen Nutzen, Schaden und Risiken für die Betroffenen sorgfältig gegeneinander abgewogen werden.
4. **Prinzip der Gerechtigkeit (justice)**
   Dieses Prinzip fordert bei jeglichen Entscheidungen Gerechtigkeit und Gleichbehandlung aller Patientinnen und Patienten, unabhängig von Geschlecht, Alter, Herkunft oder sozialem Status. Das Prinzip lässt sich noch grundlegender formulieren: Medizinische Leistungen müssen fair und gleich verteilt werden bzw. alle Menschen in gleichen Situationen haben den gleichen Zugang zu medizinischen Leistungen. Es darf keine Diskriminierung aufgrund persönlicher Merkmale geben.

Problematisch wird das Prinzip bei knappen Ressourcen, z. B. finanziellen Mitteln, Zeit, Personal, Intensivbetten, Spenderorganen. In diesem Fall muss die Verteilung fair und nachvollziehbar durchgeführt werden. [1]

WICHTIG

Alle Prinzipien sind gleichberechtigt

Die vier Prinzipien von Beauchamp und Childress stehen gleichberechtigt nebeneinander, es gibt keine Hierarchie. Sie geben in einer Einzelsituation in der Regel keine richtige oder falsche Antwort. Sie dienen vielmehr als Richtlinie, welche Aspekte in einem konkreten Fall beachtet werden sollten.
Die Prinzipien können auch auf Pflegesituationen angewendet werden.

Die **vier ethischen Prinzipien von Beauchamp und Childress** bieten leicht verständliche Orientierung für ethische Entscheidungen im Klinik- und Pflegealltag. Zudem können sie in verschiedenen Kulturen und Kontexten angewandt werden. Sie sind strukturierend bei ethischen Konflikten für eine systematische Analyse. Sie sind jedoch abstrakt und müssen im Einzelfall konkretisiert werden, was Interpretationsspielraum zulässt. Im Konfliktfall müssen konkurrierende Prinzipien abgewogen werden:

- Autonomie vs. Fürsorge:
  Beispiel: Patient lehnt lebensrettende Maßnahme ab – soll der Wunsch respektiert oder fürsorglich gehandelt werden, d. h. Maßnahmen eingeleitet werden?
- Nicht-Schaden vs. Fürsorge:
  Beispiel: Schmerztherapie mit hohen Nebenwirkungen – was wiegt schwerer: die Schmerzlinderung oder die Nebenwirkungen?
- Autonomie vs. Gerechtigkeit:
  Beispiel: Patientenwunsch nach teurer Therapie mit geringem Nutzen – steht dies im Verhältnis zu knappen Ressourcen?

Anwendung der vier Prinzipien nach Beauchamp und Childress in der Pflege

Recht auf Autonomie, Selbstbestimmung

Es fordert, dass keine Pflegemaßnahme ohne Aufklärung und Einwilligung der Betroffenen vorgenommen wird. [14]

Die zwei Voraussetzungen für individuelle Autonomie sind:

- Die Person muss sich bewusst sein, dass sie Wünsche und Ziele hat und diese auch verfolgen will.
- Sie muss die faktischen Bedingungen in ihrem Leben in ein Verhältnis zu ihren Wünschen und Zielen setzen können.

Das bedeutet, eine Person muss absichtlich und bewusst ein Ziel verfolgen und sich die Folgen ihres Handelns in einem gewissen Ausmaß überblicken können und die Handlung muss frei von äußeren, kontrollierenden Einflüssen sein, d. h., ohne Zwang erfolgen und es muss die Möglichkeit für Alternativen geben. In diesem Zusammenhang spielt es keine Rolle, ob eine Patientenentscheidung aus medizinischer oder pflegerischer Sicht unvernünftig ist. [14]

Die deutsche Pflegeethikerin *Monika Bobbert* erweitert das Recht auf Autonomie durch: [14]

- Das **Recht auf informierte Zustimmung,** was auch ein **zentrales Abwehrrecht** der Betroffenen einschließt, wenn Handlungen Anderer seinen Leib oder seine psychischen Belange betreffen.

Beispiele sind: Mundpflege mit nicht gewünschten Produkten und mit körperlicher oder verbaler Gewalt; unbequeme, unpassende Lagerung oder Mobilisation.
- Das **Recht auf Selbstbestimmung in Bezug auf das Eigenwohl.** Hier ist es absolut notwendig, zu erfragen bzw. zu respektieren, was eine Person als wichtig und wertvoll in ihrem Leben ansieht, was ihre Ziele sind. – Pflegefachpersonen dürfen nicht ihre professionellen Maßstäbe zur Vorgabe machen.
- Das **Recht auf Wahl zwischen Alternativen,** was bedeutet, dass Pflegefachpersonen nach Alternativen suchen und diese anbieten müssen. Bei allen alltäglichen Tätigkeiten (u. a. Körperpflege, Essen und Trinken, Ausscheiden, Bewegen) sind in der Regel Alternativen möglich. Es muss nach ihnen gesucht werden, wenn die Person eine Maßnahme wie angeboten nicht wünscht.
- Das **Recht auf möglichst geringe Einschränkung des Handlungsspielraums** schließt u. a. ein, dass institutionelle Vorgaben (z. B. vorgegebene Tagesabläufe, Essens- und Schlafenszeiten) so weit wie möglich vermieden werden müssen.

Grenzen der Autonomie sind:
- Gefahr für andere Menschen, Verletzung von Rechten anderer Menschen. Beispiel: Bewohner raucht in seinem Zimmer in der Wohngemeinschaft.
- Fehlende oder eingeschränkte Einwilligungsfähigkeit, u. a. bei fortgeschrittener Demenz oder Menschen im Syndrom der reaktionslosen Wachheit. Hier muss eine Patientenverfügung oder der mutmaßliche Wille herangezogen werden.
- Schutzpflichten bei akuter Selbstgefährdung oder Suizidabsicht, wenn angenommen wird, dass eine Entscheidung krankheitsbedingt nicht frei und informiert getroffen wird.
- Rechtliche Grenzen, z. B. wenn die Person eine Behandlung fordert, die rechtlich nicht erlaubt ist. Die Autonomie des Menschen kann geltendes Recht nicht außer Kraft setzen. Beispiel: aktive Sterbehilfe in Deutschland.
- Unverhältnismäßige Diagnostik und Therapie. Eine Person kann nicht indizierte und unverhältnismäßige Untersuchungen und Behandlungen fordern. Hier kann sich allerdings ihre Autonomie begrenzen.

Prinzip des Nicht-Schadens

Dieses Prinzip fordert auch in der Pflege die Unterlassung von schädigenden Handlungen und Maßnahmen. Zu Schädigungen kann es kommen, wenn Pflegende Pflegemaßnahmen nachlässig und nicht fachgerecht ausführen oder hygienische Prinzipien vernachlässigen. Auch Gewalt in der Pflege gehört dazu. [1]

Einige Beispiele sollen aufzeigen, wie schnell das Prinzip des Nicht-Schadens verletzt werden kann:
- Falsche, ungeeignete Lagerungen, die zu Dekubitus und Kontrakturen führen
- Fehlende Mundpflege mit der Gefahr von Soor und Stomatitis oder ungeeignete Pflegeprodukte
- Exsikkose durch mangelnde Flüssigkeitszufuhr
- Falsche oder ungenaue Handhabung von Medizinprodukten
- Nichteinhaltung von hygienischer Händedesinfektion, mangelndes Wissen zu hygienischen Notwendigkeiten bei medizinisch-pflegerischen Maßnahmen
- Ignorieren von körperlichen und psychischen Bedürfnissen, z. B. notwendiger Wechsel der Inkontinenzversorgung, Person bewusst warten lassen, Missachten von Privat- und Intimsphäre, unangemessene Sprache, grobes Handeln, z. B. beim Lagern, Schmerzen zufügen.

Prinzip des Wohlwollens und der Fürsorge

Das Wohl des Menschen soll im Mittelpunkt der Pflege stehen. Pflegende wollen zum Besten ihrer Patientinnen und Patienten handeln, haben gute Absichten – das reicht aber nicht aus, vielmehr müssen sie ihr pflegerisches Know-how im **Sinne der Person** einsetzen. Das erfordert folgende Fragen: [1]
- Was ist das Gute? Was tut einer Person gut und woher weiß ich das?
- Was dient dem Wohl des Menschen?
- Wer entscheidet über sein Wohl?
- Wo sind die Grenzen von Wohl und Fürsorge?
- Welche Fürsorge kann Pflege leisten?

Das Wohl eines Menschen bzw. etwas Gutes tun kann nur mit der Patientin oder dem Patienten bzw. seinen Bezugspersonen in Erfahrung gebracht werden. Das bedeutet, Pflegeplanungen müssen weitest möglich mit den Betroffenen abgesprochen werden, sein Wille muss herausgefunden und respektiert werden – sonst ist das Gute nicht möglich.

DEFINITION

Paternalistisches Handeln: hier: Eine Pflegefachperson trifft für einen Patienten Entscheidungen oder schränkt seine Handlungen ein, weil sie glaubt, besser zu wissen, was gut für ihn ist – unabhängig davon, ob diese Person einverstanden ist oder nicht.
Der Begriff leitet sich ab vom lat. „pater" = „Vater" und beschreibt ein Verhalten, das „wie ein Elternteil" schützend, aber bevormundend agiert.
Merkmale:
- Einschränkung der Selbstbestimmung: Die betroffene Person wird in ihrem Willen oder ihrer Entscheidungsfreiheit begrenzt.
- Begründung mit Fürsorge: Die Pflegefachperson glaubt, dass die Entscheidung „zum Besten" der Person ist.
- Fehlende Einwilligung: Die Handlungen bzw. Entscheidungen geschehen gegen den geäußerten oder mutmaßlichen Willen des Menschen.

WICHTIG

Fürsorge und Autonomie

Fürsorge und Autonomie stehen *gleichberechtigt* in einem sich bedingenden und abgrenzenden Verhältnis. Fürsorge achtet auch das Recht des Betroffenen auf Selbstbestimmung des eigenen Wohls! [1]
Bei der Begrenzung von Autonomie berufen sich Pflegende häufig sehr schnell auf ihre Fürsorgepflicht und stellen dieses Prinzip über das Prinzip der Selbstbestimmung. Das darf nicht leichtfertig geschehen.
Wichtig ist:
- Einschränkungen der Selbstbestimmung dürfen nur verhältnismäßig und so gering wie möglich sein.
- Sie müssen gut begründet, dokumentiert und möglichst mit Einwilligung oder nach mutmaßlichem Willen erfolgen.
- Die Fürsorgepflicht darf nicht als pauschale Legitimation für paternalistisches Handeln missbraucht werden.

Situationen, bei denen die beiden Prinzipien in Konkurrenz stehen, also ein ethisches Dilemma, sind häufig in der Medizin und Pflege. Sie bedürfen immer einer differenzierten Betrachtung und Reflexion, ggf. einer ethischen Fallbesprechung.

Prinzip der Gerechtigkeit

Gerechtigkeit ist ein komplexes und weitführendes Thema. Es geht über Gleichbehandlung von Patientinnen und Patienten unabhängig von Alter, Geschlecht, Kultur u. a. hinaus. Gerechtigkeit meint auch die gerechte Verteilung von begrenzten Ressourcen und dass Menschen in gleichen Situationen auch gleich behandelt werden. Schnell können Interessenkonflikte entstehen, die nicht leicht aufgelöst werden können, beispielsweise:
- Ein Patient möchte ein gelüftetes, kühles Zimmer, sein Mitpatient möchte es warm.
- Ein Patient wünscht sich mehr Zuwendung, die Pflegefachperson hat aber weitere Patienten zu versorgen.
- Angehörige möchten gerne ausführlich mit der Pflegefachperson sprechen, während andere Patienten auf Pflegemaßnahmen warten.
- Auf welche Klingel sollte die Pflegefachperson zuerst gehen, wenn sie alleine im Nachtdienst ist?
- Ein älterer Patient kommt immer wieder ins Krankenhaus, weil er zuhause einsam ist. Das belastet die knappen personellen und finanziellen Ressourcen des Krankenhauses und des Gesundheitswesens.
- In der ambulanten außerklinischen Intensivpflege versorgt eine Pflegefachperson einen Patienten (bis 1:2 oder 1:3 in Wohngemeinschaften) während einer Schicht, während in der stationären Langzeitpflege eine Pflegefachperson so viel mehr Bewohner zu versorgen hat.

Gerade das Prinzip der Gerechtigkeit stellt meist ein ethisches Dilemma dar. Ärztinnen und Ärzte haben ähnliche Fragestellungen, z. B.: Welche Person wird in der Notaufnahme zuerst behandelt? Wer bekommt ein knappes Intensivbett? Ab welchem Alter und in welcher Situation ist ein teurer Gelenkersatz mit Rehabilitation nicht mehr sinnvoll?

21.3.3 Ethische Fallbesprechung

DEFINITION

Ethische Fallbesprechung (Fallberatung): Moderiertes Gespräch innerhalb eines interprofessionellen Teams zur Lösung einer ethischen Fragestellung, zur gemeinsamen Suche nach einer tragbaren Lösung. Sie will die Beteiligten in einer schwierigen Entscheidungssituation unterstützen und zwischen gegensätzlichen Positionen vermitteln.

Eine **ethische Fallbesprechung (Fallberatung)** ist ein strukturierter Dialogprozess im interprofessionellen Team, um ethische Konfliktlagen patientenzentriert und wertebasiert zu reflektieren und Entscheidungsverantwortliche zu beraten. Informationen werden systematisch gesammelt, Situationen mithilfe von Werten und ethischen Prinzipien analysiert und Handlungsempfehlungen gemeinsam erarbeitet. Der Prozess ist moderiert und folgt einem Ablauf. Er wird abschließend dokumentiert, einschließlich der erarbeiteten Handlungsempfehlungen.

Eine ethische Fallbesprechung kann den Einzelnen im Team von moralischer Schuld entlasten, indem er

- andere Perspektiven sieht und versteht,
- in einem ethischen Dilemma nicht alleine ist,
- sich mit seiner Position ernst genommen fühlt,
- in Entscheidungen einbezogen ist.

Das trifft auch dann zu, wenn die eigene Position nicht „gewinnt".

Ziele

- Systematische Auseinandersetzung mit einem konkreten ethisch relevanten Fall
- Berücksichtigung verschiedener Perspektiven: medizinisch, pflegerisch, psychosozial, juristisch
- Förderung von Konsensbildung und Transparenz
- Entwicklung von Handlungsempfehlungen unter Berücksichtigung rechtlicher und ethischer Prinzipien wie Autonomie, Fürsorge, Nicht-Schaden und Gerechtigkeit.

21

Typischerweise beteiligte Personen

- **Moderator/-in.** Sie haben am besten eine Ethik- oder Moderatorenausbildung. Sie sind neutral, d. h., sie bringen sich nicht inhaltlich ein. Vielmehr wird auf Kommunikationsregeln und Wortgleichheit aller Positionen geachtet. Sie führen und dokumentieren den Gesprächsprozess.
- **Bezugspflegefachperson.** Sie bringt die pflegerische Perspektive ein, hat einen direkten Bezug zum Betroffenen und kann oft etwas zum (mutmaßlichen) Willen des Betroffenen sagen und zur Pflegesituation. Gegebenenfalls sind weitere Pflegefachpersonen sinnvoll, z. B. eine verantwortliche Pflegefachperson, die die pflegerische Verantwortung darstellt.
- **Ärztin/Arzt.** Sie bzw. er bringt die medizinische Perspektive ein, kann zur Diagnose, zum Krankheitsverlauf und zur Prognose informieren.
- **Pfarrer/-in, Seelsorger/-in, Vertreter einer Glaubensgemeinschaft.** Sie bringen religiöse und spirituelle Sichtweisen ein. Das ist insbesondere sinnvoll, wenn die Person als gläubig gilt oder aus einem anderen Kultur-oder Glaubenskreis kommt.
- **Rechtsanwalt/Rechtsanwältin.** Sie sind dann sinnvoll, wenn schwierige oder unklare rechtliche Aspekte im Raum stehen, z. B. die Tötung auf Verlangen. Häufig können Ärztinnen oder Ärzte aber die rechtlichen Grundlagen gut abdecken.
- **Weitere Personen aus dem interprofessionellen Team,** immer dann, wenn diese eine weitere Perspektive zum Fall beitragen können.
- **Patientinnen bzw. Patienten, An- und Zugehörige.** Das ist nicht immer der Fall und manche Ethikkomitees lehnen dies auch ab. In der Palliative Care werden der zu Pflegende und seine Angehörigen als Teil des interprofessionellen Teams gesehen – demnach ist es nur selbstverständlich, dass sie über ihre Werte und Wünsche und Patientenwünsche sprechen dürfen.

Ablauf

Der Ablauf einer ethischen Fallbesprechung folgt in der Regel immer der gleichen Struktur:

1. **Antrag und Klärung im Erstgespräch**
   - Jeder aus dem Team, einschließlich Betroffene und Angehörige, kann eine ethische Fallbesprechung beantragen
   - Der Moderator prüft, ob das Thema für eine ethische Fallbesprechung geeignet ist. Keine geeigneten Themen sind: Kommunikationsprobleme mit Angehörigen, Anliegen zu administrativen Abläufen, Schweigepflicht und Datenschutz → hier sind andere Kommunikationsstrategien notwendig
   - Termin und Ort, Teilnehmende festlegen, ggf. Moderator bestimmen

2. **Ausgangslage: Warum sind wir zusammengekommen?**
   - Begrüßung durch den Moderator und Information über das Vorgehen und das Ziel der Fallbesprechung
   - Darstellung des Falls für den Falleinbringer/Antragsteller
3. **Feststellung des (mutmaßlichen) Patientenwillens**
   - Äußerungen, Wünsche des Betroffenen? Patientenverfügung?
   - Vermutungen zur Lebensqualität, Lebenssinn und Leiden
   - Einbindung bzw. Aussagen von nahestehenden Personen
   - Wer kann sonst noch etwas zum mutmaßlichen Willen des Betroffenen beitragen?
4. **Welche Positionen werden vertreten, was ist das Dilemma?**
   - Welche Positionen nehmen die Beteiligten ein und wie werden sie begründet?
   - Welche ethischen Werte kollidieren? Was ist das ethische Dilemma?
5. **Welche grundlegenden Aussagen sind zu beachten?**
   - Welche rechtlichen Grundlagen, z. B. zur Sterbehilfe, Patientenverfügung, Vorsorgevollmacht, müssen in Betracht gezogen werden?
   - Welche Werte und ethischen Prinzipien müssen beachtet werden?
6. **Was soll das Ziel der ethischen Fallbesprechung sein?**
   - Beispiel: Klärung des mutmaßlichen Patientenwillens in einer komplexen Therapiesituation
   - Beispiel: Abwägung zwischen Lebensverlängerung, weiteren Therapiemaßnahmen oder einer palliativen Zielsetzung, die auch das Sterben zulässt.
   - Oft wünschen sich Entscheidungsträger eine moralisch fundierte Handlungsempfehlung, die mit den Werten der Person in Einklang steht, die aber nicht einfach zu finden ist.
7. **Diskussion des Falls anhand ethischer Prinzipien**
   - Der Moderator führt den Fall durch die vier medizinethischen Prinzipien von Beauchamp und Childress: Die Teilnehmenden diskutieren jedes Prinzip ganz konkret am vorliegenden Fall – immer unter dem Fokus der Patientenorientierung, des (mutmaßlichen) Patientenwillens.
   - Welche Handlungsoptionen sind demnach möglich und können bestmöglich begründet werden? Was kann/könnte alles gemacht werden? Welche absehbaren Folgen hätte das jeweilige Vorgehen?
8. **Formulierung einer Empfehlung für die Entscheidungsträger**
   - Die Teilnehmenden formulieren abschließend eine einstimmige Empfehlung. Ein Konsens ist wichtig, damit er für die Entscheidungsträger einen Nutzen hat. In der Regel lässt sich nach ausführlicher Diskussion ein Konsens finden, den alle Teilnehmenden mittragen können.
   - Das muss nicht immer das „Ja" oder „Nein" für eine Maßnahme sein. Das Team der ethischen Fallberatung kann z. B. auch vorschlagen, zunächst noch weitere Informationen einzuholen.
9. **Abschluss**

WICHTIG

Ethikkompetente Menschen und Ethikberatung in der AKI

Einrichtungen sollten sich diese Fragen stellen:

- Sehen wir ethisches Handeln als Basis unserer Pflegearbeit an?
- Wollen wir unser ethisches Handeln reflektieren und optimieren?

Aufgrund der Vielzahl an ethischen Herausforderungen sollten Einrichtungen der außerklinischen Intensivpflege die Möglichkeit für ethische Fallbesprechungen und/oder Ethikberatung haben.

Eine Möglichkeit ist, eine Pflegefachperson in diesem Bereich zu schulen. Es gibt inzwischen diverse Fortbildungsangebote, u. a. zur Ethikberaterin, zum Ethikberater im Gesundheitswesen. Informationen bekommt man hier: **Akademie für Ethik in der Medizin (AEM),** www.ethikkomitee.de.

Ein **Ethikberater im Gesundheitswesen** könnte folgende Aufgaben übernehmen:

- Empfehlungen zu ethischen Themen entwickeln, z. B. zu Notfallsituationen, Reanimation, Krankenhauseinweisungen
- Pflegefachpersonen im Umgang mit ethischen Konflikten beraten
- Patientinnen/Patienten und Angehörige zu Vorsorgevollmacht und Patientenverfügung beraten
- Ethische Fallbesprechungen durchführen
- Mit dem SAPV-Team zusammenarbeiten.

LITERATURVERZEICHNIS

[1] Fölsch D. Ethik in der Pflegepraxis. 4. A. Wien: Facultas, 2021.

[2] Beauchamp T. L. & Childress J. F. Principles of Biomedical Ethics (8th ed.). Oxford University Press, 2019.

[3] Simon A. Ethik in der Pflegepraxis. 4. A. Stuttgart: Kohlhammer, 2021.

[4] Jox R J, Michalsen A, & Nauck F. Ethische Entscheidungsfindung in der Intensivmedizin. Ethik in der Medizin, 2017, 29(4), 303–314.

[5] Lay R. Ethik in der Pflege: Das Lehrbuch für alle Bereiche der Pflege. 3. A. Hannover: Schlütersche, 2022.

[6] Deutsches Institut für Menschenrechte. Vereinte Nationen: Menschenrechtsabkommen. Aus: www.institut-fuer-menschenrechte.de/menschenrechtsschutz/deutschland-im-menschenrechtsschutzsystem/vereinte-nationen/vereinte-nationen-menschenrechtsabkommen (letzter Zugriff: 30.7.2025).

[7] International Coucil of Nurses. Der ICN-Ethikkodex für Pflegefachpersonen, 2021. Deutsche Version: Aus: www.dbfk.de/media/docs/newsroom/publikationen/ICN_Code-of-Ethics_DE_WEB.pdf. (letzter Zugriff: 30.7.2025).

[8] Ernst S. Die vier medizinethischen Prinzipien und das Kriterium der Verhältnismäßigkeit. Aus: https://orcid.org/0009-0007-6548-5570. Studia Teologiczno-Historyczne Śląska Opolskiego 43 (2023), nr 2 DOI: 10.25167/sth.5286.

[9] Deutscher Ethikrat. Pflege. Aus: www.ethikrat.org/themen/medizin-und-gesundheit/pflege/ (letzter Zugriff: 30.7.2025).

[10] Die Bundesregierung. Ratgeber für Patientenrechte, Stand 1/2024. Aus: www.bmjv.de/SharedDocs/Publikationen/DE/Broschueren/Ratgeber_Patientenrechte.pdf?__blob=publicationFile&v=11 (letzter Zugriff: 30.7.2025).

[11] Bundesministerium für Gesundheit u. a. Charta der Rechte hilfe- und pflegebedürftiger Menschen, Stand 2018. Aus: www.bmbfsfj.bund.de/resource/blob/93450/be474bfdb4016bbbca9bf87b4cb9264b/charta-der-rechte-hilfe-und-pflegebeduerftiger-menschen-data.pdf (letzter Zugriff: 30.7.2025).

[12] Deutsche Gesellschaft für Palliativmedizin e. V. u. a. Charta zur Betreuung schwerstkranker und sterbender Menschen in Deutschland, Stand 9/2010. Aus: www.dgpalliativmedizin.de/images/stories/Charta-08-09-2010%20Erste%20Auflage.pdf (letzter Zugriff: 30.7.2025).

[13] Riedel A, Linde AC (Hrsg.). Ethische Reflexion in der Pflege. 2. A. Berlin: Springer, 2025.

[14] Bobbert M. Patientenautonomie und Pflege – Begründung und Anwendung eines moralischen Rechts. Frankfurt/M: Campus, 2002.

[15] Schmal J. Aufbauwissen Pflege – Berufliches Selbstverständnis. München: Elsevier 2022.

WEITERFÜHRENDE LITERATUR

Arbeitsgruppe Pflege und Ethik der Akademie für Ethik in der Medizin e. V. „Für alle Fälle …" Arbeit mit Fallgeschichten in der Pflegeethik. Hannover: Brigitte Kunz, 2005.

Fölsch D. Ethik in der Pflegepraxis. 4. A. Wien: Facultas, 2021.

Heffels WM, Storms A. Ethisch urteilen und handeln: Unterrichtsmaterialien für die Pflegeausbildung. Göttingen: Vandenhoeck & Ruprecht, 2021.

Körtner UHJ. Grundkurs Ethik. 3. A. Wien: Facultas, 2017.

Lay R. Ethik in der Pflege: Das Lehrbuch für alle Bereiche der Pflege. 3. A. Hannover: Schlütersche, 2022.

KAPITEL

22 Arzneimitteltherapie

Gertraud Escher

22.1 Grundlagen der Arzneimitteltherapie

22.1.1 Rationale Pharmakotherapie

Im ambulanten Setting wird im Rahmen der Arzneimitteltherapie zunehmend der Begriff der **rationalen Pharmakotherapie** verwendet. Gemäß den Richtlinien der *WHO* besteht dabei das Ziel darin, Medikamente unter der Prämisse von **evidenzbasierter Medizin** *(EBM)* effektiv, effizient, angemessen und sicher zum Wohle der Betroffenen einzusetzen. Sie profitieren somit von einer optimalen therapeutischen Nutzung der Medikamente, ohne einer Über-, Unter- oder Fehlversorgung ausgesetzt zu sein. Nicht nur die Verabreichung, sondern auch das Beurteilen der Wirksamkeit von Medikamenten zählt zum Aufgabenbereich einer Pflegefachperson. Im außerklinischen Alltag nimmt die Pflegefachperson beim Erkennen von Arzneimittelwirkungen und unerwünschten Arzneimittelwirkungen eine wichtige Schlüsselrolle ein.

WICHTIG

Wissen einholen

Vor jedem Verabreichen eines Arzneimittels informiert sich die Pflegefachperson über die zu erwartenden Haupt- und Nebenwirkungen des Medikaments und erklärt diese den Betroffenen oder den Angehörigen. Beim Auftreten von unerwünschten Arzneimittelwirkungen kann so zeitnah und adäquat reagiert werden.

22.1.2 Bedarfsmedikation

Vor der Abgabe **einer Bedarfsmedikation** ist die schriftliche ärztliche Anordnung sorgfältig zu prüfen. Die aktuellen Symptome des Menschen sind mit der Indikationsstellung und den ärztlich vorgegebenen Schwellenparametern abzugleichen, um rechtlich abgesichert zu sein. Pauschal formulierte Bedarfsanordnungen sind zu vermeiden, da sich subjektive Einschätzungen und Interpretationen von Pflegenden häufig unterscheiden. Jede ärztliche Bedarfsanordnung sollte individuell auf den Betroffenen angepasst sein.

WICHTIG

Bedarfsanordnung

Bei einer **korrekten Bedarfsanordnung** sind folgende Aspekte berücksichtigt:
- Indikationsgrund, z.B. bei welchen Symptomen, zu welchen Anlässen das Medikament zu verabreichen ist
- Präziser Arzneimittelname bzw. Name des Wirkstoffs mit Stärke
- Applikationsform und Applikationsweg
- Einzeldosisstärke
- Menge/Häufigkeit bzw. Zeitpunkt der Verabreichung
- Maximaldosis innerhalb von 24 Std.
- Datum der Anordnung und Unterschrift der Ärztin/des Arztes.

Erfolgt eine mündliche oder telefonische Bedarfsanordnung, so ist diese stets schriftlich zu bestätigen, z. B. per Fax bzw. E-Mail. Nach der Gabe eines Bedarfsmedikaments ist eine sorgfältige Dokumentation über vorliegende Symptome, getroffene Maßnahmen und Wirkung von Maßnahmen bei der Person unerlässlich.

22.1.3 Umgang mit Arzneimitteln

Das **Stellen und Verabreichen von Medikamenten** erfordert von der Pflegeperson höchste Konzentration und Verantwortungsbewusstsein. Ebenso zählt die Information und Beratung von Betroffenen und deren Angehörigen über den sachgerechten Umgang mit Medikamenten zu einer wichtigen Aufgabe von Pflegenden. Durch störende Einflüsse kann es selbst bei größter Konzentration zu Fehlern beim Stellen oder Verabreichen von Arzneimitteln kommen. Handlungsweisend zur Fehlervermeidung sollte stets die bekannte **6-R-Regel** sein (**R**ichtige Person, **R**ichtiges Medikament, **R**ichtige Dosierung, **R**ichtiger Zeitpunkt, **R**ichtige Applikationsform, **R**ichtige Dokumentation). Im ambulanten Setting ist darüber hinaus der kompetente Umgang beim Bestellen der Arzneimittel, die **r**ichtige Lagerung sowie die **r**ichtige Entsorgung für Pflegende zu beachten.

Ein gutes **Risikomanagement** beim Stellen und beim Verabreichen von Medikamenten trägt zur Reduzierung von vermeidbaren Risiken bei. Eine Maßnahme zur Risikominimierung und zur Qualitätssicherung ist das Stellen von Medikamenten unter dem „Vier-Augen-Prinzip". Die Pflegefachperson trägt beim Verabreichen eines Arzneimittels die Durchführungsverantwortung und muss potenzielle Gefahren erkennen, analysieren und bewerten. Elementar ist dabei ein fundiertes Wissen über Haupt-, Neben- und Wechselwirkungen der verabreichten Medikamente. Sie benötigt zudem einen professionellen Überblick über Wirkphasen bzw. Wirksamkeit von Arzneien, über Allergien und deren Auslösefaktoren, eine Medikamentenanamnese und die Symptome von Über- oder Unterdosierungen. Sie muss das Ausmaß möglicher Folgen vorausschauend abschätzen, um sicher und kompetent reagieren zu können. Die Sicherheit der Menschen hat oberste Priorität. Um die Versorgungsqualität im außerklinischen Bereich kontinuierlich zu verbessern, ist es notwendig, im Unternehmen eine Fehlerkultur im Rahmen eines professionellen Risikomanagements aufzubauen und zu etablieren.

WICHTIG

Melderegister für unerwünschte Arzneimittelwirkungen (UAW)

Das **Bundesinstitut für Arzneimittel und Medizinprodukte** *(BfArM,* www.bfarm.de) bietet einen öffentlichen Zugang zu einem Online-Formular, um unerwünschte Arzneimittelwirkungen zu melden.

22.1.4 Rechtliche Aspekte der Arzneimittelversorgung

Den Umgang mit Arzneimitteln regeln das **Gesetz über den Verkehr mit Arzneimitteln** *(Arzneimittelgesetz, AMG)* und das **Gesetz über den Verkehr mit Betäubungsmitteln** *(Betäubungsmittelgesetz, BtMG).* Für die Pflegenden ist beim Umgang mit Betäubungsmitteln neben der Kenntnis über Wirkung und Nebenwirkung der ärztlich verordneten Substanz, die Lagerung, die lückenlose Nachweisführung und die sachgerechte Entsorgung relevant.

WICHTIG

Einsatz von Betäubungsmitteln

Beim Einsatz von Betäubungsmitteln ist es sinnvoll, konkrete Handlungsanweisungen bzw. Prozessbeschreibungen für deren Umgang zu erstellen, um der gesetzlichen Nachweisführungspflicht nachzukommen.

22.2 Ausgewählte Medikamente in der außerklinischen Intensivpflege

22.2.1 Arzneimittel bei Hypersalivation

DEFINITION

Hypersalivation: Relativer oder übermäßiger Speichelfluss, der durch insuffiziente, oromotorische Fähigkeiten, verminderte zentralnervöse Kontrolle und Koordination oder gestörte Schluckabläufe in unterschiedlichem Umfang zu einem Benässen von Lippen, Kinn, Händen und auch der Umgebung führen kann. [1]

Hypersalivation tritt häufig bei Menschen in der außerklinischen Intensivpflege auf, insbesondere bei neurologischen Erkrankungen, traumabedingten Defektstörungen im Kopf-Hals-Bereich oder einer verringerten Schlucktätigkeit. Die Therapie einer Hypersalivation erfordert einen multidisziplinären Ansatz mit dem Ziel, die Speichelproduktion zu minimieren und Folgen wie Aspiration zu reduzieren. Aus umfassenden diagnostischen Screeningverfahren z. B. zur Abklärung von Dysphagien, Speichelaspiration oder orofazialen motorischen Defiziten, sowie der subjektiven Einschätzung der Betroffenen, der Angehörigen bzw. der Therapeuten und Pflegenden ergeben sich unterschiedliche therapeutische Behandlungsoptionen. Die medikamentöse Therapie der Hypersalivation stützt sich auf die Hemmung der Speichelsekretion durch **Anticholinergika** (➤ Tab. 22.1) und auf die **Injektionen von Botulinustoxin** in die Speicheldrüse. Die lokale Applikation in die Speicheldrüse vermeidet bei Betroffenensystemische Interaktionen. [1]

Tab. 22.1 Auswahl verschiedener Anticholinergika

Wirkstoff	Beispiel/Präparat	Wirkung/Besonderheit
Atropin	*Atropinsulfat®*	• Häufig eingesetzt bei Hypersalivation • Atropin ist ein Alkaloid, das in der Tollkirsche *(lat. Atropa belladonna)* enthalten ist • Applikation als Tropfen oder auch subkutan bzw. intravenös möglich
Glycopyrronium	*Robinul®*, *Sialanar®*	• *Robinul®* in Deutschland Zulassung nur für intravenöse und intramuskuläre Applikation, ansonsten Off-Label-Use *(keine Zulassung für diese Indikation)* • Zulassung *Sialanar®* für Jugendliche und Kinder ab 3 Jahren, orale Lösung, gewichtsabhängige Dosierung
Ipratropiumbromid	*Atrovent®*	• Off-Label-Use • Sublinguale Anwendung des Sprays
N-Butylscopolamin	*Buscopan®*	• Off-Label-Use • Häufig in Palliativmedizin angewendet • Applikation subkutan
Pirenzepin	*Gastrozepin®*	• Off-Label-Use • Applikation oral
Scopolamin	*Scopoderm TTS®*	Applikation als transdermales therapeutisches System *(TTS,* ➤ Abb. 20.7*))* • Langsames kontinuierliches Freisetzen des Wirkstoffs • Kein Zerschneiden möglich • Applikation an trockene, intakte, unbehaarte Stelle hinterm Ohr • Keine Anwendung bei Kindern unter 10 Jahren
Trihexyphenidyl-HCl	*Artane®*, *Parkopan®*	• Hauptindikation Antiparkinsonmittel, Behandlung von Dyskinesien • Berichte über Wirksamkeit ohne ausreichende Evidenz, allerdings häufige Nebenwirkungen möglich

Wirkungsweise von Anticholinergika

Ein **Anticholinergikum** *(Parasympatholytikum, Muskarin-Rezeptor-Antagonist)* unterdrückt die Wirkung von Acetylcholin durch Hemmung der Muskarin-Rezeptoren. Nervenreize, die eine Sekretionssteigerung von Drüsen bewirken, werden aufgehalten, sodass es zu einer Sekretionsminderung kommt bzw. zu einer Abnahme des glatten Muskeltonus.

Erwünschte Arzneimittelwirkungen von Anticholinergika bei Hypersalivation sind: Mundtrockenheit, Krampflösung an glatter Muskulatur *(Magen-Darm-Trakt, Uterus, Blasenschließmuskel),* Bronchienerweiterung, Reduzierung der Schleimsekretion der oberen Luftwege und Pupillenerweiterung *(Mydriasis).* **Unerwünschte Arzneimittelwirkungen** von Anticholinergika sind: Paradoxe Erregungszustände, Desorientierung, Verwirrtheit, visuelle oder auditive Halluzinationen, Schläfrigkeit, Schwindel, Einschränkungen beim Sehen *(Akkommodationsstörungen),* Schluckstörungen, Magen-Darm-Atonie *(Obstipation),* Blasenatonie *(Harnverhalt),* Herzrhythmusstörungen, erhöhte Krampfneigung, in Extremfällen Koma und Atemlähmung.

VORSICHT

Kontraindikationen für Anticholinergika

Kontraindikationen sind Glaukom *(grüner Star),* Myasthenia gravis und bekannter Harnverhalt.

Aufgrund fehlender Studien mit ausreichender Evidenz kann es bei der medikamentösen Therapie der Hypersalivation zu erschwerten Rechtfertigungen von eingesetzten Arzneimitteln bei den Kostenträgern kommen [1, 2].

Wirkungsweise von Botulinustoxin

Botulinustoxin *(Botulinum-Neurotoxin)* ist ein Stoffwechselprodukt des Bakteriums **Clostridium botulinum.** Nach einer oralen Aufnahme zeigt es für Menschen toxische Wirkungen, die sich durch eine blockierende Reaktion an den parasympathischen Nervenenden äußern. Nach einer *Botox®*-Injektion ist an der motorischen Endplatte eine verminderte Konzentration von Acetylcholin nachzuweisen. Erfolgt die Applikation von *Botox®* in die großen Speicheldrüsen, also intraglandulär, so vermindert sich das sezernierte Speichelvolumen deutlich. Die Studienlage zu Injektionen mit Botulinustoxin weist eine gute Evidenz auf, gerade bei Menschen mit amyotropher Lateralsklerose. [1, 2]

Der **Vorteil** dieser Methode besteht in der geringeren Anwendungsfrequenz, da der Effekt über Wochen bzw. Monate anhält, was v. a. die ambulante Versorgungssituation der Betroffenen verbessert. Während der Phase der Speichelreduktion kann die Person intensive schlucktherapeutische Übungen durchführen und die Dysphagie verbessern. **Nachteile** sind, dass im Setting außerklinische Intensivpflege nicht immer ein fachlich qualifizierter Mediziner verfügbar ist und auch die Kostenübernahme nicht zuverlässig gewährleistet ist. [1]

22.2.2 Arzneimittel gegen Schmerzen

Schmerzen ➤ 20.4.3

DEFINITION

Schmerz: Unangenehmes Sinnes- und Gefühlserlebnis, das mit aktueller und potenzieller Gewebsschädigung verknüpft ist oder mit Begriffen einer solchen beschrieben wird. Das Schmerzerleben ist dabei eine subjektive Erfahrung mit Auswirkungen auf das biologische, psychische und soziale Befinden des Menschen. Nach: *International Association for the Study of Pain (IASP).* [3]

Schmerzmanagement

Ein umfassendes **Schmerzmanagement,** das individuell und interprofessionell auf den Betroffenen angepasst ist, schließt neben der medikamentösen Therapie viele Maßnahmen ein, die mithelfen Schmerzen zu lindern oder die Lebensqualität zu verbessern. Orientiert an den Vorgaben des 2020 aktualisierten Expertenstandards *Schmerzmanagement in der Pflege,* der die beiden Expertenstandards *Schmerzmanagement in der Pflege bei akuten Schmerzen* und *Schmerzmanagement in der Pflege bei chronischen Schmerzen* vereinigt, ergeben sich folgende **Aufgaben für Pflegefachpersonen** im Rahmen des Pflegeprozesses:

- **Umsetzen eines qualitativen Schmerzassessments**

- Systematische Schmerzeinschätzung initial und in regelmäßigen Abständen
- Festlegen geeigneter Schmerzerfassungsinstrumente zur Ersteinschätzung z. B. BPI *(engl. Brief Pain Inventory)* oder Selbsteinschätzungsinstrumente wie NRS *(Numerische Rangskala)*, VAS *(Visuelle Analog Skala)*, Gesichterskalen z. B. FPS-R *(engl. Faces Pain Scale-Revised)*, Fremdeinschätzungsinstrumente wie BESD *(Beurteilung von Schmerzen bei Demenz)*, KUSS *(Kindliche Unbehagens- und Schmerzskala)* oder andere.
- Erstellen eines individuellen und interdisziplinären Behandlungsplans in Kooperation mit den behandelnden Ärzten und/oder Schmerztherapeuten *(= multimodaler Therapieansatz)*
- Einordnen in stabile bzw. instabile Schmerzsituation
- Dokumentieren von Dauer, Stärke, Qualität und Lokalisation der Schmerzen
- Dokumentieren der Verlaufskontrolle von Schmerzen und der Wirksamkeit von Medikamenten, speziell von verabreichten Bedarfsmedikamenten
- Steuerung, Koordination und regelmäßige Evaluation aller Maßnahmen mit allen Professionen, ggf. Fallbesprechungen.

- **Gewährleisten einer fach- und sachkompetenten Anwendung der Arzneimittel**
  - Sachgerechtes Umsetzen der unterschiedlichen Applikationsarten
  - Erkennen schmerzmittelbedingter Nebenwirkungen, falls möglich Verhindern oder Behandeln, samt Dokumentation.
- **Kenntnis über Möglichkeiten der nichtmedikamentösen Schmerzlinderung**
  - Umsetzen individueller nichtmedikamentöser Maßnahmen, z. B. Wärme- oder Kälteanwendung, Einreibungen, Positionierungen usw. unter Beachten der Kontraindikationen
  - Vermeiden von schmerzauslösenden Verhaltensweisen im Rahmen pflegerischer Interventionen.
- **Aktive Integration im Schmerzmanagement**
  - Beteiligen der Betroffenen und deren Angehörigen durch Information, Anleitung und Schulung.
  - Stärkung der Selbstmanagementkompetenzen.

Schmerzmitteltherapie

Eine **Schmerzmitteltherapie** ist von mehreren Faktoren und Ansätzen abhängig:

- **Schmerzarten.** Somatisch, viszeral, neurogen
- Differenzierung der **Schmerzdauer.**
  - Akuter Schmerz – zeitlich begrenzt, plötzlich auftretend, meist als Warnsignal
  - Chronischer Schmerz – dauerhafte oder intermittierende Schmerzen > 3 Monate, häufig multikausale Entstehung.

Ein **Analgetikum** *(lat. remedium analgeticum, Schmerzmittel)* ist ein Arzneimittel, das eine schmerzstillende bzw. -lindernde Wirkung hat. Schmerzmittel sind in zwei Gruppen unterteilt:

- **Opioid-Analgetika.** Starke, zentral wirksame Analgetika
- **Nichtopioid-Analgetika.** Schwache, peripher wirksame Analgetika.

Prinzipiell sollte sich die Schmerzmitteltherapie nach dem dreistufigen Schema orientieren, das die *Weltgesundheitsorganisation (WHO)* empfiehlt (➤ Tab. 22.2). Ein festes Zeitschema ist bei der Schmerzmitteltherapie zu präferieren, um Schmerzspitzen zu vermeiden bzw. ein Absinken des Wirkstoffspiegels zu verhindern (➤ Abb. 22.1).

Tab. 22.2 WHO-Stufenplan zur Schmerzmitteltherapie

Stufe	Wirkstoffe/Wirkung	Beispiele
I	• Nichtopioide Analgetika • Evtl. in Kombination mit Adjuvanzien • Meist periphere Wirkung	• Acetylsalicylsäure • Diclofenac • Ibuprofen • Metamizol • Paracetamol
II	• Schwache Opioide plus nichtopioide Analgetika • Zentrale Wirkung über Schmerzweiterleitung und Schmerzverarbeitung	• Tilidin • Tramadol • Dihydrocodein
III	• Starke Opioide plus nichtopioide Analgetika • Zentrale Wirkung über Schmerzweiterleitung und Schmerzverarbeitung	• Buprenorphin • Fentanyl • Hydromorphon • Levomethadon • Morphin • Oxycodon

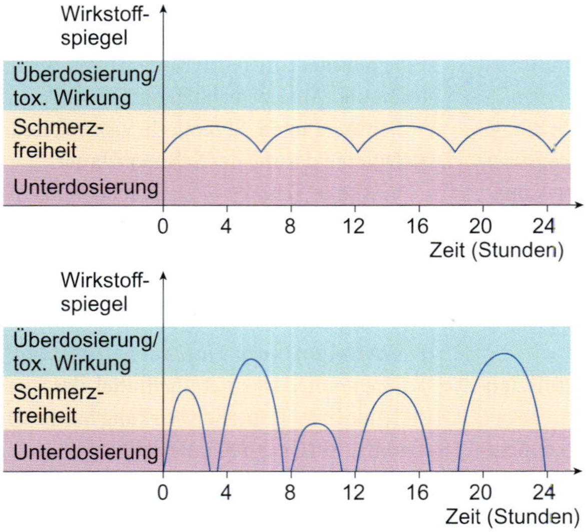

Abb. 22.1 Medikamenteneinnahme. [L190]
Oben: Die Einnahme von Schmerzmitteln zu festen Zeiten ermöglicht ein genaues Steuern der Wirkung. Der Betroffene ist in der Regel schmerzfrei und die Gefahr von UAW ist geringer.
Unten: Bei der Einnahme von Schmerzmitteln nach Bedarf schwankt der Wirkstoffspiegel stark. Es kommt zu Phasen der Unterdosierung mit Schmerzen sowie der Überdosierung mit UAW.

Eine Kombination von Stufe II und Stufe III bzw. von schwachen und starken Opioiden ist nicht indiziert.

Auswahl nichtopioider Analgetika (Stufe I)

Acetylsalicylsäure

- Beispiele: *Aspirin®, ASS®*
- Wirkung: analgetisch, antipyretisch *(fiebersenkend),* antiphlogistisch *(entzündungshemmend),* gerinnungshemmend durch Hemmung der Thrombozytenaggregation
- Applikationsform: z. B. Tablette, Brause-, Kau-, Retard-, Filmtablette, Granulat, Kapsel, Injektionslösung
- UAW: Übelkeit, Erbrechen, Appetitlosigkeit, Sodbrennen, Magenschmerzen, Gastritis, Mikro- und Makroblutungen im Magen-Darm-Trakt, Leberschädigungen (dosisabhängig), Verminderung der Nierenfunktion, Asthmaanfall, allergische Hautreaktionen
- **Vorsicht:** keine Einnahme bei akuten Magen- oder Darmulzerationen und erhöhter Blutungsneigung, Leber- oder Nierenversagen; vor geplanten Operationen oder invasiven Maßnahmen und bei Kindern/Jugendlichen → nur nach Rücksprache mit der behandelnden Ärztin/dem behandelnden Arzt.

Metamizol

- Beispiele: *Novaminsulfon®, Novalgin®, Metamizol Hexal®*
- Wirkung: analgetisch, antipyretisch, schwach antiphlogistisch, spasmolytisch *(krampflösend)*
- Applikationsform: Tablette, Tropfen, Zäpfchen, Injektionslösung
- UAW: leichte bis schwere Überempfindlichkeitsreaktionen bis hin zu anaphylaktischem Schock, Kreislaufschwankungen mit Blutdruckabfall während oder nach der Anwendung, Agranulozytose *(Störung der Zellbildung im Knochenmark),* harmlose Rotfärbung des Urins, Asthmaanfall *(Analgetika-Asthma-Syndrom)*
- **Vorsicht:** mit der Gabe von Metamizol bei instabiler Kreislaufsituation, v. a. bei intravenöser Gabe *(Hypotonie!).*

Auswahl schwach wirksamer opioider Analgetika (Stufe II)

Tramadol

- Beispiele: *Tramal®, Tramadol®, Tramundin®*
- Wirkung: analgetisch, leicht antidepressiv, leicht anxiolytisch *(angstlösend),* antitussiv *(hustenreizstillend);* Opioid mit dualem Wirkmechanismus,

da es sich einerseits an Opioid-Rezeptoren im Gehirn bindet, andererseits hemmt es die Wiederaufnahme von Neurotransmittern, wirkt noradrenerg und serotonerg
- Besonderheit: fällt nicht unter das BtMG, kaum Atemdepression, geringeres Suchtpotenzial
- Applikationsform: Tablette, Kapsel, Tropfen, Zäpfchen, Injektionslösung
- UAW: Übelkeit, Schwindel, Schwächeanfälle, Kopfschmerzen, Schwitzen, Schläfrigkeit, Benommenheit, Verwirrtheit, Erbrechen, Obstipation, Magen-Darm-Beschwerden wie Völlegefühl, Atemdepression bei Dosisüberschreitung
- **Vorsicht:** keine Verabreichung bei bekannter Epilepsie und schweren Leber- und/oder Nierenfunktionsstörungen; keine gleichzeitige Einnahme mit MAO-Hemmstoffen; verstärkende Wirkung von Tramadol bei gleichzeitiger Einnahme von zentral dämpfenden Arzneimitteln oder Alkohol.

Tilidin

- Beispiele: *Valoron® N, Valoron® N retard, Tilidin HEXAL® comp*
- Wirkung: analgetisch, antitussiv, anxiolytisch, hat retardiert lange Wirkdauer
- Besonderheit: fällt als Tropfenpräparat unter das BtMG, Ausnahme ist Tablette mit Retardwirkung, Anwendung in Deutschland nur als Kombinationspräparat mit Naloxon, bei hohen Dosen Risiko einer Atemdepression
- Applikationsform: Retardtablette, Tablette, Tropfen
- UAW: Übelkeit, Erbrechen, Schwindel, Benommenheit, Müdigkeit, Kopfschmerzen, Nervosität, Bauchschmerzen, Durchfall, Schwitzen
- **Vorsicht:** keine Kombination mit anderen zentral wirksamen Beruhigungsmitteln aufgrund atemdepressiver Wirkung; kann bei missbräuchlicher Ersatzeinnahme von Opiatabhängigen zu akuten Entzugssymptomen führen, Leberinsuffizienz bei gleichzeitiger Einnahme von serotonergen Medikamenten (z. B. SSRI, SNRI, ...) → Gefahr eines Serotonin-Syndroms.

Auswahl stark wirksamer opioider Analgetika (Stufe III)

Fentanyl

- Beispiele: *Durogesic®, Abstral®, Fentanyl-1A Pharma®, Instanyl®, Actiq®*
- Wirkung: analgetisch, sedierend, anxiolytisch, atemdepressiv, antitussiv, spasmolytisch (innere Organe); Bindung an Opioid-Rezeptoren im zentralen Nervensystem
- **Besonderheit:** Betäubungsmittel, hohes Suchtpotenzial
- Applikationsform: TTS, Sublingual- und Lutschtablette, Nasenspray, Injektionslösung
- UAW: Übelkeit, Erbrechen, Schwindel, Schläfrigkeit, Obstipation, Mundtrockenheit, Hypoventilation, Atemdepression bis zu Atemstillstand, Miosis *(Pupillenverengung)*, Verwirrtheit, Angstgefühle, Halluzinationen, Schwitzen
- **Vorsicht:** keine gleichzeitige Einnahme mit MAO-Hemmern; verstärkende Wirkung von Fentanyl bei gleichzeitiger Einnahme von zentral dämpfenden Arzneimitteln oder Alkohol und Grapefruitsaft; Überdosis ist lebensgefährlich aufgrund starker atemdepressiver Wirkung; ausschleichende Reduzierung der Dosis, ansonsten Gefahr eines Entzugssyndroms.

WICHTIG

TTS, „Schmerzpflaster"

Transdermale therapeutische Systeme *(TTS, „Schmerzpflaster",* ➤ Abb. 20.7*)* auf die Haut aufkleben, dann geben sie ihren Wirkstoff kontinuierlich über die Haut an den Körper ab, vorausgesetzt sie werden korrekt angewendet:
- Am Oberkörper, z. B. obere Rückenpartie, Oberarme oder Brust, aufkleben
- Auf unbehaartes, trockenes Hautareal aufkleben; Haare nur schneiden, nicht rasieren
- Hautareal vorab nur mit Wasser reinigen, keine Reinigungsmittel, keine Cremes, Hautlotionen usw. verwenden
- Nicht auf irritierte Hautstellen, z. B. bestrahlte, vernarbte Areale, aufkleben
- Klebefläche des Pflasters nicht berühren
- Pflaster ca. 30 Sek. mit leichtem Druck der flachen Hand aufkleben

- Pflaster nach Gebrauchsinformation und nicht vor der Frist wechseln, wegen der erhöhten Gefahr von Nebenwirkungen
- Neue Hautstelle auswählen, die alte Stelle kann erst nach 7 Tagen wieder benutzt werden
- Pflaster nicht zerschneiden/zerteilen.

Die Pflasterstärke gibt die Wirkstoffabgaberate pro Stunde an. Wärme beschleunigt die Freisetzung des Wirkstoffs, z. B. bei Fieber, heißer Dusche.

Hydromorphon

- Beispiele: *Palladon®, Jurnista®, Dilaudid®, Hydromorphon Aristo® long*
- Wirkung: analgetisch, anxiolytisch, euphorisierend, antitussiv, spasmolytisch (innere Organe)
- **Besonderheit:** Betäubungsmittel, hohes Suchtpotenzial
- Applikationsform: Retardtablette, Kapsel, Injektionslösung
- UAW: Übelkeit, Erbrechen, Benommenheit, Obstipation, Juckreiz, Kopf- und Bauchschmerzen, Mundtrockenheit, Miosis, Hypoventilation, Atemdepression, Hypotonie, Verwirrtheit, Erbrechen
- **Vorsicht:** keine gleichzeitige Einnahme mit MAO-Hemmern; verstärkende Wirkung von Hydromorphon bei gleichzeitiger Einnahme von zentral dämpfenden Arzneimitteln oder Alkohol und Grapefruitsaft; Überdosis ist lebensgefährlich aufgrund starker atemdepressiver Wirkung.

WICHTIG

Retardkapseln

Bei der Einnahme von Retardkapseln beachten:

- Öffnen der Kapseln möglich → Einnahme der Kügelchen unzerkaut in Flüssigkeit oder kalter, weicher Nahrung
- Kein Auflösen, Kauen oder Zerstoßen der Kügelchen → Wirkstoff würde auf einmal freigesetzt → Überdosierung möglich.

Oxycodon

- Beispiele: *Oxycodon®, Oxygesic®;* in Kombination mit Naloxon z. B. *Targin®*
- Wirkung: analgetisch, sedierend, antitussiv, euphorisierend, atemdepressiv
- **Besonderheit:** Betäubungsmittel, hohes Abhängigkeitspotenzial
- Applikationsform: Retardtablette, Schmelztablette, Kapsel, Tropfen, Zäpfchen, Injektionslösung
- UAW: Übelkeit, Erbrechen, Müdigkeit, Benommenheit, Schwindel, Kopfschmerzen, Bronchospasmus, Atemstörungen, Juckreiz, Obstipation, Hypotonie, Schwitzen, Harnverhalt, Halluzinationen, Seh- und/oder Hörstörungen
- **Vorsicht:** Verstärkung der Wirkungen durch Alkohol und Grapefruitsaft; Vorsicht bei COPD, kein abruptes Absetzen der Dosis → Gefahr eines Entzugssyndroms.

WICHTIG

Weiterführung der Schmerztherapie

Die zuweisenden Kliniken leiten viele Patientinnen und Patienten mit fest eingestellter Schmerzmedikation zur weiteren außerklinischen Intensivpflege über. Unter der Prämisse eines qualitativen Schmerzmanagements ist ein konsequentes Weiterführen der Schmerztherapie indiziert. Für Betroffene in einer palliativen Situation ist eine interprofessionelle Zusammenarbeit mit einer spezialisierten ambulanten Palliativversorgung in der jeweiligen Region, den behandelnden Ärztinnen und Ärzten, den Betroffenen, den Angehörigen und den Pflegenden empfehlenswert.

22.2.3 Medikamente zur Unterstützung und Verbesserung der Atemsituation

Pathophysiologie der Atemwege und Atemwegs- und Lungenkrankheiten ➤ Kap. 9
Pflegetherapeutisches Handeln ➤ Kap. 14

Es gibt zahlreiche **Medikamente zur Unterstützung und Verbesserung der Atemsituation.** Sie lassen sich folgendermaßen einordnen:

- **Hustenmittel**
  - Antitussiva unterdrücken den Hustenreiz, z. B. *Paracodin®*
  - Expektoranzien *(Mukopharmaka),* lokal und systemisch wirkend, sind sogenannte Schleimlöser bzw. Arzneimittel, die das Abhusten von Schleim aus dem Bronchialsystem fördern. Unterschieden wird zwischen Sekretolytika wie z. B. *Bronchicum®*, Mukolytika wie z. B.

Tab. 22.3 Bronchodilatatoren bei COPD (➤ 9.3.3)

Wirkstoff/Präparat	Substanzgruppe	Wirkeintritt	Wirkdauer
Fenoterol *(Berotec®)*	β_2-Sympathomimetikum, rasch wirksam	wenige Min.	4–6 Std.
Salbutamol *(Sultanol®)*	β_2-Sympathomimetikum, rasch wirksam	wenige Min.	4–6 Std.
Terbutalin *(Bricanyl®)*	β_2-Sympathomimetikum, lang wirksam	5 Min.	6 Std.
Formoterol *(Foradil® P)*	β_2-Sympathomimetikum, lang wirksam	1–3 Min.	12 Std.
Salmeterol *(Serevent®)*	β_2-Sympathomimetikum, lang wirksam	10–20 Min.	12 Std.
Bambuterol *(Bambec® als Tbl.)*	β_2-Sympathomimetikum, lang wirksam	20–30 Min.	24 Std.
Ipratropiumbromid *(Atrovent®)*	Parasympatholytikum *(Anticholinergikum)*	15 Min.	6–8 Std.
Tiotropiumbromid *(Spiriva®)*	Parasympatholytikum *(Anticholinergikum)*	ca. 30 Min.	24 Std.
Fenoterol + Ipratropiumbromid *(Berodual®)*	Kombinationspräparat aus β_2-Sympathomimetikum und Anticholinergikum	wenige Min.	6–8 Std.
Theophyllin *(Bronchoretard®)*	Methylxanthin *(Phosphodiesterasehemmer)*	Variabel, abhängig von Applikationsart	Variabel, abhängig von Applikationsart

Mucosolovan®, *ACC®* und Sekretomotorika *(β_2-Sympathomimetika)* wie z. B. *Berotec®*

- **Bronchospasmolytika** oder **Bronchodilatatoren** lösen bronchiale Obstruktion (➤ Tab. 22.3)
- **Antiphlogistika** *(Entzündungshemmer)*
  - Glukokortikoide, z. B. *Pulmicort®*, *Prednisolon®*
  - Leukotrienantagonisten, z. B. *Singulair®*
  - PDE-4-Inhibitoren, z. B. *Daxas®* als letzte Stufe bei erhöhter Exazerbationsgefahr *(Exazerbation = akute Verschlechterung)*.

Arzneimitteltherapie bei COPD

„Die COPD ist eine chronische, in der Regel progrediente Atemwegs- und Lungenerkrankung […] und geht einher mit einer chronisch obstruktiven Bronchitis und/oder einem Lungenemphysem“ [4]. Charakteristisch im Verlauf der COPD sind Symptome wie **A**uswurf, chronischer **H**usten, und **A**temnot (Dyspnoe), auch AHA bezeichnet. Die medikamentöse Therapie stellt eine zentrale Komponente im Behandlungsplan der COPD dar. Die Auswahl und der Einsatz der Medikamente richten sich zum einen nach der Schwere der Hauptsymptome und zum anderen nach aufgetretenen Exazerbationen (➤ 9.3.3).

Basis **der medikamentösen Behandlung einer COPD** bilden die Arzneimittelgruppen:

- **Bronchodilatatoren** (➤ Tab. 22.3)
- **Antiphlogistika** z. B. ICS *(inhalative Kortikosteroide)*
- **Mukopharmaka, Antitussiva** sowie **prophylaktische Antibiotikagabe** sind laut nationaler Versorgungsleitline nur unter bestimmten Voraussetzungen empfehlenswert.

Antiphlogistika, insbesondere Glukokortikoide mit inhalativen Formen (z. B. *Pulmicort®*), sind bei Betroffenen erst einzusetzen, wenn mehrere Exazerbationen (➤ 9.3.3) pro Jahr eingetreten sind. Eine Dauertherapie mit oralen Glukokortikoiden ist laut Leitlinie möglichst zu vermeiden.

Bronchodilatatoren werden bei COPD appliziert, um eine Symptomlinderung zu erreichen. Der Einsatz von Bronchodilatatoren bewirkt, dass sich der Tonus der Bronchialmuskulatur reduziert und die Bronchien erweitern. Der Atemwegswiderstand nimmt ab, ebenso die Lungenüberblähung. Das Resultat ist letztlich eine Reduzierung der Dyspnoe und die Betroffenen haben das Gefühl, besser Luft zu bekommen. [4]

Prinzipiell ist eine **inhalative Therapieform** zu bevorzugen, da die Arzneimittel lokal wirken und weniger systemisch. Der Wirkstoff Theophyllin ist zwar als effektiv in einer Langzeittherapie einzuordnen, wird aber aufgrund seiner systemischen Wirkung und der geringen therapeutischen Breite erst als Bronchodilatator der 3. Wahl empfohlen. [4]

UAW β_2-Sympathomimetika: Zittern der Hände, Unruhe, Übelkeit, Kopfschmerzen, Tachykardie, Herzklopfen, paradoxer Bronchospasmus, Hypokaliämie, Missempfindungen im Mund- und Rachenbereich, Muskelkrämpfe, Auftreten von Arrhythmien v. a. bei Betroffenen mit gleichzeitiger Herzinsuffizienz.

UAW Parasympatholytika/Anticholinergika
➤ 22.2.1.

Praktische Anwendung inhalativer Arzneimittel

Inhalation und Dosieraerosole ➤ 13.2

Die korrekte Anwendung der **inhalativen Arzneiformen** ist ausschlaggebend für die Wirksamkeit des Medikaments. Ziel der Inhalation ist es, den Wirkstoff tief in die Atemwege gelangen zu lassen. Auf dem Markt existieren für die Applikation die unterschiedlichsten Inhalatoren. Die Aufgabe der Pflegenden besteht darin, auf das exakte Anwenden der Dosieraerosole und Inhalationen bei der Person zu achten und die Geräte anschließend gemäß den Herstellerangaben zu reinigen, um einer Keimverschleppung vorzubeugen. [5]

WICHTIG

Empathische und pflegerische Betreuung

Menschen mit COPD benötigen eine gute, empathische und pflegerische Betreuung. Das elementare Bedürfnis nach ausreichender Atemluft führt zu einer erheblichen psychischen Belastung sowohl bei den Betroffenen als auch bei deren Angehörigen. Akute Dyspnoe-Episoden, die nicht durch die Anwendung eines Notfallsprays – meist ein kurz wirksames β_2-Sympathomimetikum – oder weiterer Notfallmedikamente wie Kortikosteroidtabletten beherrschbar sind, erfordern oft den Einsatz eines zusätzlich beruhigenden Bedarfsmedikaments wie z. B. Lorazepam *(Tavor®)*. Lorazepam zählt zur Gruppe der Benzodiazepine und bietet schnelle Hilfe in Krisensituationen, die von Angst oder Panik geprägt sind. Eine kontinuierliche Überwachung der Atemsituation ist dabei eine zentrale pflegerische Aufgabe.

VORSICHT

Morphin

Morphin kann zur Linderung schwerster Dyspnoe eingesetzt werden. Aufgrund seiner potenziell starken atemdepressiven Wirkung ist die Anwendung nur unter strengster Überwachungsmöglichkeit bei besonders schwerwiegenden COPD-Erkrankten indiziert. [4]

22.2.4 Medikamente bei neurologischen Erkrankungen

Neurologie ➤ Kap. 17

Dieser Abschnitt beschränkt sich auf wenige **Erkrankungen** aus der **Neurologie.** Ein Schwerpunkt ist die medikamentöse Therapie von **zentral bedingter Spastizität** (➤ 17.2.3), ein anderer Schwerpunkt die Medikamentengabe bei **Epilepsie** (➤ 17.9). Für neurologische Erkrankungen stehen zahlreiche Leitlinien zur Verfügung (siehe Homepage der *Deutschen Gesellschaft für Neurologie,* www.dgn.org).

Arzneimittel zur Reduzierung von spastischen Bewegungsstörungen

Spastische Bewegungsstörung ist laut Leitlinie für Diagnostik und Therapie in der Neurologie *„ein häufiges Phänomen nach Schädigungen im zentralen Nervensystem“* [6].

Folgende Medikamentengruppen mit **spastikreduzierender Wirkung** sind in Deutschland zugelassen:

- Baclofen, z. B. *Lioresal®* und Tizanidin, z. B. *Sirdalud®* als Mittel der ersten Wahl
- Dantrolen, z. B. *Dantamacrin®* und Tolperison, z. B. *Mydocalm®*
- Tetrahydrocannabinol und Cannabidiol, z. B. *Sativex®-Mundspray* – ausschließlich bei Multipler Sklerose indiziert.

Arzneimittel mit dem Wirkstoff **Tetrazepam** (z. B. *Musaril®* oder *Rilex®*) können Ärztinnen und Ärzte, aufgrund des erhöhten Risikos von schwerwiegenden Hautreaktionen, nach Empfehlungen der *Europäischen Kommission* vom deutschen *BfArM* seit dem 1.8.2013 nicht mehr verschreiben.

In besonders starken Fällen von Spastik oder z. B. zur Behandlung des spastischen Spitzfußes wird durch intramuskuläre Injektionen des Wirkstoffs **Botulinum-Neurotoxin A** *(Botox®*, ➤ 22.2.1) eine effektive Reduktion des spastischen Muskeltonus und dadurch eine Verbesserung der passiven Beweglichkeit von Gelenken erreicht. Die Wirkdauer einer Injektionsgabe reicht 3–6 Monate und ist mit aktiven Bewegungsübungen zu begleiten, um eine höhere Effektivität zu erreichen. Die Behandlung entweder einmalig oder wiederholt durchführen, wobei der Betroffene zusätzlich orale Spasmolytika einnehmen kann. Als Nebenwirkung kommt es manchmal zu lokalen Schmerzen an der Einstichstelle. [6]

Baclofen

- Beispiele: *Lioresal®, Baclofen Meduna intrathekal®, Baclofen dura®*
- Wirkung: muskeltonusreduzierend, zentral wirksam, dämpfend; Hemmung der Erregungsübertragung an den motorischen Nervenzellen im Rückenmark
- Indikation: Behandlung der Spastizität der Skelettmuskulatur besonders bei Multipler Sklerose, Rückenmarkerkrankungen, -verletzungen und zerebralen Ursachen
- Applikationsform: Tablette, Injektionslösung intrathekal
- UAW: Schläfrigkeit, sedierende Wirkung, Müdigkeit, Kopfschmerzen, Schwindel, Sehstörungen, Hypotonie, Übelkeit, allgemeine Muskelschwäche, Einschränkung der Konzentrationsfähigkeit
- **Vorsicht:** Baclofen ist nicht zu verabreichen bei Epilepsie oder fortgeschrittener Niereninsuffizienz.

Tizanidin

- Beispiele: *Sirdalud®, Tizanidin-TEVA®*
- Wirkung: muskeltonusreduzierend, zentral wirksam, dämpfend; Hemmung der für den übermäßigen Muskeltonus verantwortlichen polysynaptischen Mechanismen im Rückenmark
- Indikation: Behandlung der Spastizität bei Multipler Sklerose und Schädigungen des Rückenmarks und des Gehirns durch degenerative, entzündliche und traumatische Prozesse; Behandlung schmerzhafter peripherer Muskelverspannungen
- **Besonderheit:** Keine Empfehlung für Betroffene unter 18 Jahren
- Applikationsform: Tablette, Kapsel mit Retardwirkung
- UAW: Schläfrigkeit, Somnolenz, Müdigkeit, Mundtrockenheit, Benommenheit, Schwindel, Bradykardie, Hypotonie, Schlafstörungen
- **Vorsicht:** Tizanidin nicht einsetzen bei stark eingeschränkter Leberfunktion und bei gleichzeitigem Verabreichen von CYP-Inhibitoren *(Fluvoxamin und Ciprofloxacin).*

Dantrolen

- Beispiele: *Dantamacrin®, Dantrolen i. v.®*
- Wirkung: muskelrelaxierend, peripher und direkt am Muskel wirksam; Hemmung der Kalziumfreisetzung am Muskel, reduziert die erhöhte Muskelspannung
- Indikation: Behandlung spastischer Syndrome mit erhöhter Muskelspannung unterschiedlicher Ursache; maligne Hypertonie
- Applikationsform: Kapsel, Injektionslösung
- UAW: Müdigkeit, Schwächegefühl, Unwohlsein, Schwindel, Benommenheit, Durchfall, Kopfschmerzen, Krampfanfälle, Sprachstörungen, Übelkeit, Erbrechen, Bauchkrämpfe, akneähnliche Hauterscheinungen
- **Vorsicht:** Keine Einnahme während Schwangerschaft, Leberfunktionsstörungen oder schweren Herzmuskelschäden; Wechselwirkung bei gleichzeitiger Einnahme von Östrogenpräparaten wegen Risikos von Leberschädigungen.

Intrathekale Baclofen-Pumpe (ITB-Therapie)

Eine **Indikation** zur intrathekalen *(im Liquorraum)* **Baclofen-Therapie** ergibt sich erst nach erfolgloser oraler Baclofen-Behandlung bei Betroffenen mit ausgeprägter chronischer Spastizität aufgrund zerebraler oder spinaler Ursache. Durch die **Implantation einer Pumpe** verbessert sich die Spastizität, die Schmerzen lassen nach und die Lebensqualität steigt. Während eines chirurgischen Eingriffs unter Voll- oder Teilnarkose implantiert die Ärztin oder der Arzt eine Pumpe in den Unterbauch in eine subkutane Tasche (➤ Abb. 22.2). Er verbindet einen dünnen Katheter im Liquorraum mit der Pumpe, die stetig den Wirkstoff Baclofen abgibt. Vor einem dauerhaften Einsatz findet eine Testung der genauen Dosis über ein externes Pumpensystem unter engmaschiger Vitalparameterkontrolle statt. Insgesamt ist die intrathekale Dosismenge wesentlich geringer als bei oraler Applikation. Eine ITB-Therapie erfordert eine Aufnahme des Betroffenen in ein Langzeit-Versorgungsprogramm, um evtl. Komplikationen sicher

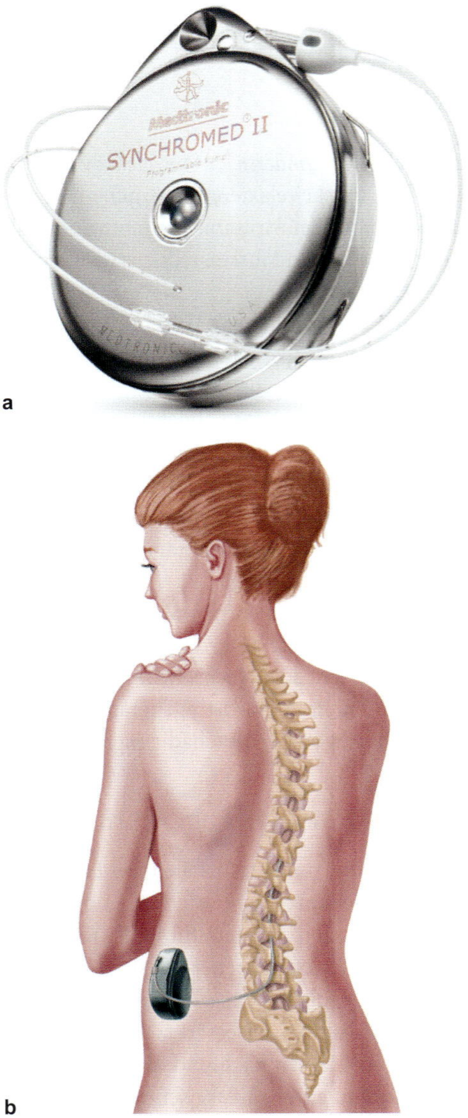

a

b

Abb. 22.2 ITB-Therapie. [U244]
a) Baclofen-Pumpe.
a) Implantierte Baclofen-Pumpe

22

managen zu können und eine optimale Einstellung sicherzustellen. [6]

Mögliche Komplikationen sind:

- Katheterdislokation bzw. -diskonnektion
- Infektion an der Pumpentasche
- Infektion an der Katheterspitze
- Über- oder Unterdosierungen aufgrund Fehleinstellungen der Pumpe
- Akuter Baclofen-Entzug, z. B. durch Fehlfunktion des Katheters, Pumpendefekt.

VORSICHT

Symptome bei Über- bzw. Unterdosierung

Symptome bei Überdosierung (langsam oder plötzlich): Ausgeprägte Muskelhypotonie, Schläfrigkeit, Benommenheit, Schwindel, Bewusstseinseintrübung, Krampfanfälle, Hypothermie, Übelkeit, Erbrechen, Blutdruckabfall.
Bei starker Überdosierung: Atemdepression, Atemstillstand, Koma.
Symptome bei Unterdosierung/Arzneientzug: Verstärkte Spastik, Bewusstseinsstörungen, Delir, Krampfanfall, Kreislaufinstabilität, sepsisähnliche Symptome, Juckreiz, Hyperthermie/Hypothermie. [6]

Arzneimittel bei Epilepsie

Epilepsie ➤ 17.9

„*Ein epileptischer Anfall ist ein vorübergehendes Auftreten von Anzeichen und/oder Symptomen aufgrund einer pathologisch exzessiven oder synchronen neuronalen Aktivität im Gehirn*" [7]. Die Dauer eines Anfalls reicht von wenigen Sek. bis ca. 2 Min. Die Ursachen einer **Epilepsie** sind sehr zahlreich. Neben genetischen Veranlagungen können viele erworbene, entzündliche oder traumatologische Schädigungen des Gehirns verantwortlich sein oder die Ursache ist gänzlich unbekannt.

Die medikamentöse Behandlung mit **Antikonvulsiva** *(„Anfallsblocker")* ist ein elementarer Bestandteil der Gesamttherapie einer Epilepsie. Sie sollen die Krampfschwelle des Gehirns so erhöhen, ohne dessen Funktion zu beeinträchtigen. Die medikamentöse Behandlung der Epilepsie ist als symptomatische Therapie zu betrachten. [7]

Carbamazepin

- Beispiele: *Tegretal®*, *Carbamazepin Aristo®*, *Timonil®*, *Carbadura®*
- Wirkung: antiepileptisch, analgetisch (bei Trigeminus-Neuralgie, diabetische Neuropathie); Modulation von Natriumkanälen in den Nervenzellen, reduziert die Fortleitung konvulsiver Entladungen

- Indikation: Monotherapie, fokale Anfälle
- Dosierung: Maximaldosis 1600 mg/Tag
- Applikationsform: Tablette, Retardtablette, Zäpfchen, Suspension, Sirup
- UAW: Kopfschmerzen, Schwindel, Übelkeit, Sehstörungen, Benommenheit, Müdigkeit, Schläfrigkeit, Somnolenz, Gangstörungen, Verwirrtheit, Unruhe, Ödeme, Gelenkschmerzen, allergische Hautausschläge, Erbrechen, Appetitlosigkeit, Hyponatriämie, Leukopenie
- **Vorsicht:** Anfallsverstärkung bei Betroffenen mit Absencen bzw. gemischten Epilepsieformen möglich; gleichzeitige Anwendung von MAO-Hemmern wird nicht empfohlen; Wechselwirkung bzw. Wirkungseinschränkung möglich bei Einnahme von Kontrazeptiva, Gerinnungshemmern, Cortison, Vitamin D, Antiarrhythmika, Digitalispräparaten, Theophyllin.

Lamotrigin

- Beispiele: *Lamictal®*, *Lamotrigin acis®*, *Lamotrigin-1A Pharma®*
- Wirkung: antiepileptisch, stimmungsstabilisierend; Blockierung von Natriumkanälen in den Nervenzellen, verhindert Freisetzung der Neurotransmitter Aspartat und Glutamat
- Indikation: Monotherapie, fokale Anfälle, idiopathische generalisierte Epilepsie
- Dosierung: Maximaldosis 600 mg/Tag
- Applikationsform: Tabletten zur Herstellung einer Suspension
- UAW: Kopfschmerzen, Übelkeit, Erbrechen, Doppelbilder, Nystagmus *(unkontrollierbare Augenbewegungen)*, Tremor, Ataxie (➤ 17.2.4), Depression, Schlaflosigkeit, allergische Hautausschläge, Schwindel, Benommenheit, Ruhelosigkeit, Mundtrockenheit
- **Vorsicht:** Wechselwirkung bzw. Wirkungseinschränkung möglich bei Einnahme von Kontrazeptiva; Vorsicht bei Betroffenen mit Niereninsuffizienz.

Levetiracetam

- Beispiele: *Keppra®*, *Levetiracetam-1A Pharma®*
- Wirkung: antiepileptisch
- Indikation: Monotherapie, Zusatztherapie, fokale Anfälle, idiopathische generalisierte Epilepsie
- Dosierung: Maximaldosis 4 000 mg/Tag
- Applikationsform: Filmtablette, Lösung, Injektionslösung
- UAW: Somnolenz, Schwindel, Schwäche, Müdigkeit, Verhaltensauffälligkeiten, Kopfschmerzen, Seh- und Sprachstörungen, Appetitlosigkeit, Übelkeit, Erbrechen, Husten, Verdauungsbeschwerden, Nervosität, Aggression, Hautausschläge, Muskelschmerzen
- **Vorsicht:** Levetiracetam bei Nierenfunktionsstörungen und Schwangerschaft nicht verabreichen.

Topiramat

- Beispiele: *Topamax®*, *Topiramat dura®*
- Wirkung: antiepileptisch, neuroprotektiv, appetithemmend; Hemmung der Natriumkanäle in den Nervenzellen, Beeinflussung der chemischen Reizleitung
- Indikation: Monotherapie, fokale Anfälle, idiopathische generalisierte Epilepsie, Migräneprophylaxe
- Dosierung: Maximaldosis 400 mg/Tag
- Applikationsform: Tablette, Kapsel
- UAW: Schwindel, Schläfrigkeit, Müdigkeit, Kopfschmerzen, Tremor, Gangunsicherheit, Verwirrtheit, Halluzinationen, Nierensteinbildung, Konzentrationsschwäche, psychomotorische Verlangsamung, Parästhesien an Armen und Beinen, Gewichtsabnahme, Schlafstörungen, Nystagmus
- **Vorsicht:** bei Betroffenen mit Leberstörungen; Wechselwirkungen mit Kontrazeptiva, Lithium, Risperdon, Valproinsäure; keine gleichzeitige Einnahme mit Arzneimitteln, die Nierensteine begünstigen.

Valproinsäure

- Beispiele: *Ergenyl®*, *Valpro beta®*, *Orfiril®*, *Convulex®*, *Valproat Aristo®*, *u. a.*
- Wirkung: antiepileptisch, stimmungsaufhellend; Hemmung der Natrium- und Kalziumkanäle in den Nervenzellen, Beeinflussung der chemischen Reizleitung
- Indikation: Monotherapie, fokale Anfälle, idiopathische generalisierte Epilepsie

- Dosierung: Maximaldosis 2 000 mg/Tag
- Applikationsform: Tablette, Kapsel, Sirup, Lösung, Injektionslösung
- UAW: Tremor, Schwindel, Müdigkeit, Übelkeit, Erbrechen, Unruhe, Leberkoma, Haarausfall, Gewichtszunahme, Herzrhythmusstörungen, Kopfschmerzen, Benommenheit, Juckreiz, Hautauschläge, Hypersalivation, Magenschmerzen, Diarrhö, Akkommodationsstörungen, Blutbildveränderungen, Insulinanstieg im Blut, Teratogenität *(Fehlbildungen beim Embryo)*
- **Vorsicht:** bei Betroffenen mit Leber-, Nieren- und Pankreasfunktionsstörungen; streng indizierte Gabe bei weiblichen Jugendlichen oder Frauen im gebärfähigen Alter aufgrund des teratogenen Potenzials.

WICHTIG

Beobachtung und Dosierung bei Antikonvulsivagabe

Die Aufgabe der Pflegenden bei der Verabreichung von Antikonvulsiva umfasst die sorgfältige Beobachtung der Person und die Dokumentation der möglichen unerwünschten Arzneimittelwirkungen: Müdigkeit, Benommenheit, Schläfrigkeit, Schwindel, Hautreaktionen, Schwäche, Sehstörungen, Kopfschmerzen, Verwirrtheit oder Unruhe.

Antikonvulsiva müssen langsam ein- und ausgeschlichen werden. Das Medikament darf nicht abrupt abgesetzt oder eigenständig in der Dosierung verändert werden.

LITERATURVERZEICHNIS

[1] Deutsche Gesellschaft für Hals-, Nasen-, Ohrenheilkunde, Kopf- und Halschirurgie: S2k-Leitlinie Hypersalivation. Stand 2018. Aus: www.awmf.org/uploads/tx_szleitlinien/017-075l_S2k_Hypersalivation_2018-11.pdf (letzter Zugriff 7.6.2024).

[2] Andersen P.M. et al.: EFNS guidelines on the clinical management of amyotrophic lateral sclerosis (MALS). revised report of an EFNS task force. In: European Journal of Neurology. 2012; 19 (3). S. 360–375. DOI: 10.1111/j.1468–1331.2011.03501.x

[3] Raja S. et al.: The revised International Association for the Study of Pain definition of pain: concepts, challenges, and compromises. In: PAIN 2020, 161(9). S.1976–1982.

[4] Bundesärztekammer, Kassenärztliche Bundesvereinigung, Arbeitsgemeinschaft der Wissenschaftlichen Medizinischen Fachgesellschaften: Nationale Versorgungsleitlinie COPD. Teilpublikation der Langfassung. Stand 2021, 2. A., Vers.1, AWMF-Register-Nr. nvl-003. Aus: https://register.awmf.org/de/leitlinien/detail/nvl-003 (letzter Zugriff: 9.6.2024).

[5] Deutsche Atemwegsliga e.V.: Richtig inhalieren. Aus: www.atemwegsliga.de/richtig-inhalieren.html (letzter Zugriff: 30.7.2025).

[6] Deutsche Gesellschaft für Neurologie: Leitlinien für Diagnostik und Therapien in der Neurologie, Therapie des spastischen Syndroms. Stand 2021. Aus: https://register.awmf.org/assets/guidelines/030-078l_S2k_Therapie_spastisches_Syndrom_2019-06-verlaengert.pdf (letzter Zugriff: 9.6.2024).

[7] Deutsche Gesellschaft für Neurologie: Leitlinien Erster epileptischer Anfall und Epilepsien im Erwachsenenalter. Stand 2023. Aus: www.awmf.org/service/awmf-aktuell/erster-epileptischer-anfall-und-epilepsien-im-erwachsenenalter (letzter Zugriff: 9.6.2024).

WEITERFÜHRENDE LITERATUR

Deutsche Gesellschaft für Neurologie (DGN): Diverse Leitlinien. https://dgn.org/leitlinien (letzter Zugriff: 9.6.2024).

Deutsche Gesellschaft für Pneumologie und Beatmungsmedizin (DGP): www.pneumologie.de/dgp/ (letzter Zugriff: 09.06.2024).

Deutsche Schmerzgesellschaft e.V.: www.schmerzgesellschaft.de/ (letzter Zugriff: 9.6.2024).

Deutsches Netzwerk für Qualitätsentwicklung in der Pflege (DNQP): Expertenstandard Schmerzmanagement in der Pflege. Aktualisierung 2020. Osnabrück: Schriftreihe DNQP, 2020.

Fidrich A. & Römer H. Arzneistoffliste kompakt. München: Elsevier, 2021.

Jelinek A. Aufbauwissen PFLEGE Arzneimittellehre. 2. A. München: Elsevier, 2025.

Plötz H. Kleine Arzneimittellehre für Fachberufe im Gesundheitswesen. 7. A. Berlin Heidelberg: Springer, 2017.

KAPITEL

23 Notfälle

Thorsten Münch (23.1), Christine Keller (23.2), Manfred Vavrinek (23.2)

Es gibt keine 100-prozentige Sicherheit im Leben. Dieser Satz soll deutlich machen, dass trotz sorgfältigster Überlegungen, Vorkehrungen, Notfallplänen, Ausbildungen usw. nicht alles auszuschließen ist. Außergewöhnliche Situationen, Abweichungen vom Normalen und **Notfälle** gehören auch oder gerade für Menschen in der außerklinischen Intensivpflege zum Leben dazu. Dennoch können Pflegefachpersonen durch geeignete Maßnahmen Notfallsituationen bestmöglich abwenden bzw. sicher managen.

23.1 Medizinische Notfälle

DEFINITION

Medizinischer Notfall: Akut lebensbedrohlicher Zustand, bei dem eine oder mehrere Vitalfunktionen gestört sind bzw. eine solche Störung unmittelbar droht. Die meist unvermittelt auftretenden Situationen machen ein unverzügliches ärztliches bzw. therapeutisches Handeln notwendig. [1]

23.1.1 Medizinische Notfälle allgemein

Ein verzögerungsfreies und richtiges Handeln kann in vielen Situationen den Menschen vor gesundheitlichem Schaden schützen und sein Leben retten. Dafür müssen im Vorfeld mögliche Gefahren erkannt, bestmöglich abgewendet und Handlungen im Notfall festgelegt werden. In der tatsächlichen **Notsituation** können Pflegefachpersonen so, ohne zeitliche Verzögerung durch zu langes Überlegen, sofort die **richtigen Maßnahmen in der optimalen Reihenfolge** abarbeiten.

Deshalb:

- Mögliche Notfallsituationen in jeder individuellen Situation der Person identifizieren, im Team durchsprechen und richtiges Verhalten festlegen
- Maßnahmen im Team praktisch üben
- Notfallequipment in einwandfreiem Zustand griffbereit in der Nähe der Person lagern
- Mögliche Notfallsituationen und die daraus folgenden Maßnahmen mit den vor Ort wohnenden Angehörigen besprechen, diese ggf. zum richtigen Handeln anleiten. Dadurch können in einer realen Notsituation Angst oder Stress reduziert werden. Außerdem können Angehörige in einer Extremsituation die Pflegefachperson effektiv unterstützen, z. B. durch das Anreichen von Notfallequipment, Absetzen des Notrufs oder durch Mithilfe bei der Reanimation
- Nach jeder Notfallsituation zeitnah ein Debriefing mit allen Beteiligten abhalten, um vorhandene Notfallpläne in ihrer Richtigkeit zu bestätigen bzw. Schwachpunkte zu analysieren und zu verbessern.

23.1.2 Herz-Kreislauf-Stillstand

DEFINITION

Herz-Kreislauf-Stillstand: Ausfall/Stillstand der Herzfunktion, der zum Stillstand des Kreislaufs und damit zur Pulslosigkeit führt. Bereits nach wenigen Minuten drohen Organschäden, besonders irreversible Schäden am Gehirn. Ein Herz-Kreislauf-Stillstand zieht unmittelbar den Ausfall von Bewusstsein und Atmung nach sich. Deshalb ist bei Bewusstlosigkeit und fehlender Atmung auf einen Herz-Kreislauf-Stillstand zu schließen.

Jedes Jahr werden in Deutschland ca. 60 000 Personen außerhalb einer Klinik reanimiert. Entscheidend für ein positives Outcome der Reanimation sind das schnelle und sichere Erkennen eines Herz-Kreislauf-Stillstands sowie ein unverzügliches Beginnen mit Reanimationsmaßnahmen. Alle 5 Jahre veröffentlicht der **European Resuscitation Council** *(ERC)* Richtlinien zur kardiopulmonalen Reanimation [2]. Die folgenden Empfehlungen entsprechen den Richtlinien vom März 2021 sowie den Empfehlungen der *Bundesärztekammer* und dem *Deutschen Rat zur Wiederbelebung.*

Prüfung des Bewusstseins

Zur **Prüfung des Bewusstseins** betroffene Person an den Schultern anfassen, leicht rütteln und mit lauter und klarer Stimme ansprechen („Alles in Ordnung“). Es ist nicht notwendig einen Schmerzreiz zu setzen. Erfolgt keine Reaktion auf die Ansprache und das Rütteln, ist von einer Bewusstlosigkeit auszugehen.

Prüfung der Atmung

Sofort nach dem Feststellen der Bewusstlosigkeit erfolgt die **Prüfung der Atmung.** Die betroffene Person dazu auf dem Rücken lagern. Kopf vorsichtig mit zwei Händen nach hinten reklinieren *(nackenwärts beugen)* und gleichzeitig mit dem Esmarch-Handgriff den Unterkiefer nach vorne schieben (➤ Abb. 23.1). Mit dieser Maßnahme werden die Atemwege durch eine erschlaffte Muskulatur oder zurückgefallene Zunge freigemacht. In dieser Position überprüfen, ob

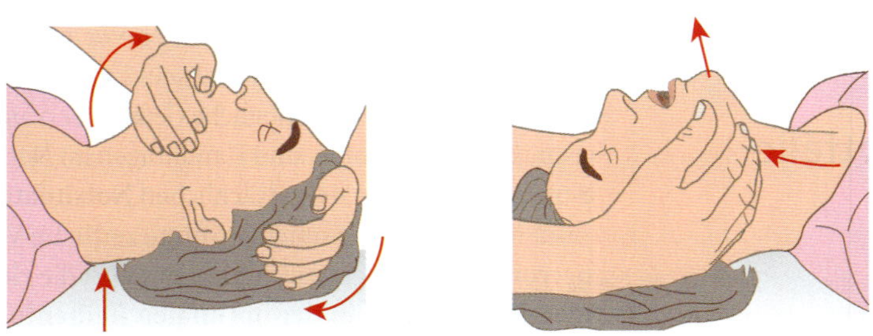

a b

Abb. 23.1 Zur Überprüfung der Atmung.
Links: Kopf mit beiden Händen nackenwärts beugen. [L138]
Rechts: mit beiden Händen den Unterkiefer fassen und nach vorne schieben *(Esmarch-Handgriff).* [L234]

Atmung durch Hören *(Atemgeräusche)* und Fühlen *(Luftbewegung an der Wange)* feststellbar ist. Gleichzeitig auf Bauch und Brust des Betroffenen schauen, um Ein- und Ausatembewegungen zu erkennen. Diese Kontrolle darf nicht länger als 10 Sekunden in Anspruch nehmen. Ist in dieser Zeit keine normale Atmung festzustellen, ist von einem Atemstillstand auszugehen. Übrigens: Schnappatmung wird in diesem Fall mit Atemstillstand gleichgesetzt. [1]

VORSICHT

Herz-Kreislauf-Stillstand bei beatmeten Menschen

Bei ihnen ist ein Herz-Kreislauf-Stillstand nicht über das Fehlen der Atmung festzustellen. Hier wird **nicht** nach dem Schema **„Bewusstlos + Atemstillstand = Reanimation"** verfahren. Bei diesen Menschen ist der Herz-Kreislauf-Stillstand über die Pulslosigkeit zu ermitteln. Die Kontrolle des Pulses an einer zentralen Arterie durchführen, entweder an der A. carotis am Hals oder alternativ an der A. femoralis in der Leiste. Pflegefachpersonen sollen diese Pulskontrolle üben und beherrschen.

WICHTIG

Bewusstlose Menschen

Wird bei einem bewusstlosen Menschen ohne gesicherten Atemweg mit einer geblockten Trachealkanüle eine normale Atmung festgestellt, ist dieser zur Sicherung seiner Atemwege sowie zum Aspirationsschutz immer in die stabile Seitenlage (➤ Abb. 23.2) zu drehen.

Prüfung der Herz-Kreislauf-Funktion

Bei einer bewusstlosen Person mit Atemstillstand erfolgt **keine** weitere **Prüfung der Herz-Kreislauf-Funktion** anhand einer Pulskontrolle. Ausnahme: beatmeter Menschen.

WICHTIG

Atemstillstand = Reanimation

Die Feststellung eines Atemstillstands bei einer leblosen Person bedeutet Reanimation!

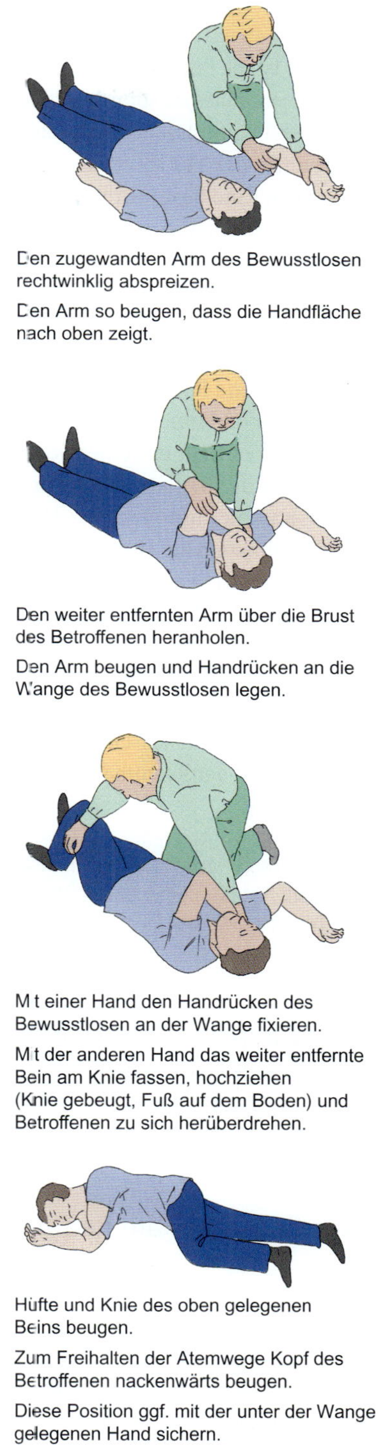

Abb. 23.2 Lagerung eines bewusstlosen Menschen mit ausreichender Atmung und Herz-Kreislauf-Funktion in stabiler Seitenlage [L190]

Notruf

- **Erwachsener:** Ist die Pflegefachperson alleine beim Betroffenen, muss sie sofort, nachdem sie den Ausfall der Vitalfunktionen festgestellt hat, den **Notruf unter der 112** absetzen.
- **Kind:** Bei einem Kind beatmet die Pflegefachperson nach dem Feststellen eines Herz-Kreislauf-Stillstands zuerst 5-mal hintereinander. Danach erfolgt sofort wieder eine Atmungskontrolle. Besteht weiterhin ein Atemstillstand, muss sie die Reanimation einleiten. Nach ca. 1 Min. erfolgt der Notruf. Anschließend Reanimation fortsetzen.

Diese Unterschiede erklären sich so: Bei einem erwachsenen Menschen liegt mit einer hohen Wahrscheinlichkeit ein defibrillationswürdiger Herzrhythmus, z. B. Kammerflimmern, vor. Hier kommt es neben der Reanimation auf eine zeitnahe Defibrillation an, um den Menschen erfolgreich reanimieren zu können. Bei einem Kind oder Säugling liegt der Reanimation sehr häufig eine Asystolie zugrunde, ein Herzrhythmus, der nicht defibrilliert werden muss. Daneben ist die Sauerstoffsättigung im Blut und in den Zellen im Vergleich zum Erwachsenen meist geringer, was sofortigen Beginn der Reanimation rechtfertigt.

WICHTIG

Durch Nutzen der Lautsprecherfunktion am Mobiltelefon kann parallel zum Notruf mit den ersten Reanimationsmaßnahmen begonnen werden.

WICHTIG

Vorgehen bei zwei anwesenden Personen

Sind zwei oder mehr Personen anwesend, wird parallel zum sofortigen Reanimationsbeginn, ohne Zeitverlust der Notruf abgesetzt.

23.1.3 Kardiopulmonale Reanimation

DEFINITION

Kardiopulmonale Reanimation *(engl. Cardiopulmonary Resuscitation, CRP, Herz-Lungen-Wiederbelebung):* Maßnahmen zur Wiederbelebung eines Betroffenen mit Atem- und Herz-Kreislauf-Stillstand. Sie beginnt unmittelbar nach Feststellung eines bewusstlosen Menschen, der keine Spontanatmung hat. [1]

Herzdruckmassage

Das Vorgehen bei der **Herzdruckmassage** *(Thoraxkompression)* ist durch die **ERC-Leitlinien** zur **kardiopulmonalen Reanimation** festgelegt [2]:

- Person flach auf eine harte Unterlage lagern, z. B. Fußboden, Unterlegen des Reanimationsbretts, Ziehen der CRP-Lasche bei einer Wechseldruckmatratze. Eine Reanimation auf weichem Untergrund ist ineffektiv, da es so statt zu einer wirkungsvollen Kompression des Thoraxes nur zu einem Drücken des Oberkörpers in den weichen Untergrund kommt.
- Sich selbst seitlich auf Brustkorbhöhe neben den Betroffenen knien oder stellen, Oberkörper des Betroffenen entblößen.
- **Druckpunkt** für die Kompression aufsuchen. Dieser befindet sich mittig vom Thorax (untere Hälfte des Sternums/*Brustbeins).* Untersuchungen belegen, dass der Druck in diesem Bereich für die hämodynamische Wirkung am effektivsten ist.

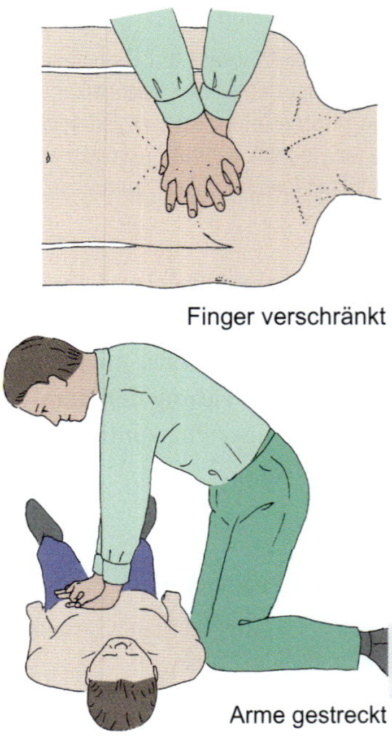

Abb. 23.3 Herzdruckmassage. [L190]
Oben: Korrekte Position der Hände.
Unten: Herzdruckmassage mit gestreckten Armen, senkrecht über dem Brustkorb des Betroffenen.

- Handballen der einen Hand auflegen, Handballen der zweiten Hand zur Druckunterstützung auf die erste Hand auflegen und Finger verschränken (➤ Abb. 23.3). Der Druck auf das Sternum erfolgt nur über den Handballen.
- Herzdruckmassage beginnen. Der senkrechte Druck nach unten wird am besten gewährleistet, wenn sich die Schultern der Pflegefachperson direkt über dem Sternum der Person befinden (➤ Abb. 23.3), die Drucktiefe beträgt 5–6 cm. Durch die Kompression auf das Sternum werden das Herz und große Blutgefäße komprimiert und es kommt zum Blutfluss Richtung Aorta und Lungenarterien. Nach jeder Kompression den Druck wieder vollkommen lockern, damit sich das Herz wieder mit Blut füllen kann. Rhythmus:
  - 30 Kompressionen
  - 2 Beatmungen
  - 30 Kompressionen.

WICHTIG

Richtiges Verhältnis Kompression und Beatmung

Pro Minute 100–120 Kompressionen verabreichen, also etwa 2 pro Sekunde. Durch die Beatmungspausen ergibt sich eine effektive Frequenz von 80 Kompressionen pro Minute.
In der Kompressionsphase des Brustkorbs fließt kein Blut und somit kein Sauerstoff Richtung Koronararterien. Der Herzmuskel wird wieder während der „Entlastungsphase" des Brustkorbs durchblutet. Gleichzeitig erfolgt die Herzfüllung durch den thorakalen Sog. Aus diesem Grund ist die Entlastung des Brustkorbes genauso korrekt auszuführen wie die Kompression. [2]

Den **Wechsel von 30 Kompressionen und 2 Beatmungen** ohne eine weitere Kontrolle der Vitalzeichen so lange durchführen, bis eindeutige Lebenszeichen an der Person erkennbar sind oder das alarmierte Rettungsteam die Reanimation weiterführt. Sind mehrere Helfer bei der Reanimation vor Ort, ist es sinnvoll, alle 2 Minuten den Helfer abzulösen, der die Thoraxkompression durchführt. Statistiken belegen, dass dieser schnell ermüdet und die Qualität der Kompression schleichend nachlässt.

WICHTIG

Unterstützung bei der Reanimation

Seit den ERC-Leitlinien vom Oktober 2010 sind die Rettungsleitstellen unter der Notrufnummer 112 aufgefordert, den Ersthelfer bei Bedarf durch eine sog. **Telefonreanimation** zu unterstützen Diese Unterstützung durch einen Leitstellenmitarbeiter heben die neuen ERC-Leitlinien von 2025 noch einmal explizit hervor. Dies bedeutet, dass auch eine ausgebildete Pflegefachperson in dieser extremen Notfallsituation durch die Kontrolle der Vitalzeichen geleitet und zur Basisreanimation telefonisch angeleitet werden kann, wenn dies erforderlich ist. [2]

Beatmung unter Reanimation

Beatmungsbeutel mit Maske

In der außerklinischen Intensivpflege gehört zum Notfallequipment ein **Beatmungsbeutel mit Maske,** mit dem die Atemspende durchgeführt wird. Die Beatmungsmaske von der Nasenwurzel aus in Richtung Kinn auf das Gesicht der Person legen. Mit dem C-Griff von Daumen und Zeigefinger die Maske nach unten drücken. Gleichzeitig ziehen die restlichen Finger den Unterkiefer nach vorne, während der Kopf nach hinten gebeugt wird (➤ Abb. 23.4). Den Beatmungsbeutel zusammendrücken. Die Inspirationsphase soll ca. 1–1,5 Sekunden dauern. Anhand der sichtbaren Thoraxhebung ist eine ausreichende Belüftung der Lunge zu erkennen. Bei einem Menschen mit ca. 80 kg KG sind das ca. 500–600 ml Atemhubvolumen. Dies entspricht ungefähr 6–7 ml Luft pro kg KG. Sobald sich der Beatmungsbeutel erneut gefüllt hat, erfolgt der zweite Beatmungshub. [1]

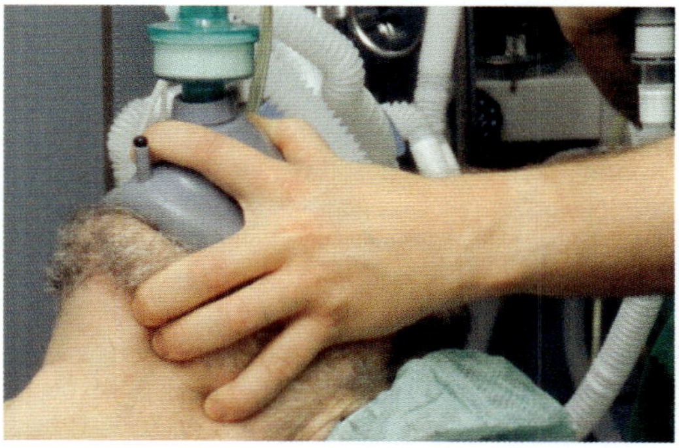

Abb. 23.4 Beatmung mittels Beatmungsbeutel und Maske, die mit dem C-Griff über dem Gesicht fixiert wird, der Kopf ist überstreckt, damit der Atemweg frei ist. [K115]

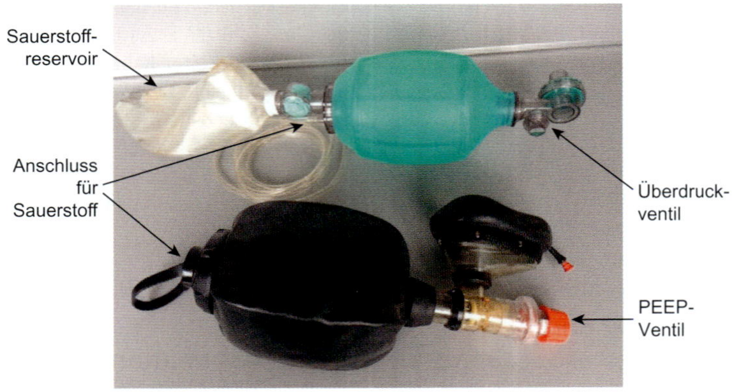

Abb. 23.5 Beatmungsbeutel. [M845]
Oben: Beatmungsbeutel mit Sauerstoffreservoir und Überdruckventil, die Tubusverlängerung für die Beatmung über eine Trachealkanüle fehlt (➤ Abb. 15.23).
Unten: Beatmungsbeutel mit PEEP-Ventil und Mund-Nasen-Maske. Über das PEEP-Ventil kann ein positiver endexspiratorischer Druck (➤ 12.4.5) eingestellt werden.

WICHTIG

Größe des Beatmungsbeutels

Die Größe des Beatmungsbeutels muss auf die Person abgestimmt sein. Die meisten Hersteller bieten sie in drei Größen an: Säugling, Kind, Erwachsener. Die Einteilung erfolgt in Lebensjahren oder in kg KG.
Anhaltspunkt für die korrekte Beutelkomprimierung ist die sichtbare Thoraxhebung.

Während der Reanimation ist eine maximale Oxygenierung der Person für einen positiven Outcome entscheidend. Deshalb schnellstmöglich zusätzlich **Sauerstoff** über den Beatmungsbeutel verabreichen. **Tipp:** Der Einsatz eines Beatmungsbeutels mit Reservoirbeutel (➤ Abb. 23.5) optimiert die Sauerstoffkonzentration der Beatmungsluft. Der Beutel speichert Sauerstoff, den die Person mit der Beatmung zusätzlich zu dem Sauerstoff, der über die Sauerstoffleitung strömt, erhält (➤ Tab. 23.1).

VORSICHT

Zu hohen Beatmungsdruck vermeiden!

Durch zu schnelles Ausdrücken des Beatmungsbeutels werden hohe Beatmungsdrücke erreicht. Dabei kann auch Luft über den Ösophagus in den Magen gelangen und die Wahrscheinlichkeit eines Refluxes mit Aspiration von Mageninhalt erhöhen. Deshalb soll jede Inspirationsphase mindestens 1–1,5 Sekunden dauern, damit soll eine patientenschonende Beatmung erreicht werden. Viele Beatmungsbeutel sind aus diesem Grund mit einem Überdruckventil ausgestattet (➤ Abb. 23.5). Bei der täglichen Kontrolle ist darauf zu achten, dass dieses Ventil auch geöffnet ist.

Tab. 23.1 Beatmungsmethode und erreichbare Sauerstoffkonzentration in der Beatmungsluft [4]

Beatmungsmethode	Sauerstoffkonzentration in der Beatmungsluft
Mund-zu-Nase(-Mund)-Beatmung	ca. 17 % O_2
Beutelbeatmung	ca. 21 % O_2
Beutelbeatmung mit ca. 10 l O_2	ca. 35 % O_2
Beutelbeatmung mit ca. 10 l O_2 und Reservoirbeutel	ca. 70 % O_2

WICHTIG

Kompression im Wechsel mit Beatmung

Während der Reanimation die Thoraxkompressionen für 2 Beatmungen unterbrechen. Sobald sich der Beatmungsbeutel nach dem ersten Beatmungshub gefüllt hat, erfolgt der zweite Beatmungshub. Dies soll im Schnitt nicht länger als 10 Sekunden dauern. Dann erfolgen wieder 30 Kompressionen.

Menschen mit Trachealkanüle ohne Beatmung

Menschen mit Trachealkanüle ohne Beatmung über die Kanüle mit dem Beatmungsbeutel beatmen. Voraussetzung ist, dass die Kanüle geblockt ist bzw. geblockt werden kann, um eine effektive Beatmung zu ermöglichen. Von Vorteil für diese Form der Beatmung ist eine Tubusverlängerung *(Gänsegurgel)*, die die Handhabung einfacher macht und die Gefahr einer Dekanülierung verringert (➤ Abb. 12.2). Auch

23

hier erfolgt die Reanimation im Verhältnis 30 Kompressionen zu 2 Beatmungen.

Menschen ohne blockbare Trachealkanüle mit dem Beatmungsbeutel und Maske über Mund und Nase beatmen. Um den Luftfluss Richtung Lunge zu gewährleisten, immer den Bereich um die Trachealkanüle mit einer Kompresse und Pflaster abdichten. Ist die Pflegefachperson in der Reanimationssituation alleine und das Abdichten zeitnah nicht möglich, ist in dieser Ausnahmesituation eine Reanimation nur mit Thoraxkompression ohne Beatmung legitim.

Menschen mit Trachealkanüle und Beatmung

Befindet sich der reanimationspflichtige Mensch an einer Beatmungsmaschine und hat er eine geblockte (bzw. blockbare) aspirationssichere Trachealkanüle, kann die Thoraxkompression laut den ERC-Leitlinien ohne Unterbrechung für die Beatmung kontinuierlich mit 100–120 Kompressionen pro Minute durchgeführt werden. Ist eine ausreichende Ventilation, z. B. aufgrund des Beatmungsmodus (CPAP, PSV ohne Backup-Modus), nicht zu gewährleisten, ist die Beatmung mit einem Beatmungsbeutel durchzuführen.

WICHTIG

Reanimation und Feststellen des Todes

Die Feststellung des Todes kann nur durch eine Ärztin oder einen Arzt erfolgen. Stellt die Pflegefachperson den Ausfall der Vitalfunktionen fest, muss sie ohne zeitliche Verzögerung mit der Reanimation beginnen. Ausnahmen ergeben sich durch eine Patientenverfügung (➤ 3.7).
Während der Reanimation keine Vitalzeichenkontrolle!
Eine Beendigung der Reanimation erfolgt nur
- Bei sicherem Erkennen von Lebenszeichen, wie z. B. Husten oder Bewegungen
- Auf Anweisung einer Ärztin oder eines Arztes, wenn dieser den Tod festgestellt hat.

Sollte sich die Pflegefachperson für eine Reanimation von 30:2 beim beatmeten Menschen mit Beatmungsbeutel entscheiden, darf sie das Beatmungsgerät nicht abschalten. Das ist immer eine ärztliche Maßnahme.
Sollte es während der Reanimation zu einem technischen Problem kommen, darf die Reanimation nicht länger als 10 Sekunden zur Problembewältigung unterbrochen werden. Notfalls in einer solchen Situation auf die Basisreanimation mit ausschließlicher Thoraxkompression zurückgreifen.

Defibrillation

Herzdruckmassage und Beatmung können nur Erfolg haben, wenn das Herz der Person möglichst rasch wieder selbst tätig wird. Das gelingt nicht immer durch die Herzdruckmassage.

Bei Menschen mit **Kammerflimmern** oder **pulsloser ventrikulärer Tachykardie** findet kein (ausreichender) Blutauswurf statt und kommt damit einem Herz-Kreislauf-Stillstand gleich. Sie können am effektivsten durch einen Stromstoß von außen **(Defibrillation)** unterbrochen werden. Im Idealfall übernimmt der Sinusknoten dann wieder die Führung.

Zwei Möglichkeiten stehen zur Verfügung:
- Ältere manuelle Defibrillatoren, bei denen die Stromstärke vom Benutzer eingestellt und der Stromstoß vom Benutzer ausgelöst wird
- Automatisierte externe Defibrillatoren *(AED,* ➤ Abb. 23.6*)* mit Bild- oder Sprachanweisung und programmierten Diagnoseprogrammen.

Die Übertragung des Stromstoßes geschieht über aufgeklebte Elektroden oder in der Hand gehaltenen Paddels.

WICHTIG

EKG und Defibrillator

Schnellstmöglich sollte von der Notärztin bzw. vom Notarzt oder Rettungsdienst ein EKG abgeleitet werden. Alternativ erkennt ein automatisierter externer Defibrillator *(AED)*, ob ein defibrillationsfähiger Herzstillstand vorliegt. Im Rahmen einer Reanimation sollte schnellstmöglich ein Defibrillator zur Verfügung stehen.

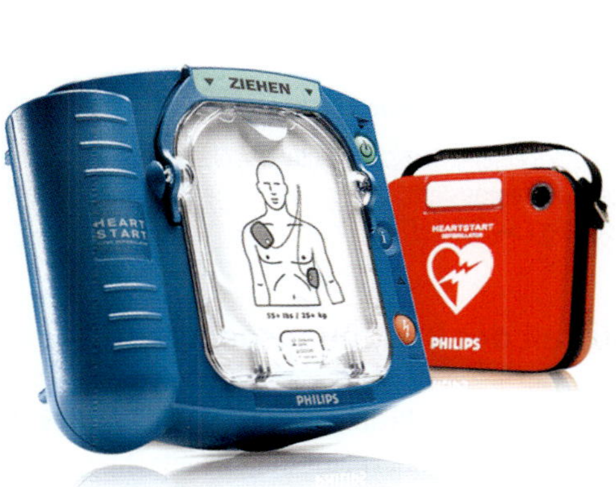

Abb. 23.6 Automatisierter externer Defibrillator *(AED)* [V148]

Durchführung mit AED

- Klebeelektroden unterhalb des rechten Schlüsselbeins und unterhalb der linken Brustwarze seitlich nach links versetzt in die Flanke aufkleben – dabei die Herzdruckmassage nicht unterbrechen.
- Während der AED den Herzrhythmus analysiert, darf die Person nicht berührt werden. Dies gilt auch, wenn der AED einen Elektroschock empfiehlt und auslöst (Sprach- oder Bildhinweise unbedingt beachten!).
- Nach der Auslösung des Schocks, Herzdruckmassage wieder aufnehmen und bis zur nächsten Rhythmusanalyse wieder fortsetzen, die im Abstand von 2 Min. erfolgt.

Notfallmedikamente

Ist ein Notarzt oder Rettungsdienst vor Ort, umgehend einen venösen Zugang legen, über den **Notfallmedikamente** verabreicht werden.

- Bei Herzstillstand: Adrenalin (z. B. *Suprarenin*®) und Vasopressin
- Bei Kammerflimmern: Amiodaron (z. B. *Cordarex*©), ein Antiarrhythmikum
- Infusionslösungen, z. B. Ringer-Lösung, als Trägerlösung für Medikamente und zum Offenhalten des venösen Zugangs.

23.1.4 Atemnot und Atemstillstand

VORSICHT

Atemstillstand ohne Lebenszeichen

Wird bei einem Menschen ein Atemstillstand ohne Lebenszeichen festgestellt, ist eine sofortige Reanimation notwendig (➤ 22.1.3).

Ausfall des Beatmungsgeräts

Bei technischen Problemen oder **Ausfall des Beatmungsgeräts** überprüft die Pflegefachperson sofort die Alarmmeldung und das Beatmungssystem. Kann sie nicht schnellstmöglich ein sichtbares oder behebbares Problem identifizieren, erfolgt der zügige Wechsel auf das Ersatzbeatmungsgerät. Ist das nicht möglich, erfolgt die Beatmung mit dem Beatmungsbeutel. Zeitnah den Rettungsdienst und das Sanitätshaus informieren.

Atemstillstand bei erhaltenem Bewusstsein oder/und Herz-Kreislauf-Funktion

Stellt die Pflegefachperson bei erhaltener **Vitalfunktion Bewusstsein oder bei eindeutigen Lebenszeichen** einen **Atemstillstand** fest (➤ 23.1.3), erfolgt schnellstmöglich ein Abklären möglicher Ursachen, z. B. Verlegung des Atemwegs (➤ 23.1.7), Geräteausfall oder -defekt, Diskonnektion des Beatmungssystems, Dekanülierung (➤ 23.1.8) und Beheben der Ursache. Ist keine Ursache erkennbar bzw. nicht behebbar, erfolgt unverzüglich die Beatmung mit dem Beatmungsbeutel.

WICHTIG

Beatmungsfrequenz

Die Beatmungsfrequenz soll sich in dieser Situation nicht an der eigenen Atmung orientieren, weil diese erfahrungsgemäß stressbedingt erhöht ist. Um das zu verhindern, erfolgt die Beatmung unter Blick auf eine Uhr bzw. durch stilles Mitzählen. Erfolgt alle 4–5 Sekunden ein Beatmungshub, erhält die Person zwischen 12 und 15 Beatmungen pro Minute. Kinder erhalten entsprechend ihrer normalen Atemfrequenz mehr Beatmungshübe (➤ 16.1).

VORSICHT

Beginnender Sauerstoffmangel

Anzeichen eines beginnenden Sauerstoffmangels sind u. a. Unruhe, erhöhte Herz- und Atemfrequenz, Sauerstoffabfall am Pulsoximeter sowie im weiteren Verlauf Zyanose und Schläfrigkeit bis hin zur Bewusstlosigkeit.

Erfolgt keine Rückkehr zur Spontanatmung bzw. ist keine Problemlösung innerhalb 1 Minute zu erreichen, ist unverzüglich der Notruf zu tätigen.

23.1.5 Krampfanfall

DEFINITION

Fokaler Krampfanfall *(lat. focus = Herd):* Lokaler Anfall beschränkt auf einzelne Muskeln oder Körperregionen ohne Bewusstseinsverlust.

Grand-Mal-Anfall: Generalisierter zerebraler Krampfanfall mit tonisch klonischen Elementen. Hier kann in der Regel keine bestimmte Gehirnregion dem Krampfanfall zugeordnet werden. Sehr häufig kommt es neben den generalisierten Muskelkrämpfen auch zu Bewusstseinsstörungen (➤ 17.9.1).

Besonders der Grand-Mal-Anfall stellt eine akute Bedrohung für den Menschen dar. **Sofortmaßnahmen** sind [1]:

- Bewegliche Gegenstände beseitigen, an denen sich die Person verletzen könnte
- Mit Decken und Kissen unbewegliche Gegenstände abpolstern und z. B. den Kopf vor Verletzungen schützen
- Beatmungszugang und andere Zugänge oder Ableitungen sichern
- Person vor Sturz aus dem Bett schützen

WICHTIG

Ungehindertes Krampfen

- Person soll ungehindert krampfen können, also nicht festhalten oder fixieren.
- Keinen Gummikeil *(Beißschutz)* zwischen die Zähne schieben, da oft ein Zungenbiss schon zu Beginn des Krampfanfalls erfolgt und das Einschieben eine zusätzliche Gefahr für Mund- und Zahnverletzungen ist.
- Keine Flüssigkeiten im Grand-Mal-Anfall oral eingeben, da Aspirationsgefahr besteht.

- Bei Krampfbeginn auf die Uhr schauen, um die Krampfdauer dokumentieren zu können
- Verordnete Bedarfsmedikation verabreichen, i. d. R. als Suppositorium oder Rektiole verschrieben
- Person in eine stabile Seitenlage bringen, wenn diese in der Nachschlafphase nicht ausreichend auf Ansprache reagiert, aber eine ausreichende Atmung hat
- Vitalzeichenkontrolle *(Blutdruck, Puls, Atmung, Bewusstsein)* durchführen, sobald der Krampfanfall beendet ist
- Engmaschige Beobachtung in der folgenden Zeit.

WICHTIG

Individuelle Maßnahmen ausführen

Eventuell gibt es bei Menschen mit bekannter Epilepsie individuelle ärztliche Anweisungen und Notfallmaßnahmen für den Eintritt eines Krampfanfalls. Selbstverständlich ist denen dann Folge zu leisten.

Anfallsbeobachtung und Dokumentation

Für die weitere Diagnostik und Therapie ist es notwendig den **Anfall** genau zu **beobachten** und zu **dokumentieren:**

- Eventueller Auslöser des Krampfanfalls
- Art des Krampanfalls, z. B. tonisch/klonisch, generalisiert oder lokal (➤ 17.9.1)
- Beginn und Ende des Krampfanfalls bzw. Dauer
- Eingeleitete Maßnahmen, z. B. Medikamentengabe
- Verletzungen durch den Krampfanfall
- Bewusstseinsstörungen vor, während und nach dem Krampfanfall
- Begleitende Situationen, z. B. Urinabgang, Erbrechen, Entfernen der Trachealkanüle
- Pflegerische Maßnahmen, z. B. Kleidungswechsel, stabile Seitenlage, Überwachung.

23.1.6 Bronchospasmus

DEFINITION

Bronchospasmus: Spasmus *(Krampf)* der glatten Bronchialmuskulatur mit Obstruktion *(Verengung/Verlegung)* der Atemwege. Ursache z. B. Asthmaanfall, im Rahmen einer chronisch-obstruktiven Lungenerkrankung (➤ 9.3.3), als allergische Reaktion.

Anzeichen eines Bronchospasmus sind:

- Beschleunigte und angestrengte Atmung, typisch ist eine erschwerte und verlängerte Ausatmung
- Exspiratorischer Stridor, als Giemen, Pfeifen oder Brummen hörbar
- Engegefühl und Druck im Brustkorb, Angst
- Zyanose, Abfall der Sauerstoffsättigung (➤ 9.1.6), Verschlechterung der Kapnometriewerte (➤ 9.1.7)
- Tachykardie und Herzrhythmusstörungen

- Beim beatmeten Menschen: Erhöhter inspiratorischer Druck (➤ 12.4.4) und ein niedrigeres Tidalvolumen (➤ 12.4.2), abhängig vom Beatmungsmodus.

Sofortmaßnahmen

Bei einem Bronchospasmus sind folgende **Sofortmaßnahmen** durchzuführen [3]:

- Person beruhigen und nicht alleine lassen, Körperkontakt, Ruhe vermitteln
- Ihn in eine aufrechte Position bringen, ggf. die Arme unterlagern, damit er die Atemhilfsmuskulatur besser einsetzen kann; alternativ z. B. auch Kutschersitz oder Torwartstellung (➤ Abb. 15.8)
- Beengende Kleidung öffnen, Fenster öffnen
- Zu einer ruhigen, langsamen Atmung anleiten, zum Einsatz der Lippenbremse anregen (➤ 15.2.4)
- Bedarfsmedikation (i. d. R. schnell wirksames Bronchospasmolytikum, ➤ 22.2.3) nach Arztanordnung verabreichen
- Sauerstoff geben, wenn Sauerstoff vorhanden ist, unter engmaschiger Überwachung (➤ Kap. 14)
- Atmung (➤ Kap. 8), Puls, Blutdruck und Bewusstsein engmaschig kontrollieren
- Ggf. Notruf, wenn sich der Bronchospasmus schnell und lebensgefährlich entwickelt.

23.1.7 Verlegung des Atemwegs

DEFINITION

Verlegung des Atemwegs: Teilweiser oder kompletter Verschluss des Atemwegs. Häufige Ursache ist die Aspiration von Fremdkörpern, z. B. Essen oder Spielzeug *(Bolusereignis)*, aber auch das Zuschwellen des Atemwegs nach Insektenstich. Bei Menschen mit Trachealkanüle kann auch zähes Sekret zu einer Verlegung führen.

Eine **Verlegung des Atemwegs** kann sich innerhalb kürzester Zeit zu einer lebensbedrohlichen Notsituation entwickeln, deshalb muss die Pflegefachperson sie schnell erkennen (➤ Tab. 23.2).

Tab. 23.2 Symptome einer Atemwegsverlegung

Symptome einer leichten Atemwegsverlegung	Symptome einer schweren Atemwegsverlegung
Husten, eventuell Würgen	Schwaches Husten – kein Husten möglich
Sprechen noch möglich, Heiserkeit	Sprechen fast nicht/nicht möglich
Normaler bis roter Hautkolorit	Nach Luft ringen, Zyanose
Leichte Atemnebengeräusche, z. B. Pfeifen, Rasseln, Keuchen	Nach „Luft schnappen"
Unruhe	Angst, Panik
Vermehrtes Einsetzen der Atemhilfsmuskulatur, Abfall der Sauerstoffsättigung	Schneller Abfall der Sauerstoffsättigung
Abfall der Sauerstoffsättigung	Tachykardie
Tachykardie	Atemstillstand

Sofortmaßnahmen bei Menschen mit Trachealkanüle und/oder Beatmung

- Beatmungsgerät einschl. des Beatmungsschlauchs auf Abknickung und Diskonnektion kontrollieren, Alarmmeldung des Geräts beachten
- Trachealkanüle auf Verborkung kontrollieren, Innenkanüle entfernen, endotracheal absaugen, ggf. Trachealkanülenwechsel (➤ 11.9), wenn sich die Verborkung nicht entfernen lässt
- Durchfeuchteten HME-Filter entfernen
- Endotracheal absaugen (➤ 15.6.4), um Sekrete und aspirierte Fremdkörper zu entfernen
- Sauerstoff geben, wenn vorhanden (➤ Kap. 14)
- Lagerungen:
  - Oberkörperhochlagerung, um das Abhusten zu erleichtern (➤ 15.3.2)
  - Lagerung auf eine Seite oder Kopftieflagerung, um den Abfluss von Sekreten Richtung Hauptbronchus zu fördern (➤ 16.6.1)
- Notruf, wenn sich die Situation nicht schnell verbessern lässt.

Sofortmaßnahmen bei Menschen ohne Trachealkanüle

- **Bei leichter Atemwegsverlegung:** Person zum Husten auffordern, um den Fremdkörper oder das Sekret nach oben zu treiben. Die Pflegefachperson kann ihn mit leichten Schlägen zwischen den Schulterblättern unterstützen. Diese Schläge lockern den Fremdkörper in der Trachea und er kann anschließend leichter nach oben gehustet werden.
- **Bei schwerer Atemwegsverlegung:** Mundraum kontrollieren und ggf. sichtbaren Fremdkörper mit einer Klemme entfernen. Ist der Betroffene noch in der Lage zu Husten, unterstützt die Pflegefachperson diesen durch Schläge zwischen die Schulterblätter. Ggf. diese Maßnahme mit einer Oberkörpertieflagerung optimieren.

WICHTIG

Bei Bettlägerigen mit schwerer Atemwegsverlegung

Beim bettlägerigen Menschen mit schwerer Atemwegsverlegung kann die Pflegefachperson ihn zunächst in die Bauchlage bringen und dann den Oberkörper aus dem Bett Richtung Boden ziehen, um schnell eine Oberkörpertieflagerung zu erreichen. Dann schlägt sie mit der Hand zwischen die Schulterblätter, um das Abhusten des Fremdkörpers zu unterstützen.
Einen Säugling oder ein Kleinkind bäuchlings auf den Unterarm des Helfers in eine Oberkörpertieflagerung bringen. Kopf mit den Fingern der haltenden Hand sichern und mit der anderen flachen Hand Schläge auf den oberen Rücken geben.

Führen diese Maßnahmen nicht zum Erfolg, kann der **Heimlich-Handgriff** *(Oberbauchkompression)* versucht werden (➤ Abb. 23.7).

Es gibt **zwei Möglichkeiten** der Durchführung:

- Die Pflegefachperson ist hinter dem Betroffenen und umarmt ihn. Sie platziert seine Faust direkt unter dem Sternum, die zweite Hand umschließt die andere. Nun 4–5 ruckartige Bewegungen schräg nach oben Richtung Zwerchfell ausführen. Der erhöhte Druck im Oberbauch *(epigastrischer Winkel)* löst einen Würge- und Hustenreiz beim Betroffenen aus, mit dem der Fremdkörper nach oben gebracht werden soll.

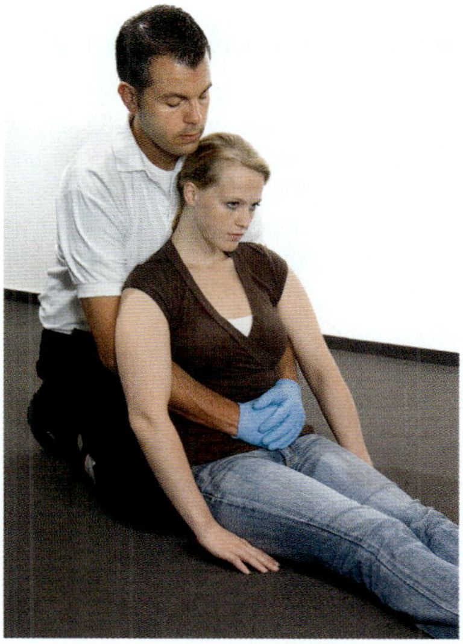

Abb. 23.7 Heimlich-Handgriff am sitzenden Menschen [K115]

- Beim auf dem Rücken liegender Person kniet die Pflegefachperson neben ihr und legt ihre Faust in den epigastrischen Winkel. Dann führt sie 4–5 ruckartige Bewegungen Richtung Zwerchfell aus.

Besteht nach der Oberbauchkompression weiterhin eine Atemnot, setzt die Pflegefachperson erneut Schläge zwischen den Schulterblättern. Ist der Mensch bewusstlos oder bleiben die Maßnahmen erfolglos, ist unverzüglich ein Notruf abzusetzen und dann mit der kardiopulmonalen Reanimation zu beginnen. [1]

WICHTIG

Nach Oberbauchkompression: immer Untersuchung durch Ärztin/Arzt

Auch wenn die Oberbauchkompression erfolgreich war, soll eine Ärztin und ein Arzt die Personuntersuchen, da durch die kräftigen Kompressionen im Oberbauchbereich Rippenfrakturen oder Organverletzungen möglich sind.

23.1.8 Unbeabsichtigte Dekanülierung

Pflegefachpersonen müssen bei einer **unbeabsichtigten Dekanülierung** die Situation schnell und sicher beherrschen, insbesondere bei Menschen ohne Spontanatmung.

WICHTIG

Sicherheit beim Trachealkanülenwechsel

Alle Pflegefachpersonen, die bei tracheotomierten Menschen arbeiten, müssen im Trachealkanülenwechsel (➤ 11.9) geschult sein, um im Notfall sicher und ruhig agieren zu können. Die Materialien für einen notfallmäßigen Kanülenwechsel (➤ 11.9.3) sind immer vollständig und in unmittelbarer Nähe der Person griffbereit aufzubewahren.

Vorgehen

Das richtige **Vorgehen:**

- Neue Trachealkanüle legen (➤ 11.9.3)
- Ist das nicht möglich, eine kleinere Trachealkanüle mithilfe eines Trachealspreizers legen
- Ist das auch nicht möglich, Notruf absetzen
- Tracheostoma abkleben, z. B. mit Kompressen und Pflaster, Hydrokolloidverband und mit der Mund-zu-Nase-Beatmung mit dem Handbeatmungsbeutel (➤ Abb. 23.5) beginnen.

23.2 Nichtmedizinische Notfälle

DEFINITION

Nichtmedizinische Notfälle: Akute, oft unvorhergesehene Ereignisse, die keine unmittelbare medizinische Behandlung im engeren Sinne (z. B. durch Rettungsdienst oder Ärztin/Arzt) erfordern, aber dennoch ein schnelles, koordiniertes Handeln notwendig machen, um Schaden für Menschen, Sachwerte oder die Umwelt zu verhindern oder zu begrenzen.

Nichtmedizinische Notfälle haben nichts mit dem Menschen und seiner Erkrankung zu tun. Sie liegen nicht primär in der ärztlichen Zuständigkeit, sondern bei Feuerwehr, Polizei, Technischem Hilfswerk oder Kriseninterventionsteams.

Durch die Komplexität und Vielfältigkeit der Versorgungen und möglichen Situationen kann keine „Standardlösung" für jedes erdenkliche Problem bereitgestellt werden. Vielmehr muss der Fokus auf dem Vermeiden eines medizinischen Notfalls als Folge liegen (➤ 23.1.1).

Die grundsätzliche Herausforderung bei einem nichtmedizinischen Notfall ist für die Pflegefachperson die „Doppelbelastung". Zum einen muss sie die Situation der zu pflegenden Person abschätzen und adäquat reagieren. Zum anderen muss sie auf den Zwischenfall reagieren, um diesen entweder zu beseitigen oder weitere Maßnahmen einzuleiten.

Jährliche Schulungen der Mitarbeitenden sind sinnvoll, z. B. zum Verhalten bei Stromausfall, bei Brand, bei technischen Störungen oder zum Verhalten bei Gewaltandrohung. Pflegende müssen auch wissen, wenn sie in solchen Notfallsituationen und wie anrufen können.

Nichtmedizinische Notfälle in der außerklinischen Intensivpflege

In ➤ Tab. 23.3 stellt knapp mögliche nichtmedizinische Notfälle dar.

Besondere Herausforderungen in der 1:1-Versorgung

Die 1:1-Versorgung findet in der Regel in einer Privatwohnung statt.

Besondere Herausforderungen sind u. a.:

- Keine institutionellen Alarmanlagen oder Fluchtwege
- Oft nicht barrierefrei
- Nicht immer sind Pflegefachpersonen durchgängig vor Ort, z. B. in Kinderversorgungen
- Pflegefachperson ist im Notfall alleine – nicht immer sind Angehörige durchgängig anwesend
- Emotionale und rechtliche Grenzsituationen, z. B. wenn Angehörige handeln und Maßnahmen fordern, aber keine Vorsorgevollmacht oder Betreuungsverfügung haben (➤ 3.6, ➤ 3.7).

23.2.1 Notfallpläne, Notfallordner

Notfallpläne, Notfallordner müssen für jede Versorgung (1:1-Versorgung wie auch WG) individuell erstellt, im Anschluss auf ihre Durchführbarkeit überprüft und regelmäßig aktualisiert werden (➤ 23.1.1). Sie sollen möglichst übersichtlich gehalten sein und klare Anweisungen für die wichtigsten Zwischenfälle

Tab. 23.3 Mögliche nichtmedizinische Notfälle, Gefährdungen und erforderliche Maßnahmen. Notfallpläne ➢ 23.2.1

Art des Notfalls	Beispielhafte Situation	Gefährdung	Sofortmaßnahmen
Brand, Rauchentwicklung	• Kabelbrand an einem medizinischen Gerät • Fettbrand in der Küche • Zimmer, Gebäudebrand (➢ 23.2.3)	Lebensgefahr durch Feuer und Rauchentwicklung	➢ 23.2.3
Stromausfall (➢ 23.2.2)	• Überlastung des Stromnetzes bei Nutzung vieler Elektrogeräte • Als Folge von Sturm, Gewitter, starkem Schnellfall • Blackout, z. B. durch Cyberangriff auf die Strominfrastruktur	Lebensgefahr durch Ausfall lebensnotwendiger medizinischer Geräte	➢ 23.2.2
Gasgeruch in der Wohnung/Haus	• Defekte Gasleitung, -anschlüsse • Unbeabsichtigs Offensein von Gasventilen • Undichte Hauptleitung außerhalb der Wohnung	• Explosionsgefahr • Brandgefahr (offenes Feuer kann Gas entzünden) • Erstickungsgefahr	• Fenster und Türen weit öffnen • Keine elektrischen Geräte ein- oder ausschalten • Hauptgashahn schließen, falls möglich → Pflegefachpersonen müssen wissen, wo er ist • Alle Personen schnellstens aus dem Haus bringen • Dann: Notruf 112 oder Gasnotruf beim örtlichen Versorger
Technischer Geräteausfall	• Beatmungsgerät • Absauggerät • Sauerstoffkonzentrator	Bedrohung der Vitalfunktionen, insb. der Atmung	• Sofort Ersatz-Beatmungsgerät anschließen • Versorger benachrichtigen für Ersatzgerät
IT-Ausfall	Digitale Patientendokumentation nicht abrufbar	• Gefahr von Medikationsfehlern • Fehlender Nachweis von durchgeführten Maßnahmen	• Behandelnde Ärztin/Arzt wegen der Medikation anrufen • Auf Papier dokumentieren mit Datum, Uhrzeit, Unterschrift
Aufzug bleibt stecken	Person mit Rollstuhl und Beatmungsgerät bleibt mit Begleitperson im Aufzug stecken	• Stress, Panik • Medizinischer Notfall, wenn z. B. notwendige Medikamente gegeben werden müssen	• Notruf auslösen • Betroffenen beruhigen und selbst versuchen, ruhig zu bleiben • Unbedingt notwendige Maßnahmen beim Verlassen der Wohnung immer dabei haben
Wasserrohrbruch, Überschwemmung	Wasser läuft in das Patientenzimmer, die Wohnung, Geräte drohen auszufallen	• Gefahr für Elektrik und Geräte • Gefahr von elektrischem Stromschlag • Ggf. Ertrinkungsgefahr	• Feuerwehr alarmieren, 112, alternativ: Gas-Wasser-Installateur • Sicherungen ausschalten → Pflegefachperson muss immer wissen, wo die Sicherungen sind • Räumung vorbereiten, Wichtiges einpacken
Unwetter	Sturm beschädigt Hausdach, Zufahrt ist durch umgestürzten Baum blockiert, Strom fällt aus	Versorgung kann nicht sichergestellt	• Feuerwehr alarmieren, 112 • Auf die Situation der zu versorgenden Person hinweisen • Pflegefachperson vor Ort bleibt, bis sie abgelöst werden kann

Tab. 23.3 Mögliche nichtmedizinische Notfälle, Gefährdungen und erforderliche Maßnahmen. Notfallpläne ➤ 23.2.1 *(Forts.)*

Art des Notfalls	Beispielhafte Situation	Gefährdung	Sofortmaßnahmen
Zutrittsverweigerung durch Angehörige	Pflegefachperson kann nicht ins Haus, Dienst kann nicht angetreten werden		• Verantwortliche Pflegefachkraft informieren • Polizei anrufen (110) bei Verdacht auf Gefahr im Verzug • Situation ausführlich dokumentieren
Aggressive Angehörige, ggf. aggressive Person	Überforderter Angehöriger wird verbal und körperlich aggressiv	Gefahr für Person und Pflegefachperson	• Deeskalierendes Verhalten • Rückzug, um sich nicht selbst zu gefährden • Polizei verständigen, 110
Psychosozialer Notfall	Angehöriger kollabiert nach Verschlechterung der Patientensituation oder Tod; Pflegefachperson ist überfordert	Eskalation, ggf. mit gefährdeter weiterer Versorgung	• Verantwortliche Pflegefachkraft informieren • Kriseninterventionsteam oder sozialpsychiatrischen Dienst verständigen • Ggf. Polizei anrufen bei Selbst- und Fremdgefährdung

enthalten, wie z. B. Stromausfall, Zimmerbrand, Gasgeruch, das Aussperren der Pflegefachperson aus der Wohnung oder die plötzliche Erkrankung der Pflegefachperson. Im Folgenden wird auf drei mögliche Notfälle näher eingegangen.

WICHTIG

In Notfallpläne einarbeiten

Notfallpläne sind zwingender Bestandteil bei der Einarbeitung neuer Mitarbeiter. Notfallpläne sollen in einem deutlich gekennzeichneten Ordner (Notfallordner) oder elektronisch schnell auffindbar vor Ort sein. Wichtige Notfallnummern müssen schnell auffindbar sein. Es kann für 1:1-Versorgungen sinnvoll sein, Nachbarn zu kennen und zu wissen, wer im Notfall unterstützen könnte.

23.2.2 Stromausfall

Wahrscheinlich ist der **Stromausfall** der häufigste Zwischenfall, mit dem in der außerklinischen Intensivpflege zu rechnen ist. In der Regel hat die Pflegefachperson hier etwas Zeit zu reagieren, da alle modernen Beatmungsgeräte und auch andere Geräte über verhältnismäßig große Akkukapazitäten verfügen.

Vorgehensweise

Eine **mögliche Vorgehensweise** könnte sein:

- Gewissheit verschaffen: Geht es der zu pflegenden Person gut?
- In Erfahrung bringen, wie weitreichend der Stromausfall ist: Zimmer, Wohnung, Haus, Straße, Stadtteil?
- Entscheidung treffen, welche Person in der Nähe das Problem lösen kann, z. B. Pflegefachperson selbst, Nachbar, Hausmeister? Dazu muss bekannt sein, wo sich in der Wohnung die Sicherungen (➤ Abb. 23.8) befinden, ob es im Haus einen Sicherungsraum gibt und ob dieser abgeschlossen ist.
- Kann der Stromausfall nicht behoben werden:
  - Stromanbieter anrufen – die Telefonnummer muss im Notfallplan stehen – und Information über die geschätzte Dauer der Störung einholen
  - Rettungsleitstelle unter der Notrufnummer 112 anrufen (➤ Abb. 23.9), wenn der Stromanbieter nicht zu erreichen ist oder die voraussichtliche Dauer des Stromausfalls zu lange erscheint. Deutlich sagen, dass in der Wohnung eine Person mit medizintechnischen Geräten lebt
  - Ggf. aktiv nach Hilfe suchen, z. B. bei Nachbarn, Passanten auf der Straße.

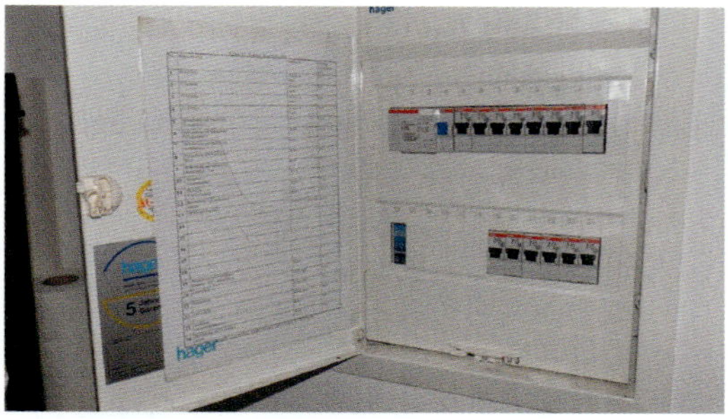

Abb. 23.8 Sicherungen. Wichtig ist, dass jede Pflegefachperson weiß, wo die Sicherungen für die Wohnung zu finden sind oder wie man in einen Sicherungsraum im Haus gelangt. [M845]

23.2.3 Zimmerbrand

Ein **Zimmerbrand** stellt eine absolute Lebensgefahr für die zu pflegende Person, Angehörige und die Pflegefachperson dar und kann in den meisten Fällen nicht selbst gelöscht werden. Nur wenn geeignete Löschmittel wie Feuerlöscher oder Löschdecke zur Verfügung stehen, sollte die Pflegefachperson einen Löschversuch unternehmen. Da sich Zimmerbrände sehr schnell ausbreiten, bleibt nur wenig Zeit für Entscheidungen (➤ Abb. 23.10). In der Regel stehen die Rettung bzw. Evakuierung der Personen und das Alarmieren der Feuerwehr im Vordergrund.

WICHTIG

Gut gerüstet sein

Jede Pflegefachperson muss wissen, wo sich ein Feuerlöscher befindet und wohin die Person im Notfall evakuiert werden kann, z. B. Balkon, Terrasse oder Treppenhaus. **„Es gibt keinen zweiten Versuch!"**

WICHTIG

Feuerwehr informieren

Die örtlichen Feuerwehren beraten hier gerne im Vorhinein. Außerdem ist es für Feuerwehr oder Technisches Hilfswerk *(THW)* hilfreich, wenn sie über Wohnorte von Beatmungspatienten informiert sind, da dann Aspekte wie schwierige Evakuierung, Sauerstoff in der Wohnung, vorrangige Stromversorgung usw. in die Einsatzstrategien einbezogen werden können.

Vorgehensweise

Eine **mögliche Vorgehensweise** bei Zimmerbrand könnte sein:

- Brand erkennen und sofort entscheiden, ob ein Löschversuch unternommen wird
- Parallel oder unmittelbar danach Notruf 112
- Person aus der Gefahrenzone bringen, dabei kann keine Rücksicht auf pflegerische Standards oder ethische Prinzipien genommen werden

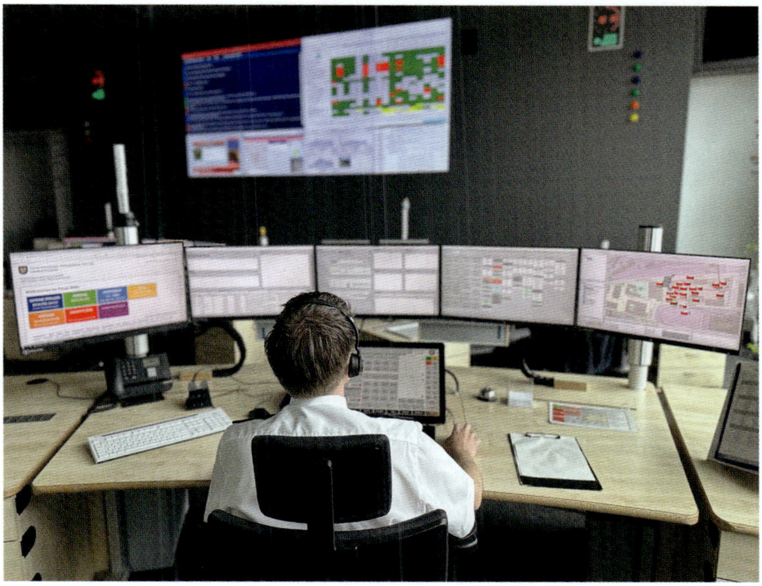

Abb. 23.9 Blick in eine Rettungsleitstelle [W932]

23

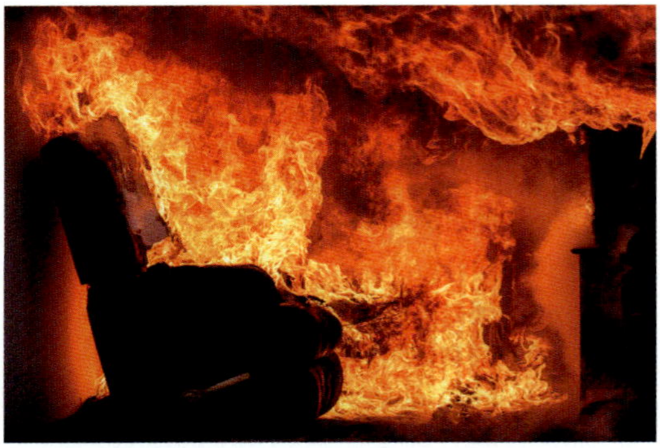

Abb. 23.10 Ein Zimmerbrand wird schnell dramatisch. [J751-147]

- Parallel oder unmittelbar danach andere Mitbetroffene warnen und/oder um Hilfe bitten, z. B. „Hilfe" oder „Feuer" rufen, an Türen klingeln
- Person so gut wie möglich außerhalb der Wohnung versorgen
- Eintreffende Feuerwehr über evtl. vorhandenen Sauerstoff informieren.

WICHTIG

Feuer löschen üben

Der richtige Umgang mit einem Feuerlöscher ist zwar einfach, doch kann es in Stresssituationen schnell zu Schwierigkeiten in der Bedienung kommen. In der Regel bietet jede Feuerwehr die Möglichkeit, unter sicheren Bedingungen einmal einen „echten Brand" zu löschen. Ein solches Teamevent macht Spaß, kostet nicht viel und die Teilnehmer erfahren einiges zu den verschiedenen Feuerlöschmöglichkeiten und deren Anwendung.

23.2.4 Notfallausstattung

In jeder ambulanten Versorgung muss ein Minimum an **Notfallausstattung** vorhanden sein. Die Anschaffung und Finanzierung dieser Gegenstände darf für keinen Pflegedienst kein Problem darstellen:

- **Feuerlöscher und Löschdecke.** Über Art und notwendige Größe des Feuerlöschers informiert die örtliche Feuerwehr.
- **Zwei starke Taschenlampen.** Eine Lampe beim pflegebedürftigen Menschen bereitlegen, um das Zimmer ausleuchten zu können, und eine kleinere Handlampe, um sich in einer dunklen Wohnung bewegen zu können. Sehr sinnvoll ist auch eine Stirnlampe, wenn die Pflegefachperson denn beide Hände frei hat.
- **Rauchmelder.** Sind gesetzlich vorgeschrieben für Schlaf- und Kinderzimmer und Flure, die als Fluchtweg dienen. Empfehlenswert auch für Wohnzimmer, Keller und Dachboden, Technikräume.
- **Ersatzschlüssel für die Wohnung des pflegebedürftigen Menschen.** Schlüssel bei einem vertrauenswürdigen Nachbarn, dem Hausmeister oder der örtlichen Polizei deponieren.
- **Laute Trillerpfeife.** Sie soll einen festen Platz haben, z. B. am Schlüsselbrett, und dient dazu, sich bemerkbar zu machen. Laute Pfiffe werden schneller wahrgenommen als Rufe.

23.2.5 Krankheit oder Verletzung der Pflegefachperson

Wahrscheinlich hat jede Pflegefachperson schon einmal eine **akute Erkrankung** oder **Verletzung** erlebt: Wie schnell kann eine akute Magen-Darm-Infektion ausbrechen, wie schmerzhaft ist ein verstauchter Knöchel, der Gehen und Stehen unmöglich macht? Doch was ist, wenn genau dies im Dienst oder unmittelbar vor einem Dienst passiert?

Auf diese o. ä. Fälle muss jeder Pflegedienst, jede Einrichtung vorbereitet sein, das gehört zur Organisationsverantwortung. Es gibt verschiedenste Herangehensweisen, wenn eine Pflegefachperson plötzlich krank wird. Meist wird versucht, eine Pflegefachperson zu erreichen, die gerade keinen Dienst hat und den kranken Kollegen ablösen kann – solange muss dieser ausharren. Bewährt hat sich der **Bereitschaftsdienstplan.** Je nach Größe des Pflegedienstes haben an jedem Tag eine oder mehrere Pflegekräfte „Bereitschaft". An diesen Tagen müssen sie erreichbar sein und im Notfall einspringen. Dafür können sie sicher sein, an „freien" Tagen auch wirklich frei zu haben. Diese Lösung ist mit einem gewissen Einarbeitungsaufwand verbunden, schafft aber auch ein großes Potenzial an Einsatzmöglichkeiten und hilft, einen möglichst reibungslosen Ablauf zu gewährleisten.

LITERATURVERZEICHNIS

[1] Rey J, Schröder S. Pflege konkret Innere Medizin. 8. A. München: Elsevier, 2022.
[2] Deutscher Rat für Wiederbelebung – German Resuscitation Council: Reanimationsleitlinien 2021. Stand 03/2021. Aus: www.grc-org.de/wissenschaft/leitlinien (letzter Zugriff: 22.6.2025).
[3] Drude C. In: Pflegen – Grundlagen und Interventionen. 4 A. München: Elsevier 2025.
[4] Ausführungsbestimmungen Frühdefi im BRK. Präsentation Berr HP. Aus: http://docplayer.org/39735427-Ausfuehrungsbestimmungen-fruehdefi-im-brk.html (letzter Zugriff: 06.12.2020).

WEITERFÜHRENDE LITERATUR UND KONTAKTADRESSEN

Deutscher Rat für Wiederbelebung e.V., www.grc-org.de
European Resuscitation Council, www.erc.edu
Aigner A et al. Erste Hilfe und Notfallmanagement, 4. A. Wien: facultas, 2024.
Bertling A. Notfallmanagement in der außerklinischen Intensivpflege. Eilenburg: auko.media, 2021.

Register